제2판

경락학

MERIDIANOLOGY

전국한의과대학·한의학전문대학원
경락경혈학 교재편찬위원회 저

도서출판 정담

제2판

경락학

발행일 1판 발행 / 2019년 3월 15일
2판 발행 / 2022년 4월 11일
편집인 전국한의과대학·한의학전문대학원
경락경혈학 교재편찬위원회
발행처 도서출판 정담
주소 서울특별시 송파구 송이로17길 50-27
(가락동 13-10) 2층
전화 02-443-2791
팩스 02-430-7370
홈페이지 www.jdb.co.kr
등록 제 22-135호

정가 95,000원
ISBN 978-89-8085-867-5

교재편찬위원회

(가나다 순)

구 성 태
부산대학교 한의학전문대학원

권 오 상
원광대학교 한의과대학

김 송 이
가천대학교 한의과대학

김 승 남
동국대학교 한의과대학

김 승 태
부산대학교 한의학전문대학원

김 이 화
세명대학교 한의과대학

김 재 효
원광대학교 한의과대학

나 창 수
동신대학교 한의과대학

박 상 균
상지대학교 한의과대학

박 지 연
대전대학교 한의과대학

박 히 준
경희대학교 한의과대학

송 춘 호
동의대학교 한의과대학

여 수 정
상지대학교 한의과대학

윤 대 환
동신대학교 한의과대학

이 봉 효
대구한의대학교 한의과대학

이 상 룡
우석대학교 한의과대학

이 인 선
경희대학교 한의과대학

이 향 숙
경희대학교 한의과대학

이 혜 정
경희대학교 한의과대학

임사비나
경희대학교 한의과대학

채 윤 병
경희대학교 한의과대학

서문

'寧失其穴 勿失其經'

경락과 경혈의 상대적 중요성을 언급했지만 한 마디로 경락 속의 경혈이다.

그래서 경락경혈학을 경락학과 경혈학으로 학문 영역을 세분했고,

경락학은 총론적 개념을 경혈학은 각론적 내용을 포함했다.

경락학과 경혈학의 기틀은 고전 의서에 기댈 수밖에 없는 태생적 한계를 지니고 있다.

모든 학문의 출발이 그러했고 미래는 과거의 표절임에도 과학의 시선은 앞만 향해 있다.

그러나 경락학과 경혈학은 장기간의 의료 실천과 임상 경험 속에서 정립된 인체의 통합적 정보 시스템에 관한 학문이다.

침구의학뿐만 아니라 한의학의 전반적인 영역에 있어서 이론적 근거를 제공해 왔고 향후 전개될 미래의학의 영감의 보고이기도 하다.

다만, 경락과 경혈의 구조적 실체에 대한 미궁을 경험적 추론으로 밝혀오는 과정에서 경락경혈학의 이론적 기틀을 마련해 준 선배 의가들의 임상적 통찰에 찬탄하면서도 과학의 세대를 넘나드는 현대적 개념으로 재정립해야 한다는 학문적 책무에 막중한 부담감이 없지 않다.

마땅히 변하지 않는 것은 존재하지 않는 것이란 말처럼 경락학설도 학문의 한 영역으로서 변화와 발전을 거듭해야 하며 전위적인 해석에 주저함이 없어야 한다.

이러한 학문적 진화의 기대감을 갖고 전국 한의과대학과 한의학전문대학원 경혈학교실 교수들은 경락경혈학의 학문적 지평을 넓히고 후학들의 학습 길라잡이의 필요성을 절감하여 본 교재를 출판하게 되었다.

이후 교육 수요자인 한의대생들의 의견을 수렴하여 경락학의 수정 보완을 거듭하여 드디어 개정판을 출판하게 되었다.

개정판에서는 한자를 한글화 혹은 한글 한자 병용으로 표기하여 가독성을 읽어나가는데 편리하도록 하는데 역점을 두었다. 그리고 경락경혈의 주요한 이론에 대하여《내경》등의 원문을 가급적 문장내에서 풀어서 설명함으로써 중복을 피하도록 하였다.

수년간 전국 한의과대학과 한의전문대학원에서 강의를 담당해온 교수들의 강의 내용을 충실히 반영하고자 하였고, 특히 경락학 영역에서는 고전 의서를 통한 경락학설의 전통적 이해와 현대적 임상 응용의 방안을 모색하였으며, 학습자들의 이해를 돕고자 비판적일 수 있는 보조 가설들에 대해서도 채택함으로써 사고의 폭을 넓히고자 하였다.

이번 경락학 개정판 교재가 출판되기까지 물심양면으로 수고를 아끼지 않으신 전국한의과대학과 한의학전문대학원 경락경혈학 담당 교수들의 노고에 깊은 감사를 드린다.

전국한의과대학 · 한의학전문대학원
경락경혈학 교재편찬위원회

목차

1 서 론

Ⅰ. 침구의 기원

Ⅱ. 침구이론체계의 형성

2 경락학설 개요

Ⅰ. 경락개념의 기원 및 형성

Ⅱ. 경락의 기능

III. 경락계통의 조성

IV. 경락학설의 응용

V.《內經》의 경락 운용 기본 이론

3 수혈 총론

Ⅰ. 수혈의 기원과 발전

Ⅱ. 수혈의 분류

III. 수혈의 명명

IV. 수혈의 정위방법

V. 수혈의 치료작용

VI. 특정혈 분류와 의의

4 침구치료 기전 및 시치원칙

Ⅰ. 침구치료의 기전 및 원리

II. 침구치료 원칙

5 침구경락 역대 의서

I. 침구경락 의서의 시대별 개요

II. 침구경락 주요 의서

6 부 록

Ⅰ. 고대 인체부위 명칭해설

Ⅱ. 침구가부론

1 서 론

I. 침구의 기원

II. 침구이론체계의 형성

경락경혈학은 한의학 이론의 주요 부분으로서 경락체계를 기반으로 침구를 비롯한 경혈 자극도구를 활용하여 질병을 치료하는 분야이다.

이는 한의학의 주요한 구성 부분으로서 그 내용은 경락, 수혈, 자법, 구법 및 임상 각분야의 치료 부분을 포함한다. 침구는 오랜 역사를 가지고 있으며, 침구의 발달상황을 간략히 서술하면 다음과 같다.

I 침구의 기원

침구(鍼灸)는 오랜 역사를 가지고 있다. 구석기, 신석기, 청동기 및 원시 씨족사회로부터 현재까지 기나긴 역사 속에서 사람들은 거주 환경을 조성하고 생활 및 생산 도구를 만들어 자연 환경에 대처하며 생활하였다. 그 가운데 부상을 당하거나 질병이 발생하는 것을 피할 수 없었으며, 이러한 질병을 예방하거나 치료하기 위하여 사람들은 다양한 방법을 찾아내게 되었다.

침구(鍼灸)로 질병을 치료하는 방법은 고대의 일반인 및 의학자가 장기간에 걸쳐 질병과 싸우는 과정 중에 만들어 내고 발전시킨 일종의 외과적 치료법이다. 고대 문헌 기록과 출토 문물을 이용한 고증에 근거해 이러한 역사적 사실을 확인할 수 있다.

1. 침(鍼)의 기원

구석기시대

구석기시대에는 폄석으로 병을 치료하는 초기의 모습을 볼 수 있는데, 비록 전문 침자 도구는 없었지만 깎은 석기나 뾰족한 기구로 종기 부위를 째서 배농시키거나 사혈(瀉血)시키는데 사용하였던 것으로 추정한다.

신석기시대

신석기시대에 이르러서 사람들은 다양한 석기를 만들어 사용하였는데, 어떤 것은 의료용 폄석(砭石)[1]으로 사용되었다. 예를 들면 1963년 내몽고 신석기시대 유적지에서 출토된 마제석침(磨制石鍼)은 길이가 4.5cm이고 한 쪽 끝은 편평한 반원형의 날이 있어서 농종(膿腫)을 절개할 수 있고, 다른 쪽 끝은 추체형(椎體形)을 띠고 있어서 침자용으로 쓸 수 있으며, 중간에 손으로 잡는 부분은 사각기둥모양으로 생겨 침의 원시 기구인 폄석으로 추정하였다.

하남(河南) 정주(鄭州)에 있는 상(商)나라 시대 유적지에서 출토된 작은 칼 모양의 옥으로 만든 폄석(砭石)은 《영추 · 구침십이원》편에 기재된 구침(九鍼) 중 피침(鈹鍼)과 비슷하였다. 하남(河南) 신정현(新鄭縣)에 있는 정한고성(鄭韓故城) 유적지에서 발견된 폄석(砭石)은 한쪽 끝이 계란 모양이어서 안마할 수 있고, 다른쪽 끝은 삼릉형(三稜形)이어서 얕게 찔러 사혈을 할 수 있는 형태였는데, 《영추 · 구침십이원》편에 기재된 원침(圓鍼) 및 봉침(鋒鍼)과 매우 비슷한 모양이다.

---

1) **폄석의 의미 및 기원:** 고대 문헌 중에도 폄석과 관련된 기록이 많이 있는데, 예를 들면《左傳》,《山海經》,《淮南子》,《戰國策》등이 있다.《左傳》중에 襄公二十三年의 기록에 보면 "美疢不如惡石"이라 하였는데, 질병 치료시 火焫을 사용하는 것이 砭石을 써서 치료하는 것만 못하다는 의미이다. 동한의 服虔는 "石, 砭石也"라고 주석을 붙였다.《山海經·東山經》에는 "高氏之山, 其上多玉, 其下多箴石"이라 하였는데, 箴은 鍼이다. 晋의 郭璞은 "可以爲砥石, 治腫癰腫者"라고 주석을 붙였다. 淸의 郝懿行은《山海經箋疏》에서 말하기를 "砥當作砭 字之誤"라고 하여 箴石은 砭石, 砭鍼이라고 설명하였다. "砭"이라는 글자는《說問解字》에서 "砭, 以石刺病也"라고 하였다.《漢書藝文志》에도 "醫經者 … 用度箴石湯火所施"라고 하였는데, 唐의 顔師古는 "石, 謂砭石, 卽石箴"이라고 주석하였다. 이들은 문자 기록이 있게 된 이래로 폄석이 병을 치료하는 기구가 되었다는 기록들이다. 당시 폄석을 치료 기구로 만들어 이미 보편적으로 사용하였음을 알 수 있다. 고대 의학 문헌에는 폄석에 대한 기록이 더욱 상세하다.《黃帝內經》에는 폄석 및 미침의 기원 및 사용에 대하여서 비교적 많은 논술을 하였다.《素問·異法方宜論》에서는 동방 지역은 살이 성글며 종기가 잘 나기 때문에 이를 치료하기 위해서는 폄석이 필요하다고 하였고, 남방 지역은 살이 성글고 근맥이 당기는 병이 잘 생기는데, 이를 치료하기 위해서는 미침이 필요하다고 하여 폄석과 미침이 각각 동방지역과 남방지역에서 발생하였다고 하였으며, ("東方之域 … 故其民皆黑色疏理, 其病皆爲癰瘍, 其治宜砭石, 故砭石者, 亦從東方來. … 南方者 …故其民皆緻理而赤色, 其病攣痺, 其治宜微鍼. 故九鍼者, 亦從南方來.")《靈樞·玉版》에서는 농혈이 생겼을 때 폄석, 미침, 봉침을 사용해야 한다고 하였다. ("故其已成膿血者, 其唯砭石鈹鋒之所取也")《素問·病能篇》에서는 "목에 난 종기를 치료하는데 폄석을 말하였다. ("有病頸癰者, 或石治之,…) 따라서 폄석을 종기를 절개하여 배농하는데 사용하였음을 알 수 있다.

청동기시대

청동기시대에 이르러서 금속을 재료로 사용하여 공구를 만들기 시작하였는데, 일례로 1978년 내몽고에서 청동기와 함께 발견된 폄침(砭鍼)은 1963년 내몽고에서 출토된 석침(石鍼)과 그 모양 및 크기가 매우 비슷하였다.

1968년 하북(河北) 만성(滿城)의 제승묘(劑勝墓)에서 출토된 서한시대 금제(金制), 은제(銀制) 침 9종 역시 사각기둥모양 손잡이가 있는 특징을 가지고 있다. 이는 비록 사용한 재료가 다르지만 역사의 발전에 따라 재료가 석재에서 금속으로 바뀌었으나 침구의 형태와 용도가 기본적으로 같았음을 의미한다.

> **골침과 죽침**
>
> 출토된 문물 중에는 동물의 뼈를 갈아서 만든 침도 발견되었는데, 한 예로 산동(山東) 평음현(平陰縣)의 주가교(朱家橋) 상주유적지(商周遺蹟地)에서 출토된 골침이 있다. 대나무를 날카롭게 갈아서 쓴 것도 있었는데, 죽침(竹鍼)을 만들어서 질병을 치료하였으니 "잠(箴)" 이라는 글자가 있다는 것이 대나무로 침(鍼)을 만들어 썼다는 증거라고 할 수 있다.

2. 구(灸, 뜸)의 기원

구법의 시작

뜸의 기원은 불의 발견 및 이용에서 시작하였다. 초기에 자연상태의 불을 이용하였고 그 후 인공적으로 불을 만들어 사용하였는데, 이 과정에서 불이 음식 위생에 매우 큰 작용을 한다는 것을 알게 되었다. 또한 불을 이용해 데운 석기로 한병(寒病)을 치료할 수 있고 풍한(風寒)을 몰아낼 수 있다는 것을 발견하였다.

나무껍질이나 짐승의 가죽으로 덮어 가열한 돌덩이나 흙모래를 신체의 일정 부위에 붙여서 찜질하였는데, 이는 곧 원시적인 열위(熱熨)요법의 시작이다. 동시에 나뭇가지나 마른 풀을 태워 국부에 온열 자극을 함으로써 질병을 치료한 것이 점차 구법을 형성하게 되었다.

구법의 문헌적 근거

구법은 고대 문헌에도 이미 적지 않게 기재되어 있다. 한 예로《좌전(左傳)》에 노성공(魯成公) 10년, 진경공(晋景公)이 병들어 진(秦)나라의 태의(太醫)를 초청하였는데 "病不可爲也, 在肓之上, 膏之下, 攻之不可, 達之不及, 藥不至焉"라고 하였다. 진(晋)의 두예(杜預)는 주해(注解)에서 "공(攻)"은 애구(艾灸)를, "달(達)"은 침자(鍼刺)를 지칭한다고 하였다.

《장자 · 도척편(庄子·盜跖篇)》에서 '공자'가 "척(跖)"에게 구법을 권하면서 "丘所謂無病而自灸也"라고 하였다.《맹자 · 이류편(孟子·離類篇)》에서 "今人欲王者, 猶七年之病, 求三年之艾也"라고 하였는데, 당시 구법이 이미 비교적 임상에서 보편적으로 사용되었음을 의미한다.

1973년 장사(長沙) 마왕퇴(馬王堆) 3호 한묘(漢墓)에서 출토된 의학 서적 중에《족비십일맥구경(足臂十一脈灸經)》과《음양십일맥구경(陰陽十一脈灸經)》이 있는데 모두 구법을 사용하여 병을 치료 하는 내용이 실려 있다. 이 책은 한문제(漢文帝) 12년(기원전 168년)에 시신과 함께 묻혔는데, 고증에 의하면 이 책은 장례 때보다 훨씬 이전에 만들어졌으며, 춘추전국시대에 지어졌을 것이라고 보고 있다. 특히《족비십일맥구경(足臂十一脈灸經)》은《음양십일맥구경(陰陽十一脈灸經)》보다도 편찬 시대가 훨씬 더 이전의 것으로 추정하고 있다.《내경》시대에는 이미 구법이 중요한 치료 수단의 하나로 자리잡아《소문 · 이법방의론》에서는 "북방은 … 장(臟)이 차가워져 창만병(脹滿病)이 잘 발생하는데, 이를 치료하는 데에는 쑥뜸이 마땅하다. 그러므로 쑥뜸 요법은 북방에서 전래되었다[2]."라고 하였다.

왕빙(王冰)은 "火艾燒灼, 謂之灸焫"이라고 주석하였다.

《소문 · 골공론》에서는 각종 질병에 구법을 사용하는 것에 대해 상세히 논술하였는데 이른바 "凡當灸二十九處"라 한 것에서 볼 수 있듯이 침(鍼)과 구분되는 구(灸)의 사용처가 있었음을 의미하고 있다.

《영추 · 관능편》에서는 "침(鍼)을 사용하지 못할 경우는 구법(灸法)을 사용해야 한다[3]."라고 하였다. 결론적으로 침구치료 방법은 오랜 역사의 과정 중에 형성되었으며 아울러 풍부한 경험이 누적된 것이라고 볼 수 있다.

[2] "北方者 … 其民樂野處而乳食, 藏寒生滿病, 其治宜灸焫, 故灸焫者, 亦從北方來"

[3] "鍼所不爲, 灸之所宜"

II 침구이론체계의 형성

역사가 발전되면서 사회문화 수준도 향상되었다. 춘추전국시대에 이르러 사회 생산력은 매우 크게 향상되었고 각종 학술사상도 크게 진보하였으며 각종 학파도 형성되었다. 이것은 한의학에서 침구 이론체계를 형성하는 기초가 되었다.

《내경》의 출현은 한의학 이론과 경락경혈학 이론 체계가 이미 형성되었음을 의미한다. 문헌 기록에 근거하면 당시 다른 한의학 서직도 있었는데, 예를 들면 《황제맥서(黃帝脈書)》, 《황제외경(黃帝外經)》, 《편작내경(扁鵲內經)》, 《편작외경(扁鵲外經)》, 《백씨내경(白氏內經)》, 《백씨외경(白氏外經)》, 《명당공혈침구치요(明堂孔穴針灸治要)》 등이 있는데, 《침구갑을경》에 인용되어 있는 《명당공혈침구치요(明堂孔穴針灸治要)》를 제외하고 나머지는 모두 소실되었다. 그 때문에 《내경》은 현존 한의학 문헌 중 가장 이른 시기에 완성된 한의학 서적이다.

1. 《내경》의 경락 및 수혈론 체계

경락 체계

경락체계는 침구이론체계를 구성하는 주요 부분으로, 《내경》에는 잘 갖추어진 경락체계가 이미 형성되어 십이경맥, 십오락맥, 십이경근, 십이경별 및 경락 계통과 관련된 근결(根結), 표본(標本), 기가(氣街), 사해(四海) 등이 포함되어 있다. 경락의 병후에도 상당히 구체적인 논술을 하였고 기경팔맥 또한 언급하고 있다.

수혈(腧穴)

수혈에 대해서도 비교적 잘 정돈된 논술을 하였다. 예를 들면 《소문 · 육절장상론》에서는 "하늘은 갑자(甲子)가 여섯 번 돌아 … 땅은 구주(九州)와 구야(九野)로써 하늘에 상응하며, 인체를 살펴보아도 역시 365절(節)이 있어서 … [1]"라고 하였는데 365절(節)은 즉 수혈(腧穴)을 의미하며, 《영추 · 구침십이원》에서도 "이른바 수혈(腧穴)이란 신기(神氣)가 운행 · 출입하는 곳으로서 피 · 육 · 근 · 골(皮·肉·筋·骨)을 말하는 것이 아니다[2]."라고 하였다.

《내경》 중에 수혈에 관한 내용을 단편적으로 서술한 편 외에 수혈을 전문적으로 서술한 편으로 《기혈론》과 《기부론》이 있어 수혈의 갯수, 부위 및 효능 등을 밝혀 놓아 수혈학 이론의 기초를 형성하였다.

자구법(刺灸法)

자구법 방면에서도 체계적인 논술을 하였는데 특히 자법(刺法)에 대하여 비교적 상세하게 논술하였다. 예를 들면 《영추 · 관침》편에서 구침(九鍼)이 구변(九變)에 상응하는 구자법(九刺法), 병증의 정도와 깊이에 근거하여 제시한 12종 행침법(行鍼法)과 배혈법(配穴法), 심천(深淺)을 자극하는 3종 자법(刺法), 오장(五臟)의 질병을 치료하는 오자법(五刺法) 등이다.

이른바 '관침(官鍼)'은 관(官)으로부터 규정된 침구(鍼具) 또는 흔히 사용하는 자법(刺法)을 가리키는데 자침 도구를 규범화한 것이며, 《소문 · 무자론》에서 제시된 거자법(巨刺法), 무자법(繆刺法)[3]은 모두 현재 임상에서 활용하는 자구법(刺灸法)이다.

취혈 및 배혈

취혈 및 배혈에 대해서도 비교적 잘 정리된 이론과 구체적인 방법이 나와 있는데,

---

1) "天以六六之節 … 地以九九制會, 計人亦有三百六十五節 … "

2) "所言節者, 神氣之所游行出入也, 非皮肉筋骨也."

3) 巨刺 (刺法)

《靈樞·官鍼》: "巨刺者, 左取右, 右取左(巨刺란 병이 좌측에 있으면 우측 腧穴에 鍼을 놓고 우측에 있으면 좌측 腧穴에 鍼을 놓는 것이다)"

→ 左側病痛 取右側穴, 右側病痛 取左側穴로서, 交叉刺法이며, 中風後遺症, 坐骨神經痛에 활용함

繆刺 (刺法)

《素問·繆刺論》: "邪氣가 經脈에 침입하여 좌측에서 성하면 우측에 발병하고, 우측에서 성하면 좌측에 발병하며, 또한 옮겨져 좌측의 통증이 아직 멎지도 않았는데 우측 經脈에 앞당겨 발병하는 경우가 있는데, 이러한 경우에는 반드시 巨刺法으로 그 經脈에 침을 놓아야지 絡脈에 침을 놓아서는 안 된다."

→ 病右經脈, 左右移易로서 交叉取其經脈하는 방법이며 급성염증성 질병에 활용함

예를 들면 오수혈(五輸穴) 선혈법, 수모(兪募) 배혈법, 원도(遠道) 선혈법, 국부(局部) 선혈법 및 이통위수(以痛爲兪) 취혈법 등으로 현재 임상에서 상용하는 선혈법과 배혈법을 기본적으로 포괄하고 있다.

보사(補瀉) 수법

보사 수법에서도 영수(迎隨) 보사, 호흡(呼吸) 보사, 서질(徐疾) 보사, 개합(開合) 보사 등 다양한 방법을 제시하고 있으며, 침자 치료원칙에 대해서는《영추 · 경맥》편에서 "성(盛)하면 사(瀉)하고 허(虛)하면 보(補)하며, 열증(熱證)에는 속자법(速刺法)을 사용하고 한증(寒證)에는 유침법(留鍼法)을 사용하며, 맥(脈)이 허(虛)하여 하함(下陷)하면 구법(灸法)을 사용하고 실(實)하지도 허(虛)하지도 않으면 본경(本經)을 취해야 한다", "음병(陰病)인 경우는 양(陽)을 치료하고, 양병(陽病)인 경우는 음(陰)을 치료해야 한다[4]." "음경(陰經)으로부터 양경(陽經)에 있는 사기(邪氣)를 끌어내고, 양경(陽經)으로부터 음경(陰經)에 있는 사기(邪氣)를 끌어낸다[5]." 등이 언급되어 있다.

치료

《내경》에서는 수록된 수많은 병후 가운데 절대 다수에서 침구치료를 사용하여 오장육부병(五臟六腑病), 궐심통(厥心痛), 궐두통(厥頭痛), 요통(腰痛), 열병(熱病), 학질(瘧疾)처럼 질환을 전문적으로 다룬 편에서는 모두 경락 또는 수혈을 취하여 침자치료를 시행하였다.

《내경》에서 병증을 약물을 사용하여 치료한 경우는 단지 13개 처방이 있을 뿐이고 약미(藥味)도 많지 않아 침구치료를 위주로 삼았음을 알 수 있다. 또한《내경 · 영추》는《침경(鍼經)》이라 부르고 있을 만큼 침구치료를 중요시하고 있다.

《내경》 시대에는 이미 음양오행학설(陰陽五行學說), 정체관념(整體觀念), 장부학설(臟腑學說), 병인병기학설(病因病機學說), 진단법 등 한의학 이론 체계가 형성되었고, 더불어 경락(經絡), 수혈(腧穴), 자구법(刺灸法), 침구치료에 대한 이론 체계가 이미 형성되었다고 할 수 있다.

4) "陰病治陽, 陽病治陰"

5) "從陰引陽, 從陽引陰"

2.《내경》이후의 시대별 침구서적

진대(晋代)

진대(晋代)에는 침구 전문서로서《갑을경》이 저술되었다.《갑을경》은 진(晋)나라 시대 황보밀(皇甫謐) 및 그의 문인과 제자들이 20여 년에 걸쳐 완성한 침구 전문서로서《내경》등 서적을 근거하여 분류, 편찬하여 저술한 서적으로,《갑을경》서문에는《소문(素問)》,《구권》,《명당공혈침구치요(明堂孔穴鍼灸治要)》등의 서적을 언급하였다[6].

이는 침구 이론을 더욱 체계화하여 침구 치료의 임상응용을 수월하게 하였으며 침구를 하나의 독립된 임상학과로 만들어 침구학을 계승 발전시킨 역할을 하였다.

수당대(隋唐代)

수당(隋唐)시대에서는 경락경혈학에 있어서 상당한 발전 단계였는데, 경락 경혈 이론의 발전뿐만 아니라 침구 임상치료에도 풍부한 경험이 누적되어 수많은 서적이 등장하였다.

《황제내경명당(黃帝內經明堂)》,《황제명당구경(黃帝明堂灸經)》,《중고공혈도경(中誥孔穴圖經)》등이 있었고, 또한 종합 한의학 서적에도 전문적으로 경락경혈을 논술한 부분이 있는데,《비급천금요방(備急千金要方)》의 29~30권,《천금익방(千金翼方)》의 26~28권이 그 예이다.

특히《외대비요(外臺秘要)》의 30권은 전 부문에서 구법의 내용을 보강설명하여 구법의 확충에 상당한 영향을 미쳤다.

송원대(宋元代)

송원(宋元)시대에는 침구치료가 비교적 성행하였고 임상과 이론에서 모두 발전하였다. 1057년 송(宋)나라 조정은 교정의서국(校正醫書局)을 세워 저명한 의가와 학자를 모아 한의학 서적에 대해 교정하고 정리하였다. 동시에 침구 의가는 침구 이론,

---

6) "《素問》論病精微,《九卷》是原本經脈, 其義深奧, 不易覽也. 又有《明堂孔穴鍼灸治要》, 皆黃帝岐伯有事也. 三部同歸, 文多重復, 錯互非一 … 乃撰集三部, 使事類相從, 删其浮辭, 除其重復, 論其精要, 至爲十二卷."

경락, 수혈, 자구법 및 임상 치료경험을 수집, 정리하여 침구 이론을 발전시키고 이후 침구학 발전에 상당한 영향을 미쳤다.

북송(北宋)의 왕유일(王維一)은 《동인수혈침구도경(銅人腧穴鍼灸圖經)》을 편찬하여 경락, 수혈에 대해 논하고 354개 수혈을 고증하여 전서(全書)를 비석에 새겨 공부하는 사람에게 탁본하여 읽을 수 있도록 제공하였고, 후에는 동인침구모형을 주조하여 학습용, 고시용으로 활용하게 하였다.

원(元)의 활백인(滑伯仁)은 《십사경발휘(十四經發揮)》를 편찬하여 임, 독맥과 십이경을 아울러 논하고, 선인들의 논술을 종합하여 경맥의 순행과 관련 수혈을 명시함으로써 경맥 연구에 큰 영향을 미쳤다. 송(宋)시대에는 또한 어려 종류의 의서를 편찬하였으며, 《태평성혜방(太平聖惠方)》, 《성제총록(聖濟總綠)》 등 서적에는 모두 경락경혈만을 다룬 부분을 포함하고 있다.

명대(明代)

명대(明代)에는 경락경혈학이 성대하게 발전한 시대로서 다수의 침구 전문서가 등장하여 《침구대전(鍼灸大全)》, 《침구취영(鍼灸聚英)》, 《침구사서(鍼灸四書)》 등이 저술되었다. 특히 《침구대성(鍼灸大成)》은 명대(明代)이전의 침구 서적을 집대성하고 임상 경험을 총결하여 내용이 풍부하므로 후세에 중요한 참고 서적이 되었다.

금원(金元)시대 이래로 대량의 침구 가부(歌賦)가 출현하였다. 《금침부(金鍼賦)》, 《표유부(標幽賦)》, 《유주지미부(流注指微賦)》, 《옥룡부(玉龍賦)》 등이 그 예인데 모두 각각 특색이 있으며 높은 학술가치를 가지고 있다.

청대(淸代)

청대(淸代)의 침구 임상수준은 쇠락의 시기에 접어들었으나 민간에서는 발전된 면모를 보였다. 《의종금감(醫宗金鑑)》 중의 '자구심법(刺灸心法)'과 《침구집성(鍼灸集成)》, 《침구봉원(鍼灸逢源)》 등의 출현은 민간에서 침구가 널리 응용되고 전해지고 있었음을 의미한다.

3. 우리 나라의 침구 전래 및 발전

우리 나라는 지리적으로 중국의 동쪽에 위치하고 있으며, 반도의 삼면이 바다를 끼고 있기도 하다. 이러한 이유로《소문 · 이법방의론》에 "동쪽은 생선과 소금이 나오는 지방으로 바다와 물을 가까이하여 그곳의 사람들은 생선과 짠 음식을 먹는 것을 좋아한하기 때문에 대부분 옹종(癰腫)과 같은 질병이 많이 발생한다. 그것을 치료할 때는 폄석(砭石)을 사용해야 하므로 폄석(砭石) 동방에서 전래된 것이다[7]."라고 기재된 바와 같이 폄석(砭石)이 동방에서 전래되었다고 함은 우리나라를 포함한 것으로 유추해볼 수 있다.

침구학이 의학 분야에서 주요한 위치를 차지했다고 여겨지는 시기는 고려시대 이후로,

- 고려 성종 때인 932년에 경의(經醫) 학습에 우수한 자를 의학박사로 임명하였고, 이때《갑을경(甲乙經)》,《침경(鍼經)》,《명당경(明堂經)》,《난경(難經)》등을 구비하여 학습하게 하였다.
- 고려 인종 때인 1136년에는 고시과목으로《침경(鍼經)》9권과《구경(灸經)》,《난경(難經)》1권을 채택한 것으로 보아 침구학을 교육 제도면에서 권장하였음을 알 수 있다.
- 조선 세종 때인 1433년에는《향약집성방(鄕藥集成方)》에 침구편을 실었는데,《침구자생경(針灸資生經)》을 주로 인용하였고,《동인경(銅人經)》도 함께 인용되었음이 나타나 있으며, 1438년에는 침구전문의 3인을 채용하여 전의감(典醫監), 혜민국(惠民局), 제생원(濟生院)의 삼의사(三醫司)에 배치하였으며, 1447년에는 전순의(全循義) · 김의손(金義孫)의 합작인《침구택일편집(鍼灸擇日編集)》이 저술되었다.
- 조선 성종 때인 1485년에는 의학 교육에《동인경(銅人經)》,《침경지남(鍼經指南)》,《자오유주(子午流注)》,《십사경발휘(十四經發揮)》 등을 강독해야 함을 규정하였다.
- 조선 광해군 때인 1613년에 허준(許浚)에 의하여 간행(저, 1610년)된《동의보감(東醫寶鑑)》(1596~1613) 중에는 침구법이 각 편마다 실려 있는데, 주로《동인경(銅人經)》과《자

7) "東方之域, 天地之所始生也. 魚鹽之地, 海濱傍水, 其民食魚而嗜鹹, 皆安其處, 美其食. 魚者, 使人熱中, 鹽者勝血, 故其民皆黑色疏理, 其病皆爲癰瘍, 其治宜砭石, 故砭石者, 亦從東方來"

생경(資生經)》 등을 기초로 삼았으며, 침구학 발전에 상당한 영향을 끼쳤다. 《동의보감》의 마지막 편은 침구편으로, 다른 4편과는 달리 오직 침구 항목 하나만으로 이루어져 있다. 이 편은 연침법(撚鍼法, 침을 만드는 방법), 화침법(火鍼法, 불로 달군 침을 놓는 법), 점혈법(點穴法), 제애법(製艾法, 뜸을 만드는 법), 구법(灸法, 뜸을 뜨는 방법), 침보사법(鍼補瀉法) 등과 십이경맥의 유주, 수혈 등을 다루고 있다. 분량은 1개 문(門) 정도에 그치지만, 이를 하나의 편으로 할당한 것은 침구가 약재와 함께 치료의 주요 도구였기 때문이다.

- 인조 때 태의(太醫) 허임(許任)은 우리나라에서 침구학을 융성히 하는데 많은 공헌을 하였으며, 또한 침구서로서 귀중한 자료인 《침구경험방(鍼灸經驗方)》을 1644년 저술하기도 하였다. 《침구경험방》은 우리나라 침구학을 대표하는 서적으로, 우리나라 뿐 아니라 중국과 일본에서도 수 차례 간행될 만큼 영향력이 지대했던 서적이다. 일본인 야마가와 준안(山川淳菴)이 일본에서 《침구경험방》을 출간(1725년)하면서 "조선에서 유학하면서 침구가 의가의 요체이고 병을 고치는데 그 효험이 가장 빠른 것을 목격하였고, 치료방법은 한결같이 모두 《침구경험방》을 배워서 하고 있었고, 유독 조선을 침자(鍼刺)의 최고라고 하고, 평소 중국에까지 그 명성이 자자하다는 말이 실로 거짓이 아니었다"라고 서문에 기록한 바 있다. 또한 청대(淸代)에 널리 유행한 요윤홍(廖潤鴻)의 《침구집성(鍼灸集成)》(1874년) 내용이 《침구경험방》의 내용을 재편한 서적이라고 평가할 정도로 큰 영향을 미쳤다.
- 침구 학술을 창의적으로 계승 발달시키는데 공헌한 학자로는 허임 외에 사명당대사(四溟堂大師, 1544~1610년)의 제자였던 사암(舍岩)을 꼽을 수 있다. 사암은 본래 승려로서 성명은 밝혀진 바 없으며, 호(號)를 사암이라 하였다. 사암침법은 보사 원칙에 있어 새로운 응용술로 자리 잡았으며, 오행 침법의 발전에 선구적인 역할을 하였다. 사암침법은 오수혈인 정형수경합(井滎輸經合)에 속한 경혈을 선택하여 자경(自經) 및 타경(他經)을 보(補)하거나 사(瀉)하는 침법으로, 임진왜란을 전후로 국외로 전래되어 오행침이란 명칭으로 보급되었다.

2

경락학설 개요

경락학설은 한의학 기초 이론에서 중요한 부분으로 경락계통의 구성과 생리기능, 병리변화를 연구하고 임상치료를 이끄는 분야이다. 또한 인류의 질병과 더불어 긴 시간 동안 축적된 의료 경험을 바탕으로 발전해온 이론이다.

I 경락개념의 기원 및 형성

1. 의료경험에 의한 경락개념의 태동

원시시대부터 불과 석기를 사용해 왔다. 북경 주구점(베이징 저우커우뎬)에서 발견된 유물을 근거로 인류는 수십만년 전부터 불과 석기를 사용했다는 것을 알 수 있다. 이를 통해 추측할 수 있는 것은 고대인이 우연히 불로 훈고(熏烤), 위첩(熨貼)하여 병을 치료한 경험을 통해 뜸치료를 시작하게 되었고 예리한 첨석(尖石)이나 가시에 피부를 찔렸을 때 동증이 경감하는 경험을 통해 침석(鍼石) 치료가 시작되었다는 것이다. 또한 본능에 의해 아픈 곳을 눌러 통증을 없애거나 상쾌하게 하는 효과, 즉 "안지입이(按之立已, 안압(按壓)하여 아픈 것을 없앤다)" 혹 "안지쾌지(按而快之, 안압하여 아픈 것을 상쾌하게 한다)"하는 안마치료(按摩治療)가 시작되었다.

이러한 간단한 의료 경험이 장기간 반복됨으로써 인체 피부의 일정 부위에서 통증을 경감시키거나 없애는 방법이 축적되었고, 이는 체계를 가지는 치료로 발전되었하였다.

이 가운데 피부를 화작(火灼)하는 방법을 칭하여 "구설(灸焫)"이라 하고, 질병을 치료하는 예리한 석편(石片) 혹은 석침(石鍼)을 칭하여 폄석(砭石)이라 하였다.

《소문 · 이법방의론》에서는 지리와 기후 조건에 근거하여 몇 종류 이상의 치료법과 상용 병증을 상세하게 기재하고 있는데, 침구와 안마는 한의학의 독창적인 치료기술로 발전했다.

고대에 사용했던 폄석(砭石), 석침(石鍼)은 골침(骨鍼), 도침(陶鍼)으로 발전했고, 후에는 금속침구(金屬鍼具)로 발전하게 되었다. 동시에 구설(灸焫)이 발전하여 애구(艾灸)로 적용하게 되었다. 이와 동시에 의료 활동에 전문적으로 종사하는 의가(醫家) 또한 계속 등장하면서 의료 기구와 의학이 발전하게 되었다.

침구 및 안마 경험과 질병을 치료하는 부위들에 대한 지식이 축적되면서 인체의 부위와 부위 사이의 연계를 점차 인식하게 되었다.

2. 기혈(氣血)·근맥(筋脈) 개념 형성에 의한 경락명칭 출현

인체 체표 부위를 찔러(刺) 출혈이 생긴 후 통증이나 병증이 경감되는 것을 "출혈입이(出血立已)"라고 한다. 이와 유사하게 질병을 치료하여 "자기혈자(刺其血者)"로 인식한 것 또한 경험에 의한 결과이다. 이를 통하여 인류는 "혈(血)"에 대하여 인식하기 시작했고 이 과정에서 체표에 드러난 혈관을 혈이 이동하는 통로로 보고 이를 '맥(脈)', '근(筋)' 혹 '근맥(筋脈)'이라 칭하였다.

《관자 · 수지(管子·水地)》에서 말하기를 "물은 땅의 혈기로써 근맥이 통하여 흐르는 것과 같다[1]."라고 하였다. 이와 같이 수류(水流)는 근맥(筋脈) 중에 흐르는 인체의 혈기(血氣)로 비유되었다.

《여씨춘추 · 달울(呂氏春秋·達鬱)》에서 말하기를 "혈맥욕기통야(血脈欲其通也)"라고 한 것과 상통한다. "근맥(筋脈)", "혈맥(血脈)"을 통칭하여 "맥(脈)"이라 하며, 고문(古文)에는 "육(肉)"부 대신에 "혈(血)"부(部)로도 쓰였는데 이는 "맥(脈)"의 상형자이다. 그 중 "육(肉)"부를 제외한 부분을 《설문(說文)》에서 "水之斜, 流別也"라고 하였고, "파(派)"와 같은 뜻이라 하였다.

"맥(脈)"은 《설문(說文)》에서 말하기를 "血理行體中者"라고 하였고, 《설문계전(說文系傳)》에서 "오장육부의 기혈은 사지로 나누어 흐른다[2]."라고 하여 혈(血)이 수류(水流)와 같은 것은 지류(支流)가 나와 나누어 흐르는 점이라고 하였다.

"맥(脈)"은 《설문(說文)》에서 "맥혹종육(脈或從肉)"이라고 표현했는데, 이는 혈(血)이 육체에서 나누어져 흐른다는 뜻이다. 이를 통하여 옛날 사람들이 혈액은 혈관 내의 유동 물질이라고 인식한 것을 알 수 있다.

《설문계전(說文系傳)》에서 기(氣)를 해석하기를 "云氣也, 象形, 凡氣之屬皆從氣", "象云氣之皃"라고 하였다. 옛날 사람들의 기(氣)에 대한 인식은 표리부정(飄移不定)이라 하여 빠르고 자주 변하며 갑자기 숨었다가 갑자기 나타나는 특징을 가지고 있는 것으로 보았고, 이에 해당하는 것를 "기지속(氣之屬)"이라 칭하였다.

이런 기의 특징이 안압(按壓), 침자(鍼刺), 구설(灸焫) 등에 의하여 발현되는 감응전도 현상을 "기행(氣行)"이라고 칭하였다. 거시적인 조건하에 기(氣)가 움직이고 혈(血)이 흐

[1] 水者, 地之血氣, 如筋脈之通流者也

[2] 五臟六腑之氣血分流四肢也

르는 생리현상을 한마디로 "혈기(血氣)" 혹 "기혈(氣血)"이라 하였다.

《영추 · 영위생회》에 "혈(血)과 기(氣)는 명칭은 다르나 같은 부류이다[3]."라고 하여 혈(血)과 기(氣)가 생리적으로 유사한 기능을 나타내는 것을 의미하는 것이라 할 수 있다.

경락이라는 단어는 근맥(筋脈), 혈맥(血脈), 맥도(脈道) 등의 출현과 연관이 있으며 경맥과 락맥의 개념은 근맥(筋脈)과 혈맥(血脈)보다 뒤에 나타났다. "경(經)"을 《설문해자(說文解字)》에서 찾아보면 "직종사야(織從[4]絲也)"라고 하였다. 이에 대해 "其說曰東西耕爲橫, 南北耕曰由, 由卽從也", "織之從絲謂之經"라고 하였으며, "남북위경(南北爲經), 동서위위(東西爲緯)"라는 의미이다. 따라서 "경(經)"이라 한 것은 남북(상하)로 오가는 것을 말한다.

"락(絡)"을 《설문해자(說文解字)》에서 보면 "서(絮)"라고 하여 가공해서 선을 만든다는 뜻이다.

《영추 · 맥도》에서 말하기를 "경맥은 인이 되고 그 분시는 락맥이 되고 락맥의 별락(別絡)은 손락(孫絡)이 된다[5]."라고 하였다. 이는 맥(脈)의 천표(淺表) 대소(大小)를 살펴서 분류한 것이다.

"최초로 경맥과 락맥의 관계를 경락(經絡)이라 말한 것은《영추 · 구문》이며 경락의 기가 끊어지면 맥도(脈度)가 통하지 않는다[6]."라고 하였다.

여기서의 경락과 맥도(脈度)를 모두 말한 것은 경맥과 락맥의 가운데 경기(經氣)가 끊어졌을 때 기혈이 통하지 않는다는 것을 설명하고 있다.

《내경》은 한 사람의 저작이 아니기 때문에 경락에 대한 명칭도 일치하지 않는다. 《소문 · 조경론》에서 말하기를 "오장의 통로는 모두 경수(經隧)에서 나오며 이를 통해 기혈(氣血)이 운행되는데, 기혈(氣血)이 조화롭지 않으면 온갖 병이 발생하므로 경수(經隧)를 보호해야 한다[7]."라고 하여 경수(經隧)를 경락이라고 칭하였다.

"수(隧)"의 본래 뜻은 숨어있는 통로를 의미하기에 "경맥위리(經脈爲裏)"라는 표현으로 이해할 수 있다. 그 외에 "혈락(血絡)", "대락(大絡)", "계곡(谿谷)" 또한 경맥을 다르게 이르는 명칭이다.

---

[3] 血之與氣, 異名同類.

[4] 縱이 옳다. 《한시(韓詩)》에 의하면 "횡유기무(橫由其畝)"라고 해석하기도 하였다.

[5] 經脈爲裡, 支而橫者爲絡, 絡之別者爲孫.

[6] 經絡厥絶, 脈道不通.

[7] 五臟之道皆出于經隧, 以行血氣, 血氣不和, 百病乃變化而生, 是故守經隧焉.

《한서 · 예문지》에서 말하기를 "사람의 혈맥(血脈), 골수(骨髓), 음양(陰陽), 표리(表裏)는 백병이 일어나는 근본으로…"라고 하여 당시에 이미 경맥에 대한 기초이론이 형성되었고, 변증론치(辨證論治)가 상당한 수준으로 발달하였음을 알수있다.

진한(秦漢)시대 사마천이 편집한 《사기편각공열전(史記扁鵲公列傳)》에 "중경유락(中經維絡)"이라 한 것이 있는데, 이는 병사(病邪)가 사람의 경맥과 락맥을 침범하여 발생한 병을 말한다.

《영추 · 본장》에서 "경맥은 기혈을 운행하여 인체의 내부와 외부를 영양하고 근골을 유양(濡養)하며 관절의 활동을 원활하게 하는 것이다[8]."라고 하였다.

《영추 · 해론》에서는 "무릇 십이경맥은 안으로는 오장육부에 속(屬)하고, 밖으로는 사지관절에 락(絡)한다[9]."라고 하였다.

이 두 문구는 경락이 기혈운행의 통로가 되고, 경맥과 락맥을 포괄하고 있음을 나타낸다.

경맥과 락맥의 구별은 《영추 · 맥도》에서 "경맥은 인체의 심부(深部)에서 순행하는데, 갈라져 나와 횡(橫)으로 흐르는 것은 락맥이고, 락맥에서 갈라져 나온 것은 손락(孫絡)이다[10]." 라고 한 것과 《영추 · 경맥》에서 "십이경맥은 분육(分肉) 사이에서 잠복하여 운행하므로 깊숙하여 볼 수 없다. 그것을 항상 볼 수 있는 곳은 족태음비경이 지나는 내과(內踝) 위쪽인데, 이곳은 숨을 곳이 없기 때문이다. 여러 맥(脈) 중에서 얕은 부위에 떠 있어 항상 볼 수 있는 것은 모두 락맥이다[11]."라고 한 것에 근거한다. 따라서 경맥은 큰 줄기가 되고, 락맥은 분지에 해당하며, 경맥의 대부분은 인체 내의 깊은 부위에서 순행하고, 락맥은 체표의 비교적 얕은 부위에서 순행하며, 주로 경맥은 세로로 운행하고 락맥은 종횡으로 운행하여 전신에 그물과 같이 분포는 것이다.

《영추 · 경수》에서 말하기를 "보통 사람의 피육색맥(皮肉色脈)은 그가 살아 있을 경우는 재어보거나 손으로 만져서 가늠할 수 있고, 사망하였을 경우는 해부를 통하여 관찰할 수 있다. 오장의 견실함과 허약함, 육부의 크고 작음, 수곡 섭취량의 많고 적음, 맥의 길고 짧음, 혈(血)의 청탁, 기(氣)의 많고 적음 및 십이경맥의 기혈다소(氣血多

---

8) 經脈者, 所以行血氣而營陰陽, 濡筋骨, 利關節者也.

9) 夫十二經脈者, 內屬于腑臟, 外絡于肢節.

10) 經脈爲裏, 支而橫者爲絡, 絡之別者爲孫.

11) 經脈十二者, 伏行分肉之間, 深而不見: 其常見者, 足太陰過於內踝之上, 無所隱故也. 諸脈之浮而常見者, 皆絡脈也.

少)에 대해서는 모두 일반적인 규율이 있다[12].”고 하여, 이에 십이경이 나오게 되었다.

음양오행학설의 영향 아래서 경락을 음경(陰經), 양경(陽經), 양락(陽絡), 음락(陰絡)으로 분류하였으며, 기혈의 다소(多少)로서 허경(虛經), 성경(盛經)으로 나누었다. 또한 경락의 크기로 대락(大絡), 소락(小絡), 부락(浮絡), 손락(孫絡)으로 나누었다. 영추 이전에는 유주 부위로 족경(足經), 비경(臂經), 이맥(耳脈), 견맥(肩脈), 치맥(齒脈) 및 수경(手經)으로 나누었으나, 이는 초기의 간단한 분류 형태이다.《영추 · 경맥》에서 비교적 자세하게 수족음양 십이경맥으로 나누어 설명하고 있다. 이외에도《내경》의 다른 편에서 독맥(督脈), 임맥(任脈), 대맥(帶脈), 충맥(衝脈), 교맥(蹻脈), 유맥(維脈)과 같은 기경팔맥(奇經八脈)의 명칭을 언급하고 있다.

3. 표본(標本)맥법(脈法)에서 경맥(經脈)경혈(經穴)의 발견

경혈 및 경락의 기원을 논하는 데 있어 경락의 개념이 먼저 발생한 것인지 경혈의 개념이 먼저 발생한 것인지에 대한 논쟁이 있어왔다는 점을 주목할 필요가 있다.

경혈의 개념이 먼저 형성되고 경락의 개념이 이후에 발생했다는 주장이 있다. 경혈의 기원에 대해 살펴보면, 질병의 부위에 침이나 뜸을 직접 시술하여 치료 경험을 관찰했던 시기가 먼저 있었다.

《영추 · 경근》 편에 “이통위수(以痛爲兪)”라고 하여 통증이 있는 부위가 바로 경혈이 된다는 점을 언급하였고, 이는 질병 부위 또는 체표반응점에 침 혹은 뜸을 시술하는 국소 취혈의 근거가 되었다. 치료 경험이 계속 축적되면서 경혈 위치의 특징과 치료 작용 부위 사이와의 관계에 대한 인식이 생기고 유사한 효능을 가진 경혈을 귀납적인 방법으로 분류한 것이 경락 체계라는 주장이다. 그러나 이러한 주장에는 소박한 관찰과 경험의 축적만으로 현재와 같은 경락학설의 발전이 가능할지에 대한 의문이 있고 관찰 자체가 이론에 의존적일 수 있어서 특정한 이론 없이 관찰한 사실에만 기반하여 지금과 같은 경락시스템이 발전할 수 있을 지에 대한 반론이 존재한다.

다른 하나는 경락의 개념이 먼저 형성되고 경혈이 이후에 발견되었다는 주장이

---

12) 若夫八尺之士, 皮肉在此, 外可度量切循而得之, 其死可解剖而視之, 其藏之堅脆, 府之大小, 谷之多少, 脈之長短, 血之清濁, 氣之多少, 十二經之多血少氣, 與其少血多氣, 與氣皆多血氣, 與其皆少血氣, 皆有大數.

다. 경락의 개념이 먼저라는 주장은 두 가지 현상을 통해 주로 설명되어 왔다. 첫째, 침자순경감전현상(鍼刺循經感傳現象)으로, 침이나 뜸을 시술 할 때 경락을 따라 방사되는 강렬한 감각으로 체표상으로 전달되는 감각의 특징이 12경맥에 대한 기록과 대체로 유사하다는 것이다. 그래서 침감이 퍼져나가는 경로에 대한 경험을 귀납하여 12개의 경맥 체계를 발견해 내고, 임상 치료 효과를 결합하여 경락학설을 완성하였다는 것이다. 둘째, 내경반관(內景反觀, 안으로 밝게 비추어서 도리어 관찰한다)으로 기공 수련 시 기가 순행하는 느낌을 기록하는 것이 경락의 기원이라는 이론이다. 이시진의 《기경팔맥고》에서 "內景隨道, 惟反觀者能照察之"라고 하였는데, 기의 순환을 경험한 예를 통해 현재의 경락 체계가 구성되었다는 주장으로 볼 수 있다. 또한, 경락의 개념이 먼저라고 하는 주장을 지지하는 문헌으로 1973년 중국 장사(長沙) 지방에서 발견된 《마왕퇴의서(馬王堆醫書)》에 기록된 "~~맥구지(脈灸之)"라는 표현에서 보면 경혈명은 관찰되지 않은 가운데 경맥명만 관찰된다는 점을 들어 경맥의 개념이 먼저라고 주장하였다. 그러나, 이러한 주장에는 다음과 같은 반론이 따른다. 첫째, 1970년대 순경감전현상을 통해 경락 현상을 검증하려고 한 연구에서 소수의 사람에게서만 이러한 순경감전현상이 관찰되었다는 점에서 설득력이 부족하게 되었다. 둘째, 기공 수련을 통해서 흔히들 임 · 독맥(任·督脈)의 순환을 느끼는 현상은 쉽게 관찰되지만 12개의 경맥을 구분하여 느낄 수 있는 것은 흔히 관찰되지 않는다. 결정적으로, 《마왕퇴의서(馬王堆醫書)》에 있는 "~~맥구지(脈灸之)"에서 "~~맥(脈)"은 실제 특정 경맥의 한 점인 경맥혈(經脈穴)을 의미하는 것으로 경혈의 개념이 먼저라는 점을 오히려 시사한다고 볼 수 있다.

경락의 개념을 제대로 이해하기 위해서는 경맥혈(經脈穴) 개념에 대해 주목할 필요가 있다. 먼저 《마왕퇴의서(馬王堆醫書)》에서 "~~맥구지(脈灸之)"에서의 "맥(脈)"의 의미를 정확하게 이해하는 것이 중요하다. 여기에서의 맥의 의미는 진찰시 변동이 관찰되는 맥동처(脈動處)와 치료시 시술을 행하는 치료처(治療處)라는 의미가 같이 포함되어 있다. 즉, 체표의 맥동처로서 원위 부위의 병증을 관찰할 수 있는 곳으로, 사지 원위 부위의 맥동(脈動)과 두면 및 체간 부위의 병증과의 연관관계에 대한 인식에서 기원하였다. 즉, 맥구(脈口)라고 하는 특정 부위에서 맥동의 이상을 발견하여 질병을 진단하고, 이 부위를 침 혹은 뜸으로 자극하여 치료를 했던 침구 치료의 원시 형태를 보여준다고 할 수 있다.

경맥혈은 주로 완과부(腕踝部) 근처 동맥 박동처로서 대부분 현재 12경맥의 원혈

(原穴)과 일치한다.

경맥 개념이 형성되기 이전에 체표 맥상의 변화와 질병의 관계에 대한 인식이 있었다. 완과부 진맥 부위인 맥구(脈口)를 본맥(本脈), 서로 대응하는 두면경부(頭面頸部)의 진맥처를 표맥(標脈)이라 하여, 표본맥법(標本脈法)에서는 완과부(腕踝部) 진맥처의 맥상 변화가 국부의 병변에 반응할 뿐만 아니라 원격 부위의 병변에도 반응하여 두면경부(頭面頸部)의 진맥처(診脈處)의 맥상의 변화와 상응함을 발견하였다. 완과부(腕踝部) 경혈이 경맥 최초의 수혈이라 할 수 있고 근래에 이를 경맥혈(經脈穴)이라고 명명하였다. 하부의 본맥(本脈)과 상부의 표맥(標脈)을 직접 연결하여 최초의 경맥이 체표로 순행하는 선이 생성되어 완과부(腕踝部)에서 두면 체간(頭面體幹) 방향으로 구심성(求心性) 방향을 나타내게 된다.

표본맥법(標本脈法)의 연계성은 시동병(是動病)과 소생병(所生病) 개념으로 확충되어, 주로 경맥이 순행하는 부위에 따른 동통(疼痛), 마목(痲木) 등 병증으로 확대되어 경맥병후(經脈病候)의 개념으로 정립되어 왔다(표 2-1). 완과부(腕踝部) 맥구(脈口)에서 관찰되는 맥진 병후는 시동병이 되고, 경맥 유주상의 체표의 병변 및 내장 병증은 소생병이 된다. "經脈所過, 主治所及"이라는 말에서 의미하는 바와 같이 경락의 유주(流注)와 시동병과 소생병의 경맥병후 연계성을 보면, 경락의 유주를 통해서 인체 특정 부위의 질병의 연관성을 설명하는 모델을 설명하려고 했다는 점을 알 수 있다.

표 2-1 경맥유주(經脈流注) 및 시동병(是動病)과 소생병(所生病)의 관련성: 《백서(帛書)》와 《영추·경맥》의 비교

齒脈 起十次指與大指, 上出臂上廉, 入肘中, 乘臑, 穿頰, 入齒中, 夾鼻. 是動則病：齒痛, 朏腫. 是齒脈主治. 是齒脈主治其所産病: 齒痛, 朏腫, 目黃, 口乾, 臑痛, 爲五病.《陰陽十一脈灸經》
大腸手陽明之脈, 起于大指次指之端, 循指上廉, 出合谷兩骨之間, 上入兩筋之中, 循臂上廉, 入肘外廉, 上臑外前廉, 上肩, 出髃骨之前廉, 上出于柱骨之會上, 下入缺盆, 絡肺, 下膈, 屬大腸. 其支者, 從缺盆上頸, 貫頰, 入下齒中, 還出挾口, 交人中, 左之右, 右之左, 上挾鼻孔. 是動則病齒痛, 頸腫. 是主津液所生病者, 目黃, 口乾, 鼽衄, 喉痺, 肩前臑痛, 大指次指痛不用.《靈樞·經脈》

4. 경맥병후(經脈病候)에 기반한 경혈주치(經穴主治)

경혈의 주치(主治)는 경락별 증후군인 경맥병후(經脈病候)에 기반하여 명확한 통일성을 보인다. 따라서 경혈의 주치를 이해하기 위해서는 경락이라는 개념을 통한 신체 특정 부위의 질병의 연계성을 파악하는 것이 중요하다. 경락 학설이라는 것은 고대인이 발견한 인체의 특정 부위 사이의 특정한 연결 현상에 대한 직관적인 이론 해석이라고 할 수 있다.

고대인은 먼저 수족 완과부에서 진맥 부위를 발견하였고 이러한 진맥 부위인 맥구(脈口)는 대응하는 경맥의 시작점이 되었다. 이 맥구는 진단하는 부위인 동시에 침구 치료의 대상인 경혈 즉, 원혈(原穴)이 되었다.

이 경혈의 명칭은 상응하는 경맥의 명칭과 완전히 동일하고(經脈穴), 경맥혈의 주치 병증은 상응하는 맥구(脈口)를 진단하여 알아낼 수 있는 병변에 해당한다. 그리고 경락별로 나타나는 증후군인 경맥병후(經脈病候)는 대응하는 맥구에서 알아낼 수 있는 병후에서 기원하고, 경맥혈(經脈穴)의 주치 증상과 상통한다. 예를 들어, 족양명(足陽明)의 맥구(脈口)인 충양(衝陽) 부위의 진맥병후(診脈病候)인 "洒洒振寒, 善呻數欠, 顏黑, 病至則惡人與火, 聞木聲則惕然而驚, 心欲動, 獨閉戶塞牖而處. 甚則欲上高而歌, 棄衣而走, 賁響腹脹"과 족양명(足陽明)의 원혈(原穴)인 충양(衝陽)혈의 주치 증상 "振寒而欠, 狂妄而行, 登高而歌, 棄衣而走"와 족양명위경(足陽明胃經)의 병후(病候)인 시동병(是動病) "洒洒振寒, 善呻數欠, 顏黑, 病至則惡人與火, 聞木聲則惕然而驚, 心欲動, 獨閉戶塞牖而處. 甚則欲上高而歌, 棄衣而走, 賁響腹脹" 등은 매우 유사한 면을 보이고 있다. 이러한 관계는 태충(太衝) 부위 진맥병후(診脈病候)와 태충(太衝)혈과 족궐음맥(足厥陰脈)의 병후인 시동병(是動病)과의 관계에서도 마찬가지임을 알 수 있다(**표 2-2**). 맥구 진맥병후, 경맥혈(혹은 原穴) 주치, 경맥병후 이 세 가지는 유사성이 있음을 잘 설명해주고 있다.

표 2-2 맥구(脈口) 진맥병후(診脈病候), 경맥혈 주치(經脈穴 主治). 경맥병후(經脈病候)의 비교

진맥병후(診脈病候)	面塵, 腰痛, 丈夫癩疝, 婦人少腹腫. ……太衝絶, 死不治.《至眞要大論》
태충혈(太衝穴) 주치(主治)	男子癩疝, 女子少腹腫, 腰痛, 嗌乾, 面塵塵, 癃, 熱中.《明堂經》
족궐음(足厥陰) 시동병(是動病)	是動則病腰痛不可以俯仰, 丈夫癩疝, 婦人少腹腫, 甚則嗌乾, 面塵脫色.《靈樞·經脈》

이상에서 맥구에서 진맥병후, 경맥혈(원혈, 原穴), 경맥병후가 동일한 기원을 가지고 있고, "병을 진단하는 부위가 곧 병을 치료 하는 부위이다[13]."라는 규율에 따라 진맥의 부위를 발견하고 진맥의 병후를 확정한 후 맥구처가 고정된 침구 치료 부위인 경혈이 되었다는 점을 알 수 있다.

이상의 일련의 역사적 과정을 살펴볼 때, 경락의 형성과 발전과정을 통해서 경락은 "인체 특정 부위의 질병의 연관성을 이용해 진단과 치료에 활용될 수 있는 모델"이라는 점을 알 수 있다.

이와 같이 신체상에 나타나는 특정한 질병 패턴을 가장 효율적으로 조절하는 방법으로 경혈 부위에 침 혹은 뜸을 시술해 온 것이라는 것을 인식할 필요가 있다.

[13] 診病之處則是治病之處

II 경락의 기능

《영추 · 경별》에서 "무릇 십이경맥은 사람의 생명이 있는 곳이며, 질병이 형성되는 곳이요, 환자를 치료하는 곳이며, 질병을 이해하는 시작점이다. 초학자(初學者)는 경맥으로부터 시작해야 하고, 의학에 조예가 깊어지면 경맥에서 끝나게 된다." 라고 하였다. 이는 인체의 생명과 경맥이 밀접한 상관관계가 있고 질병의 발생이 경맥에서 발현되므로 질병 치료는 마땅히 경맥을 따라 치료해야 함을 의미하고 있다. 또한 질병의 호전 양상도 경맥을 따라 색으로 나타나기 때문에 마땅히 경락이론을 배워야 하며, 임상에 잘 운용하고 적용해야 함을 설명하고 있다.

그러한 까닭에 《영추 · 경맥》에서는 "자침(刺鍼)에 있어 경맥의 운행경로, 장단대소(長短大小) 및 장부와 연결되는 이치에 대해 '사람이 태어날 때는 먼저 정(精)이 형성되고 정이 형성되면 뇌수(腦髓)가 생성되는데, 골(骨)은 인체의 기둥과 같고, 맥(脈)은 울타리와 같으며, 근(筋)은 그물과 같고, 육(肉)은 담장과 같으며, 피부가 견고해진 후에 모발이 자라 인체가 형성된다. 음식물이 위(胃)에 들어가면 맥도(脈度)를 통하게 함으로써 기혈(氣血)이 운행된다'하였고 '경맥은 생사(生死)를 결단하고 만병(萬病)을 다스리며 허실(虛實)을 조화시키므로 통달하지 않으면 안된다.' "라고 하여 인체 경락계통의 중요성을 강조하고 있다. 따라서 경락계통은 인체의 생리기능, 병리변화, 질병의 예방 및 치료에 있어서 매우 중요한 작용을 담당하기 때문에 역대 의가가 매우 중시하였다.

경락계통은 인체 각 부분이 유기적인 정체(整體)를 이루게 하여 각 장부에서 생산하는 기혈을 신체 각 부분으로 운송하여 유윤자양(濡潤滋養)하며, 음양을 조화하여 정상 생명활동을 유지시키는 작용을 한다.

경락계통은 외사(外邪) 침습에 대항하는 기능이 있으므로 병리상태에서 인체가 사기(邪氣)의 침습을 받을 때는 경락이 먼저 사기를 받아서 밖(外)에서 안(內)으로, 겉(表)에서 안(裏)으로 전변하는 과정을 나타내며, 이러한 경락계통의 기능 발현 정도에 따라 각각 다른 정도의 병증이 나타나게 된다. 따라서 장부에 질병이 발생하였을 때는 반드시 외부 경락상에도 반영되게 된다.

또한 침구 치료는 경맥에서 "기행현상(氣行現象)" 즉 '왕래역순(往來逆順)', '상하출입(上下出入)'의 변화를 나타내어 "사기유여, 보기부족(瀉其有餘, 補其不足, 지나친 것은 덜어내고, 모자란 것은 보충하는)"의 작용을 발휘하게 되는 것이다.

1. 인체(人體)의 유기적(有機的) 연계

경락계통은 십이경맥 혹은 십사경맥만을 의미하는 것이 아니기 때문에 "경혈괘도(經穴挂圖)"나 "경락모형(經絡模型)"에 나타나 있는 것만이 경락계통의 전부가 아니다. 즉 "괘도"와 "모형"에 표시된 노선은 경락의 유주노선이 아닌 인체 수혈(腧穴)에 귀속된 경맥을 연결한 선이며, 이는 임상치료에서 선혈(選穴)하는데 이용하기 위한 것일 뿐이다.

인체는 장부(臟腑), 사지백해(四肢百骸), 오관구규(五官九竅), 피육(皮肉), 맥(脈), 근골(筋骨) 등으로 구성되어 있으며, 각각의 생리기능은 비록 다르지만 함께 만들어 내는 유기적인 활동으로 신체의 내외, 상하가 협조하고 통일되어서 하나의 유기적 정체를 구성하는 것이다. 즉 경락계통은 경맥, 락맥, 그리고 경근, 피부를 포괄하고 있으며, 체표부위의 경락계통은 두면, 사지와 구간 사이에 관계를 형성하고 아울러 장부 사이의 표리상합 관계의 기능을 강하게 하고, 또한 장부와 장부, 장부와 오체(五體), 장부와 오관(五官)사이에 밀접한 관계를 맺게 한다.

인체의 유기적인 연계는 경락의 소통과 연락작용에 의하여 실현된다. 십이경맥과 그 분지는 종횡으로 교차하여 표리를 출입하고 상하를 소통하면서 장부에 락속(絡屬)되며, 기경팔맥은 십이정경에 연결되고, 십이경근과 십이피부가 근육피부에 연결된다. '肝開竅于目, 主榮于筋, 其華在爪, 心開竅于舌, 主充于脈, 其華在面, 脾開竅于口, 主榮于肉, 其華在脣四白, 肺開竅于鼻, 主榮于皮, 其華在毛, 腎開竅于耳, 主充于骨, 其華在髮' 등은 인체 모든 기관이 경락으로서 연계를 이루고 있음을 나타낸다.

이와 같은 연계와 더불어 경락은 오장육부에 연락하고 기항지부를 관통함으로써 인체를 통일적 유기체로 형성해주고 있다. 따라서 인체의 각 장부 및 조직기관은 유기적으로 연결되어 표리, 상하가 긴밀하게 연결되고 조화되어 서로 돕는 통일체를 구성하게 되는 것이다. 경락은 다음과 같은 네 가지 경로를 통해 전신의 장부 기관을 연결하고 소통시킨다

장부(臟腑)와 체표(體表) 지절(支節)의 연결

《영추 · 해론》에서 말하기를 "무릇 십이경맥은 안으로는 오장육부(五臟六腑)에 속(屬)하고 밖으로는 사지관절(四肢關節)에 락(絡)한다."라고 하였다. 십이경맥은 장부를 연결하며 동시에 체표에서의 통로가 된다. 이것은 각 경맥이 일정한 장부에 속락하고 그 경맥의 기는 근육, 피부에 퍼진다는 뜻 이다. 사지관절의 본 표현은 "외락우지절(外絡于支節)"인데, "지(支)"는 사지(四肢)를 가리키는 것이고, "절(節)"은 관절(骨節) 또는 혈위(穴位)를 의미한다고 할 수 있다.

예를 들어《영추 · 구침십이원》에서 "절은 서로 접하여 365곳에서 만나는데 … 이른바 절이란 신기(神氣)가 운행 · 출입하는 곳으로서 피 · 육 · 근 · 골(皮·肉·筋·骨)을 말하는 것이 아니다."라고 한 것을 들 수 있다. 즉 "절"은 피 · 육 · 근 · 골이 아니라 "신기(神氣)가 유행하고 출입하는 곳" 즉 혈위라는 의미이다. 《소문 · 조경론》에서는 "무릇 십이경맥은 모두 365절로 이어지고 절에 병이 있으면 반드시 경맥으로 파급된다."라고 하였다. 이에 대해, 《유경 · 질병류》에서 "소위 절이라는 것은 신기가 머무는 곳으로 혈수(穴兪)를 말한 것이며, 따라서 365절이 있다고 하였다."라고 하였다.

장부와 오관구규(五官九竅)의 연결

오관구규(五官九竅)인 눈(目), 혀(舌), 입(口), 코(鼻), 귀(耳), 전음(前陰), 후음(後陰)은 모두 경맥이 순행하여 통과하는 부위이며, 경맥은 대부분 체내에서 장부에 속한다. 이와 같이 오관구규와 장부는 경맥의 소통에 의해 연결된다. 예를 들어 수소음심경은 심에 속하고 소장에 락하며 목계(目系)에 이어지며 그 별락(別絡)은 설본(舌本)에 이어진다. 족궐음간경은 간에 속하고 담에 락하며 음기(陰器)를 돌아서 목계에 이어진다. 족양명위경은 위(胃)에 속하고 비(脾)에 락하며 구순(口脣)을 돌며 코를 끼고 올라간다. 수태양소장경, 수소양삼초경, 족소양담경은 모두 이중(耳中)으로 들어가고, 족태양방광경의 경별(經別)은 항문에 들어간다.

장부와 장부의 연결

십이경맥은 각 경(經)마다 모두 일장일부(一臟一腑)에 속락(屬絡)하며, 표리관계에 있는 장부 사이도 긴밀하게 연결한다. 어떤 경맥은 여러 장부에 연결되어 있는데, 예를 들어 족궐음간경은 간에 속하고 담에 락하며 위를 끼고 폐중을 흐르며, 족소음신경은 신에 속하고 방광에 락하고 간을 관통하고 폐에 들어가며 심에 락한다.

또한 경별(經別)은 정경(正經)의 부족한 연결을 보충하는데, 예를 들어 위경, 담경, 방광경의 경별은 모두 심에 이르는데, 이와 같이 경별은 장부 사이에 밀접한 연결을 이루게 한다.

경맥과 경맥의 연결

십이경맥은 음양표리를 이루면서 일정하게 주고받는 규칙과 일정한 순행경로을 가지고 있으며, 십이경맥 사이는 서로 교회하고 십이경맥과 기경팔맥은 종횡으로 교차하며, 기경팔맥 자체도 서로 연결되어 있으므로, 경맥 사이에는 여러 가지 형태의 연결이 있게 된다.

예를 들어 십이정경의 수삼양경과 족삼양경은 모두 독맥의 대추혈에서 모이고, 양교맥과 독맥은 풍부혈에서 모이게 되므로 독맥을 "양맥지해(陽脈之海)"라고 한다. 또한 십이정경의 족삼음경과 기경팔맥 중의 음유맥, 충맥은 모두 임맥에서 모이고, 족삼음경은 수삼음경과 서로 통하니 임맥을 "음맥지해(陰脈之海)"라고 한다. 충맥은 앞으로는 흉중(胸中)에서 임맥과 함께 순행하고, 뒤로는 독맥과 통하고 있어서 독맥, 임맥의 양맥(兩脈)은 십이경맥을 소통하고 회합하게 되고, 여기에 충맥은 더 보충하게 되니 《영추 · 역순비수》에서는 "그 상행하는 맥은 항상(頏顙)으로 나온 다음 여러 양경(陽經)으로 들어가고 … 그 하행하는 지맥(支脈)은 족소음신경과 함께 순행하여 삼음경으로 들어간다."라고 하였듯이, 충맥은 십이경맥의 기혈(氣血)을 받아들이기 때문에 "십이경맥지해(十二經脈之海)"라고 하였다. 또한 독맥, 임맥, 충맥의 삼맥은 포중(胞中)에서 일어 나므로 "일원이삼기(一源而三岐)"라고도 한다.

2. 기혈(氣血)의 운행과 음양(陰陽)의 조화

인체 각 기관은 모두 기혈의 영양을 얻어야 정상 생리활동을 유지할 수 있다. 기혈이 전신에 수송되어 장부에 영양을 공급하고, 외사를 방어하며 인체를 보호하는 작용을 하는데, 이는 경락의 기능에 의해 일어나는 것이다. 따라서 경락은 전신 안밖에 널리 분포하여 기혈을 신체 각 부분에 수송하는 역할을 담당한다.

예를 들어《영추 · 본장》에서 "경맥은 기혈을 운행하여 인체 내외부를 영양하고 근골을 유양(濡養)하며 관절의 활동을 원활하게 한다."라고 하였고,《난경 · 이십삼난》에서 "경맥은 기혈을 운행하고 음양을 관통하며 전신에 영양을 공급한다"라고 하였으며,《영추 · 맥도》에서는 "맥기의 운행은 마치 물이 흐르는 것과 같고 해나 달처럼 쉬지 않고 운행하는 것과 같다. ...... 경락의 기가 넘치면 안으로는 오장육부(五臟六腑)를 적셔주고, 밖으로는 기표피부(肌表皮膚)를 적셔 준다."라고 하였는데, 이를 분석해보면 "기혈운행(氣血運行)"은 경락계통에서 인체내의 생명활동을 나타내며, "음양조화(陰陽調和)"는 기혈 운행에 의하여 이루어진 기능을 의미한다.

즉 경락이 기혈을 운행할 수 있다는 것은 기체(機體)가 '경락지기(經絡之氣)'를 갖추고 있음을 나타낸다. 그리고 음양을 조화롭게 함으로써 "근골을 적셔주고(濡筋骨)", "관절을 부드럽게 하며(利關節)", "신체를 영양하는(營于身)" 목적을 달성할 수 있는데, 이것 역시 '경락지기(經絡之氣)'의 또 다른 표현이다.

경기론(經氣論)

경기(經氣)의 조성(組成)

경락의 생명활동을 이름하여 "경락지기(經絡之氣)"라고 하는데 간칭하여 "경기"라 한다. 경기는 체내에 어떻게 존재하는가? 《내경》 중에 이미 그것을 밝히고 있다.

《소문 · 이합진사론》에 "진기(眞氣)는 경기이다(眞氣者, 經氣也)"라고 하여 진기가 경기임을 명확히 하였고, 진기의 조성은 《영추 · 자절진사》에 "진기란 선천적으로 부여받은 원기(元氣)와 곡기(穀氣)가 결합하여 전신을 충양(充養)하는 것이다."라 하는데, 여기서 "천(天)"은 선천(先天)적으로 타고난 원기(元氣)이고 "곡기(穀氣)"는 후천(後天)적으로 섭취한 음식(飮食)과 수곡(水穀)에서 생긴 정미(精微)한 기를 의미한다. 선천과 후천의 기가 병합하여 신체를 충양(充養)하는 것이 진기이고, 이것이 곧 경기이다.

선천의 원기는 생명 활동의 본원이 되므로 "생기지원(生氣之源)"이라고도 한다.

《난경 · 팔난》에 "십이경맥은 모두 생기(生氣)의 본원(本源)과 서로 연결되어 있다. 이른바 생기의 본원은 십이경맥의 근본이며 신간동기(腎間動氣)라고도 한다. 이는 오장육부의 본원이고 십이경맥의 근본이며, 호흡의 문이고 삼초의 원(原)으로 병사를 막아 주는 신(神)이라고도 한다."이라 하였는데 생기지원은 부모의 정(精)에서 유래한 것이다.

《영추 · 결기》에 "남녀가 교합하여 형체를 만드는데, 항상 형체보다 먼저 형성되는 것을 정이라 한다."라고 하였다. 정은 인체의 근본으로 신체 형성 전부터 있었던 것이니 선천이라 이르며, 따라서 원기, 신간동기, 신기(腎氣)가 된다. 또한 《비위론 · 비위허즉구규불통론》에서는 "원기는 부모로부터 얻는 것이고, 출생 후에는 음식수곡에서 얻은 정미의 자양에 전적으로 의존한다."고 하였다. 또한 《소문 · 상고천진론》에서는 인체의 성장발육 과정에 대해 기술하였으니 여자는 14세 남자는 16세가 되어야 신기가 성하게 된다는 것은 이 뜻이다. 또한 "신(腎)은 수기(水氣)를 주관하고 오장육부의 정을 받아 저장한다."라고 하였는데, 오장육부의 정은 음식수곡에서 얻게 되고 신에 저장하게 되며, 이로써 신기를 자양하고 비로소 인체가 발육성장하게 된다는 것이다. 또한 이러한 것은 진기의 조성 성분이 되며 나아가 경기의 성분 중 하나가 되는 것이다. 곡기는 또한 위기(胃氣)라 칭하는데 후천의 음식수곡으로부터 화생된 정기이다.

《소문 · 경맥별론》에 "음식물이 위로 들어가면 정미(精微)한 물질은 간(肝)으로 산포하고, 정미한 기운으로 근(筋)을 자양한다.

음식물이 위로 들어가면 진한 정미물질을 심(心)으로 보내고, 정을 혈맥으로 보내어 자양한다. 맥기(脈氣)는 경맥을 따라 흐르고 경맥의 기는 폐(肺)로 모이는데, 폐는 모든 맥이 모이는 곳이므로 정미한 기운을 피모(皮毛)로 퍼뜨린다."라고 하였고, 또한 이르기를 "음식물이 위로 들어가면 그 정기는 넘쳐서 상부의 비(脾)로 운반되고, 비기(脾氣)는 이를 산포하여 상부의 폐로 모여들게 하는데, 수도(水道)를 조절하여 하부의 방광(膀胱)으로 흘러가게 한다.

또한 수정은 전신에 골고루 퍼져 오장의 경맥으로 유입된다."라고 하였다. 여기서 "식기(食氣)"는 즉 음식물이며, 음(飮)은 수(水)이다. 사람이 음식물을 먹고 물을 마시면 모두 위(胃)로 들어가고 그런 후에 간, 심, 폐, 비에 정을 분포하게 된다. 이러한 모든 과정은 전적으로 경락의 기능에 의해 수행된다. 다만 원문 중에 경기와 맥기가 같이 사용되고 있으나 맥기와 경기에 있어서 "맥"은 경맥과 락맥의 통칭이니, 그러므로 맥기는 경기로 이해된다.

좁은 의미에서 맥기는 경기와 다른데, 《소문 · 기부론》 중 각 경맥의 수혈(腧穴)을 논할때 "맥기소발(脈氣所發)"이라고 말한 것이 대표적인 예가 된다.

《소문 · 이합진사론》에서는 "경맥의 박동이 이를 때에 때때로 높이 솟아오른다. 사기(邪氣)가 맥중에서 운행할 때는 일정한 순서에 따라 흘러서 그것이 촌구(寸口) 부위에 이른다."라고 하였고, 또한 《영추 · 결기》에 "제방처럼 영기(營氣)를 단속하여 벗어나지 않도록 하는 것을 맥이라 한다." 라고 하였다. 이러한 맥기는 경중동맥(經中動脈)의 맥기이다. 이러한 종류의 맥기도 역시 "수곡지기" 로부터 자양된 것이며, 위의 대락(大絡)인 허리(虛里) 부위를 의미하는 것이다.

《난경 · 팔난》에 근거하면 "생기지원(生氣之元)"은 십이경의 근본이 되고 또한 '삼초지원(三焦之原)'을 이끄는 법칙이 된다고 하였는데, 《난경 · 육십육난》에 "삼초는 원기를 전신으로 운행하는 역할을 하며, 인체 상중하 삼부(三部)의 종기, 영기, 위기를 통행시켜서 오장육부로 가게 한다."라고 하였다. 이것은 수곡의 정기가 변하여 종기, 위기, 영기가 되는데, 종기는 상초에서 나오고, 영기는 중초에 서 나오며, 위기는 하초에서 나와 함께 경기의 조성성분이 되는 것을 말하고 있다.

《영추 · 사객》에서 말하기를 "오곡이 위로 들어가면 조박(糟粕) · 진액(津液) · 종기(宗氣)로 나누어져 각기 세 통로로 간다. 무릇 종기는 흉중(胸中)에 쌓여 있다가 후롱(喉嚨)으로 나와 심폐를 관통하여 호흡이 된다.

영기는 진액을 분비하며 경맥으로 들어가 혈액으로 화생(化生)하여 사지를 영양하고 안으로는 오장 육부를 적셔주며, 주야 100회 순환한다.

위기는 그 흐름이 빠르고 매끄러운 기로, 먼저 사지말단(四肢末端) · 분육(分肉) · 피부 사이로 쉬지 않고 운행한다. 낮에는 양분(陽分)에서 운행하고 밤에는 음분(陰分)에서 운행하며 항상 족소음신경의 분육(分肉) 사이로부터 오장육부로 운행한다."라고 하였다.

호흡을 하는 종기(宗氣)는 자연계의 대기와 수곡정기가 결합한 것으로부터 생긴다. 《영추 · 자절진사》에 "종기는 기해(氣海)에 머무르는데, 하행하는 것은 기가혈(氣街穴)로 들어가고, 상행하는 것은 호흡도(呼吸道)로 간다."라고 하였는데, 이것도 같은 뜻이다.

《영추 · 경수》에 "질병을 치료할 때는 침이나 뜸으로 경기를 조절한다."라고 하였고, 《영추 · 구침십이원》에 "자침의 요점은 기가 이르러야 효과가 있다."라고 하였는데, "기행(氣行)"도 같은 경기(經氣)의 표현인데, 《소문 · 보명전형론》에 "허증(虛證)에 자침할 때는 반드시 보해야 하고, 실증(實證)에 자침할 때는 반드시 사(瀉)해야 하는데, 경기가 이미 이르면 신중하게 지켜서 잃지 말아야 한다."라고 하였고, 《소문 · 조경론》에 "안마하는데 손을 놓지 말고 천표(淺表)얕게 찔러 기가 부족한 곳으로 옮겨가도록 하면 신기(神氣)가 곧 회복된다."라고 하였다. 이것은 침자 시 경기가 질병 부위로 이동하여 신기가 회복됨을 설명하고 있는 것이다. 또한 기공도인(氣功導引)도 경기를 조절하는 방법인데, 《영추 · 관능》에 "관절과 근육이 부드럽고 심기(心氣)가 조화로운 자는 도인법으로 기를 운행하여(行氣) 병을 치료한다."이라 하였다. 여기서 도인은 지체(肢體)를 운동시키는 것이고, 기를 운행한다는 것은 호흡을 조정하는 것이니 두 가지를 동시에 운용하면 기공이 되는 것이다.

전국시대 초기 유물 가운데 패옥(佩玉)이 있는데, 여기에 명문(銘文)이 있어 "행기옥패명(行氣玉佩銘)"이라 하였다. 명문 중에 "深則蓄, 蓄則伸, 伸則下 …"라는 표현이 있는데 이 문장은 기공으로 경기를 하행하는 모습을 묘사한 것이다. 또한 마왕퇴한묘에서 출토된 "도인도(導引圖)"에서는 각종 연공법(練功法) 자세를 그림으로 나타내고 있다. 이 그림은 도인행기(導引行氣)와 경맥(經脈)이 밀접한 연계가 있음을 설명하고 있다

경기조성표(經氣組成表)

선천지정기(先天之精氣)(원기元氣, 진기眞氣) → 생기지원(生氣之原) → 신간동기(腎間動氣) → 호흡지문(呼吸之門) → 삼초지원(三焦之原) → 십이경지근본(十二經之根本)

↓↑

후천지곡기(後天之穀氣)
- 종기(宗氣)(상초, 上焦)
  - 적우흉중(積于胸中) → 출우후롱(出于喉嚨) → 관심맥(貫心脈) → 행호흡(行呼吸) → 폐조백맥(肺朝百脈)
  - 위지대락(胃之大絡) → 허리(虛里) → 출우좌유하(出于左乳下) → 맥종기(脈宗氣) → 심주혈맥(心主血脈)
- 영기(營氣)(중초, 中焦) → 수곡지정기(水穀之精氣) → 화이위혈(化以爲血) → 행우맥중(行于脈中) → 이영사말(以營四末) / → 내주오장육부(內注五臟六腑)
- 위기(衛氣)(하초, 下焦) → 수곡지한기(水穀之悍氣) → 족소음분간(足少陰分間) → 행우맥외(行于脈外) → 선행사말(先行四末) / → 행우오장육부(行于五臟六腑)

기혈영위(氣血營衛)

기화학설(氣化學說)은 한의학의 독특한 특징 중의 하나로 한의학의 전일체관(全一體觀)을 반영한다. 모든 사물은 변화하는 가운데 상대적인 평형이 존재한다. 한의학은 인간과 자연계의 모든 근원과 운동 방식을 기(氣)라고 통칭하고 있다. 기혈영위에서 말하는 기는 인체 내에 존재하는 기이고 혈(血)과는 상대되는 말로 혈기(血氣)라고 칭하기도 한다. 기혈은 생명의 근원이다. 기는 혈을 떠나 홀로 존재할 수 없고, 혈은 기가 없다면 사혈이 된다.

《영추 · 영위생회》에 "혈과 기는 명칭은 다르나 같은 부류이다."라고 하여 기는 혈행(血行)을 돕고 혈은 반드시 기를 내포함을 설명해 주고 있다.

《영추 · 본장》에 "인체의 혈 · 기 · 정 · 신(血·氣·精·神)은 생명체를 길러 성명(性命)에 부합하도록 하는 것이다."라고 하였고, 《난경 · 이십이난》에 "기의 작용은 주로 인체를 덥히는 것이며, 혈의 작용은 주로 근골, 장부를 유양(濡養)하는 것이다."라고 하였는데, 이는 기혈이 인체생존의 기본물질이면서 생명활동을 발휘하는 기능임을 나타내고 있다.

《영추 · 결기》에 "무엇을 기라 하는가? … 상초(上焦)에서 시작되어 오곡(五穀)의 정미(精微)를 산포하여 피부를 온후하고 형체를 충실하게 하며 모발을 윤택하게 하여 안개 이슬이 적시는 것과 같은 것을 기라 한다."라고 하였고, "무엇을 혈이라 하는가? … 중초(中焦)가 받아들인 음식물에서 정미를 취하여 붉은색의 액체로 변화시킨 것을 혈이라 한다."이라 하였다.

《소문 · 조경론》에 "오장의 통로는 모두 경수(經隧)에서 나오며 이를 통해 기혈이 운행된다."라 고 하였는데 여기서 "경수"란 심층에서 행하는 비교적 큰 경맥을 의미한다. 경맥 내외를 운행하는 기혈다소(氣血多少)는 경맥에 따라 다르다. 《소문 · 혈기형지편》에 "무릇 인체 기혈의 정상적인 수량은, 태양경은 항상 혈이 많고 기가 적으며, 소양경은 항상 혈이 적고 기가 많으며, 양명경은 항상 기가 많고 혈도 많으며, 소음경은 항상 혈이 적고 기가 많으며, 궐음경은 항상 혈이 많고 기가 적으며, 태음경은 항상 기가 많고 혈이 적은데, 이것은 선천적인 상수(常數)이다."라고 하였는데, 양경이 유여(有餘)한 것은 음경에서 부족하고, 음경이 유여한 것은 양경에서 부족함을 알 수 있으며, 다만 양명경은 '후천지본(後天之本), 생화지원(生化之原), 오장육부지해(五臟六腑之海)'가 되므로 기혈이 모두 많은 것이다. 각 경의 기혈다소와 침구 임상에서 순경취혈(循經取穴)은 보사수기법(補瀉手技法)을 시행함에 있 어서 밀접한 연관이 있다.

《난경 · 삼십이난》에 "심은 혈의 순환을, 폐는 기의 순환을 주관한다. 혈은 인체를 영양하는 기능을 가지고 있으며 기는 외사의 침입을 방어하는 기능을 가지고 있다. 양자는 서로 어울려 전신을 두루 다니기 때문에 영위(營衛)라고 하는 것이다. 영위가 경맥을 다니면서 전신에 영양물질을 공급하고 신체를 보호한다"라고 하였다. 여기서 말하고 있는 심주혈맥(心主血脈), 폐주제기(肺主諸氣)의 기능에 대하여 경맥의 내외를 순행할 때는 영위라고 칭한다.

표 십이경맥(十二經脈)의 기혈다소(氣血多少)

경맥(經脈)	《소문·혈기형지(素問·血氣形志)》	《영추·오음오미(靈樞·五音五味)》	《영추·구침론(靈樞·九鍼論)》
태양(太陽)	다혈소기(多血少氣)	다혈소기(多血少氣)	다혈소기(多血少氣)
소양(少陽)	소혈다기(少血多氣)	소혈다기(少血多氣)	소혈다기(少血多氣)
양명(陽明)	다기다혈(多氣多血)	다기다혈(多氣多血)	다기다혈(多氣多血)
태음(太陰)	다기소혈(多氣少血)	다혈소기(多血少氣)	다혈소기(多血少氣)
소음(少陰)	소혈다기(少血多氣)	다혈소기(多血少氣)	다기소혈(多氣少血)
궐음(厥陰)	다혈소기(多血少氣)	다기소혈(多氣少血)	다혈소기(多血少氣)

《영추 · 영위생회》에 "인체는 음식물에서 정기를 받는데, 음식물이 위에 들어가면 폐로 전수(轉輸)되며, 오장육부는 모두 그 기를 받는다. 그 중 맑은 것을 영기라고 하고 탁한 것을 위기라고 하는데, 영기는 경맥 속으로 흐르고 위기는 경맥 밖으로 흐른다."라고 하였는데, 영과 혈을 영혈(營血)로, 위와 기는 위기(衛氣)로 부른다.

영(營)이 맥중(脈中)을 운행하는 이유와 위(衛)가 맥외(脈外)를 운행하는 이유에 대하여 《소문 · 비론》에 "영기는 수곡의 정기로서, 오장을 조화롭게 하고 육부에 산포된 후에 맥으로 들어간다. 그러므로 경맥을 따라 상하로 오르내리고 오장을 관통하며 육부에 락(絡)한다. 위기는 수곡에서 나온 날랜 기로서, 그 성질이 급하고 매끄러워서 맥으로 들어가지 못한다. 그러므로 피부 속, 분육(分肉) 사이를 순환하면서 황막(肓膜)을 훈증(熏蒸)하고 흉복부로 산포된다."라고 하였다. 이와같이 영위는 상호 작용하여 분할할 수 없는 유기적인 관계에 있는 것이다.

《영추 · 영위생회》에 "중초의 기 역시 위의 상구(上口)에서 나오는데, 상초의 기가 나온 후에 출발한다. 중초는 음식물을 받아들이면 반드시 청탁(淸濁)을 비별(泌別)하고 진액은 증발(蒸發)시키는 소화흡수과정을 거치며, 음식물을 정미(精微)로 화생(化生)하여 상부의 폐맥(肺脈)으로 보낸 다음 혈액을 생성함으로써 전신을 유양하는데, 이보다 귀한 것이 없다. 그러므로 단독으로 경맥 속을 운행하는 것을 영기라고 한다."

《영추 · 본장》에 "위기는 기육(肌肉)을 온양(溫養)하고 피부를 충실히 하며 주리(腠理)를 유윤(濡潤)하고 피부수리의 개합(開闔)을 주관한다."라고 하였으며, 또한 이르기를 "혈맥이 조화로우면 경맥이 원활하게 운행하여 인체 내외를 유양하므로 근골이 튼튼하고 힘이 있으며 관절 활동이 원활해진다. 위기(衛氣)가 조화로우면 기육이 매끄럽고 피부가 부드러우며 주리가 치밀하다."라고 하였는데, 이는 모두 영위 두가지 기가 인체 내에 있어 중요한 작용을 하고 있음을 설명한 것이다.

영위(營衛)의 운행규율

영위 기는 경기의 구성성분으로서 인체 내를 운행함에 있어 하나는 맥중(脈中)으로 움직이고 하나는 맥외(脈外)로 움직여 그 경로가 구별되며 각각 운행 규율이 있다.

영기의 운행규율

《소문 · 비론》에 말하기를 "영이라는 것은 수곡의 정기(精氣)인지라, 오장을 조화하고 육부에 산포되니 이에 맥에 들어갈 수 있다. 그러므로 맥을 따라 오르내리고 오장을 관통하며 육부에 락한다."라고 하였고, 《영추 · 영기》에 말하기를 "영기가 생성되는 이치는 음식물의 정기를 받는 것이 가장 중요하다 … 정미로운 부분은 경맥 속에서 항상 쉬지 않고 운행하고 운행이 끝나면 다시 시작히는데, 이는 천지(天地)의 규율이다."라고 하였으며, 《영추 · 영위생회》에서 말하기를 "...... 영기는 경맥 속으로 흐르고 위기는 경맥 밖으로 흘러 쉬지 않고 운행한다."라고 하였는데, 영기는 중초에서 나옴을 강조하였다. 위의 세 단락의 구문에서 영기는 주로 수곡정미가 화생하여 이루어지며, 영기가 생산된 후에는 맥중으로 들어가 맥을 따라 전신을 운행하고 안으로는 장부에 들어가고 밖으로는 지절로 보내지며 끊임없이 계속되어, 영기는 쉬지 않고 유주함을 알 수 있다.

영기의 운행에 대하여 《영추 · 영기》에서

- 수태음폐경에서 수양명대장경으로 흘러간 다음 올라가 면부(面部)에 도달하여 족양명위경으로 들어가고,
- 다시 발등으로 내려가 엄지발가락 사이로 들어가서 족태음비경과 만나며 위로 올라가 비에 이른 후 비에서 심중으로 들어간다.
- 심중에서 수소음심경을 따라 겨드랑이로 나와서 팔 안쪽으로 내려간 다음, 새끼손가락 끝으로 들어가 수태양소장경과 만난다. 수태양소장경은 겨드랑이로 올라가 광대뼈 안쪽으로 나와서 눈 안쪽 모서리로 들어간 다음, 전정(巓頂)으로 올라가 목 부위로 내려와서 족태양방광경과 만난다.
- 그리고 척주를 따라 내려가 둔부를 지나서 새끼발가락 끝으로 들어가며, 다시 족심(足心)을 따라 족소음신경으로 들어간다.
- 족소음신경은 상행하여 신에 들어가며 신에서 심포락으로 들어간 다음 흉중(胸中)에서 퍼지고, 다시 심포경을 따라 겨드랑이로 나와서 팔을 따라 내려가 양근(兩筋) 중앙으로 나와 손바 닥으로 들어간 후,
- 가운데 손가락 끝으로 나와 다시 넷째 손가락 끝으로 들어가 수소양삼초경과 만난다.
- 수소양삼초경은 상행하여 단중(膻中)으로 들어간 다음 상 · 중 · 하초에 산포되며, 삼초에서 담으로 들어가서 협부(脇部)로 나오고 족소양담경으로 들어간다.

- 그리고 족소양담경은 발등으로 내려간 다음 다시 발등에서 엄지발가락 사이로 들어가 족궐음간경과 만난다.
- 족궐음간경은 상행하여 간에 이른 다음 간에서 폐로 들어가며, 후롱(喉嚨)을 따라 올라가 코 안쪽 구멍으로 들어가 뇌로 통하는 곳으로 깊숙이 들어간다.
- 간(肝)에서 갈라진 분지(分枝)는 이마로 올라가 두정(頭頂)을 따라 내려가 목의 중앙으로 들어간 다음, 척주를 따라 내려가 미저골부(尾骶骨部)로 들어가는데, 이는 독맥이다.
- 다시 음기(陰器)에 락(絡)한 다음, 상행하여 모제(毛際)를 지나 제중(臍中)으로 들어가서 복내(腹內)를 따라 올라가는데, 이는 임맥이다.
- 그리고 다시 결분(缺盆)으로 들어가 아래로 폐중(肺中)으로 들어가서 다시 수태음폐경으로 나온다.

장개빈(張介賓)이 이르기를 독맥은 미저(尾骶)에서 앞으로 음기(陰器)에 락(絡)하게 되는데 즉 임맥에 해당된다. 이것이 영기의 순행하는 경로가 되며, 순시는 항상 일정하다."라고 하였는데, 이는 영기의 십사경맥 유주과정을 서술한 것이다.

영기가 맥중을 운행하는 속도와 하루에 우리 신체를 유주하는 횟수에 대해서《영추 · 오십영》에서 "사람이 숨을 한 번 내쉬면 맥이 두 번 뛰고, 맥기가 3촌을 운행하며, 한번 숨을 들이쉬면 맥(脈)이 두 번 뛰고 맥기는 3촌을 운행하여, 숨을 한 번 들이쉬고 내쉬는 사이에 맥기는 6촌을 운행한다. … 270번 호흡하면 기는 16장(丈) 2척(尺)을 운행하여 맥기가 경맥 속에서 상하내외로 교류 · 관통(交流·貫通)하여 전신을 한 바퀴 돈다. … 13,500번 호흡하면 맥기는 전 신을 50바퀴 도는데, 이는 물시계의 100각(刻)에 해당한다. … 운행하는 거리는 810장(丈)이다."라 고 설명하고 있다. 이러한 숫자는 실제와는 약간의 차이가 있다.

《영추 · 오십영》에서 사람은 하루에 13,500번 호흡한다고 하였다.

만약 매분당 16번 호흡한다고 계산하면, 1시간이면 960번 호흡하게 되고 하루에는 당연히 23,040번 호흡하게 된다. 그러나 매 호흡 당 6척(尺)으로 계산하면 하루에는 1,382장 4척(尺)을 움직여야 맞는 경우가 된다.

《영추 · 오십영》은 옛사람들이 '영기'의 운행 속도와 유주(流注) 횟수에 대하여 치밀하게 연구하였다는 것을 보여주기는 하지만, 오늘날 인식하고 있는 숫자와는 차이가 있었던 것으로 여겨진다.

'영기'가 맥중(脈中)을 순행하는 구체적 경로는 다음과 같다.

영기는 中焦에서 나와서 → 수태음폐경 → 수양명대장경 → 족양명위경 → 족태음비경 → 수소음심경 → 수태양소장경 → 족태양방광경 → 족소음신경 → 수궐음심포경 → 수소양삼초경 → 족소양담경 → 족궐음간경 → 독맥 → 임맥 → 수태음폐경으로 다시 돌아 간다.

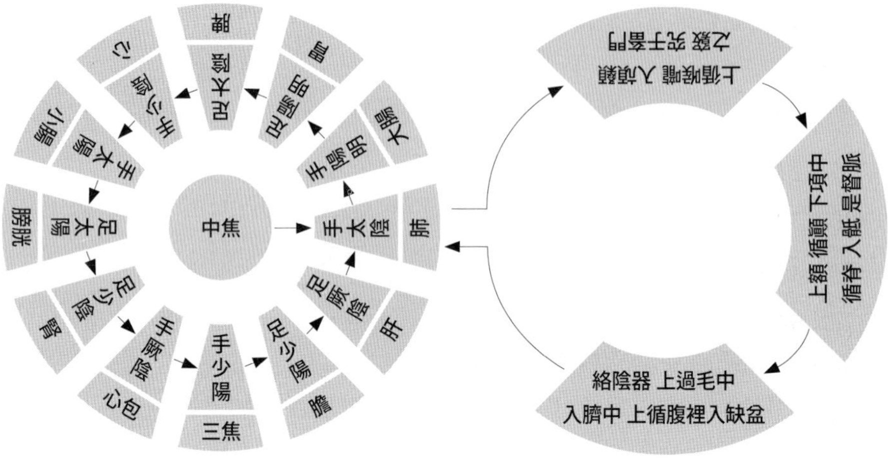

그림 2-1 영기유주도(營氣流注圖)

위기(衛氣)의 운행규율(運行規律)

위기의 운행경로에 대해서는 다음의 세 가지 설(說)이 있다.

1. 주간에는 양분(陽分)을 운행하고, 야간에는 음분(陰分)을 운행한다

《영추 · 위기행》에 이르기를 "위기(衛氣)는 밤낮으로 전신을 50주(周)를 행하는데, 낮에는 양분(陽分)으로 들어가 25주를 행하고 밤에는 음분(陰分)으로 들어가 25주를 행하며 오장을 주행(周行)한다.

그러므로 새벽녘이 되면 음분에서 주행을 마친 위기가 눈에서 나오는데, 눈을 뜨면 위기가 두부(頭部)로 상행하여 항부(項部)를 따라 족태양방광경으로 하행한 다음, 배부(背部)를 따라 하행하여 족소지(足小趾) 끝에 도달한다. 그 분지는 눈 안쪽 모서리에서 갈라져 수태양소장경을 따라 하행하여 수소지(手小指) 외측단에 도달한다.

다른 분지는 눈 안쪽 모서리에서 갈라져 족소양담경을 따라 하행하여 족소지(足小趾)와 차지(次趾) 사이로 들어간다. 다른 분지는 수소양삼초경의 분지를 따라 하행하여 수소지(手小指)와 차지(次指) 사이에 이른다. 갈라진 위기는 상행하여 귀 앞쪽에 이른 다음, 함부(頷部)의 경맥에서 회합(會合)하여 족양명위경으로 들어가며, 하행하여 족배부(足背部)에 이른 다음 족중지(足中趾) 사이로 들어간다.

그 다른 분지는 귀 아래쪽에서 수양명대장경으로 하행하여 대지(大指) 사이로 들어간 다음, 다시 손바닥으로 들어간다. 위기가 족부(足部)에 이르면 족심(足心)으로 들어가 안쪽 복사뼈 부위로 나오며, 음분을 주행한 후 다시 눈에서 회합(會合)하므로 '일주(一周)'라 한다.

그러므로

- 태양이 1수(宿)[1]를 운행하는 동안에 인체의 위기는 전신을 1.8바퀴 돌며,
- 태양이 2수를 운행하는 동안에 인체의 위기는 전신을 3.6바퀴 돌고,
- 태양이 3수를 운행하는 동안에 인체의 위기는 전신을 5.4바퀴 돌며,
- 태양이 4수를 운행하는 동안에 인체의 위기는 전신을 7.2바퀴 돌고,
- 태양이 5수를 운행하는 동안에 인체의 위기는 전신을 9바퀴 돌며,
- 태양이 6수를 운행하는 동안에 인체의 위기는 전신을 10.8바퀴 돌고,
- 태양이 7수를 운행하는 동안에 인체의 위기는 전신을 12.6바퀴 돌며,
- 태양이 14수를 운행하는 동안에 인체의 위기는 전신을 25.2바퀴 도는데,

이때 위기는 양분에서 운행을 마치고 음분이 위기를 받아들인다. 위기가 처음 음분으로 들어갈 때는 항상 족소음신경으로부터 신장에 들어가며, 신장에서 심장으로, 심장에 서 폐장으로, 폐장에서 간장으로, 간장에서 비장으로, 비장에서 다시 신장으로 들어가서 일주를 마친다.

그러한 까닭에 야간에 1수를 운행하는 동안 인체의 위기는 음분에서 1.8바퀴 도는데, 이 역시 위기가 양분에서 25바퀴 돌고 나서 다시 눈의 정명(睛明)혈에서 회합하는 것과 같은 경로를 밟는다. 위기는 음분과 양분을 주야에 걸쳐 순행하는데, 1수마다 1.8바퀴 도는 것으로 계산하면 매일 양분(陽分)에서 0.2바퀴, 음분(陰分)에서 0.2바퀴가 남는다."라고 하였다.

위 내용은 위기가 낮 동안에는 모두 눈의 내자(內眥), 외자(外眥)와 이전(耳前), 이하(耳下)에서 족삼양과 수삼양을 따라 사지말단에 이르게 되는 것을 설명하고 있다. 반면에, 발에 도달한 위기는 족심(足心), 내과(內踝)를 지나 다시 상행하여 눈에 주(注)한다.

그렇다면, 손에 이른 위기는 어떻게 되돌아오는가?

《영추》에서는 그에 대한 설명이 없고, 단지 총체적으로 눈과 귀 주위로 돌아와 일주한다고 하였다. 낮에는 체표에 있어 육양경을 주로 25주를 행하고, 밤에는 사람이 안으로 들어가 신 → 심 → 폐 → 간 → 비 다시 신의 순서로 25주를 행하며, 다시 신(腎)을 따라 눈으로 나온다.

이렇게 낮에는 밖을 운행하고 밤에는 안을 운행하는 경로는 '영기'와는 완전히 다르고 이것은 위기의 독립적인 운행경로라고 볼 수 있다. 이 같은 이론은 사람이 깨어있을 때는 외사에 대한 저항력이 비교적 강하고, 수면시에 옷과 이불을 제대로 갖추지 않으면 외감풍한에 쉽게 노출될 수 있는 것으로 해석할 수 있을 것이다.

[1] 하늘을 옛 별자리인 이십팔수에 따라 28등분하여 나눈 것. 본문에서는 1/28일을 의미.

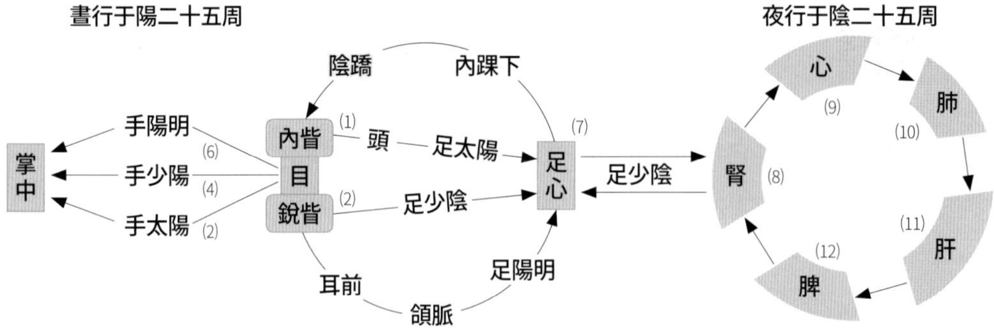

그림 2-2 위기유주도(衛氣流注圖)

2. '영기'의 운행을 따른다

《난경, 삼십난》에 이르기를 "영기의 운행이 항상 위기와 서로 같이 이루어지는가? 답하기를, 《내경》에 '사람은 기를 음식물로부터 받는다. 음식물이 위로 들어오면 다시 오장육부로 보내지며, 오장육부는 모두 그 기를 받는다.

그 가운데 맑은 것은 영기라 하고 탁한 것은 위기라 하며, 영기는 맥 내부를 흐르고 위기는 맥 외부를 흐르는데, 그들은 쉬지 않고 하루에 오십 번 전신을 돌고 한차례 만난다. 영위는 음양으로서 서로 융회관통(融會貫通)하여 마치 끝이 없는 고리와 같다.'고 하였는데, 이로서 영위는 서로 같이 운행하는 것임을 알 수 있다."라고 하였다. 위의 내용은 《영추 · 영위생회》의 논술과 일치하는 것으로 위기는 '영기'의 순환경로를 따라 흐르는데, 단지 영기는 맥중을, 위기는 맥외를 주행할 뿐이라는 것이다. 이러한 까닭에 적지 않은 학자가 영기와 위기는 나눌 수도 합할 수도 있는 것으로 인식하였다.

《유경 · 영위삼초》에서 장개빈(張介賓)도 "위기가 비록 기를 주관하고 맥외에 위치하지만 혈 없이 어찌 기능을 발휘할 수 있으며, 영기가 비록 혈을 주관하고 맥내에 위치하지만 기없이 어찌 기능을 발휘할 수 있겠는가?

때문에 영기 중에는 반드시 위기가 없지 아니하고, 위기 중에는 반드시 영기가 없지 아니하니, 단지 안에서 운행하는 것을 편의상 '영기'라 이르고 밖으로 운행하는 것을 편의상 '위기'라 한 것이다. 이것은 인체가 음양을 교감하는 경로로써 나누면 둘이요 합하면 하나일따름 이다."라고 하였다.

3. 전신에 흩어져 흐른(散行)다

위기는 상술한 규율적인 운행 외에도 일부가 전신에 흩어져 흐른다. 밖으로는 피부, 근골, "분육지간" 등에 이르며, 안으로는 흉복, 장부, 황막 등 이르지 않는 곳이 없다. 이는 《소문 · 비론》에서 "위라는 것은 수곡에서 나온 것 중에 날랜 기이다. … (그 氣가 사납고 빠르며 매끄럽고 날랜지라) 맥에 들어갈 수 없다. 그러므로 피부의 중간과 분육의 사이를 따라 돌며, 황막(肓膜)을 훈증(熏蒸)해주고 흉복에 흩어진다."라고 한 것과 같다.

3. 병사(病邪)의 방어(防禦)와 병증(病症)의 반영(反映)

한의학의 병인학은 삼인론으로, 칠정에 의한 내상(內傷)과 외감육음(外感六淫) 그리고 불내외인(不內外因) 세가지를 말한다.

경락계통이 병사에 대해 방어작용을 하는 것은 일반적으로 외인인 사기에 의한 것을 의미한다. 육음은 단지 육종의 기후 변화 유형에 불과하다. 육음이 경락계통을 침범하는 것은 먼저 경락계통을 따르는 것을 시초로 하고, 이후에 점차 안으로 향하여 장부를 상하게 된다.

《소문 · 무자론》에 "대저 사기가 인체에 침입하면 반드시 먼저 피모(皮毛)에 머무는데, 머물러 제거되지 않으면 손락으로 들어가 머물고, 머물러 제거되지 않으면 락맥으로 들어가 머물며, 머물러 제거되지 않으면 경맥으로 들어가 머물게 되어서 내부의 오장에 영향을 미치고 장위(腸胃)로 퍼지는데, 음경과 양경이 모두 감수(感受)되면 오장이 손상된다. 이는 사기가 피모로부터 침입하여 오장에서 극(極)에 달하는 순서인데, 이와 같을 경우는 그 경맥을 치료해야 한다."라고 하였다.

이 내용은 외사가 인체에 침입할 때 표(表)로부터 리(裏)로 전변하는 발병 과정을 설명한 것이다.

소위 "유이불거(留而不去)"란 바로 경락의 외사에 대한 방어작용을 설명한 것이다. 즉 사기를 제거하여 머물지 못하게 함으로써 경락의 항어병사(抗禦病邪) 작용을 강화시키는 것으로서 위기가 외(外)에서 고섭(固攝) 작용을 수행하는 것에 의하여 달성되며, 이로써 사기가 장부로 내전(內傳)하지 못하게 한다.

그러나 사기가 경락의 각 층에 머무른다는 것은 경락이 외사의 침입에 대한 방어작용을 하지 못한다는 것으로 병이 발생하여 안이 장부로 전해지는 과정이라 할 수 있다.

《영추 · 백병시생》에 "그러므로 허사(虛邪)가 인체에 침입하면 먼저 피부로부터 침입하는데, 피부가 이완되면 주리(腠理)가 열리고, 주리가 열리면 오한이 느껴지며 피부에 통증이 발생한다. 사기가 머물러 제거되지 않으면 락맥으로 들어가는데, 락맥에 있으면 기육에 동통이 발생한다.

만약 통증이 발생했다 멎었다 하면 경맥이 대신하여 사기를 받은 것이다. 만약 사기가 머물러 제거되지 않으면 경맥으로 들어가는데, 경맥에 머무를 때는 오한으로

으슬으슬 떨고 잘 놀란다. 사기가 머물러 제거되지 않으면 척주 안쪽을 순행하는 충맥으로 들어가는데, 충맥에 있을 때는 몸이 무겁고 전신에 통증이 온다.

사기가 머물러 제거되지 않으면 장위로 들어가는데, 장위에 있을 때는 장명(腸鳴)·복창(腹脹)이 발생하며, 한사(寒邪)가 성하면 장명(腸鳴)·손설(飧泄,먹은 것이 소화되지 않음)이 발생하고, 열사(熱邪)가 성하면 묽은 변이나 적백하리(赤白下痢)가 나온다. 사기가 머물러 제거되지 않으면 장위 바깥의 막원(膜原) 사이로 들어가 미세한 락맥에 머무르는데, 오랫동안 머물러 제거되지 않으면 점차 자라서 적괴(積塊)를 형성한다."라고 하였다.

이 문장은 외사가 안으로 침입하는 과정 중 경락장부가 장위의 병증 표현에 미치는 영향과 그 발병의 단계에 미치는 영향을 설명한 것이다.

육음 사기(六淫 邪氣) 역시 음양으로 나눌 수 있다. 풍(風)은 양사(陽邪)로 두면(頭面)을 쉽게 침범하여 발병하고, 습(濕)은 음사(陰邪)로 즉 슬하의 경맥에 쉽게 발병한다. 《소문·조경론》에 "풍우(風雨)가 인체를 손상시킬 때는 먼저 피부에 침입하여 손맥으로 전입되고, 손맥에 가득 차면 락맥으로 전입되며, 락맥에 가득 차면 대경맥으로 들어간다. 혈기와 사기가 뒤엉켜 분육 사이에서 머물면 환자의 맥이 견실(堅實)하면서도 크게 뛰므로 실(實)이라 한다.

실하면 겉이 단단하고 충만하므로 누를 수 없을 정도이며, 누르면 통증이 온다. … 한습(寒濕)이 인체에 침입할 때는 피부가 수축하고 기육(肌肉)이 팽팽해지며, 영혈의 흐름이 응체되고 위기가 흩어지므로 허(虛)라고 한다. 허하면 정기가 허약하고 기가 부족하여 누르면 국소적으로 기가 넉넉해져 따뜻해지므로 시원하되 아프지 않다."라고 하였다.

이 단계에서는 풍습(風濕) 두 사기(邪氣)가 사람을 상하게 할 때의 병기(病機) 변화가 병증 표현에 미치는 영향의 상호관계를 명확히 분석하여 설명하였다. 즉 경락의 사기에 대한 방어와 병증에의 반영의 실례를 나타낸 것이다.

《소문·열론》에 "상한(傷寒) 1일에는 태양경이 한사의 침입을 받으므로 머리·뒷목에 통증이 오고, 허리와 척추가 강직된다. 상한 2일째에는 양명경이 사기의 침입을 받는다."라고 하여 한사가 경락으로 들어와 표로부터 리로 전이되는 과정을 서술하였다.

이는 한대(漢代) 장중경이 '상한육경변증(傷寒六經辨證)'에서 기초로 삼았고, 아울러 "온병학파(溫病學派)"의 형성에 지대한 영향을 미쳤다.

장부에 병이 있으면 관련된 경락의 정해진 체표 부위에 그 병이 반영된다.

《영추 · 사객》에

- 폐와 심에 사기가 있으면 그 병기가 양 팔꿈치 부위에 머물고,
- 간에 사기가 있으면 그 병기가 양겨드랑이 부위에 머물며,
- 비에 사기가 있으면 그 병기가 양 넓적다리에 머물고,
- 신에 사기가 있으면 그 병기가 양오금 부위에 머문다.

라 하였는데, 이 문장은 단지 오장병의 체표부위로의 반영을 개괄적으로 서술한 것이나 병증 표현은 언급하지 않았다.

《소문 · 장기법시론》에 "간이 병들면 양협하(兩脇下)에 동통이 오고 하복부가 땅기며 환자로 하여금 화를 잘 내게 한다. … 그 경맥을 취할 때는 족 궐음간경과 족소양담경의 경혈을 취해야 한다. … 심이 병들면 흉중에 통증이 있고 협늑부가 창만하며 협하에 동통이 오고 가슴 · 등 · 어 깨 사이와 양쪽 팔 안쪽에 통증이 온다. … 그 경맥을 취할 때는 수소음심경과 수태양소장경을 취한다. … 비가 병들면 몸이 무겁고 배가 잘 고프며 기육(肌肉)이 늘어져 힘이 없고, 다리를 추스르지 못하며, 걸음을 걸을 때 경련, 추축(抽搐)이 잘 발생하고 다리 아래쪽에 통증이 있다. … 그 경맥을 취할 때는 족태음비경과 족양명위경을 취한다. … 폐가 병들면 기가 상역하여 천식이 발생하고 견배부에 동통이 생기며 땀이 나고 미골 · 음부 · 고관절 · 슬관절 · 장딴지 · 정강이 · 발 부위에 모두 동통이 발생한다. … 그 경맥을 취할 때는 수태음폐경과 족태양방광경의 바깥쪽 및 족궐음간경의 안쪽에 침을 놓아 출혈시켜야 한다. 신이 병들면 복부가 창만하고 정강이가 부어오르며 천식 · 해수가 발생하고 몸이 무겁고 잠을 잘 때 식은땀이 나며 바람을 싫어한다. … 그 경맥을 취할 때는 족소음신경과 족태양방광경의 경혈에 침을 놓아 출혈시켜야 한다."라고 하였다. 즉 오장병이 체표에 반영되어 발생하는 질병과 동통을 설명함과 아울러 이에 상응하는 부위를 지나는 경락을 취하여 치료하는 것을 설명하였다.

4. 감응의 전도(傳導)와 허실의 조정

경락상에 침구를 시술할 때 경락계통은 반드시 그에 상응하는 반응을 나타내게 된다. 이는 경락의 감응과 전도를 말한다. 이러한 감응과 전도를 통해 허실을 조정하는 치료의 목적에 도달하게 된다.

자침 시 얻어지는 감응을 가리켜 '득기(得氣)'라고 한다. 즉 경락의 기를 얻은 것이다. 이러한 감응에는 산 · 마 · 통 · 창(酸·痲·痛· 脹)이 많고 또한 침 · 긴 · 열 · 량 · 한(沈 · 緊 · 熱 · 凉 · 寒) 등도 있다.

또 감응의 전도를 가리켜 '기행(氣行)'이라고 한다. 그 중에는 의행형(蟻行形, 개미가 기어가는 듯한 느낌), 연동형(蠕動形, 벌레가 꾸물꾸물 움직이는 느낌), 수류형(水流形), 전격형(電擊形, 번개처럼 급작스러운 자극 느낌), 열류형(熱流形), 량류형(凉流形), 확산형(擴散形) 등이 있다. 이러한 감응과 전도는 경락과 수혈에 따라 다르며, 병정의 허실(虛實) 근거하여 경기를 조절하게 된다. 이러한 치료의 근본법칙은 '부족한 것은 보(補)하고, 유여(有餘)한 것은 사(瀉)한다'는 것이다.

《소문 · 진요경종론》에 "봄에는 수혈과 분육 · 주리에 침을 놓되, 피가 나오면 자침을 멈추어야 한다. 병이 심하면 기가 퍼지도록 해야하며, 병이 가벼우면 한 바퀴 순환한 후에 침을 뽑는다."라고 하였는데, 이는 침자시 출혈시키는 것과 경락의 감응과 전도에 대하여 서술한 것이다.

《영추 · 사기장부병형》에 "수혈에 침을 놓으면 침감이 공혈(孔穴) 내에서 흐르므로 락맥이 소통된다."라고 하였고, 이것도 역시 자침 시 감응 전도에 대하여 서술한 것이다.

《소문 · 보명전형편》에 "침을 놓을 때는 전력을 기울여 침체(鍼體)를 움직이는 동작이 균일하도록 해야 하며, … 잠복하여 이르지 않을 때는 마치 활을 재어 목표물을 기다리는 것처럼 하고, 기가 이르렀을 때는 방아쇠를 당기듯이 신속하게 침을 빼야 한다."라고 하였다. 즉 이는 자침 시 느껴지는 감응의 전격식(電擊式) 전도를 말한 것으로 기(氣)가 행(行)하는 속도가 빠름을 설명한 것이다.

《영추 · 음양이십오인》에 "경맥 순행부위를 눌러 기혈이 막혔는지 살펴야 한다. 울결(鬱結)되어 소통되지 않으면 몸에 대개 통비(痛痺)가 발생하고, 심하면 기혈이 운행되지 않으므로 응결된다. 응결되면 양기를 소통시킴으로써 응체된 기혈을 온통(溫通)해야 하는데, 혈맥이 조화로우면 치료를 멈춘다. 락맥이 울결되면 락맥 속의 혈이 울결되어 운행이 원활하지 않으므로 어혈을 사하여 락맥을 소통시켜야 한다. 그러므로 사기가 상부에서 남아돌면 하부의 혈을 취하여 사기를 하부로 끌어내리고, 정기(正氣)가 상부에서 부족하면 상부의 기부(肌膚)를 부드럽게 안마하고 침을 유침하여 기가 이르도록 해야 한다. 유침하였는데도 기가 이르지 않으면 각종 수기법(手技法)을 사용하여 기가 이르도록 해야 하는데, 반드시 경맥의 순행경로에 밝아야 한다."라고 하였다. 이는 경락의 병기 변화에서 경락상 경기를 창통(暢通)시키는 것의 중요성과 적절한 수기법 사용이 주요함을 설명한 것이다.

그 중에 "결지(結之)", "도지(導之)", "추지(推之)", "영지(迎之)" 등은 그 방법을 말한 것이고, 그 외에 "위이통지(熨而通之)", "파이행지(把而行之)", "전이인지(轉而引之)", "안이쾌지(按而快之)" 등도 이와 같다. "기상(氣上)", "기하(氣下)", "기래(氣來)", "기역(氣逆)", "기산(氣散)"등은 기행에 대한 설명이다.

《소문 · 침해편》에 "허증에 자침하여 실하게 하면 열감이 느껴지는데, 정기(正氣)가 충실해져서 열이 나는 것이다. 그득한 것을 설(泄)하면 침 아래에 찬 기운이 느껴지는데, 이는 사기가 약해져서 차가워지는 것이다."라고 하였고, 《영추 · 혈락》에 "열기가 침에 옮겨지면 침이 뜨거워지고, 침이 뜨거워지면 기육(肌肉)이 침에 달라붙으므로 잘 움직이지 않는다."라고 하였으니, 이 또한 자침 시 한열감(寒熱感)에 대하여 설명한 것이다. 남녀, 노소, 체형, 기혈성쇠의 다름에 따라 자침 시 득기감(得氣感)도 각각 다르다. 또한 사시음양(四時陰陽)에 의하여 달이 차고 기우는 영향과 경기의 성쇠에 따라서 그 감응이 다르다. 그 밖에도 차고 따뜻한 기후의 영향에 의하여 경맥의 내외(內外)와 부침(浮沈)의 감응도 달라진다. 그리고 병증 표현이 다름에 따라 침 치료가 요구하는 경락의 감응도 다르며 시술 방법과 사용하는 수법에 따라서도 그 감응이 각각 달라진다.

고전 의서에 기재되어 있는 내용과 후세 의가들이 보충한 내용이 많아 하나로 언급하기는 어렵다. "허즉보지(虛則補之), 실즉사지(實則瀉之)"는 한의학 치료의 원칙인데, 침구치료도 역시 예외가 아니다. 다만 침구 치료의 중점은 경락 기혈의 성쇠를 살펴 치료하고자 하는 경락을 간과하지 않는다는 것이다.

《영추 · 자절진사》에 "침을 사용할 때에는 반드시 먼저 경락의 허실을 관찰한다."라고 한 것도 이러한 내용이다. 보사수법은 경기의 반응하는 바에 따라 결정되는 것이다.

《영추 · 구침십이원》에 "정기(正氣)가 쇠퇴하는 것이 역이고 정기(正氣)가 회복되는 것이 순이니, 이러한 순역의 이치를 명확히 알면 곧바로 침을 놓아도 아무런 문제가 없다. 정기(正氣)가 허한데 사법을 쓰니 어찌 허해지지 않겠는가? 사기(邪氣)가 성한데 보법을 쓰니 어찌 실해지지 않겠는가? 그러므로 사기가 막 침입하여 성할 때는 사법을 사용하고, 사기가 쇠퇴하여 물러가면 보법을 사용해야 하니, 이를 헤아림으로써 기혈을 조화롭게 한다."라고 하였는데, 이 문장은 경기의 '왕래순역(往來逆順)'을 따라서 영수보사법(迎隨補瀉法)을 설명한 것이다.

《소문 · 이합진사론》에 "숨을 들이마실 때는 침을 놓되 기가 상역하지 않도록 하고 고요하게 오랫동안 유침하여 사기가 확산되지 않도록 하며 숨을 들이마실 때 침을 비벼 돌려서 기를 얻는 것을 상법(常法)으로 삼고, 숨을 내쉬기를 기다렸다가 침을 뽑기 시작하여 숨을 다 내쉬었을 때 침을 완전히 뽑음으로써 사기가 모두 배출되도록 하는 것을 사라고 한다. … 침공(鍼孔) 밖으로 뺄 때 진기가 빠져나가지 않도록 한다.

숨을 다 내쉬었을 때 침을 놓고 고요하게 오랫동안 유침함으로써 기가 이르도록 하는 것을 상법으로 삼는데, 마치 귀한 손님을 기다리는 것처럼 시간에 염두를 두지 말아야 하고, 기가 이미 이르면 알맞게 조절하여 스스로 지켜야 하며, 숨을 들이마실 때를 기다려 침을 뽑아 진기가 빠져나가지 않도록 함으로써 각기 제 위치에 있도록 한다. 침구멍을 눌러 막아 진기(眞氣)가 존재하고 경기(經氣)가 머물러 있도록 하는 방법을 보라고 한다."하였는데, 이 문장은 호흡보사법을 말한 것이며 자침 시 기가 이르는 곳에 비슷한 양상이 나타나게 된다. 침법 외에 구법에도 보사가 있다.

《영추 · 배수》에 "구법(灸法)을 사용해야지 자침해서는 안된다. 사기가 성하면 사하고, 정기가 허하면 보해야 한다. 뜸으로 보할 때는 그 불을 불지 말고 저절로 타들어가 꺼질 때까지 기다려야 한다. 뜸으로 사할 때는 불을 붙인 후 신속하게 불고 다시 손으로 쑥을 잡고 다 타들어갈 때까지 기다려야 한다."라고 하였다.

이러한 내용으로 보아 경락상의 침구 시술에 있어서 허한 것을 보하고 실한 것을 사하는 목적에 도달하는 방법은 매우 다양하며, 후세의 의가들이 또한 대단히 많은 양을 정리 및 보충하였음을 알수 있다.

III 경락계통의 조성

경락계통은 인체내의 표리내외를 연결하고 상하좌우를 연계하며 주신(周身)을 망락(網絡)하므로 오장육부(五臟六腑), 사지백해(四肢百骸), 오관구규(五官九竅), 근맥피부(筋脈皮膚)가 통일적 정체(整體)로 조절을 이루도록 하는 동시에 기화(氣化) 작용이 일어나는 계통이 된다. 경락계통은 경맥, 락맥, 경근, 피부의 4부분으로 구성되어 있다.

경맥은 경락의 큰 줄기이며, 보통 십이정경과 기경팔맥 및 십이경별의 세 종류로 나눌 수 있다.

십이정경은 기혈이 맥중(脈中)에서 운행할 때, 전체를 일주(一周)할 때마다 통과하는 통로이다. 예를 들어 《난경 · 이십삼난》에서 "십이경맥은 … 기(氣)와 혈(血)을 운행시키고 음양을 통하게 하여 몸에 영양을 공급한다. 그 시작은 중초(中焦)부터 수태음폐경을 거쳐 수양명대장경으로 흐르고, 수양명대장경에서 족양명위경을 거쳐 족태음비경으로 흐르고, 족태음비경에서 수소음심경을 거쳐 수태양소장경으로 흐르고, 수태양소장경에서 족태양방광경을 거쳐 족소음신경으로 흐르고, 족소음신경에서 수궐음심포경으로 흐른다. 수궐음심포경을 거쳐 수소양삼초경으로 흐르고, 수소양삼초경에서 족소양담경을 거쳐 족궐음간경으로 흐른다. 족궐음간경에서 다시 수태음폐경으로 흐르고, … 끝이 없는 고리와 같아서 돌아가 면서 서로 흐른다[1]."라고 한 내용에서 살필 수 있다.

십이경맥은 매번 기혈의 운행이 반드시 정해진 경로를 지나는 중요한 경맥이기 때

[1] "經脈十二 … 行氣血, 通陰陽, 以營於身者也. 其始從中焦, 注手太陰陽明: 陽明注足陽明太陰; 太陰注手少陰太陽; 太陽注足太陽少陰; 少陰注手心主少陽; 少陽注足少陽厥陰; 厥陰復還注手太陰, … 如環無端, 轉相溉灌."

문에 상맥(常脈)이라고 한다. 그러나 이는 기경팔맥과 비교해볼 때 그 내용이 서로 다르다. 활수의《십사경발휘》중에는 기경팔맥에 대한 언급이 있다. 내용을 살펴보면, "맥(脈)"에는 기(奇)와 상(常)이 있는데, 십이경은 상맥(常脈)이고 기경팔맥은 상맥(常脈)에 구애받지 않아 기경(奇經)이라고 한다. 사람의 기혈은 항상 십이경맥을 순행하다가 모든 경(經)이 가득 차서 넘치면 기경(奇經)으로 유입된다. 기경(奇經)에는 팔맥이 있는데 독맥은 뒤에서 감독하고, 임맥은 앞에서 임(任)하며, 충맥은 모든 맥(脈)의 해(海)가 되고, 양유맥은 제양(諸陽)을 유락(維絡)하고, 음유맥은 제음(諸陰)을 유락(維絡)하여 음양이 서로 유지되어 제경(諸經)이 조절되게 한다 : 유맥(維脈)의 바깥 쪽에 대맥이 있는데 허리(대, 帶)에 결속(結束)되어 있다 : 양 쪽 발에 이르러서 교맥(蹻脈)에 음(陰)과 양(陽)이 있어 양교맥은 태양경에서 갈라져 나오고, 음교맥은 소음경에서 갈라져 나온다. 비유하면 성인(聖人)이 도랑을 고안하고 설계할 때 예비 수로(水路)를 준비하여 넘칠 것을 걱정할 필요가 없는 것과 같다. 사람의 기경(奇經)도 또한 이와 같다[2]."라고 하였다.

경맥에는 십이정경, 기경팔맥 외에도 십이경별이 있다. 십이경별은 십이경맥을 따라 별도로 나온 경맥이고 사지로부터 시작된다는 점이 다른 경맥들과 구별되며, 체강의 장부 깊은 부위를 순행하다가 경항(頸項)의 얕은 부위에서 상부로 빠져 나온다. 양경(陽經)의 경별(經別)은 본경(本經)을 따라서 나오고 체내를 순행한 후 다시 본경(本經)으로 되돌아간다. 음경(陰經)의 경별(經別)은 본경(本經)과 따로 진행하여 체내를 순행한 후 표리관계인 양경(陽經)과 서로 합해진다.

십이경별의 작용은 십이경맥 중에서 서로 표리관계를 이루는 두 개의 경맥 사이의 연계를 더욱 강하게 해 주는 것이다. 또한 이들이 통과하 는 부위는 정경(正經)이 순행하여 도달하지 못하는 기관(器官)이나 부위가 되기 때문에, 정경(正經)의 부족함을 보충하는 작용을 할 수 있다.

락맥은 경맥의 분지로서 보통 별락(別絡), 락맥(絡脈), 손락(孫絡), 부락(浮絡), 혈락(血絡)으로 구분된다.

우선, 별락(別絡)은 락맥 중에서 비교적 큰 것으로, 십이경맥 중에서 서로 표리관계에 있는 두 경맥 사이의 연계를 강화시키고, 인체 음양의 모든 락(絡)의 작용을 통

---

2) "脈有奇常, 十二經者, 常脈也. 奇經八脈則不拘于常, 故謂之奇經. 蓋以人之氣血常行于十二經脈: 其諸經滿溢, 則流入奇經焉. 奇經有八脈: 督脈督于後, 任脈任于前, 衝脈爲諸脈之海, 陽維則維絡諸陽, 陰維則維絡諸陰, 陰陽自相維持, 則諸經相調: 維脈之外, 有帶脈者, 束之猶帶也: 至于兩足蹻脈, 有陰有陽, 陽蹻得諸太陽之別, 陰蹻得諸少陽之別. 譬猶聖人圖設溝渠, 以蓄水潦, 斯無濫溢之患. 人之奇經, 亦若是也."

솔(統率)한다. 별락(別絡)은 15개로 구분되는데, 15개라고 한 것에 대하여《영추 · 경맥》의 론(論),《난경 · 이십육난》의 론(論),《의문법율》의 론(論) 등이 있는데, 대체로《영추 · 경맥》의 론(論)을 따르고 있다.

손락(孫絡)은 락맥이 다시 움직여 나오는 분지 중 가장 미세한 것이다. 예를 들어《영추 · 맥도》에서 "경맥은 인체의 심부에서 순행하는데, 갈라져 나와 횡(橫)으로 흐르는 것은 락맥이고, 락맥에서 갈라져 나온 것은 손락(孫絡)이다[3]."라고 하였다.

유씨(喩氏)는 손락(孫絡)이 34,000개로 매우 많고 말과 수로 표시하기에 너무 많아서 수로 헤아리기 힘들다고 하였다. 또한 부락(浮絡)이라는 것은 피부의 위에서 볼 수 있는 얕은 부위의 락맥(絡脈)이고, 고대의 의가들은 병을 관찰하는 데 이 부락(浮絡)을 살펴 이용하였다. 예를 들어《소문 · 피부론》에서는 "그 부위(部位) 중에 있는 부락(浮絡)을 살펴, … 그 색(色)에 있어서 푸른색이 많으면 통(痛)하고, 검은색이 많으면 비(痺)하며, 황적색이 많으면 열(熱)하고, 흰색이 많으면 한(寒)하며, 오색(五色)이 모두 나타나면 한열(寒熱)이 뒤섞인 것이다[4]."라고 하였다.

혈락(血絡)은 부락 중에서 혈(血, 피)이 보이는 것으로 모세혈관에 해당한다. 이러한 논점은 후대(後代)에 소아과(小兒科)의 "호구삼관진법(虎口三關診法)"의 이론적 근거가 되었다.

경근은 경맥의 기(氣)가 "결 · 취 · 산 · 락(結·聚·散·絡)"한 근육(筋肉)을 의미하며, 나아가 경맥에 연속된 근육계통이라고 할 수 있다. 각각의 근육은 반드시 경맥 기혈의 유양(濡養) 작용을 받게 되며, 전신의 근육은 경맥의 순행경로에 근거하여 나누어지게 된다. 따라서 십이경맥은 이러한 12군(群)의 근육(筋肉)을 유양(濡養)하기 때문에 십이경근이라고 한다. 경근의 명명은 그것이 속한 경맥에 의해서 정해지며, 족태양경근, 족소음경근 … 등의 12군(群)으로 나눈다.

이런 경근의 기능은 주로 사지와 모든 뼈를 연결하고, 관절운동을 주 관한다. 따라서 경근이 발병하게 되면 주로 마비증세(痲痺症勢), 근육구급(筋肉拘急), 또는 위연불수(痿軟不收) 등으로 나타나게 된다.

피부(皮部)는 경맥과 거기에 속한 락맥의 체표 분포부위를 의미하며, 경락의 기가 포산되어 널리 퍼져있는 것이다. 전신 체표의 피부는 십이 경맥이 분포되므로, 각 경맥의 명칭을 따라 십이피부로 나누어지게 된 다. 예를 들어《소문 · 피부론》에서

3) "經脈爲裏, 支而橫者爲絡, 絡之別者爲孫."

4) "視其部中有浮絡者, … 其色多靑則痛, 多黑則痺, 黃赤則熱, 多白則寒, 五色皆見, 則寒熱也."

"피부의 부위를 알고자 함에 경맥의 순행부위로써 강기(綱紀)를 삼는 것은 모든 경(經)이 다 그러하다[5]."라고 하였고, "그 부위 중에 있는 부락(浮絡)을 살펴, … 그 색(色)에 있어서 푸른색이 많으면 통(痛)하고, 검은색이 많으면 비(痺)하며, 황적색이 많으면 열(熱)하고, 흰색이 많으면 한(寒)하며, 오색(五色)이 모두 나타나면 한열(寒熱)이 뒤섞인 것이다[6]."라고 하였다.

한의학에서는 피부와 피부에 있는 부락(浮絡)의 색택을 관찰하여, 경락진단의 지침으로 삼았다. 아울러 피부는 외사가 침입한 경락의 기점을 파악할 수 있게 해준다. 예를 들어 《소문 · 피부론》에서 "이러한 까닭에 모든 병이 처음 발생할 때에는 반드시 피모로부터 먼저하며, 사기가 그곳에 적중하면 주리(腠理)가 열리고, 주리가 열리면 경맥에 들어가 머물고, 머물러서 떠나지 않으면 경(經)으로 전입된다[7]."라고 말한 것에서 유추해 볼 수 있다.

경락계통조성표(經絡系統組成表)

- 경락계통
  - 경맥(經脈)
    - 십이경맥(十二經脈)
      - 수삼음경(手三陰經): 수태음폐경(手太陰肺經), 수소음심경(手少陰心經), 수궐음심포경(手厥陰心包經)
      - 수삼양경(手三陽經): 수태양소장경(手太陽小腸經), 수양명대장경(手陽明大腸經), 수소양삼초경(手少陽三焦經)
      - 족삼양경(足三陽經): 족태양방광경(足太陽膀胱經), 족양명위경(足陽明胃經), 족소양담경(足少陽膽經)
      - 족삼음경(足三陰經): 족태음비경(足太陰脾經), 족소음신경(足少陰腎經), 족궐음간경(足厥陰肝經)
    - 기경팔맥(奇經八脈) – 독맥(督脈), 임맥(任脈), 충맥(衝脈), 대맥(帶脈), 음양교맥(陰陽蹻脈), 음양유맥(陰陽維脈)
    - 십이경별(十二經別) – 수족삼음삼양경별(手足三陰三陽經別)
  - 락맥(絡脈) – 십오락맥(十五絡脈: 십이경十二經의 락맥絡脈, 임독맥任督脈의 락맥絡脈, 비脾의 대락大絡), 락맥(絡脈), 부락(浮絡), 손락(孫絡), 혈락(血絡)
  - 경근(經筋) – 수족삼음삼양경근(手足三陰三陽經筋: 십이경근, 十二經筋)
  - 피부(皮部) – 십이피부(十二皮部)

---

5) "欲知皮部, 以經脈爲經, 諸經皆然."

6) "視其部中有浮絡者, … 其色多青則痛, 多黑則痺, 黃赤則熱, 多白則寒, 五色皆見, 則寒熱也."

7) "是故百病之始生也, 必先于皮毛, 邪中則湊理開, 開則入客于絡脈, 留而不去, 傳入經脈."

1. 십이경맥(十二經脈)

마왕퇴한묘(馬王堆漢墓)에서 출토된 《백서(帛書)》에는 11맥(脈)의 기지(起止)및 병후(病候)에 대해 기재하고 있다. "십이경맥"이란 말은 《영추》에서 최초로 보인다. 《영추 · 해론》에는 "대저 십이경맥은 안으로는 오장육부에 속(屬)하고 밖으로는 사지 관절에 락(絡)한다[8]."라고 하였다.

이 문장은 몸 전체의 기능을 원활하게 하는 것이 주로 십이경맥임을 설명한다. 그러므로 십이경맥은 경락계통의 주체가 된다. 《영추 · 경맥》에서 십이경맥의 순행부위와 병후를 구체적으로 언급하고 있고, 또한 《영기》, 《역순비수》 등의 편에서는 십이경맥의 유주 순서, 유주 규칙 등이 논술되어 있다.

《영추 · 위기편》에서는 경맥순행에 있어서 일정한 방향과 아울러 상호함접(相互銜接)하고 있음을 설명하고 있다[9].

《소문 · 혈기형지편》에서는 십이경맥의 표리관계를 논술하였다.

명칭(名稱)

십이경맥은 인체의 양측(兩側)에 대칭으로 분포되어 상지나 하지의 내측과 외측에서 순행하는 것에 따라 분별을 한다. 따라서 각 경(經)의 명칭은 각각의 경맥이 속하는 장(臟)이나 부(腑)에 따라 분별한 것을 근거로하여 수족(手足), 음양(陰陽), 장부(臟腑)의 세 부분을 포괄한다.

음양학설에 근거하면, 사지의 내측은 음이 되고 외측은 양이 되며, 장은 음이 되고 부는 양이 된다. 또한 상지에 흐르는 것이 수경(手經)이고 하지에 흐르는 것은 족경(足經)이다. 사지의 내측에 흐르는 것은 음경(陰經)이고 장에 속하며, 사지의 외측에 흐르는 것은 양경(陽經)이고 부에 속한다. 십이경맥은 상하지의 내 · 외측, 즉 4개의 면(側面)이 있는데, 1개의 면에 3개씩의 경맥이 분포하고, 또한 일음일양(一陰一陽)에서 삼음삼양(三陰三陽)으로 발전하여 태음(太陰), 소음(少陰), 궐음(厥陰), 양명(陽明), 태양(太陽), 소양(少陽)으로 구분된다. 삼음삼양은 음양의 기(氣)의 성쇠에 따라 분류하는데 음

[8] "夫十二經脈者, 內屬于藏府, 外絡于肢節."

[9] "陰陽相隨, 外內相貫, 如環之無端."

기(陰氣)가 가장 성(盛)하면 태음이고, 그 다음이 소음이고, 그 다음이 궐음이다. 삼양(三陽)은 어떤 것이 양기(陽氣)가 가장 성하느냐에 따라 두 가지의 설(說)이 있는데, 그 이유는 양명이 "양양합명(兩陽合明)"이라는 해석에서 갈래가 나누어졌기 때문이다.

장개빈은 《유경 · 경락류》에서 "양명은 양(陽)의 성함이 극(極)함을 말한다[10]."라고 하였다.

《유경 · 운기류》에서 "양양(兩陽)이 합명(合明)하면 양이 성한다[11]."라고 하였다. 즉 양기가 가장 성한 것은 양명이고, 그 다음은 태양, 그 다음은 소양 순서가 된다.

그러나 왕호고(王好古)는 《차사난지(此事難知) · 권상》에서 "양명은 태양과 소양의 사이에 위치하고, 이양(二陽)이 합명하면 양명이라 한다[12]."라고 하였다.

즉 양기가 가장 성한 것이 태양이고, 그 다음은 양명, 그 다음은 소양의 순서가 된다고 한 것이다. 이 외에도 《내경》에 "일음(一陰)", "이음(二陰)", "삼음(三陰)", "일양(一陽)", "이양(二陽)", "삼양(三陽)"으로 제시된 법칙이 있는데, 즉, 궐음은 일음이고, 소음은 이음이고, 태음은 삼음이며, 소양은 일양이고, 양명은 이양이고, 태양은 삼양이라는 것이다.

십이경맥은 안으로 오장육부에 속한다. 다만 장부는 오장이 위주이기 때문에 심(心)(또는 심포, 心包)과 폐(肺)가 흉강(胸腔)에 있어 수음경(手陰經)과 연계되고, 비(脾), 신(腎), 간(肝)은 복강(腹腔)에 있어 족음경(足陰經)과 연계된다. 육부도 각각 그 표리상합 관계를 따라서 수, 족의 두 양경과 연관된다.

장부(臟腑)와 지절(支節)의 연계

'내속우장부(內屬于臟腑)'의 의미

《소문 · 금궤진언론》에서 이르기를 "음양을 말하면 등은 양(陽)이고 배는 음(陰)이며, 인체 장부의 음양을 말하면 장(臟)은 음(陰)이고 부(腑)는 양(陽)인데, 간(肝), 심(心), 비(脾), 폐(肺), 신(腎)의 오장은 모두 음이고, 담(膽), 위(胃), 대장(大場), 소장(小腸), 방광(膀胱), 삼초(三焦)의 육부는 모두 양이다[13]."라고 하였다.

---

10) "陽明者, 言陽盛之極也."

11) "兩陽合明, 陽之盛也."

12) "陽明居太陽, 少陽之中, 二陽合明, 故曰陽明."

13) "人身之陰陽, 則背爲陽, 腹爲陰. 言人身之藏府中陰陽, 則藏者爲陰, 府者爲陽. 肝心脾肺腎五藏皆爲

무릇 음맥(陰脈)은 장을 관장하고, 양맥(陽脈)은 부를 관장한다. 수삼음경은 흉(胸)에 분포하여 안으로 심, 심포락(心包絡)과 폐에 속(屬)한다. 족삼음경은 복(腹)에 분포하여 안으로 간, 비, 신에 속한다. 수삼양경은 안으로 대장, 소장, 삼초에 속하고, 족삼양경은 안으로 담, 위, 방광에 속한다.

경맥 사이에는 표리음양의 상호관계가 있다. 《소문 · 혈지형기편》에서 이르기를 "족태양방광경과 족소음신경은 표리를 이루고, 족소양담경과 족궐음간경은 표리를 이루며, 족양명위경과 족태음비경은 표리를 이루는데, 이것은 족(足)의 삼음경과 삼양경이다. 수태양소장경과 수소음심경은 표리를 이루고, 수소양삼초경과 수궐음심포경은 표리를 이루며, 수양명대장경과 수태음폐경은 표리를 이루는데, 이것은 수(手)의 삼음경과 삼양경이다[14]."라고 하였다.

이러한 음양경맥의 상호 표리관계는 장부와 더불어 연계를 이루고 있는 것으로 음경(陰經)은 장에 속하고 부에 락(絡)하며, 양경(陽經)은 부에 속하고 장에 락하고 있다.

'외락우지절(外絡于支節)'의 의미

"외락우지절(外絡于支節)"은 체강(體腔)이 사지관절(四肢關節)과 연락(連絡)하고 있음을 뜻하는 것이다. 그러나 《내경》에서 절(節)은 주로 수혈(腧穴)을 지칭하는 단어로 쓰이고 있다. 즉 《영추 · 구침십이원》에 "절은 서로 접(接)하여 365곳에서 만난다[15]."라고 하였고, "이른바 '절'이란 신기(神氣)가 운행(運行) · 출입(出入)하는 곳으로서 기 · 육 · 근 · 골(肌·肉·筋·骨)을 말하는 것이 아니다[16]."라고 하였으며, 《영추 · 소침해》에 "절은 서로 접하여 365곳에서 만난다고 함은 경맥 중의 기혈(氣血)이 전신의 각 절에 스며든다는 말이다[17]."라고 한 것에서 이를 말해주고 있다.

여기서 "교(交)"와 "회(會)"는 경맥이 기혈을 운행시킬 때 기혈회취(氣血匯聚), 삼관(滲灌), 전수(轉輸), 출입(出入)의 부위를 의미하고 있다. 또한 "경기(經氣)"의 특정 기능의

陰, 膽胃大腸小腸膀胱三焦六府皆爲陽."

14) "足太陽與少陰爲表裏, 少陽與厥陰爲表裏, 陽明與太陰爲表裏, 是爲足陰陽也. 手太陽與少陰爲表裏, 少陽與心主爲表裏, 陽明與太陰爲表裏, 是爲手之陰陽也."

15) "節之交, 三百六十五會."

16) "所言節者, 神氣之所游行出入者, 非皮肉筋骨也."

17) "節之交, 三百六十五會者, 絡脈之滲灌諸節者也."

부위를 표현하며, 질병과 동통을 반영할 뿐만 아니라 침구치료의 시술 부위로서, 보허사실(補虛瀉實)의 치료부위임을 표현하고 있다. 즉, 《소문 · 조경론》에 "무릇 십이경맥은 모두 365절과 연계되어 절에 병변이 있으면 반드시 경맥에 파급되며, 경맥의 병에도 모두 허(虛)와 실(實)이 있다[18]."라고 한 것과 같다.

여기서 "365절"이라함은 인체에 365개의 수혈이 있음을 의미하는 것이다. 즉 "외락우지절(外絡于肢節)"은 경맥이 인체 각 부위에 망락(網絡)되어 기혈 운행의 통로가 됨을 의미한다.

주향(走向), 교접(交接), 분포(分布), 표리(表裏) 관계 및 유주(流注) 순서

주향(走向)과 교접(交接) 규율

십이경맥의 주향과 교접은 일정한 규율이 있다.

《영추 · 역순비수》에서 "수삼음경은 흉중(胸中)의 내장(內臟)에서 시작하여 수지(手指)의 말단(末端)에 이르고, 수삼양경은 수지의 말단에서 시작하여 두면부에 이르고, 족삼양경은 두면부에서 시작하여 족지(足趾)에 이르고, 족삼음경은 족지에서 시작하여 흉중에 이른다"는 것을 설명하고 있다[19].

십이경맥의 주향에서 십이경맥의 교접규율(交接規律)을 알 수 있는데, 수삼음경과 수삼양경은 수지 말단에서 교접하고, 수삼양경과 족삼양경은 두면부에서 교접(交接)하고, 족삼양경과 족삼음경은 족지에서 교접하고, 족삼음경과 수삼음경은 흉중에서 교접한다. 그 중에서 수삼음경과 수삼양경, 족삼양경과 족삼음경은 서로 표리관계로 양경(兩經)이 교접한 것이며, 수삼양경과 족삼양경의 경우는 동명경(同名經) 교접에 해당한다. 이때 수삼양경이 두면부에서 그치고, 족삼양경은 두면부에서 기시하므로, 수족양경과 족삼양경은 두면부에서 교접(交接)하게 된다. 따라서 "頭에는 모든 陽이 모인다(頭爲諸陽之會)"라고 하는 것이다.

---

18) "夫十二經脈者, 皆絡三百六十五節, 節有病必被經脈, 經脈之病, 皆有虛實"

19) "手之三陰, 從臟走手: 手之三陽, 從手走頭: 足之三陽, 從頭走足: 足之三陰, 從足走腹."

분포규율(分布規律)

십이경맥의 분포는 체표에 있는 경맥의 순행부위를 가리키고 이것에는 일정한 규율이 있는데 기본적으로

- 음(陰)은 내(內)(복면, 腹面)에 있고, 양(陽)은 외(外)(배면, 背面)에 있으며,
- 양명, 태음은 전(前)에 있고,
- 태양, 소음은 후(後)에 있고,
- 소양, 궐음은 중간(中間)에 위치하고 있다.

구체적으로 설명하면, 사지부에 있어서

- 음경(陰經)은 내측면에 분포되어 있고, 양경(陽經)은 외측면에 분포되어 있으며,

내측면의 삼음경과 외측면의 삼양경에서

- 양명, 태음은 전연(前緣)에 있고,
- 태양, 소음은 후연(後緣)에 있으며,
- 소양, 궐음은 중선(中線)에 위치하고 있다.

두면부(頭面部)에는 양경(陽經)이 분포되어 있는데,

- 양명경은 면부(面部), 액부(額部)를 순행하고,
- 태양경은 면협(面頰), 두정(頭頂) 및 두후부(頭後部)를 순행하며,
- 소양경은 측두부(側頭部)를 순행한다.

구간부(軀幹部)에 있어서

- 수삼양경은 견갑부(肩胛部)를 순행하고,

족삼양경 중

- 양명경은 전(前)(흉복, 胸腹)을 순행하고,
- 태양경은 후(後)(배, 背)를 순행하며,
- 소양경은 측면(側面)을 순행한다
- 수삼음경은 겨드랑이 아래를 따라서 순행하고,
- 족삼음경은 복면(腹面)을 순행한다.
- 십이경맥 중 복면(腹面)에서 순행하는 것은 안에서 밖의 순서대로 족소음, 족양명, 족태음, 족궐음이다.

표리관계 (表裏關係)

십이경맥은 경별(經別), 별락(別絡)의 경로(經路)를 통하여 상호연계하여 여섯 가지의 "표리상합(表裏相合)" 관계를 이룬다.

《소문 · 혈기형지편》에서 설명하는 족음양(足陰陽)과 수음양(手陰陽)의 개념이 이에 해당한다[20).

서로 표리관계인 두 개의 경맥은 사지 말단에서 교접(交接)하고, 사지(四肢) 내외의 상대적 위치[21)로 분별하고 서로 표리관계인 장부의 속락관계[22)에 따라 분별한다.

십이경맥의 표리관계는 서로 표리인 두 개의 경맥이 경별, 별락의 경로를 통해 연계성을 강화하며, 표리관계에 있는 장부에 락속(絡屬)되어, 생리기능 및 병리상 일정한 관계를 맺고 있다.

예를 들어 비(脾)는 운화(運化)를 주관하고, 승청(升淸)하며, 위(胃)는 수납(受納)을 주관하고, 강탁(降濁)을 하고, 심화(心火)를 소장에 이전하는 작용을 나타낸다. 치료에 있어서도 상호 표리관계인 두 개 경맥의 수혈(腧穴)을 사용하는데, 예를 들어 폐경의 혈위를 선택하여 대장이나 대장경의 질병을 치료하는 경우를 통해 알 수 있다.

유주순서(流注順序)

십이경맥이 인체에서 순행하는데 있어서, 그 주향(走向)에는 "상행(上行)", "하행(下行)", "종장주수(從臟走手)", "종족주복(從足走腹)" 등의 경우가 있고, 처음과 끝이 서로 관통하여 끝이 없는 고리와 같은 기혈의 흐름을 구성한다. 십이경맥이 흐르는 순서는 수태음폐경에서 기시하여 족궐음간경에 이르고 다시 돌아와 수태음폐경에 이른다. 이를 아래의 표와 같이 나타낼 수 있다.

---

20) "足太陽與少陰爲表裏, 少陽與厥陰爲表裏, 陽明與太陰爲表裏, 是爲足陰陽也. 手太陽與少陰爲表裏, 少陽與心主爲表裏, 陽明與太陰爲表裏, 是爲手之陰陽也."

21) **足厥陰肝經과 足太陰脾經의 순행과정** : 內踝上 8寸 以下되는 부위에서의 순행은 足厥陰이 前緣에서 循行하고 足太陰이 中線에서 循行하며, 內踝上 8寸 以上되는 부위에서의 순행은 足太陰이 前緣을 循行하고 足厥陰은 中線을 循行한다.

22) 예를 들어 足太陽膀胱經은 膀胱에 屬하고 腎에 絡하며, 手太陰肺經은 肺에 屬하고 大腸에 絡하는 것 등의 경우가 있다.

수태음폐경(手太陰肺經) - 식지단(食指端) ⇒ 수양명대장경(手陽明大腸經) - 비익방(鼻翼旁)
⇒ 족양명위경(足陽明胃經) - 족대지단(足大趾端) ⇒ 족태음비경(足太陰脾經) - 심중(心中)
⇒ 수소음심경(手少陰心經) - 소지단(小指端) ⇒ 수태양소장경(手太陽小腸經) - 목내자(目內眥)
⇒ 족태양방광경(足太陽膀胱經) - 족소음신경(足少陰腎經) ⇒ 수궐음심포경(手厥陰心包經) - 무명지단(無名指端)
⇒ 수소양삼초경(手少陽三焦經) - 목외자(目外眥) ⇒ 족소양담경(足少陽膽經) - 족대지(足大趾)
⇒ 족궐음간경(足厥陰肝經) - 폐중(肺中) ⇒ 수태음폐경(手太陰肺經)

십이경맥은 기혈운행의 주요한 통로가 되어, 영기(營氣)는 맥중(脈中)에서 순행하고, 위기(衛氣)는 맥외(脈外)에서 순행하기 때문에, 영기는 맥중 운행의 순서가 있고, 이것이 십이경맥의 순서가 된다.

《영추 · 영기》에서 "영기의 순행함은 십이경맥뿐만 아니고 독맥과 임맥에도 서로 통하여 흐른다[23]."라고 하였다.

또한 《영추 · 영기》에서는 "영기가 생성되는 이치는 음식물의 정기(精氣)를 받는 것이 가장 중요하다. 음식물이 위(胃)에 들어가면 폐(肺)로 보내지며, 내부의 장부로 넘치고 외부의 사지백해(四肢百骸)로 퍼진다. 순수한 부분은 경맥 속에서 항상 쉬지 않고 운행하고 운행이 끝나면 다시 시작되는데, 이는 천지의 규율이다. 그러므로 영기는 수태음폐경에서 수양명대장경으로 흘러간 다음 올 라가 면부(面部)에 도달하여 족양명위경으로 들어가고, 다시 발등으로 내려가 엄지발가락 사이로 들어가서 족태음비경과 만나며 위로 올라가 비(脾)에 이른 후 비에서 심중(心中)으로 들어간다. 수소음심경을 따라 겨드랑이로 나와서 팔 안쪽으로 내려간 다음, 새끼손가락 끝으로 들어가 수태양소장경과 만난다. 겨드랑이로 올라가 광대뼈 안쪽으로 나와서 눈 안쪽 모서리로 들어간 다음, 전정(巓頂)으로 올라가 목 부위로 내려와서 족태양방광경과 만난다. 다시 척주를 따라 내려가 둔부를 지나서 새끼발가락 끝으로 들어가며, 다시 족심(足心)을 따라 족소음신경으로 들어간다. 올라가 신(腎)에 들어가며 신에서 심포락으로 들어간 다음 흉중에서 퍼지고, 다시 심포경을 따라 겨드랑이로 나와서 팔을 따라 내려가 양근(兩筋) 중앙으로 나와 손바 닥으로 들어간 후, 가운데 손가락 끝으로 나와 다시 넷째 손가락 끝으로 들어가 수소양삼초경과 만난다. 올라가 단중(膻中)으로 들어간 다음 상 · 중 · 하초(上·中·下焦)에 산포되며, 삼초에서 담(膽)으

23) "營氣之所行, 除循十二經脈流注外, 還與督脈, 任脈相通."

로 들어가서 협부(脇部)로 나오고 족소양담경으로 들어간다. 발등으로 내려간 다음 다시 발등에서 엄지발가락 사이로 들어가 족궐음간경과 만난다. 올라가 간(肝)에 이른 다음 간에서 폐로 들어가며, 후롱(喉嚨)을 따라 올라가 비(鼻)의 내규(內竅)로 들어가 뇌(腦)로 통하는 곳으로 깊숙이 들어간다. 간에서 갈라진 분지(分枝)는 이마로 올라가 두정(頭頂)을 따라 내려가 목의 중앙으로 들어간 다음, 척주(脊柱)를 따라 내려가 미저골부(尾骶骨部)로 들어가는데, 이는 독맥이다. 다시 음기(陰器)에 락(絡)한 다음, 올라가 모제(毛際)를 지나 제중(臍中)으로 들어가서 복내(腹內)를 따라 올라가는데, 이는 임맥이다. 다시 결분(缺盆)으로 들어가 아래로 폐중(肺中)으로 들어가서 다시 수태음폐경으로 나온다. 이것은 영기가 운행하는 경로로서 순역(順逆)의 상규(常規)이다[24)]."라고 하였다.

음양상수(陰陽相隨), 내외상관(外內相貫)에 의한 순환관계

십이경맥의 유주는 계속 순환하여 그침이 없는 까닭에, "여환이무단(如環而無端)"이라 하였으며, 유주의 순서에 일정한 규율이 있으니, 이것이 "음양상수(陰陽相隨), 내외상관(外內相貫)"이다.

한의학에서는 후천곡기(後天穀氣)를 근본으로 삼고 있는데, 수곡정미(水穀精微)가 중초(中焦)에서 화생(化生)하기에 십이경맥도 수곡정미가 화생하는 중초에서 기시(起始)하는 근거가 되는 것이다. 또한 폐조백맥(肺朝百脈)의 이론에 따라 기혈유주(氣血流注)는 수태음폐경에서 시작한다. → 그 후에 음경(陰經)이 양경(陽經)에 교회하는데 표리상합 관계인 수 양명대장경과 교회한다. → 다음에 양경은 양경과 교회하는데 수경(手經)과 같은 이름의 족경(足經)인 족양명위경과 교회한다. → 계속하여 양경과 음경이 교회하는데 표리상합 관계인 족태음비경과 교회한다. → 다음에 음경과 음경이 교회하는데 족태음비경이 수소음심경과 교회한다. → 계속하여 음경과 양경이

24) "營氣之道, 內穀爲寶. 穀入于胃, 乃傳之肺, 流溢于中, 布散于外, 精專者行于經隧, 常營無已, 終而復始, 是謂天地之紀. 故氣從手太陰出, 注手陽明, 上行至面注足陽明, 下行至跗上, 注大指間, 與足太陰合, 上行抵髀. 從脾注心中, 循手少陰出腋下臂, 注小指之端, 合手太陽, 上行乘腋出䪼內, 注目內眦, 上巓下項, 合足太陽, 循脊下尻, 下行注小指之端, 循足心注足少陰, 上行注腎, 從腎注心, 外散于胸中. 循心主脈出腋下臂, 出兩筋之間, 入掌中, 出中指之端, 還注小指次指之端, 合手少陽, 上行注膻中, 散于三焦, 從三焦注膽, 出脇注足少陽, 下行至跗上, 腹從跗注大指間, 合足厥陰, 上行至肝, 從肝上注肺, 上循喉嚨, 入頏顙之竅, 究于畜門. 其支別者, 上額循巓下項中, 循脊入骶, 是督脈也, 絡陰器, 上過毛中, 入臍中, 上循腹裏, 是任脈也. 入缺盆, 下注肺中, 腹出太陰, 此營氣之行, 逆順之常也."

교회하는데 표리상합인 수태양소장경과 교회한다. → 계속하여 양경과 양경이 교회하는데 수경과 같은 이름의 족태양방광경과 교회한다. → 계속하여 양경과 음경이 교회하는데 표리상합인 족소음신경과 교회한다. → 계속하여 음경과 음경이 교회하는데, 족소음신경이 흉중에 도달하여 수궐음심포경과 교회한다. → 계속하여 음경과 양경이 교회하는데 표리상합인 수소양삼초경과 교회한다. → 계속하여 양경과 양경이 교회하는데 수경과 같은 이름의 족소양담경과 교회한다. → 계속하여 양경과 음경이 교회하니 표리상합인 족궐음간경과 교회한다. → 다음에 음경과 음경이 교회하니 폐로 상주(上注)하고 다시 되돌아 폐경에 이르니 다시 순환하여 "주이복시(注而復始)"가 된다.

이와 같이 경맥이 상하 역순으로 순행하는데, 《영추 · 구침십이원》에서 "정기(正氣)가 쇠퇴하는 것이 역(逆)이고 정기가 회복되는 것이 순(順)이나[25]."라고 하였다.

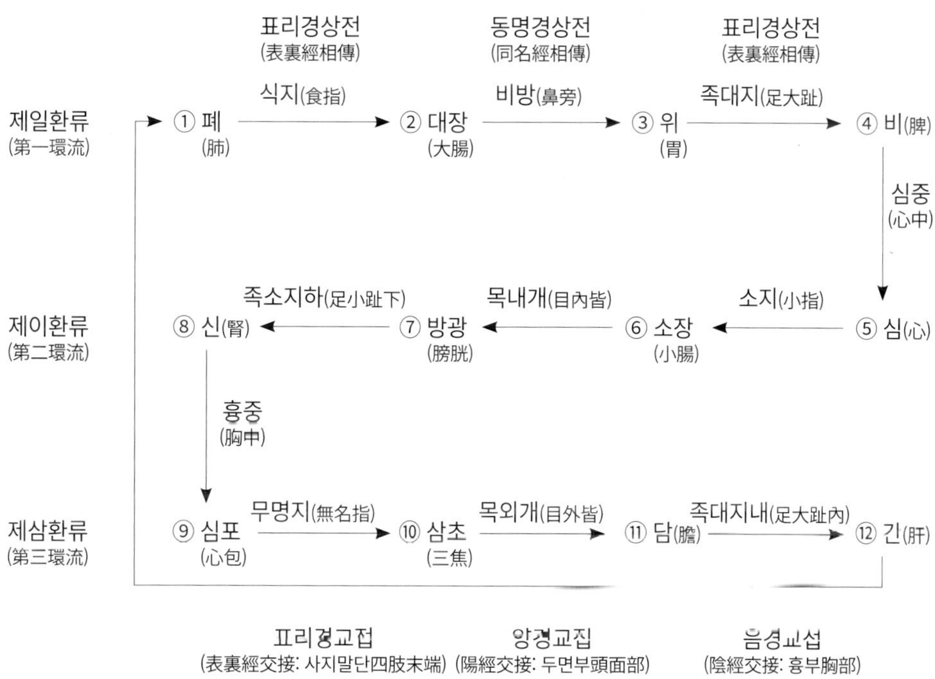

그림 2-3 십이경맥(十二經脈)의 기혈유주 순서(氣血流注 順序) 및 교접부위(交接部位)

[25] "往者爲逆, 來者爲順."

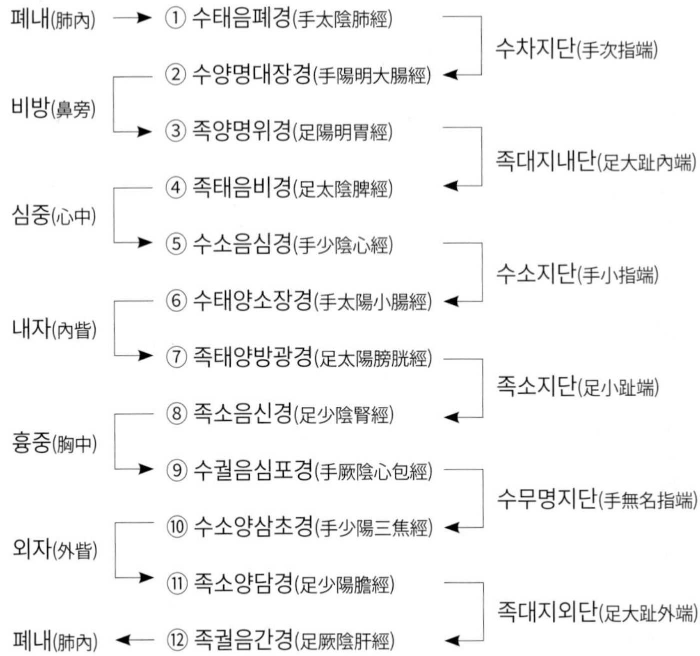

그림 2-4 십이경맥유주표(十二經脈流注表)

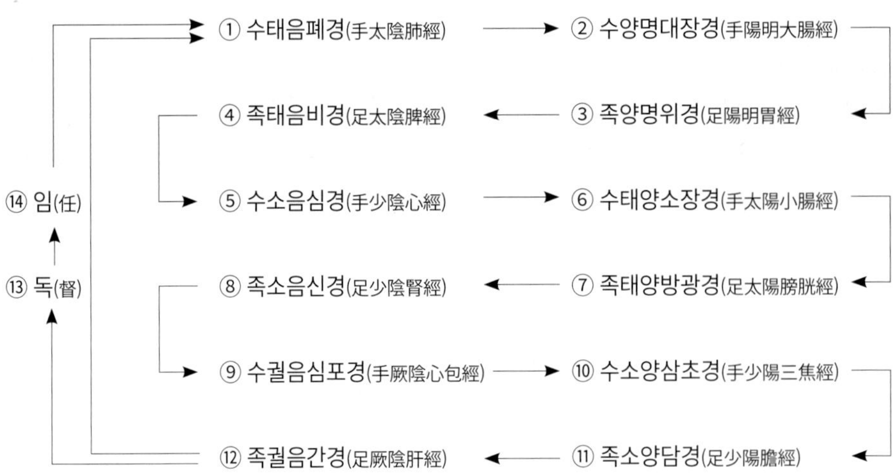

그림 2-5 십사경맥유주표(十四經脈流注表)

표 2-3 십이경맥(十二經脈)의 주행방향(走行方向)

음(陰) 승(升) ↑	음경(陰經)	주행방향(走行方向)		양경(陽經)	↓ 양(陽) 강(降)
	수삼음(手三陰)	종흉주수(從胸走手)	종수주두(從手走頭)	수삼양(手三陽)	
	족삼음(足三陰)	종족주복(從足走腹)	종두주족(從頭走足)	족삼양(足三陽)	

표 2-4 십이경맥분포부위표(十二經脈分布部位表)

십이경맥(十二經脈)		외부(外部)	내부(內部)
수삼음(手三陰)	수태음폐경(手太陰肺經)	흉방(胸旁) → 상지내측전(上肢內側前) → 대지(大指)	속폐(屬肺), 락대장(絡大腸)
	수궐음심포경(手厥陰心包經)	유방(乳旁) → 상지내측중(上肢內側中) → 중지(中指)	속심포(屬心包), 락삼소(絡三焦)
	수소음심경(手少陰心經)	액하(腋下) → 상지내측후(上肢內側後) → 소지(小指)	속심계(屬心系), 락소장(絡小腸)
수삼양(手三陽)	수양명대장경(手陽明大腸經)	차지(次指) → 상지외측전(上肢外側前) → 견전(肩前) → 경(頸) → 비방(鼻旁)	속대장(屬大腸), 락폐(絡肺)
	수소양삼초경(手少陽三焦經)	무명지(無名指) → 상지외측중(上肢外側中) → 견후(肩後) → 경(頸) → 이후(耳後) → 미초(眉梢)	속삼초(屬三焦), 락심포(絡心包)
	수태양소장경(手太陽小腸經)	소지(小指) → 상지외측후(上肢外側後) → 견갑(肩胛) → 경(頸) → 이전(耳前)	속소장(屬小腸), 락심(絡心)
족삼양(足三陽)	족양명위경(足陽明胃經)	목하(目下) → 면주(面周) → 경전(頸前) → 흉복제이측선(胸腹第二側線) → 하지외측전(下肢外側前) → 차지(次趾)	속위(屬胃), 락비(絡脾)
	족소양담경(足少陽膽經)	외자(外眥) → 두섭(頭顳) → 항측(項側) → 협요측(脇腰側) → 하지외측중(下肢外側中) → 제사지(第四趾)	속담(屬膽), 락간(絡肝)
	족태양방광경(足太陽膀胱經)	내자(內眥) → 두정제일측선(頭頂第一側線) → 항후(項後) → 배요제일, 이측선(背腰第一, 二側線) → 저(骶) → 하지외측후(下肢外側後) → 소지(小趾)	락뇌(絡腦), 락신(絡腎), 속방광(屬膀胱)
족삼음(足三陰)	족태음비경(足太陰脾經)	대지내(大趾內) → 하지내측전, 중(下肢內側前, 中) →흉복제삼측선(胸腹第三側線)	속비(屬脾), 락위(絡胃)
	족궐음간경(足厥陰肝經)	대지외(大趾外) → 하지내측중, 전(下肢內側中, 前) → 음부(陰部) → 협부(脇部)	속간(屬肝), 락담(絡膽)
	족소음신경(足少陰腎經)	소지하(小趾下) → 족심(足心) → 하지내측후(下肢內側後) → 흉복제 일 측선(胸腹第 一 側線)	속신(屬腎), 락방광(絡膀胱), 락심(絡心)

십이경맥(十二經脈)의 순행(循行)과 병후(病候) (《영추·경맥(靈樞·經脈)》)

❶ 수태음폐경(手太陰肺經)

1) 경혈

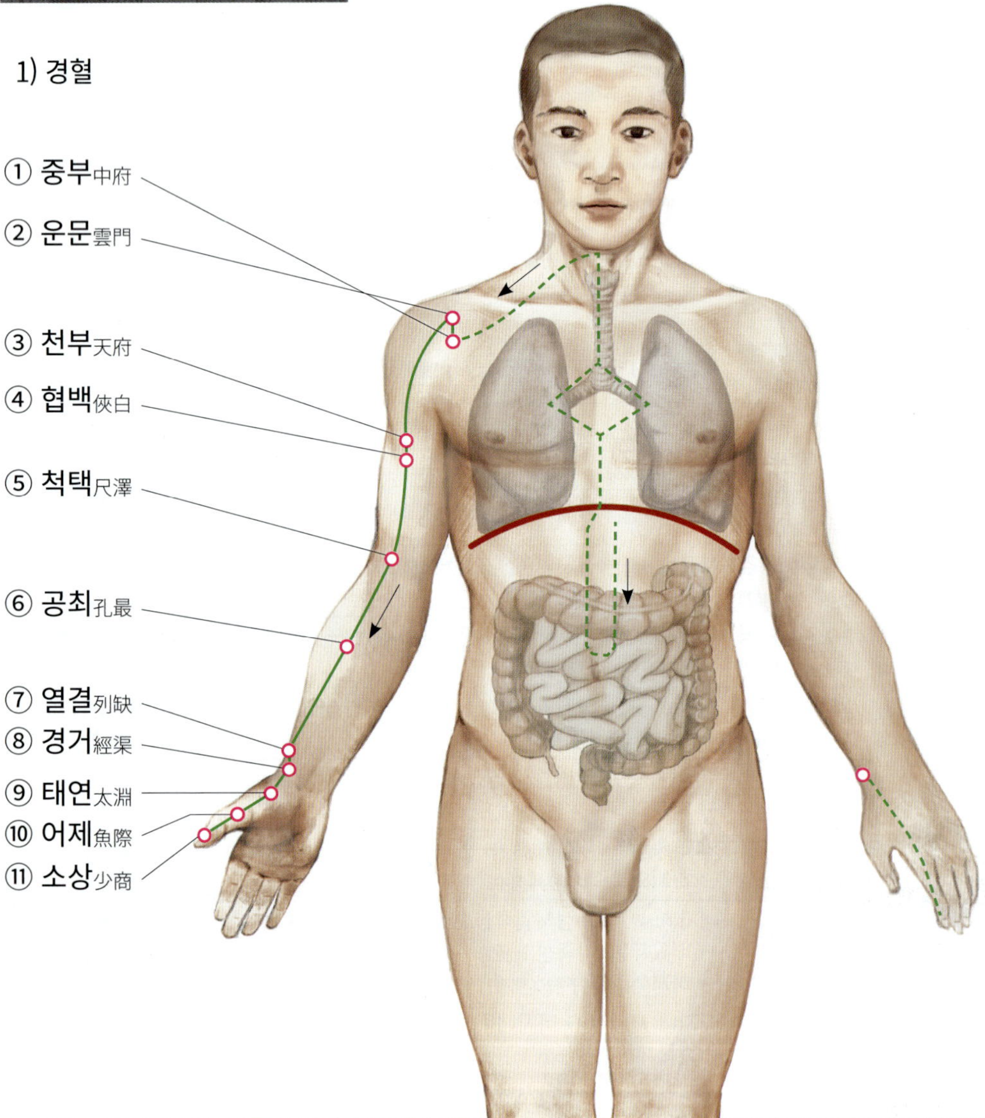

유주순행(流注循行) 요약

① 기시(起始), 중초(中焦) → 하향(下向), 락대장(絡大腸) → 위상구(胃上口: 분문噴門) 통과(通過), 횡격막(橫隔膜) 통과(通過) → 속폐(屬肺) → 순후롱(循喉嚨) → 횡출(橫出), 중부(中府: 비경脾經과 교회交會) → 상비(上臂) 내측전연(內側前緣) → 하행(下行), 주와(肘窩) → 전비(前臂) 내측(內側) 전연(前緣) → 어복(魚腹) → 무지(拇指) 내측단(內側端)

② 완후(腕後) 분지(分支) : 열결(列缺) 분출(分出) → 합곡(合谷) → 식지(食指) 내측단(內側端), 대장경(大腸經)과 상접(相接)

2) 유주 순행

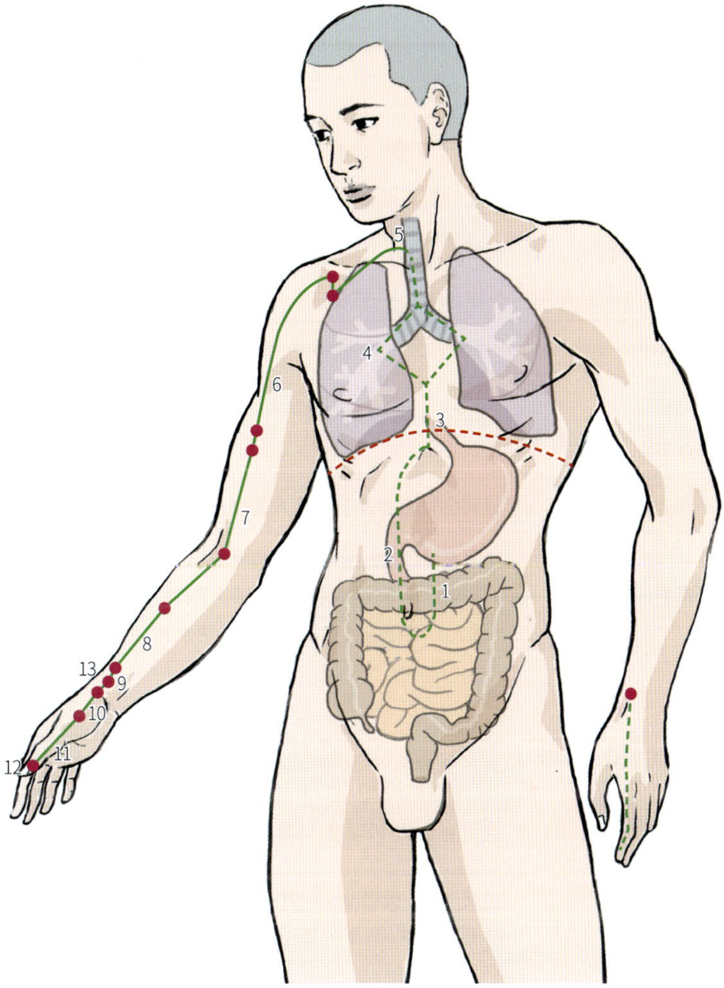

중초(中焦)에서 시작하여 대장에 하락(下絡)되고

→ 돌아서 위(胃)의 하구(下口)에 들어와서 상구(上口)로 상행하고

→ 횡격막을 지나서 흉강(胸腔)으로 들어와서 폐(肺)에 속(屬)하고,

후부(喉部)에 이르며,

→ 횡행(橫行)하여 흉부(胸部) 외측 위의 중부(中府)혈에 이르고,

→ 액하(腋下)로 나와 상박(上膊)의 안쪽을 따라 내려가

→ 수소음심경과 수궐음심포경의 앞쪽을 지나

아래로 향하여 팔꿈치 안쪽에 이르고,

→ 하완(下腕)의 안쪽을 따라 내려가 손목의 요골경상돌기의 옆으로 진행하여

→ 촌구(寸口), 어제(魚際)를 따라 엄지손가락끝 소상(少商)혈로 나간다.

→ 그 분지는 손목 위 열결(列缺)혈에서 식지의 내측으로 나가 수양명대장경에 연결된다.

3) 순행의 원문 자전 해설

순행(循行)

肺手太陰之脈, ① 起[1]于中焦[2], ② 下[3]絡[4]大腸, ③ 環[5]循胃口[6], ④ 上膈[7]屬肺,
⑤ 從肺系[8]橫出腋下, ⑥ 下循臑[9]內, ⑦ 行少陰[10]心主[11]之前, ⑧ 下肘中,
⑨ 循臂內上骨[12]下廉[13], ⑩ 入寸口, ⑪ 上魚, 循魚際, ⑫ 出大指之端, 其支[14]者,
⑬ 從腕後直出[15]次指內廉, 出其端.

① 起[1]于中焦[2]

[1]기(起)	경맥순행(經脈循行)의 기시(起始)
[2]중초(中焦)	수곡정미(水穀精微)가 중초(中焦)에서 화생(化生)하는 것과 연관됨 《類經》"中焦當胃脘部, 在臍上四寸之分" 《銅人》"中焦者, 在胃脘, 主腐熟水穀, 水穀精微上注于肺"

② 下[3]絡[4]大腸

[3]하(下)	경기(經氣)가 복내(腹內)에서 상(上)으로 부터 하(下)로 주행(走行)하는 것
[4]락(絡)	요행(繞行), 망락(網絡), 연관(聯關)의 의미. 여기서는 경맥(經脈)이 하행(下行)하여 본경(本經)과 표리(表裏)되는 장부(臟腑)에 연관됨을 의미함

③ 環[5]循胃口[6]

[5]환(環)	방향을 바꾸는 것. 내려가던 것이 올라간다는 의미.
[6]위구(胃口)	胃上口(上脘部-臍上5寸), 賁門部 《發揮》"胃口, 胃之上下口也, 胃上口臍上五寸上脘穴, 下口在臍上一寸下脘穴之分也"

④ 上膈[7]屬肺

[7]상격(上膈)	상(上)은 아래로부터 상행(上行)함을 의미, 격(膈)은 격막(隔膜). 《發揮》"膈者, 隔也"

⑤ 從肺系[8]橫出腋下

[8]폐계(肺系)	기관후롱(氣管喉嚨)을 의미

⑥ 下循臑[9]內

[9]노(臑)	상비(上臂), 견지주처(肩至肘處)에 해당

⑦ 行少陰[10]心主[11]之前

[10]소음(少陰)	심경(心經)을 의미
[11]심주(心主)	심포경(心包經)을 의미

⑨ 循臂內上骨[12]下廉[13]

[12]비내상골(臂內上骨)	요골(橈骨)에 해당
[13]렴(廉)	변(邊: 모서리)을 의미

⑫ 出大指之端, 其支[14]者

[14]지(支)	분지(分支)를 의미

⑬ 從腕後直出[15]次指內廉, 出其端

[15]완후(腕後)	열결혈(列缺穴) 부위

4) 경맥병증

경맥병증(經脈病證)

是動則病[1)]：肺脹滿[2)]膨膨[3)]而喘咳[4)], 缺盆[5)]中痛[6)], 甚則交兩手[7)]而瞀[8)], 此爲臂厥[9)],
是主肺所生病者, 咳, 上氣[10)]喘喝[11)], 煩心[12)]胸滿[13)], 臑臂內前廉痛厥, 掌中熱[14)].
肺氣盛[15)]有餘, 則肩臂痛風寒, 汗出中風, 小便數而欠. 肺氣虛則肩臂痛寒[16)],
少氣不足以息[17)]. 溺色變[18)].

5) 경맥병증 자전 해설

是動則病[1)] ...... 是主肺所生病者

[1)]시동병(是動病) .... 소생병(所生病)	- 시동병(是動病): 본경경맥실상후변동(本經經脈失常後變動)이 발(發)하여 소속장부(所屬臟腑)에까지 파급되어 발병(發病)된 것으로 경맥순행부위병증(經脈循行部位病證), 오관칠규(五官七竅) · 구체(軀體)의 병증(病證)을 포함 - 소생병(所生病): 본경주치(本經主治)의 병증(病證)이며 그 가운데 소속장부(所屬臟腑)의 병증으로 본장부병(本臟腑病)과 연계되어 장부병증이 포함되어 있으며 또한 본경(本經)및 타경(他經)의 순행부위상(循行部位上)에 발생된 병(病)이 포함됨 〈각가(各家)의 시동병(是動病) · 소생병(所生病)에 대한 론(論)〉 • 《黃帝內經靈樞集注》"夫是動者, 病因于外; 所生者, 病因于內" • 《難經 · 二十二難》"經言是動者, 氣也, 所生病者, 血也. 邪在氣, 氣爲是動, 邪在血, 血爲所生病." • 《難經經釋》"是動諸病, 乃本經之病, 所生之病, 則以類推而旁及他經者." • 《類經 十四卷第十注》"動, 言變也, 變則變常而爲病也. 如陰陽應象大論曰, 在變動爲握爲噦之類, 卽此之謂. …觀此以是動爲氣, 所生爲血, 先病爲氣, 後病爲血, 若乎近理; 然細察本篇之義, 凡在五藏, 則各言藏所生病, 凡在六府, 則或言氣或言血, 或脈或筋, 或骨或津液, 其所生病本各有所主, 非以血氣二字統言十二經者也." → 동(動)은 변함을 이르는데, 변(變)하면 정상(正常)됨이 변(變)하여 병(病)이 되는 것이다. ... 이것을 살펴볼 때, 시동(是動)은 기(氣)가 되고 소생(所生)은 혈(血)이 되며, 선병(先病)은 기병(氣病)이 되고 후병(後病)은 혈병(血病)이 되니, 이치(理致)에 가깝다. 그러나 본편(本篇)의 뜻을 상세히 관찰하여 보면, 무릇 오장(五臟)에 있으면 각장(各臟)의 소생병(所生病)이라 이르고, 무릇 육부(六腑)에 있으면 기(氣) 또는 혈(血), 맥(脈) 또는 근(筋), 골(骨) 또는 진액(津液)이라 이르러 그 소생병(所生病)이 본래 각각 주(主)하는 바가 있으니, 혈(血) · 기(氣) 두 자(字)로 총괄(總括)하여 십이경(十二經)을 말하는 것은 아니다.

肺脹滿[2)]膨膨[3)]而喘咳[4)]

2) 폐창만(肺脹滿)	경기운행(經氣運行)의 실조(失調)로 인하여 폐주기(肺主氣)와 사호흡(司呼吸) 기능이 실조(失調)됨으로써 폐기불선(肺氣不宣)하게 됨. 이에 창만(脹滿)이 발생함
3) 팽팽(膨膨)	창심(脹甚)을 의미
4) 천해(喘咳)	폐기불선(肺氣不宣)으로 호흡작용(呼吸作用)에 이상이 발생(發生) 한 것

缺盆[5)]中痛[6)]

5) 결분(缺盆)	폐경별(肺經別)이 나오는 곳
6) 결분중통(缺盆中痛)	경맥기(經脈氣)의 불통(不通)으로 인한 동통(疼痛) 張介賓 "缺盆, 雖十二經之道路, 而肺爲尤近, 故肺病則痛."

甚則交兩手[7)]而瞀[8)]

7) 심즉교양수(甚則交兩手)	"가슴 부위를 감싸다"라는 의미
8) 무(瞀: 흐릴무)	시물모호불청(視物模糊不淸), 정신혼란(精神昏亂)

此爲臂厥[9)]

9) 비궐(臂厥)	궐냉(厥冷)한 상태(경기經氣가 역逆하므로 발發). 이는 천해(喘咳), 결분중통(缺盆中痛), 심즉교양수이무(甚則交兩手而瞀)등의 증상이 나타남을 말하는 것으로 비부(臂部)의 경기(經氣)가 역행(逆行)되어 발생되는 소치임

上氣[10)]喘喝[11)]

10) 상기(上氣)	폐기상역(肺氣上逆)을 의미
11) 천갈(喘渴)	張介賓 "渴當作喝(목멜 애). 聲粗急也."

煩心[12)]胸滿[13)]

12) 번심(煩心)	폐열(肺熱)이 심(心)에 미침
13) 흉만(胸滿)	폐기화열(肺氣化熱)로 가슴이 그득하게 됨

掌中熱[14)]

14) 장중열(掌中熱)	폐열(肺熱) → 심(心) · 심포(心包)에 영향 (손바닥에 본경락本經絡이 퍼지는 것과 연관)

肺氣盛[15]有餘

15) 기성(氣盛)	외부사기(外部邪氣)가 성(盛), 혹은 폐기(肺氣)가 성(盛)하여 발생

肺氣虛則肩臂痛寒[16]

16) 기성유여(氣盛有餘), 즉견비통풍한(則肩臂痛風寒)....기허즉견비통한(氣虛則肩臂痛寒)	張志聰 "氣之盛虛者, 謂太陰之氣也. 肺兪在肩背, 因氣而痛于兪, 所謂氣傷病也."

少氣不足以息[17]

17) 소기부족이식(少氣不足以息)	경기허(經氣虛)로 인해 정상적인 호흡(呼吸)을 못한 상태, 이완(弛緩)상태

溺色變[18]

18) 뇨색변(溺色變)	소변색에 이상, 폐통조수도실조(肺通調水道失調) → 방광수(膀胱水)기능 이상 발(發); 기성(氣盛) → 소변빈삭(小便頻數); 기허(氣虛) → 소변색변(小便色變)

외인(外因)으로 인하여 본경(本經)의 경기(經氣)가 침습(侵襲)되어 병변(病變)이 발생하면 칭하기를 "시동병(是動病)"이라 하는데, 창만팽팽하고 천해하며(脹滿膨膨而喘咳: 폐부肺部 창만팽대脹滿膨大하여 기천해수(氣喘咳嗽), 결분중통(缺盆中痛: 쇄골상와부 동통)하고, 심하면 교양수이무(交兩手而瞀: 양수교차兩手交叉하여 흉부를 감싸앉고, 안정眼睛은 불청초不淸楚함)하는데, 이를 비궐(臂厥)이라 한다,

내인(內因)으로 인하여 병변이 발생하면 점차적으로 경락(經絡)으로 영향을 미치게 되는 것을 칭하기를 "소생병(所生病)"이라 하는데, 해(咳: 해수), 상기천(上氣喘: 천기상역喘氣上逆), 갈(喝: 구갈(口渴), 번심흉만(煩心胸滿: 심흉번만心胸煩滿), 노비내전렴통궐(臑臂內前廉痛厥: 상완上腕과 전완前腕 내측전연內側前緣 동통 혹 발냉發冷), 장중열(掌中熱: 장중발열掌中發熱)하게 된다.

사기(邪氣)가 유여한 폐기성(肺氣盛有餘: 실증實證)하면 견비통(肩臂痛: 견배동통肩背疼痛)하고, 풍한(風寒)에 감수된 후 한출(汗出)하고 풍(風)에 적중되면, 소변삭이흠(小便數而欠: 소변 회수는 많으나 양은 적음)하게 된다. 정기(正氣)가 부족(不足)한 폐기허(肺氣虛: 허증虛證)하면 견비통한(肩臂痛寒: 견배동통 및 파냉怕冷), 소기부족이식(少氣不足以息: 기단氣短)하고 뇨색변(溺色變)하게 된다.

❷ 수양명대장경(手陽明大腸經)

1) 경혈

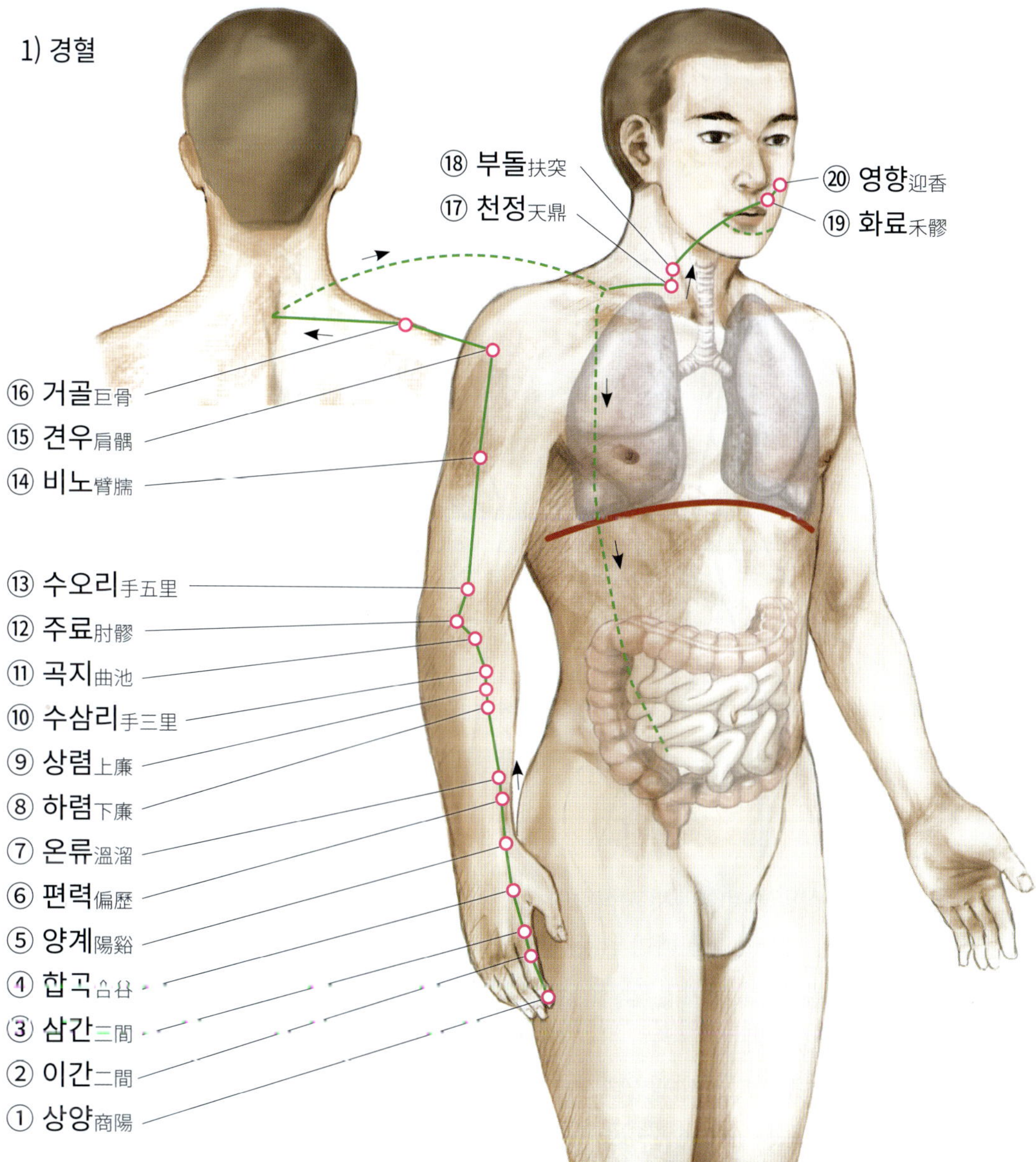

유주순행(流注循行) **요약**

① 기시(起始), 식지내측(食指內側) 말단(末端) → 1,2지 중수골간 → 양계(陽谿) → 전비(前臂) 외측(外側) 전연(前緣) → 상비외측(上臂外側) 전연(前緣) → 견단(肩端), 견우(肩髃) → 견배부(肩背部) △병풍(秉風), △대추(大椎) → 쇄골상와(鎖骨上窩: 결분부缺盆部)
- 락폐(絡肺), 속대장(屬大腸)
- 경(頸), 협(頰) → 하치은(下齒齦) → 환요구순(還繞口脣) △지창(地倉), △인중(人中: 좌우교차) → 비익방(鼻翼傍: 영향迎香)에서 위경(胃經)과 상접(相接)

2) 유주 순행

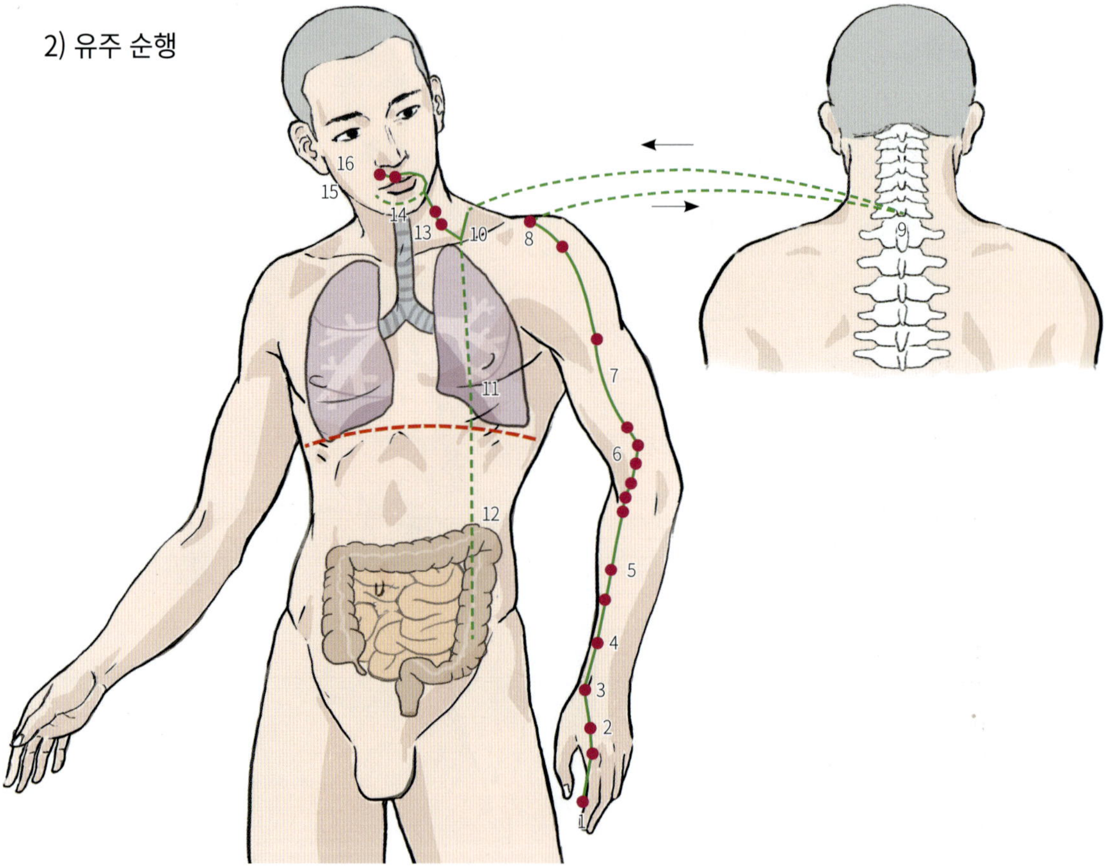

요골단(橈骨端) 상양(商陽)혈에서 시작하여

식지 요측(撓側) 가장자리를 따라 손등에서

→ 제1장골과 제2장골 사이인 합곡(合谷)혈의 위로 나와 장무지신근건과 단무지신근건 가운데로 들어갔다가

→ 하완(下腕) 위쪽을 따라서 팔꿈치 바깥쪽으로 들어가

→ 상박(上膊) 바깥쪽 앞 가장자리를 따라 어깨에 올라가고, 어깨관절 앞쪽으로 나왔다가

→ 다시 올라가 제7경추 아래의 대추(大椎)혈에 모였다가,

→ 다시 아래로 내려가 쇄골상와의 결분(缺盆)에 들어가고

→ 흉강으로 진입하여 폐(肺)를 락(絡)하고 횡격막을 뚫고 내려가 대장에 속한다.

→ 그 분지는 쇄골상와에서 갈라져 목으로 올라가 뺨을 뚫고 하치중(下齒中)으로 들어갔다가,

→ 다시 나와 입술을 돌아 인중(人中)에 올라가 좌우 교차되어

→ 왼쪽에서 온 것은 오른쪽으로 가고 오른쪽에서 온 것은 왼쪽으로 가서, 영향(迎香)으로 가고

→ 여기서 더 상행하여 족양명위경에 연결된다.

3) 순행의 원문 자전 해설

순행(循行)

大腸手陽明之脈, ① 起于大指次指[1)]之端[2)], ② 循指上廉[3)], 出合谷兩骨[4)]之間, ③ 上入兩筋之中[5)], 循臂上廉, ④ 入肘外廉, ⑤ 上臑外前廉, ⑥ 上肩, ⑦ 出髃骨之前廉, ⑧ 上出于柱骨[6)]之會上[7)], ⑨ 下入缺盆 ⑩ 絡肺, ⑪ 下膈 ⑫ 屬大腸, 其支者, ⑬ 從缺盆上頸貫頰[8)], ⑭ 入下齒中, ⑮ 還出挾口[9)], ⑯ 交人中[10)], 左之右, 右之左[11)], 上挾鼻孔.

① 起于大指次指[1)]之端[2)]

1) 대지차지(大指次指)	식지(食指)를 의미함
2) 기우대지차지지단(起于大指次指之端)	楊上善曰 "手陽明與手太陰合. 手太陰從中焦至手大指次指之端, 陰極卽變爲陽, 如此陰極陽起, 陽極陰起, 起行手頭至足, 如環無端也."

② 循指上廉[3)], 出合谷兩骨[4)]之間

3) 상렴(上廉)	張介賓曰 "上廉, 上側也. 二間, 三間也."
4) 양골(兩骨)	제 1~2장골(掌骨)

③ 上入兩筋之中[5)], 循臂上廉

5) 양근지중(兩筋之中)	양계혈처(陽谿穴處), 장무지신근건과 단무지신근건 사이

⑧ 上出于柱骨[6)]之會上[7)]

6) 주골(柱骨)	대추(大椎), 천주골(天柱骨) 《圖翼》 "肩骨上際, 頸骨之根也"
7) 회상(會上)	모임을 의미 《類經》 "六陽皆會于督脈之大椎, 是謂會上"

⑬ 從缺盆上頸貫頰[8)]

8) 협(頰)	뺨, 턱의 하각, 면협(面頰)

⑮ 還出挾口[9)]

9) 협구(挾口)	"구문지측(口吻之側)"을 의미

⑯ 交人中[10)], 左之右, 右之左[11)], 上挾鼻孔

10) 인중(人中)	수구혈(水溝穴)
11) 좌지우(左之右), 우지좌(右之左)	좌측경맥은 교차하여 우측으로 가고, 우측경맥은 교차하여 좌측으로 감.

4) 경맥병증

경맥병증(經脈病證)

是動則病 : 齒痛, 頸[1)]腫, 是主津液所生病者[2)], 目黃[3)], 口乾, 鼽[4)]衄[5)], 喉痺[6)], 肩前臑痛, 大指次指痛不用, 氣有餘則當脈所過者熱腫[7)], 虛則寒栗不復[8)].

5) 경맥병증 자전 해설

頸[1)]腫

1) 경(頸)	《千金》"경협(頸頰)"… 경맥순행로선상(經脈循行路線上) "상경관협(上頸貫頰)" 하는 것에 부합.

是主津液所生病者[2)]

2) 시주진액소생병자(是主津液所生病者)	大腸主津(液); 津(液)과 연관되어 경맥상(經脈上)에 나타남(소생병所生病) → 大腸經主津液所生病 "大腸與肺爲表裏, 肺主氣, 而津液由于氣化, 故凡大腸之或瀉或秘, 皆津液所生之病, 而主在大腸也"(《類經 十二經注》)《太素》, 《脈經》, 《千金》, 《圖翼》… 액(液)이 없음(액液은 소장경소생병小腸經所生病이므로)

目黃[3)]

3) 목황(目黃)	진액취성습(津液聚成濕); 습사(濕邪)→ 목황(目黃) 발생

鼽[4]衄[5]

4) 구(鼽)	코가 막히고 콧물 흐르는 것
5) 뉵(衄)	코피, 뉵혈(衄血)

喉痺[6]

6) 후비(喉痺)	인후종통(咽喉腫痛), 옹색부통(壅塞不通) 王肯堂曰: "凡經云喉痺者, 謂喉中呼吸不通, 言語不出. 云咽痛, 云嗌痛者, 謂咽喉不能納唾與食. 盖痛喉痺者, 必兼咽嗌痛, 病咽嗌痛者, 未必兼喉痺也."

氣有餘則當脈所過者熱腫[7]

7) 열종(熱腫)	사기(邪氣)와 정기(正氣)의 투쟁(鬪爭)으로 경맥기혈이 조체됨(經脈氣血阻滯) → 화열하고 종이 발생(化熱而腫)

虛則寒栗不復[8]

8) 한율불복(寒栗不復)	한전(寒戰)이 심함을 의미

외인(外因)으로 인하여 본경(本經)의 경기(經氣)가 침습(侵襲)되어 병변(病變)이 발생하면, 치통(齒痛), 경종(頸腫)하게 된다.

내인(內因)으로 인하여 진액(津液)에 병변이 발생하면 점차적으로 경락(經絡)으로 영향을 미치게 되어(대장전도수곡大腸傳導水穀, 변화정미變化精微, 그러므로 주진액主津液이라 함) 목황(目黃), 구건(口乾), 구뉵(鼽衄: 비류청체鼻流淸涕, 비출혈鼻出血), 후비(喉痺: 인후종통(咽喉腫痛), 견전노통(肩前臑痛: 견부에서 상완부까지 동통疼痛 발생), 대지차지통불용(大指次指痛不用)하게 된다.

사기(邪氣)가 유여(有餘)한 기유여(氣有餘: 실증實證)하면 본 경맥이 통과하는 부위에 열송(當脈所過者熱腫: 본경本經 통과부위 발열종통發熱腫痛)하며, 정기가 부족한 허(虛: 허증虛證)이면 한율불복(寒栗不復: 발냉發冷 한전寒戰, 회복하기가 어려움)하게 된다.

❸ 족양명위경(足陽明胃經)

1) 경혈

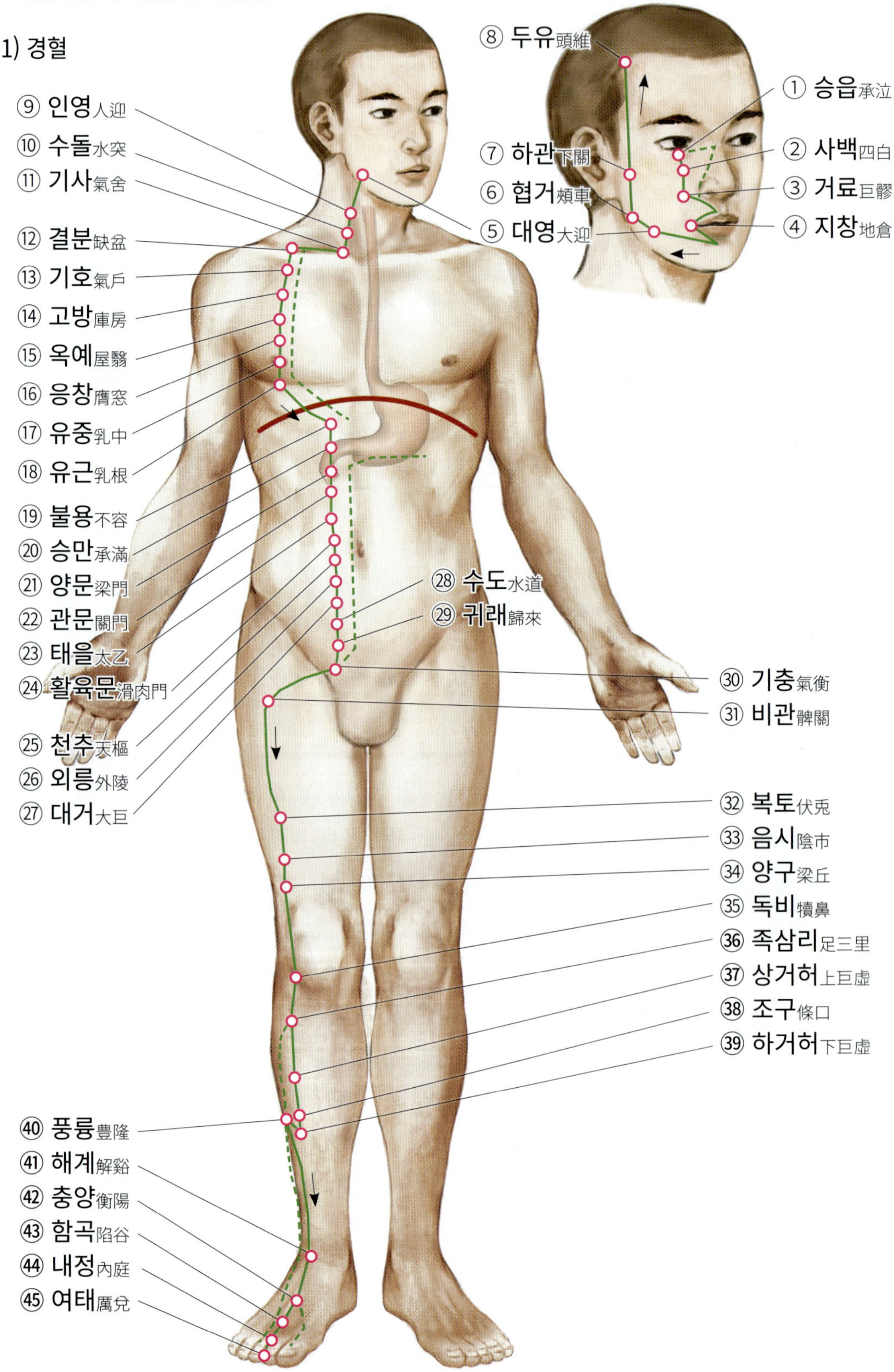

유주순행(流注循行) 요약

① 기시(起始), 비익방(鼻翼傍) △영향(迎香) → 상행하여 비근부(鼻根部) △정명(睛明) → 비방(鼻傍)을 따라 하행 → 상치은(上齒齦)에 진입(進入) → 환요구순(還繞口脣) △인중(人中), △승장(承漿) → 하악(下顎) → 상행(上行) 귀앞(耳前) △상관(上關), △현리(懸釐), △함염(頷厭) → 앞이마(前額) △신정(神庭: 위경胃經의 기시起始 : 승읍承泣과 영향迎香의 사이 → 경맥經脈의 교회交會, 근거리 원칙)

② 면부(面部) 지맥(支脈) : 대영(大迎) → 후롱(喉嚨) → 결분부(缺盆部)[※참고: 두면부에서 하행하는 경맥(經脈: 체간體幹으로 입入하는 지맥支脈)은 대부분 결분(缺盆)을 지남. 방광경(膀胱經)은 제외]

┌ 향후(向後) 배부(背部) △대추(大椎)
└ 입리(入裏) △상완(上脘), △중완(中脘) → 속위락비(屬胃絡脾)

③ 결분부(缺盆部) 직행맥(直行脈) : 흉부(胸部), 복부(腹部) 혈위(穴位)를 따라 하행(下行) → 소복(少腹: 서혜부) 기충(氣衝)에 도달

④ 위하구(胃下口) 지맥(支脈) : 복강(腹腔) 심층(深層)을 따라 하행(下行) → 기충(氣衝)에 도달하여 결분부(缺盆部) 직행의 지맥(支脈)과 합

⑤ 하지부(下肢部) 본경순행맥(本經循行脈) : 기충(氣衝) → 대퇴 전면 → 슬개골 도달 → 경골외측(脛骨外側) 전연 → 족배(足背) → 족제2지(足第二趾) 외측단(外側端)

⑥ 경부(脛部) 지맥(支脈) : 슬하(膝下)3촌(족삼리足三里) 분출(分出) → 족중지(足中趾) 외측단(外側端: 족중지足中趾 : 수지手指, 족지足趾 중에서 유일하게 경맥經脈이 분포하지 않는 곳 → 위경胃經의 분지分支가 연계함)

⑦ 족배(足背) 지맥(支脈) : 부상(跗上: 발등) 분출(分出) → 족대지(足大趾) 내측단(內側端: 족태음비경足太陰脾經과 상접相接)

2) 유주 순행

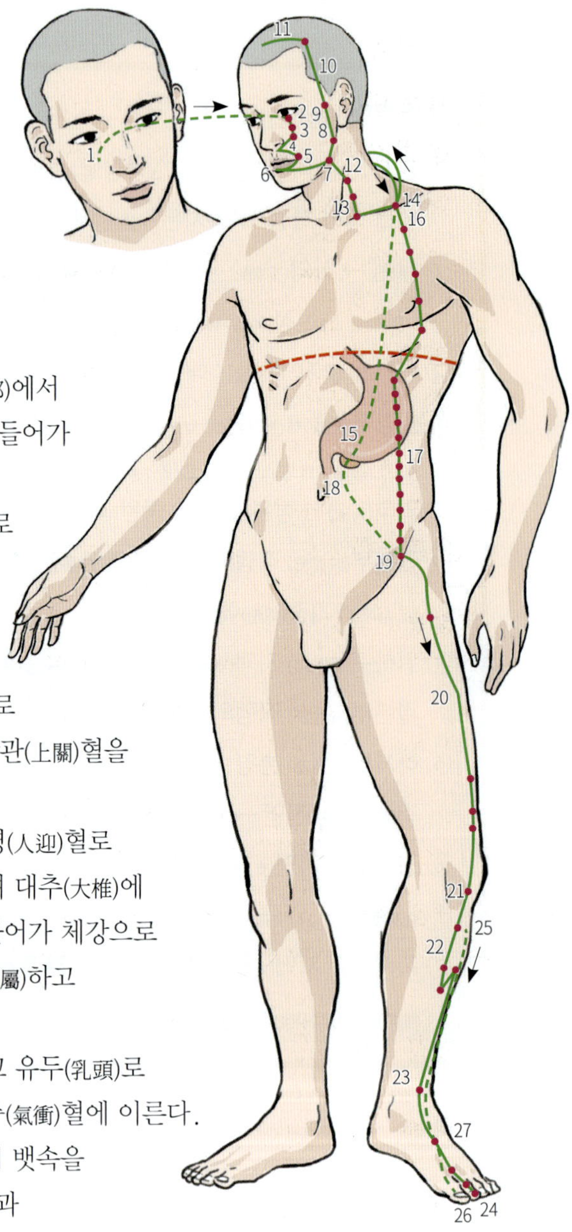

콧구멍 주위에서 시작하여

→ 코를 끼고 위로 올라가 좌우로 비근부(鼻根部)에서 서로 만나 모이고, 옆으로 목내자(目內眥)로 들어가 족태양경에 연락하고,

→ 콧마루 밖을 따라 아래로 내려와 상치(上齒)로 들어갔다가

→ 다시 나와 입술을 끼고 돌아서 승장(承漿)혈에서 좌우 교차되고,

→ 다시 턱 후면 아래쪽으로 가서 대영(大迎)혈로 나와 하악각 뒤를 따라 귀 앞으로 들어가 상관(上關)혈을 지나 발제를 따라 이마 앞까지 간다.

→ 그 하나의 분지는 대영혈의 앞으로부터 인영(人迎)혈로 내려와 후롱을 따라서 아래로 후행(後行)하여 대추(大椎)에 이르고, 다시 전행(前行)하여 결분(缺盆)에 들어가 체강으로 진입하여 횡격막을 뚫고 내려가 위(胃)에 속(屬)하고 비(脾)에 락(絡)한다.

→ 직행하는 노선은 결분을 따라 체표로 나오고 유두(乳頭)로 내려가 배꼽 양방 2촌 부위를 순행하여 기충(氣衝)혈에 이른다.

→ 또 다른 분지는 위의 아래, 유문(幽門)부에서 뱃속을 따라 내려가 기충혈에 이르고 직행한 맥(脈)과 합하여 아래의 대퇴로 내려가 무릎으로 들어가고,

→ 경골(脛骨) 바깥쪽을 따라 발등에 내려가 두 번째 발가락 끝 여태(厲兌)혈로 들어간다.

→ 하나의 분지(分支)는 무릎 아래 3촌에서 갈라져 내려가 가운데 발가락 바깥쪽에 들어간다.

→ 다른 하나의 분지는 발등에 있는 충양(衝陽)혈에서 갈라져 엄지발가락 안쪽 말단 은백(隱白)혈로 들어가고 족태음비경에 연결된다.

3) 순행의 원문 자전 해설

순행(循行)

胃足陽明之脈, ① 起于鼻之交頞[1)]中, ② 旁約[2)]太陽[3)]之脈, ③ 下循鼻外, ④ 入上齒中, ⑤ 還出挾口環脣, ⑥下交承漿, ⑦ 却[4)]循頤[5)]後下廉, ⑧ 出大迎, 循頰車, 上耳前, ⑨ 過客主人[6)], ⑩ 循髮際[7)], ⑪ 至額顱[8)], 其支者, ⑫ 從大迎前下人迎, 循喉嚨, ⑬ 入缺盆, ⑭ 下膈, ⑮ 屬胃, 絡脾, 其直者, ⑯ 從缺盆下乳內廉, ⑰ 下挾臍, 入氣街[9)]中, 其支者, 起于胃口[10)], 下循腹裏, ⑱下至氣街中而合[11)], ⑲ 以下髀關, ⑳ 抵伏兎, ㉑ 下膝臏[12)]中, ㉒ 下循胫外廉, ㉓ 下足跗, ㉔ 入中指內間[13)], 其支者, ㉕ 下廉三寸而別, ㉖ 下入中指外間, 其支者, ㉗ 別跗[14)]上, 入大指間, 出其端[15)].

① 起于鼻之交頞[1)]中,

[1)] 알(頞: 콧마루 알)	《發揮》"鼻山根爲頞, 足陽明起于鼻兩旁迎香穴, 由是而上, 左右相交于頞中"

② 旁約[2)]太陽[3)]之脈,

[2)] 약(約)	納혹 纏(얽을 전)束. 《圖經》"足太陽起于目眦(睛明穴)而陽明旁行約之" → 족양명위경(足陽明胃經)이 방측(旁側)의 태양경맥(太陽經脈)을 전속(纏束)함을 의미
[3)] 태양(太陽)	족태양경(足太陽經)을 의미

⑦ 却[4)]循頤[5)]後下廉

[4)] 각(却)	"진이퇴전(進而退轉)"한다는 의미
[5)] 이(頤: 턱 이)	구각후하방(口角後下方)으로 시(腮)의 아부

⑨ 過客主人[6)]

[6)] 객주인(客主人)	상관혈(上關穴: 담경膽經)을 의미

⑩ 循髮際[7]

7) 발제(髮際)	두발(頭髮)의 변연부(邊緣部)에 해당

⑪ 至額顱[8], 其支者

8) 액로(額顱)	《發揮》"髮際前爲額顱" → 前額骨部, 髮下眉上處: 前額中央神庭

⑰ 下挾臍, 入氣街[9]中, 其支者, 起于胃口[10], 下循腹裏,

9) 기가(氣街)	소복하방(少腹下方), 모제양방(毛際兩旁)으로 기충(氣衝)이라 하기도 함.
10) 위구(胃口)	위(胃)의 하구(下口)에 해당

⑱ 下至氣街中而合[11]

11) 기가중이합(氣街中而合)	기가(氣街)에서 양지맥(兩支脈)이 서로 회합함을 의미

㉑ 下膝臏[12]中

12) 빈(臏)	슬개골을 의미

㉔ 入中指內間[13], 其支者,

13) 여태(厲兌)	2지(趾) 외측에 해당

㉗ 別跗[14]上, 入大指間, 出其端[15]

14) 족부(足跗)	족배(足背)를 의미
15) 출기단(出其端)	이부위에서 脾經과 연락됨

4) 경맥병증

경맥병증(經脈病證)

是動則病: 洒洒[1]振寒, 善呻數欠[2]顔[3]黑, 病至則惡人與火, 聞木聲[4]則惕然而驚[5], 心欲動[6], 獨閉戶塞牖[7]而處. 甚則欲上高而歌, 棄衣而走[8], 賁響腹脹[9], 是爲骭[10]厥, 是主血所生病者[11], 狂瘧[12]溫淫[13]汗出, 鼽衄, 口喎[14]脣胗[15], 頸腫喉痺, 大腹水腫, 膝臏腫痛, 循膺, 乳, 氣街, 股, 伏兎, 骭外廉, 足跗上皆痛, 中指不用[16], 氣盛則身已前皆熱, 其有餘於胃, 則消穀善饑[17], 溺色黃, 氣不足則身已前皆寒慄, 胃中寒則脹滿[18].

5) 경맥병증 자전 해설

洒洒[1]振寒

1) 洒(시원할 쇄, 떨 선)	진발성한전(陣發性寒戰). 한상(寒狀), 한냉(寒冷)의 상태를 형용함.《脈經》,《甲乙經》,《千金》에는 悽(슬퍼할 처)悽로 되어있음.

善呻數欠[2]顔[3]黑

2) 선신삭흠(善呻數欠)	선(善)은 삭(數)과 동(同), 신(呻)은 신(伸)의 오자(誤字)→ 신요가흠(伸腰呵欠)의 의미임.
3) 안(顔)	천정(天庭: 이마)부위

聞木聲[4]則惕然而驚[5]

4) 목성(木聲)	목기(木器)에서 나는 소리를 형용함
5) 척연이경(惕然而驚)	두려우며 슬퍼짐

心欲動[6]

6) 심욕동(心欲動)	불안한 상태

獨閉戶塞牖[7]而處

7) 독폐호색유(獨閉戶塞牖)	홀로 집안에만 있으려 함

棄衣而走[8]

8) 기의이주(棄衣而走)	"옷 벗고 달아남"의 뜻으로 狂証을표현

賁響腹脹[9]

9) 분향복창(賁響腹脹)	복창장명(腹脹腸鳴), 여비기유성야(如沸起有聲也).

是爲骭[10]厥

10) 한(骭)	경골(脛骨)의 고칭(古稱). 한궐(骭厥) → 족경부(足脛部)의 기혈상역(氣血上逆)으로 나타남.

是主血所生病者[11]

11) 시주혈소생병자(是主血所生病者)	위(胃)는 수곡지해(水穀之海)가 됨. 화생정미(化生精微) 주생영혈(主生營血) → 위부병(胃腑病)으로 영혈불생(營血不生) - 혈병(血病)을 주치(主治). 또한 양명경(陽明經)은 다기다혈(多氣多血)하므로 혈(血)로 인한 소생병(所生病)을 주치(主治)하며, 이에 위경(胃經)의 소생병을 시주혈(是主血)이라함. 張介賓 "中焦受穀, 變化而爲血, 故陽明爲多氣多血之經, 而主血所生病者."

狂瘧[12]溫淫[13]汗出

12) 광학(狂瘧)	발냉발열(發冷發熱)하는 학질(瘧疾)로 광조불안(狂躁不安)함. 《類經》:十二經病注 "陽明經盛則狂, 風勝則瘧"
13) 온음(溫淫)	온열병(溫熱病)이 과성(過盛: 음淫=과過)한 상태 《難經》"溫氣淫泆則汗出"

口喎[14] 脣殄[15]

[14] 구와(口喎)	구안와사(口眼喎斜)
[15] 순진(脣胗)	진(疹)의 고사(古寫). 구진생창양(口唇生瘡瘍)을 의미함

中指不用[16]

[16] 중지불용(中指不用)	2-3족지불용(足趾不用: 불능굴신不能屈伸)

則消穀善饑[17]

[17] 소곡선기(消穀善饑)	소화(消化)가 빨리 되어 기아감(飢餓感)을 느끼는 것

胃中寒則脹滿[18]

[18] 위중한즉창만 (胃中寒則脹滿)	〈위경(胃經) 주요 작용(作用)〉 → 調理脾胃, 調和氣血, 補中益氣, 瀉陽明熱, 醒腦開竅, 利濕消腫, 止咳平喘 〈위경(胃經) 주요 병증(病症)〉 → 양명화열(陽明火熱)로 인한 병증(病症) 癲狂, 神志病, 瘧疾… // 脾胃疾患: 腹滿, 胃脘痛// 鼻衄(喉痺) : 血所生病// 牙痛: 胃經循行// 痿證: "陽明虛, 則宗筋縱, 帶脈不引, 故足痿不用也." // 水腫: 血所生病// 기(氣)와 경맥순행노선(經脈循行路線)의 관절병증(關節病症) → 소화기계(消化器系)외의 위경병증(胃經病症) 狂症… 陽明火熱, 發爲癲狂// 足陽明之別, … 其病… 實則狂癲."《영추·경맥》 瘧症… "足陽明之瘧, 令人先寒洒淅, 洒淅寒甚, 久乃熱, 熱去汗出. 喜見晄火氣, 乃快然, 刺足陽明跗上."《소문·자학론》// 郭靄春: 소음학(少陰瘧)과 착간(錯簡)으로 봄 // "多寒熱, 熱多寒少, 欲閉戶牖而處, 刺足陽明跗上."이라 해야 함. 胃家實證 … 陽明熱, 裏實熱證// 大承氣湯(大黃, 厚朴, 枳實, 芒硝)證 // "傷寒, 若吐若下後, 不解, 不大便五六日, 上至十餘日, 日晡所發潮熱, 不惡寒, 獨語如見鬼狀, 若劇者, 發則不識人, 循衣摸床, 惕而不安, 微喘直視, 脈弦者生, 澁者死; 微者, 但發熱潮熱譫語者, 大承氣湯主之. 若一服利, 則止後服."(상한론 222條)

외인(外因)으로 인하여 본경(本經)의 경기(經氣)가 침습(侵襲)되어 병변(病變)이 발생하면, 선선진한(洒洒振寒: 몸에 찬물을 끼얹는 것처럼 한전寒戰의 감각), 선신(善呻: 호신요好伸腰), 삭흠(數欠: 하품 다발), 안흑(顔黑)하고, 병(病)이 발작할 시에 오인여화(惡人與火: 사람과 불을 싫어함), 문목성즉척연이경(聞木聲則惕然而驚: 목성木聲을 들으면 경공驚恐함), 심욕동(心欲動: 심계心悸), 독폐호색유이처(獨閉戶塞牖而處: 홀로 집안에 거처하려 함)하고, 심하면 욕상고이가(欲上高而歌: 높은 곳에 올라가 노래 부름), 기의이주(棄衣而走: 옷을 벗고 달음질 침), 분향(賁響: 장명腸鳴), 복창(腹脹)하게 되며, 이를 한궐(骭厥)이라 한다.

내인(內因)으로 인하여 혈액(血液)에 병변이 발생하면 점차적으로 경락(經絡)에 영향을 미치게 되어(위胃는 수곡지해水穀之海가 되며, 주요하게 영혈營血을 발생하므로 주요 병변에 대하여 주혈소생병主血所生病이라 함) 광(狂: 광증), 학(瘧: 학질), 온음한출(溫淫汗出: 온열병溫熱病 출한出汗), 구뉵(鼽衄: 비류청체鼻流淸涕, 비출혈鼻出血), 구와(口喎: 구안와사口眼喎斜), 순진(脣胗: 구진생창口唇生瘡), 경종(頸腫: 경부종대頸部腫大), 후비(喉痺: 인후종통咽喉腫痛), 대복(大腹: 복부팽대腹部膨大), 수종(水腫), 슬빈종통(膝臏腫痛: 슬부膝部 종통腫痛)하고, 아울러 본경이 통과하는 부위인 응(膺), 유(乳), 기가(氣街), 고(股), 복토(伏兎), 한외렴(骭外廉), 족부상(足跗上)에 모두 동통이 발생하고, 중지불용(中指不用)하게 된다.

본경(本經)의 사기(邪氣)가 유여한 기성(氣盛: 실증實證)하게 되면 신이전개열(身已前皆熱: 신체의 전면前面 부분 발열)한다. 또한 위(胃)가 유여(其有餘於胃: 위열유여胃熱有餘)하게 되면, 소곡선기(消穀善饑: 소화가 되면 항상 기아감飢餓感을 느낌), 뇨색황(溺色黃: 소변小便과 안색顔色이 발황發黃)하게 된다.

본경(本經)의 정기(正氣)가 부족한 기부족(氣不足: 허증虛證)한 상태가 되면 신이전개한율(身已前皆寒慄: 신체 전면부 한전寒戰), 위중한(胃中寒: 위리한胃裏寒)하고, 아울러 창만(脹滿: 복창만腹脹滿)도 발생한다.

❹ 족태음비경(足太陰脾經)

1) 경혈

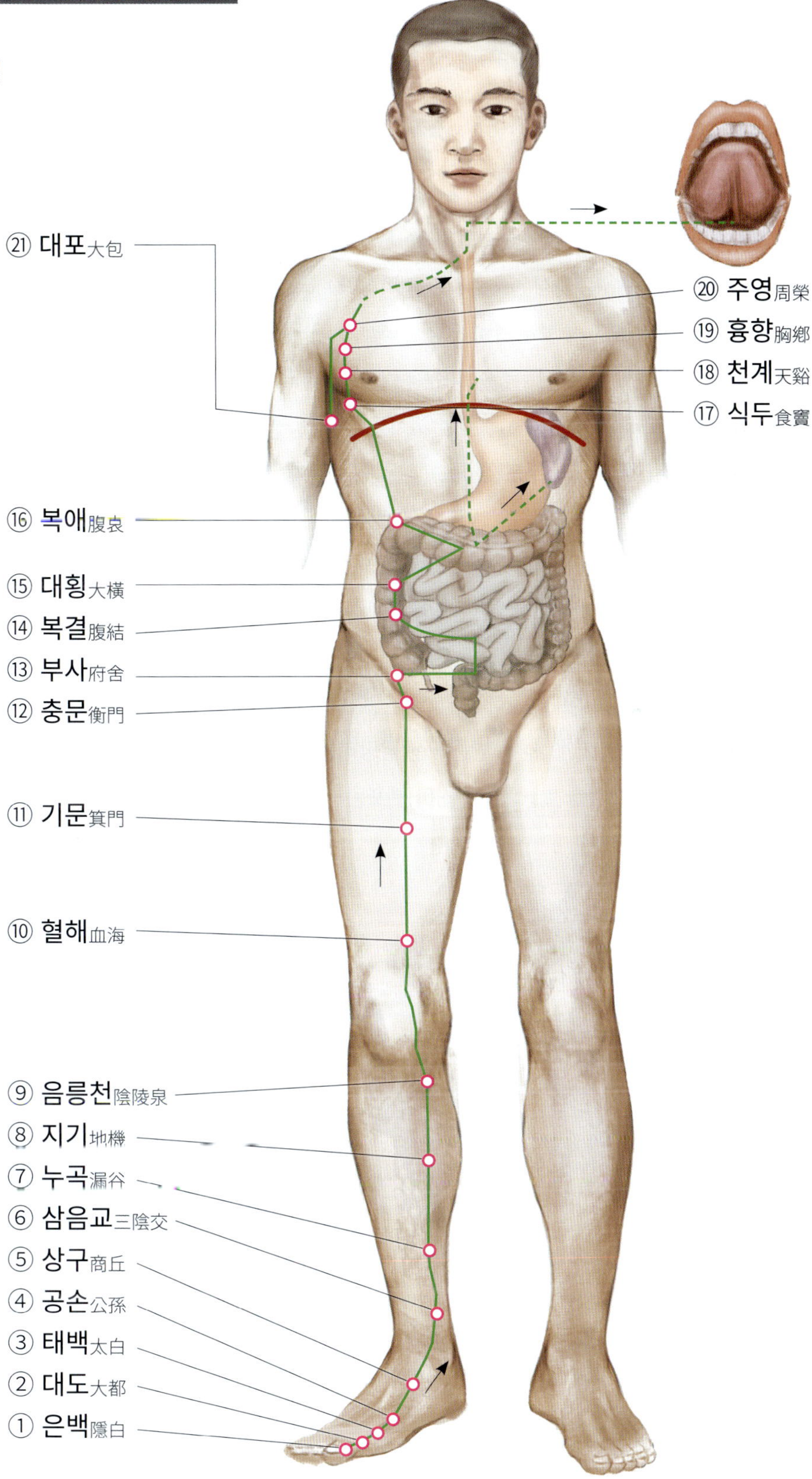

유주순행(流注循行) 요약

① 기시(起始), 족무지말단내측(足拇趾末端內側) → 족무지측(足拇趾側) 내측적백육제(內側赤白肉際) → 족내과전면(足內踝前面) → 소퇴내측(小腿內側)[내과상(內踝上) 8촌(寸) 이하(以下) : 간경후면(肝經後面)을 순행 / 내과상(內踝上) 8촌(寸) 이상(以上) : 간경전면(肝經前面)을 순행] → 슬부(膝部), 대퇴내측 전연 → 복부(腹部) △중극(中極), △관원(關元), △하완(下脘) → 속비락위(屬脾絡胃) → 상행(上行) △일월(日月), △기문(期門) → 횡격막 통과, 흉부(胸部) 본경혈(本經穴) 순행(循行) △중부(中府) → 식도(食道) 옆을 끼고 상행(上行) → 연설본(連舌本), 산설하(散舌下)

② 위부(胃部) 지맥(支脈) : 위부분출(胃部分出) → 횡격막 통과 → 입심중(入心中: 심경心經과 상접相接)

[※참고: 내과상(內踝上) 8촌(寸) 이상과 이하의 삼음경 분포 및 주치증에 의한 해석]

i) 내과상(內踝上) 8촌 이상 : 전(前: 태음太陰), 중(中: 궐음厥陰), 후(後: 소음少陰)

ii) 내과상(內踝上) 8촌 이하 : 전(前: 궐음厥陰), 중(中: 태음太陰), 후(後: 소음少陰)

간경(肝經) : 경맥(經脈) 순행상(循行上) 생식기(生殖器), 소복부(小腹部)와 관련된 산증(疝症)을 주치(主治)하는 혈(穴: 행간行間, 태충太衝)이 분포됨

비경(脾經) : 소화계(消化系) 병증(病症) 담당하는 혈(은백隱白, 대도大都, 태백太白, 공손公孫 → 두 경맥經脈이 바뀐 부분에 위치)이 분포됨

2) 유주 순행

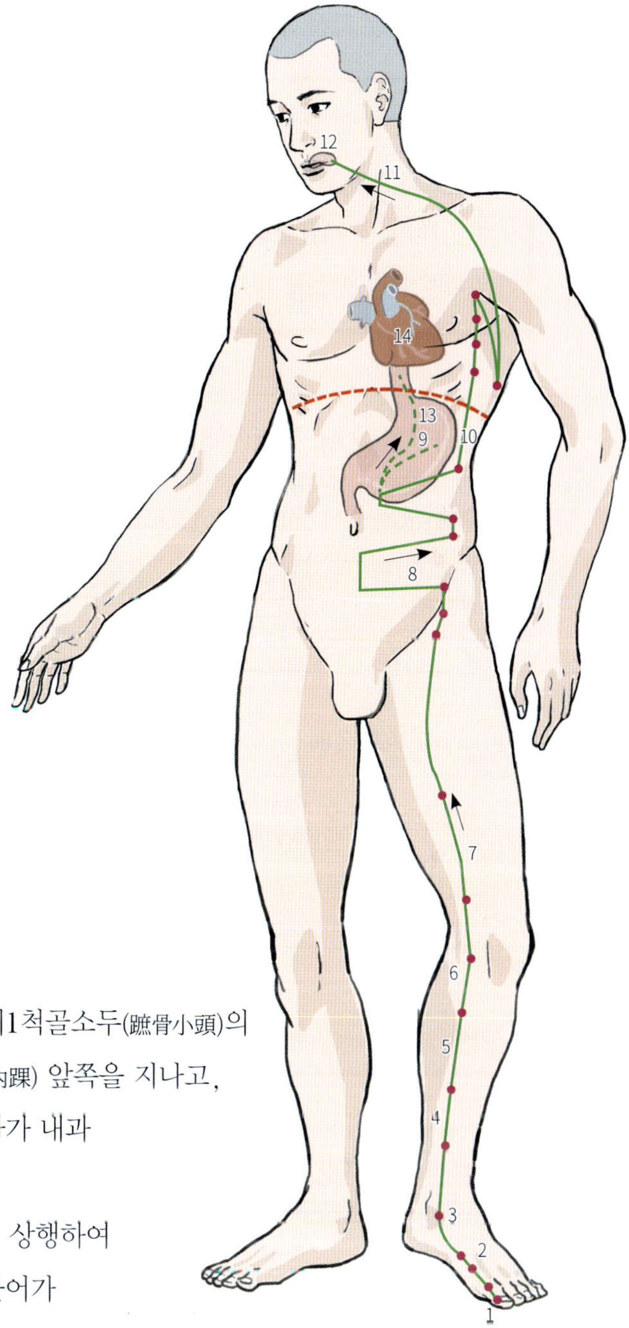

엄지발가락 끝 은백(隱白)혈에서 시작하여

→ 발가락 안쪽 적백육제 사이를 따라 제1척골소두(蹠骨小頭)의 핵골(核骨) 뒤를 지나 상행하여 내과(內踝) 앞쪽을 지나고,

→ 소퇴(小腿) 내측의 정중선을 따라 올라가 내과 상 8촌되는 곳을 통과하여

→ 족궐음간경의 앞으로 가로질러 나와, 상행하여

→ 대퇴 안쪽으로 따라 올라가 복부로 들어가 비(脾)에 속(屬)하고 위(胃)에 락(絡)한다.

→ 횡격막을 뚫고 올라가 인후를 끼고 가서 설근(舌根)에 연계되고 설하(舌下)에 포산되어진다.

→ 하나의 분지는 다시 위(胃)에서 갈라져 횡격막을 뚫고 올라가 심장으로 들어가서 수소음심경에 연결된다.

3) 순행의 원문 자전 해설

순행(循行)

脾足太陰之脈, ① 起于大指之端, 循指內側白肉際[1], 過核骨[2]後, ② 上內踝前廉,
③ 上腨內, ④ 循脛骨後, ⑤ 交出厥陰[3]之前, ⑥ 上膝 ⑦ 股內前廉, ⑧ 入腹
⑨ 屬脾絡胃, ⑩ 上膈, ⑪ 挾咽[4], ⑫ 連舌本[5], 散舌下, 其支者, ⑬ 復從胃, 別上膈, ⑭ 注心中.

① 起于大指之端, 循指內側白肉際[1], 過核骨[2]後

[1] 백육제(白肉際)	赤白肉際. 沈又彭曰 "白肉, 三陰脈所經, 赤肉, 三陽脈所經, 際, 乃白肉盡處."
[2] 핵골(核骨)	제1척골두돌기(蹠骨頭突起), 형상(形狀)이 절반으로 나누어진 과핵(果核)과 같음을 형용함.(척골蹠骨: 중족골)

⑤ 交出厥陰[3]之前

[3] 교출궐음(交出厥陰)	족태음(足太陰), 족궐음경(足厥陰經)의 교차(交叉), 내과상(內踝上)8촌(寸)의 지기부위(地機部位)에서 교차됨

⑪ 挾咽[4]

[4] 인(咽)	인두(咽頭), 식도(食道)를 의미

⑫ 連舌本[5], 散舌下, 其支者

[5] 설본(舌本)	설근부(舌根部)를 의미

4) 경맥병증

경맥병증(經脈病證)

是動則病 : 舌本强[1], 食則嘔, 胃脘[2]痛, 腹脹善噫[3], 得後與氣[4], 則快然如衰[5], 身體皆重. 是主脾所生病者, 舌本痛, 體不能動搖, 食不下, 煩心, 心下急痛[6], 溏[7], 瘕[8], 泄[9], 水閉[10], 黃疸[11], 不能臥[12], 强立股膝內腫厥[13], 足大指不用.

5) 경맥병증 자전 해설

舌本强[1]

[1] 설본강(舌本强)	설근부활동불영(舌根部活動不靈), 강(强)=경(硬)

胃脘[2]痛

[2] 위완(胃脘)	위부(胃腑)를 의미

腹脹善噫[3]

[3] 희(噫)	애기(噯氣: 트림)를 의미

得後與氣[4]

[4] 득후여기(得後與氣)	득후(得後)→ 대변후(大便後), 기(氣)→ 시기(矢氣); 허공(虛恭)

則快然如衰[5)]

5) 즉쾌연여쇠(則快然如衰)	楊上善曰"穀入胃己, 其氣上爲營衛及膻中氣. 後有下行, 與糟粕俱下者, 名曰餘氣. 餘氣不與糟粕俱下, 雍而爲脹, 今得之泄之, 故快然腹減也."

心下急痛[6)]

6) 심하급통(心下急痛)	胃脘痛. 喩昌"此以脾病四迄(도달할 흘)之邪, 連及于心, 其勢分而差緩, 不若眞心痛之卒死矣. 卽太陰推之, 足少陰, 厥陰客邪皆可犯心)(심心 주변이 허한虛寒한 상태 → ∴심하급통心下急痛 발생), 惟陽虛陰厥, 斯(이 사, 차此와 동同)舟中皆舌文國矣." ※ 비경(脾經)… 심하급통(心下急痛)→ 한(寒)으로 인한 통(痛), 양허음궐(陽虛陰厥)에 의함 위경(胃經)… 위완당심이통(胃脘當心而痛)→ 식기부하(食氣不下)로 인한 통(痛), 역기(逆氣)에 의함

溏[7)]

7) 당(溏)	식소리(食消利)를 의미

瘕[8)]

8) 하(瘕)	식불소적병(食不消積病)을 의미

泄[9)]

9) 설(泄)	食不消飱泄. "脾寒則爲溏泄, 脾滯則爲癥瘕, 脾病不能制水則爲(飱)泄."《類經》

水閉[10)]

10) 수폐(水閉)	小便排出不能.《太素》"脾所生病, 不營膀胱, 故小便不利也"

黃疸[11]

11) 황달(黃疸)	정황(睛黃), 피부황(皮膚黃)

不能臥[12]

12) 불능와(不能臥)	《脈經·卷六第五作》"好臥不能食肉." 莫文泉曰 "按胃病則不能臥, 脾病則好臥, 以此論之, 《脈經》是. 餘義未詳."

强立股膝內腫厥[13]

13) 강립고슬내종궐 (强立股膝內腫厥)	기립시(起立時) 내측종창역냉(膝內側腫脹逆冷)

외인(外因)으로 인하여 본경(本經)의 경기(經氣)가 침습(侵襲)되어 병변(病變)이 발생하면, 설본강(舌本强: 설근강경舌根强硬), 식즉구(食則嘔: 식후食後 구역嘔逆), 위완통(胃脘痛), 복창(腹脹), 선희(善噫: 희기噫氣가 연속됨), 득후여기(得後與氣), 즉쾌연여쇠(則快然如衰), 신체개중(身體皆重)하게 된다.

내인(內因)으로 인하여 비(脾)에 병변이 발생하면 점차적으로 경락(經絡)으로 영향을 미치게 되어 설본통(舌本痛: 설근통舌根痛), 체불능동요(體不能動搖: 신체불득전동身體不得轉動), 식불하(食不下), 번심(煩心: 심내번조心內煩躁), 심하급통(心下急痛: 심와부 극통極痛), 당하설(溏瘕泄: 대편비당大便秘溏 혹 이질痢疾), 수폐(水閉: 수水가 내에서 축蓄하므로 이변불통二便不通), 황달(黃疸), 불능와(不能臥: 눕질 못함), 강립고슬내종궐(强立股膝內腫厥: 힘들게 억지로 서게 되면 내퇴와 슬부 내측부가 종창腫脹하고 궐냉厥冷함), 족대지불용(足大指不用)하게 된다.

❺ 수소음심경(手少陰心經)

1) 경혈

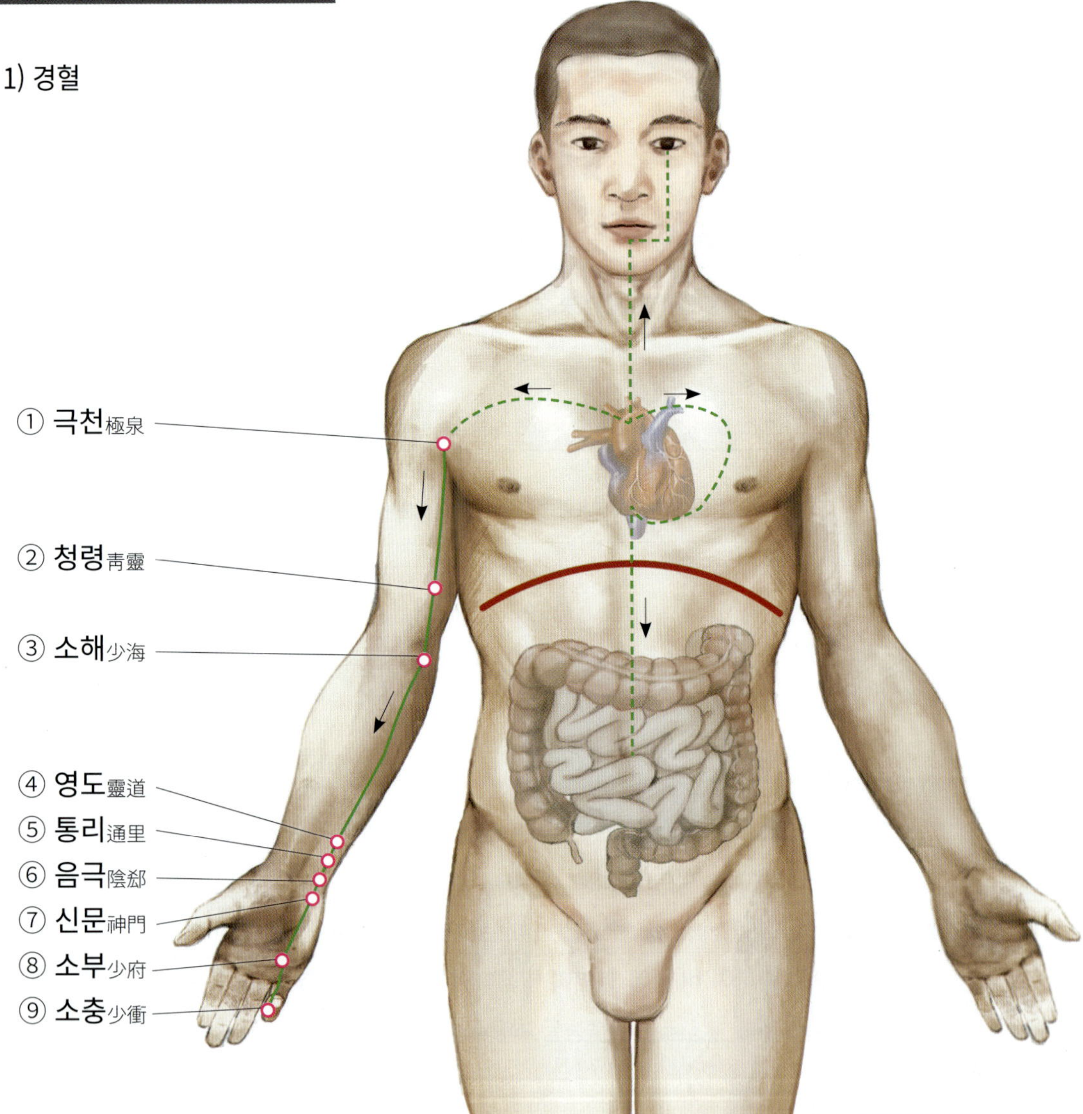

유주순행(流注循行) 요약

① 기시(起始), 심중(心中) → 속심계(屬心系) → 하행(下行), 횡격막 통과 → 락소장(絡小腸)

② 심계(心系) 상향지맥(上向支脈) : 심계분출(心系分出) → 식도양방순행(食道兩旁循行) → 목계(目系)와 연계

☞ 식도양방순행(食道兩旁循行) : 상협인(上挾咽: 인후부咽喉部), 설근연계(舌根: 혀의 운동성 조절 - 음극陰郄, 통리通里)

③ 심계(心系) 횡출맥(橫出脈: 직행맥直行脈) : 폐(肺)로 상행(上行) → 하향(下向), 액와부(腋窩部: 극천極泉) → 상비 내측 후연(前中後에서 후연後緣) → 주와(肘窩) → 전비 내측 후연 → 장후(掌後) 두상골 → 장내(掌內)진입 → 소지내측단(小指內側端)에서 소장경(小腸經)과 상접(相接)

2) 유주 순행

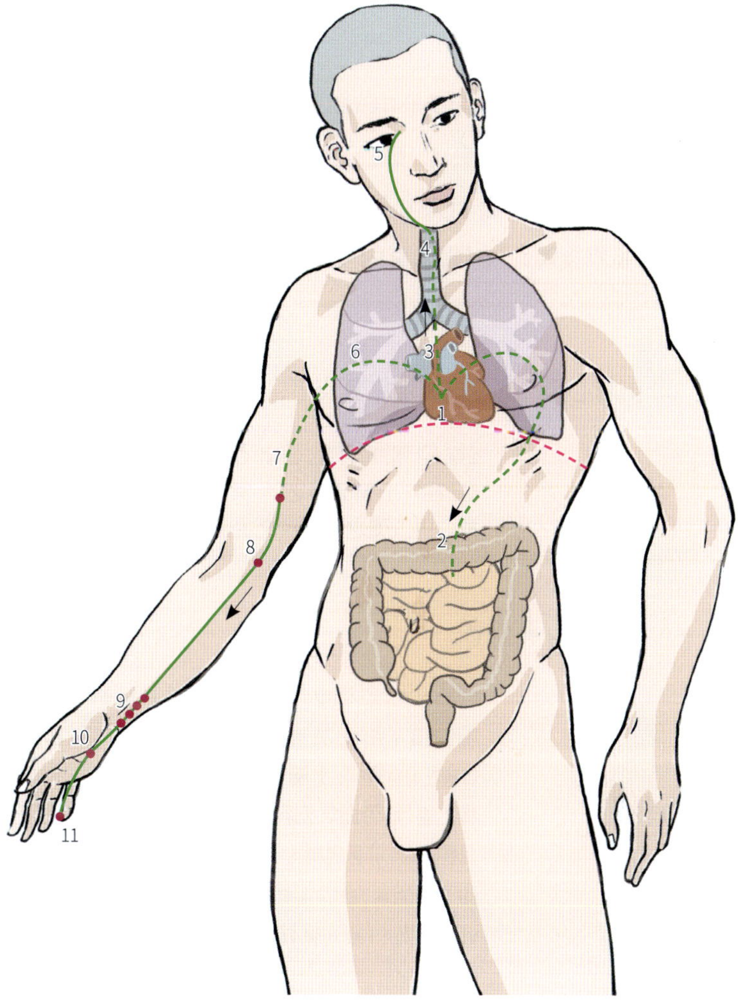

심장(心臟) 속에서 시작하여 나와 심계(心系)에 속(屬)하고

→ 횡격막을 뚫고 내려가 소장(小腸)에 락(絡)한다.

→ 한 분지는 심계로부터 올라가 인후를 끼고 목계(目系)에 연결된다[1].

→ 그 직행하는 노선은 다시 심계로부터 폐로 올라갔다가 내려와 팔뚝 안쪽 뒤로 장후예골부(掌後銳骨部) 완두골(豌豆骨) 끝에 이르고

→ 손바닥 안쪽으로 들어가 새끼손가락 안쪽 끝 소충(少衝)혈로 나가서 수태양소장경에 연결 된다.

---

1) 《醫宗金鑒 · 刺灸心法要訣》의 注에서 "目睛은 腦의 系로 들어간다."라고 하였다.

3) 순행의 원문 자전 해설

순행(循行)

心手少陰之脈, ① 起于心中, ② 出屬心系[1], 下膈絡小腸, 其支者, ③ 從心系 ④上挾咽,
⑤ 繫目系[2], 其直者, ⑥ 復從心系却[3]上肺, ⑦ 下出腋下,
⑧ 下循臑內後廉, 行太陰心主[4]之後, ⑨ 下肘內, 循臂內後廉,
⑩ 抵掌後銳骨[5]之端, 入掌內後廉, ⑪ 循小指之內出其端.

② 出屬心系[1], 下膈絡小腸, 其支者,

[1] 심계(心系)	심(心)과 폐(肺), 비(脾), 신(腎), 간(肝)을 연계하는 맥락(脈絡)→ 심(心)주위 혈관 및 조직에 해당 《類經》"心當五椎之下, 其系有五, 上系連肺, 肺下系心, 心下之系連脾, 肝, 腎, 故心通五臟之氣而爲之主也"

⑤ 繫目系[2], 其直者,

[2] 目系	목본(目本), 안계(眼系). 《靈樞 · 大惑論》"肌肉之精爲約束, 裹擷(잡아뽑을 힐, 소맷자락에 물건을 주워담는 것, 즉 눈꺼풀을 포함한 모든 눈의 작용)筋骨血氣之精, 而與脈并爲系(즉 目系가 됨을 의미), 上屬于腦" 楊上善 "筋骨血氣 四種之精, 與脈合爲目系, 心脈系于目系, 故心病閉目." 오륜(五輪): i) 동인(瞳人: 신腎, 수륜水輪, 골정骨精) ii) 흑정(黑睛: 간肝, 풍륜風輪, 근정筋精) iii) 백정(白睛: 폐肺, 기륜氣輪, 기정氣精) iv) 내외자(內外眥: 심心, 혈륜血輪, 혈정血精) v)상하검(上下瞼: 비脾, 육륜肉輪, 육정肉精)

⑥ 復從心系却[3]上肺,

[3] 각(却)	물러날 각. "진이퇴전(進而退轉)", 방향을 바꾸어 순행함을 의미

⑧ 下循臑內後廉, 行太陰心主[4]之後,

[4] 태음심주(太陰心主)	수태음경(手太陰經), 수궐음경(手厥陰經)을 의미

⑩ 抵掌後銳骨[5]之端, 入掌內後廉,

[5] 예골(銳骨)	척골소두(尺骨小頭)에 해당. 《類經》"手腕下髃爲銳骨神門穴也"

4) 경맥병증

경맥병증(經脈病證)

是動則病：嗌[1]乾[2]心痛[3]，渴而欲飮[4]，是爲臂厥[5]，是主心所生病者，目黃[6]脇痛[7]，臑臂內後廉痛厥，掌中熱痛[8].

5) 경맥병증 자전 해설

嗌[1]乾[2]心痛[3]

[1] 익(嗌)	인후부(咽喉部)에 해당
[2] 익건(嗌乾)	인후부 건조증, 경기실상(經氣失常)은 본경(本經)이 지나가는 곳에 열병(熱病)을 일으킴
[3] 심통(心痛)	심통(眞心痛: 심장心臟으로 인한 동통疼痛. ※ 심통心痛은 위완통胃脘痛과 관련되는 경우가 많음), 본경(本經)이 심중(心中)에서 기(起)하므로 경기(經氣)의 변동실상(變動失常)은 심통(心痛)을 일으킬수 있음.

渴而欲飮[4]

[4] 길이욕음(渴而欲飮)	심주혈맥(心主血脈) - 진혈동원(津血同源), 본경(本經)의 기성혈열(氣盛血熱)은 모진(耗津)을 발생함 → 갈욕음발(渴欲飮發)

是爲臂厥[5]

[5] 비궐(臂厥)	수소음경(手少陰經)의 경기역란(經氣逆亂) → 심경순행부위(心經循行部位)에 궐(厥) 발생 (노비내후렴통궐臑臂內後廉痛厥, 장중열통掌中熱痛 등을 포함)

目黃[6)]脇痛[7)]

6) 목황(目黃)	심(心) 소장(小腸) → 표리(表裏) : 비별청탁불리(泌別淸濁不利)하게 되면 액병(液病)이 발(發), 액적(液積)하면 수습적열(水濕積熱) → 성황(成黃)
7) 협통(脇痛)	심포락맥(心包絡脈) - 협(脇)을 순행(循行)(순흉출협循胸出脇), 심경(心經)도 심포(心包)와 연관 그러므로 협(脇)과 연계됨 → 협통발(脇痛發)

掌中熱痛[8)]

8) 장중열통(掌中熱痛)	심경기(心經氣)가 역(逆)하여 발생.

외인(外因)으로 인하여 본경(本經)의 경기(經氣)가 침습(侵襲)되어 병변(病變)이 발생하면, 익건(嗌乾: 인후 건조), 심통(心痛), 갈하여 욕음(渴而欲飮)하게 되며, 이를 비궐(臂厥)이라 한다.

내인(內因)으로 인하여 심(心)에 병변이 발생하면 점차적으로 경락(經絡)으로 영향을 미치게 되어 목황(目黃), 협통(脇痛)하고, 노비내후렴통궐(臑臂內後廉痛厥: 상완上腕과 하완下腕 내측부 후연에 통냉痛冷함), 장중열통(掌中熱痛)하게 된다.

❻ 수태양소장경(手太陽小腸經)

1) 경혈

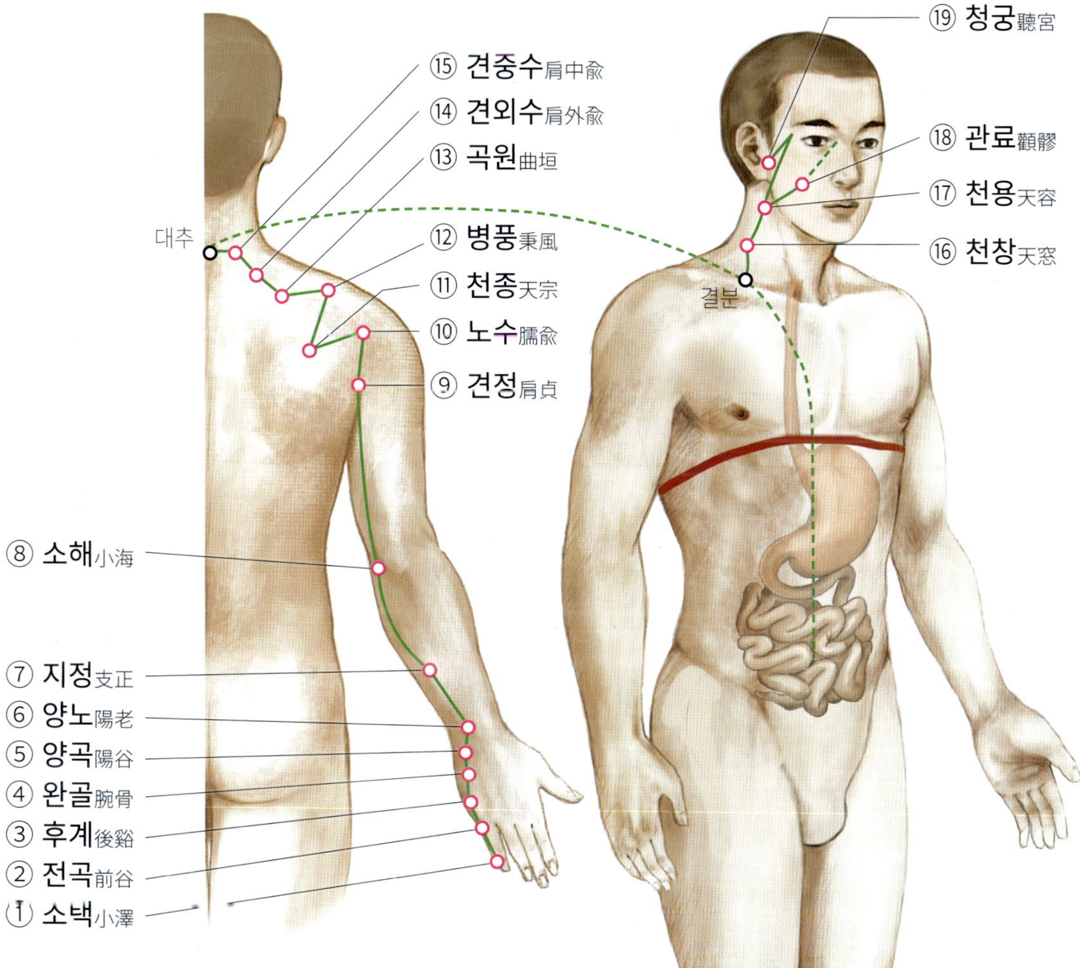

유주순행(流注循行) 요약

① 기시(起始), 소지외측단(小指外側端: 소택少澤) → 수배외측(手背外側) → 척골경상돌기(양노養老)

→ 전완후언(前腕後緣) → 척골 주두와 상완골 사이 → 상완골 외측 후연 순행

→ 견갑부상(肩胛部上) △부분(附分), △대지(大杼), △대추(大椎)

→ 결분부(缺盆部) ┌→ 결분부(缺盆部) 지맥(支脈: 상행上行)

└→ 하행(下行) → 락심(絡心) → 연식도(沿食道), 횡격막(橫隔膜) 통과(通過)

→ 위부(胃部) △상완(上脘), △중완(中脘) → 속소장(屬小腸)

② 결분부(缺盆部) 지맥(支脈) : 쇄골상와(鎖骨上窩) → 경부(頸部: 천창天窓, 천용天容) → 곡협(曲頰)

→ 목외자(目外眥) △동자료(瞳子髎), △이화료(耳和髎) → 이중(耳中)에 입(入)

③ 협부(頰部) 지맥(支脈) : 협부(頰部) → 상행(上行), 목광하(目眶下: 관료顴髎) → 코 주위(鼻傍)

→ 목내자(目內眥) △정명(精明: 족태양방광경足太陽膀胱經과 상접相接)

2) 유주 순행

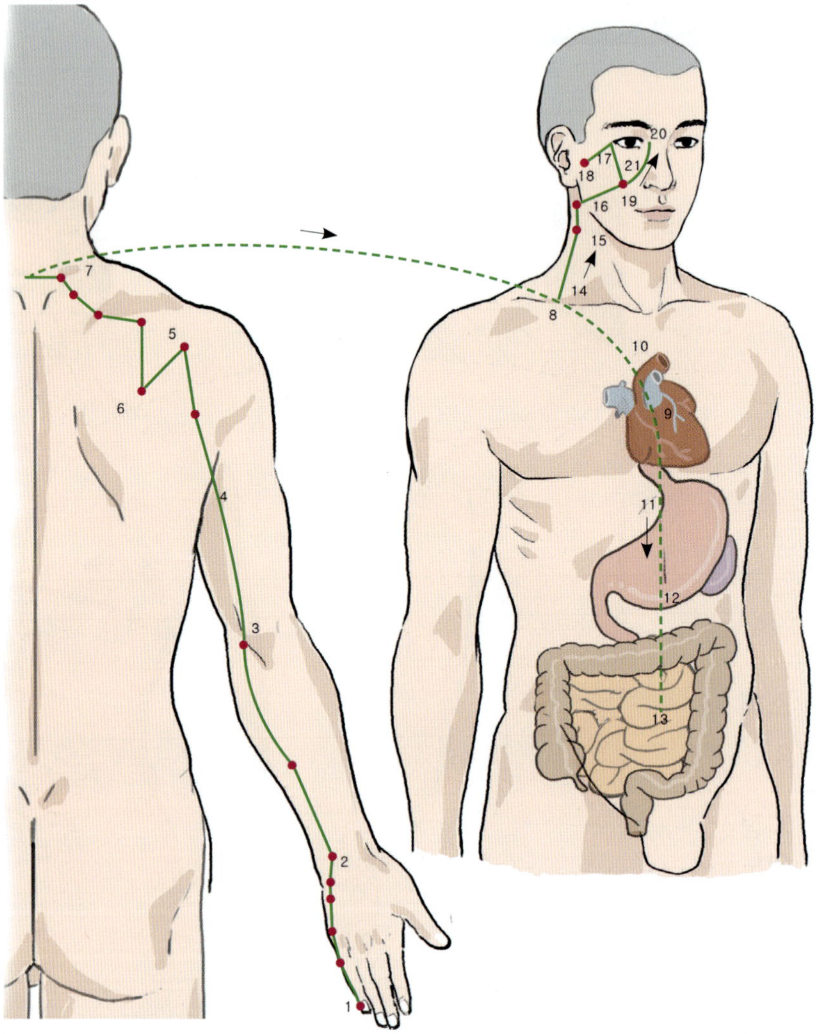

새끼손가락 외측 끝 소택(少澤)혈에서 시작하여

→ 손 바깥쪽을 따라 팔목에 올라가서 완부(腕部)로 나와 요골(橈骨) 바깥쪽을 따라 올라가,

→ 팔꿈치 안쪽 두 뼈 사이로 빠져 나와 올라가

→ 상박(上膊) 바깥쪽 뒤 가장자리를 따라 견관절에서 나와 견갑골(肩胛骨)을 돌아서 대추(大椎)혈에서 교회하고,

→ 결분으로 진입하여 체강에 깊이 들어가 심(心)에 락(絡)하고

→ 식도를 따라 횡격막을 뚫고 내려가 위부(胃部)에 이르고 하행하여 소장에 속(屬)한다.

→ 하나의 분지는 결분(缺盆)에서 목을 따라 뺨에 올라가 목외자(目外眥)에 이르렀다가, 청궁(聽宮)혈을 거쳐 이중(耳中)에 들어간다.

→ 다른 하나의 분지는 뺨에서 갈라져 콧마루를 끼고 올라가 목내자(目內眥)에 이르렀다가 족태양방광경에 연결된다.

3) 순행의 원문 자전 해설

순행(循行)

小腸手太陽之脈, ① 起于小指之端, ② 循手外側上腕, 出踝[1]中, 直上循臂骨下廉, ③ 出肘內側兩骨之間, ④ 上循臑外後廉, ⑤ 出肩解[2], ⑥ 繞[3]肩胛[4], ⑦ 交肩上[5], ⑧ 入缺盆 ⑨ 絡心, ⑩ 循咽[6] ⑪ 下膈, ⑫ 抵胃 ⑬ 屬小腸, 其支者, ⑭ 從缺盆 ⑮ 循頸 ⑯ 上頰, ⑰ 至目銳眥[7], ⑱ 却入耳中, 其支者, ⑲ 別頰上䪼[8]抵鼻, ⑳ 至目內眥[9], ㉑ 斜絡於顴.

② 循手外側上腕, 出踝[1]中, 直上循臂骨下廉

1) 과(踝)	척골경상돌기(尺骨莖狀突起). 수완후방(手腕後方) 소지측고골(小指側高骨)에 해당

⑤ 出肩解[2]

2) 견해(肩解)	견관절(肩關節). 견갑극단(肩胛棘端)과 상비골(上臂骨)의 교회처(交會處) 楊上善 "肩臂二骨相接之處, 名爲肩解."

⑥ 繞[3]肩胛[4]

3) 요(繞)	"싸고 돈다"는 의미로 주위를 얽어맨다는 뜻임
4) 견갑(肩胛)	견갑골(肩胛骨)

⑦ 交肩上[5]

5) 교견상(交肩上)	대추혈(大椎穴)과 교회(交會)함을 나타냄

⑩ 循咽[6)]

6) 순인(循咽)	식도(食道)를 순행함을 가리킴

⑰ 至目銳眥[7)]

7) 목예자(目銳眥)	외안각(外眼角: 담膽; 동자료瞳子髎)을 의미

⑲ 別頰上䪼[8)]抵鼻

8) 절(䪼)	안와하연(眼窩下緣)을 의미

⑳ 至目內眥[9)]

9) 목내자 (目內眥: 내안각內眼角)	방광경(膀胱經)의 정명혈(睛明穴)에 해당

4) 경맥병증

경맥병증(經脈病證)

是動則病 : 嗌痛頷[1]腫, 不可以顧, 肩似拔[2], 臑似折[3]. 是主液所生病者[4], 耳聾[5]目黃[6]頰腫, 頸頷肩臑肘臂 外後廉痛.

5) 경맥병증 자전 해설

嗌痛頷[1]腫

[1] 함(頷)	결후(結喉) 양측(兩側)에 해당

肩似拔[2]

[2] 견사발(肩似拔)	견부동통(肩部疼痛) 여피납차(如被拉搓) - 拉: 끌 납, 搓: 찢을 차

臑似折[3]

[3] 노사절(臑似折)	노부동통(臑部疼痛) 여피절단(如被折斷)

是主液所生病者[4]

[4] 시주액소생병자(是主液所生病者)	소장(小腸)은 분별청탁(分別淸濁)하는 기능을 발휘함. 즉 영양분 - 선수(轉輸)시킴, 조박(糟粕) - 대장(大腸)으로 보냄. 수액(水液) - 방광(膀胱)으로 보내 주수액(主水液)하게 됨. 따라서 소장의 시동병(是動病)에 '시주액(是主液)'한다고 함 "小腸主泌別淸濁, 病則水穀不分, 而流行無制, 故水液所生病也."(《類經 十二經注》) "小腸受盛胃腑腐熟下傳的水穀, 經進一步消化和泌別淸濁, 其精華部分由脾轉輸, 營養于全身. 糟粕下走大腸, 水液歸于膀胱, 因此小腸可産生水液, 故本經主液所生病證."(《靈樞經校釋》)

耳聾[5)]目黃[6)]頰腫

5) 이농(耳聾)	본경(本經)이 이중(耳中)으로 입(入)하여 귀(耳)의 종맥(宗脈)이 되는데 귀(耳)에 영양분 공급이 안되면 본증(本症)이 발생
6) 목황(目黃)	"本經主液所生病, 液聚成濕, 濕久郁熱, 濕熱成黃"

외인(外因)으로 인하여 본경(本經)의 경기(經氣)가 침습(侵襲)되어 병변(病變)이 발생하면, 익통(嗌痛: 인후부 동통疼痛), 함종(頷腫: 하함종창下頷腫脹), 불가이고(不可以顧: 불능회고不能回顧), 견사발(肩似拔: 견통肩痛이 잡아당기는 듯함), 노사절(臑似折: 비동통臂疼痛이 절단되는 듯함)하게 된다.

내인(內因)으로 인하여 진액(津液)에 병변이 발생하면 점차적으로 경락(經絡)으로 영향을 미치게 되어 (소장小腸은 수성지관受盛之官으로 수곡水穀의 정미精微를 전화傳化하므로 주액主液이라 함) 이농(耳聾), 목황(目黃), 협종(頰腫)하고, 경함견노주비외후렴통(頸頷肩臑肘臂外後廉痛: 경頸, 함頷, 견肩, 노臑, 주肘, 비臂의 외측후연 동통)하게 된다.

⑦ 족태양방광경(足太陽膀胱經)

1) 경혈

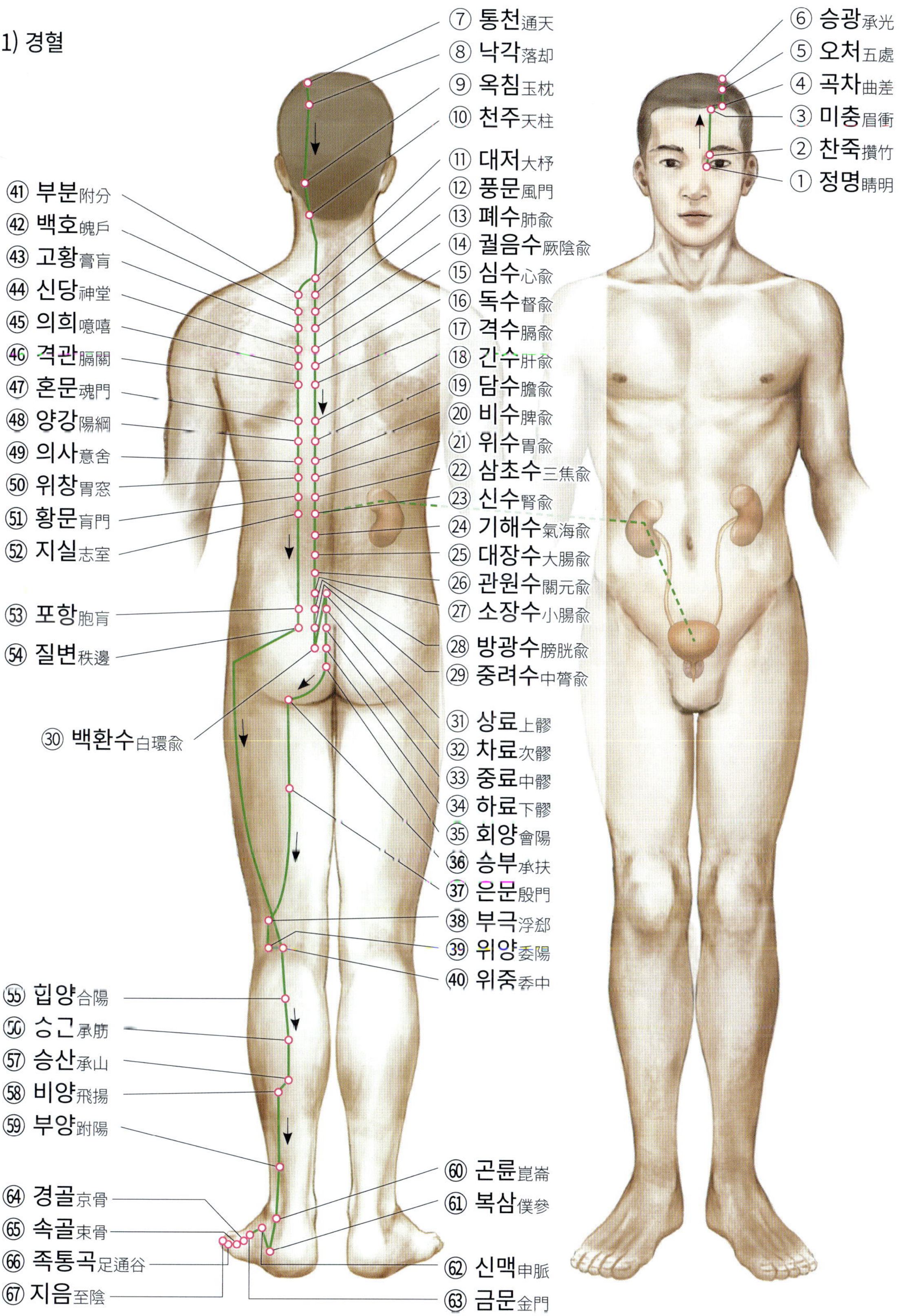

유주순행(流注循行) 요약

① 기시(起始), 목내자(目內眥)(정명(睛明)) → 상액부(上額部) △신정(神庭), △두임읍(頭臨泣) → 두정부(頭頂部) △백회(百會)

② 두정부(頭頂部) 지맥(支脈) : 두정(頭頂) → 측두(側頭), 이상각부(耳上角部) △곡빈(曲鬢), △솔곡(率谷), △부백(浮白), △두규음(頭竅陰), △완골(完骨)

③ 두정부(頭頂部) 직행맥(直行脈: 방광경膀胱經1선) : 두정(頭頂), 입뇌(入腦) △뇌호(腦戶) → 항부(項部: 천주天柱) → 하행 △대추(大椎), △도도(陶道) → 척주(脊柱)를 끼고 하행 → 요부(腰部)에서 척주(脊柱) 근육(筋肉)을 따라 입리(入裏) → 락신(絡腎), 속방광(屬膀胱)

④ 요부지맥(腰部支脈) : 요부(腰部)에서 하행 → 둔부 → 슬괵와(膝膕窩)(위중(委中))

⑤ 후항부(後項部) 지맥(支脈: 방광경膀胱經2선) : 항부(項部: 천주天柱) → 견갑내연, 직하 → 둔부, 대퇴골 대전자 △환도(環跳) → 대퇴외측 후면 → 슬괵와(膝膕窩)에서 요부지맥(腰部支脈: 방광경膀胱經1선)과 합일

⑥ 하퇴부(下腿部) 순행맥(循行脈) : 슬괵와(膝膕窩) → 비복근(腓腹筋) → 외과(外踝) 후면(後面) → 제5척골조융 → 족소지(足小指) 외측말단(外側末端)에서 족소음신경(足少陰腎經)과 상접(相接)

2) 유주 순행

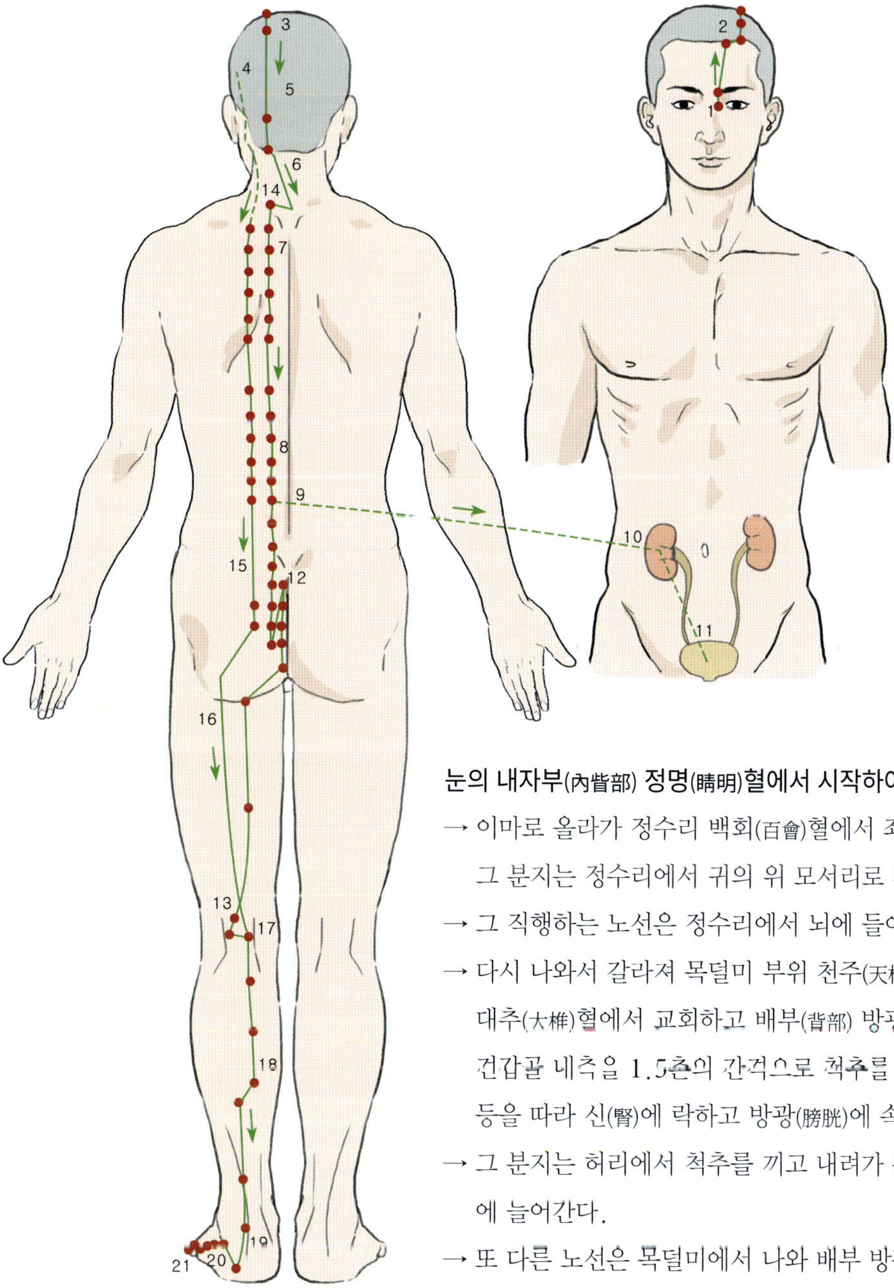

눈의 내자부(內眥部) 정명(睛明)혈에서 시작하여

→ 이마로 올라가 정수리 백회(百會)혈에서 좌우로 교회된다.
그 분지는 정수리에서 귀의 위 모서리로 간다.

→ 그 직행하는 노선은 정수리에서 뇌에 들어가 락(絡)하고,

→ 다시 나와서 갈라져 목덜미 부위 천주(天柱)혈로 내려가 대추(大椎)혈에서 교회하고 배부(背部) 방광경 제1선의 순행으로서 견갑골 내측을 1.5촌의 간격으로 척추를 끼고 허리로 내려가면서 등을 따라 신(腎)에 락하고 방광(膀胱)에 속(屬)한다.

→ 그 분지는 허리에서 척추를 끼고 내려가 둔부를 뚫고 아래의 슬괵부에 들어간다.

→ 또 다른 노선은 목덜미에서 나와 배부 방광경 제2선의 순행으로서 견갑골 내측을 3촌의 간격으로 견갑골 아래 두드러진 살을 뚫고 척추를 끼고 속으로 내려가

→ 비추(髀樞)를 지나 대퇴 바깥쪽 뒤를 따라 내려가서, 슬괵부 부위에서 방광경 제1선과 제2선의 연결 맥(脈)이 합하고

→ 다시 장딴지를 뚫고 내려가 외과(外踝) 뒤로 나가 경골(脛骨)을 따라 새끼발 가락 바깥쪽 끝 지음(至陰)혈로 나가고 족소음신경에 연결된다.

3) 순행의 원문 자전 해설

순행(循行)

膀胱足太陽之脈, ① 起于目內眥, ② 上額 ③ 交巓[1], 其支者, ④ 從巓至耳上角[2], 其直者, ⑤ 從巓入絡腦[3], ⑥ 還出別下項, ⑦ 循肩髆[4]內, ⑧ 挾脊抵腰中, ⑨ 入循膂[5], ⑩ 絡腎 ⑪ 屬膀胱, 其支者, ⑫ 從腰中下挾脊[6]貫臀, ⑬ 入膕[7]中, 其支者, ⑭ 從髆內左右, 別下貫胛, 挾脊內, ⑮ 過髀樞[8], ⑯ 循髀外[9], ⑰ 從後廉下合膕中, ⑱ 以下貫踹內[10], ⑲ 出外踝之後, ⑳ 循京骨[11], ㉑ 至小指外側.

③ 交巓[1], 其支者

1) 전(巓)	백회부위(百會部位), 두부정중(頭部正中) 최고점에 해당 《發揮》"自通天斜行, 左右相交巓上之百會也"

④ 從巓至耳上角[2], 其直者

2) 이상각(耳上角)	《發揮》"支別者, 從巓至耳上角, 過率谷, 浮白, 竅陰穴, 所以散養于經脈也. 率谷, 浮白, 竅陰三穴, 見足少陽經, 足太陽經, 手少陽之會也."

⑤ 從巓入絡腦[3]

3) 종전입락뇌(從巓入絡腦)	전정백회부위처(巓頂百會部位處)에서 노공내(顱空內)로 진입하여 뇌(腦)에 망락(罔絡)됨을 의미함

⑦ 循肩髆[4]內

4) 견박(肩髆)	견갑골상부(肩胛骨上部)와 척주(脊柱)사이(박髆=박膊)

⑨ 入循膂[5]

5) 려(膂)	척주(脊柱) 양방 근육

⑫ 從腰中下挾脊[6]貫臀

[6] 요중하협척 (腰中下挾脊)	《脈經》, 《甲乙經》, 《千金》에는 협척(挾脊) 다음에 '회우후음(會于後陰)'이 병작(幷作)되어 있음. 莫文泉"本經所生病中有痔, 痔爲後陰病. 經有後陰之證, 必有生于後陰之脈. 本篇云; '足太陽之正(經別), 其一道下尻五寸, 別入于肛.' 與《脈經》文合. 此經不應說此脈, 當從《脈經》改正." → 치(痔) 등의 후음병(後陰病)과 연계됨

⑬ 入膕[7]中, 其支者

[7] 괵(膕)	슬괵와(膝膕窩), 슬관절후면(膝關節後面) 굴곡부와처(屈曲部窩處)에 해당

⑮ 過髀樞[8]

[8] 비추(髀樞)	고관절상단(股關節上端)의 관절부위(關節部位: 환도혈처環跳穴處). 비골(髀骨)이 전추작용(轉樞作用)하는 것을 형상하여 비추(髀樞)라 함.

⑯ 循髀外[9]

[9] 비외(髀外)	"대퇴외측"을 의미

⑱ 以下貫踹內[10]

[10] 단내(踹內)	踹(腓)腸筋에 해당

⑳ 循京骨[11]

[11] 경골(京骨)	제5중족골조융면(第5中足骨粗隆面)에 해당

4) 경맥병증

경맥병증(經脈病證)

是動則病: 衝頭痛[1], 目似脫[2], 項如拔, 脊痛腰似折[3], 髀不可以曲[4], 膕如結[5], 踹如裂[6]是爲踝厥. 是主筋所生病者[7], 痔[8]瘧狂癲疾[9], 頭顖[10]項痛, 目黃, 淚出, 鼽衄, 項背腰尻[11]膕踹脚皆痛, 小指不用.

5) 경맥병증 자전 해설

衝頭痛[1]

1) 충두통(衝頭痛)	逆氣上衝頭痛. 王氷"腦後眉間痛也". 張介賓"本經脈上額交巔入絡腦, 故邪氣上衝而爲頭痛."

目似脫[2]

2) 목사탈(目似脫)	목불명(目不明), 목주여출(目珠如出)의 병증을 의미

脊痛腰似折[3]

3) 요사절(腰似折)	요부(腰部) 동통(疼痛)의 극렬(極烈)함을 의미

髀不可以曲[4]

4) 비불가이곡(髀不可以曲)	고관절(股關節) 굴신불리(屈伸不利)

膕如結[5]

5) 괵여결(膕如結)	슬관절굴신불리(膝關節屈伸不利) - 슬괵부(膝膕部) 결취(結聚) 발생 등으로 인함.

踹如裂[6]是爲踝厥

6) 단여열(踹如裂)	비장근동통(腓腸筋疼痛)으로 파열된 듯 하게 느껴짐

是主筋所生病者[7)]

7) 시주근소생병자(是主筋所生病者)	"太陽之氣生于膀胱水(腎水-骨精)中, 而爲諸陽之氣, 陽氣者, 柔卽養筋, 故是主筋所生之病" (張志聰) "陽氣者, 精則養神, 柔則養筋"(《素問·生氣通天論》). 즉, 양기(陽氣)는 '화생정미(化生精微)'의 기능으로 내(內)로는 양신(養神)하고, 외(外)로는 양근건(養筋腱)함. "周身筋脈, 惟足太陽爲多爲巨, 其下者, 結于踵, 結于腨, 結于膕, 結于臀; 其上者, 挾腰脊, 絡肩項, 上頭爲目上綱, 下絡于頄, 故凡爲攣, 爲弛, 爲反張, 戴眼之類, 皆足太陽之水虧, 而主筋所生病者." (張介賓) 태양속수(太陽屬水)하고, 수휴(水虧)한 즉 근실유양(筋失濡養)하게 됨 → 근병발(筋病發). 따라서 방광경의 소생병은 시주근(是主筋)이라함

痔[8)]瘧狂癲疾[9)]

8) 치(痔)	本經別 "下尻五寸, 別入于肛" 故病有痔. 또한 《脈經》, 《甲乙經》, 《千金》에서는 본경맥(本經脈)의 순행(循行)을 "협척회우후음(挾脊會于後陰)"이라 한 것에 의해서도 후음병(後陰病)과 연관됨을 알 수 있음
9) 학광전질(瘧狂癲疾)	각궁반장(角弓反張) 등의 증을 일으키는 전간류(癲癎類) 질병(疾病)에 해당

頭顖[10)]項痛

10) 신(顖)	신문(顖門)

項背腰尻[11)]膕踹脚皆痛

11) 고(尻)	요이하(腰以下; 제17추椎)부터 미골부(尾骨部; 제21추椎)까지를 나타냄

외인(外因)으로 인하여 본경(本經)의 경기(經氣)가 침습(侵襲)되어 병변(病變)이 발생하면, 충두통(衝頭痛: 경기經氣가 상충上衝하여 두통頭痛을 느낌), 목사탈(目似脫: 안구眼球가 빠져나오려는 듯함), 항여발(項如拔: 항부項部에 잡아당겨지는 느낌), 척통요사절(脊痛腰似折: 요척腰脊이 절단되는 듯한 동통), 비불가이곡(髀不可以曲)(고관절을 굽힐 수 없음), 괵여결(膕如結: 슬괵부膝膕部 근맥筋脈이 뭉쳐짐), 단여열(踹如裂: 비복근腓腹筋 통감이 찢어지는 듯함)하며, 이를 과궐(踝厥)이라 한다.

내인(內因)으로 인하여 근(筋)에 병변이 발생하면 점차적으로 경락(經絡)으로 영향을 미치게 되어 치(痔: 치창痔瘡), 학(瘧: 학질瘧疾), 광(狂: 광증狂症), 전질(癲疾), 두신항통(頭顖項痛), 목황(目黃), 누출(淚出: 유루流淚), 구뉵(鼽衄: 비유청체鼻流淸涕, 비출혈鼻出血), 항배요고괵단각개통(項背腰尻膕踹脚皆痛), 소지불용(小指不用)하게 된다.

⑧ 족소음신경(足少陰腎經)

1) 경혈

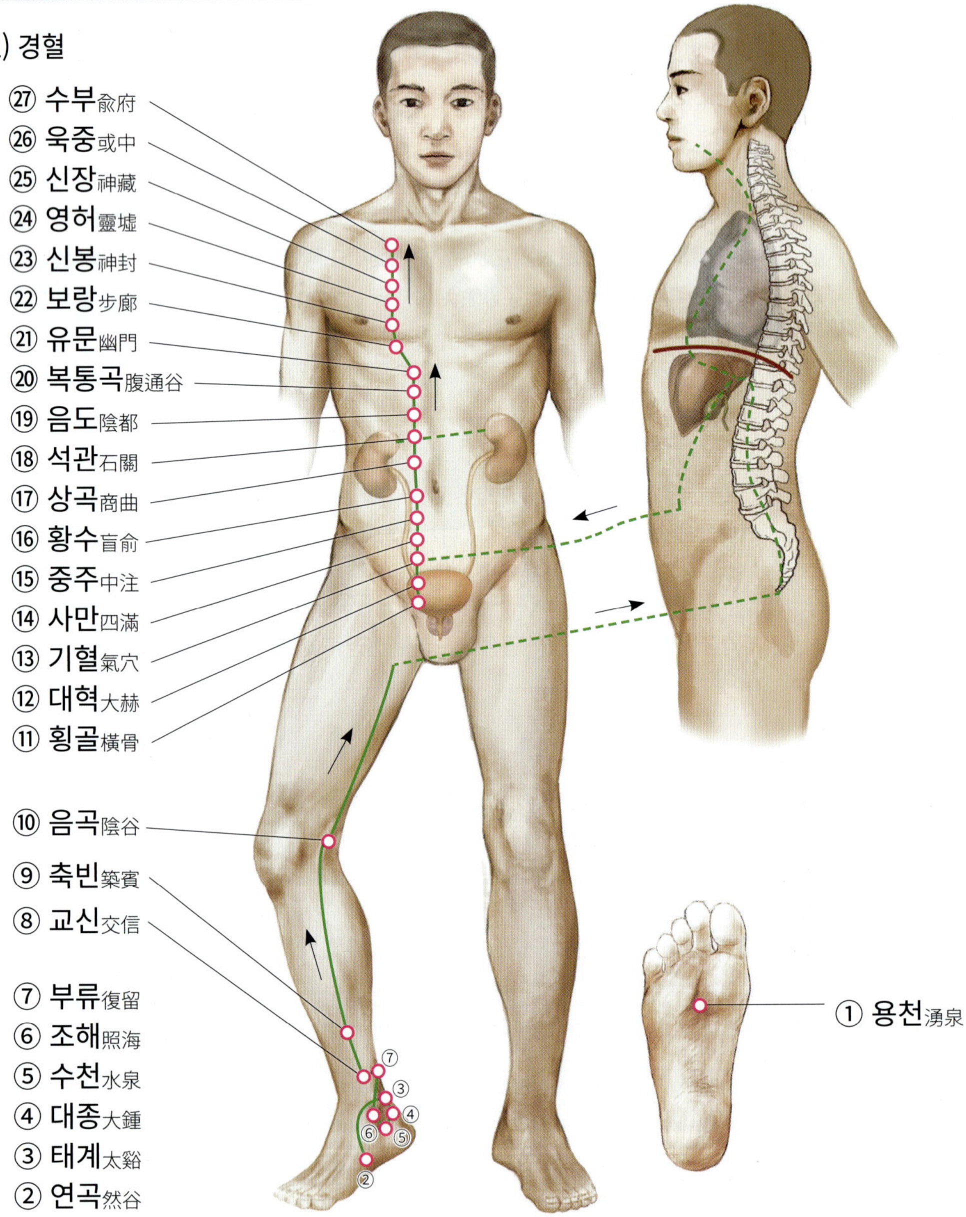

유주순행(流注循行) **요약**

① 기시(起始), 족소지내측(足小趾內側) 하면(下面) → 족심(足心: 용천湧泉) → 주상골(舟狀骨) 조융하(연곡然谷) → 내과후면(內踝後面), 족근(足跟) → 소퇴(小腿) 내측 △삼음교(三陰交) → 비복근내(腓腹筋內) → 슬와(膝窩) 내측 → 대퇴(大腿) 내측 후연 → 미골단(尾骨端), 통척주(通脊柱), △장강(長强) → 속신(屬腎), 락방광(絡膀胱) → △중극(中極), △관원(關元) → 본경(本經) 순행(循行 …유부兪府까지)

② 신장부(腎臟部) 직행맥(直行脈) : 신(腎)에서 직상(直上) → 간(肝) 통과 [※참고: 간신동원(肝腎同源: 정혈精血이 서로 연관성 가짐)과 연관성] → 횡격막 통과 → 폐(肺)에 진입(※참고: 신腎의 납기納氣작용은 폐肺의 도움을 받아야 함) → 후롱(喉嚨) → 설근부(舌根部)

③ 폐부(肺部) 지맥(支脈) : 폐(肺)에서 분출(分出) → 심(心)과 연락 → 흉중(胸中) 유주(流注), 수궐음심포경(手厥陰心包經)과 상접(相接)

2) 유주 순행

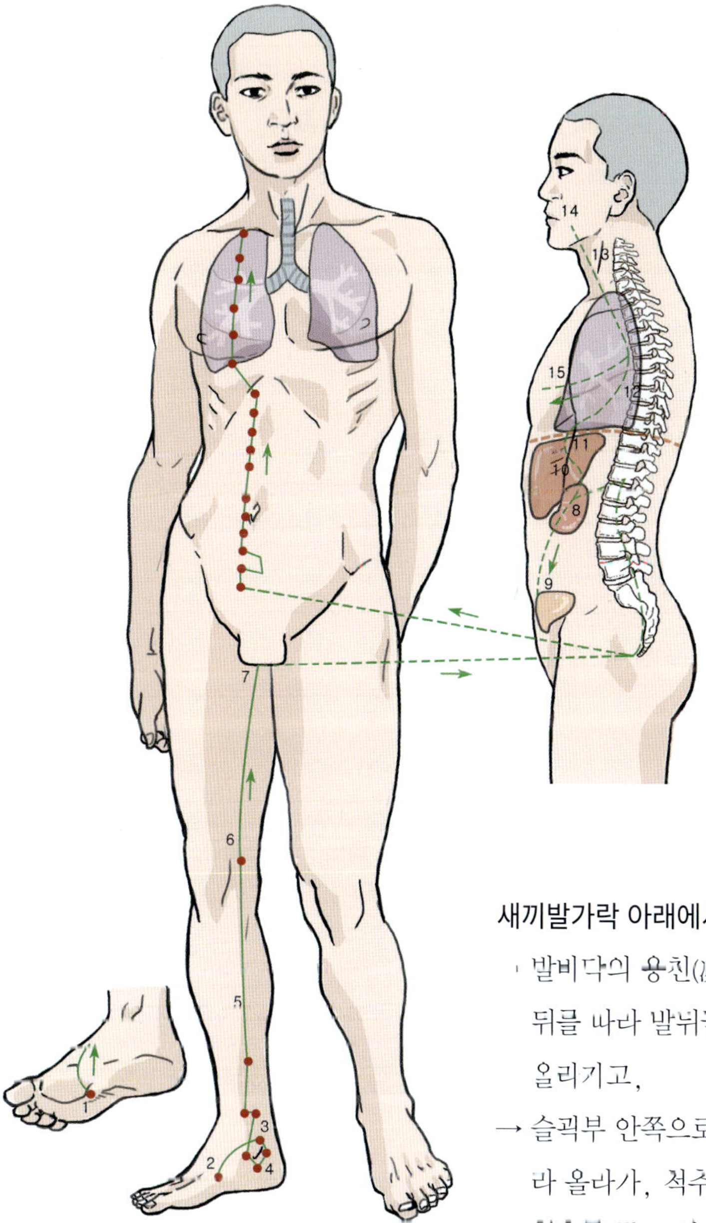

새끼발가락 아래에서 시작하여

발바닥의 용천(涌泉)혈로 비스듬히 나가 내과(內踝) 뒤를 따라 발뒤꿈치 가운데로 들어가 소퇴(小腿)로 올라가고,

→ 슬괵부 안쪽으로 나와 대퇴 안쪽 위 가장자리를 따라 올라가, 척추부 장강(長强)혈로 들어가

→ 척추를 뚫고 신(腎)에 속(屬)하고 방광에 락(絡)한다.

→ 그 직행하는 노선은 신장에서 올라가 간장과 횡격막을 뚫고 폐에 들어갔다가 기관(氣管)을 따라 올라가서 설하(舌下)로 간다.

→ 그 분지는 폐에서 갈라져 나와 심(心)에 락하고 가슴속으로 들어가고 수궐음심포경에 연결된다.

3) 순행의 원문 자전 해설

순행(循行)

腎足少陰之脈, ① 起于小指之下, ② 邪走[1]足心, 出于然谷之下, ③ 循內踝之後, ④ 別入跟中[2], ⑤ 以上踹內, ⑥ 出膕內廉, ⑦ 上股內後廉, ⑧ 貫脊屬腎[3] ⑨ 絡膀胱, 其直者, ⑩ 從腎 ⑪ 上貫肝膈, ⑫ 入肺中, ⑬ 循喉嚨, ⑭ 挾舌本, 其支者, ⑮ 從肺出絡心, 注胸中[4].

② 邪走[1]足心, 出于然谷之下

[1] 사주(邪走)	사추(斜趨): 비스듬히 향하여 주행함을 나타냄.

④ 別入跟中[2]

[2] 별입근중(別入跟中)	분일지(分一支)의 족근지내(足跟之內) 진입(進入)

⑧ 貫脊屬腎[3]

[3] 관척속신(貫脊屬腎)	"由陰谷上股內後廉, 貫脊會于脊之長强穴, 還出于前, 循橫骨, 大赫, 氣穴, 四滿, 中注, 肓兪之所, 臍之左右屬腎" (《發揮》)

⑮ 從肺出絡心, 注胸中[4]

[4] 종폐출락심(從肺出絡心), 주흉중(注胸中)	"兩乳間爲胸中, 支者自肺臟別出繞心, 注胸之膻中, 以交于手厥陰也" (《發揮》)

4) 경맥병증

경맥병증(經脈病證)
是動則病 : 飢不欲食[1], 面如漆柴[2], 咳唾則有血[3], 喝喝[4]而喘, 坐而欲起[5],
目䀮䀮[6]如無所見, 心如懸若飢狀[7], 氣不足[8]則善恐, 心惕惕如人將捕之, 是爲骨厥[9].
是主腎所生病者, 口熱舌乾, 咽腫上氣, 嗌乾及痛, 煩心心痛, 黃疸[10]腸澼[11],
脊股內後廉痛, 痿厥, 嗜臥, 足下熱而痛.

5) 경맥병증 자전 해설

飢不欲食[1]

1) 기불욕식(飢不欲食)	楊上善"少陰脈病, 陰氣有餘, 不能消食, 故飢不能食也."

面如漆柴[2]

2) 면여칠자(面如漆柴)	면색(面色)이 황흑(黃黑)하면서 광택(光澤)이 없는 상태이며, 수척한 상태가 심하게 발현됨을 나타냄(골수여자骨瘦如紫). 楊上善 "以陰氣盛, 面黑如地色也."

咳唾則有血[3]

3) 해타즉유혈(咳唾則有血)	馬蒔 "脈入肺中則爲咳, 而唾中有血, 則腎主有損."

喝喝[4]而喘

4) 애애(喝喝)	목멜 애, 부를 갈. 선성(喘聲), 선성시넝(喘聲嘶鳴)을 형용한 것임 ← 신물납기(腎不納氣).

坐而欲起[5]

5) 좌이욕기(坐而欲起)	張志聰"坐而欲起者, 躁動之象. 少陰之氣, 厥于下而欲上也."

目䀮䀮[6]如無所見

6) 황황(䀮䀮)	황홀 황 = 황(慌). 시물불청(視物不淸)함을 의미

心如懸若飢狀[7)]

7) 심여현약기상(心如懸若飢狀)	"심상현적반공이불안(心象懸吊半空而不安)"으로 기아감(飢餓感)과 같은 상태. 張介賓 "心腎不交, 則精神離散, 故心如懸. 陰虛則內喂(부르는 소리 위, 속이 빈듯한 느낌), 故常若飢狀."

氣不足[8)]則善恐

8) 기부족(氣不足)	신기허(腎氣虛)를 의미함

是爲骨厥[9)]

9) 골궐(骨厥)	신주골(腎主骨); 본경맥경기(本經脈經氣)의 변동(變動)으로 인해 경맥기(經脈氣)의 역란(逆亂)으로 본경(本經)을 지나는 부위에(주로 골骨;깊은 부위) 한냉증(寒冷證)이 발(發)한 상태

黃疸[10)]腸澼[11)]

10) 황달(黃疸)	楊上善 "謂腎臟內熱發黃."
11) 장벽(腸澼)	설사(泄瀉 - 벽澼: 장간수腸間水), 복통하혈(腹痛下血)까지 포함. 楊上善 "腎主下焦少陰爲病, 下焦大腸不知(技能發揮不能상태), 故爲腸癖."

외인(外因)으로 인하여 본경(本經)의 경기(經氣)가 침습(侵襲)되어 병변(病變)이 발생하면, 기불욕식(飢不欲食: 굶주려도 식욕감을 느끼지 못함), 면여칠자(面如漆柴: 면부에 흑색을 띠고 건조해짐), 해타즉유혈(咳唾則有血: 해토시咳吐時 혈액이 보임), 애애이천(喝喝而喘: 큰소리로 기침함), 좌이욕기(坐而欲起: 앉았으나 곧 일어나려 함), 목황황여무소견(目𥆧𥆧如無所見: 양쪽 눈이 시물視物 부청不清함), 심여현약기상(心如懸若飢狀: 심心이 메달려 있는 듯한 공허空虛함), 기부족즉선공(氣不足則善恐: 경기經氣가 부족하면 잘 놀램), 심척척여인장포지(心惕惕如人將捕之: 심心이 조동躁動할 시에 누군가가 잡으러 오는 듯하게 느낌)하며, 이러한 것을 골궐(骨厥)이라 한다.

내인(內因)으로 인하여 신(腎)에 병변이 발생하면 점차적으로 경락(經絡)으로 영향을 미치게 되어 구열설건(口熱舌乾: 구내발열口內發熱, 설두건조舌頭乾燥), 인종(咽腫: 인부咽部 종창腫脹), 상기(上氣: 폐기상역肺氣上逆), 익건급통(嗌乾及痛: 후롱건통喉嚨乾痛), 번심(煩心), 심통(心痛), 황달(黃疸), 장벽(腸澼: 이질痢疾)하고, 척고내후렴통(脊股內後廉痛: 척주에서 대퇴내측 후연부까지 동통), 위궐(痿厥: 위연萎軟 발냉發冷), 기와(嗜臥), 족하열통(足下熱而痛: 족심열통足心熱痛)하게 된다.

⑨ 수궐음심포경(手厥陰心包經)

1) 경혈

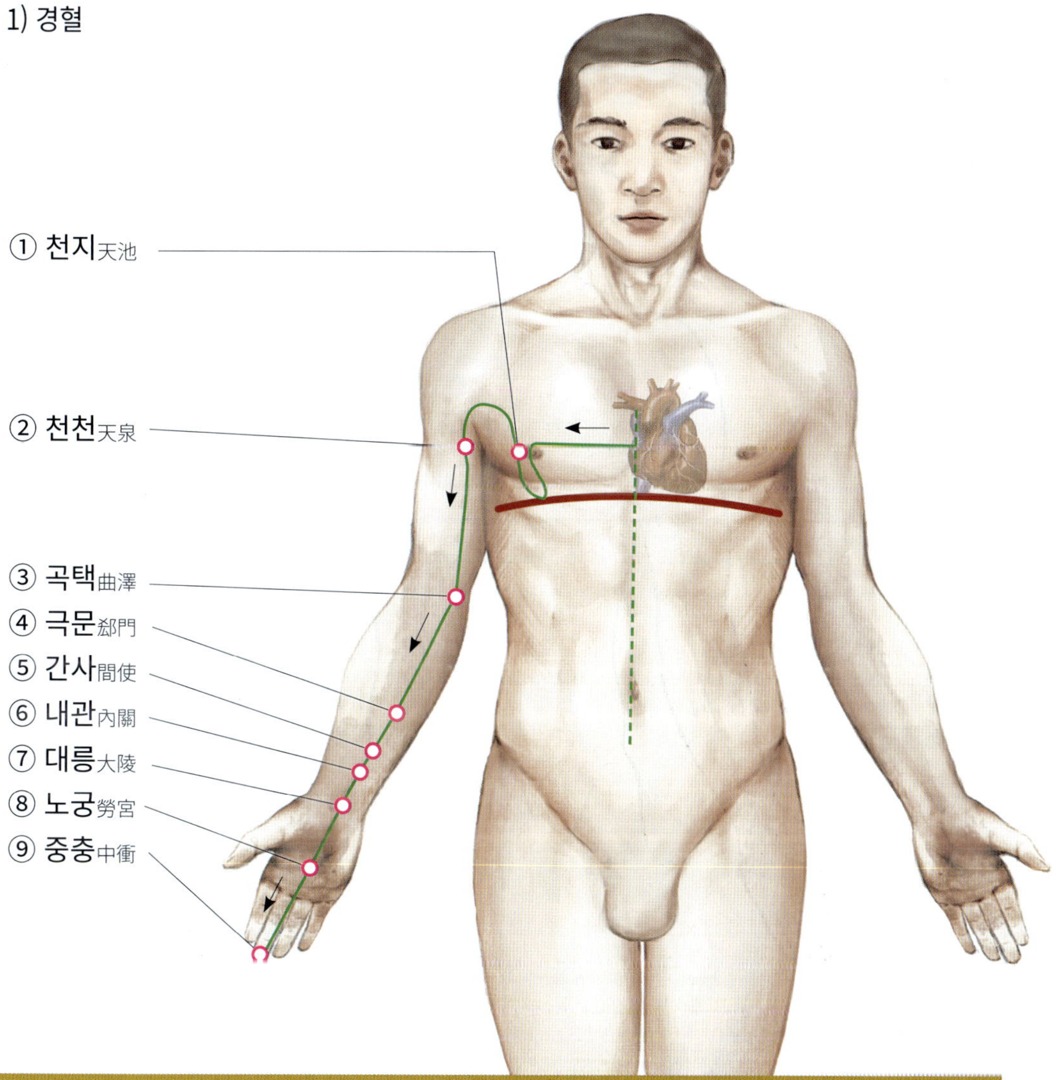

유주순행(流注循行) 요약

① 기시(起始), 흉중(胸中) → 속심포(屬心包) → 하행(下行), 횡격막통과(橫隔膜通過)
→ 락 상·중·하초(絡 上·中·下焦)

② 흉부지맥(胸部支脈) : 흉중(胸中) → 협부(脇部) → 액와(腋窩: 천지天池) → 상행(上行), 액와(腋窩)
→ 상비내측중선(上臂內側中線)
순행(循行) → 주와(肘窩: 상완이두근척측上腕二頭筋尺側) → 전완(前腕)의 장장근(長掌筋)과 요측수근굴근중간(橈側手根屈筋中間) 순행(循行) → 장중(掌中) → 중지말단(中指末端)

③ 장중지맥(掌中支脈) : 노궁분출(勞宮分出)→ 수제4지말단척측(手第4指末端尺側: 삼초경三焦經과 상접相接)

2) 유주 순행

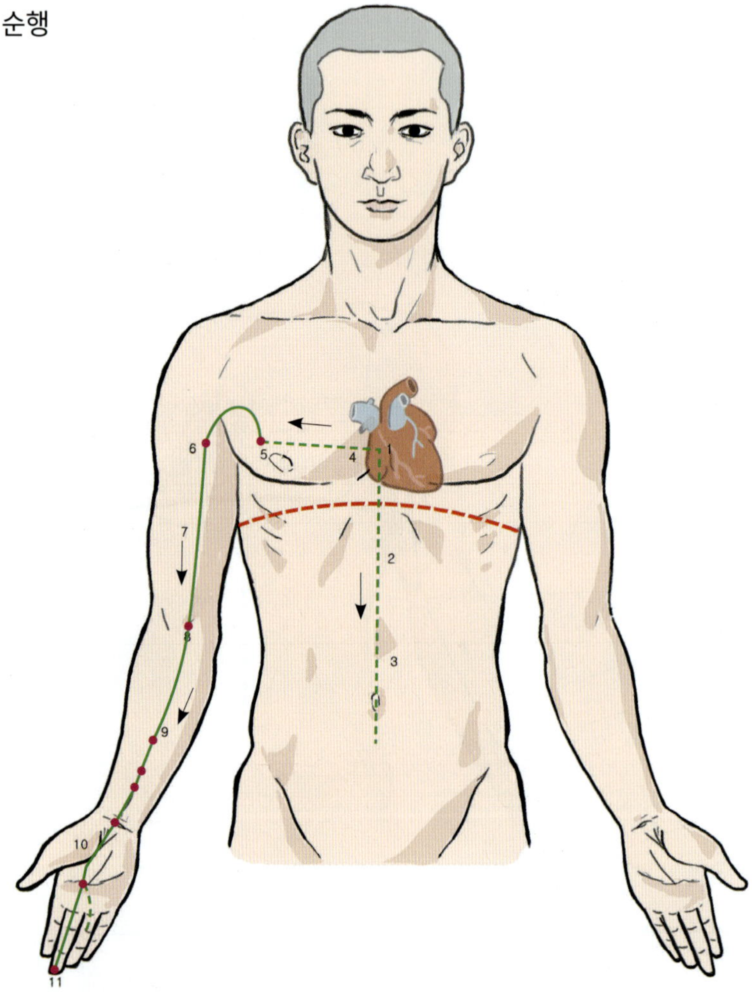

가슴에서 시작하여 나와

→ 심포락에 속(屬)하고 횡격막을 뚫고 내려가, 상중하(上中下) 삼초(三焦)에 두루 락(絡)한다.

→ 그 분지는 가슴을 따라 옆구리에서 나와 겨드랑이에서 아래 3촌되는 곳 천지(天池)혈에 내 려왔다가 겨드랑이 밑에 이르러

→ 상박(上膊) 내측을 따라서 팔꿈치 가운데로 들어갔다가,

→ 팔뚝으로 내려와 두 힘줄 사이로 빠져 손바닥 가운데 노궁(勞宮)혈에 들어가고, 가운데 손가락 끝 중충(中衝)혈로 나간다.

→ 그 하나의 분지는 손바닥 가운데서 갈라져 네 번째 손가락 끝으로 나가고 수소양삼초경과 연결된다.

3) 순행의 원문 자전 해설

순행(循行)

心主手厥陰心包絡之脈[1], ① 起于胸中, 出屬心包絡, ② 下膈, ③ 歷[2]絡三焦[3], 其支者,
④ 循胸 ⑤出脇[4], 下腋三寸, ⑥ 上抵腋, ⑦ 下循臑內, 行太陰少陰之間, ⑧ 入肘中,
⑨ 下臂行兩筋之間[5], ⑩ 入掌中, ⑪ 循中指出其端[6], 其支者,
⑫ 別掌中, 循小指次指[7]出其端[8].

心主手厥陰心包絡之脈[1]

1) 심주수궐음심포락지맥(心主手厥陰心包絡之脈)	《太素》에는 '락(絡)'자가 없으며, 《甲乙經》에는 '심포락(心包絡)'이 없음 楊上善 "心神爲五臟六腑之主, 故曰心主. 心外有脂包裹其心, 名曰心包. 心有兩經, 心中起者,名手少陰, 屬于心包, 名手厥陰."

③ 歷[2]絡三焦[3], 其支者

2) 역(歷)	경과(經過)의 뜻임
3) 역락삼초(歷絡三焦)	흉(胸)에서 복부(腹部)까지 들어감으로써, 상중하삼초(上中下三焦)에 연락됨을 뜻함. 역자(歷字)가 쓰인 이유 → 《類經》 十二經注 "三焦爲臟腑之外衛, 諸經皆無歷字, 獨此有之, 盖指上中下而言, 上卽膻中, 中卽中脘, 下卽臍下, 故任脈之陰交穴爲三焦募也."

⑤出脇[4], 下腋三寸

4) 협(脇)	심하협부(心下脇部)에 해당

⑨ 下臂行兩筋之間[5]

5) 양근지간(兩筋之間)	장장근건(長掌筋腱)과 요측수근굴근건(橈側手根屈筋腱)의 사이

⑪ 循中指出其端[6], 其支者

6) 중지출기단(中指出其端)	중지첨하(中指尖下: 중충中衝)

⑫ 別掌中, 循小指次指[7]出其端[8]

7) 소지차지(小指次指)	무명지(無名指: 소지小指에서 세어서 두번째 손가락을 말함)
8) 출기단(出其端)	무명지척측(無名指尺側: 관충關衝)

4) 경맥병증

경맥병증(經脈病證)

是動則病: 手心熱, 臂肘攣急, 腋腫, 甚則胸脇支滿[1], 心中憺憺大動[2], 面赤目黃, 喜笑不休.

是[3]主脈所生病者, 煩心心痛, 掌中熱.

5) 경맥병증 자전 해설

甚則胸脇支滿[1]

1) 지만(支滿)	지탱(支撑: 버팀목 탱), 창만감(脹滿感)을 의미

心中憺憺大動[2]

2) 담담대동(憺憺大動)	담(憺)은 '안(安)'의 뜻이며, 이는 뒤의 '대동(大動)'과 부합되지 않으므로, 수요(水搖)의 의미를 갖는 '담(澹)'으로 바뀌어야 타당함 담담대동(澹澹大動)은 요즉능동(搖則能動)되어 불안(不安), 심계(心悸)상태

是[3]主脈所生病者

3) 시주맥소생병자(是主脈所生病者)	《太素》'시심주맥소생병자(是心主脈所生病者)'로 되어 있음

외인(外因)으로 인하여 본경(本經)의 경기(經氣)가 침습(侵襲)되어 병변(病變)이 발생하면, 수심열(手心熱: 장심발열), 비주련급(臂肘攣急: 전완과 주관절부 구련拘攣), 액종(腋腫: 액와부 종창腫脹)하고, 심하면 흉협지만(胸脇支滿: 흉협부 창만감), 심중담담대동(心中憺憺大動: 심중계동心中悸動으로 불안함), 면적목황(面赤目黃), 희소불휴(喜笑不休)하게 된다.

내인(內因)으로 인하여 맥에 병변이 발생하면 점차적으로 경락(經絡)으로 영향을 미치게 되어(심주혈맥心主血脈하는데, 포락包絡이 심心을 대신하여 용사用事하므로 주맥主脈이라 함), 번심(煩心), 심통(心痛), 장중열(掌中熱)하게 된다.

⑩ 수소양삼초경(手少陽三焦經)

1) 경혈

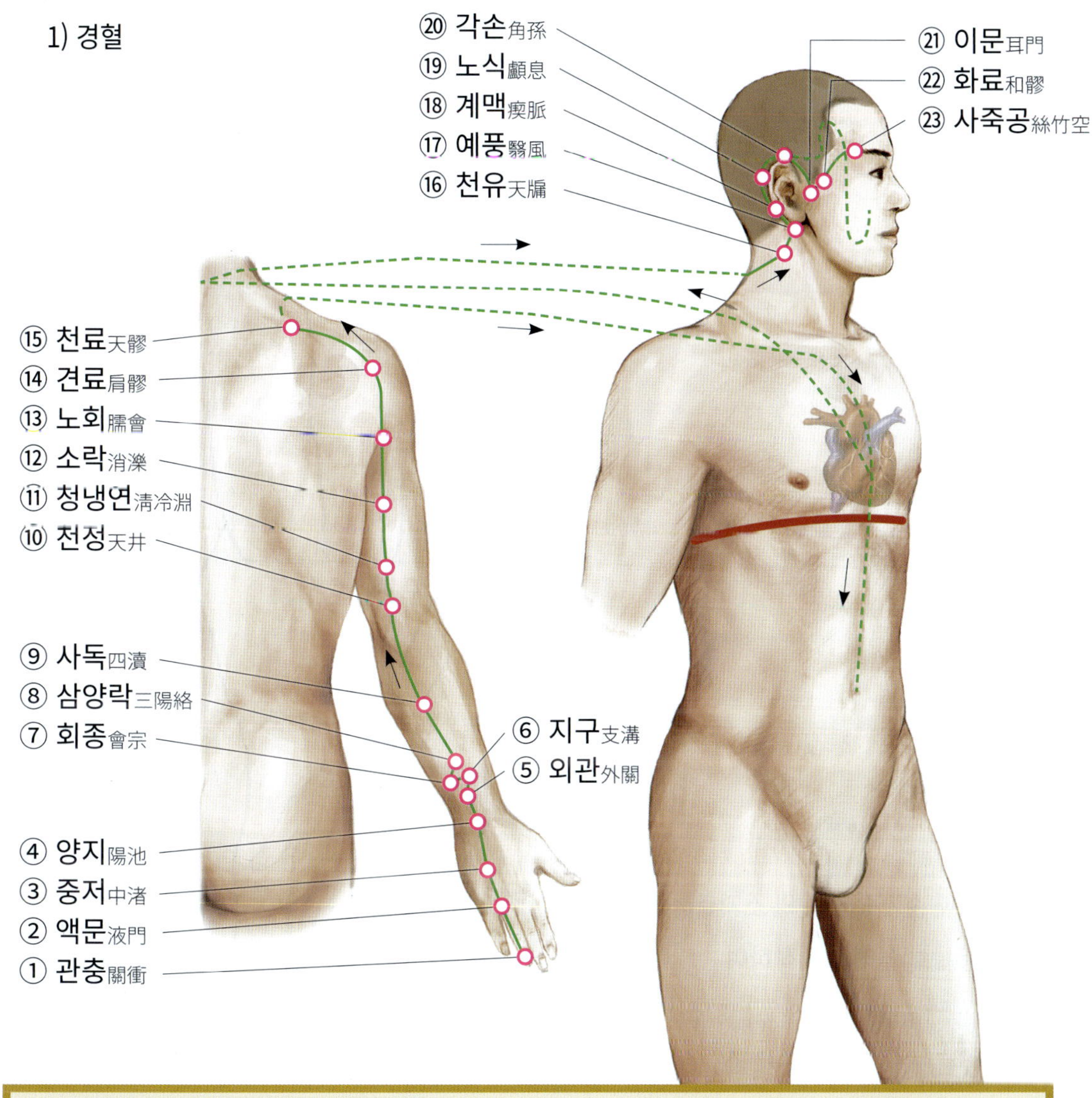

유주순행(流注循行) 요약

① 기시(起始), 무명지(無名指) 말단(末端: 관충關衝) → 제 4,5 중수골간(中手骨間) → 전완(前腕) 외측(外側) 요척골간(橈尺骨間) → 주첨(肘尖) 통과(通過) → 상완(上腕) 외측(外側) → 견부(肩部), △병풍(秉風), △대추(大椎), △견정(肩井) → 결분부(缺盆部) → 흉중(胸中) 분포(分布) → 락심포(絡心包) → 횡격막 통과 → 속상중하초(屬上中下焦)

② 흉중(胸中) 지맥(支脈) : 흉중(胸中) 분출(分出) → 결분부(缺盆部) → 경항(頸項) → 이후(耳後), 이상각(耳上角) △현리(懸釐), △함염(頷厭) → 만곡(彎曲) 하행(下行), 면협부(面頰部) → 안광하(眼眶下), △관료(顴髎)

③ 이후(耳後) 지맥(支脈) : 이후(耳後) → 이중(耳中) → 이전(耳前), △청궁(聽宮), △상관(上關) → 목외자(目外眦), △동자료(瞳子髎: 족소양담경足少陽膽經과 상접相接)

2) 유주 순행

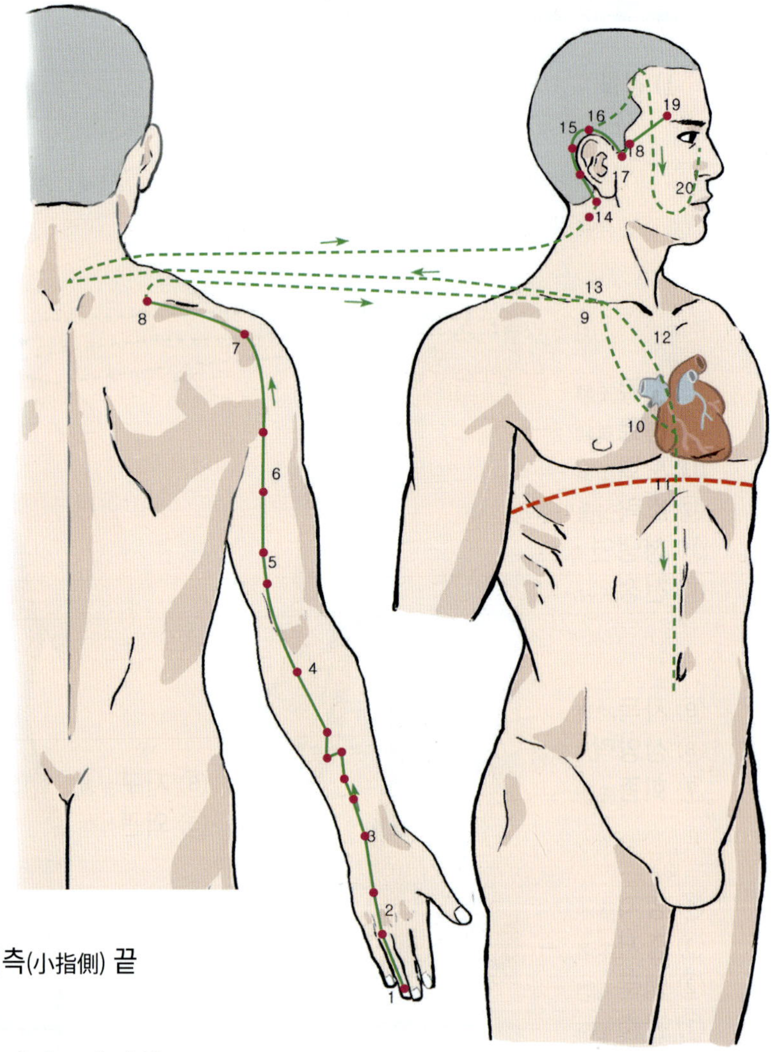

네번째 손가락(四指)의 소지측(小指側) 끝

관충(關衝)혈에서 시작하여

→ 사지(四指)와 오지(五指) 사이로 올라와

→ 손등을 따라 팔뚝의 바깥쪽 요골, 척골 사이로 나와,

→ 올라가서 팔꿈치를 뚫고 상박(上膊) 바깥쪽을 따라 어깨에 올라가

→ 결분(缺盆)에 들어가 단중(膻中)에서 분포되어, 심포에 산락(散落)하고

→ 횡격막을 지나 내려가 삼초에 속(屬)한다.

→ 한 분지는 단중에서 올라가 결분으로 나가서 어깨에 이르고

→ 대추(大椎)에서 좌우로 교회하여 목으로 올라가서 이후(耳後)에 연계(聯系)되어

→ 곧바로 올라가 귀 위쪽으로 나와서 다시 구부러져 뺨으로 내려와 콧마루로 간다.

→ 분지는 귀 뒤에서 귀속으로 들어갔다가 나와서

→ 귀 앞으로 나가서 상관(上關)혈 앞을 지나 뺨에서 교회하고

→ 목외자(目外眥)에 이르고 족소양담경에 연결된다.

3) 순행의 원문 자전 해설

순행(循行)

三焦[1]手少陽之脈, ① 起于小指次指之端, ② 上出兩指[2]之間, ③ 循手表[3]腕, ④ 出臂外[4]兩骨[5]之間, ⑤ 上貫肘, ⑥ 循臑外[6] ⑦ 上肩, 而 ⑧ 交出足少陽[7]之後, ⑨ 入缺盆, ⑩ 布膻中[8], 散絡心包, ⑪ 下膈, 循屬三焦, 其支者, ⑫ 從膻中 ⑬ 上出缺盆, ⑭ 上項[9], ⑮ 系耳後直上, ⑯ 出耳上角, 以屈下頰至䪼[10], 其支者, ⑰ 從耳後入耳中, ⑱ 出走耳前, 過客主人[11]前, ⑲ 交頰, 至目銳眥[12][13].

三焦[1]手少陽之脈

[1] 삼초(三焦)	楊上善"上焦在心下下膈, 在胃上口, 主內(納)而不出, 其理(다스리는 중추)在膻中. 中焦在胃中口, 不上不下, 主腐熟水穀, 其理在臍傍. 下焦在臍下, 當膀胱上口, 主分別淸濁, 主出而不內, 其理在臍下一寸."

② 上出兩指[2]之間

[2] 양지(兩指)	수 4,5장골(手 4,5掌骨)에 해당

③ 循手表[3]腕

[3] 수표(手表)	수배면(手背面)에 해당

④ 出臂外[4]兩骨[5]之間

[4] 비외(臂外)	전완배면(前腕背面)에 해당
[5] 양골(兩骨)	척골(尺骨), 요골(橈骨)에 해당

⑥ 循臑外[6]

[6] 노외(臑外)	상비외측(上臂外側: 후면後面)에 해당

⑧ 交出足少陽[7)]之後

7) 교출족소양(交出足少陽)	견정(肩井: 대추大椎와 견봉肩峰 중간)과 교회(交會)

⑩ 布膻中[8)], 散絡心包

8) 단중(膻中)	혈명(穴名) 및 그 부위(部位)를 의미

⑭ 上項[9)]

9) 상항(上項)	대추(大椎)와 교회(交會)함을 의미

⑯ 出耳上角, 以屈下頰至顓[10)], 其支者

10) 이굴하협지절(以屈下頰至顓)	이상각처(耳上角處)에서 아래(下部)로 만곡(彎曲)하여 협부(頰部)에 다다른 후 재차 굴절하여 안광하부(眼眶下部)에 이르름.

⑱ 出走耳前, 過客主人[11)]前

11) 객주인(客主人)	상관(上關: 담경膽經)의 이명(異名) - 하관(下關)의 위쪽

⑲ 交頰, 至目銳眥[12)13)]

12) 목예자(目銳眥)	사죽공혈처(絲竹空穴處: 외안각外眼角)
13) 종이후입이중(從耳後入耳中), 출주이전(出走耳前), 과객주인전(過客主人前), 교협(交頰), 지목예자(至目銳眥)	"此支從耳後翳風入耳中, 過手太陽之聽宮, 出走耳前之耳門, 過足少陽之客主人, 交頰循和髎, 上絲竹空, 至目銳眥, 合于瞳子髎穴"(《類經 · 十二經注》)

4) 경맥병증

경맥병증(經脈病證)

是動則病 : 耳聾渾渾焞焞[1], 嗌腫喉痺. 是主氣[2]所生病者[3], 汗出, 目銳眥痛, 頰痛, 耳後, 肩, 臑, 肘, 臂外皆痛, 小指次指不用.

5) 경맥병증 자전 해설

耳聾渾渾焞焞[1]

[1] 혼혼돈돈(渾渾焞焞)	渾: 흐릴 혼, 焞: 어스름할 돈, 청각모호불청(聽覺模糊不淸)하고, 이내홍홍(耳內烘烘: 불땔 홍, 딜 홍)하며 구향성(口向聲)한 상태

是主氣[2]所生病者[3]

[2] 주기(主氣)	"謂三焦氣液."(楊上善)
[3] 시주기소생병자 (是主氣所生病者)	삼초(三焦)의 기능(機能)은 '주지제기(主持諸氣)'인데, 즉 삼초(三焦)가 능히 통조수도(通調水道)함을 나타내며, 특히 수병(水病)은 흔히 기화실상(氣化失常)에 의함 → 따라서 삼초(三焦)의 소생병을 '주기소생병(主氣所生病)'이라 하였음 "三焦爲水瀆之府, 水病必由于氣" 《類經 十二經注》 "三焦, 有名無形, 主持諸氣, 以象三才(天地人)之用, 故呼吸升降, 水穀往來, 皆待此以通達."(《醫學發明》)

외인(外因)으로 인하여 본경(本經)의 경기(經氣)가 침습(侵襲)되어 병변(病變)이 발생하면, 이농혼혼돈돈(耳聾渾渾焞焞: 청각聽覺 모호模糊), 익종(嗌腫: 인부咽部 종창), 후비(喉痺: 후부喉部 동통)하게 된다.

내인(內因)으로 인하여 기(氣)에 병변이 발생하면 점차적으로 경락(經絡)으로 영향을 미치게 되어 한출(汗出), 목예자통(目銳眥痛), 협통(頰痛)이 발생하고, 이후(耳後), 견(肩), 노(臑), 주(肘), 비(臂)의 외측이 모두 동통하고, 소지차지불용(小指次指不用)하게 된다.

⓫ 족소양담경(足少陽膽經)

1) 경혈

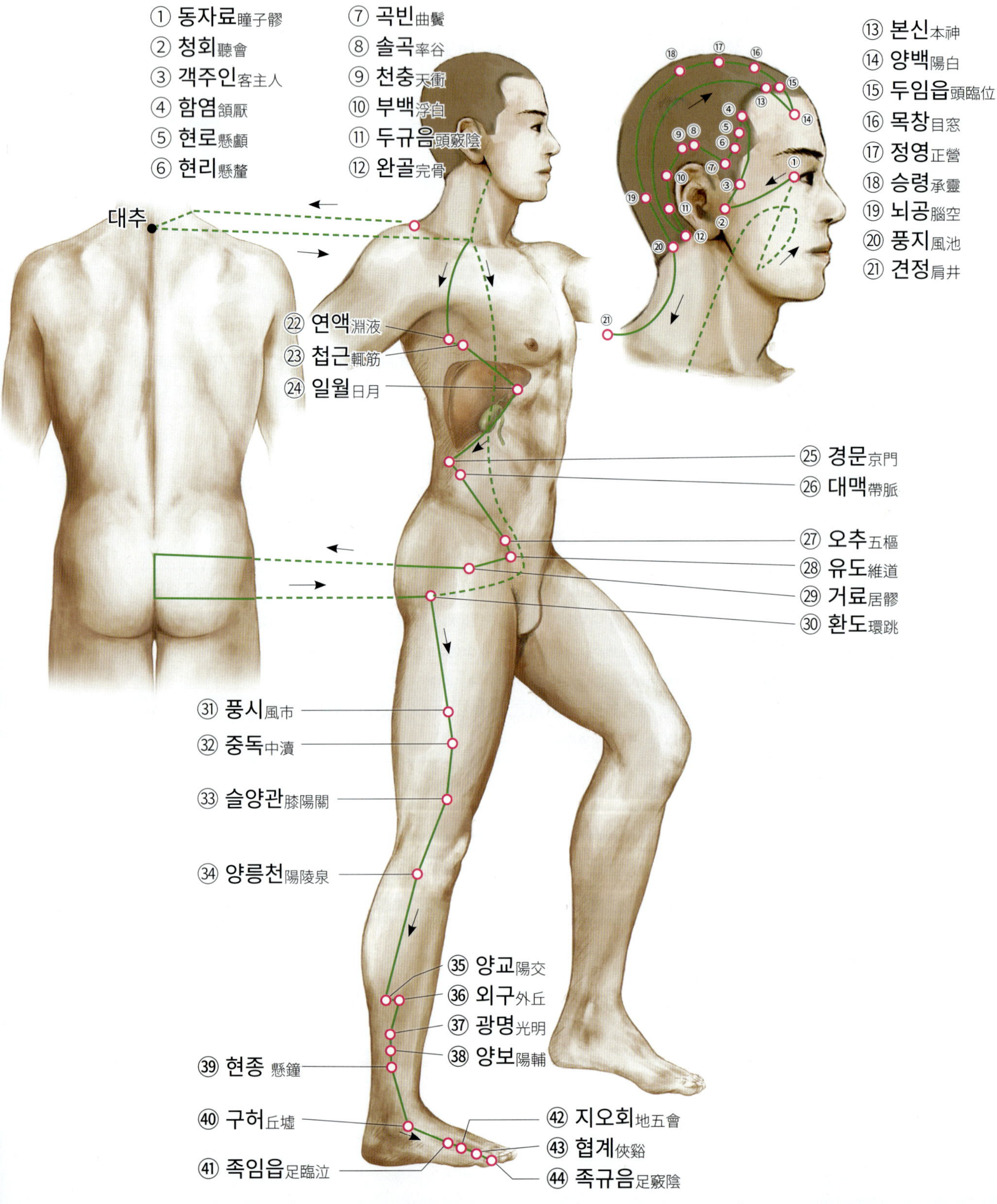

유주순행(流注循行) 요약

① 기시(起始), 목외자(目外眥: 동자료瞳子髎) → △이화료(耳和髎) → 액각(額角) △두유(頭維) → 하행(下行), (두부순행頭部循行1선線) 이후(耳後) △각손(角孫) → 수소양지전(手少陽之前) → 경부(頸部)

② 경부(頸部)에서 전액(前額)으로 감 → (두부순행頭部循行2선線) 양백(陽白) → 수소양지후(手少陽之後) → 경부(頸部) △천용(天容) → 지견상(至肩上)[1] △대추(大椎), △병풍(秉風) → 결분부(缺盆部)

③ 이부(耳部) 지맥(支脈) : 이후(耳後) △예풍(翳風) → 이중(耳中) → 이전(耳前) △청궁(聽宮), △하관(下關) → 목외자(目外眥) 후방(後方)

④ 목외자(目外眥) 지맥(支脈) : 목외자(目外眥) 분출(分出) → 대영(大迎) 부위 → 목광하(目眶下) → 협거(頰車) 부위 → 경부(頸部) → 결분부(缺盆部) 지맥(支脈)과 회합(會合)

⑤ 결분(缺盆) → 하행(下行) 흉중(胸中) △천지(天池) → 횡격막(橫隔膜) 통과(通過) → 락간속담(絡肝屬膽) → 협늑(脇肋) → 서혜부(鼠蹊部) → 회음부(會陰部) 모제(毛際) → 관관절부(髖關節部: 환도環跳)

⑥ 결분부(缺盆部) 직행맥(直行脈) : 결분부(缺盆部) → 액와전(腋窩前: 연액淵液, 첩근輒筋) → 흉측(胸側: 일월日月) → 계협부(季脇部) △장문(章門) → 측복부(側腹部: 경문京門, 대맥帶脈) → 대전자(大轉子) 부위(거료居髎) → 관관절부(髖關節部)에서 체내를 순행한 맥과 체표를 순행한 맥이 회합(會合)

⑦ 하지부(下肢部) 순행맥(循行脈) : 대퇴외측(大腿外側) → 슬외측(膝外側) → 비골(腓骨) 전후(前後) → 외과전면(外踝前面: 구허丘墟) → 족부(足跗) → 족4지외측단(足4趾外側端: 족규음足竅陰)

⑧ 족부(足跗: 발등) 지맥(支脈) : 족임읍(足臨泣) → 족 1, 2 중족골간(足 1, 2 中足骨間) → 족무지말단(足拇趾末端) → 지갑(趾甲)을 관통 → 지갑상(趾甲上) 호모부(毫毛部)에서 족궐음간경(足厥陰肝經)과 상접(相接)

[1] 지견상(至肩上) 의미 : 측두부의 삼초경(三焦經)에서 가까운쪽을 순행하여 완골(完骨)로 이어지고 여기서 견상(肩上), 즉 견정(肩井) 부위까지 도달하고, 이후 다시 앞으로 전두부(前頭部) 전액(前額)의 양백(陽白) 부위로 이어지고, 이후 삼초경(三焦經)에서 먼쪽을 순행해서 견상(肩上)을 지나 대추(大椎)에서 교회(交會)하고 결분(缺盆)쪽으로 이어짐을 나타냄

2) 유주 순행

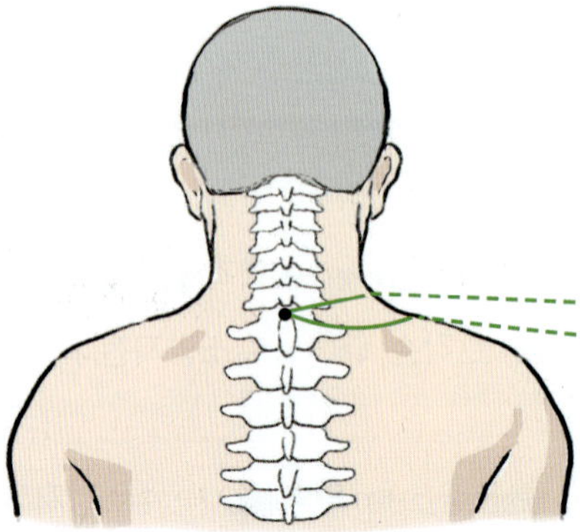

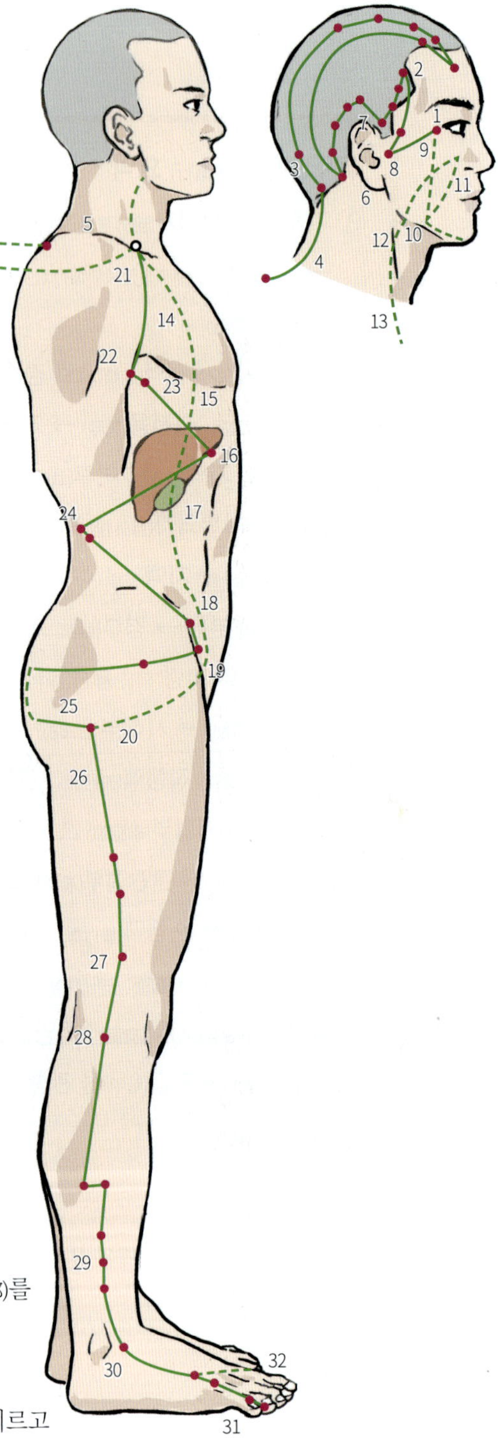

목외자(目外眥) 부위 동자료(瞳子髎)혈에서 시작하여

→ 측두부(側頭部) 함염(頷厭)혈에 올라갔다가 귀 뒤를 순행하여 수소양삼초경의 전(前)(가까운 쪽)을 지나 완골(完骨)혈로 내려와 (경부(頸部)에 이르고)

→ 다시 상행하여 이마를 지나 미상(眉上) 양백(陽白)혈에 이르고

→ 다시 뒤로 꺾어져 수소양삼초경의 후(後)(먼 쪽)를 지나 풍지(風池)혈에 이르고 경항(頸項)을 따라 하행하여 어깨에 가서

→ 다시 대추(大椎)혈에서 좌우로 교회하고 결분(缺盆)으로 들어간다.

→ 그 분지는 귀 뒤에서 귀속으로 들어갔다가 나와서 귀 앞으로 와서 목외자 뒤로 간다.

→ 다른 분지는 목외자에서 갈라져 대영(大迎)혈로 내려와 수소양삼초경과 합하여

→ 관자뼈를 거쳐 협거(頰車)를 지나 목으로 내려가 결분(缺盆)에서 먼저 온 경맥과 합하여

→ 체강에 들어가 횡격막을 뚫고 간(肝)에 락(絡)하고 담(膽)에 속(屬)하고

→ 다시 옆구리 속을 따라 기충(氣衝)혈로 내려가 음모부(陰毛部)를 돌아 옆으로 고관절부 환도(環跳)혈에 들어간다.

→ 체표로 순행하는 노선은 결분에서 겨드랑이로 내려와

→ 가슴속을 따라 계늑부(季肋部)를 지나, 내려가 고관절에 이르고

→ 체내를 순행한 맥(脈)과 합하여 대퇴 바깥쪽으로 내려가 슬관절 바깥쪽을 거쳐 외과(外踝) 앞으로 나와

→ 발등을 따라 넷째 발가락 바깥쪽 끝으로 나간다.

→ 그 분지는 발등의 임읍(臨泣)혈에서 갈라져 엄지발가락 외측 말단(末端)으로 나오고 족궐음간경에 연결된다.

※ 담경(膽經)의 두부순행로선(頭部循行路線)

i) 외안각기시(外眼角起始) → 외행(外行) → 삼초경화료(三焦經和髎)와 교회(交會) → 상행(上行) → 발제변순행(髮際邊循行) → 하행(下行) → 항부(項部: 삼초경전면三焦經前面: 가까운 쪽)

ii) 양백(陽白)에서 교출(交出) → 삼초경후면(三焦經後面: 먼쪽)으로 본경맥순행(本經脈循行) → 항부대추(項部大椎), 대저(大杼), 병풍(秉風)과 교회(交會) → 쇄골상와(鎖骨上窩)에 입(入) → 체표순행(體表循行)

iii) 이후(耳後) 예풍부위(翳風部位)에서 출(出) → 이중(耳中)에 입(入) → 이전(耳前)에 출(出) → 청회(聽會), 하관(下關)과 교회(交會) → 외안각후면(外眼角後面)에 분포(分布)

iv) 외안각(外眼角) → 하행(下行), 대영(大迎)과 교회(交會) → 상행(上行), 안정하면(眼睛下面)에 분포(分布) → 하행(下行), 협거(頰車)와 교회(交會) → 경부(頸部) → 쇄골상와(鎖骨上窩)에 입(入) → 장부속락(臟腑屬絡)

3) 순행의 원문 자전 해설

순행(循行)

膽足少陽之脈, ① 起于目銳眥[1), ② 上抵頭角[2), ③ 下耳後, ④ 循經行手少陽之前,
⑤ 至肩上, 却交出手少陽之後[3), 入缺盆, 其支者, ⑥ 從耳後 ⑦ 入耳中,
⑧ 出走耳前, 至目銳眥, 其支者, ⑨ 別銳眥, ⑩ 下大迎, 合于手少陽, ⑪ 抵于䪼,
⑫ 下加頰車, ⑬ 下頸合缺盆[4)以 ⑭ 下胸中, ⑮ 貫膈 ⑯ 絡肝屬膽, ⑰ 循脇裏,
⑱ 出氣街, ⑲ 繞毛際, ⑳ 橫入髀厭[5)中, 其直者, ㉑ 從缺盆 ㉒ 下腋, ㉓ 循胸過
㉔ 季脇[6), ㉕ 下合髀厭中[7), ㉖ 以下循髀陽[8), ㉗ 出膝外廉, ㉘ 下外輔骨之前[9),
㉙ 直下抵絶骨之端, ㉚ 下出外髁[10)之前, ㉛ 循足跗上, 入小指次指[11)之間, 其支者,
㉜ 別跗上, 入大指之間, 循大指岐骨[12)內出其端, 還貫爪甲[13), 出三毛[14).

① 起于目銳眥[1)

[1) 목예자(目銳眥)	동자료(瞳子髎)에 해당

② 上抵頭角[2)

[2) 두각(頭角)	액각(額角)에 해당

⑤ 至肩上, 却交出手少陽之後[3], 入缺盆, 其支者

3) 하이후(下耳後), 순경행수소양지전(循經行手少陽之前), 지견상(至肩上), 각교출수소양지후(却交出手少陽之後)	"足少陽脈, 從耳後下頸向前, 至缺盆, 屈回向肩. 至肩屈向後復回向頸, 至頸始入缺盆, 是則手少陽上肩, 向入缺盆肩上, 自然交足少陽也. 足少陽從頸前下至缺盆向肩, 卽是行手少陽前(수소양경手少陽經에서 가까운 쪽)也. 至肩交手少陽己, 向後回入缺盆, 卽是行手少陽之後(수소양경手少陽經에서 먼 쪽)也." 《太素》

⑬ 下頸合缺盆[4]以

4) 합결분(合缺盆)	"下臨頰車. 下頸, 循本經之前, 與前之入缺盆者相合." 《發揮》

⑳ 橫入髀厭[5]中, 其直者

5) 비염(髀厭)	비추(髀樞), 환도혈처(環跳穴處)에 해당

㉔ 季脇[6]

6) 계협(季脇)	"脇骨曰肋, 肋盡處曰季脇." 《圖經》

㉕ 下合髀厭中[7]

7) 순흉과계협(循胸過季脇), 하합비염중(下合髀厭中)	오추(五樞) 유도(維道) 거료혈(居髎穴)을 지나 후행하여 팔료(八髎) 장강혈(長强穴)로 입(入)한 후 환도혈(環跳穴)로 유주(流注)하여 별지(別支)의 경맥(經脈)과 회합(會合)

㉖ 以下循髀陽[8]

8) 비양(髀陽)	대퇴 외측에 해당

㉘ 下外輔骨之前[9]

9) 외보골지전(外輔骨之前)	비골(腓骨)의 앞쪽에 해당

㉚ 下出外髁[10]之前

10) 과(髁)	과(踝) 혼용 골부(骨部)-대퇴골(하출외과지전下出外踝之前) 족부(足部)-복사뼈(주본周本, 통본統本, 장주본張注本을 근거로 교정)

㉛ 循足跗上, 入小指次指[11]之間, 其支者

11) 소지차지(小指次指)	제4지(第4指)

㉜ 別跗上, 入大指之間, 循大指岐骨[12]內出其端, 還貫爪甲[13], 出三毛[14]

12) 대지기골(大指岐骨)	제1 · 2중족골(中足骨)사이
13) 환관조갑(還貫爪甲)	족무지(足拇趾)의 조갑(爪甲)을 한 번 순행한다는 의미
14) 삼모(三毛)	간경(肝經)의 기시부(起始部), 대돈(大敦)부위. "大指爪甲後二節間爲三毛"《類經》

4) 경맥병증

경맥병증(經脈病證)

是動則病：口苦[1], 善太息[2], 心脇痛不能轉側, 甚則面微有塵[3], 體無膏澤[4], 足外反熱[5], 是爲陽厥[6]. 是主 骨所生病者[7], 頭痛頷痛, 目銳眥痛, 缺盆中腫痛, 腋下腫, 馬刀俠瘿[8], 汗出振寒, 瘧, 胸脇肋髀膝外至經絶骨 外髁前及諸節皆痛, 小指次指不用.

5) 경맥병증 자전 해설

口苦[1]

1) 구고(口苦)	楊上善 "膽熱, 苦汁循脈入頰, 故口苦. 名曰膽痺."

善太息[2]

2) 선태식(善太息)	호기빈빈(呼氣頻頻)함을 의미

甚則面微有塵[3]

3) 심즉면미유진(甚則面微有塵)	形容面色晦暗. 楊上善 "甚, 謂陽厥熱甚也. 足少陽起面, 熱甚則頭顱前熱, 故面塵色."

體無膏澤[4)]

4) 체무고택(體無膏澤)	신체표면(身體表面)의 무지고불윤택(無脂沽不潤澤)

足外反熱[5)]

5) 족외반열(足外反熱)	張介賓 "本經循髀陽. 出膝外廉. 下出外踝之前, 故足外反熱."

是爲陽厥[6)]

6) 양궐(陽厥)	소양지기(足少陽之氣)의 궐역병(厥逆病)

是主 骨所生病者[7)],

7) 시주골소생병자(是主骨所生病者)	족소양담경(足少陽膽經)은 순행상 과(踝), 슬(膝), 대퇴(大腿), 견(肩), 고관절(股關節) 등에 분포하여 골절의 굴신작용(屈伸作用)을 주로 수행하는데 실조(失調) 시 관절(關節)에 병이 발생되므로 '시주골소생병(是主骨所生病)'이라함. 이에 후반부에 제절개통(諸節皆痛)이라 함. "膽味苦, 苦走骨, 故膽主骨所生病, 又骨爲幹, 其質剛, 膽爲中正之官, 其氣亦剛, 膽病則失其剛, 故病及于骨. 凡惊傷膽者, 骨必軟, 卽其明証" 《類經》

馬刀俠癭[8)]

8) 마도협영(馬刀俠癭)	경항액하부(頸項腋下部) 나력(瘰癧). 형태상 마도(馬刀)와 유사하여 '마도(馬刀)'자가 붙음

외인(外因)으로 인하여 본경(本經)의 경기(經氣)가 침습(侵襲)되어 병변(病變)이 발생하면, 구고(口苦), 선태식(善太息: 호노기好怒氣), 심협통불능전측(心脇痛不能轉側: 심흉부에서 협늑부까지 동통이 파급되어 전동轉動하지 못함)하고, 심하면 면미유진(面微有塵: 안면부에 회색을 바른 것 같음), 체무고택(體無膏澤: 피부에 윤기가 없어짐), 족외반열(足外反熱: 족외측부 발열發熱)하는데, 이를 양궐(陽厥)이라 한다.

내인(內因)으로 인하여 골(骨)에 병변이 발생하면 점차적으로 경락(經絡)으로 영향을 미치게 되어 두통함통(頭痛頷痛), 목예자통(目銳眥痛: 외안각통外眼角痛), 결분중종통(缺盆中腫痛: 쇄골상와종통鎖骨上窩腫痛), 액하종(腋下腫: 액하종괴腋下腫塊), 마도협영(馬刀俠癭: 경부 및 액부 임파선종), 한출(汗出: 자한출自汗出), 진한(振寒: 한전寒戰), 학(瘧: 학질瘧疾), 흉협늑비슬외지경절골외과전(胸脇肋髀膝外至經絶骨外髁前)과 전신관절이 동통하고, 소지차지불용(小指次指不用)하게 된다.

⑫ 족궐음간경(足厥陰肝經)

1) 경혈

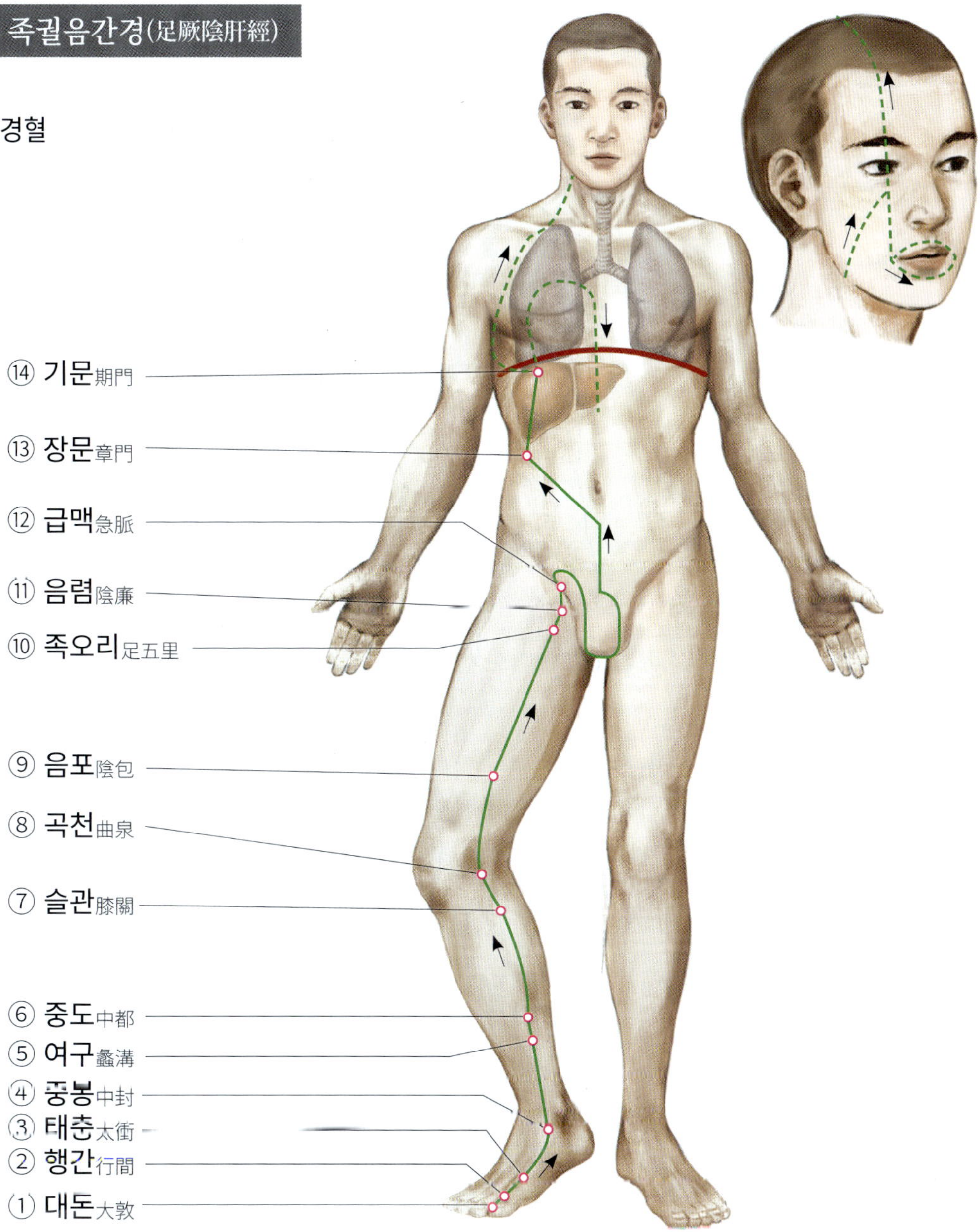

유주순행(流注循行) 요약

① 기시(起始), 족무지(足拇趾) 호모부(毫毛部: 대돈大敦) → 속배(足背) → 내과전 1촌처(內踝前 1寸處: 중봉中封) → 상행(上行) △삼음교(三陰交) → 내과상 8촌처(內踝上 8寸處)에서 비경(脾經)과 교차(交叉)하여 비경(脾經) 후면(後面)을 순행(循行) → 대퇴내측(大腿內側) → 서혜부(鼠蹊部) △충문(衝門), △부사(府舍) → 음모(陰毛)에 진입(進入) → 과음기(過陰器: 환요環繞 생식기生殖器) → 상행(上行) 소복(小腹) △곡골(曲骨), △중극(中極), △관원(關元) → 위방(胃旁) → 속간락담(屬肝絡膽) → 협늑(脇肋) → 후롱(喉嚨) → 인후부(咽喉部) → 목계(目系) → 전액(前額) → 두정부(頭頂部)에서 독맥(督脈)과 회합(會合)

② 목계(目系) 지맥(支脈) : 목계(目系)에서 하행(下行) → 면협부(面頰部) → 환요구순(環繞口脣)

③ 간부(肝部) 지맥(支脈) : 간(肝) 분출(分出) → 횡격막(橫隔膜) 통과(通過) → 폐(肺)에 분포 → 수태음폐경(手太陰肺經)과 상접(相接)

2) 유주 순행

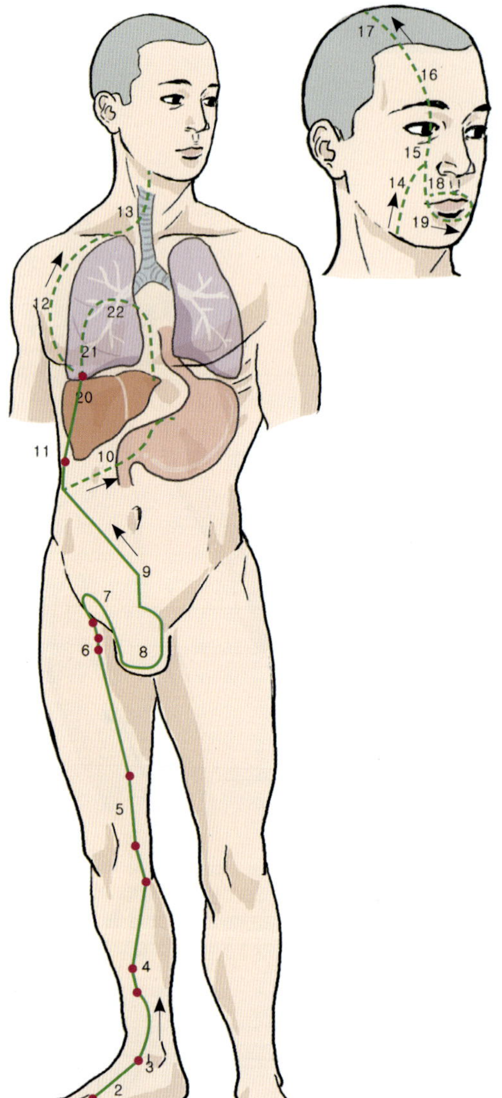

엄지발가락 털이 모여있는 곳에서 시작하여

→ 발등을 따라 올라가고 내과(內踝)로부터
1촌 떨어진 곳을 지나 내과 위 8촌에 올라가서

→ 대퇴를 따라 음모(陰毛)있는 곳으로 들어가 생식기를 거쳐

→ 아랫배에 올라가 위(胃)를 끼고 간(肝)에 속(屬)하고 담(膽)에 락(絡)한다.

→ 횡격막을 뚫고 올라가 옆구리에 퍼지고 기관(氣管)의 뒤쪽을 따라서 올라가

→ 비인부(鼻咽部)에 들어가 상행하여 목계(目系)에 연접(連接)하고 이마로 나와 정수리의 독맥과 합한다.

→ 그 하나의 분지는 목계(目系)에서 갈라져서 뺨으로 내려가 입술 안쪽을 돌아간다.

→ 다른 하나의 분지는 다시 간에서 갈라져서 횡격막을 뚫고 올라가 폐(肺)에 들어가 수태음폐경에 연결된다.

3) 순행의 원문 자전 해설

순행(循行)

肝足厥陰之脈, ① 起于大趾叢毛[1]之際, ② 上循足跗上廉, ③ 去內踝一寸,
④ 上踝八寸, 交出太陰之後[2], ⑤ 上膕內廉, ⑥ 循股陰[3] ⑦ 入毛中, ⑧ 過陰器[4],
⑨ 抵小腹, ⑩ 挾胃屬肝絡膽[5], ⑪ 上貫膈, ⑫ 布脇肋, ⑬ 循喉嚨之後, ⑭ 上入頏顙[6],
⑮ 連目系, ⑯ 上出額, ⑰ 與督脈會於巓[7], 其支者, ⑱ 從目系下頰裏,
⑲ 環脣內[8], 其支者, ⑳ 復從肝 ㉑ 別貫膈[9], ㉒ 上注肺.

① 起于大趾叢毛[1]之際

[1] 총모(叢毛)	족대지이절상(足大趾二節上), 즉 삼모처(三毛處)에 해당

④ 上踝八寸, 交出太陰之後[2]

[2] 교출태음지후(交出太陰之後)	"足厥陰行足太陰之前, 上踝八寸而厥陰復出太陰之後也" (《銅人》卷一注)

⑥ 循股陰[3]

[3] 고음(股陰)	대퇴내측(大腿內側)에 해당

⑧ 過陰器[4]

[4] 과음기(過陰器)	"循陰器一周名環也" (《太素》卷八) → 생식기 부위를 감싸면서 순환함을 의미

⑩ 挾胃屬肝絡膽[5]

[5] 협위속간락담(挾胃屬肝絡膽)	張介賓 "循章門至期內之所, 挾胃屬肝; 下足少陽日月之所, 絡膽相爲表裏."

⑭ 上入頏顙[6]

[6] 항상(頏顙)	후롱상공(喉嚨上孔)으로 후두(喉頭), 비인부(鼻咽部)에 해당

⑰ 與督脈會於巓[7], 其支者

7) 연목계(連目系), 상출액(上出額), 여독맥회어전(與督脈會於巓)	"目內連深處爲目系, 上出額, 行臨泣之裏, 與督脈相會于巓頂之百會也" (《發揮》)

⑲ 下頰裏, 環脣內[8], 其支者

8) 하협리(下頰裏), 환순내(環脣內)	"前此連目系上出額, 此支從目系, 下行任脈(임맥任脈과 연결 → ∴ 간경분지肝經分支가 임맥任脈과 연결됨을 나타냄)之外, 本經之裏, 下頰裏, 交環于口唇之內" (《發揮》)

㉑ 復從肝, 別貫膈[9]

9) 복종간, 별관격(復從肝別貫膈)	肝을 따라 別出하여 橫膈膜을 뚫고 지난다는 의미

4) 경맥병증

경맥병증(經脈病證)

是動則病: 腰痛不可以俯仰, 丈夫𤸷疝[1], 婦人少腹腫[2], 甚則嗌乾, 面塵脫色[3]. 是肝所生病者, 胸滿嘔逆飧泄[4], 狐疝[5]遺溺閉[6]癃[7][8].

5) 경맥병증 자전 해설

丈夫𤸷疝[1]

1) 퇴산(𤸷疝)	산기(疝氣), 발병시(發病時) 음낭종통타(陰囊腫痛墮)

婦人少腹腫[2]

2) 부인소복종(婦人少腹腫)	"足厥陰氣逆則爲睾腫卒疝, 婦人少腹腫則疝病也" (《類經》十二經注)

面塵脫色[3]

3) 면진탈색(面塵脫色)	면구(面垢), 신색회암(神色晦暗) → 윤택(潤澤)을 상실

胸滿嘔逆飱泄[4]

4) 손설(飱泄)	완곡(完穀)이 소화되지 않고, 대변은 희박한 상태임. 병의 원인으로는 풍사(風邪), 목승(木勝), 한기(寒氣), 비허(脾虛), 복기(伏氣, 습사(濕邪))임. 이것으로 인해 목승이 병을 일으킨 것임(木勝致病). 따라서 '厥陰之勝, 腸鳴飱泄'이라 함. [※참고:《時病論·卷之三》]

狐疝[5]遺溺閉[6]癃[7][8]

5) 호산(狐疝)	음부산기(陰部疝氣) 시상시하(時上時下). 張志聰 "狐疝, 其狀如瓦, 臥則入少腹, 行主則出少腹入囊中… 此疝出入上下, 往來正無 狐相類也" 누우면 창자가 소복(少腹)으로 들어가고, 일어나면 다시 음낭으로 들어가 마치 여우가 굴에 드나드는 것 같음을 비유함.
6) 유뇨폐(遺溺閉)	소변불통(小便不通)
7) 융(癃)	소변임리불창(小便淋漓不暢)
8) 폐융(閉癃)	王肯堂"閉癃, 合而言之一病也, 分而言之, 有暴久之殊, 盖閉者, 暴病而爲溺閉, 点滴不出; 癃者, 久病爲溺癃, 淋瀝点滴而出, 一日數十次." 폐(閉) : 갑자기 생긴 병. 소변이 방울방울 떨어지다가 나오지 않는 것. 융(癃) : 오랜 병. 소변을 시원하게 누지 못하고 방울방울 떨어지면서 하루에 수십 번 이상씩 누는 것.

외인(外因)으로 인하여 본경(本經)의 경기(經氣)가 침습(侵襲)되어 병변(病變)이 발생하면, 요통불가이부앙(腰痛不可以俯仰: 요통불능전부후앙腰痛不能前俯後仰)하고, 장부퇴산(丈夫㿗疝: 남자고환종대男子睾丸腫大), 부인소복종(婦人少腹腫: 여자소복종창女子少腹腫脹)하고, 심하면 익건(嗌乾: 인후건조咽喉乾燥), 면진탈색(面塵脫色: 얼굴색이 회암晦暗하고 정상색을 잃어버림)하게 된다.

내인(內因)으로 인하여 간(肝)에 병변이 발생하면 점차적으로 경락(經絡)으로 영향을 미치게 되어 흉만(胸滿: 흉부창만胸部脹滿), 구역(嘔逆: 오심구토惡心嘔吐, 기상역氣上逆), 손설(飱泄: 완곡불화설사完穀不化泄瀉), 호산(狐疝: 소복산기少腹疝氣), 유뇨폐융(遺溺閉癃: 유뇨遺溺 혹 소변폐색小便閉塞)하게 된다.

표 2-5 십이경맥(十二經脈) 병증(病證) 요약(要約)

구분 (경맥)	경맥순행부위의 관련증상 (외경병후外經病候)			소속장부(所屬臟腑)의 기능실상(機能失常)(내장병후(內臟病候))	신지(神志)	대소변(大小便)· 수액(水液)
		인후부 (咽喉部)	오관(五官)·두부(頭部)			
폐	결분(缺盆)/견배(肩背) ~수비내측(手臂內側) 전연통(前緣痛) (수비냉통手臂冷痛)	인후종통 (咽喉腫痛)		해수(咳嗽), 기천(氣喘), 객혈(喀血), 담중대혈(痰中帶血), 흉부창만(胸部脹滿), 심번(心煩), 수장열(手掌熱)		뇨색변 (尿色變)
대장	경(頸)/견전(肩前)/ 상지외측(上肢外側) 전연통(前緣痛), 치통(齒痛)	인후종통 (咽喉腫痛)	목적통(目赤痛), 비뉵(鼻衄) 비체(鼻涕)	장명(腸鳴), 복통(腹痛), 애기(噯氣)		설사(泄瀉), 적백하리(赤白下痢)
위	흉부(胸部)~ 하지외측(下肢外側) 전연통(前緣痛), 구와(口喎)	인후종통 (咽喉腫痛)	안통(眼痛), 비뉵(鼻衄), 구순생창(口脣生瘡)	고발열(高發熱: 혹或 학질瘧疾), 역기(易飢: 소곡선기消穀善飢), 위완통(胃脘痛), 구토(嘔吐), 장명(腸鳴), 복창(腹脹)	발광(發狂), 간질(癎疾), 섬어(譫語)	뇨황(尿黃), 수종(水腫: 복수腹水)
비	고슬내측(股膝內側) 종창통(腫脹痛)	인건구갈 (咽乾口渴)	설근강통(舌根强痛), 두중감(頭重感)	황달(黃疸), 신중무력 (身重無力: 사지기육四肢肌肉의 위삭萎削, 수족탈력감手足脫力感), 궐냉(厥冷), 위완통(胃脘痛), 장명(腸鳴), 복창(腹脹), 구토(嘔吐), 애기납매(噯氣納呆)		변당(便溏), 설사(泄瀉), 변비(便秘)
심	상비내측통 (上臂內側痛)	인후통 (咽喉痛)	안통(眼痛)	심통(心痛), 심계(心悸), 수심열(手心熱), 실면(失眠), 도한(盜汗), 협하통(脇下痛), 현훈(眩暈)	정신장애, 혼도(昏倒)	
소장	견비외측(肩臂外側) 후연통(後緣痛) (경항강직頸項强直)		이농(耳聾), 구설미란(口舌糜爛), 협통(脇痛)	목황(目黃), 하복부창통(下腹部脹痛), 고환견인감(睾丸牽引感), 협종(頰腫)		변건(便乾), 변비(便秘)
방광	항배요둔부(項背腰臀部)/ 하지(下肢) 후면통(後面痛)		안통(眼痛), 비뉵(鼻衄), 비색유체(鼻塞流涕), 두통(頭痛)	영풍류루(迎風流淚), 학질(瘧疾)	전광(癲狂)	유뇨(遺溺), 소변불통(小便不通)
신	대퇴내측후연통 (大腿內側後緣痛), 요척통(腰脊痛), 하지무력(下肢無力)	인후종통 (咽喉腫痛)	목현(目眩), 설건(舌乾)	유정(遺精), 양위(陽痿), 월경불조(月經不調), 족심열(足心熱), 기천(氣喘), 기단(氣短), 해혈(咳血), 호흡촉급(呼吸促急), 오심구토(惡心嘔吐)		변당(便溏), 설사(泄瀉) 혹 변비(便秘), 유뇨(遺溺), 빈뇨(頻尿), 수종(水腫), 안면부종(顔面浮腫)
심포	상지구급 (上肢拘急)		면적(面赤), 안통(眼痛)	심통(心痛), 심계(心悸), 수심열(手心熱), 심번흉민(心煩胸悶), 액하종(腋下腫)	전광(癲狂), 섬어(譫語)	
삼초	이후(耳後)/견(肩)/ 비(臂)/주외측통(肘外側痛)	인후종통 (咽喉腫痛)	외안각통(外眼角痛), 목적(目赤), 이농(耳聾), 이명(耳鳴)	협종(頰腫), 복창(腹脹)		뇨빈(尿頻), 소변불리(小便不利), 수종(水腫)
담	결분부종통(缺盆部腫痛), 액하통(腋下痛), 흉협통(胸脇痛), 대퇴(大腿)~ 하지외측통(下肢外側痛)		외안각통(外眼角痛), 이농(耳聾), 두통(頭痛), 함통(頷痛)	목현(目眩), 구고(口苦), 한열왕래(寒熱往來), 학질(瘧疾), 나력(瘰癧)		
간	흉통(胸痛), 요통(腰痛), 수족경련(手足痙攣), 협늑창만(脇肋脹滿)	인건 (咽乾)	두정통(頭頂痛), 시물모호(視物模糊)	산기(疝氣), 소복통(少腹痛), 구역(嘔逆), 황달(黃疸), 매핵기(梅核氣)	정신실상 (精神失常)	유뇨(遺溺), 소변불리(小便不利)

2. 기경팔맥(奇經八脈)

기경(奇經)은 십이경맥 외의 경맥으로 “기행(奇行)하는 정경(正經)”이라고도 한다.

기경팔맥은 십이경맥 외의 8개의 경맥으로 독맥(督脈), 임맥(任脈), 충맥(衝脈), 대맥(帶脈), 음교맥(陰蹻脈), 양교맥(陽蹻脈), 음유맥(陰維脈), 양유맥(陽維脈)을 말한다.

기경팔맥의 내용은 최초로 《내경》의 각 편에 널리 언급되어 있고, “기경팔맥”이란 명칭은 《난경》에 처음 보인다. 기경에서의 ‘기(奇)’의 의미에 대 하여 《난경집주 · 이십칠난》에서 “양(楊)씨가 이르기를 기(奇)는 이(異)라고 하였다. 기경팔맥은 십이경과 관계없이 별도로 순행하므로 정경(正經)과는 다르기 때문에 기경(奇經)이라고 하였다. … 우서(虞庶)가 이르기를 기(奇)는 음(音)이 기(基)이며, 사(斜) 혹 영(零)의 의미이며, 짝이 없다는 뜻이다. 기경팔맥은 정경(正經)의 음양에 연계되어 있지 않으며, 표리 배합이 없고, 별도로 유주하므로 기경(奇經)이라고 하였다[1].”라고 하였다.

‘기(奇)’는 두 가지 의미를 갖는데, 첫째 ‘이(異)’라고 하여 일반적인 것과 다른 것이라고 하였는데, 기경(奇經)은 십이경맥 외의 다른 종류의 경맥으로 십이경맥과 다르기 때문에 기경(奇經)이라 한다고 하였다.

이에 대하여 장로(張璐)는 《진종삼매 · 경락》[2]에서 “기(奇)”의 의미에 대하여 맥(脈)의 기지(起止)가 인체의 전후상하에 걸쳐 있고, 어느 한 장과 부에 대해 속하지 않으

1) “楊曰：奇, 異也. 此之八脈, 與十二經不相拘制, 別道而行, 與正經有異, 故曰奇經也. … 虞(庶)曰: 奇, 音基也. 奇, 斜也. 奇, 零也, 不偶之義. 謂此八脈, 不系正經陰陽, 無表裏配合, 別道奇行, 故曰奇經也”

2) “或問奇經諸脈何以異于十二經, 而以奇經目之? 答曰: 夫十二經脈者, 經脈之常度也. 其源各從臟腑而發, 雖有枝別, 其實一氣貫通, 曾無間斷. 其經皆直行上下, 故謂之經. 十五絡者, 經脈之聯屬也, 其端各從經脈而發, 頭緒散漫不一, 非若經脈之如環無端也. 以其斜行左右, 遂名曰絡. 奇經爲諸經之別貫, 經經自爲起止, 各司前後上下之陰陽血氣, 不主一臟一腑, 隨邪氣之滿溢而爲病. 故脈之發現諸部, 皆乖戾不和, 是古聖以奇字稱之, 非若經氣之常升, 絡氣之常降也. 所以者何? 蓋諸經起于中焦, 恒隨營氣下行極而上, 故其診在寸; 絡起下焦, 恒附營氣上行極而下, 故其診在尺. 雖《經》有明諭, 而世罕究其旨者.
《通評虛實論》云: 經絡皆實, 寸脈急而尺緩. 言經中所受之邪, 旣隨經而盛于上, 絡氣雖實, 當無下陷之邪, 則尺部不爲之熱滿矣. 次云絡氣不足, 經氣有餘, 脈口熱滿, 尺部寒濕. 有餘則熱滿, 是指邪氣而言, 非經氣之充實也. 不足則寒濕, 絡氣本虛之驗也. 又云經虛絡滿者, 尺部熱滿, 脈口寒濕. 絡滿亦指邪氣, 以經中之邪陷于絡, 故尺部爲之熱滿也.
按《金匱》云: 極寒傷經, 極熱傷絡. 蓋經受寒邪而發熱, 絡受熱邪而傳次, 溢入于奇經矣. 然經絡之脈, 雖各有疆界, 各有司屬, 各有交會, 而實混然一區, 全在大氣鼓運, 營血灌注, 方無偏勝竭絶之虞. … 或問奇經之奇字, 昔人咸以奇偶之奇爲訓, 未審孰是? 因語之曰: 讀書須要自立主見, 切勿浮游游地隨人脚跟. 設泥昔人奇偶之說, 不當有陰陽維蹻之配偶也. 坐客皆擧手稱善, 請著版, 以爲奇恒之別鑒.”

며, 사기(邪氣)가 만일(滿溢)되어 병이 발생하였을 때 제부(諸部)에서 다양하게 발현되기 때문이라고 하였다.

둘째 '불우(不偶)'로서 짝이 없는 것이라고 하였는데, 기경(奇經)은 표리(表裏) 상배(相配)의 관계가 없기 때문에 기경(奇經)이라 한다고 하였다.

활백인이 저술한 《난경본의》에 있는 우서(虞庶)의 《난경주》에 "기(奇)라는 것은 기령(奇零)의 기(奇)로 짝이 없다는 의미이다. 기경팔맥은 표리 배합이 없고, 별도로 유주하므로 '기경(奇經)'이라 한다"[3]라고 하였다. 비록 각가가 주석한 "기(奇)" 자(字)의 뜻은 다르지만, 모두 이 기경팔맥이 십이정경과 다르다는 점은 공 통적이라고 할 수 있다.

기경팔맥(奇經八脈)의 작용

기경팔맥의 작용을 《성제총록》에서 "人之氣血常行于十二經脈, 其諸經滿溢則流入奇經焉."이라고 하였다. 또한 기경팔맥이 십이경맥의 사 이에서 종횡교차(縱橫交叉)하기 때문에, 기경팔맥의 작용을 대체로 아래와 같이 세 가지로 나눈다.

첫째, 십이경맥(十二經脈) 사이 관계 강화

기경팔맥과 십이경맥은 상호 연결 관계를 맺고 있으며, 순행경로상에 서도 서로 교회한다. 그 중 독맥은 신체 背側 중앙선을 순행하고, 임맥은 신체 腹側 정중선을 순행하여 각각 本脈의 독립된 腧穴이 있다. 이러 한 두 맥이 행하는 것은 인체의 체간 兩側의 정중앙을 행하므로 십이경 맥과 합쳐 십사경이 된다.

독맥은 "삼제양, 관제정(滲諸陽, 灌諸精)", 임맥은 "삼삼음(滲三陰)"(《영추· 역순비수》)이라고 하여 독맥은 모든 양맥(陽脈)을 감독(監督)하며, 임맥은 모든 음경(陰經)을 총괄(總括)한다. 그 나머지인 충(衝), 대(帶), 음양교(陰陽蹻), 음양유맥(陰陽維脈)의 육맥은 자신의 수혈(腧穴)이 없으니 그 혈위는 모두 십이경맥의 경혈을 가져다 사용한다.

- 충맥은 복부 제1선을 순행하여 족소음경과 교회하고,
- 대맥은 허리 부분을 순행하여 신체를 한바퀴 돌며 족소양경과 교회한다.
- 양교맥은 하지 외측을 순행하여 어깨 위로 이르고 족태양경, 족소양경 등과 교

[3] "奇者, 奇零之奇, 不偶之義. 謂此八脈不系正經陰陽, 無表裡配合, 別道奇行, 故曰奇經也."

회한다.

- 음교맥은 하지 내측을 순행하여 위로 머리와 눈 부분에 이르고 족소음경과 교회한다.
- 양유맥은 하지 외측을 순행하여 위로 어깨와 목 부위에 이르고 족태양경, 독맥 등과 교회한다.
- 음유맥은 하지 내측을 순행하여 복부를 지나 위로 목에 이르고 족소음경, 임맥 등과 교회한다.

둘째, 십이경맥(十二經脈) 기혈(氣血) 조절

십이경맥의 기혈이 넘칠 때, 기경팔맥으로 흘러서 비축(備蓄)된다. 따라서 《난경 · 이십팔난》에서 "이는 성인(聖人)이 물길과 저수지를 설계하여 만든 것에 비유될 수 있다. 물길과 저수지가 가득 차서 넘치면 깊은 호수로 흘러들어 가는데, 이는 성인(聖人)이라도 그에 대한 대책을 마련할 수는 없기 때문이다. 마찬가지로 인체의 십이경맥에 기혈이 가득 차서 넘치면 기경팔맥으로 흘러 들어가 십이경맥으로 환주(環周)하지 않는다[4)]."라고 하였다.

이러한 비유는 형상적인 것으로 인체 내의 십이경맥을 자연계의 강(江)의 흐름에 비유하였고, 기경팔맥을 호수에 비유하였으며, 기혈 운행을 물 흐름에 비유한 것으로 볼 수 있다. 십이경맥의 기혈이 융성할 때에는 기경으로 기혈이 흘러서 저장되고, 십이경맥의 기혈이 쇠약할 시에는 기경의 기혈이 십이경맥으로 들어가 보충해 주는 역할을 한다.

---

4) "比于聖人圖設溝渠, 溝渠滿溢, 流于深湖, 故聖人不能拘通也. 而人脈隆盛, 入于八脈, 而不環周."

셋째, 기항지부(奇恒之府)와 밀접한 관계

간(肝), 신(腎) 등의 장(臟)과 여자포(女子胞), 뇌(腦), 수(髓) 등의 기항지부와 비교적 밀접한 관계를 맺고 있고, 이들 사이에는 생리, 병리상에 일정한 관계가 있다. 예를 들어 청대(清代) 섭천사는 《임증지남의안》에서 "팔맥예우간신(八脈隸于肝腎)"이라고 하였다. 또한 독맥은 뇌로 들어가고, 독, 임, 충맥은 모두 "포중(胞中)"에서 기시한다.

표 2-6 기경팔맥(奇經八脈)의 기능(機能) 및 작용(作用)

작용(作用)	기능(機能) 및 작용(作用) 내용(內容)
12경과 연계 작용	기경팔맥(奇經八脈)은 주신(周身)을 종횡(縱橫)으로 운행하고, 십이경맥(十二經脈)과는 종횡(縱橫)으로 교착(交錯)되고, 복잡한 연계를 구성하고, 유맥(維脈), 교맥(蹻脈), 임독충대맥(任督衝帶脈)을 통과하여 십이경기혈(十二經氣血)을 연계함
통솔 주도 작용	기경팔맥(奇經八脈)은 십이경(十二經)과의 연계(聯系)에서 음경(陰經) 또는 양경(陽經)의 총독(總督), 총임(總任) 작용을 통하여 십이경(十二經)은 팔맥(八脈)에 총괄되므로 이것으로 인해 팔맥(八脈)은 십이경(十二經)에 대해 통솔(統率)하고 주도(主導)하는 작용을 발휘함 ① 임맥(任脈)은 제음경(諸陰經)을 총령(總領)하므로 임맥(任脈)은 음맥(陰脈)의 해(海)가 됨 ② 독맥(督脈)은 제양경(諸陽經)을 총령(總領)하므로 독맥(督脈)은 양맥(陽脈)의 해(海)가 됨 ③ 충맥(衝脈)은 십이경(十二經)의 해(海), 오장육부(五臟六腑)의 해(海), 혈해(血海)가 됨 ④ 대맥(帶脈)은 제경(諸經)을 약속(約束)함 ⑤ 음유맥(陰維脈)은 일신(一身)의 리음(裏陰)을 유락(維絡)하고, 양유맥(陽維脈)은 일신(一身)의 표양(表陽)을 유락(維絡)함 ⑥ 양교맥(陽蹻脈)은 일신(一身) 좌우(左右)의 양(陽)을 주관하고, 음교맥(陰蹻脈)은 일신(一身) 좌우(左右)의 음(陰)을 주관함 팔맥(八脈)의 주도적(主導的)인 작용을 간단히 언급하자면, 임맥(任脈)은 임(妊)하고, 독맥(督脈)은 후(煦)하고, 유맥(維脈)은 음양(陰陽)을 유(維)하고, 교맥(蹻脈)은 내외(內外)를 교(蹻)하고, 대맥(帶脈)은 속(束)하고, 충맥(衝脈)은 동(動)함
저장 조절 작용	기경팔맥(奇經八脈)은 십이경(十二經)과 교통(交通)하고 연락(聯絡)하며, 십이경(十二經)에 대하여 삼관(滲灌)하고 축일(蓄溢)의 조절작용을 발휘함. 가령 호수가 하천에 미치는 작용과 같이 십이경(十二經)의 기혈(氣血)이 하천(河川)으로 유입(流入)되는 것과 같으며, 서로 삼관(滲灌), 축일(蓄溢)함

표 2-7 기경팔맥(奇經八脈)의 명칭(名稱), 의미(意味) 및 작용(作用)

명칭	자의(字義)	함의(含義) 및 작용(作用)
임맥 (任脈)	임(任) ① 담임(擔任), 부담(負擔), 임수(任受) ② 임양(妊養)의 의미	① 임(任)은 제음(諸陰)을 담임(擔任)한다는 의미임. 임맥(任脈) 흉복(胸腹) 정중(正中)을 운행하고, 제음(諸陰)을 총임(總任)하기에 음맥(陰脈)의 해(海)가 됨 ② 임(任)은 태아(胎兒)를 임양(妊養)하는 것을 주관하고, 생육(生育)하는 기능과 관련이 있음
독맥 (督脈)	독(督) ① 총독(總督), 통솔(統率), 총관(總管)	독(督)은 제양(諸陽)을 총독(總督)한다는 의미임. 독맥(督脈)은 양맥(陽脈)의 해(海)가 되고, 구체적으로 전신 양기(陽氣)를 총독(總督), 통솔(統率)하는 작용을 발휘함
충맥 (衝脈)	충(衝) ① 충요(衝要), 요도(要道), 요새(要塞) ② 종횡교착(縱橫交錯)하는 통로(通路)의 의미	① 충(衝)은 요새(要塞)의 의미임. 충맥(衝脈)은 제경(諸經) 기혈(氣血)을 총령(總領)하는 요충(要衝)이라는 의미이고, 장부(臟腑) 경락(經絡)의 기혈(氣血) 모두 충맥(衝脈)에 모이고, 그러므로 전신(全身) 기혈(氣血)을 전수(轉輸), 조절(調節)한다고 하여 명명됨 ② 충맥(衝脈)은 인체(人體)에서 가장 넓게 분포하고 있으며, 종횡(縱橫)으로 교착(交錯)되어 두족구간(頭足軀幹)에 분포되고, 십이경(十二經)의 요도(要道)가 되며, 주신(周身)의 각처(各處)에 도달되어 분포함. 충맥(衝脈)의 명명(命名)은 그 경(經)이 위로 머리까지 이르고 아래로 다리까지 이르며, 전신(全身)을 관천(貫穿)하고, 십이경(十二經)의 기혈(氣血)을 받고, 전신(全身)으로 운행된다는 의미임
대맥 (帶脈)	대(帶) ① 요대(腰帶) ② 약자(約束)의 의미	① 대맥(帶脈)은 운행은 십사추(十四椎)에 출(出)하여 대맥(帶脈)에 속하고, 그 운행은 신(身)을 한바퀴 도는데, 마치 허리띠(속대(束帶))와 같음 ② 대맥(帶脈)은 환요일주(環腰一周)하는데, 형태가 허리띠와 같으며, 그러므로 제경(諸經)을 약속(約束)하고, 전신(全身) 직행(直行) 맥(脈)을 통속(統束)하는 작용을 함
음교맥 (陰蹻脈) 양교맥 (陽蹻脈)	교(蹻) ① 거족행고(擧足行高)의 의미 ② 통(通)"리(履)", 초혜(草鞋) 혹 본리(本履) ③ 신경족첩(身輕足捷), 교첩(蹻捷)의 의미	① 교맥(蹻脈)은 하지(下肢) 운동(運動)을 담당하고, 일신(一身) 좌우(左右)의 음양(陰陽)을 평형하게 함 ② 교맥(蹻脈)은 족근(足跟)에서 기하는데, 족(足)이 닿는 곳과 유사함 ③ 교맥(蹻脈)은 하(下)에서 상행(上行)하는데, 행동(行動)이 교건(矯健)하고 위기(衛氣)의 출입(出入)이 교량(橋梁)하다는 의미를 가짐
음유맥 (陰維脈) 양유맥 (陽維脈)	유(維) ① 강유(綱維)이며, 유계(維系)와 連結을 의미 ② 연계(聯系), 연결(連結), 유락(維絡)	① 음유맥(陰維脈)은 제음(諸陰)을 유락(維絡)하고, 일신(一身)의 리(裏)를 주관함;양유맥(陽維脈)은 제양(諸陽)을 유락하고, 일신(一身)의 표(表)를 주관함. 이맥(二脈)은 서로 유계(維系)를 이루고, 내외(內外), 음양(陰陽), 장부(臟腑) 사이의 평형(平衡)과 협조(協調)하는 강유(綱維)를 이룸 ② 유맥(維脈)은 주신(周身)을 운행(運行)하고, 따라서 유계(維系)하여 주지(主持)하는 작용(作用)을 발휘함. 주신(周身) 음양(陰陽)을 유락(維絡)하고, 전신(全身) 기혈(氣血)을 조절(調節)함

표 2-8 기경팔맥(奇經八脈)의 순행특점(循行特點) 및 규율(規律)

<table>
<tr><th>기경팔맥
(奇經八脈)</th><th>순행규율(循行規律)</th><th>특점(特點)</th></tr>
<tr><td>임맥
(任脈)</td><td>전정중선(前正中線)을 운행</td><td rowspan="8">① 임독충(任督衝) 삼맥(三脈) 모두 포중(胞中)에서 기(起)하고,
함께 회음(會陰)으로 출하고, 이후 나뉘어 운행되며, 이에 “일원삼기(一源三岐)”라 함

② 장부(臟腑)에 속락(屬絡)하고, 상호간에 표리관계(表裏關系)는 없음</td></tr>
<tr><td>독맥
(督脈)</td><td>후정중선(後正中線)을 운행</td></tr>
<tr><td>충맥
(衝脈)</td><td>복부(腹部)을 운행하고, 위로 두(頭)에 이르고, 아래로 족(足)에 이르름</td></tr>
<tr><td>대맥
(帶脈)</td><td>환요일주(環腰一周)함</td></tr>
<tr><td>양교맥
(陽蹻脈)</td><td>하지외측(下肢外側) 및 견(肩), 두부(頭部)를 운행함</td></tr>
<tr><td>음교맥
(陰蹻脈)</td><td>하지내측(下肢內側) 및 안부(眼部)를 운행함</td></tr>
<tr><td>양유맥
(陽維脈)</td><td>하지외측(下肢外側), 견(肩) 및 두항(頭項)을 운행함</td></tr>
<tr><td>음유맥
(陰維脈)</td><td>하지내측(下肢內側) 및 복외측(腹外側)과 경부(頸部)를 운행함</td></tr>
</table>

기경팔맥(奇經八脈)의 분포와 기능

❶ 독맥(督脈)

1) 개요

《소문 · 골공론》에서 "독맥(督脈)이라는 것은 소복에서 일어나서 횡골(橫骨) 중앙으로 내려가는데, 여자는 정공(廷孔)으로 들어가 연계되며 그 공(孔)은 요공(溺孔)의 끝이며 그것의 락맥은 음기를 순행하여 찬간(簒間)에서 합해져, 찬(簒) 뒤를 둘러 감싸며, 별락(別絡)은 볼기를 둘러 소음경맥에 이르며, 거양(巨陽) 중의 락(絡)하는 것과 서로 합해지는데, 소음경은 대퇴 안쪽 후렴(後廉)을 올라가 척추를 뚫고 신(腎)에 귀속하고, 태양과 더불어 목내자(目內眥)에서 일어나 이마를 올라가 머리 꼭대기 위에서 교회하고, 뇌에 들어가 연락하며, 돌아 나와 별도로 갈라져 목으로 내려가고, 견박(肩髆) 안쪽을 따라 척추를 끼고 허리 중에 나나르며, 등줄기 기육을 따라 들어가 신(腎)에 락(絡)하는데, 그것이 남자일 경우에 음경(陰莖)을 따라 아래로 찬(簒)에 이르는 것이 여자와 같다. 그 중 소복에서 곧게 올라가는 것은 배꼽 중앙을 뚫고 위로 심(心)을 뚫고 목구멍으로 들어가며, 턱을 올라가 입술을 빙 둘러 유주하고 위로 두 눈의 아래 중앙에 연계된다[5]."라고 하였다.

《갑을경》, 《태소》에도 비슷한 내용이 나온다.

"독맥은 몸통의 가장 아래인 회음(會陰) 부위에서 시작하여 척추의 안쪽을 타고 올라가 풍부(風府)에 이르고 뇌로 들어간다[6]."라는 내용이 있다.

《난경 · 이십팔난》에는 "督脈者, 起于下極之兪, 幷于脊裏, 上至風府, 入屬于腦."이라 하였다.

《기경팔맥고》에서 "독맥은 곧 '양맥(陽脈)의 해(海)'"라고 하였다.

그 맥(脈)은 신(腎) 아래 포중(胞中)에서 시작하여 소복에 이르고 이어서 치골로 하행하여 그 중앙을 에워싸고 요도(尿道) 외단(外端)에 연계되어 남자는 음경(陰莖)을 순

[5] "督脈者, 起于少腹以下骨中央, 女子入系廷孔, 其孔, 溺孔之端也. 其絡, 循陰器, 合簒*間, 繞簒後, 別繞臀, 至少陰與巨陽中絡者合少陰上股內後廉, 貫脊屬腎. 與太陽起于目內眦. 上額交巓上, 入絡腦, 還出別下項, 循肩髆內, 俠脊抵腰中, 入循膂絡腎. 其男子循莖下至簒, 與女子等. 其少腹直上者, 貫臍中央, 上貫心, 入喉上頤環脣, 上系兩目之下中央."

* 《甲乙經》, 《太素》에는 "纂"이라고 되어 있다.

[6] 《甲乙經》에서 《難經》의 내용을 인용하여 아래에 "上巓, 循額, 至鼻柱."라는 구절을 추가하였다.

행하고 하행하여 찬부(纂部)에 이르고, 여자는 음기(陰器)를 락(絡)하고 찬부(纂部) 사이에서 회합하여 남녀 모두 찬부(纂部) 뒤의 병예(屛翳, 즉 會陰)혈을 에워싼다.

별락(別絡)은 둔부를 둘러싸고 족소음과 족태양에 이르고, 중락(中絡)은 족소음경과 회합하여 대퇴부 안쪽 모서리로 상행하여 회양(會陽)을 경유하고, 척주를 관통하여 장강(長强)혈에서 회합하니 장강(長强)은 저골단(骶骨端)에 있다.

- 이곳에서 족소음경과 서로 만나고, 척리(脊裏)로 병행(幷行)하고,
- 상행하여 요수(腰兪), 양관(陽關), 명문(命門), 현추(懸樞), 척중(脊中), 중추(中樞), 근축(筋縮), 지양(至陽), 영대(靈臺), 신도(神道), 신주(身柱), 도도(陶道)를 지나고
- 대추(大椎)에서 수족삼양경이 서로 만나고,
- 위로 아문(瘂門)으로 상행하여 양유맥과 서로 만나고,
- 설본(舌本)으로 들어 상행하여 풍부(風府)에 이르러 족태양, 양유맥과 서로 만나고,
- 독맥, 족태양경, 양유맥이 다 같이 뇌중(腦中)에 들어가 뇌호(腦戶), 강간(强間), 후정(後頂)으로 순행하고
- 전정(巓頂)으로 상행하며, 백회(百會), 전정(前頂), 신회(顖會), 상성(上星)을 지나 신정(神庭)에 이르러 족태양경과 독맥이 서로 만나고,
- 액부(額部) 중앙을 순행하여 비주(鼻柱)에 이르고, 소료(素髎), 수구(水溝)를 지나 수족양명경과 서로 만나고,
- 태단(兌端), 은교(齦交)로 들어 임맥, 족양명경과 교회하여 그치게 된다[7]."라고 하였다.

《영추 · 영기》에는 "영기(營氣)가 운행하는 경로로서 순역(順逆)의 상규(常規)이다[8]."라고 하였는데, 그 중의 한 문장만이 독맥의 순행부위와 관계가 있다. 바로, "갈라진 분지는 이마로 올라가 두정(頭頂)을 따라 내려가 목의 중앙으로 들어간 다음, 척주

7) "督乃陽脈之海, 其脈起于腎下胞中, 至于少腹, 乃下行于腰橫骨圍之中央, 系溺孔之端, 男子循莖下至簒, 女子絡陰器合簒間: 俱繞簒後屛翳穴, 別繞臀, 至少陰與太陽中絡者合少陰上股內廉, 由會陽貫脊, 會于長强穴. 在骶骨端與少陰會, 幷脊裏, 上行歷腰兪, 陽關, 命門, 懸樞, 脊中, 中樞, 筋縮, 至陽, 靈臺, 神道, 身柱, 陶道, 大椎, 與手足三陽會合, 上瘂門, 會陽維, 入系舌本, 上至風府, 會足太陽, 陽維, 同入腦中, 循腦戶, 强間, 後頂, 上巓, 歷百會, 前頂, 顖會, 上星, 至神庭, 爲足太陽督脈之會, 循額中, 至鼻柱, 經素髎, 水溝, 會于足陽明, 至兌端, 入齦交, 與任脈足陽明交會而終."

8) "營氣之行, 逆順之常也."

(脊柱)를 따라 내려가 미저골부(尾骶骨部)로 들어가는데, 이는 독맥이다[9]."라고 한 구절이 그것이다.

이상 네 가지의 논술을 비교하면, 다음과 같은 내용을 알 수 있다.

• 독맥의 기시부(起始部)에 관한 3가지 이론(理論)

독맥의 기시(起始)에 관해서 "소복이하골중앙(少腹以下骨中央)"《골공론》, "하극지수(下極之兪)"《난경》, "신하포중(腎下胞中)"《기경팔맥고》의 서로 다른 3가지 견해가 있다.

"소복(少腹)"은 소복부(小腹部)를 가리키고, "골중앙(骨中央)"은 《유경》주석에서 "횡골하근외지중앙야(橫骨下近外之中央也)"라고 하여 골반(骨盤)의 중앙을 가리키는 것으로 즉, "소복이하골중앙(少腹以下骨中央)"은 소복부(小腹部)의 골반을 의미한다.

"하극지수(下極之兪)"는 척추 하단의 장강(長强)혈을 의미한다.

"신하포중(腎下胞中)"은 골반에 위치하고 있는 부위이다.

여자의 경우에 신(腎) 아래 포중(胞中)에서 시작한다고 말할 수 있으며, 남자의 경우에 소복(少腹) 아래 골중앙(骨中央)에서 시작한다고 할 수 있다.

또한 장강(長强)혈에 이른다는 것은 독맥이 "포중(胞中)"으로부터 하행하여 체표의 첫번째 혈위로 얕게 나온다는 것을 뜻한다. 그러므로 《난경》에서 기경팔맥 중 독맥의 순행 부위를 말할 때, 체표의 노선을 강조하여 "기우하극지수(起于下極之兪)"라고 한 것이다.

• 독맥의 순행부위에 관한 2가지 이론(理論)

첫번째 논(論)은 《난경》, 《갑을경》, 《영추 · 영기》에서 말한 바이 부위는 등의 정중선에서 항(項), 후경부(後頸部), 전정(巓頂), 액부(額部)의 정중선을 지나 비주(鼻柱)에 이르러 멈추는 것이다.

두번째 논(論)은 《소문 · 골공론》에서 말한 부위는 비교적 복잡하여 배부(背部) 정중선의 노선이 없고, 세 개의 분지가 있는데 이에 관한 내용은 아래와 같다.

첫째 분지(分枝)는 회음부에 분포하고, 항문의 뒤를 향해 감아 돌아서 별도로 요둔부로 순행하며, 족소음과 족태양의 분지와 상합하고, 그 안쪽 뒷선을 상행하여 척

[9] "其支別者, 上額循巓下項中, 循脊入骶, 是督脈也."

추를 관통하고 신(腎)에 속(屬)하여 나온다.

둘째 분지(分枝)는 족태양경과 목내자(目內眥)에서 시작하여, 위로 액(額)에 이르고, 전(巓)에서 교회하고 뇌에 락(絡)해서 들어간다. 다시 출(出)하여 항(項)으로 하행하며 견갑 내측을 순행하며, 척추를 끼고 요중(腰中)에 도달하고 등골뼈를 따라 들어가 신(腎)에 락(絡)한다.

셋째 분지(分枝)는 소복 바로 위를 따라 배꼽 중앙을 통과하여, 위로 향하여 심(心)을 통과하고, 후롱(喉嚨)에 들어가고, 위로 하함부(下頷部)에 이르고 구순(口脣)을 돌아 위로 향하여 양 눈의 아래 중앙과 연계한다.

《기경팔맥고》에서는 두 종류의 설명을 하나로 합하여 설명하고 있는데 족태양경과 함께 목내자(目內眥)에서 기(起)한다는 것과, 소복 직상을 따라 상행한다는 것은 생략하였으며, 이는《난경》,《갑을경》에서 말한 노선이 비주(鼻柱)를 따라 연장되어 은교(齦交)에 이른다고 하는 것에 주안점을 두어 파악한 것이다.

실제 "여태양기우목내자(與太陽起于目內眥)"의 분지(分支)는 족태양경의 순행 부위이며, 또한 "기소복직상자(起少腹直上者)"의 분지는 같은 편(《소문·골공론》)중에서 설명하고 있는 임맥의 순행과 일치하는 부위이다. 그러한 까닭에 이시진(李時珍)이 2종류의 분지를 생략한 것은 이치에 맞는 것이라 할 수 있다.

다만 王冰注에서 "독맥은 奇經에 속한다. 그러나 임맥, 충맥, 독맥은 '일원이삼기(一源而三岐)'가 되므로 경(經)에서 혹은 충맥이 독맥이 된다고 하였는데, 이것은 무엇 때문인가? 지금의《갑을경》에서 옛날의《경맥유주도해》까지는 임맥이 배부(背部)를 순행한다는 것은 독맥을 말한 것이며, 독맥이 소복(少腹)에서 직상한다는 것은 임맥을 말한 것이며, 이는 배복부(背腹部)를 음양으로 나누어 이름이 붙여진 것이다[10]."라고 하였다.

또한 "소복(少腹)에서 직상하여 양목(兩目)의 아래 중앙에 이르게 되는 것은 임맥과 더불어 순행하는 것으로 독맥의 계(系)가 되는 것을 말하며, 이것으로 인하여 말한 것이니 임맥, 충맥, 독맥은 이름만 다르고 동체(同體)라고 할 수 있다[11]."라고 하였다.

10) "督脈, 亦奇經也. 然任脈, 衝脈, 督脈者, 一源而三岐也, 故經或謂衝脈爲督脈也. 何以明之? 今《甲乙經》及古《經脈流注圖解》以任脈循背者謂之督脈, 自少腹直上者謂之任脈, 亦謂之督脈, 是則以背腹陰陽別爲名目稱."

11) "自其少腹直上, 至兩目之下中央, 幷任脈之行, 而云是督脈所系, 由此言之, 則任脈衝脈督脈名異而同體也."

양상선(楊上善)은 "옛날에 전해져 내려오는 것으로 독맥은 당연히 척중(脊中)에 오로지 일맥(一脈)만 있다고 하는 것은 옳지 않은 것이다[12]."라고 하기도 하였다.

2) 기본기능

• 양맥(陽脈)의 해(海) [제양경(諸陽經)을 통독(統督)함]

《난경 · 이십팔난》여광(呂廣)의 주석에서 "督脈者, 陽脈之海也"라고 하고, 양현조(楊玄操)의 주석에서 "督之爲言都也, 是人陽脈之都綱. 人脈比于水, 故呂氏曰陽脈之海."라고 하였는데, 독(督)은 총감독(總監督)한다는 의미가 있다.

독맥은 배(背)를 행(行)하는데 배부(背部)는 양(陽)에 속한다.

따라서 "양맥지해(陽脈之海)"는 독맥이 전신 양경의 맥기에 대해 통솔, 총감독하는 작용이 있다는 것을 말한 것이다. 이것은 독맥과 족태양이 백회(百會), 뇌호(腦戶), 도도(陶道) 등의 혈에서 만나고, 수족삼양경과 대추(大椎)에서 만나며, 양유(陽維)와 풍부(風府), 아문(瘂門)에서 만나고, 14추(椎)에서 나온 대맥과 만나기 때문이다. 그러므로 독맥과 각 양경은 모두 서로 관계를 맺고 있다.

• 뇌, 척수, 신(腎)과 밀접한 관계

독맥은 척리(脊裏)에서 순행하고, 뇌에 들어가서 락(絡)하므로 뇌, 척수와 밀접한 연관이 있다.

《소문 · 골공론》에서 말한 "독맥에 병이 나면 척추가 강직(强直)해지면서 반절(反折)한다[13]."라고 한 것과 《난경 · 이십구난》에서 말한 "독맥이 병들면 경항강직(頸項强直)하고 심하면 혼궐(昏厥)이 발생한다[14]."라고 하였는데, 척강(脊强), 궐(厥)은 척수(脊髓)와 뇌(腦)의 병변이 되는 것을 볼 때, 독맥과 뇌, 척수는 밀접한 관련이 있음을 알 수 있다. 독맥은 또한 "속신(屬腎)"하므로, 신장과도 밀접한 관계가 있다. 신(腎)은 선천(先天)의 근본이고 생식을 주관하는데, 독맥은 "포중(胞中)"에서 시작하여 腎에 속한다.

---

12) "舊來相傳爲督脈當脊中唯爲一脈者, 不可爲正也."

13) "督脈之病, 脊强反折."

14) "督之爲病, 脊强而厥."

3) 독맥(督脈)의 순행과 병증

• 독맥 순행

독맥의 순행은 네 줄기로 구분된다.

- 첫 번째 줄기는 포중(胞中)에서 시작하여 척주(脊柱)를 상행하여 풍부(風府)에 이르러 뇌에 들어가고 뇌호(腦戶)로 나와 두정(頭頂)으로 상행한 후 두액부(頭額部)로 하행하여 비주(鼻柱)를 지나 은교(齦交)에 이른다.
- 두 번째 줄기는 소복(少腹) 아래의 횡골(橫骨) 중앙에서 시작한다. 여자는 요공(尿孔)과 연계되어 있는데 요공(尿孔)은 요도(尿道)의 끝에 있다. 그 락맥(絡脈)은 음기(陰器)를 따라 순행하여 회음부(會陰部)에서 합쳐지고 그 후 다시 회음(會陰)의 뒤쪽을 돌며, 그 별락(別絡)은 둔부를 순행하여 족소음경과 족태양경의 락맥과 만난다. 족소음경과 회합한 별락(別絡)은 대퇴부 안쪽의 뒷면을 따라 올라가 척골(脊骨)을 통과하여 신(腎)에 속한다.
- 세 번째 줄기는 족태양경과 함께 목내자(目內眥)에서 시작하여 이마로 올라가 전정(巓頂)에서 교회하여 뇌로 락(絡)한 다음, 다시 나와 항부(項部)로 내려가 어깨 안쪽을 순행하여 척골(脊骨)을 따라 요중(腰中)에 이르며 척(脊)을 따라 순행하여 신(腎)에 락(絡)한다.
- 네 번째 줄기는, 남자의 경우 음경(陰莖)을 따라 하행하며, 최음부(會陰部)에 이르러 여자와 같이 소복부(少腹部)로부터 곧바로 올라가 배꼽의 중앙을 지나고 심(心)을 관통하여 목구멍으로 들어가며 턱으로 올라가 입술주위를 돌고 다시 올라가 양쪽 눈밑 중앙으로 이어진다.

• 독맥 병증

독맥의 병증은 신경정신계질환, 비뇨생식계 질환, 그리고 독맥의 유주상 연계되어 있는 비(鼻), 안(眼), 구순(口唇), 뇌(腦), 척수(脊髓), 신(腎), 포(胞) 등 부위의 병증으로 나타난다.

고전에는 독맥에 병변이 발생하면 척배(脊背)가 뻣뻣해지면서 활처럼 휘어진다고 하였다. 소복부(少腹部)에서 치솟아 심(心)부위까지 통증이 오고 대소변이 잘 나오지 않는데 이를 충산(衝疝)이라 한다. 여자는 불임증(不妊症)이 발생하고 소변불리(小便不利), 치질(痔疾), 유뇨(遺尿), 인후건조(咽喉乾燥) 등의 증상이 나타난다. 요배(腰背)가 뻣뻣하고 통증이 있어 허리를 구부리거나 펴지 못하며, 어른은 전병(癲病)이 생기고 소아는 풍간질(風癎疾)이 생긴다. 맥기(脈氣)가 역(逆)하면 태양한기(太陽寒氣)가 상행하여 전정(巓頂)부위로 치솟고 이마로 들어가며 아래로 鼻尖에 이르고 수태양에 들어가고 흉중(胸中)에 전해진다. 구창(口瘡)은 독맥에 속한다. 이것은 양(陽)이 성(盛)하고 기(氣)가 유여(有餘)하여 화(火)가 염상(炎上)하여 발저(發疽)한 것이다.

* **주치:** 주로 독맥의 순행 부위인 두면(頭面), 척배(脊背), 요저부(腰骶部)의 병증과 열성병(熱性病), 비뇨생식계 병증을 치료하며, 특히 산기(疝氣), 척강동통(脊强疼痛), 신지병(神志病), 탈항(脫肛), 각궁반장(角弓反張), 자궁하수(子宮下垂), 소변불리(小便不利), 두경요척동통(頭頸腰脊疼痛) 등을 치료한다.

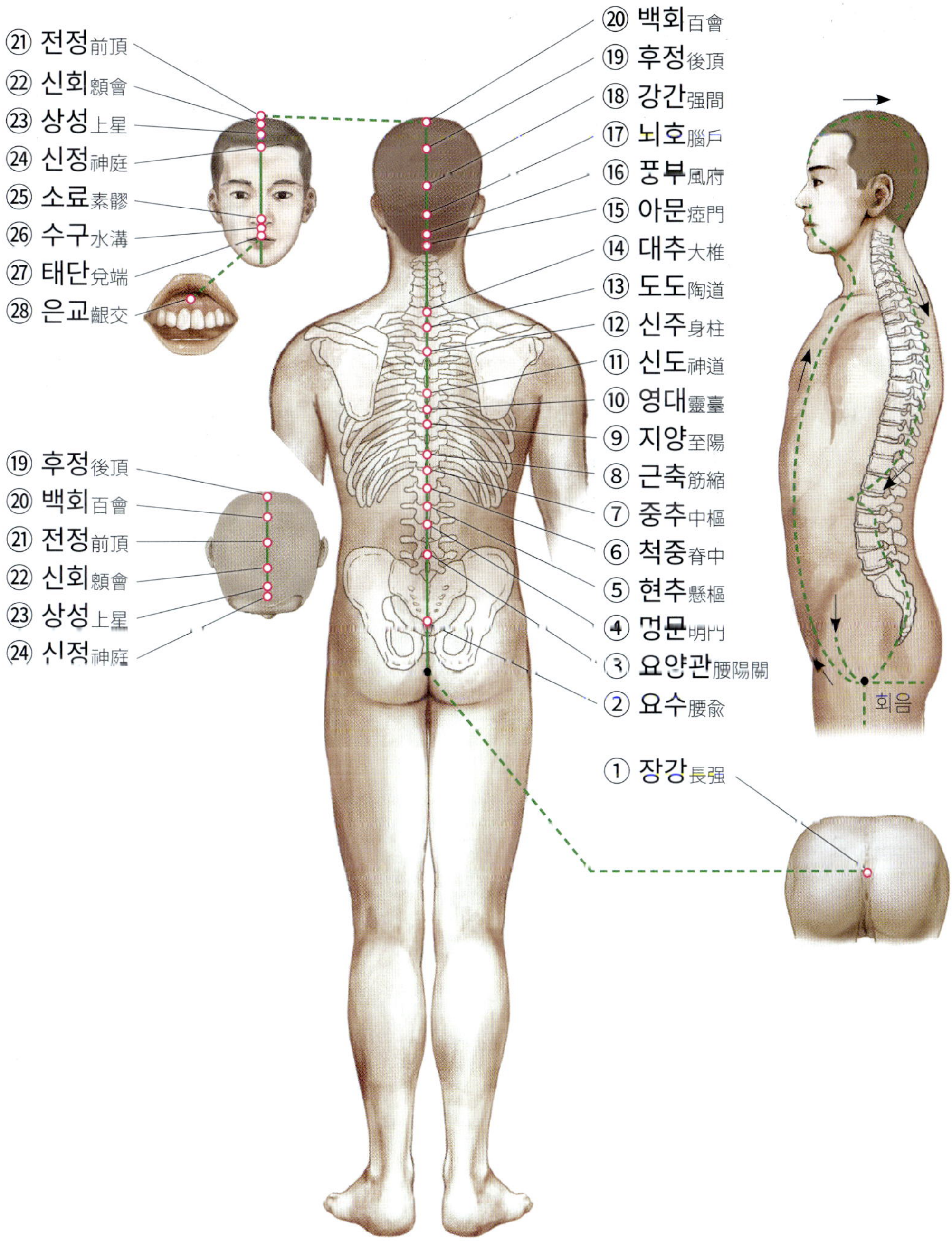

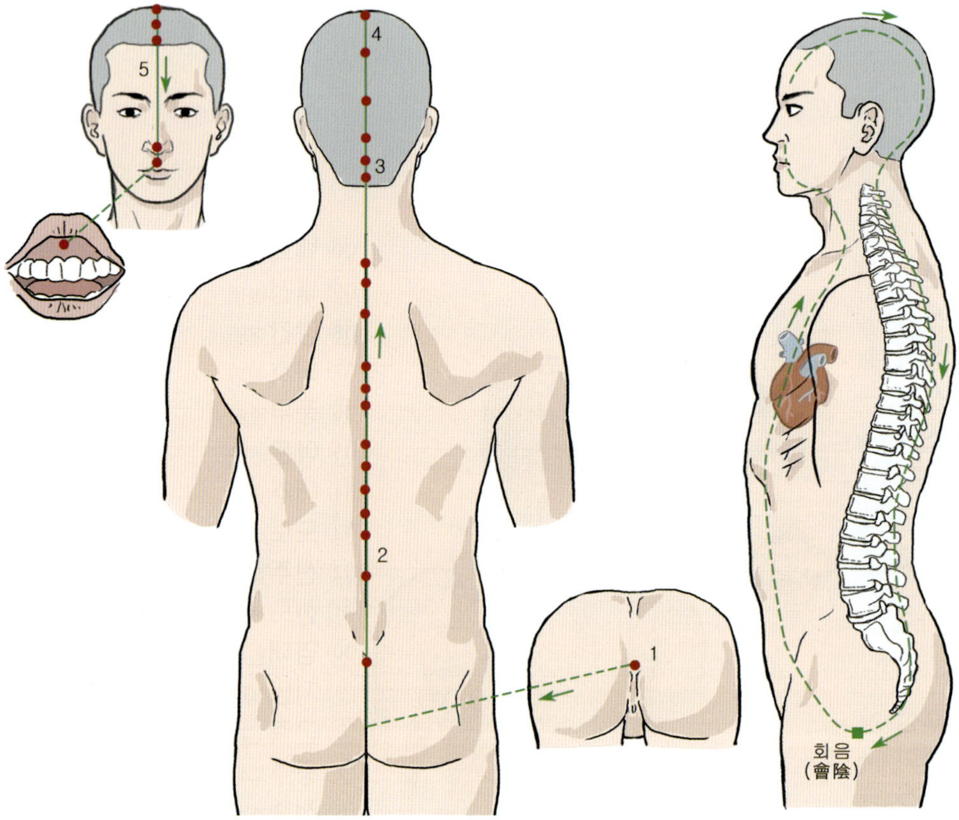

노선 요약

- 포중(胞中) → 회음(會陰) → 풍부(風府) → 락뇌(絡腦) → 은교(齦交) : 本經(제1노선)
- 전음(前陰) → 회음 → 합족소음신경(合足少陰腎經) → 신수(腎兪)(屬腎) : 合足少陰(제2노선)
- 정명(睛明) → 백회(百會) → 입락뇌(入絡腦) → 신수(腎兪)(絡腎) : 合足太陽(제3노선)
- 회음(會陰) → 염천(廉泉) → 승장(承漿) → 은교(齦交) → 양목하부(兩目下部) : 合任脈(제4노선)

② 임맥(任脈)

1) 개요

《소문 · 골공론》에서 "임맥은 중극(中極)의 아래에서 일어나서 모제(毛際)를 올라가 복부 안을 따라 관원(關元)으로 올라가 인후에 이르며, 턱으로 올라가 얼굴을 따라 눈으로 들어간다[15]."라고 하였는데,

중극(中極)혈은 배꼽 아래 4촌의 정중선상에 있으며, 모제(毛際)는 음모(陰毛)가 있는 곳이다. "起于中極之下, 以上毛際"의 두 구절을 살펴보면, 임맥은 소복 아래 음모(陰毛)의 하방에서 시작한다. 관원(關元) 역시 배정중선상의 배꼽 아래 3촌에 있다.

"순복리상관원, 지인후(循腹裏上關元, 至咽喉)"의 두 구절을 보면 임맥은 소복(少腹) 아래를 따라 복부 정중선을 순행하여, 하복, 상복, 흉부의 정중선을 경유하며, 목 정중선상의 인후에 바로 도달한다.

이(頤)는 아래턱을 의미하는데, "상이순면입목(上頤循面入目)"은 임맥이 인후에 이른 후, 다시 연속 상행하여 가운데를 따라 아래턱에 이른 후에 좌우 두 갈래로 나누어져 얼굴 부위를 따라 눈 아래에 이르게 된다는 뜻이다. 이 구절은 《난경 · 이십팔난》과 《갑을경》에 모두 기재되어 있는데, 다만 다른 점은 이 두 책에 모두 "상이순면입목(上頤循面入目)"의 구절이 없다는 것이다. 또한 임맥의 순행노선에 대하여 다른 견해가 있다.

《영추 · 오음오미》에서 "황제가 이르기를, 부녀자에게 수염이 나지 않는 것은 기혈(氣血)이 없기 때문인가? 기백(岐伯)이 대답하여 이르기를, 충맥과 임맥은 모두 자궁에서 시작하여 脊部의 안쪽을 따라 상행하는 경맥의 海이다. 그 가운데 체표로 순행하는 것은 복부를 따라 상행하여 인후에서 회합하며, 갈라져 입술 주위에 락(絡)한다. 기(氣)와 혈(血)이 성(盛)하면 피부가 충실하고 기육(肌肉)이 따뜻하며, 혈(血)이 성(盛)하면 피부에 스며들어 모(毛)를 자라게 한다. 부녀자의 생리적 특징은 기(氣)는 남아돌고 혈(血)은 부족한데, 월경으로 혈이 빠져나가 충맥, 임맥이 구순부 주위를 영양하지 못하는 까닭에 수염이 나지 않는다[16]."라고 하였다.

---

15) "任脈者, 起于中極之下, 以上毛際, 循腹裏上關元, 至咽喉, 上頤循面入目."

16) "黃帝曰, 婦人之無鬚者, 無血氣乎? 岐伯曰, 衝脈, 任脈皆起于胞中, 上循脊裏, 爲經絡之海. 其浮而外者, 循腹上行, 會于咽喉, 別而絡脣口. 血氣盛, 則充膚熱肉: 血獨盛, 則澹滲皮膚, 生毫

이 문장은《황제내경태소 · 임맥》과《갑을경》에 기재되어 있는 내용과 같다.

이 경문(經文)을 살펴보면, 임맥과 충맥은 모두 포중(胞中)에서 시작하고 임맥은 포중(胞中)에서 나온 후 두 갈래로 나누어져, 한 갈래는 척추(脊椎) 속으로 충맥과 함께 순행하므로 임맥과 충맥은 "경락지해(經絡之海)"가 되며, 다른 한 갈래는 포중(胞中)에서 나온 후 복부 정중선을 상행해서 인후에 이르고 구순에 락(絡)한다.

상술한 두 가지의 논술을 비교하면, 아래와 같은 내용을 확인할 수 있다.

첫째,《소문 · 골공론》에는 임맥은 중극(中極)의 아래에서 나온다고 하였다.

반면에,《태소》와《영추 · 오음오미》에서는 임맥이 포중(胞中)에서 시작한다고 하였다. 얼핏 같지 않은 것 같으나, 실제로 포궁(胞宮)의 위치는 바로 중극(中極)의 아래에 있다.

그러므로 양상선은《태소》에서 "中極之下, 卽是胞中, 亦是胞門子戶, 是則任脈起處同也."라고 하였다. 여자의 경우 임맥은 포중(胞中)에서 시작하며, 남자의 경우 체내에 포(胞)가 없으므로 다만 중극(中極)의 아래에서 시작한다고 볼 수 있다.

둘째, 임맥은 소복(少腹)으로부터 복부 정중선으로 상행하여 배꼽, 위, 가슴, 인후 등을 거쳐 입술에 이른다.

셋째, 임맥은 척추내 한 갈래가 있다.

《소문》과《난경》에서는 모두 서술하지 않았는데 즉 임맥은 포중(胞中)에서 시작하여 아래로 회음(會陰)으로 나오고, 음부(陰部)를 거쳐 복부와 흉부 정중선을 따라 상행하여 인후에 이르고, 상행하여 하함부(下頷部)에 이르고, 입술을 돌아 면협을 따라 나뉘어져 목광하(目眶下)에 이른다고 하였으나 임맥이 척추 내에서 "경락지해(經絡之海)"에 해당하는 것에 대해서는 언급이 없다.

《내경》에서 임맥을 "경맥지해(經脈之海)"의 이론으로 인식하여 후세에 영향을 끼친 바가 적지 않으며, 또한 부인과의 변증논치 이론에 있어서도 영향을 끼쳤다.

2) 기본기능

• 음맥(陰脈)의 해(海) [제음경(諸陰經)을 통임(統任)함]

《침구갑을경 · 권3》의 기재된 것을 근거로 살펴보면, 임맥과 족삼음은 중극(中極),

毛. 今婦人之生, 有餘于氣, 不足于血, 以其*數脫血故也, 衝任之脈, 不營口脣, 故鬚不生焉."

*以其:《甲乙經》에는 이 글자 뒤에 "月水下"의 3字가 덧붙여져 있음

관원(關元)에서 만나고, 족궐음과는 곡골(曲骨)에서, 족태음과는 하완(下脘)에서, 수태음과는 상완(上脘)에서, 음유(陰維)와는 염천(廉泉), 천돌(天突)에서 각각 만난다. 임맥은 수족삼음, 음유맥과 여러 번 교회하기 때문에, 원대(元代) 활수는《십사경발휘》중에서 "음맥지해(陰脈之海)라고 함은 인체의 맥락이 제음지분(諸陰之分)을 주류(周流)하는 것을 물의 흐름에 비유한 것이다. 그리고 임맥이 총임(總任)의 의미를 가지고 있다. 그러므로 '음맥지해(陰脈之海)'라고 한 것이다[17]."라고 하였다.

이 말은 전신의 음맥(陰脈)은 모두 임맥으로 교회하여 마치 강하(江河)가 대해(大海)로 모여 흘러가는 것과 같다는 말이다. 그러므로 "음맥지해(陰脈之海)"라고 하였다.

임맥은 '음맥지해(陰脈之海)'가 되고 독맥은 '양맥지해(陽脈之海)'가 된다.

이 두 맥(脈)은 모두 포중(胞中)에서 시작하여 회음(會陰)에서 만나 상호 교통하므로 밀접한 관계가 있다.

활수는《십사경발휘》중에서 "任督二脈, 一源而二歧, 一行于身之前, 一行于身之後. 人身之有任督, 猶天地之有子午, 可以分, 可以合. 分之以見陰陽之不離, 合之以見渾淪之無間. 一而二, 二而一者也."라고 하였다.

임맥과 독맥을 살펴보면, 몸의 상반된 양면에 존재하여 인체의 음(陰)과 양(陽)에 대해 중요한 작용을 한다. 또한 이 두 맥(脈)은 한 가지 근원(根源)에서 나오며, 상호 관통하므로 청대(淸代) 진사탁은《석실비록》중에서 "임맥과 독맥의 병은 각기 서로 다르나 치법은 실제로 서로 동일하다. 대개 육경의 맥락(脈絡)은 원래 서로 통하고 있다. 임맥의 산하(疝瘕)를 치료하면 독맥의 유뇨척강(遺溺脊强)도 역시 낫게 된다. 임맥과 독맥은 포태(胞胎)를 주관하는 맥(脈)이 된다. 즉 이의 작용이 없게 되면 여자는 임신할 수 없으며, 남자는 자강기능이 불리(不利)하여 사정하기가 어렵게 된다. 이들 맥(脈)은 마땅히 보(補)해야 되지 사(瀉)하는 것은 마땅하지가 않다. 보(補)하면 외신(外腎)이 장대해지고 양(陽)이 왕성해지지만, 사(瀉)하면 외신(外腎)이 축세(縮細)되고 양(陽)이 쇠약해진다. 보(補)하면 자궁이 온(溫)해져서 수태(受胎)할 수 있게 되지만, 사(瀉)하면 자궁이 냉(冷)하게 되어 임신이 어려워진다[18]."라고 하였다.

즉 임, 독 이맥(二脈)을 나누면 음양의 구별이 있고, 합하면 구분이 없게 된다. 또한 독맥은 신(腎)에 속하고 임맥은 독맥에 통하니 임맥과 신은 상통함을 나타낸다고 볼 수 있다.

[17] "云陰脈之海者, 亦以人之脈絡, 周流于諸陰之分, 譬猶水也. 而任脈則爲之總任焉. 故曰陰脈之海."

[18] "二經之病, 各有不同, 而治法實相同也. 蓋六經之脈絡, 原相貫通: 治任脈之疝瘕, 而督脈之遺溺脊强亦愈也. 然此二脈者, 爲胞胎之主脈: 無則女子不受妊, 男子難作强以射精. 此脈之宜補, 而不宜瀉明矣. 補則外腎壯大而陽旺, 瀉則外腎縮細而陽衰: 補則子宮熱而受胎, 瀉則子宮冷而難妊矣."

• **포태(胞胎) 주관 [부인 월사(月事), 육자(育子)와 유관]**

《난경집주 · 이십팔난》에서 "양씨(楊氏)가 이르기를 임(任)은 임신(妊娠)이라는 뜻이며, 인체 생양(生養)의 근본이 된다[19]."라고 하였는데, 우서(虞庶)는 양씨(楊氏)의 말이 《소문》에 근거하며, 이는 《소문 · 상고천진론》의 "여자는 … 14세에는 천계(天癸)가 이르기에 임맥이 통하고 태충맥이 충만해져서 월경이 때에 맞추어 내리므로 자녀를 가질 수 있으며, … 49세가 되면 임맥이 허해지고 태충맥이 쇠퇴하여 천계(天癸)가 다하여 지도(地道)가 통하지 않으므로, 형체가 무너지고 자식을 둘 수 없다[20]."라고 한 문장에서 나왔다고 보았다.

그러므로 이 문장은 임맥, 충맥 2맥(脈)이 모두 포중(胞中)에서 시작하고, 척리(脊裏)를 상행하여 "경락지해(經絡之海)"가 된다는 것을 기초로 하여 설명하였음을 알 수 있다.

따라서 충맥, 임맥 2맥(脈)의 기혈이 왕성하고, 통조(通調) 시에 혈(血)이 아래로 포중(胞中)에 흘러 월경으로 방출되면, 배태를 기르고 임신할 수 있다. 만약 충맥, 임맥 2脈이 허쇠(虛衰)하고 통창(通暢)하지 못하면, 그 혈(血)이 포궁(胞宮)으로 흐르지 못하여 월경이 끊기고 자식을 둘 수 없게 된다. 결국 충맥, 임맥이 통성(通盛)하면 반드시 "천계(天癸)"가 촉진된다.

"천계(天癸)"가 생산되어 신중(腎中)의 정기(精氣)가 왕성하게 되면, 신중(腎中)의 정기(精氣)는 월경과 임신 능력을 갖게 된다. 그러므로 《의종금감 · 부과심법요결》에서 "여자가 불임하는 이유는 충임맥이 손상되었기 때문이다. … 만약 삼인(三因)의 사기(邪氣)가 충임맥을 손상시키면 월경부조, 적백대하, 붕루 등의 병이 발생하게 된다[21]."라고 하였다.

그러므로 한의학에서 월경병과 불임증을 치료할 때는, 모두 충임맥을 조절하는 것이 중요하다고 한 것이다.

---

19) "楊曰: 任者, 妊也, 此是人之生養之本."

20) "女子 … 二七而天癸至, 任脈通, 太衝脈盛, 月事以時下, 故有子. … 七七, 任脈虛, 太衝脈衰少, 天癸竭, 地道不通, 故形壞而無子也."

21) "女子不孕之故, 由傷其任衝也. … 若爲三因之邪, 傷其衝任之脈, 則有月經不調, 赤白帶下, 經漏, 經崩等病生焉."

3) 임맥(任脈)의 순행과 병증

• 임맥 순행

임맥의 순행은 크게 두 줄기로 나누어 진다.

- 첫 번째 줄기는 (원전에 중극지하(中極之下)로 명시) 회음부(會陰部)에서 시작하여 음모(陰毛)부위로 올라가 복내(腹內)를 순행하며, 상행하여 관원(關元)을 지나 인후(咽喉)에 이르고 다시 상행하여 턱부위로 이어져 눈으로 들어간다.
- 다른 줄기는 포중(胞中)에서 나와 뒤쪽으로 순행하여, 충맥(衝脈)과 더불어 척주내부(脊柱內部)를 따라 올라간다.

•임맥 병증

임맥의 병증은 대개 하초(下焦)와 소복(少腹) 부위에 많이 나타나며, 부녀의 경(經), 대(帶), 태(胎), 산(産), 비뇨생식기질환, 그리고 유주상 연계되는 구순(口唇), 안(眼) 등의 병증으로 나타난다. 임맥에 병변이 발생하면 남자는 복내(腹內)에서 결(結)하여 칠산(七疝)이 되고, 여자는 대하(帶下)와 징가적취(癥瘕積聚)가 발생한다. 소복(少腹)과 배꼽주위의 아래에서 횡골(橫骨)까지 땅기고 음경(陰莖)이 끊어지듯 아프며, 위완(胃脘)과 천돌(天突) 부위에 병이 발생한다고 하였다.

* **주치**: 주로 비뇨생식계(泌尿生殖系)의 병증과 한성병(寒性病) 및 임맥(任脈)의 순행부위인 면부(面部), 경부(頸部), 인후(咽喉), 흉(胸), 복(腹), 회음부(會陰部) 등의 병증을 치료하며, 특히 산기(疝氣), 대하(帶下), 복중결괴(腹中結塊) 등의 병증을 치료한다.

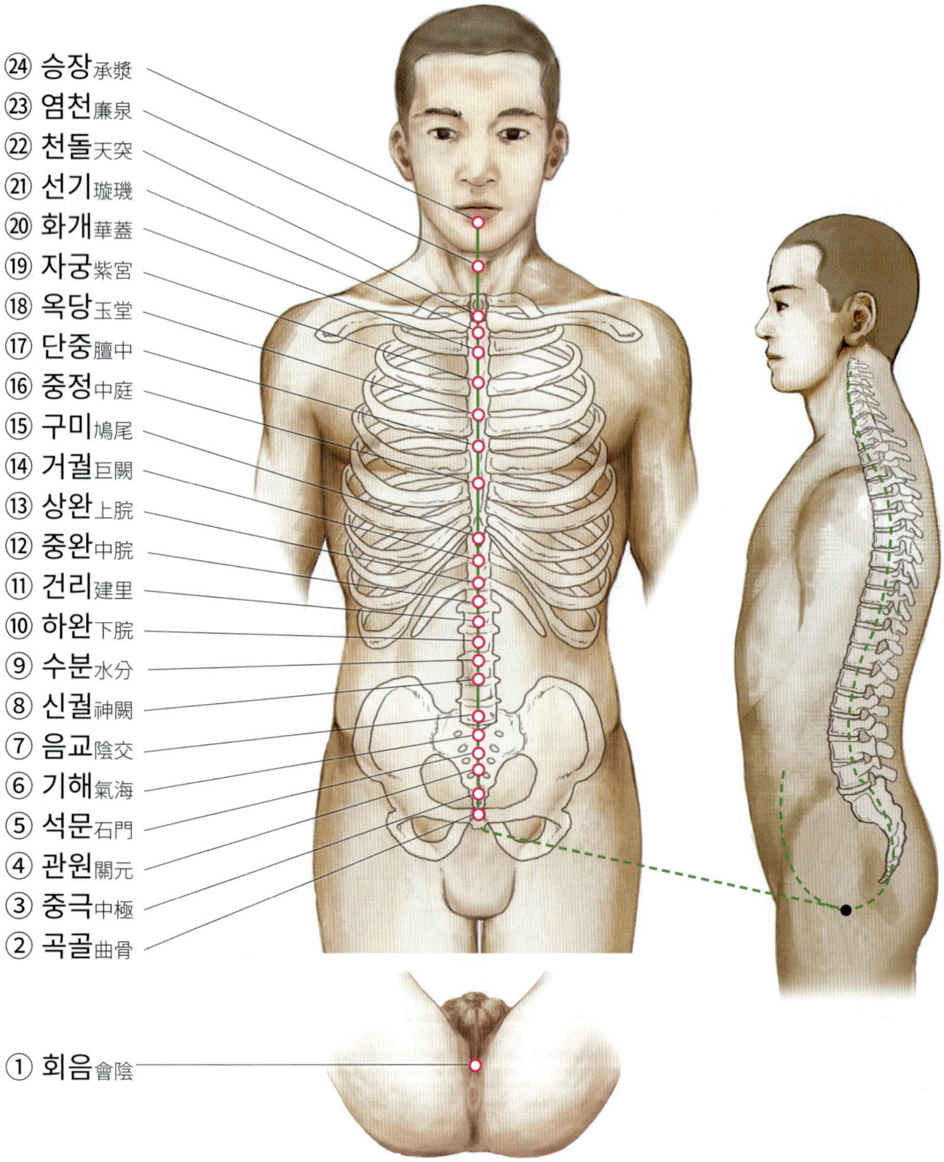
㉔ 승장承漿
㉓ 염천廉泉
㉒ 천돌天突
㉑ 선기璇璣
⑳ 화개華蓋
⑲ 자궁紫宮
⑱ 옥당玉堂
⑰ 단중膻中
⑯ 중정中庭
⑮ 구미鳩尾
⑭ 거궐巨闕
⑬ 상완上脘
⑫ 중완中脘
⑪ 건리建里
⑩ 하완下脘
⑨ 수분水分
⑧ 신궐神闕
⑦ 음교陰交
⑥ 기해氣海
⑤ 석문石門
④ 관원關元
③ 중극中極
② 곡골曲骨
① 회음會陰

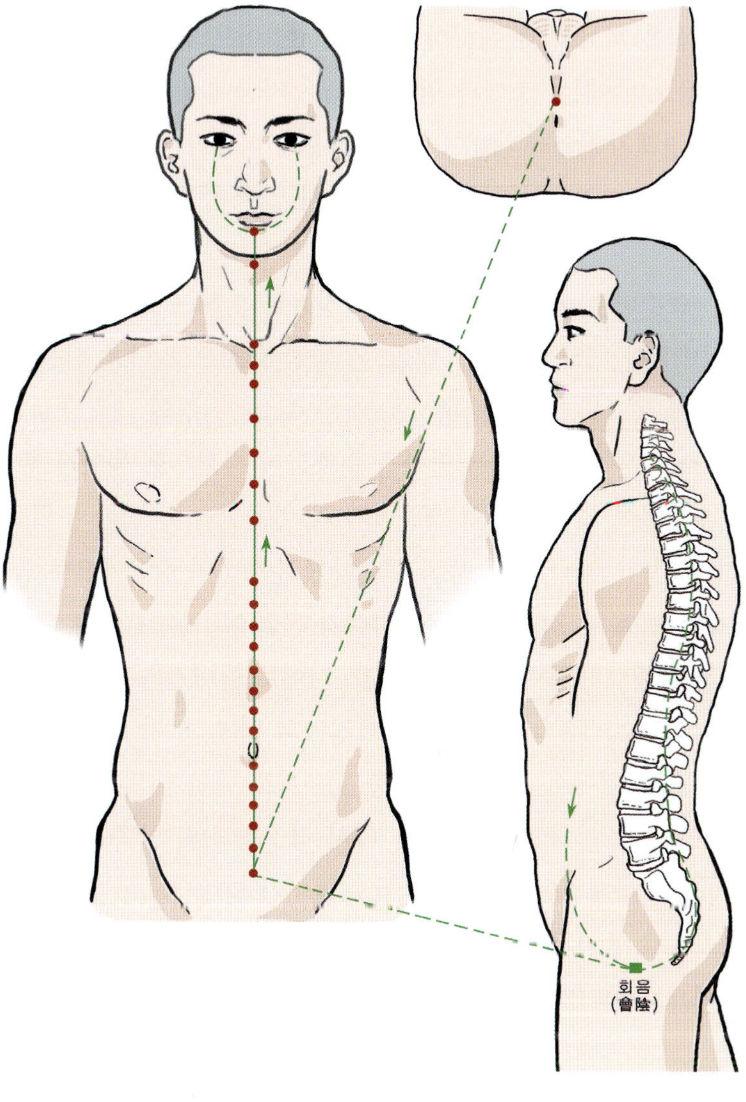

노선 요약

- 회음(會陰) → 음모(陰毛) → 복내(腹內) → 관원(關元) → 인후(咽喉) → 턱 → 눈
- 포중(胞中) → 척주내부(脊柱內部) : 合衝脈

❸ 충맥(衝脈)

1) 개요

《소문 · 골공론》에 "충맥이라는 것은 기가(氣街)에서 일어나고 소음경(少陰經)과 나란히 행하며 배꼽을 끼고 위로 행하며 흉중(胸中)에 이르러 흩어진다[22)]."라고 하였으며, 《영추 · 오음오미》에는 "충맥과 임맥은 모두 자궁에서 시작하여 척부의 안쪽을 따라 상행하는 '경맥지해(經脈之海)'이다. 그 가운데 떠올라 체표로 순행하는 것은 복부를 따라 상행하여 인후에서 회합하며, 갈라져 입술 주위에 락(絡)한다[23)]."라고 하였다.

또한 《영추 · 역순비수》에 "무릇 충맥은 오장육부의 해(海)로서, 오장육부는 모두 충맥에서 유양받는다. 그 상행하는 맥(脈)은 항상(頏顙)으로 나온 다음 여러 양경으로 들어가 정기를 공급하고, 그 하행하는 맥은 족소음신경의 대락(大絡)으로 들어가 기가에서 체표로 나온 다음 대퇴부 안쪽을 순행하여 슬괵부로 들어간 후, 소퇴부 안쪽으로 잠복 운행하여 내과 뒤쪽의 경골(脛骨)과 비골(腓骨)이 접한 부위로 별행(別行)한다. 하행하는 지맥(支脈)은 족소음신경과 함께 순행하여 삼음경으로 들어가며, 앞쪽으로 순행하는 맥(脈)은 잠복하여 운행하다가 근골결절(跟骨結節) 위쪽으로 나온 다음 발등을 따라 하행(下行)하여 족대지(足大趾) 사이로 들어간다[24)]."라고 하였다.

그리고 《영추 · 동수》에서는 "충맥은 '십이경맥의 해(海)'로써 족소음신경의 대락(大絡)과 함께 회음(會陰)혈에서 시작하여 기충(氣衝)혈로 나와 대퇴부 내측을 따라 하행하여 오금 속으로 비스듬하게 들어간다. 다시 경골(脛骨)의 안쪽을 따라 순행하다가 족소음신경과 함께 하행하여 내과(內踝) 뒤로 들어가 발바닥으로 간다. 그 지맥은 비스듬히 내과(內踝)로 들어가 족관절과 발등으로 나와 엄지발가락 사이로 들어간 후, 다시 모든 락맥으로 들어가 경부(脛部)와 족부를 온양(溫養)한다[25)]."라고 하였다.

---

22) "衝脈者, 起于氣街, 幷少陰之經*, 挾臍上行, 至胸中而散."

* 幷少陰之經: 《難經》에는 幷足陽明之經이라고 되어 있음

23) "任脈, 衝脈皆起于胞中, 上循脊裏, 爲經絡之海, 其浮而外者, 循腹上行, 會于咽喉, 別而絡脣口."

24) "夫衝脈者, 五臟六腑之海也, 五臟六腑皆稟焉. 其上者, 出于頏顙, 滲諸陽, 灌諸精*: 其下者, 注少陰之大絡, 出于氣街, 循陰股內廉, 入膕中, 伏行骭(脛)骨內, 下至內踝之後屬而別, 其下者, 幷于少陰之經, 滲三陰: 其前者, 伏行出跗屬, 下循跗, 入大指(趾)間."

* 灌諸精: 《甲乙經》에는 '灌諸陰'이라고 되어 있음

25) "衝脈者, 十二經脈之海也. 與少陰之大絡起于腎下, 出于氣街, 循陰股內廉, 邪入膕中, 循脛骨內廉,

위에서 보는 것과 같이 《내경》에서 충맥에 대한 순행 부위의 내용은 복잡하였지만, 《난경》이후에는 많이 간략해졌다. 예를 들어 《십사경발휘》에 "충맥은 임맥과 같이 포중(胞中)에서 시작하고 척리(脊裏)를 따라 상행해서 경락의 해(海)가 된다. 체표로 부상(浮上)하는 것은 배를 따라 상행해서 인후에 모이고 별도로 입술에 락(絡)한다. 그러므로 충맥은 기충(氣衝)에서 시작하여 족소음경과 병행하여 배꼽의 양옆으로 상행하여 흉중에 이르러 흩어진다[26]."라고 하였다.

또한 《기경팔맥고》에는 "충맥은 경맥의 해(海)가 되고 또 혈해(血海)라고 한다. 그 맥은 임맥과 같이 소복(少腹)의 안 포중(胞中)에서 시작하여 체표로 부상하는 것은 기충(氣衝)에서 시작하고, 족양명과 족소음 사이의 복부를 따라 상행하여 횡골(橫骨)에 이르고, 배꼽 좌우 5분(分)의 각 혈위를 상행하는데, 즉 대혁(大赫), 기혈(氣穴), 사만(四滿), 중주(中注), 황수(肓兪), 상곡(商曲), 석관(石關), 음도(陰都), 통곡(通谷), 유문(幽門)을 순행하게 되며, 흉중(胸中)에 이르면 흩어진다[27]."라고 하였다.

《난경 · 이십팔난》에 "충맥은 기충(氣衝)에서 시작하여 족양명위경과 함께 배꼽을 끼고 올라가 가슴부위에 이르러 흩어진다[28]."라고 하였다.

우서(虞庶)의 주석에 따르면, 《소문》의 '병족소음지경(幷足少陰之經)'이라는 구절을 《난경》에서는 '병족양명지경(幷足陽明之經)'이라고 하였다고 하였다.

소음경은 배꼽 옆으로 좌우 각 5분(分)으로 순행하고, 양명경은 배꼽 옆으로 좌우 각 2촌으로 순행하며, 또한 기충(氣衝)은 양명 맥기가 발하는 곳이 된다. 이로 미루어 보면 충맥은 기충(氣衝)에서 시작하여 양명, 소음 두 경맥의 사이에 위치하여 배꼽 옆을 상행한다는 것이 이치에 맞는다는 것을 알 수 있다.

다만 후세 의가들이 《소문》의 '병족소음지경(幷足少陰之經)' 설(說)은 따르고, 《난경》의 '병양명지경(幷足陽明之經)' 설(說)은 따르지 않았다. 예를 들어 《성제총록 · 기경팔

幷少陰之經, 下入內踝之後, 入足下; 其別者, 邪入踝, 出屬跗上, 入大指(趾)之間, 注諸絡, 以溫足脛."

26) "衝脈者, 與任脈起于胞中, 上循脊裏, 爲經絡之海. 起浮于外者, 循腹上行, 會于咽喉, 別而絡脣口. 故曰 : 衝脈者, 起于氣衝, 幷足少陰之經, 挾臍上行, 至胸中而散."

27) "衝爲經脈之海, 又曰血海. 其脈與任脈皆起于少腹之內胞中, 起浮而外者, 起于氣衝, 幷足陽明, 少陰之間, 循腹上行至橫骨, 挾臍左右各五分上行, 歷大赫, 氣穴, 四滿, 中注, 肓兪, 商曲, 石關, 陰都, 通谷, 幽門, 至胸中而散."

28) "衝脈者, 起于氣衝, 幷足陽明之經, 挾臍上行, 至胸中而散也."

맥 · 충맥》에서 "《난경》의 '병족양명(幷足陽明)'을 경혈을 통해 살펴보면, 양명경은 배꼽을 끼고 좌우로 2촌에서 상행하고, 소음경은 배꼽을 끼고 좌우로 각 5분(分)에서 상행한다. 《침경(鍼經)》에 충맥과 독맥 모두 회음(會陰)에서 함께 시작하여 복부를 진행하여, 유문(幽門), 통곡(通谷), 음도(陰都), 석관(石關), 상곡(商曲), 황수(肓兪), 중주(中注), 사만(四滿), 기혈(氣穴), 대혁(大赫), 횡골(橫骨)을 행하므로 무릇 22혈은 모두 족소음경의 혈위 부분이 된다. 그러므로 충맥은 족소음경과 병행한다는 설(說)이 옳다[29]."라고 하였다.

《내경》에 기재된 바를 근거로 충맥 순행부위를 개괄하면 다음과 같다.

첫째, 포중(胞中)에서 시작하여 회음(會陰)으로 나온 후에 기충(氣衝) 부위를 따라 족소음신경과 함께 시작하여 배꼽을 끼고 상행하여 흉중에 도달한 후에 흩어진다.

둘째, 흉중을 따라 다시 상행하여 목구멍을 지나, 입술을 돌고, 눈자 위 아래에 이른다.

셋째, 족소음신경의 대락(大絡)과 함께 신(腎) 아래에서 시작하여 기충(氣衝) 부위를 따라 얕게 체표로 나와 대퇴 내측을 따라 괵중(膕中)으로 들어가고, 경골(脛骨) 내측을 따라 하행하여 내과(內踝) 뒤에 이르고 발바닥에 들어간다.

넷째, 경골(脛骨) 내측을 따라 내과(內踝)에 진입한 후에 分支하여, 발등으로 비스듬히 들어간 후 엄지발가락으로 들어간다.

다섯째, 포중(胞中)에서 분지하여 뒤를 향해 독맥과 통하고 척추내로 상행한다.

2) 기본기능

• 요충지(要衝地), 요도(要道)의 의미 [전신 경락을 유양(濡養)함]

"충(衝)은 통한다는 것이다. 이 맥(脈)은 아래로 다리에 이르고 위로 머리에 이르러 십이경의 기혈을 받는다. 그러므로 충(衝)이라 한다."이라고 하였다.

《난경집주 · 이십팔난》에 "衝者, 通也. 言此脈下至于足, 上至于頭, 通受十二經之氣血, 故曰'衝'焉." 또한 충맥이 "統受十二經之氣血[십이경맥의 기혈을 통솔(統率, 統

---

[29] "在《難經》則曰 '幷足陽明之經'. 以穴考之, 陽明之經俠臍左右各二寸而上行, 少陰之經俠臍左右各五分而上. 《鍼經》所載, 衝脈與督脈同起于會陰, 其在腹也, 行乎幽門, 通谷, 陰都, 石關, 商曲, 肓兪, 中注, 四滿, 氣穴, 大赫, 橫骨, 凡二十二穴, 皆足少陰之分也. 然則衝脈幷足少陰之經明矣."

帥)]"하는 기능에 대해서 《영추 · 역순비수》에 충맥을 "오장육부지해(五臟六腑之海)"라고 언급한 것과, 《영추 · 동수》에 충맥을 "십이경맥지해(十二經脈之海)" 라고 주석한 것이 있다.

이것은 바로 충맥이 위로는 머리에 아래로는 다리에 이르러 전신을 관통하는 것이며, 그 상행하는 지맥(支脈)은 항상(頏顙)에서 나오고 모든 양경(陽經)에 기혈(氣血)을 공급하며, 그 하행하는 지맥(支脈)은 족소음신경과 함께 삼음경에 기혈을 공급하는 작용을 나타낸다.

그러므로 충맥은 십이경맥과 오장육부의 기혈을 용납 · 조절할 수 있고, "십이경지해(十二經脈之海)", "오장육부지해(五臟六腑之海)"라고 할 수 있다.

• **사해(四海)와 연관 [잉자태육(孕子胎育), 자양신정(滋養腎精) 작용]**

《영추 · 해론》에 "인체에는 수해(髓海), 혈해(血海), 기해(氣海), 수곡해(水穀海)가 있는데, 이들 네 가지는 자연계의 사해(四海)와 상응한다[30]."라고 하였다.

위 문장 아래에 사해(四海)의 '음양표리형수소재(陰陽表裏滎輸所在)'라는 내용에서, '혈해(血海)'라는 말은 언급되지 않고 있으나 '충맥은 십이경의 해가 된다(衝脈者爲十二經之海)'라는 언급이 있으며, 또한 '사만지역순(四滿之逆順)'을 언급할 때는, '혈해(血海)'라는 말이 나오지만, '십이경지해(十二經之海)'라는 말은 없다.

충맥은 '십이경맥지해(十二經脈之海)'라고 볼 수 있으며, '혈해(血海)'가 된다고 할 수도 있다. 충맥은 '혈해(血海)'가 되며, 포중(胞中)에서 시작하므로 부녀자의 월경과 밀접한 관계가 있다. 예를 들어 《소문 · 상고천진론》에 "여자는 … 14세에는 천계(天癸)가 이르게 되므로 임맥이 통하고 태충맥이 충만해져서 월경이 때에 맞추어 내리므로 자녀를 가질 수 있으며, … 49세가 되면 임맥이 허(虛)해지고 태충맥이 쇠퇴하여 천계(天癸)가 다하여 지도(地道)가 통하지 않으므로, 형체가 무너지고 자식을 둘 수 없다[31]."라고 하였다.

위에서 말한 '태충맥'이 바로 충맥을 의미하며, 부녀자의 월경과 임신이 충맥과 밀접한 관계가 있다는 것을 알 수 있다.

---

30) "人有髓海, 有血海, 有氣海, 有水穀之海, 凡此四者, 以應四海也".

31) "女子 … 二七而至天癸, 任脈通, 太衝脈盛, 月事以時下, 故有子 … 七七任脈虛, 太衝脈衰少, 天癸竭, 地道不通, 故形壞而無子也."

3) 충맥(衝脈)의 순행과 병증

• 충맥 순행

충맥의 유주는 세 줄기로 구분된다.

- 첫 번째 줄기는 임맥과 함께 포중(胞中)에서 기(起)하여 기충(氣衝)으로 천출(淺出)한 후 족소음을 따라 흉중(胸中)에 이르고 인후(咽喉)에 회(會)한 다음 구순(脣口)에 락(絡)한다.
- 두 번째 줄기는 포중(胞中)에서 분출(分出)하여 복강후벽(腹腔後壁)을 따라 척주내(脊柱內)를 상행하여 배부(背部)를 순행한다.
- 세 번째 줄기는 기충(氣衝)에서 출(出)하여 대퇴내측(大腿內側)을 따라 슬와중(膝窩中)에 진입한 후 경골내연(脛骨內緣)을 지나 족소음과 병행하여 내후면(內後面)에 이르고 족저(足底)에 도달하며, 그 별락(別脈)은 족내과의 뒤에서 분출(分出)하여 발등을 따라 족대지(足大趾)에 분포하여 족궐음간경의 맥기(脈氣)와 상통한다.

• 충맥 병증

충맥은 포중(胞中)에서 기(起)하므로 부녀의 월경(月經), 생육(生育) 등과 밀접한 관계가 있다. 따라서 충맥의 병증은 부녀의 경(經), 대(帶), 태(胎), 산(産)의 병증, 비뇨생식기계(泌尿生殖器系)질환, 유방통(乳房痛) 및 위장질환(胃腸疾患)으로 나타나며, 순행유주상 연계되는 흉(胸), 신(腎), 구순(口脣), 안(眼) 등의 부위와 관련된 증상이 나타날 수 있다.

충맥은 족양명위경과 종근(宗筋)에서 합하여 전신의 근맥(筋脈) 골격(骨格)을 약속(約束)하고 조절하므로 충맥에 병이 있으면 종근불성(宗筋不成)하게 된다.

또한 충맥은 기충(氣衝)에서 출(出)하여 신경(腎經)을 협(挾)하고 복부(腹部)를 상행하므로 충맥의 경기(經氣)가 역(逆)하면 역기리급(逆氣裏急)의 증상이 나타난다.

* **주치:** 부녀의 경(經), 대(帶), 태(胎), 산(産)의 병증이나 비뇨생식기계(泌尿生殖器系) 질환 등에 주로 사용된다. 충맥은 본경(本經)에 소속된 경혈이 없이 타경(他經)의 경혈로 구성하므로, 치료에 있어서도 충맥이 순행하는 타경(他經)의 경혈을 이용하여 병증을 치료할 수 있다. 특히 충맥의 맥기(脈氣)가 통하는 경혈인 공손(公孫)은 충맥의 병증 및 충맥과 관련된 병증의 치료에 다용된다.

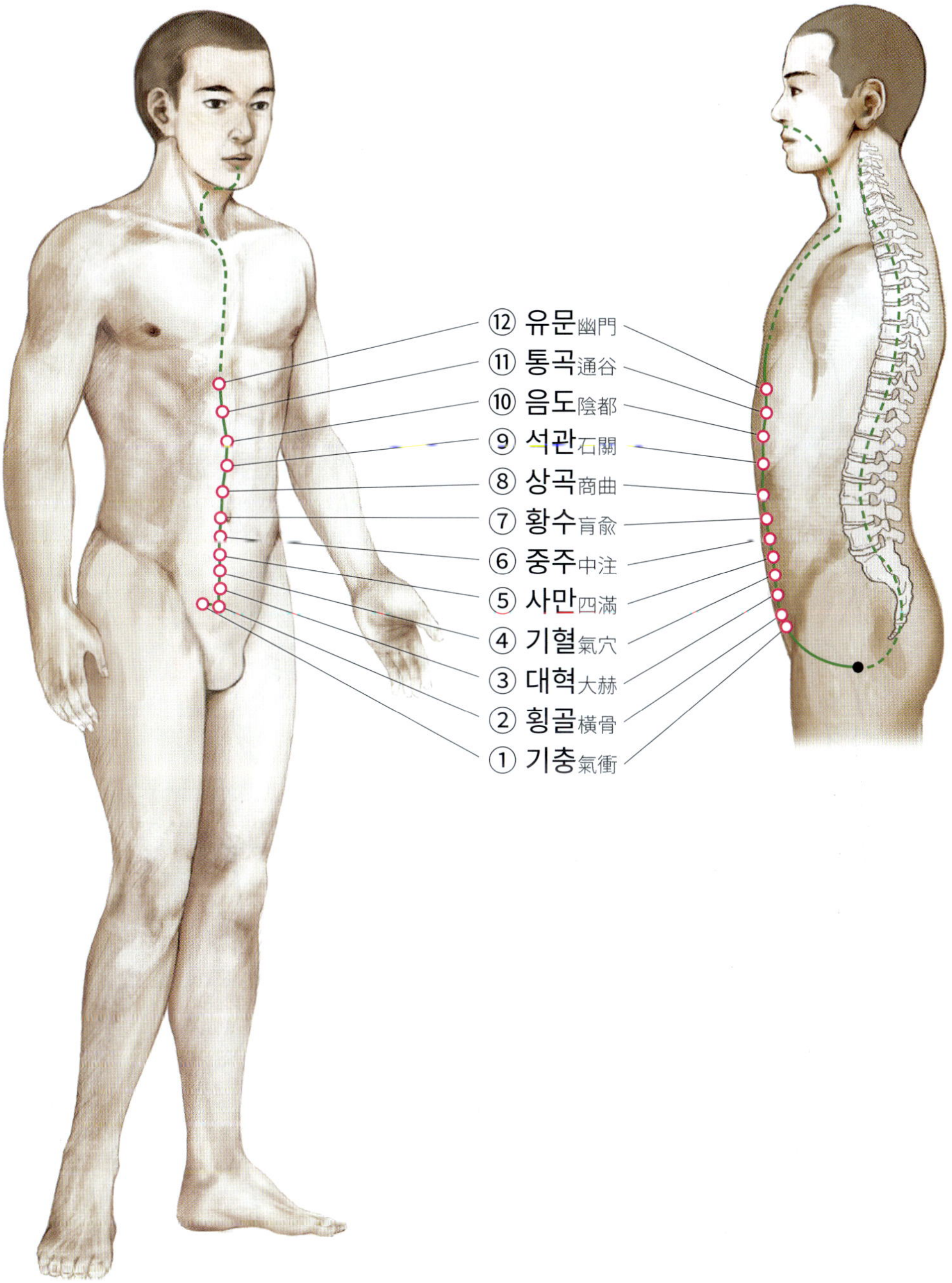

노선 요약

- 포중(胞中) → 기충(氣街) → 흉중(胸中) → 인후(咽喉) → 순구(脣口) : 合足陽明, 足少陰, 任脈
- 포중 → 복강후벽 → 척주(脊柱) → 등 : 合督脈
- 기충(氣街) → 족저(足底), 족배(足背) : 合足陽明, 足少陰, 足厥陰

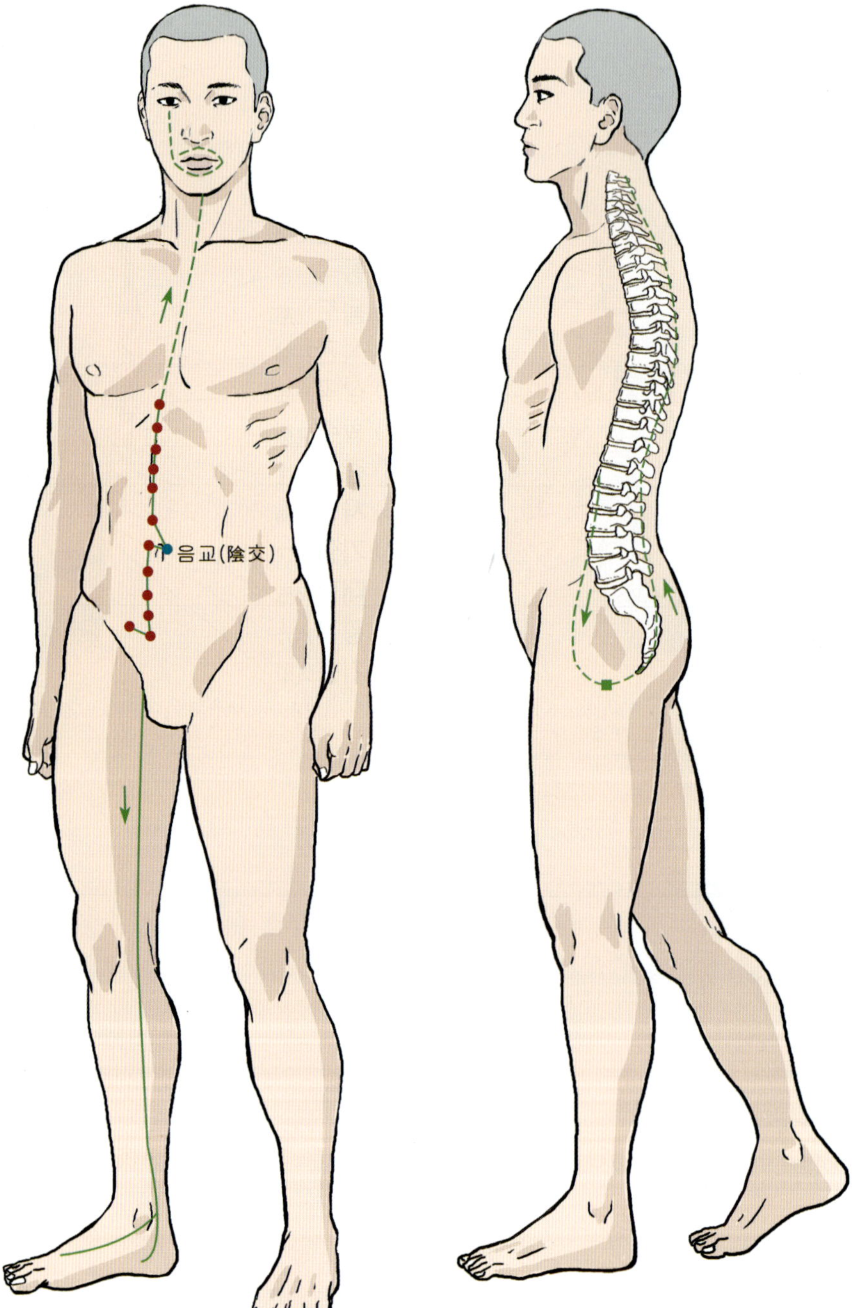
음교(陰交)

④ 대맥(帶脈)

1) 개요

대맥의 순행부위에 대해서, 《내경》에는 구체적 서술이 없지만, 《영추 · 경별》에 족소음경별의 순행노선에서 "대맥에 이르고, 배부(背部)의 '십사추(十四椎)'에 위치하고 있다"라는 서술이 간접적으로 나타나 있다. 이는 "족소음신경의 정경(正經)은 오금에 이르러 별도로 주행하여 족태양경과 합해진 후, 올라가 신(腎)에 이르고 14추(椎) 부위에서 나와 대맥에 이어진다[32)]."

《난경 · 이십팔난》에 "대맥은 계늑(季肋)에서 시작하여 요부를 횡(橫)으로 순행한다[33)]." 라는 서술이 있는데, 후세에 대맥에 대하여 설명하는 것은 대부분 이에 근거하고 있다.

《십사경발휘》에서 활수는 "대맥은 계늑(季肋)에서 기시하여 전신을 횡으로 일주(一周)한다. … 그 맥기가 일어나는 곳은 계늑(季肋) 아래 1촌8부에 있다. 따라서 대맥이라고 하는 것은 그 몸을 일주(一周)함이 띠와 같다고 해서 붙여진 것이다. 또한 족소양과 유도(維道)에서 만나는데, 이것이 대맥이 일어나는 4개의 혈이 된다[34)]."라고 하였다.

그리고 명대(明代)의 이시진은 《기경팔맥고》에서 "대맥은 계늑(季肋)에서 시작하는데, 궐음경의 장문(章門)혈, 족소양과 같이 대맥(帶脈)혈을 돈다. 몸을 둘러 일주(一周)함이 마치 띠를 두른 것과 같다. 또한 족소음경과 오추(五樞), 유도(維道)에서 만난다[35)]."라고 하였다.

2) 기본기능

대맥은 허리를 두르고 띠가 허리를 묶는 것과 같다. 그래서 대맥의 기능은 종행(從行)하는 모든 맥(脈)을 묶는다. 그렇기 때문에, 대맥은 '14추(椎)'에서 출발하므로, 족삼음경과 족삼양경이 모두 대맥의 결속(結束)을 받게 된다. 또한 남여 모두 신기(腎氣)를 조절, 유지하는 작용이 있어, 남자인 경우 고신(固腎), 양정(養精)이 위주이며, 여자인 경우 월경과 대하를 주관한다.

---

32) "足少陰之正, 至膕中, 別走太陽而合, 上至腎, 當十四椎, 出屬帶脈."

33) "帶脈者, 起於季脇, 回身一周."

34) "帶脈者, 起于季脅, 回身一周. … 其脈氣所發, 在季脅下一寸八分. 正名帶脈, 以其回身一周與帶也. 又與足少陽會于維道, 此帶脈所發, 凡四穴."

35) "帶脈者, 起于季脅足厥陰之章門穴, 同足少陽循帶脈穴, 圍身一周, 與屬帶然: 又與足少陽會于五樞, 維道."

3) 대맥(帶脈)의 순행과 병증

• 대맥 순행

대맥은 제 2요추에서 나와 제 11늑골 아래에서 시작하여 요복을 순행하고 비스듬히 복부 앞쪽을 돌아 몸을 한 바퀴 순환한다. 대맥이 지나는 혈은 대맥(帶脈), 오추(五樞), 유도(維道)이다.

• 대맥 병증

대맥은 그 순행이 요복(腰腹)을 횡행(橫行)하므로 그 증후도 요복부(腰腹部) 증상이 많으며, 부녀의 경(經), 대(帶)의 병증, 비뇨생식기계(泌尿生殖器系) 질환, 위장질환(胃腸疾患), 위증(痿證) 및 유주상 연계된 신(腎), 생식기(生殖器) 등과 관련된 증상이 나타날 수 있다.

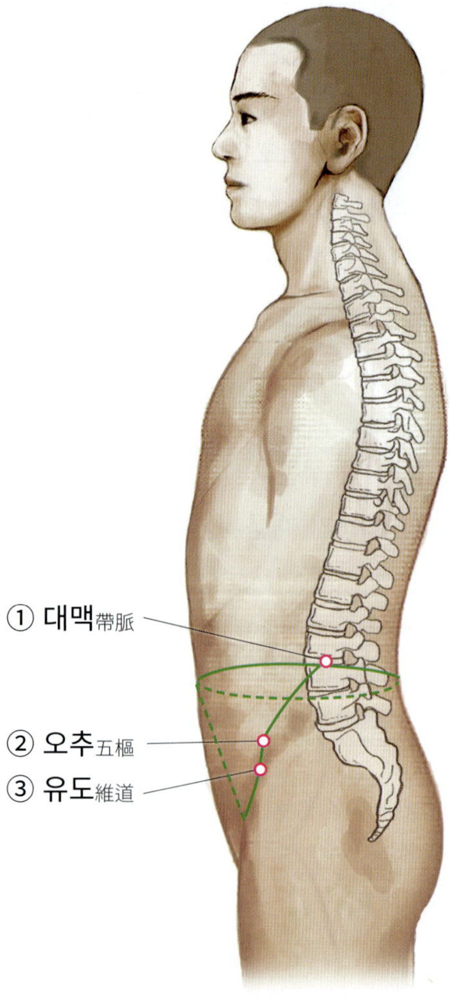

* **주치**: 척추신경통(脊柱神經痛), 요통 및 비뇨생식기계(泌尿生殖器系)질환 등에 주로 활용된다. 대맥은 본경(本經)에 소속된 경혈이 없이 타경(他經)의 경혈로 구성하므로, 치료에 있어서도 대맥이 순행하는 타경(他經)의 경혈을 이용하여 병증을 치료할 수 있다. 특히 대맥의 맥기(脈氣)가 통하는 경혈인 족임읍(足臨泣)은 대맥과 관련된 병증에 사용된다.

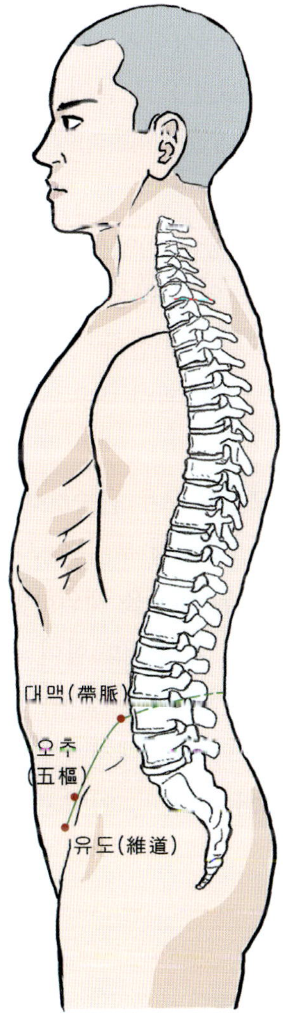

노선 요약

- 제 2 요추 → 제 11 늑골 아래 → 요복(腰腹)

⑤ 음교맥(陰蹻脈), 양교맥(陽蹻脈)

1) 개요

《영추 · 한열병》에 "족태양경에는 목을 지나 뇌로 이어지는 지맥(支脈)이 있는데, 바로 목본(目本)에 속하며, 눈에서 뇌로 이어지는 맥락(脈絡)이므로 목계(目系)라고 한다. … 항중(項中)의 양근(兩筋) 사이에서 뇌로 들어간 후 별행(別行)한다. 음교(陰蹻), 양교(陽蹻)로 음양이 서로 만나는데, … 내안각(內眼角)에서 만난다[36]."라고 하였다.

《영추 · 맥도》에 "음교맥은 족소음신경의 별맥(別脈)으로, 연골후(然骨後)에서 시작하여 내과(內踝) 상으로 상행한 후, 직상하여 대퇴 내측을 따라 복내(腹內)로 들어가서 흉중(胸中)을 순행한 다음, 결분(缺盆)으로 들어가고 인영(人迎)혈 앞으로 상행하여 나오고 관골부(顴骨部)로 들어간다. 내안각(內眼角)에서 족태양경, 양교맥과 서로 만나 상행한다[37]."라고 하였다.

《난경 · 이십팔난》에 "양교맥은 근중(跟中)에서 시작하여 외과(外踝)를 따라 올라가 풍지(風池)혈로 들어간다. 음교맥도 역시 근중(跟中)에서 시작하여 내과(內踝)를 따라 상행하여 인후에 이르고 충맥을 교관(交貫)한다[38]."라고 하였다.

《내경》에서의 교맥(蹻脈)의 순행부위에 관한 내용은 양교맥에 비해 음교맥이 약간 상세하다.

비록 《난경》에서도 음교맥, 양교맥이 모두 근중(跟中)에서 시작하고 양맥(兩脈)은 풍지(風池)로 들어간다고는 하였지만, 그 순행 부위는 구체적이지 못하다. 반면에 《성제총록》에서는 《내경》, 《난경》의 중복된 내용을 제외하였으며, 양교맥의 경우는 "시작하는 穴은 신맥(申脈)혈에서 발생하고 부양(附陽)혈이 극(郄)이 되고 복삼(僕參)혈을 본(本)으로 하여 족소양경과 거료(居髎)에서 만나고 수양명과 견료(肩髎)와 거골(巨骨)에서 만나고, 수족태양, 양유맥과 노수(臑兪)에서 만나고, 수족양명과 지창(地倉)에서 만나고, 수족양명과 거료(居髎)에서 만나고, 임맥 · 족양명과 승읍(承泣)에서 만난다[39]."라고 하였다.

---

[36] "足太陽有通項入于腦者, 正屬目本, 名曰眼系. … 在項中兩筋間, 入腦乃別. 陰蹻, 陽蹻, 陰陽相交, … 交于目銳(應作'內')者."

[37] "蹻脈者, 少陰之別, 起于然骨之後, 上內踝之上, 直上循陰股入陰, 上循胸裏入缺盆, 上出人迎之前, 入頄屬目內眥, 合于太陽, 陽蹻而上行."

[38] "陽蹻脈者, 起於跟中, 循外踝上行, 入風池. 陰蹻脈者, 亦起於跟中, 循內踝上行, 至咽喉, 交貫衝脈."

[39] "所發之穴, 生于申脈, 以跗陽爲郄, 本于僕參, 與足少陽會于居髎, 又與手陽明會于肩髃及巨骨, 又與

음교맥의 경우는 "음교맥의 극(郄)은 교신(交信)혈에 있다[40]."라고 하였다. 《기경팔맥고》에서는 "음교맥은 족소음경의 별맥(別脈)으로 근중(跟中)에 있는 족소음신경의 연곡(然谷)혈 뒤에서 시작하여,

→ 족소음신경과 함께 내과(內踝) 아래 조해(照海)혈을 지나 내과(內踝) 상 2촌으로 상행해서 교신(交信)혈이 극(郄)이 되고,

→ 직상하여 대퇴 내측을 따라 안으로 들어가 흉리(胸裏)를 상행하여 결분(缺盆)으로 들어가고,

→ 인영(人迎)혈의 앞을 상행하여 나오며 인후에 이르고 충맥과 교관(交貫)한다.

→ 관골(髖骨) 내부로 들어가 내안각(內眼角)으로 상행한다.

→ 정명(睛明)혈에서 수족태양, 족양명, 양교맥과 만난 후 상행한다[41]."라고 하였고,

"양교맥은 족태양경의 별맥(別脈)이며, 근중(跟中)에서 시작하여

→ 외과(外踝) 하부에 있는 족태양경의 신맥(申脈)혈에서 분출(分出)하여 외과(外踝) 뒤를 지나서

→ 근(跟)을 돌아 복삼(僕參)혈을 본(本)으로 하여 외과(外踝)상 3촌으로 상행해서 극혈(郄穴)인 부양(附陽)을 지나,

→ 직상하여 대퇴외측과 협부후(脇部後)의 후방과 견갑골 위로 순행하여 노수(臑兪)혈에서 수태양경·양유맥과 만나며

→ 견박(肩髆) 외렴으로 상행한 후 거골(巨骨)에서 수양명과 만난다.

→ 견우(肩髃)에서 수양명·소양과 만난 후 인영(人迎)으로 상행하여 구문(口吻)의 양측을 순행한다.

→ 지창(地倉)에서 수족양명·임맥과 만난 후 족양명경과 함께 상행하여 거료(居髎)를 지난다.

→ 승읍(承泣)에서 다시 임맥과 만난 후 내안각(內眼角)의 정명(睛明)혈에서 수족태양, 족양명, 음교맥이 만난다.

→ 정명(睛明)혈에서 상행해서 발제로 들어간 다음, 이후로 하행하여 풍지(風池)로

手足太陽, 陽維會于臑兪, 與手足陽明會于地倉, 又與手足陽明會于居髎, 又與任脈足陽明會于承泣."

40) "陰蹻之郄在交信."

41) "陰蹻者, 足少陰之別脈, 其脈起于跟中, 足少陰然谷穴之後, 同足少陰循內踝下照海穴, 上內踝之上二寸, 以交信爲郄, 直上循陰股入陰, 上循胸裏入缺盆, 上出人迎之前, 至咽喉, 交貫衝脈, 入頄內廉, 上行屬目內眥, 與手足太陽, 足陽明, 陽蹻五脈會于睛明而上行."

들어가서 끝난다[42].”라고 하였다.

따라서 《기경팔맥고》의 내용을 근거로 음교맥, 양교맥은 모두 족과하(足踝下)에서 시작한다는 것을 알 수 있다.

음교맥은 내과(內踝)하 조해(照海)혈에서 시작하여
→ 내과(內踝) 뒤를 따라 하지 내측을 직상하며, 전음(前陰)을 경유하고 흉리(胸裏)를 따라 가슴의 결분(缺盆)으로 진입하여 인영(人迎)혈 앞으로 나온다.
→ 다시 코 옆을 지나 목내자(目內眥)에 이르고 수족태양경 · 양교맥과 만난다.

양교맥은 외과하(外踝下) 신맥(申脈)혈에서 시작하여
→ 외과(外踝) 뒤를 따라 상행하여 복부를 지나 흉부의 뒤 외측을 따라,
→ 견부(肩部) 경(頸) 외측을 지나 구각(口角)을 끼고 올라가 목내자(目內眥)에 도달한다.
→ 수족태양경 · 음교맥과 만난 후 다시 상행하여 발제(髮際)로 진입하고 아래로 귀 뒤에 도달한다.

2) 기본기능

《난경집주 · 이십팔난》 양교맥의 주해(注解)에서 “楊씨가 이르기를 교(蹻)는 민첩하고 빠른 것이라고 하였다. 이 맥(脈)은 사람이 행동하고 달리는 근간이 된다. 다리를 움직이는 이유로 교맥(蹻脈)이라 한다[43].”라고 하여 교맥(蹻脈)이 하지운동 기능을 조절하는 작용을 가지고 있음을 설명하였다.

또한 음양교맥이 목내자(目內眥)에서 서로 만나는 것에 대해, 《영추 · 한열병》에서 “음교맥과 양교맥이 교차하여, … 눈 안쪽 모서리에서 만나므로 양기(陽氣)가 성(盛)하면 눈을 크게 뜨고, 음기(陰氣)가 성(盛)하면 눈이 감긴다[44].”라고 하여, 교맥(蹻脈)이 안검(眼瞼)의 개합(開闔)을 주관함을 설명하였다.

---

42) “陽蹻者, 足太陽之別脈, 其脈起于跟中, 出于外踝下足太陽申脈穴, 當踝後繞跟, 以僕參爲本, 上外踝上三寸, 以跗陽爲郄, 直上循股外廉循脇後髀, 上會手太陽, 陽維于臑會, 上行肩膊外廉, 會手陽明于巨骨, 會手陽明, 少陽于肩髃, 上人迎夾口吻, 會手足陽明. 任脈于地倉, 同足陽明上行居髎, 復會任脈于承泣, 至目內眥, 與手足太陽, 足陽明, 陰蹻五脈會于睛明穴, 從睛明上行入發際, 下耳後, 入風池而終.”

43) “楊曰: 蹻, 捷疾也. 言此脈是人行走之機要, 動足之所由, 故曰蹻脈焉.”

44) “陰蹻, 陽蹻, 陰陽相交, … 交於目內眥, 陽氣盛則瞋目, 陰氣盛則瞑目.”

3) 음양교맥(陰陽蹻脈)의 순행과 병증

• 음교맥(陰蹻脈) 순행

음교맥은 족내과(足內踝) 아래에 있는 족소음신경의 조해(照海)에서 분리되어 내과(內踝) 뒤로 상행하고 대퇴의 내측에서 순행하여 음부(陰部)로 들어간다. 위로 흉강(胸腔) 안으로 상행하여 쇄골의 함몰부에 이른 후 인후부에서 충맥을 뚫고 지나 인영(人迎) 앞을 나온 후 코 옆을 지나 눈 구석에서 수태양소장경, 양교맥과 회합하며 음양교맥이 나란히 뇌로(腦)로 들어간다.

음교맥은 내측에서 순행하면서 족소음신경, 족태음비경과 교회하며 연곡(然谷), 조해(照海), 교신(交信), 정명(睛明) 등의 경혈을 지난다.

• 양교맥(陽蹻脈) 순행

양교맥은 족외과(足外踝) 아래 족태양방광경의 신맥(申脈)에서 나와 외과(外踝) 뒤로 상행하여 대퇴부 외측, 옆구리, 늑골, 견갑의 외측을 지나 목 부위에 이르러 인영(人迎)으로 들어간다. 위로 입가를 지나 족태양방광경, 음교맥과 회합(會合)한 후 계속 올라가 발제(髮際)에 들어가고 아래로 내려가 귀 뒤의 풍지(風池)에 이른다.

양교맥은 족삼양, 수양명대장경, 수소양삼초경과 교차하며, 신맥(申脈), 복삼(僕參), 부양(跗陽), 거료(居髎), 노수(臑兪), 견우(肩髃), 거골(巨骨), 지창(地倉), 거료(巨髎), 승읍(承泣), 정명(睛明), 풍지(風池) 등의 경혈을 지난다.

• 음양교맥(陰陽蹻脈) 병증

교맥의 병증은 눈의 지체운동(肢體運動) 관련 병증, 눈의 개합실사(開闔失司)와 수면장애(睡眠障碍), 족태양 및 족소음 관련 병증 및 교맥 유주부위의 병증으로 나타날 수 있다.

- 지체운동(肢體運動) 관련 병증: 병자는 급(急)하고 불병자(不病者)는 완(緩)하므로, 음교맥이 병들면 내과이상이 급(急)하고 외과이상은 완(緩)하며, 양교맥이 병들면 외과이상이 급(急)하고 내과이상이 완(緩)하게 된다. 전간(癲癇), 계종(瘈瘲) 및 탄탄(癱瘓) 등과 같이 근맥이 견인하며 추휵(抽搐)하고 좌우안금이 실조하여 나타나는 증상도 교맥과 관련이 있다.
- 눈의 개합실사(開闔失司)와 수면장애(睡眠障碍): 양기(陽氣)가 성(盛)하면 눈을 부릅뜨고, 음기(陰氣)가 盛하면 눈을 감는다고 하였다. 교맥은 눈의 개합을 주관하는데, 양(陽)이 성(盛)하여 위기(衛氣)가 음(陰)에 들어가지 못하고 양(陽)에 머무르면 양교맥이 성(盛)해지고 음교맥이 허(虛)해져 눈을 감지 못하고 불면의 증상이 나타난다. 반대로 음(陰)이 성(盛)하고 양(陽)이 허(虛)하여 위기

(衛氣)가 음(陰)에 머무르고 양(陽)으로 행하지 못하면, 음교맥이 성(盛)해지고 양교맥이 허(虛)해져 눈을 뜨지 못하고 기면(嗜眠)의 증상이 나타난다고 하였다.

- **족태양 및 족소음 관련 병증**: 양교맥은 족태양방광경의 지별(支別)이고, 족태양방광경은 요배부(腰背部)로 순행하므로, 양교맥이 병들면 동고요배동통(動苦腰背疼痛), 지체강직(身體强直) 등의 병증이 나타난다. 음교맥은 족소음신경의 지별(支別)이고, 족소음신경은 복부(腹部)로 순행하므로, 음교맥이 병들면 소복통(少腹痛), 요체연음중통(腰體連陰中痛), 남자음산(男子陰疝), 여자루하(女子漏下) 등의 병증이 나타난다.
- **교맥의 유주부위 病症**: 양교맥은 유주상 뇌(腦), 안(眼), 구(口) 등과 연계되며, 음교맥은 유주상 뇌(腦), 안(眼), 생식기(生殖器) 등과 연계되므로 이들 부위와 관련된 증상이 나타날 수 있다.

* **주치**: 주로 음양의 부조에 의한 눈질환, 정신질환, 운동기질환 및 비뇨생식기질환 등에 사용한다. 교맥은 본경(本經)에 소속된 경혈이 없어 타경(他經)의 경혈로 본경(本經)의 경혈을 구성하므로, 치료에 있어서도 본경맥(本經脈)이 순행하는 타경(他經)의 경혈을 이용하여 치료할 수 있다. 특히 양교맥의 맥기가 통하는 경혈인 신맥(申脈)과 음교맥의 맥기가 통하는 경혈인 조해(照海)는 교맥과 관련된 병증의 치료에 사용된다.”

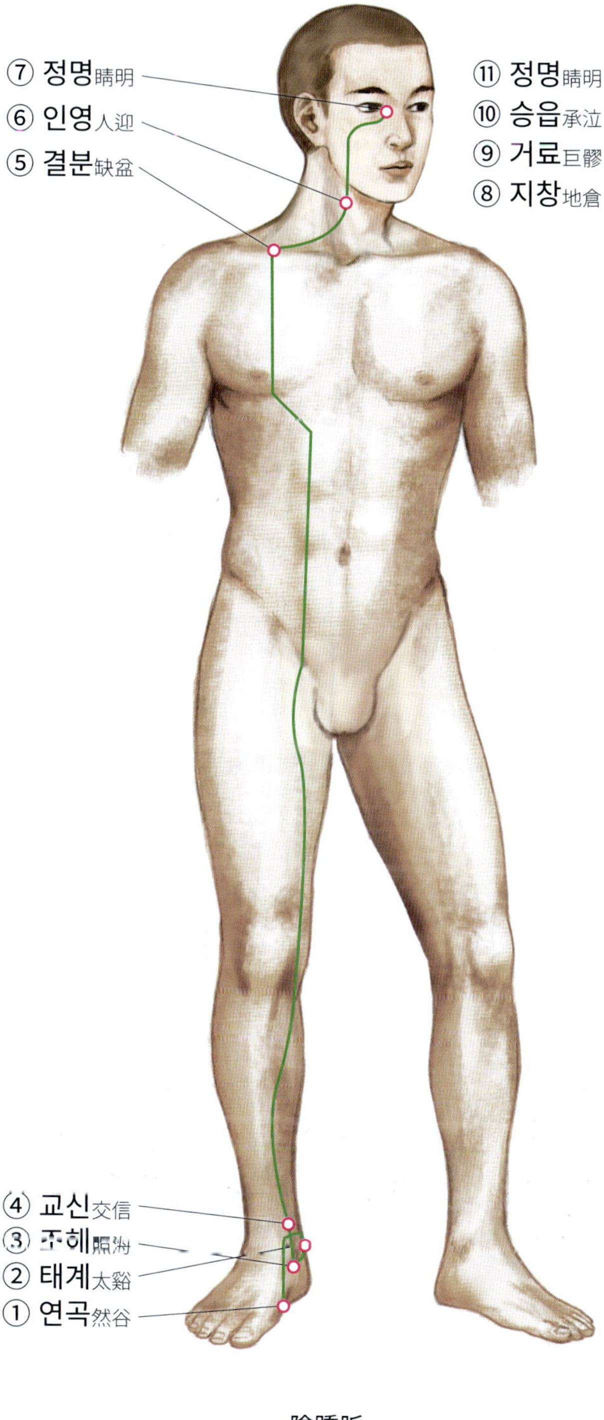
⑦ 정명睛明
⑥ 인영人迎
⑤ 결분缺盆
④ 교신交信
③ 조해照海
② 태계太谿
① 연곡然谷

陰蹻脈

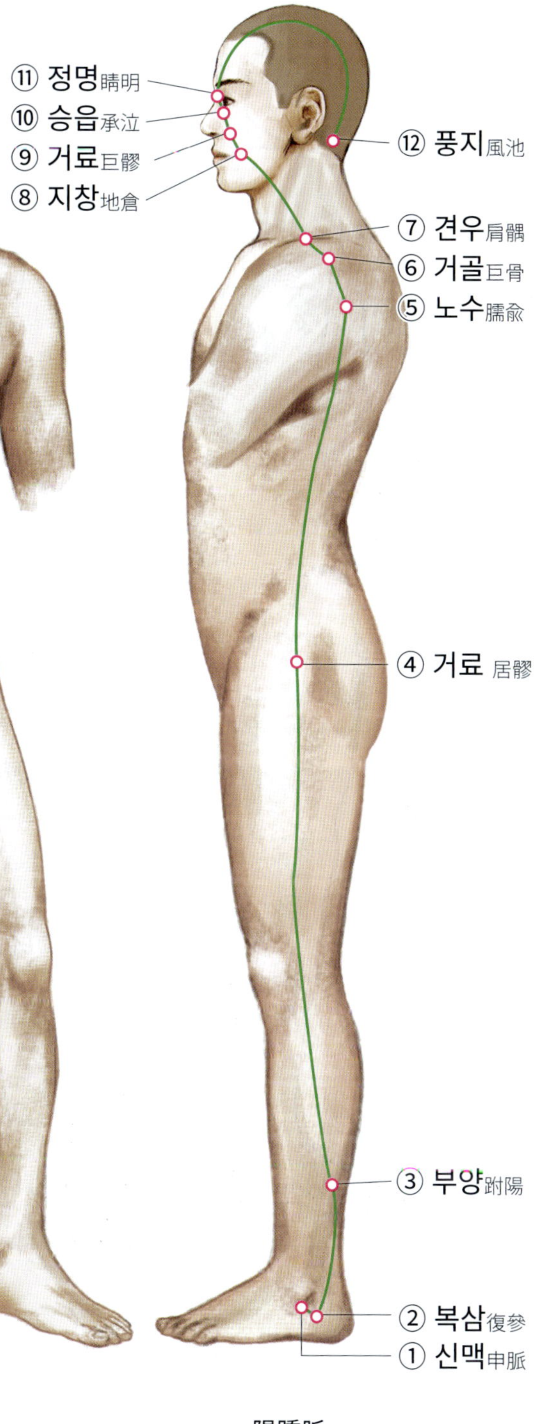
⑪ 정명睛明
⑩ 승읍承泣
⑨ 거료巨髎
⑧ 지창地倉
⑫ 풍지風池
⑦ 견우肩髃
⑥ 거골巨骨
⑤ 노수臑兪
④ 거료 居髎
③ 부양跗陽
② 복삼復參
① 신맥申脈

陽蹻脈

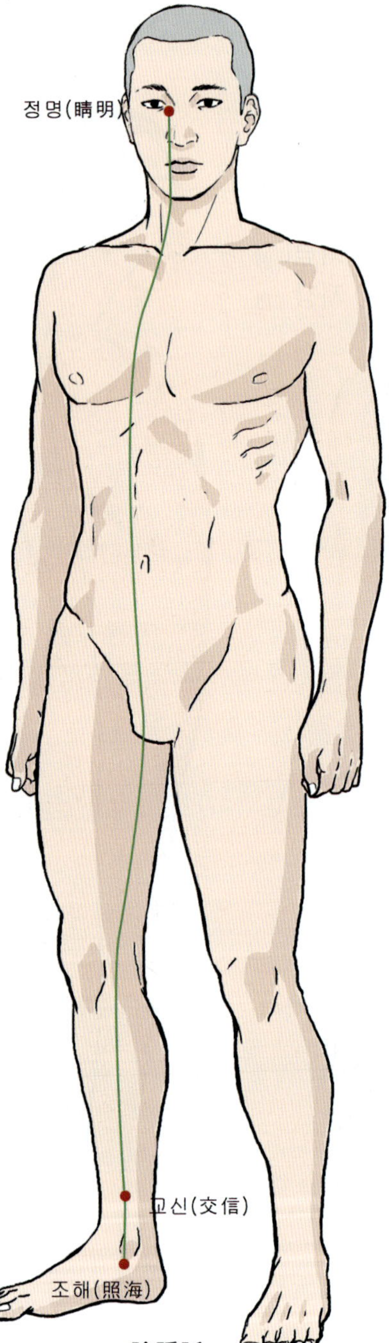

陰蹻脈

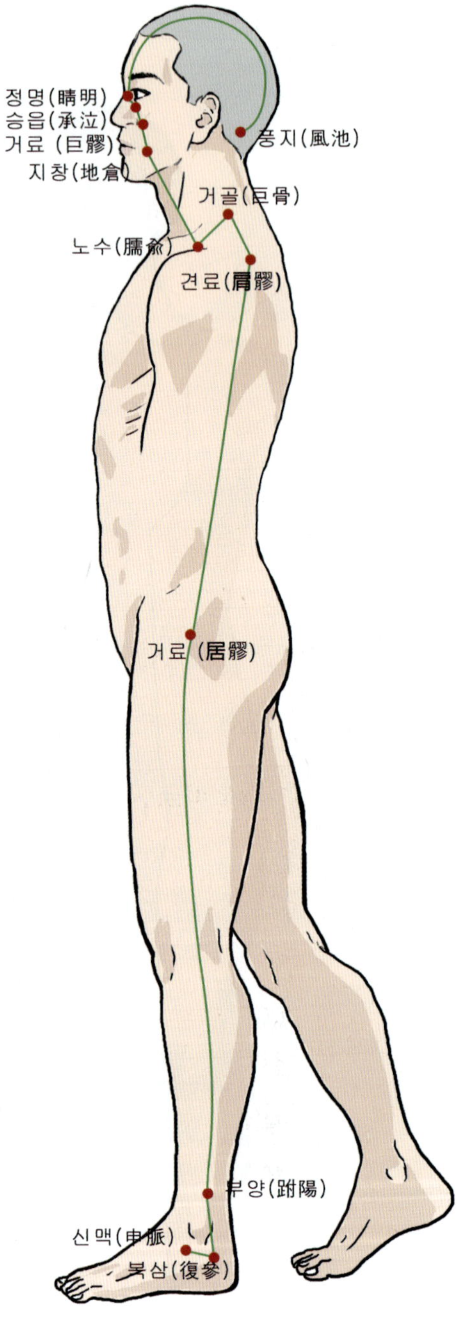

陽蹻脈

음교맥 노선 요약

- 조해(照海) → 대퇴 내측 → 음부(陰部) → 흉강내부 → 쇄골 함몰부 → 인후부 → 人迎 앞 → 코 옆 → 눈구석에서 手太陽小腸經, 陽蹻脈과 會合 → 陰陽이 나란히 腦로 들어감

양교맥 노선 요약

- 신맥(申脈) → 대퇴부 외측 → 옆구리 → 늑골 → 견갑 외측 → 인영(人迎) → 입가 → 足太陽膀胱經, 陰蹻脈과 會合 → 발제(髮際) → 풍지(風池)

⑥ 음유맥(陰維脈), 양유맥(陽維脈)

1) 개요

유맥(維脈)의 순행부위에 관하여, 《내경》에 구체적인 서술은 없지만, 《소문 · 자요통론》중에 "양유의 맥에 병이 나면 사람으로 하여금 허리를 아프게 하는데, 통증이 있는 곳이 화끈거리면서 부어오르고, 양유맥을 찌르되 맥은 태양맥과 장딴지의 아래 사이에서 합하는데, 땅에서 일척(一尺)되는 곳에 있다. 족태양의 맥이 병나면 사람으로 하여금 허리를 아프게 하는데, 아픈 부위가 불불연(怫怫然)하고 심하면 슬퍼하고 두려워하게 한다. 족태양의 맥을 찌르되, 내과(內踝) 위로 2寸 되는 곳과 소음의 앞으로 음유와 서로 만나는 곳에 있다[45]."라고 하였다.

본문 중의 "與太陽合腨下間, 去之一尺所"는 승산(承山)혈을 가리키며, "在內踝上五寸, 少陰之前與陰維之會"는 축빈(築賓)혈을 의미한다.

《난경 · 이십팔난》에 "양유맥과 음유맥은 전신에 그물과 같이 연결되어 있어서, 십이정경으로 다시 흘러 들어가지 못하는 기혈을 저장한다. 그러므로, 양유맥은 모든 양경이 서로 만나는 부위에서 시작하고, 음유맥은 모든 음경이 서로 교차하는 부위에서 시작한다[46]."라고 하였는데, 단지 기시하는 곳만 제시하고 구체적인 순행부위에 대한 기재는 되어있지 않다.

《성제총록》에서는 "양유맥은 양경을 유계(維系)하며, 이 맥(脈)은 '제양지회(諸陽之會)'에서 기시하고, 음유맥과 함께 전신을 유락(維絡)하여 제경(諸經)으로 흘러들어가지 못하는 기혈을 일축(溢蓄)한다. … 맥기(脈氣)는 금문(金門)에서 일어나 별도로 나와 양교(陽交)로 가서 극혈(郄穴)이 되고, 노회(臑會)에서 수족태양경과 교맥이 서로 만나며, 천료(天髎) 및 견정(肩井)에서 수족소양경과 서로 만나고, 풍부(風府) 및 아문(瘂門)에서 독맥과 서로 만난다[47]."

"음유맥도 역시 전신을 유락(維絡)하여 제경(諸經)으로 흘러들어가지 못하는 기혈

---

45) "陽維之脈令人腰痛, 痛上怫然腫, 刺陽維之脈, 脈與太陽合腨下間, 去地一尺所 … 飛陽之脈令人腰痛, 痛上怫怫然, 甚則悲以恐, 刺飛陽之脈, 在內踝上五寸, 少陰之前, 與陰維之會."

46) "陽維陰維者, 維絡於身, 溢蓄不能環流灌溉諸經者也. 故陽維起於諸陽會也, 陰維起於諸陰交也."

47) "陽維維於陽, 其脈起於諸陽之會, 與陰維皆維絡於身, 溢蓄不能環流灌溉諸經者也. … 其脈氣所發, 別於金門, 以陽交爲郄, 與手足太陽及蹻脈會於臑腧, 與手足少陽會於天髎, 又會於肩井: 其在頭也, 與足少陽會於陽白, 上於本神及臨泣, 上至正營, 循於腦空, 下至風池, 其與督脈會則在風府及啞門."

을 일축(溢蓄)한다. 음유맥은 음맥을 유계(維系)하고, 그 맥(脈)은 '제음지교(諸陰之交)'에서 기시한다. … 맥기가 일어나는 곳은 음유의 극혈(郄穴)인 축빈(築賓)이며, 복애(腹哀) 및 대횡(大橫)에서 족태음경과 서로 만나고, 부사(府舍) 및 기문(期門)에서 족태음, 족궐음경과 교회하며, 천돌(天突) 및 염천(廉泉)에서 임맥과 서로 만난다[48]."라고 하였다.

반면에, 《기경팔맥고》에서는 유맥(維脈)의 순행부위에 대하여 《성제총록》보다 조금 상세하게 기재되어 있다. 음유맥에 대한 내용을 살펴보면, "음유는 제음지교(諸陰之交)에서 시작하고, 그 맥(脈)은 족소음경의 축빈(築賓)혈에서 발원하니, 축빈(築賓)은 음유맥의 내과(內踝) 위로 2촌 되는 곳과 소음의 앞으로 음유와 서로 만나는 곳에 있다.

→ 위로 대퇴부 안쪽 모서리로 순행하여 상행하고,

→ 소복(小腹)으로 들어가 부사(府舍)혈에서 족태음 · 족궐음 · 족소음 · 족양명과 서로 만나고,

→ 다시 상행하여 대횡(大橫) · 복애(腹哀)혈에서 족태음과 서로 만나며,

→ 협륵부를 순행하여 기문(期門)혈에서 족궐음과 서로 만나고,

→ 흉격으로 올라가서 인부를 협하여 천돌(天突) · 염천(廉泉)혈에서 임맥과 서로 만나고,

→ 위로 두정(頭頂) 앞부분에 이르러 그치니, 모두 14혈이다[49]."라고 하였다.

또한 양유맥에 대하여, "양유(陽維)는 제양(諸陽)의 회(會)에서 시작하고, 그 맥(脈)은 족태양경의 금문(金門)혈에서 발원하니, 금문(金門)혈은 족외과(足外踝)아래 1촌 5분에 있다.

외과(外踝) 상 7촌으로 올라가, 양교(陽交)혈에서 족소양경과 서로 만나니, 양교(陽

48) "陰維者, 亦維絡於身溢蓄不能環流灌漑諸經者也, 陰維則維於陰, 其脈起於諸陰之交, … 其脈氣所發者, 陰維之郄, 名曰築賓, 與足太陰會於腹哀及大橫, 又與足太陰厥陰會於府舍及期門, 與任脈會於天突及廉泉."

49) "陰維起于諸陰之交, 其脈發于足少陰築賓穴, 爲陰維之郄, 在內踝上五寸腨肉分中, 上循股內廉上行入小腹, 會足太陰, 厥陰, 少陰, 陽明于府舍, 上會足太陰于大橫, 腹哀, 循脇肋會足厥陰于期門, 上胸膈挾咽, 與任脈會于天突, 廉泉, 上至頂前而終. 凡一十四穴."

交)는 양유(陽維)의 극혈(郄穴)이 된다.

→ 무릎 바깥 모서리를 순행하여 비렴(髀厭)으로 올라가고, 소복(少腹) 바깥쪽에 이르러 거료(居髎)혈에서 족소양경과 서로 만나고,

→ 협륵부를 순행하여 주부(肘部)로 비껴 올라가 위로 비노(臂臑)혈에서 수양명 · 수태양 · 족태양경과 서로 만나고,

→ 어깨 앞부분을 지나 노회(臑會) · 천료(天髎)혈에서 수소양경과 서로 만나고,

→ 되돌아와 견정(肩井)혈에서 수소양 · 족소양 · 족양명과 서로 만나고, 어깨 뒤로 돌아가 노수(臑兪)혈에서 수태양 · 양교맥과 서로 만나고,

→ 위의 귀 뒤를 순행하여 풍지(風池)혈에서 수소양 · 족소양경과 서로 만나고, 뇌공(腦空), 승영(承靈), 정영(正營), 목창(目窓), 임읍(臨泣)으로 올라가고, 액부(額部)로 하행하여 수족소양 · 양명과 본맥(本脈)과 함께 5개 경맥이 양백(陽白)혈에서 서로 만나고,

→ 두부(頭部)를 순행하고, 눈으로 들어가 위로 본신(本神)혈에 이르러 그치니, 모두 32혈이다[50]."라고 하였다

총괄하면, 음유맥은 소퇴(少腿) 내측의 족삼음이 만나는 곳에서 시작하여

→ 하지 내측을 상행하여 복부에 이르고, 족태음비경과 병행하여 협부에 이르고,

→ 족궐음경과 서로 만난 후 상행하여 인후에 이르러 임맥과 만난다.

→ 양유맥은 외과(外踝) 하에서 시작하여 족소양담경과 병행하여 하지 외측으로 상행하고,

→ 구간부(軀幹部) 뒤 외측을 따라 겨드랑이 뒤로 어깨를 지나 뒷목, 귀 뒤에 이르고 앞이마로 간다.

→ 머리 측면과 뒷목에 분포하고 독맥과 만난다.

---

50) "陽維起于諸陽之會, 其脈發于足太陽金門穴, 在足外踝下一寸五分, 上外踝七寸, 會足少陽于陽交, 爲陽維之郄. 循膝外廉上髀厭抵少腹側, 會足少陽于居髎, 循脇肋斜上肘, 上會于手陽明, 手足太陽于臂臑, 過肩前, 與手少陽會于臑會, 天髎, 却會手足少陽, 足陽明于肩井, 入肩後, 會手太陽, 陽蹻于臂臑, 上循耳後, 會手足少陽于風池, 上腦空, 承靈, 正營, 目窗, 臨泣, 下額與手足少陽, 陽明五臟會于陽白, 循頭入耳, 上至本神而止. 凡三十二穴."

2) 기본기능

유맥(維脈)의 '유(維)' 자는 유계(維系), 유락(維絡)의 뜻이다.

《難經集注· 二十八難》에서 "陽維者, 維絡諸陽, 陰維者, 維絡諸陰." 이라고 하여, 양유맥은 전신의 양경을 연계 · 연락하는 작용을 하며, 음유맥은 전신의 음경을 연계 · 연락하는 작용을 설명하고 있다.

3) 음양유맥(陰陽維脈)의 순행과 병증

• 음유맥(陰維脈) 순행

음유맥은 족소음신경의 축빈(築賓)에서 시작되어 하지의 내측을 따라 순행하여 소복(少腹)으로 들어간 후 옆구리와 늑골을 지나 상행한다. 횡격막과 흉강(胸腔)을 뚫고 지나 인후(咽喉)에 도착한 후 임맥과 만난다.

• 양유맥(陽維脈) 순행

양유맥은 족태양방광경의 금문(金門)에서 시작하여 하지의 외측을 순행하여 옆구리를 지나 어깨 뒤로 돌아간다. 위로 귀뒤를 지나 이마로 와서 측두부와 뒷목에 분포된 후 독맥과 만난다.

• 음양유맥(陰陽維脈) 병증

양유맥이 병들면 고한열(苦寒熱)이, 음유맥이 병들면 고심통(苦心痛)이 나타난다.

양유맥은 양(陽)에 속하고 주표(主表)하므로 제양(諸陽)과 연관되며 특히 족태양경, 족소음경과 밀접한 관계가 있다. 태양은 표(表)를 주관하여 육음(六淫)의 사(邪)가 침범하면 오한발열(惡寒發熱)하며, 소양은 반표반리(半表半裏)를 주관하여 사(邪)가 침범하면 한열왕래(寒熱往來)하니, 양유맥에 병이들면 고한열(苦寒熱)하게 된다.

음유맥은 음(陰)에 속하고 주리(主裏)하므로 제음(諸陰)과 연관하며 특히 족태음경, 족소음경과 밀접한 관계가 있다. 태음과 소음의 두 경맥에 한응(寒凝)으로 기의 순행이 저애되거나 궐기(厥氣)가 횡역(橫逆)하거나 임맥의 기가 상충(上衝)하면 흉부(胸部)나 상복부에 동통이 발생하므로, 음유맥에 병이 들면 고심통(苦心痛)하게 된다.

《太平聖惠方》에서는 양(陽)은 위(衛)이고 위(衛)는 기이며 기는 폐가 주관하는 바이므로 양유맥에 병이 들면 한열(寒熱)의 증이 나타나고, 음(陰)은 영(營)이고 영(營)은 혈(血)이며 혈(血)은 심(心)이 주관하는 바이므로 음유맥에 병이들면 심통(心痛)이 나타난다고 하였다.

양유맥은 유주상 귀와 유관하고, 음유맥은 유주상 설근(舌筋) 및 흉복강내(胸腹腔內)의 장부와 유관하므로 음양유맥에 병이 있으면 이들 부위와 관련된 증상이 나타날 수 있다.
음양유맥의 상호협조기능이 실조하면 정신실상(精神失常), 전간(癲癎), 전신핍력(全身乏力) 및 언어장애(言語障碍) 등이 발생하게 된다.

* **주치:** 양유맥은 삼양경(三陽經)의 기를 조절하여 양(陽)을 수호함으로써 오한발열(惡寒發熱) 등을 치료하며, 음유백은 삼음경(三陰經)의 기를 조절하여 음(陰)을 수호함으써 고심통(苦心痛) 등을 치료한다. 교맥은 본경(本經)에 소속된 경혈이 없이 타경(他經)의 경혈로 구성되므로, 치료에 있어서도 본경맥(本經脈)이 순행하는 타경(他經)의 경혈을 이용하여 치료할 수 있다. 특히 양유맥의 맥기가 통하는 경혈인 외관(外關)과, 음유맥의 맥기가 통하는 경혈인 내관(內關)은 유맥과 관련된 병증의 치료에 사용된다.

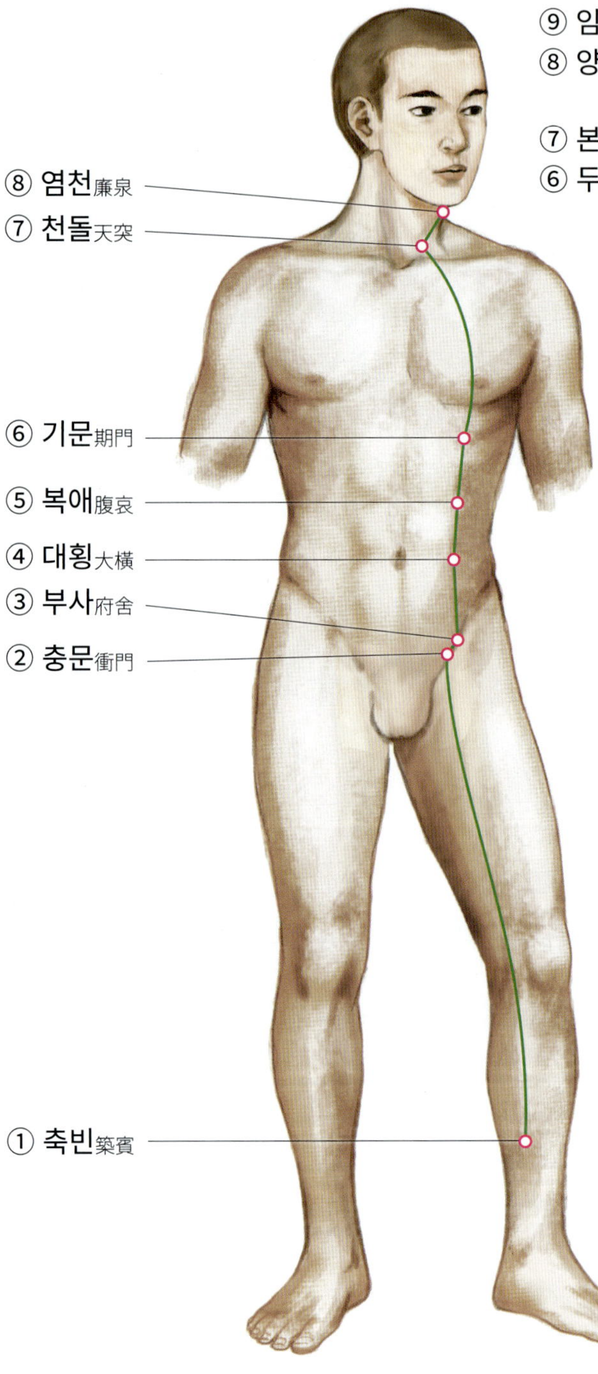
⑧ 염천廉泉
⑦ 천돌天突
⑥ 기문期門
⑤ 복애腹哀
④ 대횡大橫
③ 부사府舍
② 충문衝門
① 축빈築賓

陰維脈

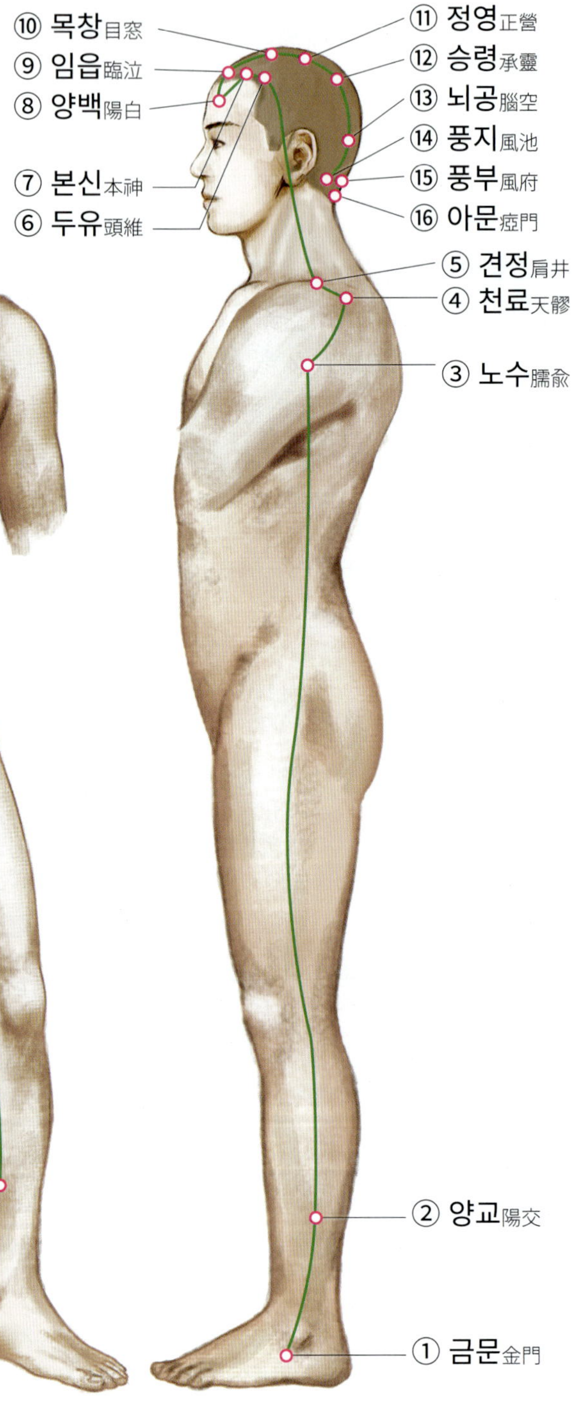
⑩ 목창目窗
⑨ 임읍臨泣
⑧ 양백陽白
⑦ 본신本神
⑥ 두유頭維
⑪ 정영正營
⑫ 승령承靈
⑬ 뇌공腦空
⑭ 풍지風池
⑮ 풍부風府
⑯ 아문瘂門
⑤ 견정肩井
④ 천료天髎
③ 노수臑兪
② 양교陽交
① 금문金門

陽維脈

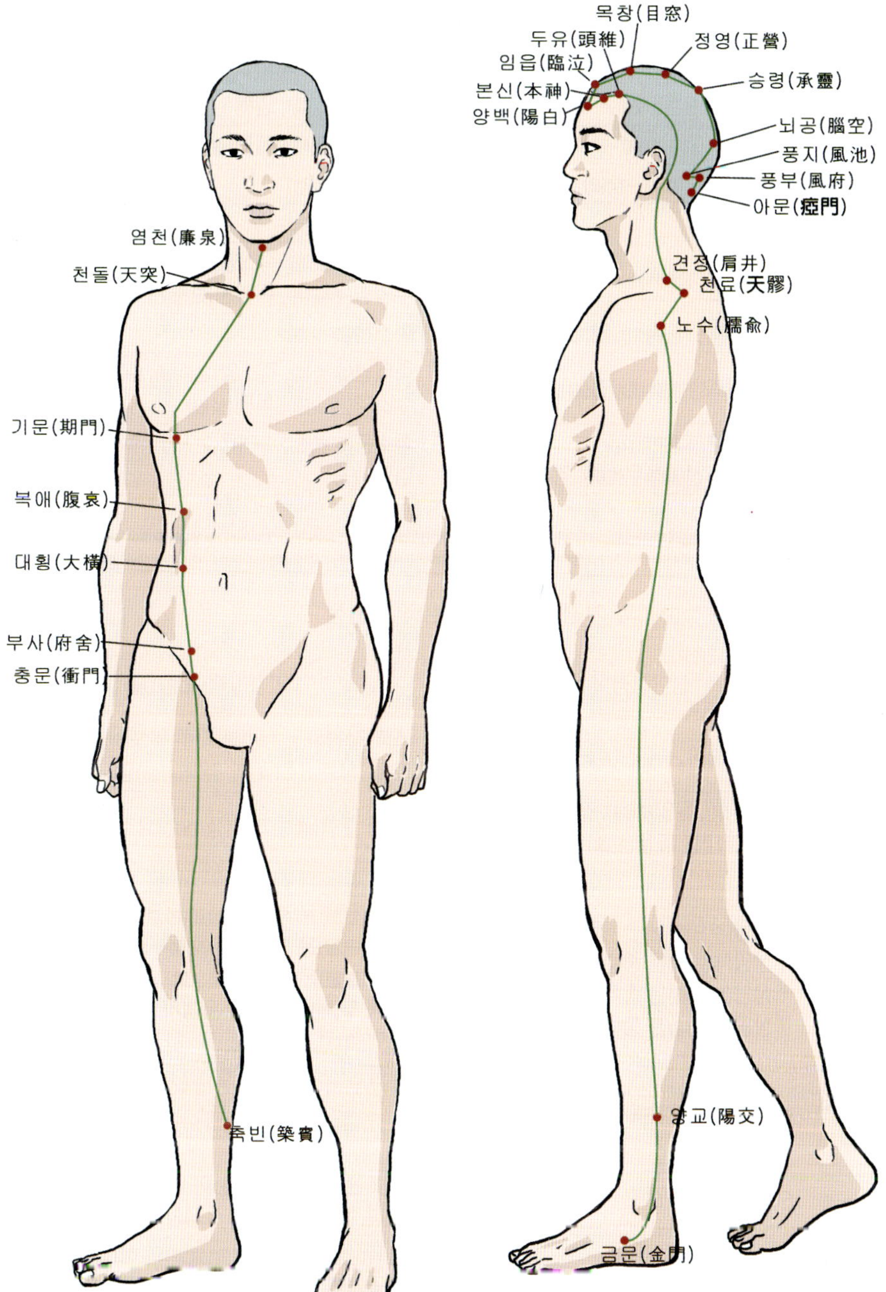

음유맥 노선 요약

- 축빈(築賓) → 하지 내측 → 소복(少腹) → 옆구리 → 횡격막 → 흉강 → 인후 : 合任脈

양유맥 노선 요약

- 금문(金門) → 하지 외측 → 옆구리 → 어깨 뒤 → 귀뒤 → 이마 → 측두부, 뒷목 : 合督脈

표 2-9 기경팔맥(奇經八脈)의 분포와 교회경맥

팔맥(八脈)	분포(分布)	교회경맥(交會經脈)
독맥(督脈)	후정중선(後正中線)	족태양(足太陽), 임맥(任脈)
임맥(任脈)	전정중선(前正中線)	족양명(足陽明), 독맥(督脈)
충맥(衝脈)	복제일측선(腹第一側線)	족소음(足少陰)
대맥(帶脈)	요측(腰側)	족소양(足少陽)
양교(陽蹻)	하지외측(下肢外側), 견(肩), 두부(頭部)	족태양(足太陽), 족소양(足少陽), 수태양(手太陽), 수양명(手陽明), 족양명(足陽明)
음교(陰蹻)	하지내측(下肢內側), 안(眼)	족소음(足少陰)
양유(陽維)	하지외측(下肢外側), 견(肩), 두정(頭頂)	족태양(足太陽), 족소양(足少陽), 수태양(手太陽), 수소양(手少陽), 독맥(督脈)
음유(陰維)	하지내측(下肢內側), 복제삼측선(腹第三側線), 경(頸)	족소음(足少陰), 족태음(足太陰), 족궐음(足厥陰), 임맥(任脈)

표 2-10 십이정경(十二正經)과 기경팔맥(奇經八脈)의 구별점

구별연계(區別聯系)	십이정경(十二正經)	기경팔맥(奇經八脈)
함의(含義)	직행(直行)하는 주간(主幹)임	십이정경(十二正經)과 다른 별도(別道)의 기행(奇行)하는 8조(條)의 경맥(經脈)임
명명(命名)	수족(手足), 음양(陰陽), 장부(臟腑)로 명명되고, 분명한 규율(規律)이 있음	각기 순행(循行)과 기능(機能)으로 명명됨
순행규율(循行規律)	수삼음(手三陰)은 종흉주수(從胸走手)하고, 수삼양(手三陽)은 종수주두(從手走頭)하고, 족삼양(足三陽)은 종두주족(從頭走足)하고, 족삼음(足三陰)은 종족주복(從足走腹)함	임맥(任脈)은 전정중(前正中)을 운행하고, 독맥(督脈)은 후정중(後正中)을 운행하고, 대맥(帶脈)은 환요일주(環腰一周)하고, 충맥(衝脈)은 족소음(足少陰), 양명경(陽明經)과 함께 두(頭), 족(足)을 운행하고, 교맥(蹻脈), 유맥(維脈)은 족태양(足太陽), 소음경(少陰經)을 분별(分別)하여 기(起)함
장부관계(臟腑關系)	분별(分別)하여 본(本) 장부(臟腑)에 속하고, 서로 표리(表裏)가 되는 장부(臟腑)에 락(絡)함	장부(臟腑)와 뚜렷한 관계가 없음
주향(走向)	6개는 원심성, 6개는 구심성	뚜렷한 규율성(規律性)이 없고, 흔히 향심(向心)하여 주행함
표리경(表裏經) 관계	표리경(表裏經)과 연계(聯系)되고, 표리경(表裏經)은 사지말단(四肢末端)에서 상합(相合)하고, 또한 체강(體腔)에서 표리(表裏) 장부(臟腑)와 속락(屬絡)관계를 갖음	임독(任督)은 음양경(陰陽經)의 해(海)가 되고, 음양교맥(陰陽蹻脈)는 일신(一身) 좌우(左右)의 음양(陰陽)을 주관하고, 음양유맥(陰陽維脈)은 일신(一身) 표리(表裏)의 음양(陰陽)을 유계(維系)하고, 단 명확한 표리상합(表裏相合)의 관계는 없음
작용(作用)	기혈(氣血)을 운행함	호수(호박(湖泊))가 되며, 정경(正經)에 대하여 조절(調節), 축일(蓄溢)하는 작용을 발현함
주병(主病)	경맥(經脈)마다 모두 "시동병(是動病)"과 "소생병(所生病)"이 있음	각각 병후(病候)가 있으며, 가령 독맥병(督脈病)은 "척강절(脊強折)" 등임

3. 십이경별(十二經別)

경별(經別)의 명칭을 "별행(別行)하는 정경(正經)"이라고도 하는데, 그러므로 《영추 · 경별》에 각 경(經)의 경별을 논술할 때 "×××지정(之正)"이라고 하였다.

경별은 십이경맥에서 분출(分出)하므로 그 명칭 또한 십이경맥에 의해 정해져 수족 삼음삼양경의 경별이 된다.

《영추경집주》에서 장지총이 말하기를 "正者, 謂經脈之外, 別有正經, 非支絡也"라고 하여, 경별은 깊게 흐르고 상하로 직행하는 경맥이며, 아울러 천층을 행하는 십이경맥의 분출지맥(分出支絡)인 락맥(絡脈)과는 다르다.

십이경별의 유주에는 리(離; 別), 입(入), 출(出), 합(合)의 유주과정이 있다(표 2-11). 리(離)는 십이 경맥을 따라 사지 주슬관절에서 분지하여 행하는 부위를 말하는 것이다. 입(入)은 체산 흉복부로 진입하는 것을 말한다. 출(出)은 흉복부에서 경항부로 나오는 것을 말한다. 합(合)은 수족 삼양 경별이 두면부에서 본경(本經)의 맥(脈)과 상합하는 것을 말한다.

그러므로 십이경별 순행의 특징은 리입출합(離入出合)으로 개괄할 수 있다. 음경(陰經) 경별(經別)은 음양 표리 상합의 경별에 합하기 때문에 두면부에 이르러서 음양 표리 상합의 경별과 육합(六合)을 이룬다(표 2-12).

표 2-11 십이경별(十二經別)의 순행특징 및 분포규율

순행특징	분포규율
리(離), 입(入), 출(出), 합(合)함	리(離) : 경별(經別)은 사지부(四肢部)의 정경(正經)에서 분출(分出)함 입(入) : 체강(體腔)으로 깊게 들어가서 종행(縱行)함 출(出) : 두면부(頭面部)에서 체표(體表)로 천출(淺出)함 합(合) : 두경부(頭頸部)로 술(出)한 후(後), 양경(陽經) 경별(經別)은 원경맥(原經脈)에 합(合)히고, 음경(陰經) 경별(經別)은 서로 표리(表裏)가 되는 양경(陽經) 경맥(經脈)과 합(合)함
체강(體腔)으로 심입(深入)하고, 장부(臟腑)와 대응함	경별(經別)은 체강(體腔)으로 깊게 들어가서 상응(相應)하는 장부(臟腑)와 명확(明確)한 대응(對應) 관계(關系)를 가지며, 이는 십이정경(十二正經)과 같음
구심성으로 주행(走行)함(향심向心하여 수首로 향함)	십이경별(十二經別)은 사지(四肢)에서 분출(分出)하고, 두면(頭面)으로 주향(走向)하며, 향신성(向心性)으로 직행함. 대부분 양경(陽經) 경별(經別)은 본경(本經)으로 합하여 두면부(頭面部)에 이르게 되고, 음경(陰經) 경별(經別)은 서로 표리(表裏)가 되는 양경(陽經)과 합한 후(後)에 두면부(頭面部)에 이름
심(心)과 밀접함	경별(經別)은 대체로 심(心)과 서로 연계됨. 단지 수양명(手陽明)의 경별(經別)은 명확한 기록이 없음
양경(陽經)과 병경(並經)함	음경(陰經) 경별(經別)은 서로 표리가 되는 양경(陽經)과 병행하고, 혹 양경(陽經)의 경별(經別)과 만남
육합(六合)을 이룸	음경(陰經)은 양경(陽經)과 상합(相合)하는데 합(合)이라 함. 수족(手足) 삼음(三陰)과 삼양(三陽)의 경별(經別)은 음양(陰陽)의 표리(表裏) 관계(關系)에 따라 여섯 쌍을 이루어 육합(六合)이 됨

표 2-12 십이경별(十二經別)의 분포

육합(六合)	경별(經別)	리(離: 사지四肢)	입(入: 체강體腔)	출(出: 두항頭項)	합(合: 양경陽經)
일합(一合)	족태양(足太陽)	괵부(膕部)에서 분출(分出)	속방광(屬膀胱), 산지신(散之腎), 산심(散心)	항(項: 천주天柱)으로 상출(上出)	족태양(足太陽)
	족소음(足少陰)		지신(至腎), 계설본(系舌本)		
이합(二合)	족소양(足少陽)	하지(下肢) 분출(分出)하여 운행하고 모제(毛際)에 지(止)함	속담(屬膽), 상간(上肝), 관심(貫心), 협인(夾咽)	목(目: 천용天容)으로 상계(上系)	족소양(足少陽)
	족궐음(足厥陰)		여별구행(與別俱行)		
삼합(三合)	족양명(足陽明)	비부(髀部)에서 분출(分出)	속위(屬胃), 산비(散脾), 통심(通心), 순인(循咽)	비해(鼻頞: 인영人迎)으로 상출(上出)	족양명(足陽明)
	족태음(足太陰)		여별구행(與別俱行), 결인(結咽), 관설본(貫舌本)		
사합(四合)	수태양(手太陽)	액부(腋部)에서 분출(分出)	주심(走心), 계소장(系小腸)	면(面: 천창天窗)으로 상출(上出)	수태양(手太陽)
	수소음(手少陰)		속심(屬心), 주후롱(走喉嚨)		
오합(五合)	수소양(手少陽)	각각 소속된 정경(正經)에서 분출(分出)	주삼초(走三焦), 산흉중(散胸中)	이후(耳後: 천유天牖)로 상출(上出)	수소양(手少陽)
	수궐음(手厥陰)		속삼초(屬三焦), 순후롱(循喉嚨)		
육합(六合)	수양명(手陽明)	견액부(肩腋部)에서 분출(分出)	주대장(走大腸), 속폐(屬肺), 순후롱(循喉嚨)	결분(缺盆: 부돌扶突)으로 상출(上出)	수양명(手陽明)
	수태음(手太陰)		입주폐(入走肺), 산대장(散大腸)		

十二經別의 작용

십이경별은 십이경맥과 별도로 순행하는 중요한 지맥(支脈)이다.

그들의 순행 부위는 십이경맥이 순환하지 못하는 몇 개의 기관과 부위에 이르므로, 생리 · 병리와 치료에 있어서 일정한 작용을 한다. 즉 십이정경의 순행부위를 보충하는 것 외에 주로 장부간의 표리 상합 관계를 강화시키고, 또한 두면부 경맥간의 음양경 표리관계를 강화시키는데, 《영추 · 사기장부병형》에서 말하기를 "십이경맥과 365락의 혈기(血氣)는 모두 얼굴로 흘러가고 구멍을 달린다[51]."라고 하였다.

주요한 작용은 다음과 같다.

첫째, 십이경맥 중 표리경맥 관계 강화

십이경별은 체강으로 들어가 표리를 이루는 양경(陽經)의 경별이 서로 병행하여 서로 표리가 되는 장부를 지나가고, 함께 체표로 나온 후, 음경(陰經) 경별은 양경(陽經) 경별에 합입(合入)되어 함께 체표의 양경에 흘러 들어간다. 따라서 십이경맥 중 서로 표리가 되는 두 경맥의 연계를 강화시킨다.

둘째, 체표 · 체내, 사지 · 구간의 향심성(向心性) 연계 강화

십이경별은 모두 십이경맥의 사지 부분에서 별도로 나와 체내로 향심성 순행을 하므로 폭넓게 경락을 연계하며, 밖에서 안으로 기(氣)를 전달하 는 작용을 수행한다.

셋째, 십이경맥과 두면부 연계 강화

십이경맥이 두면부를 순행하는 것은 주로 육양경이다. 십이경별에서 육양경의 경별이 두면부를 순행할 뿐만 아니라, 육음경의 경별도 두부(頭部)에 상행한다. 족삼음경의 경별은 양경(陽經) 경별에 합입(陷入)된 후에 두부(頭部)에 도달하며, 수삼음경의 경별은 모두 후롱(喉嚨)을 지나서 상행하는 데, 그 중 수소음경별은 얼굴에 천출(淺出)한 후 수태양경과 目內眥에서 합해지고, 수궐음경별은 耳後에서 천출(淺出)하고 수소양경과 유돌(乳突) 아래에서 합해지고, 수태음경별은 후롱(喉嚨)을 따라 다시 수양명경별에 합입(合入)한다.

---

[51] "十二經脈, 三百六十五絡, 其血氣皆上于面而走空竅."

이러한 것은 십이경맥의 두면과의 연계를 강화할 뿐만 아니라, "십이 경맥과 365 락의 혈기(血氣)는 모두 얼굴로 흘러가고 구멍을 달린다[52]."라고 하는 것의 이론적인 기초가 된다.

그리고 음경(陰經) 경혈이 두면병을 치료하는 근거가 되는데, 예를 들면 수태음경의 열결(列缺)이 두정부(頭頂部)의 기(氣)를 조절할 수 있어서 편정두통(偏頂頭痛)을 치료하고, 족소음경의 용천(湧泉)이 두부(頭部) 기(氣)를 조절하여 두통(頭痛), 현훈(眩暈)을 치료하는 것이다. 또한 근대의 면침(面鍼), 비침(鼻鍼) 등의 이론적 근거가 된다.

넷째, 십이경맥(十二經脈)의 치료범위 확대

십이경별은 십이경맥이 도달하지 않는 곳까지 분포하여 혈위의 치료 범위를 확대시킨다.

예를 들어 족태양경맥은 항문까지 도달하지 않지만, 이 경(經)의 경별이 '별입항문(別入肛門)'하므로 족태양경의 승산(承山), 승근(承筋) 등의 혈위(消痔작용)를이용하여 항문병을 치료할 수 있다.

다섯째, 족삼음경(足三陰經), 족삼양경(足三陽經)과 심장(心臟)의 연결 강화

족삼음경의 경별은 하지에 분포하여 서로 표리관계인 양경(陽經) 경별과 서로 합하여 병행하고, 족삼양경의 경별은 모두 심장에 도달한다.

이러한 것은 족삼음경, 족삼양경이 모두 심장과 서로 관계가 있으며, 이에 근거하여 복강 내장의 병변이 심병(心病)으로 나타나는 이유를 해석할 수 있고, 생리 · 병리 분석에 주요한 의의가 있다. 이외에 "심장(心臟)은 오장육부의 대주가 된다(心爲五臟六腑之大主)"라는 이론에 대한 근거가 된다.

52) "十二經脈, 三百六十五絡, 其氣血皆上注于面而走空."

표 2-13 십이경별(十二經別) 기능 및 작용

기능	작용
표리경(表裏經)의 연계강화	경별(經別)은 본경(本經)에서 별출(別出)하고, 두부(頭部)에서 또한 서로 표리(表裏)(혹 本)가 되는 양경(陽經)과 상합(相合)함
경맥(經脈)과 장부(臟腑)의 연계강화	경별(經別)은 본경(本經)에서 별출(別出)하고, 체강(體腔)에 심입(深入)한 후(後), 서로 표리(表裏)가 되는 장부(臟腑)와 연계하여, 체내(體內)에서 표리(表裏)가 되는 양경(兩經)의 연계를 강화함
십이경맥(十二經脈)이 두면부(頭面部)와 연계됨을 강화	십이경별(十二經別: 수태양경별手太陽經別 제외)은 모두 두면(頭面)에서 출(出)하고, 음경(陰經)은 양경(陽經)에 합(合)하고, 각 음경(陰經)의 경별(經別)은 또한 두부(頭部)에 도달함으로써 전신(全身)에서 두부(頭部)의 중요성을 두드러지게 함
십이경맥(十二經脈)이 분포된 범위와 주치작용을 확대	경별(經別)의 순행(循行)은 십이정경(十二正經)이 도달하지 못하는 곳을 보완하며, 이를 통해 십이경맥(十二經脈)의 주치 범위을 확대함
심(心)과의 연계를 강화	경별(經別)은 대부분 심(心)과 연계가 있는데, 이는 경맥(經脈)과 장부(臟腑) 사이의 연락 작용을 강화하며, 심(心)의 기능은 경락(經絡)의 연계에 대한 기초가 됨

표 2-14 십이경별(十二經別)의 분포

경별(經別)	별(別), 입(入)	흉복부(胸腹部)	출(出)	합(合)
족태양(足太陽)	괵중에 입하고(入膕中), 항부에 입함(入肛)	방광에 속하고(屬膀胱), 신에 포산되고(散之腎), 심에 들어가 포산됨(心入散)	항(項)에 출(出)함	족태양(足太陽)
족소음(足少陰)	괵중에 도달하고(至膕中), 태양에 합함(合太陽)	신에 도달하고(至腎), 설본과 연계됨(系舌本)		
족소양(足少陽)	모제에 입하고(入毛際), 계늑간에 입함(入季肋間)	담에 속하고(屬膽), 간으로 상행하고(上肝), 심을 통관하고(貫心), 인부를 끼고 연계됨(夾咽)	이함중(頤頷中)에 출(出)함	족소양(足少陽)
족궐음(足厥陰)	모제 도달하고(至毛際), 소양에 합함(合少陽)	별행하는 맥과 함께 순행함(與別俱行)		
족양명(足陽明)	대퇴부위에 도달하고(至髀), 복리에 입함(入腹裏)	위에 속하고(屬胃), 비에 산하고(散脾), 심에 통하고(通心)하고, 인부를 순행함(循咽)	구(口)에 출(出)함	족양명(足陽明)
족태음(足太陰)	대퇴부위에 도달하고(至髀), 양명에 합함(合陽明)	별행하는 맥과 함께 순행하고(與別俱行), 인부에 락하고(絡咽), 설본을 관통함(貫舌本)		
수태양(手太陽)	액에 입함(入腋)	신에 주행하고(走心), 수장에 연계됨(系小腸)	면(面)에 출(出)함	수태양(手太陽)
수소음(手少陰)	액에 입함(入腋)	신에 속하고(屬心), 후롱 부위로 주행함(走喉嚨)		
수소양(手少陽)	결분에 입함(入缺盆)	삼초에 주행하고(走三焦), 흉중에 포산함(散胸中)	이후(耳後)에 출(出)함	수소양(手少陽)
수궐음(手厥陰)	액 아래 3寸에서 흉중에 입함(下腋三寸 入胸中)	삼초에 속하고(屬三焦), 후롱 부위로 순행함(循喉嚨)		
수양명(手陽明)	주골의 아래에 입함(入柱骨之下)	대장에 주행하고(走大腸), 폐에 속함(屬肺)	결분(缺盆)에 출(出)함	수양명(手陽明)
수태음(手太陰)	액에 입함(入腋)	폐에 입하여 주행하고(入走肺), 대장에 산함(散大腸)		

十二經別의 분포(《靈樞·經別篇》)

❶ 족태양(足太陽), 족소음(足少陰) 經別

足太陽之正, 別入于膕中, 其一道下尻五寸, 別入于肛, 屬于膀胱, 散之腎, 循膂, 當心入散 ; 直者, 從膂上出于項, 復屬于太陽, 此爲一經也. 足少陰之正, 至膕中, 別走太陽而合, 上至腎, 當十四椎, 出屬帶脈; 直者, 繫舌本, 復出于項, 合于太陽, 此爲一合.

족태양경별은 별도로 갈라져 오금으로 들어가 족소음경별과 합해져서 올라간다. 다른 하나의 가지는는 꼬리뼈끝 5寸 아래에서 항문으로 들어가, 방광에 속하고 신(腎)에 퍼진 후, 척추양쪽 근육을 따라 올라가서, 심(心)에 이른 후 흩어진다. 직행하는 다른 지근(支筋)은 척추 양쪽 근육을 타고 올라가서 항부(項部)로 나오고, 다시 족태양방광경에 속하게 된다.

족소음경별은 오금의 족소음신경에서 분리된 후, 족태양경별과 합(合)하고, 위로 올라가 신(腎)에 이르며, 제 2요추부에 도달한 후 대맥으로 나와 이에 속한다. 직행하는 줄기는 계속 올라가서 설본(舌本)과 연결되며, 목 뒤쪽으로 다시 나와서 족태양방광경에 합한다. 이는 일합(一合)이 된다.

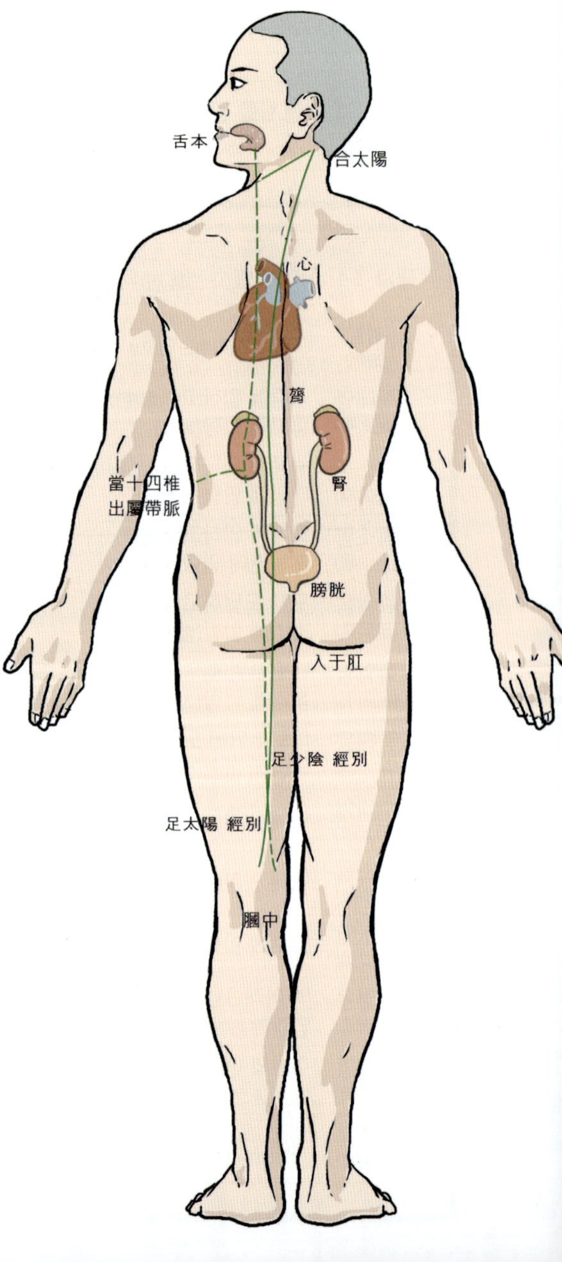

❷ 족소양(足少陽), 족궐음(足厥陰) 經別

足少陽之正, 繞髀入毛際, 合于厥陰: 別者, 入季脇之間, 循胸裏屬膽, 散之上肝, 貫心, 以上挾咽, 出頤頷中, 散于面, 繫目系, 合少陽于外眥也. 足厥陰之正, 別跗上, 上至毛際, 合于少陽, 與別俱行, 此爲二合也.

족소양경별은 대퇴골을 돌아 음모(陰毛) 부위로 들어가 족궐음간경과 만난다. 여기에서 갈라진 지맥(支脈)은 계협부(季脇部) 사이로 들어가서, 가슴 속을 순행하여 담(膽)에 소속되고, 간(肝)에 퍼진 후, 심(心)을 뚫고 인후(咽喉)를 끼고 올라가 아래턱으로 나오며, 얼굴에 퍼졌다가 목계(目系)로 이어져, 외안각(外眼角)에서 족소양의 정경(正經)과 합해진다.

족궐음경별은 발등에서 갈라져 올라가 음모(陰毛) 부위에서 족소양담경과 합해져 함께 운행하는데, 이는 이합(二合)이 된다.

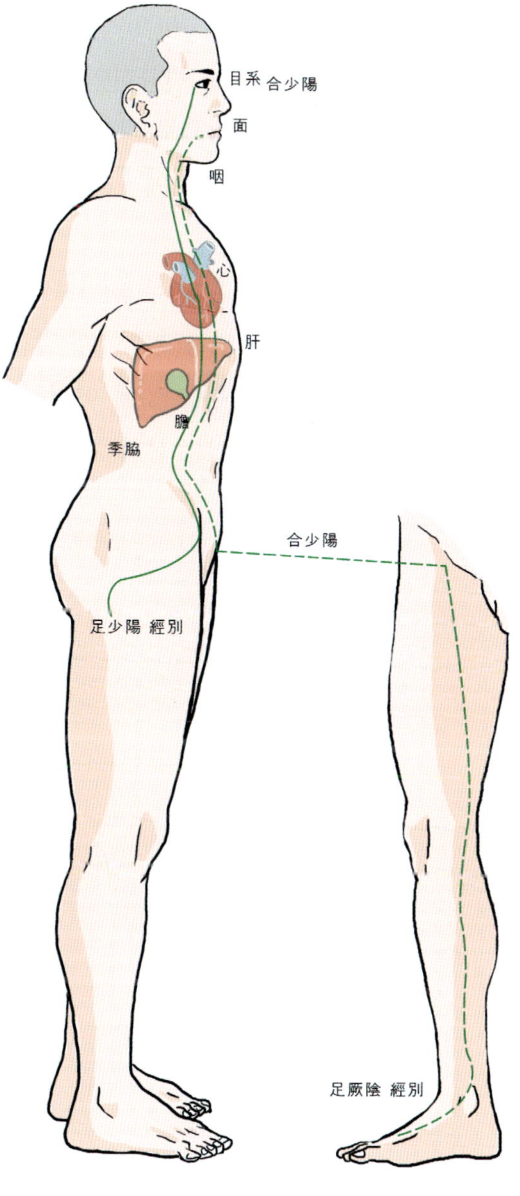

❸ 족양명(足陽明), 족태음(足太陰) 經別

足陽明之正, 上至髀, 入于腹裏, 屬胃, 散之脾, 上通于心, 上循咽出于口, 上頞顚, 還繫目系, 合于陽明也. 足太陰之正, 上至髀, 合于陽明, 與別俱行, 上結于咽, 貫舌中, 此爲三合也.

족양명경별은 비부(髀部)로 올라가서, 복내(腹內)로 들어가고, 위(胃)에 연결되며, 비(脾)에 퍼진 후, 심(心)을 관통하여 올라가고, 목구멍을 따라 올라가 입으로 나오며, 다시 콧등을 따라 올라가, 목계(目系)에 이어진 후, 족양명위경과 합해진다.

족태음경별은 비부(髀部)로 올라가, 족양명위경과 합해져 위경(胃經)에서 갈라진 경별과 함께 순행하여, 인부(咽部)에 이어진 후 설중(舌中)을 관통하는데, 이는 삼합(三合)이 된다.

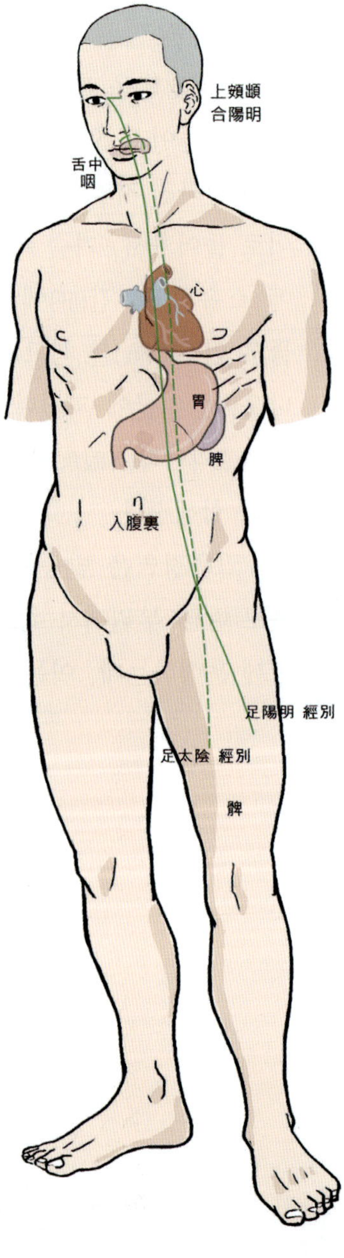

④ 수태양(手太陽), 수소음(手少陰) 經別

手太陽之正, 指地, 別于肩解, 入腋走心, 繫小腸也. 手少陰之正, 別入于淵腋兩筋之間, 屬于心, 上走喉嚨, 出于面, 合目內眥, 此爲四合也.

수태양경별은 상부에서 하부로 운행하는데, 견관절에서 별도로 갈라져, 겨드랑이로 들어간 다음 심(心)으로 주행하여, 소장에 연결된다.

수소음경별은 별도로 연액혈(淵腋穴) 부위의 양근(兩筋) 사이로 들어가서, 심(心)에 속하고, 후롱(喉嚨)을 타고 올라가, 얼굴로 나와 목내자(目內眥)에서 합해지는데 이는 사합(四合)이 된다.

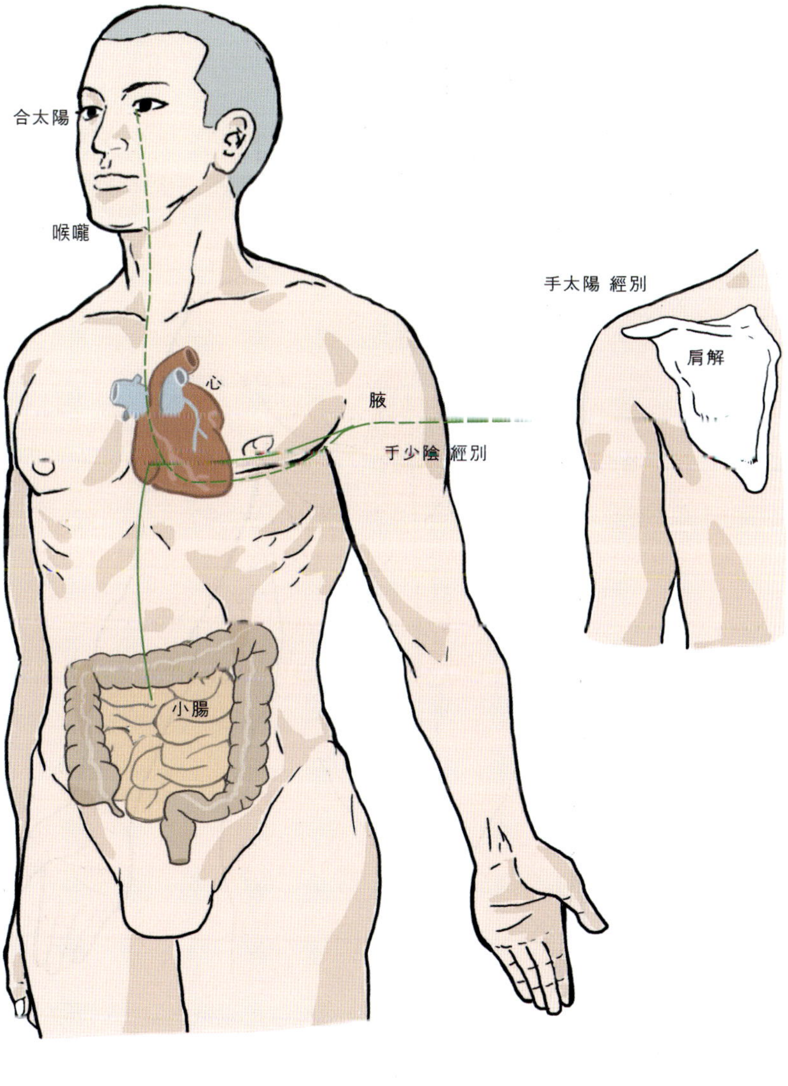

⑤ 수소양(手少陽), 수궐음(手厥陰) 經別

手少陽之正, 指天, 別于巓, 入缺盆, 下走三焦, 散于胸中也. 手心主之正, 別下淵腋三寸, 入胸中, 別屬三焦, 出循喉嚨, 出耳後, 合少陽完骨之下, 此爲五合也.

수소양경별은 머리의 정수리에서 갈라져, 결분(缺盆)으로 들어가고, 다시 삼초로 내려가며, 가슴에 퍼진다.

수궐음경별은 연액(淵腋) 아래 3寸 부위에서 별도로 갈라져, 가슴으로 들어간 다음, 별도로 갈라져 삼초에 속하며, 후롱(喉嚨)을 타고 올라가, 귀 뒤로 나와서 수소양삼초경과 완골(完骨) 아래에서 합해진다. 이는 오합(五合)이 된다.

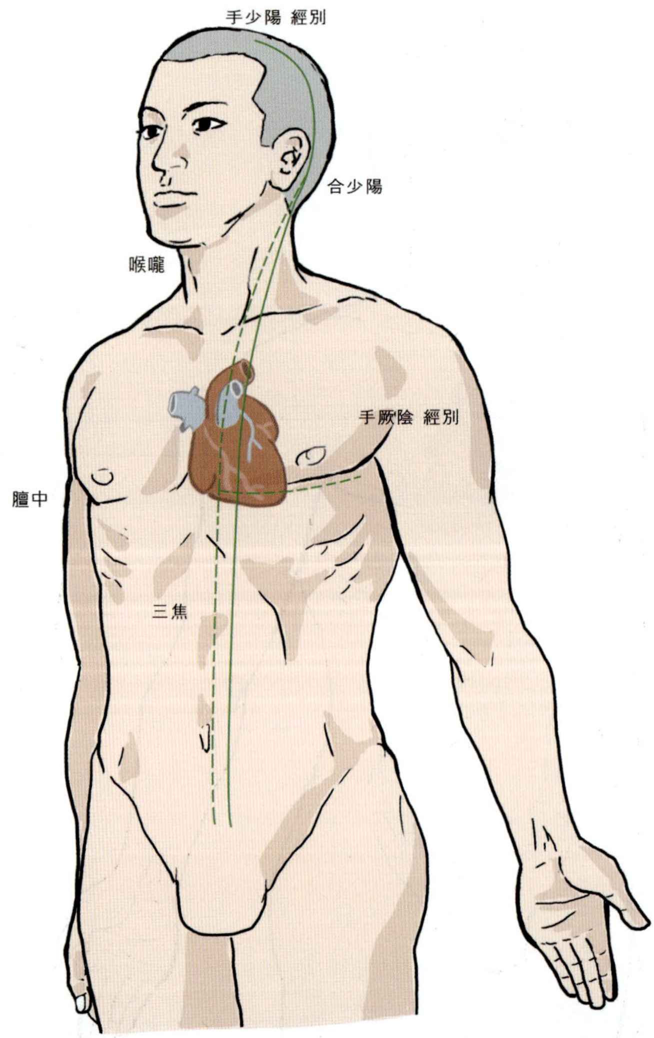

❻ 수양명(手陽明), 수태음(手太陰) 經別

手陽明之正, 從手循膺乳, 別于肩髃, 入柱骨, 下走大腸, 屬于肺, 上循喉嚨, 出缺盆, 合于陽明也. 手太陰之正, 別入淵腋少陰之前, 入走肺, 散之太陽, 上缺盆, 循喉嚨, 復合陽明, 此六合也.

수양명경별은 손에서 가슴과 유부(乳部)를 순행하고, 견우(肩髃) 부위에서 별도로 갈라져, 주골(柱骨)로 들어간 후, 대장으로 내려갔다가 폐에 속하고, 다시 후롱(喉嚨)을 따라 올라가 결분(缺盆)으로 나와, 수양명대장경에 합해진다.

수태음경별은 연액(淵腋) 부위의 수소음심경 앞쪽에서 별도로 갈라져, 폐로 들어간 후, 대장에 퍼지고, 위로 올라가 결분(缺盆)으로 나온 후, 후롱(喉嚨)을 따라 다시 수양명대장경과 합해진다.

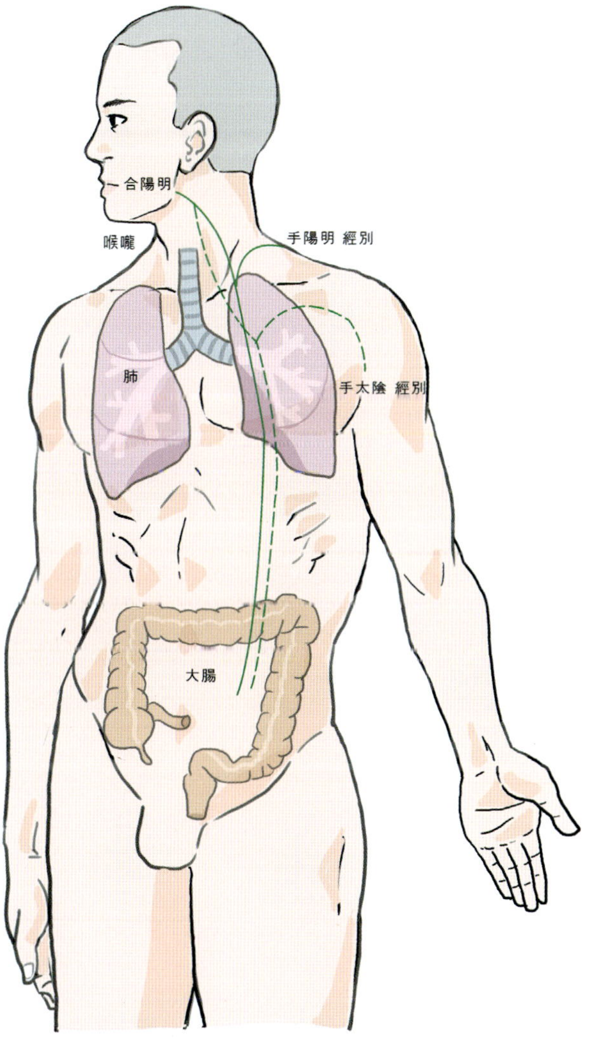

표 2-15 경맥(經脈)과 경별(經別)의 구별점

구별연계 (區別聯系)	경맥 (經脈)	경별 (經別)
함의(含義)	직행(直行)하는 주간(主幹)이고, 기혈(氣血) 운행(運行)의 통로(通路)임	정경(正經)에서 별행(別行)함
명명(命名)	수족(手足), 음양(陰陽), 장부(臟腑)에 연계되어 명명됨	장부(臟腑)의 명명이 없음
주향(走向)	6개는 구심성, 6개는 원심성	모두 구심성으로 주행함
연계(聯系) 장부(臟腑)	분명한 표리장부(表裏臟腑)와 속락관계가 있음	분명하지 않는 장부(臟腑) 속락관계가 있고, 대부분의 경별(經別)은 직간접적으로 심(心)과 연계(聯系)되어 있음
순행(循行) 규율(規律)	양경(陽經)은 외측(外側)에 있고, 음경(陰經)은 내측(內側)에 있음; 수경(手經)은 상(上)에 있고, 족경(足經)은 하(下)에 있음	사지(四肢)를 따라 별출(別出)하고, 리합출인(離合出人)의 순행규율(循行規律)이 있고, 두면(頭面)에 천출(淺出)하여 "육합(六合)"을 이룸
주병(主病)	경맥(經脈)에는 "시동병(是動病)"과 "소생병(所生病)"이 있음	없음

4. 십오락맥(十五絡脈)

락맥은 경맥으로부터 유래하여 얕은 곳으로 흐르는 지맥(支脈)이다. 《영추 · 경맥》에 말하기를 "경맥은 분육(分肉) 사이를 깊게 흐르기 때문에 보이지 않고, 여러 맥(脈)이 떠서 보이는 것은 다 락맥이다[53]."라고 하였으며, 《영추 · 맥도》에 말하기를 "경맥(經脈)은 리(裏)가 되고, 분지(分支)는 락맥(絡脈)이 되며, 락맥(絡脈)의 별행(別行)하는 것은 손락(孫絡)이 된다[54]."라고 하였다. 여기서 크고 깊으며 직행하여 흐르는 것은 경맥이 되며, 작고 얕으며 횡행하는 지맥은 락맥이라 한다.

락맥이 각 경맥사이에서 그물 모양으로 흘러서 전신에 분포되고 수없이 많은 대소분지(大小分支)가 있으니 비교적 작은 락맥을 손락(孫絡)이라 한다. 체표에 떠있어 보이는 비교적 작은 분지를 부락(浮絡)이라고 한다. 경맥이 별행(別行)하는 분지(分支)에서 비교적 큰 락맥을 대락(大絡) 혹은 별락(別絡)이라고 한다.

별락(別絡)은 15개로 구분되는데, 15개라고 한 것에 대하여 다음과 같이 3가지 견해가 있다.

첫째, 《영추 · 경맥》에는 십이경맥에 각각 한 개의 별락(別絡)이 있고 여기에 임맥, 독맥이 각각 하나의 별락(別絡)을 가지고 있으며, 비(脾)의 대락(大絡)까지 포함하여 모두 십오별락(十五別絡)이라고 기재하고 있다.

둘째, 《난경 · 이십육난》에서는 "경맥은 12개가 있으며, 락맥은 15개가 있는데 나머지 세 개의 락맥은 어떠한 무리의 락(絡)인가? 세 가지 락맥은 양락(陽絡), 음락(陰絡), 비(脾)의 대락(大絡)이다. 양락(陽絡)은 양교맥의 락(絡)이고, 음락(陰絡)은 음교맥의 락(絡)이다. 그러므로 락맥은 15개가 있다[55]."라고 하였다.

---

53) "經脈十二者, 伏行分肉之間, 深而不見, … 諸脈之浮而常見者, 皆絡脈也."

54) "經脈爲裏, 支而橫者爲絡, 絡之別者爲孫."

55) "經有十二, 絡有十五, 餘三絡者, 是何等絡也? 然, 有陽絡, 有陰絡, 有脾之大絡. 陽絡者, 陽蹻之絡也; 陰絡者, 陰蹻之絡也. 故絡有十五焉"

셋째, 청대(淸代) 유가언(喩嘉言)의 《의문법률》[56] 중에서는 "십이경맥에는 각각 하나의 락맥이 있어서 모두 12개의 락맥이다. 이외에 위(胃)의 대락(大絡)이 있는데, 위(胃)를 지나서 밑으로 격(膈), 황(肓)을 관(貫)하고 모든 락맥을 통솔한다. 위쪽에는 비(脾)의 대락(大絡)이 있으며, 비(脾)를 지나서 외측에서 횡(橫)으로 겨드랑이와 배를 뚫고 모든 락맥의 가운데를 통솔한다. 또한 기경(奇經)의 대락(大絡)이 있는데, 기경(奇經)을 지나서 돌고 돌아 모든 경맥을 뚫고 몸의 위아래에 두루 연락한다. 대개 십이락맥(十二絡脈)은 경맥에 연락하고, 3개의 대락(大絡)은 락맥에 연락한다[57]."라고 하였다.

현재 대다수의 학자들은《영추 · 경맥》에서 말한 임맥, 독맥, 비(脾)의 대락(大絡)을 포함하는 내용을 따르고 있다. 그러나《난경》과 유씨(喩氏)의 설명도 일정한 의의가 있다. 그 외에《소문 · 평인기상론》에 말하기를 "위경(胃經)의 대락(大絡)을 허리(虛里)라 한다. 횡격막을 뚫고 올라가 폐와 이어지고 좌측 유방 아래로 나오므로 그 박동이 손에서 느껴지는데, 맥(脈) 중의 종기(宗氣)이다[58]."라고 하였다.

이로 인하여 십육락맥(十六絡脈)의 설(說)이 있게 되었다.

허리(虛里)는 수혈(腧穴)이 아니며, 위치상 가슴 내측의 심층에 있으니 역시 족양명

---

56) **《醫門法律 · 絡脈論》**: "惟是經有十二, 絡有十五,《難經》以陽蹻, 陰蹻, 脾之大絡, 共爲十五絡,
遂爲後世定名, 反遺《素問·平人氣象論》'胃之大絡名曰虛里, 貫膈絡肺' 吃緊一段.
後人不敢翻越人之案, 遂謂當增爲十六絡, 是十二經有四大絡系, 豈不寃乎?
昌謂: 陽蹻, 陰蹻二脈之名原誤, 當是共指奇經爲一大絡也.
盖十二經各有一絡, 共十二絡矣.
此外有胃之一大絡, 由胃下直貫膈肓, 流絡諸絡脈于上: 復有脾之一大絡, 由脾外橫貫脅腹, 統絡諸絡脈于中:
復有奇經之一大絡, 由奇經環貫諸經之絡于周身上下.
盖十二絡以絡其經, 三大絡以絡其絡也.
《難經》原有 '絡脈滿溢, 諸經不能復拘'之文.
是則八奇經出于十二經脈之外, 經脈不能拘之, 不待言矣. 昌嘗推奇經之義, 督脈督諸陽而行于背, 任脈任諸陰而行于前, 不相絡也.
冲脈直冲于胸中, 帶脈横束于腰際, 不相絡也.
陽蹻, 陰蹻同起于足跟, 一循外踝, 一循內踝, 幷行而斗其捷, 全無相絡之意.
陽維, 陰維, 一起于諸陽之會, 一起于諸陰之交, 名雖曰維, 乃是陽自維其陽, 陰自維其陰,
非交相維絡也.
設陽蹻, 陰蹻可言二絡, 則陽維, 陰維更可言二絡矣, 督, 任, 冲, 帶俱可共言八絡矣!
《難經》又云: 奇經之脈, 如溝渠滿溢, 流于深湖, 故聖人不能圖. 是則奇經明等之絡.
夫豈有江河大經之水, 擬諸溝渠者哉?
《難經》又云: 人脈隆盛, 入于八脈, 而不環周, 故十二經亦不能拘之, 溢蓄不能環流灌漑諸經者也.
全是經盛入絡, 故溢蓄止在于絡, 不能環漑諸經也.
然則奇經共爲一大絡, 夫復何疑?"

57) "蓋十二經各有一絡, 共十二絡矣. 此外有胃之一大絡, 由胃下直貫膈, 肓, 維絡諸絡脈于上, 復有脾之一大絡, 由脾外横貫脇腹, 統絡諸絡脈于中; 復有奇經之一大絡, 由奇經環貫諸經之絡于周身上下. 蓋十二絡, 以絡其經: 三大絡以絡其絡也."

58) "胃之大絡. 名曰虛里, 貫鬲絡肺, 出于左乳下, 其動應衣, 脈宗氣也."

위경의 별출(別出)하는 락혈(絡穴)도 아니며, 또 위경과 표리 상합이 되는 족태음경으로 별출(別出)하는 것도 아니므로 락맥의 본 뜻과 부합하지 않는다.

이것은 경맥의 종기(宗氣)가 있을 따름으로 그 위치는 왼쪽 가슴 아래에 있고 그 움직임은 옷에 나타나며 심장의 박동이 체표에 나타나는 부위이며, 이는 "胃爲五臟六腑之海"라고 하였 듯이 오장육부의 기(氣)를 위(胃)에서 품고 있다는 것과 "營氣出于中焦"라는 것과는 부합한다. 《영추 · 경맥》내에 위(胃)의 대락(大絡)에 대한 논술은 나타나 있지 않다.

이로 인하여 대체로 락맥을 '십오락'이라고 제시하였으며, 즉 족태음비경은 하지부에 본 락맥이 있고, 또 하나의 대락(大絡)이 있는데, 역대 의가(醫家)들은 이에 대하여 주석하고 있다. 원대(元代) 활백인의 《난경본의》에 진씨(陳氏)의 주석을 실었는데 "비지대락(脾之大絡)이라 함은 음양의 모든 맥(脈)을 통솔하고 비(脾)가 오장을 자양할 수 있기 때문이다[59]."라고 하였고, 청대(淸代) 장지총(張志聰)이 해석하기를 "무릇 비(脾)의 대락(大絡)이라고 하는 것은 비(脾)가 위(胃)로 하여금 그 진액을 순행하도록 하며, 오장 사방(四傍)에 흘러가게 하고 대락(大絡)을 따라서 전신에 분포하니 이런 까닭으로 병이 있으면 일신진통(一身盡痛)하고 백절개종(百節皆縱)하며 혈락(血絡)이 나문(羅紋)되어 주신(周身)을 락(絡)하게 된다. 족태음의 대락(大絡)은 경맥과 아울러 행하며, 본경(本經)의 부분에 혈기(血氣)를 산포한다. 이런 까닭으로 족태음에 두 개의 대락(大絡)이 있게 되는 것이다[60]"라고 하였다.

락맥(絡脈)의 작용

첫째, 십이경맥 중 표리경의 체표 관계 강화

십이경맥의 별락은 모두 팔꿈치, 무릎 이하 부분에 위치하고 있는데, 음경의 별락은 표리가 되는 양경을 향해 달리고, 양경의 별락은 표리가 되는 음경을 향해 달린다. 이러한 연결을 통하여 십이경맥에서 표리가 되는 두 경의 체표 관계를 강화시킨다. 경별과 별락은 모두 경맥에서 뷰지된 중요한 지맥(支脈)으로, 두 맥(脈) 모두 서로 표리가 되는 두 경으로 강하게 연결이 되어 있다.

다른 점은 경별의 분포 부위는 체내인데 반해 별락의 분포 부위는 체표가 된다는 점이

59) "脾之大絡, 又總統陰陽諸絡, 由脾之能溉養五臟也."

60) "夫脾之有大絡者, 脾主爲胃行其津液, 灌漑于五臟四旁, 從大絡而布于周身, 是以病則一身盡痛, 百節皆縱, 而血絡之若羅紋, 以絡于周身. 足太陰之大絡者, 止幷經以行, 散血氣于本經之部分. 是以足太陰脾臟之有二絡也."

며, 비슷한 점은 별락 중에는 흉복강내로 들어가서 내장과 서로 연계된 것이 있으며, 경별도 서로 표리가 되는 장부와 연락한다는 점이다. 다른 점은 경별에서는 해당 혈위(穴位)가 없고 병증이 나타나는 곳이 없지만, 별락에서는 해당 락혈이 있고 병증이 나타나는 곳이 있다는 것이다.

둘째, 락맥(絡脈) 통솔 및 전·후·측면 연계 강화

임맥의 별락은 복부에 퍼져 있고, 독맥의 별락은 등에 퍼져 있으며, 비(脾)의 대락(大絡)은 흉협부에 퍼져 있으므로 인체의 앞, 뒤, 옆면의 연계를 강화시킨다.

셋째, 기혈(氣血) 유주에 의한 전신 유양

별락을 따라 분지된 손락(孫絡), 부락(浮絡)은 큰 것부터 작은 것까지 무수히 많은 작은 가지로 나뉘어져 전신에 그물 모양으로 퍼져 있고, 전신을 순행 하면서 조직과의 접촉면을 넓히는 작용을 담당하여, 경맥 중에 있는 기혈을 순행시키고, 별락, 손락을 통과하게 하여 인체 각 조직까지 스며들게 하므로 기혈이 인체 각 기관에 영양을 충분히 공급하게 한다.

십오락맥(十五絡脈)의 순행분포 규율

십오락맥의 순행분포 규율은 다음과 같다.

십이경맥에서 별출(別出)하여 나온 락맥은 본경의 락혈(絡穴)에서 분출함으로 시작된다. 별도로 본경과 표리가 되는 경맥에 들어가 음양표리관계를 강화하며, 아울러 상행 혹은 지행(支行)하여 본경이 유주하는 경로의 얕은 곳을 흐른다.

락맥이 경별과 더불어 음양표리의 관계를 강조하는데, 구별되는 점이 있다. 즉 락맥은 사지에 있고 외측을 주관하는 반면에 경별은 두면부와 흉복부에 있고 내측을 주관한다는 것이다.

3개의 락맥의 순행에 있어서 독맥의 락맥은 신체 뒤 요배(腰背)에서 미저부(尾骶部)에 이르고, 임맥의 락맥은 신체 앞 흉부에서 복부에 이르며, 비(脾)의 대락(大絡)은 신체 옆에서 있어 옆구리에 이른다. 이상과 같이 락맥이 전신 피부에 망락(網絡)되어 있으므로 《소문 · 피부론》에 "무릇 십이경의 락맥은 피부에 나뉘어 속한다[61]."라고 하였다.

[61] "凡十二絡脈者, 皮之部也."

표 2-16 십오락맥(十五絡脈) 순행특징 및 분포규율

순행특징	분포규율
락맥(絡脈)의 주간(主幹)은 하행하고, 분지(分支)는 상행하며, 또한 본경(本經)으로 주행함	락맥(絡脈)은 모두 하나의 주행하는 주간(主幹)이 있는데, 주간(主幹)을 제외하고, 모두 하나의 큰 분지(分支)가 있고, 그 분지(分支)의 순행은 경(經)을 따라가는 특징이 있음
대부분 체표에 분포하고, 장부에 들어가지 않음	락맥(絡脈)은 모두 체표(體表)를 운행하고, 십이경(十二經)의 락맥(絡脈)은 흔히 주슬(肘膝) 이하(以下)에서 본경(本經)을 따라 별출(別出)하며, 체표를 주행하고, 장부로는 들어가지 않음
음경(陰經) 락맥(絡脈)은 양경(陽經)으로 들어가 순행하고, 양경(陽經) 락맥(絡脈)은 음경(陰經)으로 들어가 순행함	십이경(十二經)의 별락(別絡)은 본경(本經)을 따라 주슬관절(肘膝關節) 이하 부위에서 별출(別出)하며, 주간(主幹)의 순행 특징은 음경(陰經)의 별락(別絡)이 양경(陽經)으로 들어가고, 양경(陽經)의 별락(別絡)이 음경(陰經)으로 들어간다는 것임
락맥(絡脈)은 한 단계씩 분지(分支)되는 특징이 있으며, 그물모양으로 전신에 분포됨	락맥(絡脈)은 나누어져서 작은 락맥(絡脈)이 되는데, 손락(孫絡)이라 하고, 외부로 부(浮)한 것은 부락(浮絡)(체표(體表))이 하고, 한 단계씩 분지(分支)되어 점차 세밀하게 됨. 경락(經絡)의 기혈(氣血) 운행이 선상을 따라 분포하고 그물 및 면 모양을 이루게 됨

표 2-17 락맥(絡脈)과 경별(經別)의 비교

구분	락맥(絡脈)	경별(經別)
순행	• 체표(體表)의 표경(表經)과 리경(裏經)을 구통(溝通), 분포(分布) • 흉복(胸腹)으로 이어지나, 고정적인 장부와 속락(屬絡)관계 무(無) • 음경(陰經)→양경(陽經)에 연계, 양경(陽經)→음경(陰經)에 연계(동일상태)	• 이입출합(離入出合)의 순행규율 존재 • 흉복(胸腹)으로 이어져 내부(內部) 장부(臟腑)의 연계 • 음의부양(陰依附陽)의 육합(六合)을 형성
작용	• 표리경(表裏經) 사이 연계 강화 • 대락(大絡) → 전신락맥(全身絡脈)을 통솔 • 전신을 망상(網狀)으로 연결하여 영위기혈(營衛氣血)을 공급(→∴영양공급, 외사방어外邪防禦, 피부충실皮膚充實, 온후溫煦 등)	• 표리경(表裏經) 사이 연계 강화 • 두면부(頭面部)의 중요성 강조 • 지체(肢體)와 내장(內臟) 사이의 연계성을 긴밀케 함

표 2-18 십오락맥(十五絡脈)의 분포

락맥(絡脈)	혈명(穴名)	분포(分布)	실증(實症)	허증(虛症)
수태음락(手太陰絡)	열결(列缺)	손목 위 1촌반에서 수양명으로 별주(분지)함 [腕上寸半, 別(分支)走手陽明]	수예장열(手銳掌熱)	흠삭(欠數), 소변빈삭(小便頻數)
수궐음락(手厥陰絡)	내관(內關)	손목 위 2촌에서 수소양으로 별주함 [腕上二寸, 別走手少陽]	심통(心痛)	번심(煩心: 두강頭强)
수소음락(手少陰絡)	통리(通里)	손목 위 1촌반에서 수태양으로 별주함 [腕上寸半, 別走手太陽]	지격(支膈)	불능언(不能言)
수양명락(手陽明絡)	편력(偏歷)	손목 위 3촌에서 수태음으로 별주함 [腕上三寸, 別入手太陰]	우(齲), 롱(聾)	치한(齒寒), 비격(痺膈)
수소양락(手少陽絡)	외관(外關)	손목 위 2촌에서 수궐음으로 합함 [腕上二寸, 合手厥陰]	주련(肘攣)	불수(不收)
수태양락(手太陽絡)	지정(支正)	손목 위 5촌에서 수소음으로 내주함 [腕上五寸, 內注手少陰]	절이(節弛), 주폐(肘廢)	생우(生疣), 소자여지가개(小者如指痂疥)
족양명락(足陽明絡)	풍륭(豊隆)	외과 위 8촌에서 족태음으로 별주함 [外踝上八寸, 別走足太陰]	광전(狂癲)	기역즉후비졸음(氣逆則喉痺卒瘖), 족불수(足不收), 경고(脛枯)
족소양락(足少陽絡)	광명(光明)	외과 위 5촌에서 족궐음으로 별주함 [外踝上五寸, 別走足厥陰]	궐(厥)	위벽(痿躄), 좌이불기(坐而不起)
족태양락(足太陽絡)	비양(飛揚)	외과 위 7촌에서 족소음으로 별주함 [外踝上七寸, 別走足少陰]	비색(鼻塞), 두배통(頭背痛)	비뉵(鼻衄)
족태음락(足太陰絡)	공손(公孫)	본절 뒤 1촌에서 족양명으로 별주함 [本節後一寸, 別走足陽明]	복중절통(腹中切痛)	궐기상역즉곽란(厥氣上逆則霍亂), 고창(鼓脹)
족궐음락(足厥陰絡)	여구(蠡溝)	내과 위 5촌에서 족소양으로 별주함 [內踝上五寸, 別走足少陽]	연장(挺長)	기역즉고종졸산(氣逆則睾腫卒疝), 폭양(暴痒)
족소음락(足少陰絡)	대종(大鍾)	내과 뒤 발뒤꿈치 선상에서 족태양으로 별주함 [內踝後線跟, 別走足太陽]	폐융(閉癃)	기역즉번민(氣逆則煩悶), 요통(腰痛)
임맥락(任脈絡)	구미(鳩尾)	구미 아래에서 복부에 산함 [下鳩尾, 散于腹]	복피통(腹皮痛)	양소(癢搔)
독맥락(督脈絡)	장강(長强)	척주를 협하여 뒤목으로 상행하고 머리 위에 산함 [挾膂上項, 散頭上]	배강(背强)	두중고축지(頭重高搖之)
비지대락(脾之大絡)	대포(大包)	연액하 3촌에서 출하여 흉협에 포산함 [出淵腋下三寸, 布胸脇]	신진통(身盡痛)	백절진개종(百節盡皆縱)

十五絡脈의 분포 및 병증(《靈樞·經脈篇》)

❶ 수태음지별(手太陰之別)

手太陰之別, 名曰列缺. 起于腕上分間, 幷太陰之經. 直入掌中, 散入于魚際. 其病實則手銳掌熱, 虛則欠㰦, 小便遺數, 取之去腕半寸. 別走陽明也.

수태음락맥은 수태음경맥에서 별출(別出)하니, 그 부위의 경혈 이름이 열결(列缺)이다. 손목 뒤쪽의 분육(分肉) 사이로, 여기에서 시작하여 수태음경과 병행하여 손바닥 가운데로 곧바로 들어간 후 어제부(魚際部)로 들어가 퍼진다. 실증(實證)이면 손바닥 뒤의 고골(高骨)과 손바닥에 열이 나고, 허증(虛證)이면 하품을 하며 유뇨(遺尿)하고 소변을 자주 눈다. 손목위 반촌부위 열결(列缺)을 취한다. 이곳에서 나누어져 수양명경맥으로 주행한다.

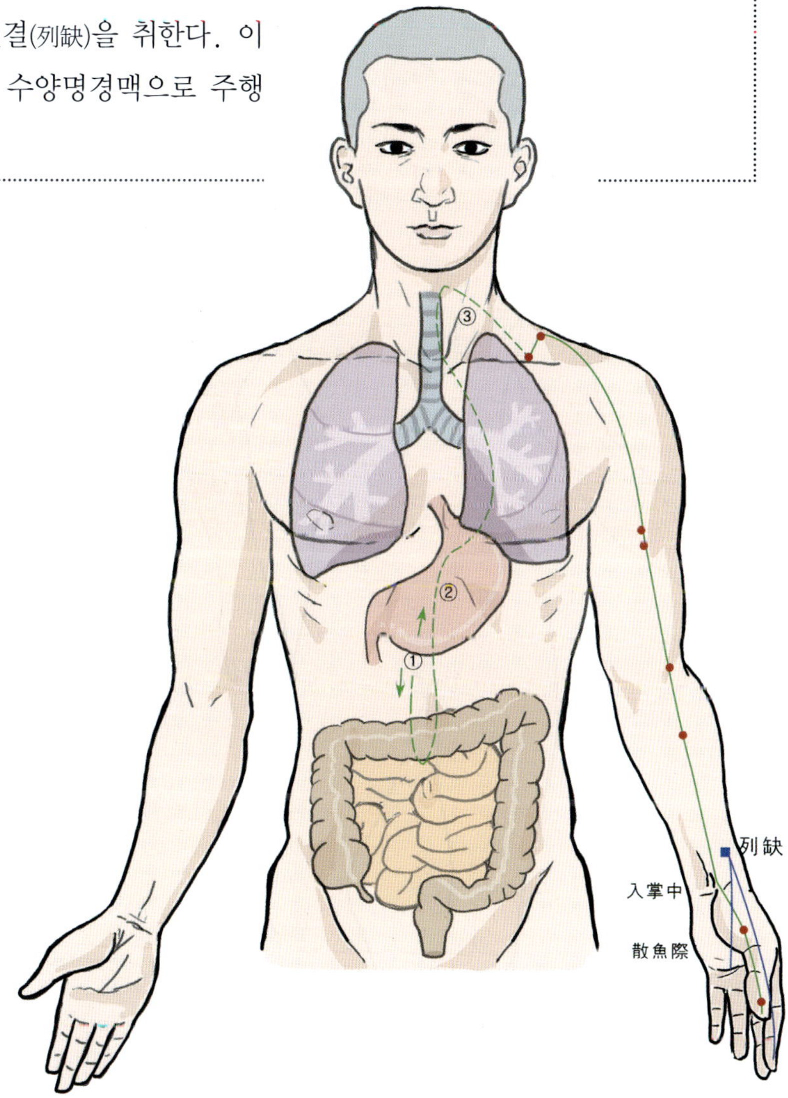

❷ 수양명지별(手陽明之別)

手陽明之別, 名曰偏歷. 去腕三寸, 別入太陰; 其別者, 上循臂, 乘肩髃, 上曲頰偏齒; 其別者, 入耳, 合于宗脈. 實則齲聾, 虛則齒寒痺隔. 取之所別也.

수양명락맥은 수양명경맥에서 별출(別出)하니, 그 부위의 경혈 이름이 편력(偏歷)이다. 손목 뒤쪽 3寸 부위로, 여기에서 본경(本經)으로부터 갈라져 수태음경으로 주행한다. 그 지맥(支脈)은 팔을 따라 견우(肩髃)로 올라간 다음, 곡협부(曲頰部)로 올라가 치은(齒齦)으로 이어진다. 다른 지맥(支脈)은 이중(耳中)으로 들어가 종맥(宗脈)과 만난다. 실증(實證)이면 치통(齒痛)과 이롱(耳聾)이 발생하고, 허증(虛證)이면 치아가 시리고 흉격(胸膈)이 막혀 잘 통하지 못한다. 수양명락맥을 취한다.

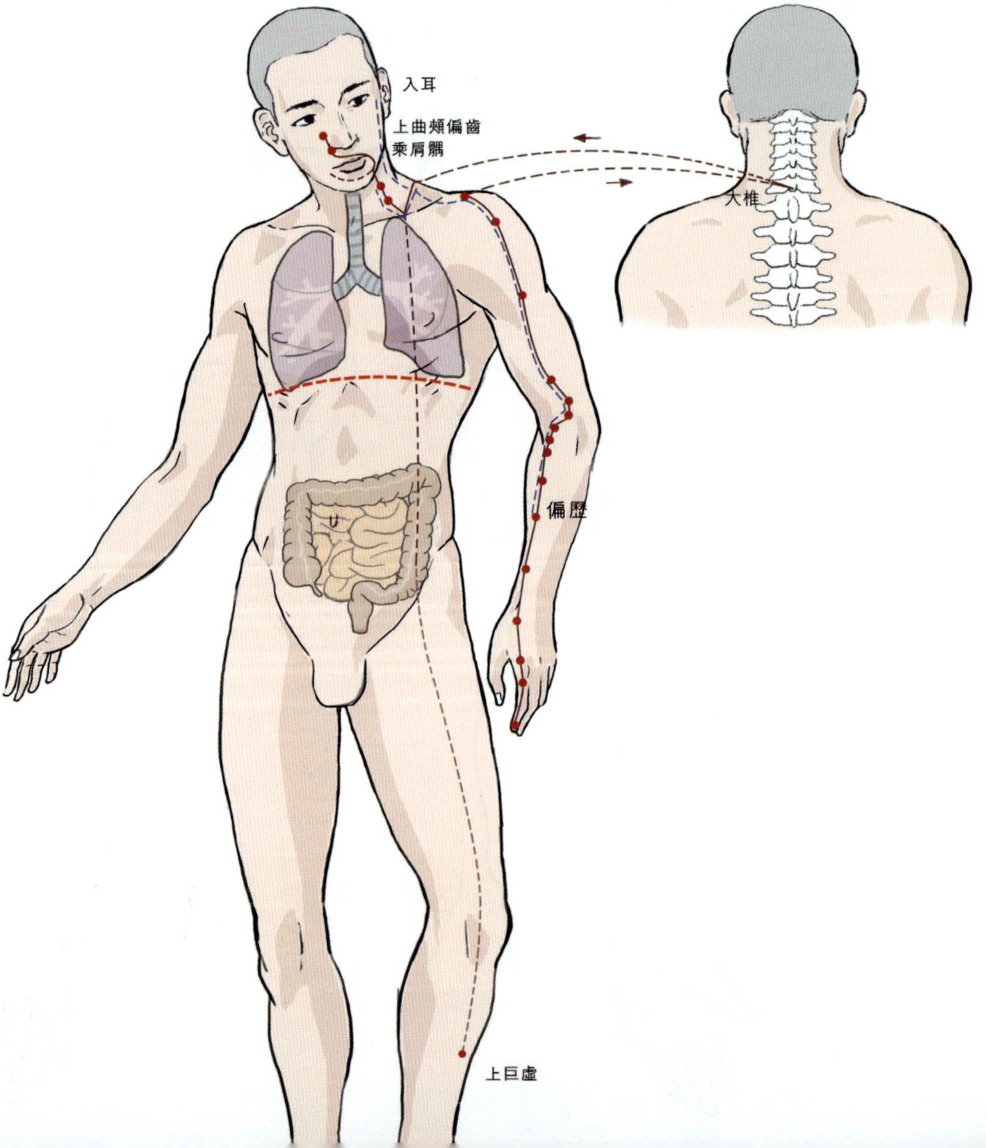

③ 족양명지별(足陽明之別)

足陽明之別, 名曰豊隆. 去髁八寸, 別走太陰; 其別者, 循脛骨外廉, 上絡頭項, 合諸經之氣, 下絡喉嗌, 其病氣逆則喉痺瘁瘖. 實則狂癲, 虛則足不收, 脛枯. 取之所別也.

족양명락맥은 족양명위경맥에서 별출(別出)하니, 그 부위의 경혈 이름이 풍륭(豊隆)이다. 족외과(足外踝)에서 8寸 떨어진 부위로, 여기에서 본경(本經)으로부터 갈라져 족태음비경으로 주행한다. 갈라져 나온 락맥은 경골(脛骨)의 바깥쪽을 따라, 위로 올라가 두항(頭項)에 락(絡)하여 여러 경의 경기(經氣)와 만나고, 아래로 인후(咽喉)에 락(絡)한다.

족양명라맥이 기가 상역(上逆)하면 후비(喉痹)가 발생하거나 갑자기 말소리가 나오지 않는다. 실증(實證)이면 전광(癲狂)이 발생하고, 허증(虛證)이면 다리를 추스르지 못하고 정강이의 기육(肌肉)이 마른다. 족양명락맥을 취한다.

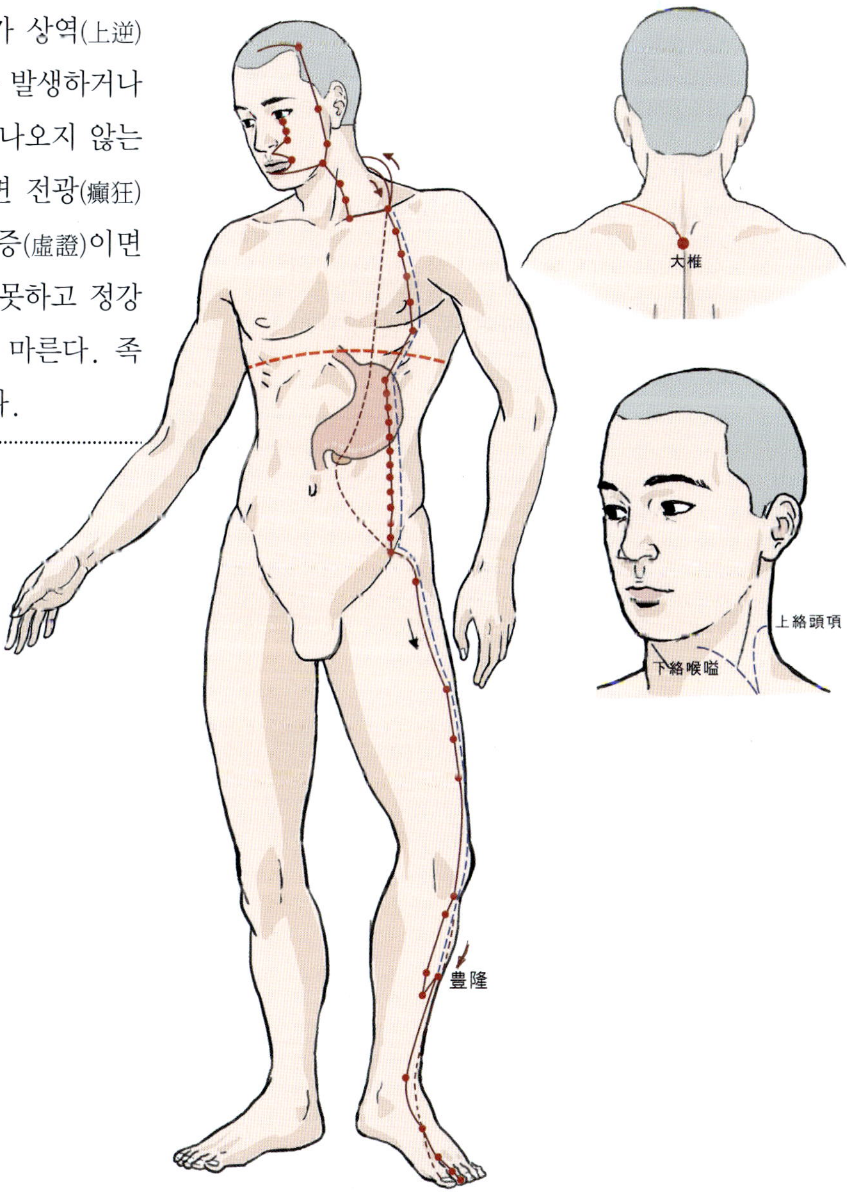

❹ 족태음지별(足太陰之別)

足太陰之別, 名曰公孫. 去本節之後一寸, 別走陽明; 其別者, 入絡腸胃. 厥氣上逆則霍亂, 實則腸中切痛, 虛則鼓脹. 取之所別也.

족태음락맥은 족태음비경맥에서 별출(別出)하니, 그 부위의 경혈 이름이 공손(公孫)이다. 엄지발가락 본절(本節) 뒤쪽 1寸 부위로, 여기에서 본경(本經)으로부터 갈라져 족양명위경으로 주행한다. 갈라져 나온 락맥은 장위(腸胃)로 들어가 연결된다. 족태음락맥의 기가 상역(上逆)하면 곽란(霍亂)이 발생하는데, 실증(實證)이면 복부에 극심한 통증이 나타나고, 허증(虛證)이면 복부가 창만(脹滿)하여 북처럼 팽팽하다. 족태음락맥을 취한다.

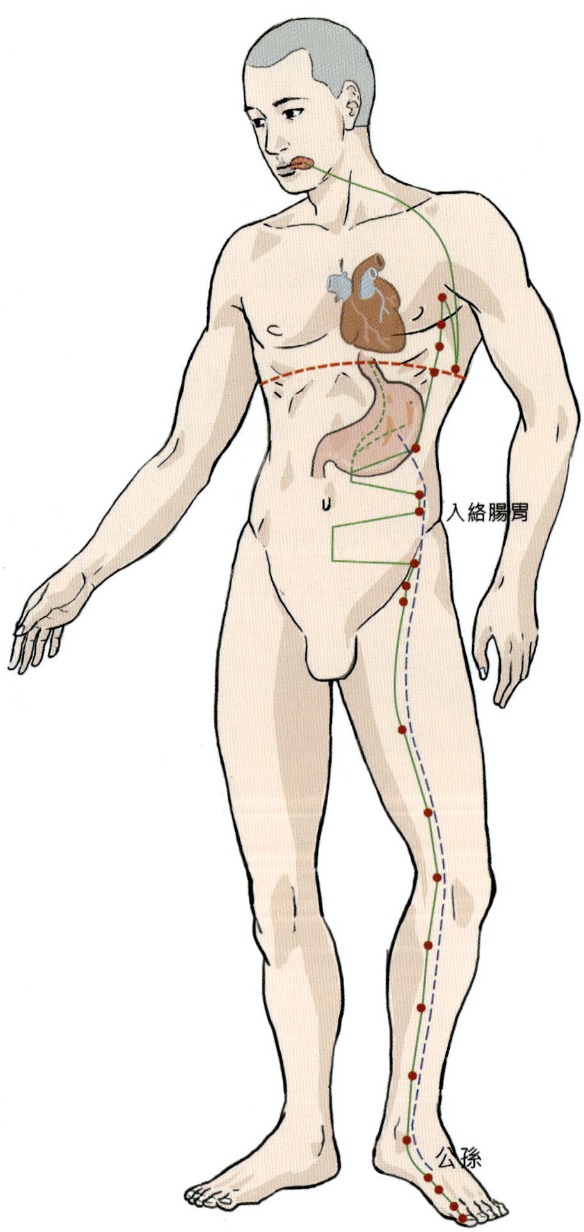

❺ 수소음지별(手少陰之別)

手少陰之別, 名曰通里. 去腕一寸半, 別而上行, 循經入于心中, 繫舌本, 屬目系. 其實則支膈, 虛則不能言. 取之掌後一寸, 別走太陽也.

수소음락맥은 수소음경맥에서 별출(別出)하니, 그 부위의 경혈 이름이 통리(通里)이다. 손목에서 1寸 떨어진 부위로, 여기에서 본경(本經)으로부터 갈라져 상행하여, 본경(本經)의 경맥을 따라 심중(心中)으로 들어간 다음, 설근(舌根)에 이어지고 목계(目系)에 속한다. 실증(實證)이면 흉격(胸膈) 부위에 어떤 물체가 끼인 듯이 답답하고, 허증(虛證)이면 말을 하지 못한다. 손목 위 1촌 부위에서 취하며, 갈라져 수태양소장경으로 수행한다.

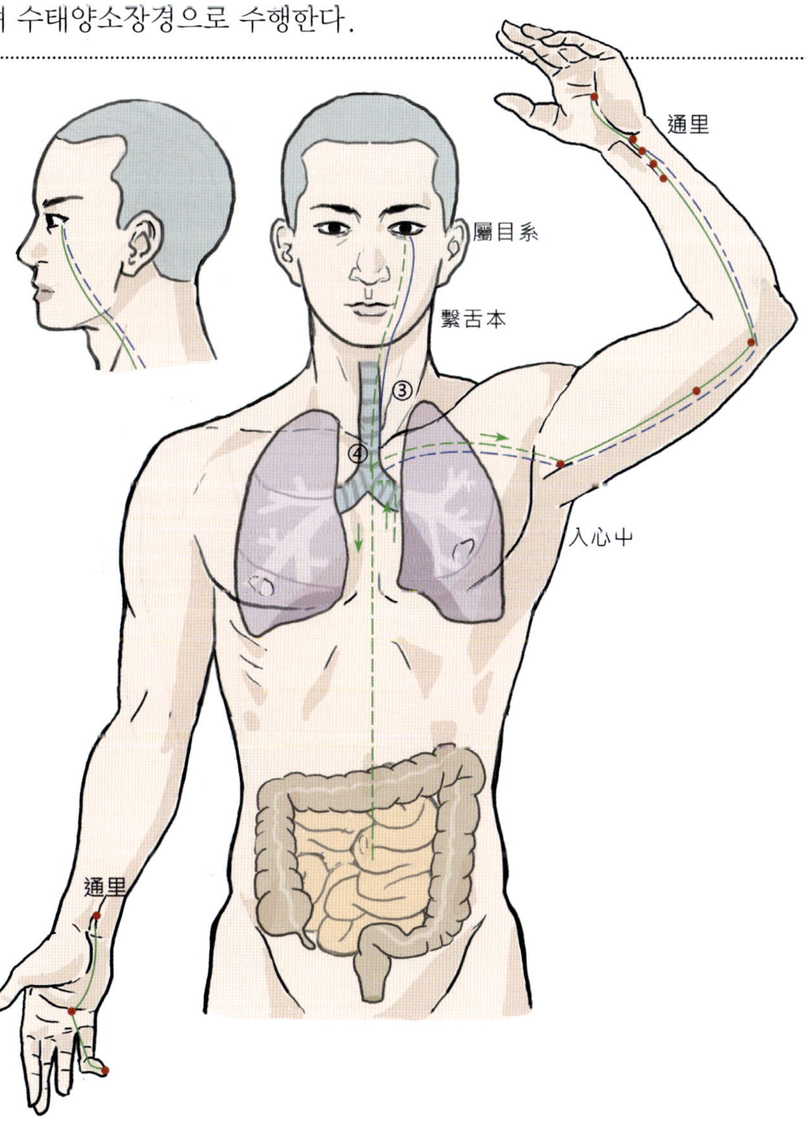

⑥ 수태양지별(手太陽之別)

手太陽之別, 名曰支正. 上腕五寸, 內注少陰; 其別者, 上走肘, 絡肩髃; 實則節弛肘廢, 虛則生疣, 小者如指痂疥. 取之所別也.

수태양락맥은 수태양경맥에서 별출(別出)하니, 그 부위의 경혈 이름은 지정(支正)이다. 손목에서 5寸 떨어진 부위로, 여기에서 본경(本經)으로부터 갈라져 안으로 수소음심경으로 주(注)한다. 갈라져 나온 락맥은 팔꿈치로 올라가 견우(肩髃)에 락(絡)한다.

실증(實證)이면 골절(骨節)이 이완되어 주관절(肘關節)을 쓰지 못하고, 허증(虛證)이면 사마귀가 발생하는데, 작은 것은 마치 손가락에 부스럼딱지가 앉은 것 같다. 수태양락맥을 취한다.

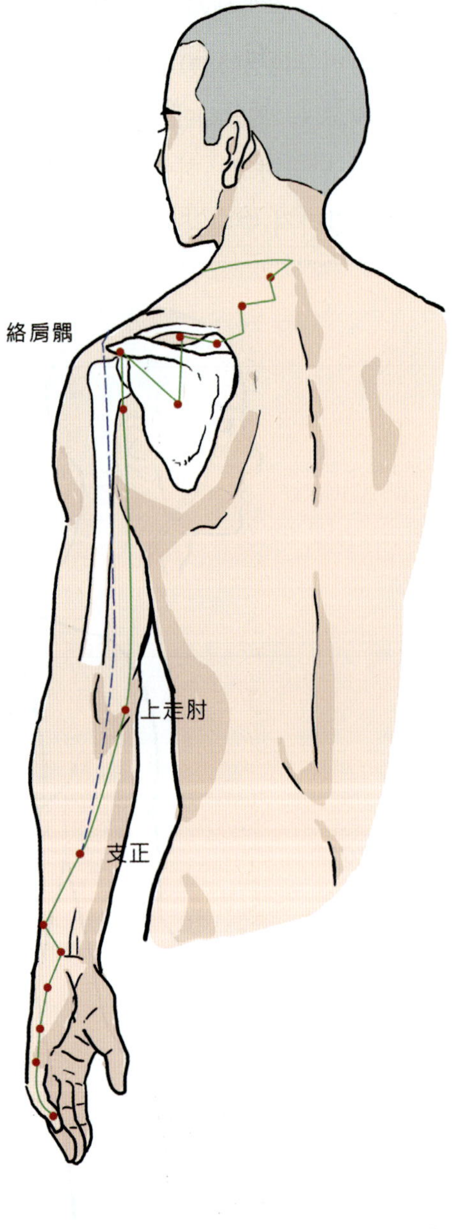

❼ 족태양지별(足太陽之別)

足太陽之別, 名曰飛揚. 去踝七寸, 別走少陰. 實則鼽窒, 頭背痛, 虛則鼽衄. 取之所別也.

족태양락맥은 족태양경맥에서 별출(別出)하니, 그 부위의 경혈 이름은 비양(飛揚)이다. 족외과(足外踝) 위 7寸 부위로, 여기에서 본경(本經)으로부터 갈라져 족소음경으로 별주(別走)한다. 실증(實證)이면 코가 막히고 뒷머리가 아프며, 허증(虛證)이면 콧물이 흐르거나 코피가 나온다. 족태양락맥을 취한다.

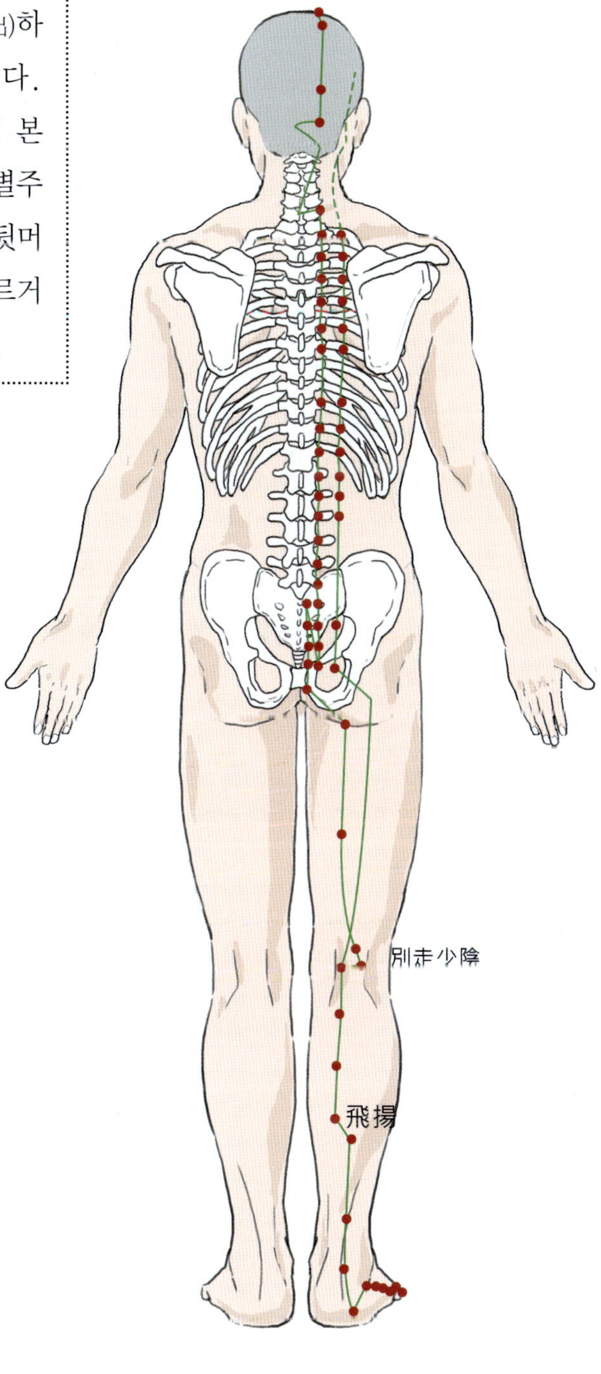

⑧ 족소음지별(足少陰之別)

足少陰之別, 名曰大鐘. 當踝後繞跟, 別走太陽; 其別者, 幷經上走于心包下, 外貫腰脊. 其病氣逆則煩悶, 實則閉癃, 虛則腰痛. 取之所別者也.

족소음락맥은 족소음경맥에서 별출(別出)하니, 그 부위의 경혈 이름이 대종(大鍾)이다. 족내과(足內踝) 뒤쪽 부위로, 여기에서 본경(本經)으로부터 갈라져 발꿈치를 감싸고 돌아 족태양경으로 별주(別走)한다. 다른 가지는 족소음경맥과 나란히 올라가서 심포락(心包絡)으로 도달한 후, 내려와서 요척(腰脊)을 뚫고 지나간다. 족소음락맥의 氣가 상역(上逆)하면 심번민란(心煩悶亂)이 발생하는데, 실증(實證)이면 대소변이 통하지 않고, 허증(虛證)이면 요통이 생긴다. 족소음락맥을 취한다.

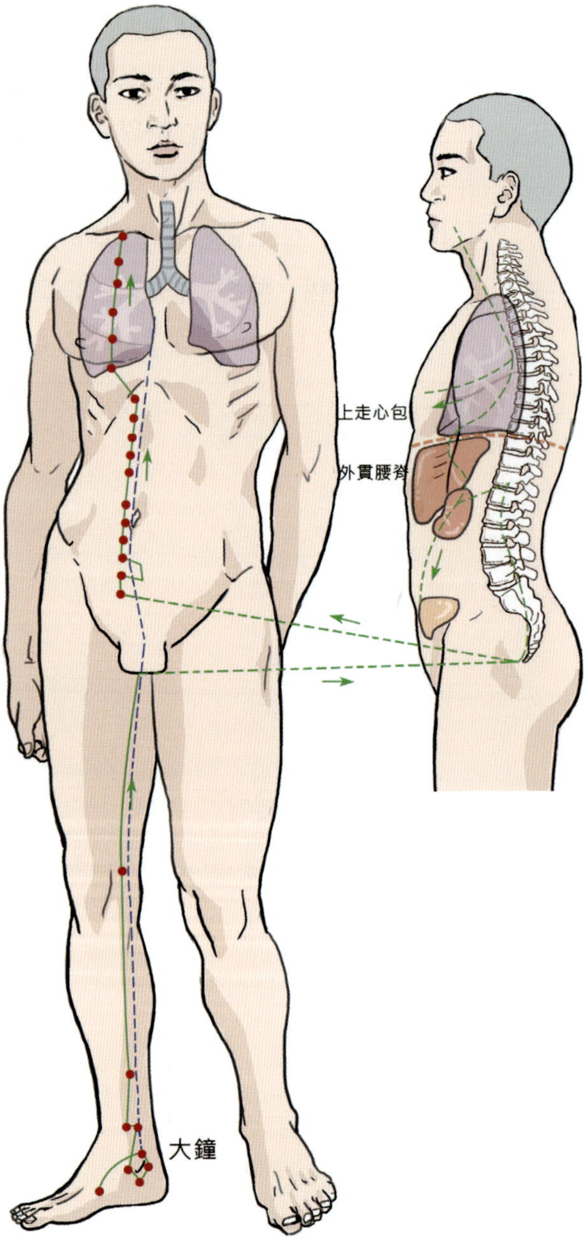

⑨ 수심주지별(手心主之別)

手心主之別, 名曰內關, 去腕二寸, 出于兩筋之間, 別主少陽, 絡心系. 實則心痛, 虛則爲頭强. 取之兩筋之間也

수궐음락맥은 수궐음경맥에서 별출(別出)하니, 그 부위의 경혈 이름이 내관(內關)이다. 손목에서 2寸 떨어진 부위로, 여기에서 본경(本經)으로부터 갈라져, 두 근육 사이로 나와서 수소양삼초경으로 주행하고, 본경(本經)을 따라 올라가 심포락(心包絡)에 이어지고 심계(心系)에 락(絡)한다.

실증(實證)이면 심통(心痛)이 발생하고, 허증(虛證)이면 심번(心煩)이 발생한다. 양 근육 사이를 취한다.

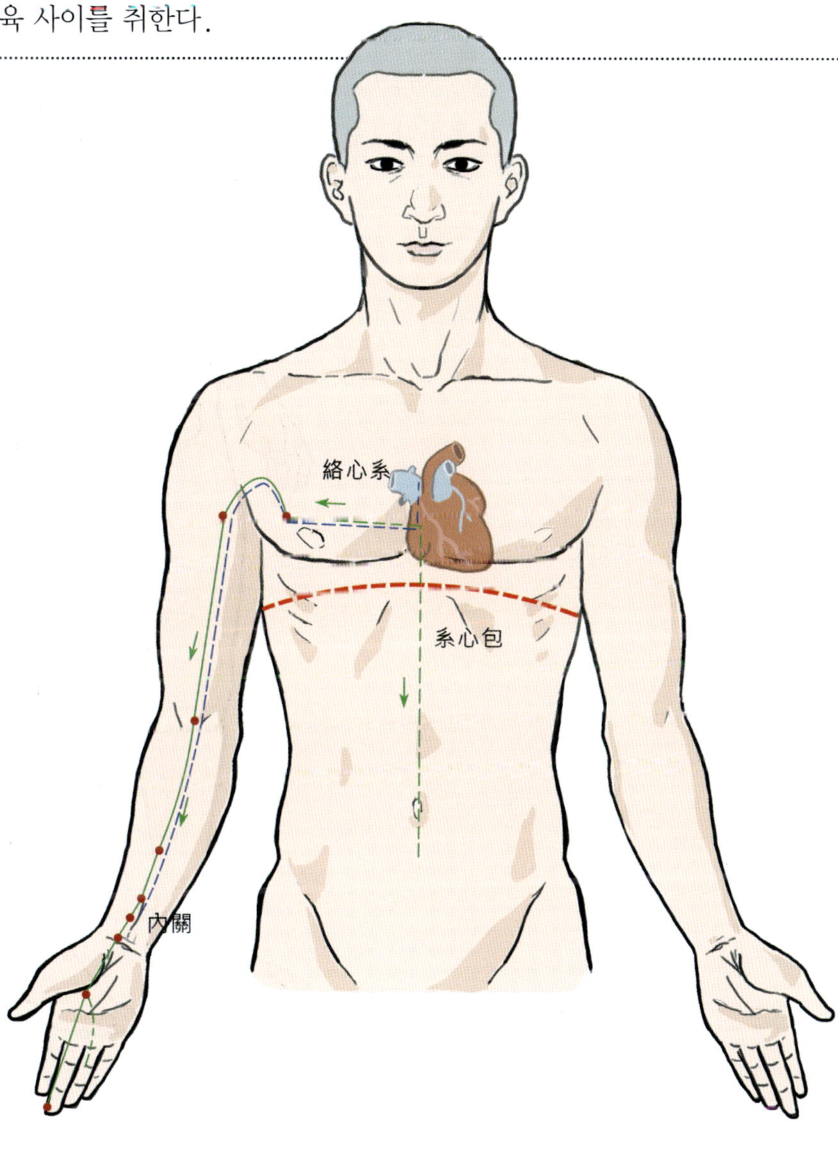

⑩ 수소양지별(手少陽之別)

手少陽之別, 名曰外關. 去腕二寸, 外繞臂, 注胸中, 合心主. 病實則肘攣, 虛則不收. 取之所別也.

수소양락맥은 수소양경맥에서 별출(別出)하니, 그 부위의 경혈 이름이 외관(外關)이다. 손목에서 2寸 떨어진 부위로, 여기에서 본경(本經)으로부터 갈라져 팔의 외측을 감돌아 흉중(胸中)으로 들어가서 수궐음심포경과 만난다. 실증(實證)이면 주관절에 경련이 발생하고, 허증(虛證)이면 주관절이 이완되어 추스르지 못한다. 수소양락맥을 취한다.

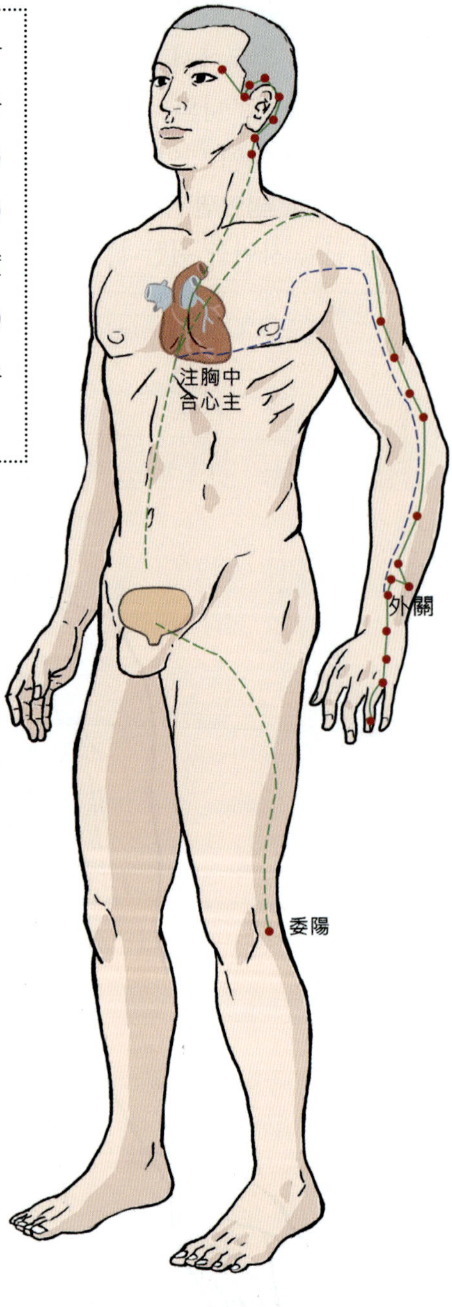

⑪ 족소양지별(足少陽之別)

足少陽之別, 名曰光明. 去踝五寸, 別走厥陰, 下絡足跗. 實則厥, 虛則痿躄, 坐不能起. 取之所別也.

족소양락맥은 족소양경맥에서 별출(別出)하니, 그 부위의 경혈 이름이 광명(光明)이다. 족외과에서 5寸 떨어진 부위로, 여기에서 본경(本經)으로부터 갈라져 족궐음간경으로 주행한 다음, 아래로 발등에 락(絡)한다. 실증(實證)이면 사지말단이 차가워지고, 허증(虛證)이면 하지가 연약무력하여 앉으면 일어서지 못한다. 족소양락맥을 취한다.

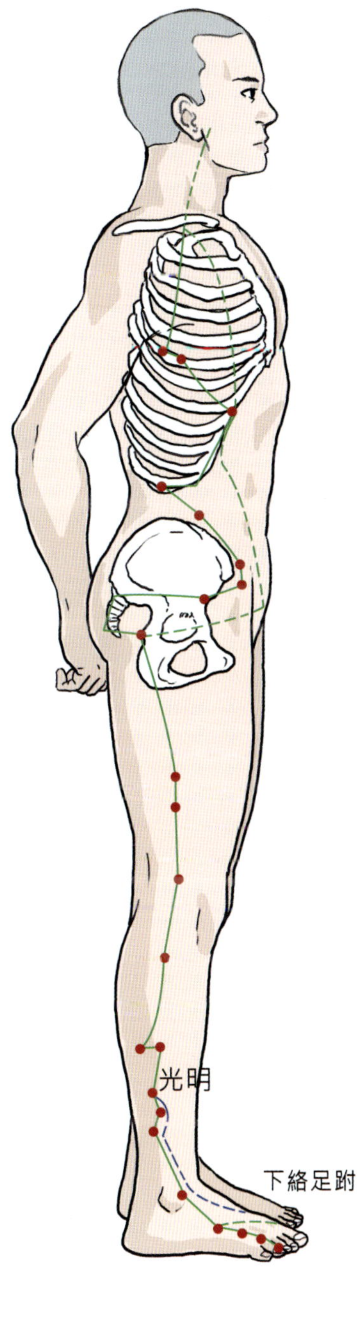

⑫ 족궐음지별(足厥陰之別)

足厥陰之別, 名曰蠡溝. 去內髁五寸, 別走少陽, 其別者, 徑脛上睾, 結于莖, 其病氣逆則睾腫卒疝. 實則挺長, 虛則暴痒. 取之所別也.

족궐음락맥은 족궐음경맥에서 별출(別出)하니, 그 별출(別出)하는 부위의 경혈 이름이 여구(蠡溝)이다. 족내과(足內踝)에서 5寸 떨어진 부위로, 여기에서 본경(本經)으로부터 갈라져 족소양담경으로 주행한다. 다른 가지는 본경(本經)의 경맥을 따라 고환으로 순행하여 음기(陰器)에서 결(結)한다. 족궐음간경의 기가 상역(上逆)하면 고환이 붓고 갑자기 아픈 산통(疝痛)이 발생하는데, 실증(實證)이면 음경(陰莖)이 발기하고, 허증(虛證)이면 음기(陰部)가 매우 가렵다. 족궐음락맥을 취한다.

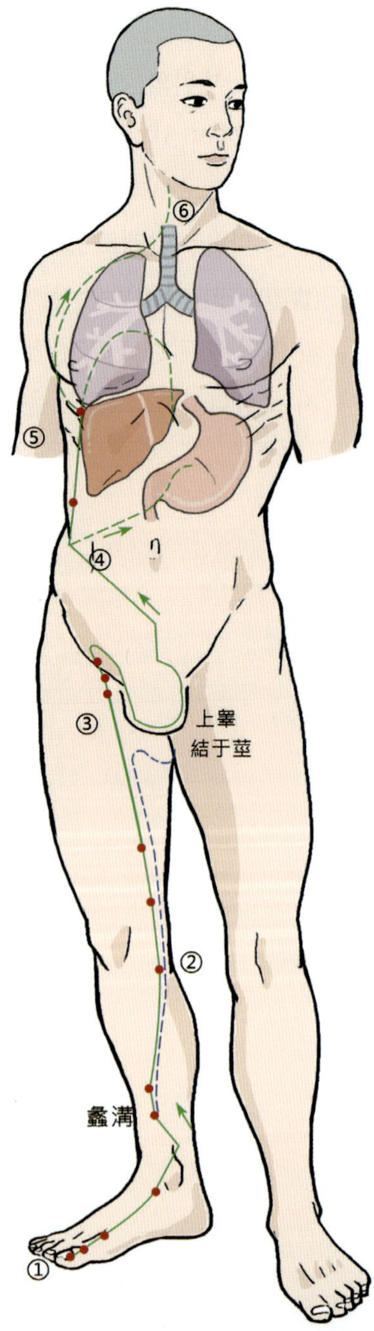

⑬ 임맥지별(任脈之別)

任脈之別, 名曰尾翳. 下鳩尾, 散於腹. 實則腹皮痛, 虛則痒搔, 取之所別也

임락맥 기시처(起始處)의 경혈은 구미(鳩尾)이다. 임락맥은 구미(鳩尾)로부터 하행하여 복(腹)에 산포(散布)된다. 임락맥에 병이 들어 실증(實證)이면 복피(腹皮)가 아프고, 허증(虛證)이면 복피(腹皮)가 가렵다. 임락맥을 취한다.

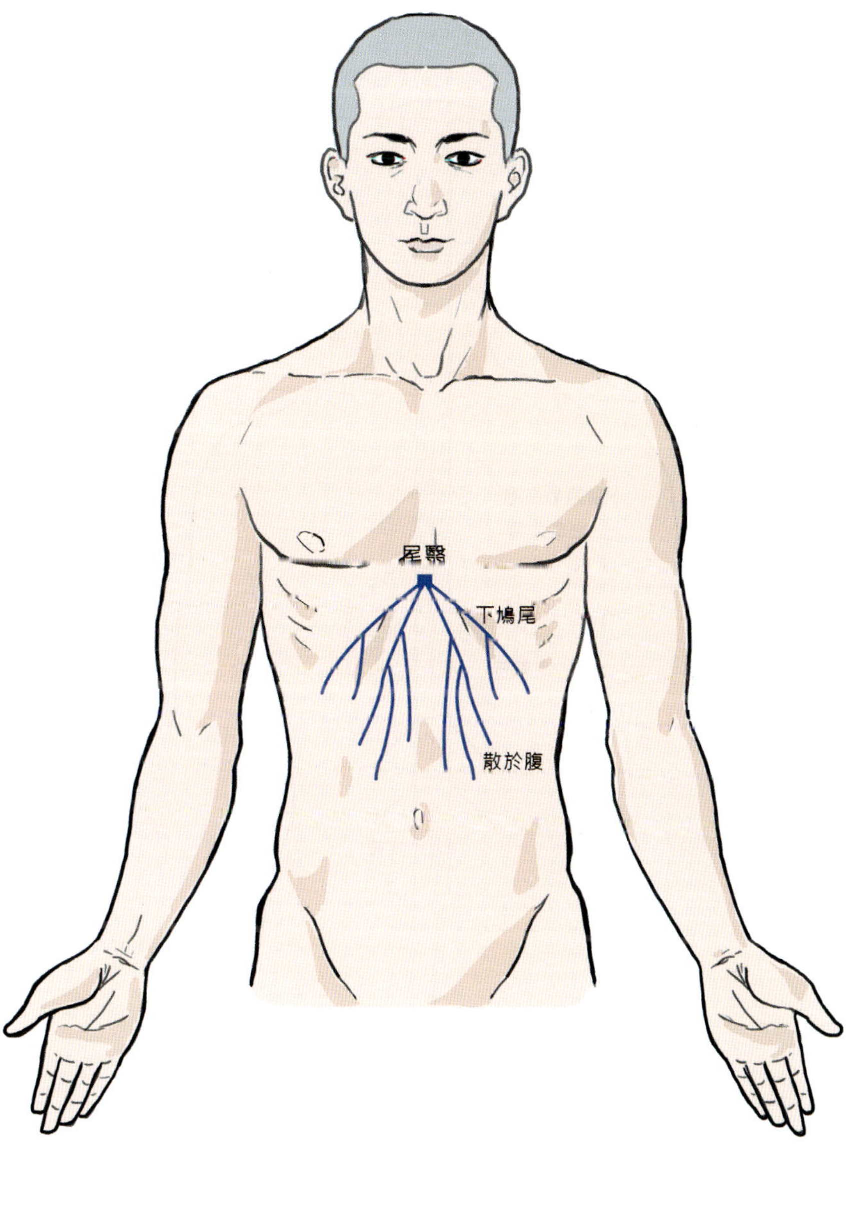

⑭ 독맥지별(督脈之別)

督脈之別, 名曰長强. 挾膂上項, 散頭上, 下當肩胛左右, 別走太陽, 入貫膂. 實則脊强, 虛則頭重高搖之, 挾脊之有過者. 取之所別也.

독락맥의 기시처(起始處) 경혈은 장강(長强)이다. 독락맥은 장강(長强)으로부터 상행하고 협척(挾脊)하여 항부(項部)에 이르고 두부(頭部)의 상하로 견갑부좌우처(肩胛部左右處)로 산포(散布)된다. 그 락맥은 족태양으로 주입(走入)하고 안으로 들어가 배려(背膂)를 관통하여 행한다. 독락맥에 병이 들어 실증(實證)이면 척주(脊柱)가 뻣뻣해지고, 허증(虛證)이면 머리가 무겁게 된다. 협척(挾脊)하여 증상이 나타나는 것은 독락맥(督絡脈)을 취한다.

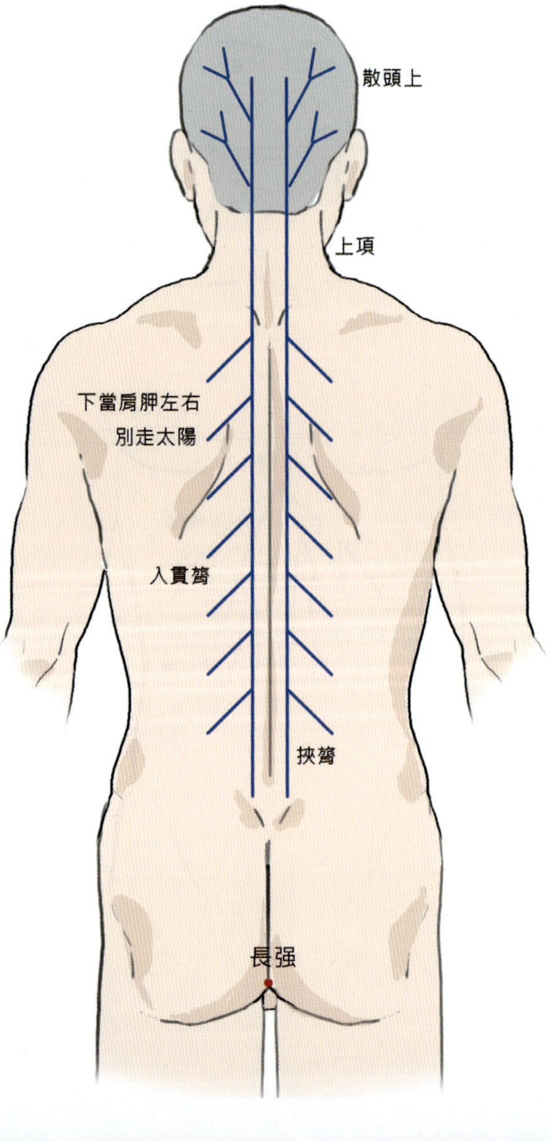

⑮ 비지대락(脾之大絡)

脾之大絡, 名曰大包. 出淵腋下三寸, 布胸脇. 實則身盡痛, 虛則百節盡皆縱.

비(脾)의 대락(大絡)은 기시혈(起始穴)이 대포(大包)이다. 역액(淵腋) 아래 3寸 부위에서 나와 흉협부(胸脇部)로 퍼진다. 실증(實證)이면 전신에 통증이 오고, 허증(虛證)이면 전신의 관절이 모두 이완된다.

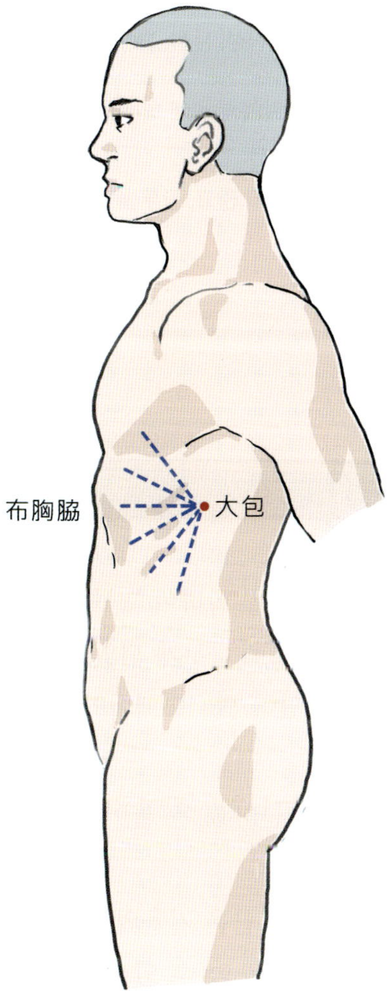

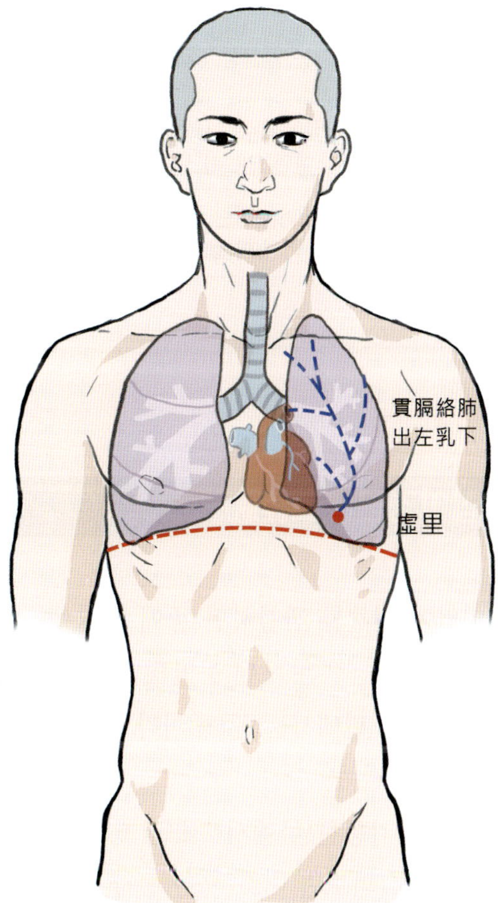

표 2-19 경맥(經脈)과 락맥(絡脈)의 구별점

구별연계(區別聯系)		경맥(經脈)	락맥(絡脈)
주행(走行) 부위(部位)		종행(縱行)하는 주간(主幹)이 됨	횡행(橫行)하는 분지(分支)가 됨
분포(分布) 형태(形態)		선상(線狀) 분포	망상(網狀) 분포
순행(循行)	심천(深淺)	심부(深部)를 운행(運行), 분육(分肉)의 사이를 복행(伏行)하고, 깊이 있어서 보이지 않음	천부(淺部)를 운행(運行), 제맥(諸脈)이 부(浮)하여 보이는 것은 모두 락맥(絡脈)임
	방향(方向)	6개는 원심성, 6개는 구심성	주간(主幹)은 원심성, 분지(分支)는 구심성
주병(主病)		경맥(經脈)에 "시동병(是動病)"과 "소생병(所生病)"이 있음	락혈(絡穴) 및 락맥(絡脈)에 허(虛), 실(實)의 병후(病候)가 있음
장부연계(臟腑聯系)		내행(內行)하는 부분은 장부(臟腑)와 더불어 속락(屬絡) 관계가 있음	안으로 입(入)하지 않고, 장부(臟腑)와 연계됨

5. 십이경근(十二經筋)

고대인이 인체를 관찰하던 중에 초기에는 근(筋)과 맥(脈)을 합하여 "근맥(筋脈)"이라 칭하였다. 근맥은 오랜 동안의 의료 경험으로 근과 맥으로 나누게 되었으며, 《내경》에서 일부 편에서는 근(筋)이라고도 하고 어떤 편에 있어서는 근맥이라고 한 것은 이를 증명한다.

《소문 · 생기통천론》에서 "대근(大筋)은 오그라들고, 소근(小筋)은 늘어진다[62]."라고 한 것을 살펴보면 대소근(大少筋)은 근육을 지칭한 것이다.

《설문》에 해석하기를 "筋者, 肉之力也"라고 하였는데, 즉 근은 기육의 총칭이다.

위의 내용에 따르면 경근이 기혈을 운행하는 경맥과 다름을 알 수 있으며, 경근은 운동, 굴신하는 근육군을 의미한다.

62) "大筋軟短, 小筋弛長"

십이경근의 구성 및 작용

경근은 각 경맥에서 기혈을 공급받는 근육으로, "결 · 취 · 산 · 락(結·聚·散·絡)"이라는 형태로 분포한다.

양상선의 《태소 · 경근》에서는 "십이경맥은 기혈을 주관하고 안으로는 오장육부를 영위하고 밖으로는 두신사지(頭身四肢)를 영위한다. 십이경근은 안으로 가슴과 복부 내부를 순행하지만 오장육부에는 들어가지는 않는다.

맥에 경맥, 락맥이 있듯이 근에는 대근, 소근, 막근(膜筋)이 있다. 십이경근의 기시처는 십이경맥의 유주와 동일하게 사말(四末)에서 기시하지만 기시처는 같기 때문에 경근과 경맥이 동일하게 가는 경로도 있고, 다르게 가는 경로도 있다. 경근에 유근(維筋), 완근(緩筋) 등이 있는데 이는 모두 대근(大筋)의 별명이다[63]."라고 하였다.

전신의 근육을 십이경맥의 순행부위로 나누어 12조 근육군에 십이경맥의 이름을 붙여 십이경근이라 하였다. 십이경근은 사지말단에서 기시하여 두면부와 흉복부에 상행하며, 그 특징은 다음과 같다.

골관절(骨節)부위에 이르면 주로 결(結)하고 혹 취(聚)하며, 흉복부에 이르거나 흉복강의 경근에 들어가면 해당하는 부위에 산(散)하거나 편(片)을 이루며 장부와 속락관계는 없다.

경근에는 장단, 대소, 완급, 강유의 구분이 있다. 양상선의 《태소 · 권십삼》에는 "筋有大筋, 小筋, 膜筋 … 其有起維筋, 緩筋等, 皆是大筋別名."이라 하였다.

근육의 기능 활동은 경락 중의 기혈의 유양과 십이경맥의 조절에 의 하여 유지된다. 경근의 주요 작용은 골격을 연결해 주고 관절 운동을 주관하는 것이다.

《소문 · 위론》에서 "종근(宗筋)은 뼈를 묶어주어 기관이 부드럽게 작용하게 주관한다[64]."라고 한 것과 같다.

---

[63] "十二經筋與十二經脈, 俱稟三陰三陽行于手足, 故分爲十二, 但十二經脈主于血氣, 內營五臟六腑, 外營頭身四肢. 十二經筋內行胸腹郭中, 不入五臟六腑. 脈有經脈, 絡脈, 筋有大筋, 小筋, 膜筋. 十二經筋起處與十二經脈流注幷起于四末, 然所起處有同有別. 其有起維筋, 緩筋等, 皆是大筋別名."

[64] "宗筋主束骨而利機關也."

표 2-20 십이경근(十二經筋) 분포부위

경근(經筋)	사지(四肢)	구간(軀幹)	두부(頭部)
족태양경근(足太陽經筋)	소지상(小趾上), 외과(外踝), 종(踵), 슬(膝), 괵(膕)	둔(臀), 협척(夾脊), 견우(肩髃), 결분(缺盆)	항(項), 설본(舌本), 침골(枕骨), 두(頭), 비(鼻), 목상(目上), 비방(鼻旁), 완골(完骨)
족소양경근(足少陽經筋)	제사지상(第四趾上), 외과(外踝), 슬외측(膝外側), 외보골(外輔骨), 비(髀), 복토(伏兎)	고(尻), 계협(季脇), 액전(腋前), 응유(膺乳), 결분(缺盆)	이후(耳後), 액각(額角), 전상(顚上), 함(頷), 비방(鼻旁), 외자(外眥)
족양명경근(足陽明經筋)	중삼지(中三趾), 부상(跗上), 슬외측(膝外側), 경(脛), 슬외보골(膝外輔骨), 복토(伏兎), 비(髀)	비추(髀樞), 협(脇), 척(脊), 음기(陰器), 복(腹), 결분(缺盆)	경(頸), 구(口), 비방(鼻旁), 비상(鼻上), 목하(目下), 이전(耳前)
족태음경근(足太陰經筋)	대지내측(大趾內側), 내과(內踝), 슬내보골(膝內輔骨), 음고(陰股), 비(髀)	음기(陰器), 복(腹), 제(臍), 복리(腹裏), 협(脇), 흉중(胸中), 척(脊)	
족소음경근(足少陰經筋)	소지하(小趾下), 내과하(內踝下), 내보하(內輔下), 음고(陰股)	음기(陰器), 척내(脊內), 협려(夾膂)	항(項), 침골(枕骨)(cf. 족소음신경 足少陰腎經 : 순후롱循喉嚨 협설본挾舌本)
족궐음경근(足厥陰經筋)	대지(大趾), 내과전(內踝前), 경(脛), 내보하(內輔下), 음고(陰股)	음기(陰器)	
수태양경근(手太陽經筋)	소지상(小指上), 완(腕), 주내예골(肘內銳骨), 액하(腋下)	견갑(肩胛)	경(頸), 이후완골(耳後完骨), 이중(耳中), 이상(耳上), 함(頷), 외자(外眥), 이전(耳前), 액(額), 각(角)
수소양경근(手少陽經筋)	무명지(無名指), 완(腕), 주(肘)	견(肩)	경(頸), 곡협(曲頰), 설본(舌本), 이전(耳前), 외자(外眥), 각(角)
수양명경근(手陽明經筋)	차지(次指), 완(腕), 주외(肘外), 견우(肩髃)	견갑(肩胛), 협척(夾脊)	경(頸), 협(脇), 비방(鼻旁), 각(角), 함(頷)
수태음경근(手太陰經筋)	대지상(大指上), 어후(魚後), 촌구외측(寸口外側), 주중(肘中), 액하(腋下)	결분(缺盆), 견전우(肩前髃), 흉리(胸裏), 격(膈), 계협(季脇)	
수소음경근(手少陰經筋)	소지내측(小指內側), 예골(銳骨), 주내측(肘內側), 액(腋)	유리(乳裏), 흉중(胸中), 격(膈), 제(臍)	
수궐음경근(手厥陰經筋)	중지(中指), 주내측(肘內側), 비음(臂陰), 액하(腋下)	전후협협(前後夾脇), 흉중(胸中), 격(膈)	

표 2-21 십이경근(十二經筋)의 분포별 순행 및 결취

경근(經筋)		순행(循行)						결취(結聚)
		기시(起始: 지절肢節)		사지(四肢)		구간(軀幹)	두부(頭部)	
족삼양(足三陽)	족태양(足太陽)	지단(趾端)	소지상(小趾上)	고외(股外) 순행 상행(上行)	외과(外踝), 슬(膝), 괵(膕)	둔(臀), 협척(夾脊), 견우(肩髃), 결분(缺盆)	항(項), 설본(舌本), 침골(枕骨), 두(頭), 비(鼻), 목상(目上), 완골(完骨)	규(頄: 면면)에 결(結)
	족소양(足少陽)		제사지상(第四趾上)		외과(外踝), 슬외(膝外), 외보골(外輔骨), 비(髀), 복토(伏兔)	고(尻), 계협(季脅), 액전(腋前), 응유(膺乳), 결분(缺盆)	이후(耳後), 액(額) 각(角), 전상(巓上), 함(頷), 비방(鼻旁), 외자(外眦)	
	족양명(足陽明)		중삼지(中三趾)		부상(跗上), 슬외(膝外), 경(脛), 외보골(外輔骨), 복토(伏兔), 비(髀)	비추(髀樞), 협(脅), 척(脊), 음기(陰器), 복(腹), 결분(缺盆)	경(頸), 비방상(鼻旁上), 목하(目下), 이전(耳前)	
족삼음(足三陰)	족태음(足太陰)		대지내측(大趾內側)	고내(股內) 순행 상행(上行)	내과(內踝), 슬내보골(膝內輔骨), 음고(陰股), 비(髀)	음기(陰器), 복(腹: 리裏), 제(臍), 늑(肋), 흉중(胸中), 척(脊)		음기(陰器: 복복)에 결(結)
	족소음(足少陰)		소지하(小趾下)		내과하(內踝下), 내보하(內輔下), 음고(陰股)	음기(陰器), 척내(脊內), 협척(夾脊)	항(項), 침골(枕骨)	
	족궐음(足厥陰)		대지(大趾)		내과전(內踝前), 경(脛), 내보하(內輔下), 음고(陰股)	음기(陰器)		
수삼양(手三陽)	수태양(手太陽)	지단(指端)	소지상(小指上)	노외(臑外) 순행 상행(上行)	완(腕), 주내예골(肘內銳骨), 액하(腋下)	견갑(肩胛)	경(頸), 완골(完骨), 이중(耳中), 함(頷), 외자(外眦), 액(額), 각(角)	각(角: 두頭)에 결(結)
	수소양(手少陽)		무명지(無名指)		완(腕), 주(肘)	견(肩)	경(頸), 곡협(曲頰), 설본(舌本), 이전(耳前), 외자(外眦), 각(角)	
	수양명(手陽明)		식지(食指)		완(腕), 주외(肘外), 견우(肩髃)	견갑(肩胛), 협척(夾脊)	경(頸), 협(頰), 비(鼻)방(旁), 각(角), 함(頷)	
수삼음(手三陰)	수태음(手太陰)		대지상(大指上)	노내(臑內) 순행 상행(上行)	어후(魚後), 촌구외(寸口外), 주중(肘中), 액하(腋下)	결분(缺盆), 견전(肩前), 흉리(胸裏), 격(膈), 계륵(季肋)		분(賁: 흉胸)에 결(結)
	수소음(手少陰)		소지내측(小指內側)		예골(銳骨), 주내(肘內), 액(腋)	유리(乳裏), 흉중(胸中), 격(膈), 제(臍)		
	수궐음(手厥陰)		중지(中指)		주내(肘內), 비음(臂陰), 액하(腋下)	전후협협(前後夾脅), 흉중(胸中), 격(膈)		

표 2-22 십이경근(十二經筋)의 기능 및 작용

기능	작용
백해연철(百骸聯綴), 주신유락(周身維絡)	경근(經筋)은 주신(周身)의 피육근골(皮肉筋骨)을 연철(連綴)하고, 각 조직기관(組織器官)을 유계연락(維系連絡)하며, 하나의 유기적인 통일 정체(整體)를 이루고 있음. 족궐음경근(足厥陰經筋)은 음기(陰器)에 결(結)하고, 아울러 제근(諸筋)을 총락(總絡)함
골격약속(骨骼約束), 관절운동(關節運動) 주사(主司)	경근(經筋)은 골격(骨骼)을 약속(約束)하고, 이로써 운동할 수 있음. 십이경맥(十二經脈)이 조절(調節)로 인해, 음양경근(陰陽經筋) 사이에 서로 유계(維系)를 이루고, 서로 배합(配合)되고, 경근(經筋)의 신축활동(伸縮活動)을 완성하며, 이로써 인체 활동을 완성할 수 있게 함

표 2-23 십이경근(十二經筋)의 분포별 병증

분포	병증
두각부(頭角部)	유근상교(維筋相交):족소양경근(足少陽經筋)은 좌측을 따라 우측으로 가는데, 우목(右目)이 부개(不開)하고, 위로 우각(右角)을 통과하고, 아울러 교맥(蹻脈)이 운행하여 좌(左)에서 우(右)로 락(絡)하며, 그러므로 좌각(左角)이 손상되면, 우족(右足)이 부용(不用)하게 됨
오관부(五官部)	① 이명(耳鳴), 이통(耳痛), 목명(目瞑). 수태양경근(手太陽經筋)은 "이중명통(耳中鳴痛), 인함목명(引頷目瞑), 량구내득시(良久乃得視)"함 ② 수소양근(手少陽筋)은 "설권(舌卷)"함 ③ 구안와사(口眼歪斜). 족양명근(足陽明筋)은 "협근유한(頰筋有寒), 즉급인협이구(則急引頰移口);유열즉근이종완부승수(有熱則筋弛縱緩不勝收), 고벽(故僻)"함
안검부(眼瞼部)	족삼양경근(足三陽經筋)은 두면(頭面)으로 상행하고, 모두 안검(眼瞼)에 분포하며, 공통적으로 모든 안검(眼瞼)의 개합(開合) 운동(運動)을 유지함, "태양위목상강(太陽爲目上綱), 양명위목하강(陽明爲目下綱)"이라 함
흉복부(胸腹部)	식분(息賁), 복량(伏梁). 수태음(手太陰)의 근(筋)은 "심성식분(甚成息賁)"하고; 수소음(手少陰)의 근(筋)은 "심승복량(心承伏梁)"하고; 수심주(手心主)의 근(筋)은 "흉통식분(胸痛息賁)"함
전음부(前陰部)	족양명(足陽明)의 근(筋)은 "취우음기(聚于陰器)"하고;족태음(足太陰)의 근(筋)은 "취우음기(聚于陰器)"하고; 족소음(足少陰)의 근(筋)은"결우음기(結于陰器)"함; 족궐음경근(足厥陰經筋)은 "결우음기(結于陰器), 락제근(絡諸筋)"하는데 이는 "간주근(肝主筋)"의 근거가 되고, 이것으로 인해 족태음경근(足太陰經筋)은 "음기뉴통(陰器扭痛)"하고, 족궐음경근(足厥陰經筋)은 "음기부용(陰器不用), 음축입(陰縮入), 종정불수(縱挺不收)" 등 전음질병(前陰疾病)은 모두 경근(經筋)과 관련이 있음

십이경근의 분포

❶ 수태음경근(手太陰經筋)

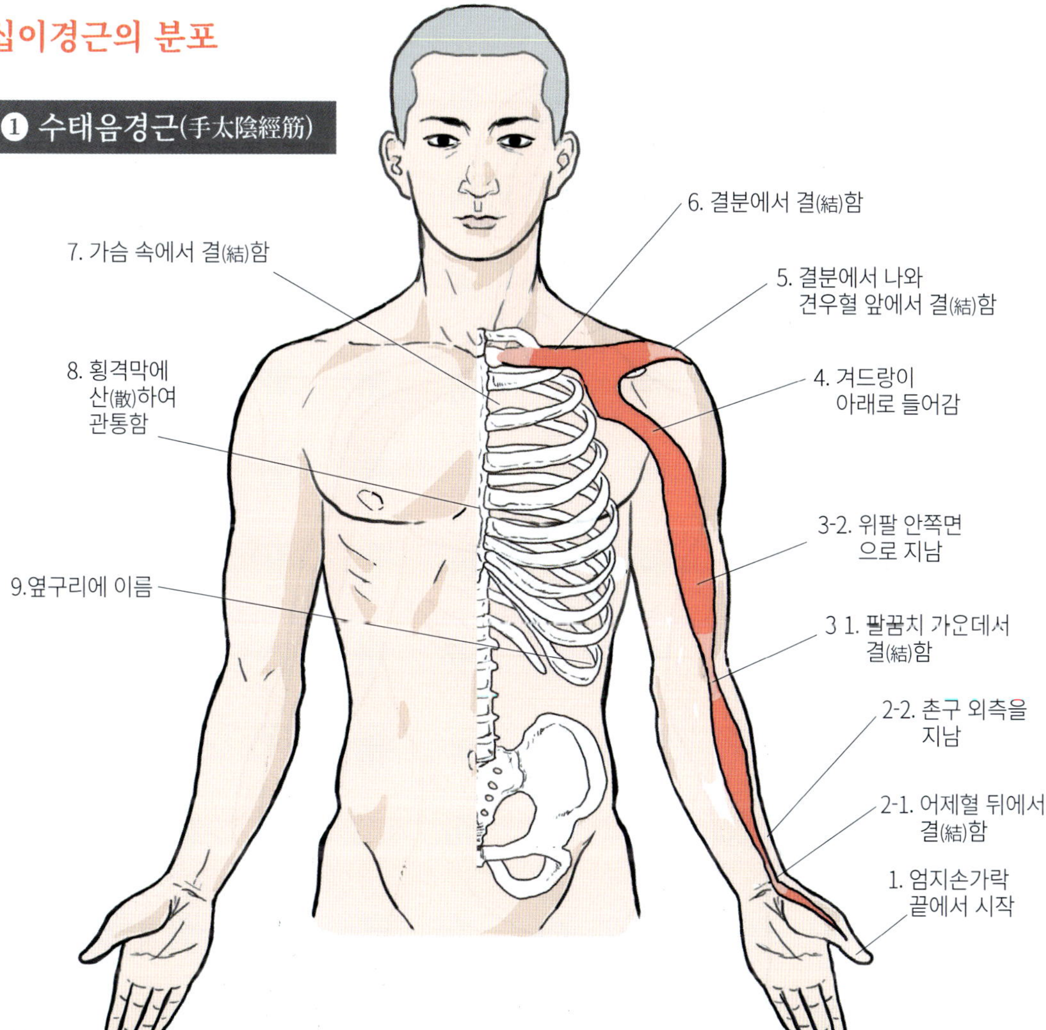

手太陰之筋: ① 起干大指之上, 循指上行, ② 結于魚[1]後, 行寸口外側, 上循臂, ③ 結肘中, 上臑內廉, ④ 入腋下, ⑤ 出缺盆, 結肩前髃, ⑥ 上結缺盆, ⑦ 下結胸裏, ⑧ 散貫賁[2], 合賁下, ⑨ 抵季脇. 其病當所過者[3], 支轉筋痛, 甚成息賁[4], 脇急吐血. 治在燔鍼[5]劫刺[6], 以知爲數, 以痛爲輸, 名曰仲冬痺也.

1) 어제(魚際)

2) 분문 부위

3) 병이 생기면 경근이 지나는 부위에 생긴다.

4) 오적(五積)의 하나. 폐에 적이 생기면 식분이 되어 옆구리가 부어오르고 호흡곤란, 구토, 통증 등이 발생한다.

5) 화침(火鍼). 침을 달구어 찌르는 것.

6) 침을 자침한후 바로 발침하는 방법

② 수양명경근(手陽明經筋)

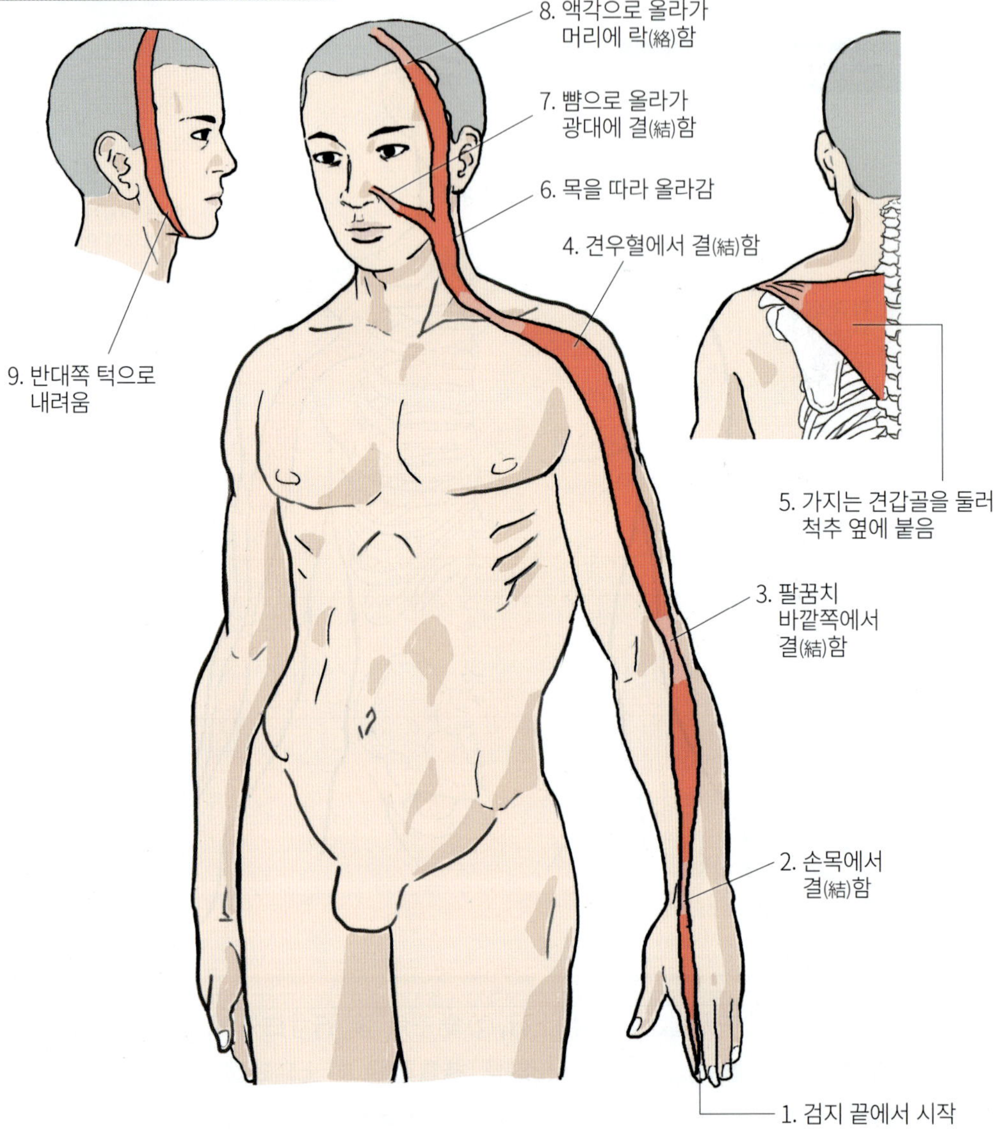

手陽明之筋: ① 起于大指次指之端, ② 結于腕, 上循臂, ③上結于肘外, 上臑, ④ 結于髃; 其支者, ⑤ 繞肩胛, 挾脊; 直者, ⑥ 從肩胛上頸; 其支者, ⑦ 上頬, 結于頄[1); 直者, ⑧ 上出手太陽之前, ⑨ 上左角[2), 絡頭, 下右頷. 其病當所過者, 支痛及轉筋, 肩不擧, 頸不可左右視. 治在燔鍼劫刺, 以知爲數, 以痛爲輸, 名曰孟夏痺也.

1) 광대 부위

2) 액각부위

③ 족양명경근(足陽明經筋)

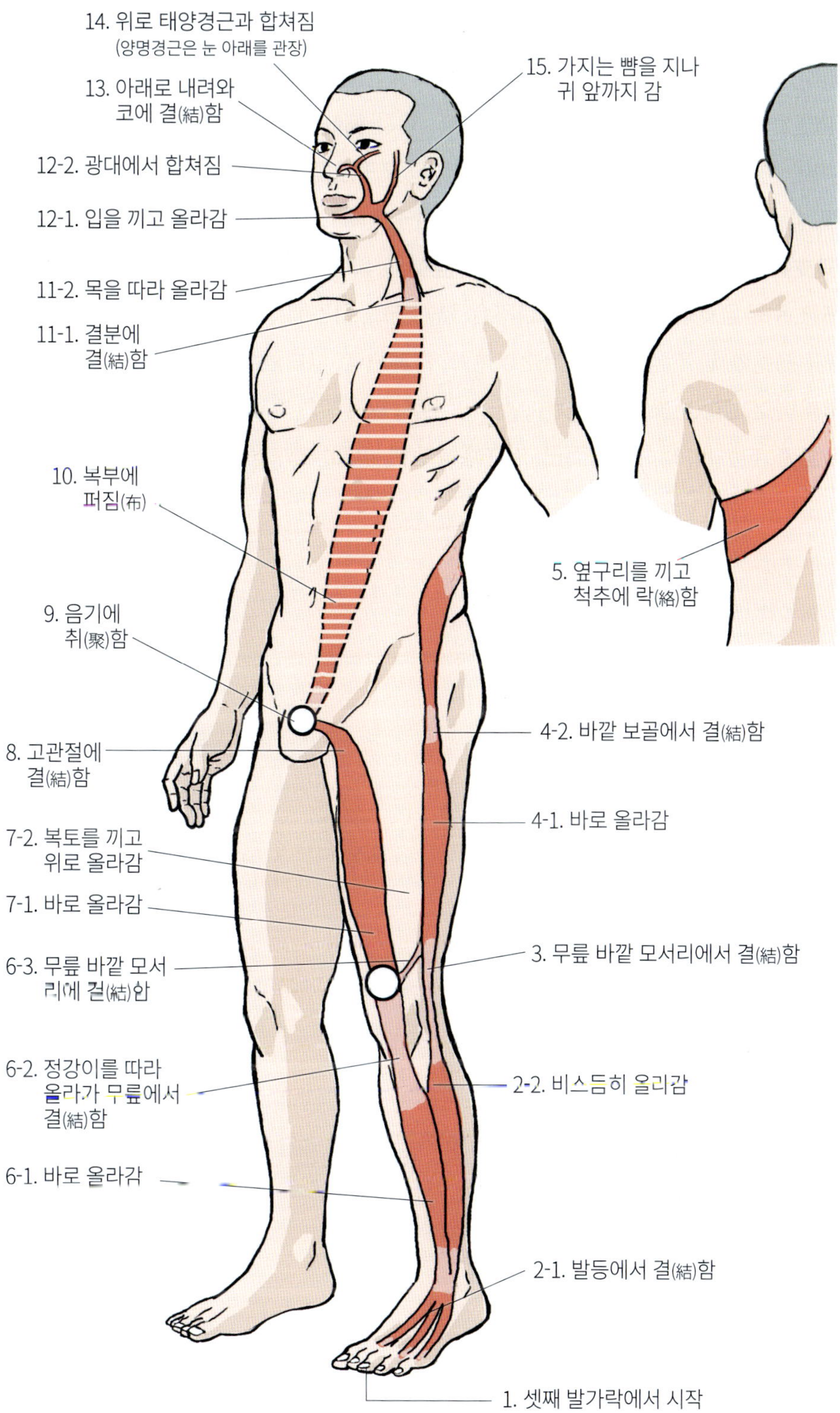

足陽明之筋: ① 起于中三趾, ② 結于跗上, 邪[1]外上加于輔骨, ③ 上結于膝外廉, ④ 直上結于髀樞, ⑤ 上循脇, 屬脊, 其直者, ⑥ 上循骭, 結于膝; 其支者, 結于外輔骨, 合少陽; ⑦ 其直者, 上循伏兎, ⑧上結于髀, ⑨聚于陰器, ⑩上腹而布, ⑪至缺盆而結, 上頸, ⑫上挾口, 合于頄, ⑬下結于鼻, ⑭上合于太陽[2]. 太陽爲目上綱, 陽明爲目下綱; ⑮ 其支者, 從頰結于耳前. 其病足中指支, 脛轉筋, 脚跳堅, 伏兎轉筋, 髀前腫, 㿉疝, 腹筋急, 引結盆及頰, 卒口僻, 急者目不合, 熱則筋縱, 目不開, 頰筋有寒, 則急引頰移口: 有熱則筋弛縱緩, 不勝收故僻. 治之以馬膏, 膏其急者, 以白酒和桂以塗, 其緩者, 以桑鉤鉤之, 卽以生桑灰置之坎中, 高下以坐等, 以膏熨急頰, 且飮美酒, 噉美炙肉, 不飮酒者, 自强也, 爲之三拊而已. 治在燔鍼劫刺, 以知爲數, 以痛爲輸, 名曰季春痺也.

[1] 斜의 오기

[2] 《太素》에는 없음

④ 족태음경근(足太陰經筋)

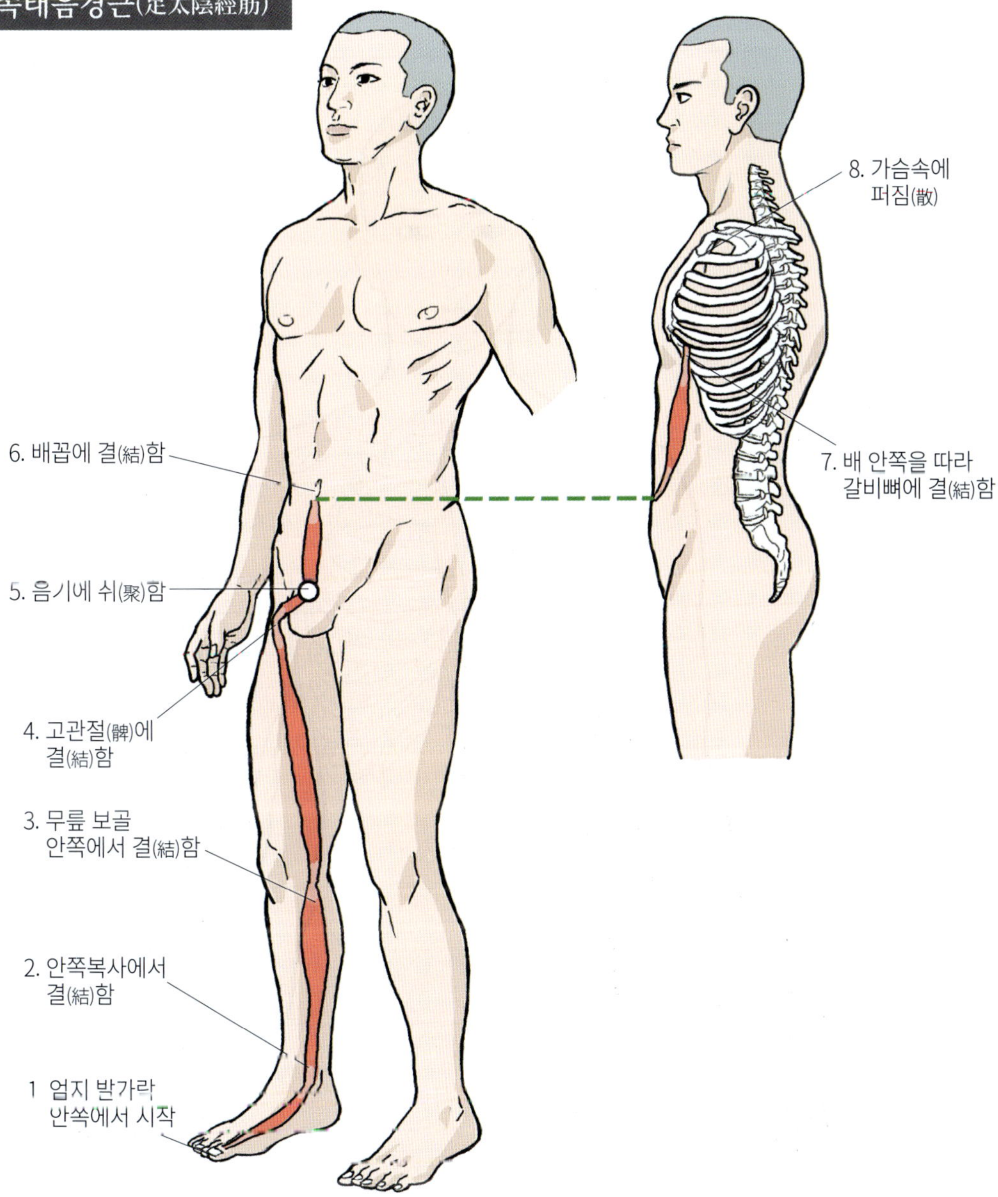

足太陰之筋: ① 起于大趾之端內側, ② 上結于內踝; 其直者, ③ 絡[1]于膝內輔骨, 上循陰股, ④ 結于髀, ⑤ 聚于陰器, 上腹, ⑥ 結于臍, ⑦ 循腹裏, 結于肋, ⑧ 散于胸中; 其內者, 著于脊, 其病足大指支, 內踝痛, 轉筋痛, 膝內輔骨痛, 陰股引髀而痛, 陰器紐[2]痛, 下引臍兩脇痛, 引膺中脊內痛. 治在燔鍼劫刺, 以知爲數, 以痛爲輸, 名曰孟秋痺也.

1) 結

2) 鈕(손잡이 뉴)의 誤記

⑤ 수소음경근(手少陰經筋)

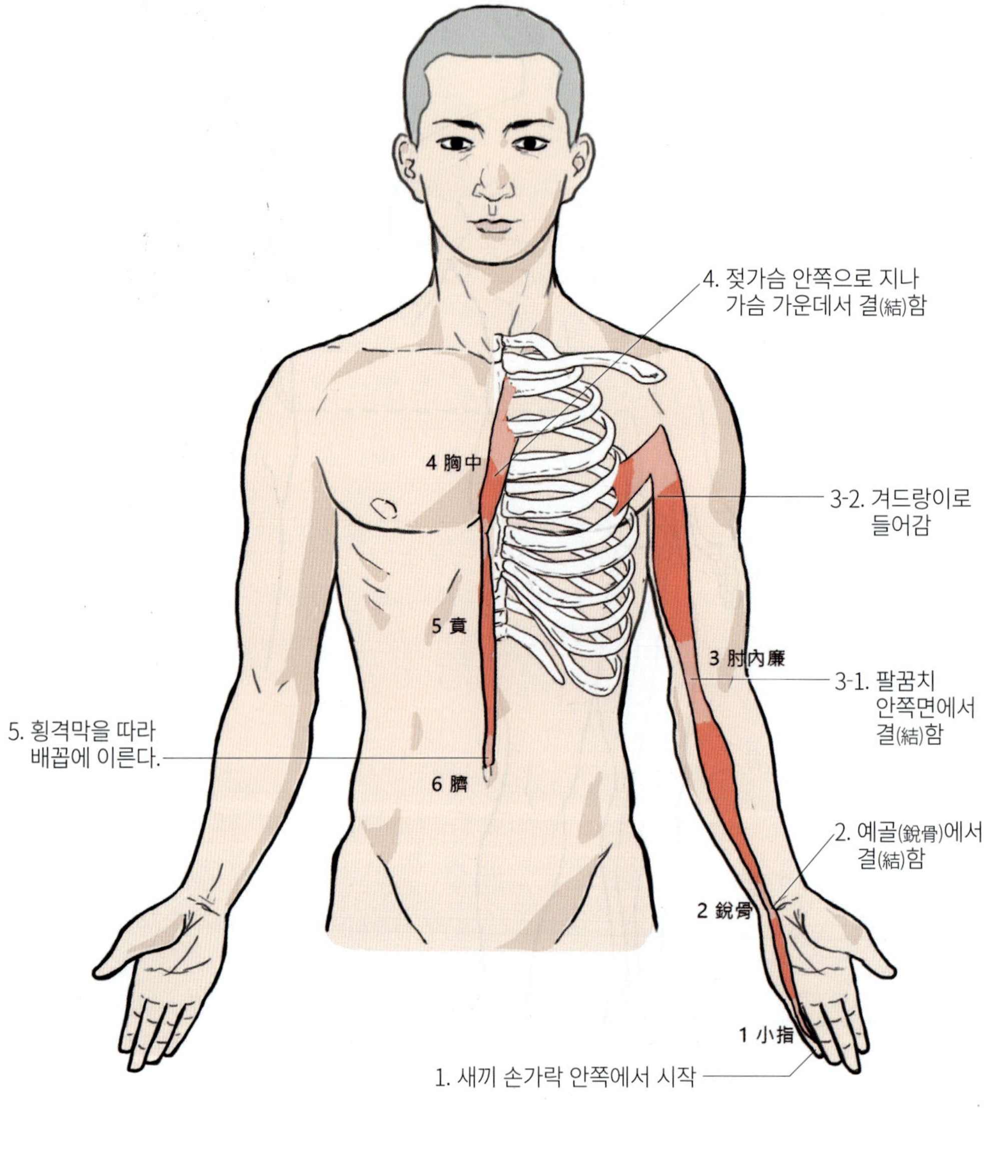

手少陰之筋; ① 起于小指之內側, ② 結于銳骨, ③ 上結肘內廉, 上入腋, 交太陰, 挾乳裏, ④ 結于胸中, ⑤ 循臂, 下繫于臍. 其病內急, 心承伏梁, 下爲肘綱. 其病當所過者支轉筋, 筋痛. 治在燔鍼劫刺, 以知爲數, 以痛爲輸. 其成伏梁唾血膿者, 死不治. 大凡經筋之病, 寒則反折筋急, 熱則筋弛縱不收, 陰痿不用. 陽急則反折, 陰急則俯不伸. 焠刺者, 刺寒急也, 熱則筋縱不收, 無用燔鍼. 名曰季冬痺也.

⑥ 수태양경근(手太陽經筋)

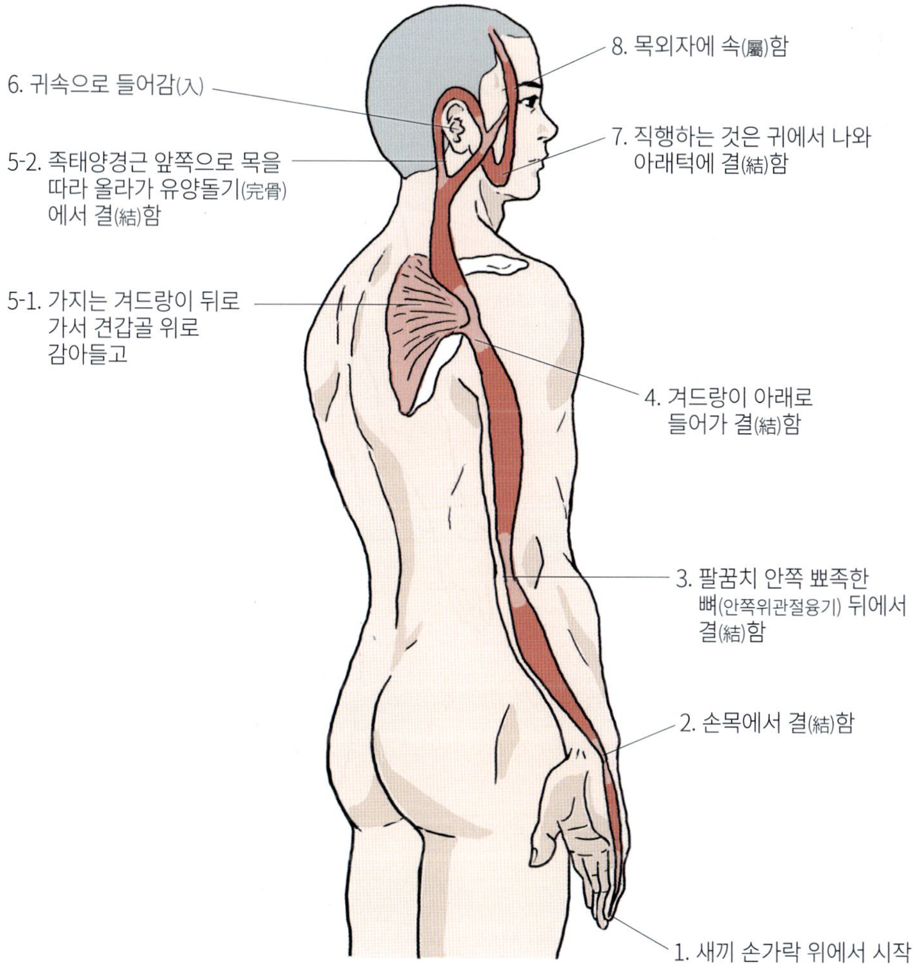

手太陽之筋: ① 起于小指之上, ② 結于腕, 上循臂後廉,
③ 結于肘內銳骨之後, 彈之應小指之上, ④ 入結于腋後; 其支者,
⑤ 後走腋後廉, 上繞肩胛, 循頸出走太陽之前, 結于耳後完骨;
⑥ 其支者, 入耳中; ⑦ 直者, 出耳上, 下結于頷, ⑧上屬目外眥. 本支者,
⑨ 上曲牙, 循耳前屬目外眥, 上頷結于角, 其痛當所過者支轉筋. 其病小指支肘內銳骨後廉痛, 循臂陰, 入腋下, 腋下痛, 肘後廉痛, 繞肩胛引頸而痛, 應耳中鳴痛引頷, 目瞑良久乃得視, 頸筋急, 則爲筋瘻頸腫, 寒熱在頸者, 治在燔鍼劫刺, 以知爲數, 以痛爲輸. 其爲腫者, 復而銳之. 治在燔鍼劫刺, 以知爲數, 以痛爲輸, 名曰仲夏痺也.

⑦ 족태양경근(足太陽經筋)

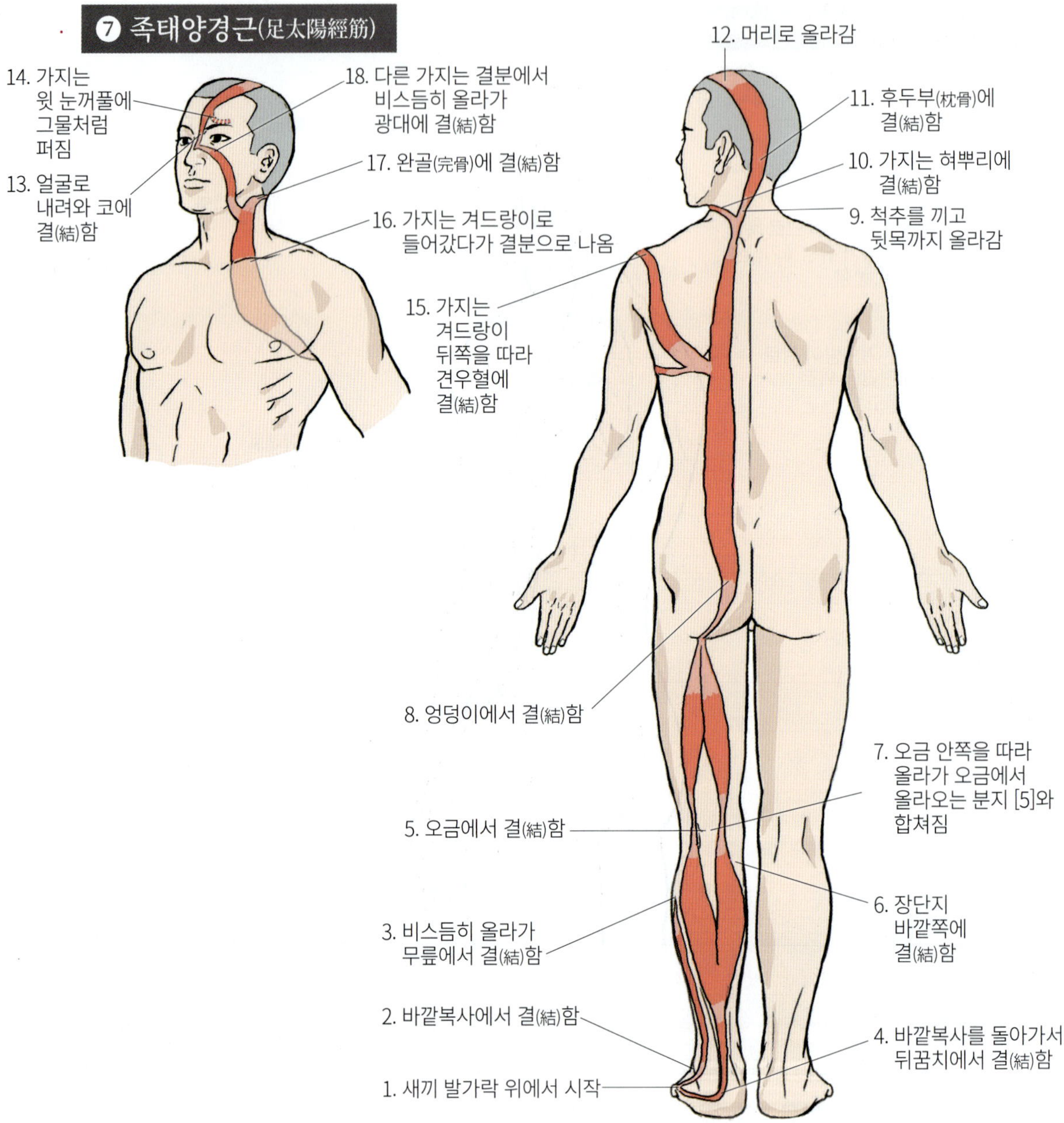

足太陽之筋: ① 起于足小指, ② 上結于踝, ③ 邪上結于膝, 其下循足外側, ④ 結于踵, 上循跟, ⑤ 結于膕, 其別者, ⑥ 結于踹外, ⑦ 上膕中內廉, ⑧ 與膕中幷上結于臀, ⑨ 上挾脊 上項, ⑩ 其支者, 別入結于舌本, ⑪ 其直者, 結于枕骨, ⑫上頭 ⑬ 下顔, 結于鼻, ⑭ 其支者, 爲目上綱, 下結于頄, ⑮ 其支者, 從腋後外廉, 結于肩髃, ⑯ 其支者, 入腋下, ⑰ 上出缺盆, 上結于完骨, ⑱ 其支者, 出缺盆, 邪上出于頄. 其病小趾支跟腫痛, 膕攣, 脊反折, 項筋急, 肩不擧, 腋支缺盆中紐痛, 不可左右搖, 治在燔鍼劫刺, 以知爲數, 以痛爲輸, 名曰仲春痺也.

⑧ 족소음경근(足少陰經筋)

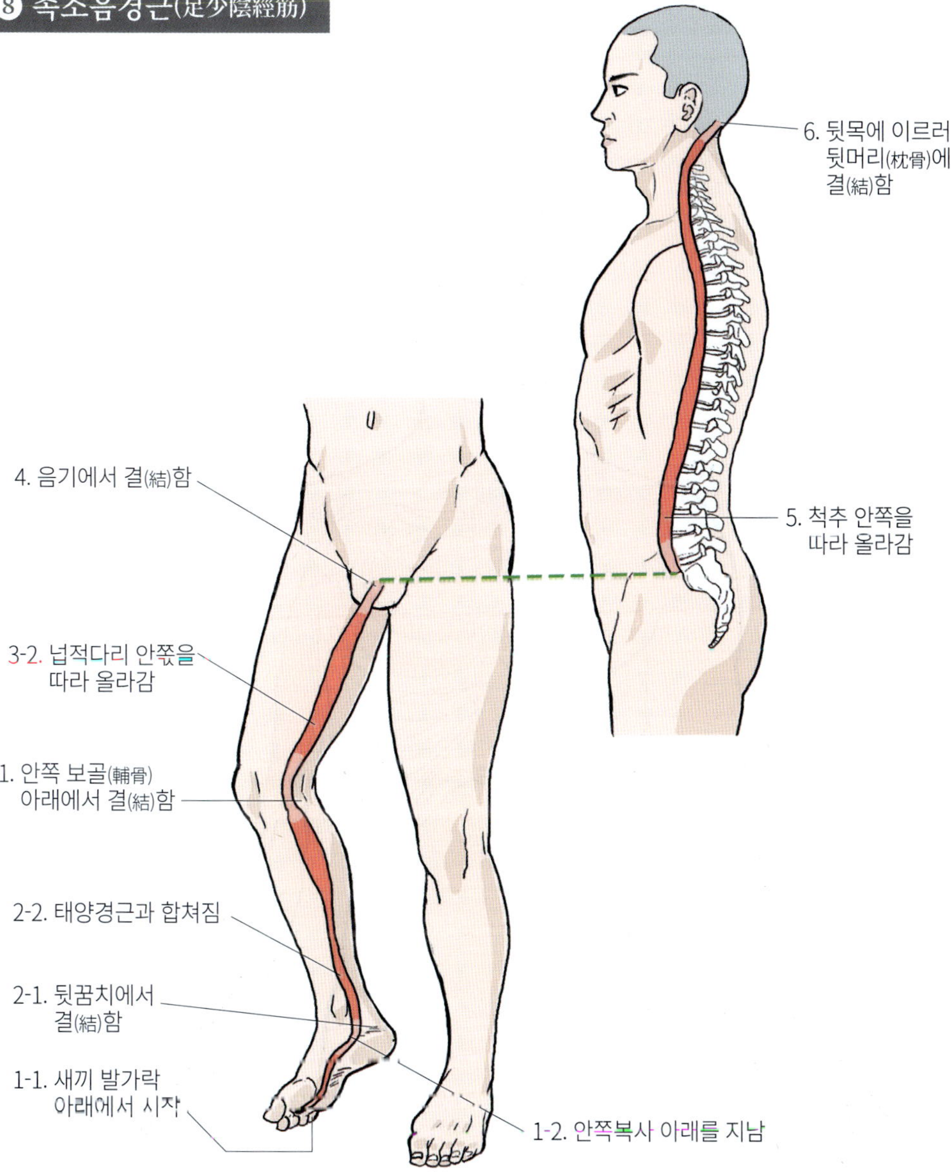

足少陰之筋, ① 起于小趾之下, 竝足太陰之筋, 斜走內踝之下, ② 結于踵, 與太陽之筋, ③ 合而上結于內輔之下, 竝太陰之筋, 而上循陰股, ④ 結于陰器, ⑤ 循脊內挾膂 ⑥ 上至項, 結于枕骨, 與足太陽之筋合. 其病足下轉筋, 及所過而結者皆痛及轉筋. 病在此者, 主癎瘛及痙, 在外者不能俯, 在內者不能仰. 故陽病者, 腰反折不能俯, 陰病者, 不能仰, 治在燔鍼劫刺, 以知爲數, 以痛爲輸. 在內者熨引飮藥, 此筋折紐, 紐發數甚者死不治, 名曰仲秋痺也.

❾ 수궐음경근(手厥陰經筋)

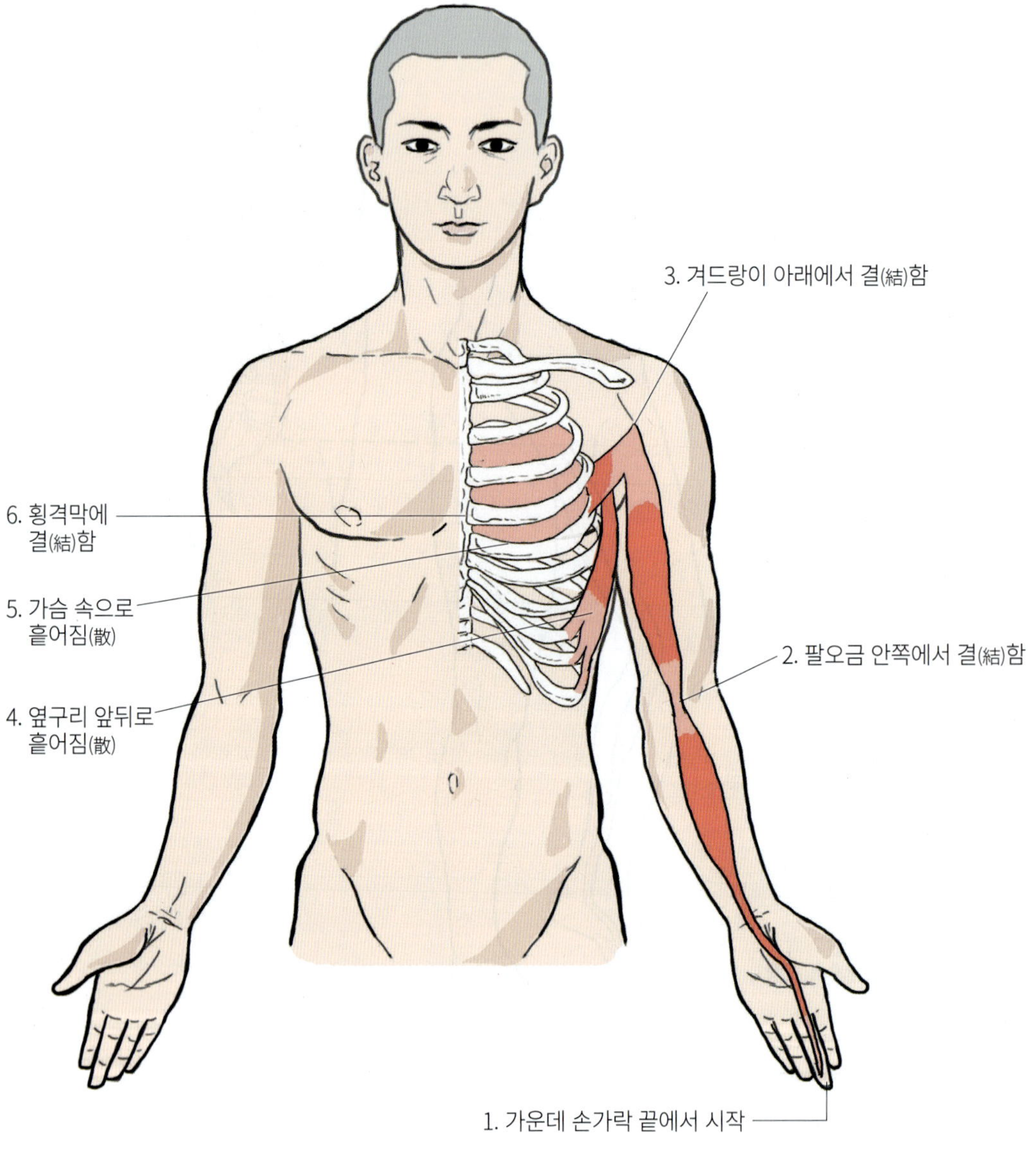

手心主之筋, ① 起于中指, 與太陰之筋竝行, ② 結于肘內廉, 上臂陰, ③ 結腋下, ④ 下散前後挾脇; 其支者, ⑤ 入腋, 散胸中, ⑥ 結于臂, 其病當所過者, 支轉筋, 前及胸痛息賁. 治在燔鍼劫刺, 以知爲數, 以痛爲輸, 名曰孟冬痺也.

⑩ 수소양경근(手少陽經筋)

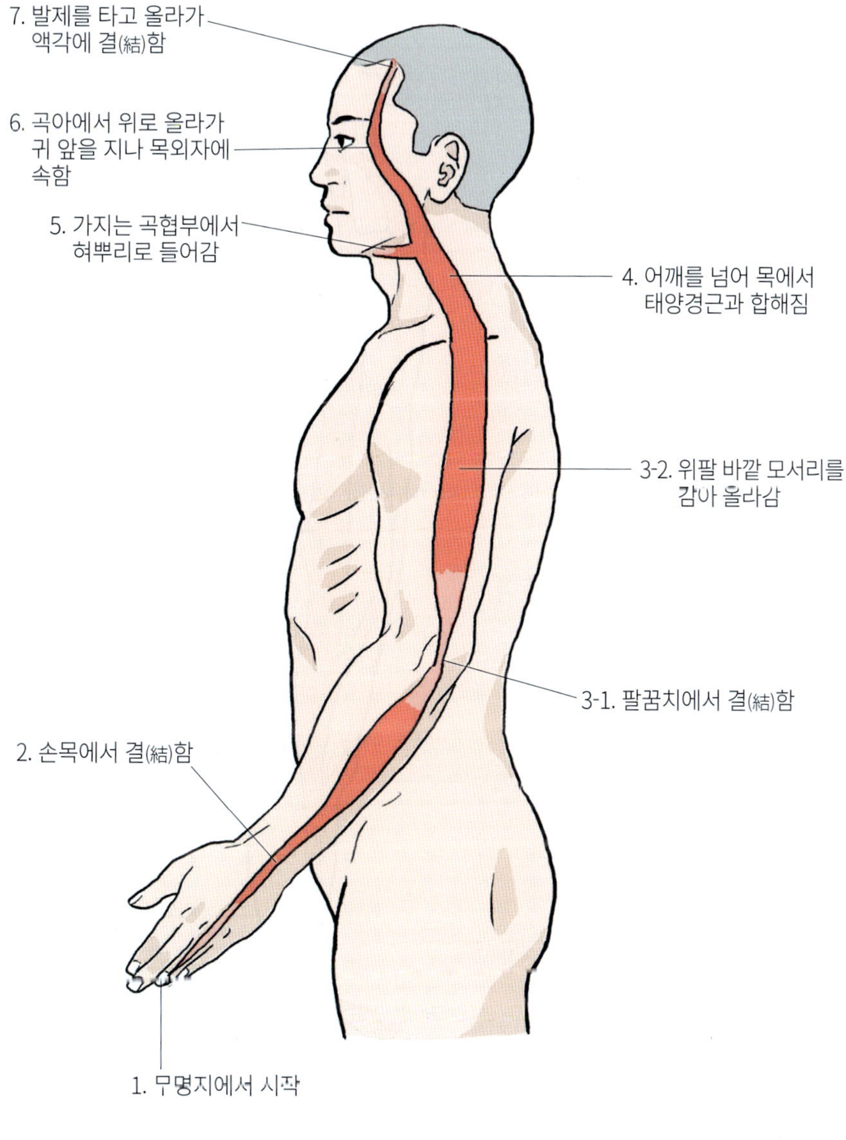

手少陽之筋, ① 起于小指次指之端, ② 結于腕, 上循臂, ③ 結于肘, 上繞臑外廉, ④ 上肩, 走頸, 合手太陽, 其支者, ⑤ 當曲頰入繫舌本, ⑥ 其支者, 上曲牙, 循耳前, 屬目外眥, ⑦ 上乘頷, 結于角. 其病當所過者, 卽支轉筋, 舌卷. 治在燔鍼劫刺, 以知爲數, 以痛爲輸, 名曰季夏痺也.

⑪ 족소양경근(足少陽經筋)

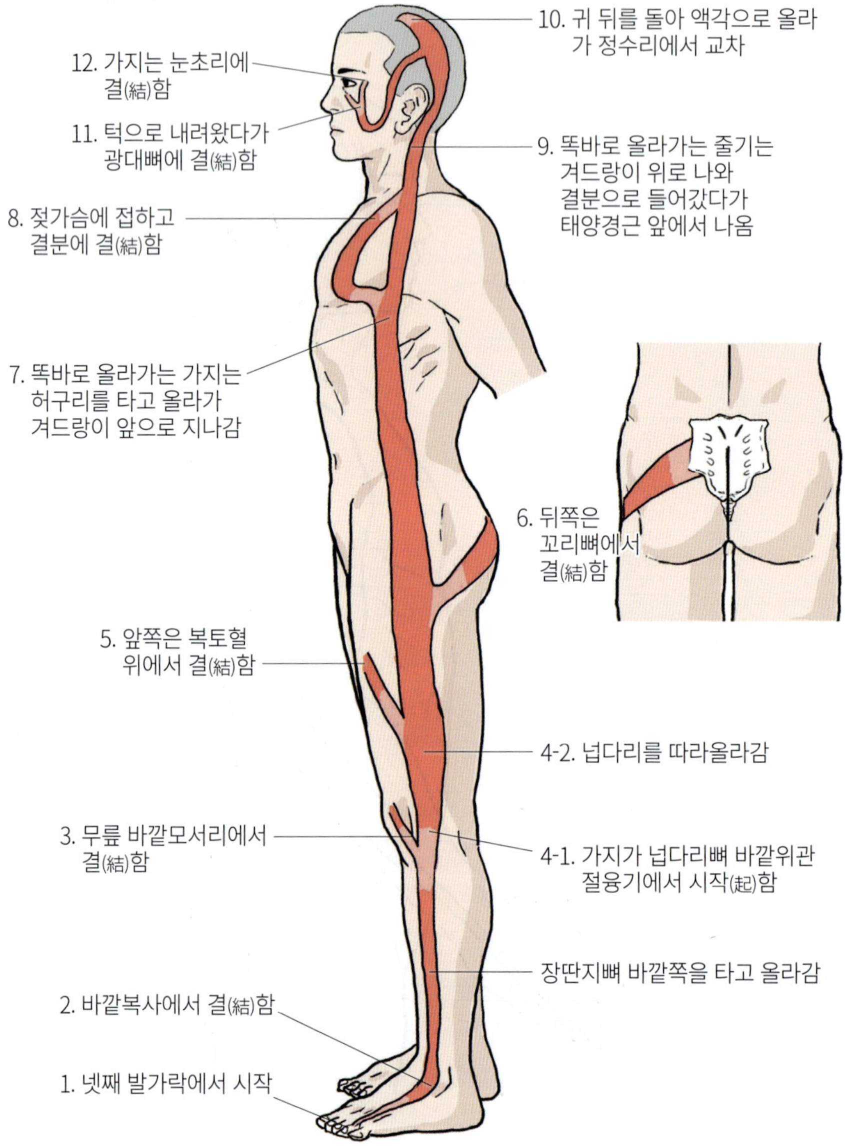

足少陽之筋, ① 起于小指次指, ② 上結外踝, 上循脛外廉, ③ 結于膝外廉; 其支者, ④ 別起外輔骨, 上走髀, ⑤ 前者結于伏兎之上, ⑥ 後者結于尻; 其直者, ⑦ 上乘䏚季脇, 上走腋前廉, ⑧ 繫于膺乳, 結于缺盆, 直者, ⑨上出腋, 貫缺盆, 出太陽之前, ⑩ 循耳後, 上額角, 交巓上, ⑪ 下走頷, 上結于頄, 支者, ⑫ 結于目眥爲外維. 其病小趾次趾支轉筋, 引膝外轉筋, 膝不可屈伸, 膕筋急, 前引髀, 後引尻, 卽上乘䏚季脇痛, 上引缺盆膺乳頸, 維筋急. 從左之右, 右目不開, 上過右角, 幷蹻脈而行, 左絡于右, 故傷左角, 右足不用, 名曰維筋相交. 治在燔鍼刼刺, 以知爲數, 以痛爲輸, 名曰孟春痺也.

⑫ 족궐음경근(足厥陰經筋)

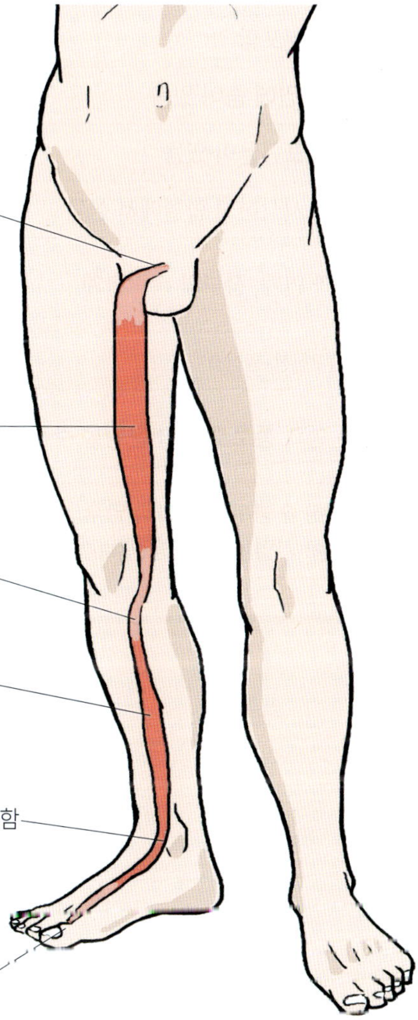

足厥陰之筋, ① 起于大趾之上, ② 上結于內踝之前, 上循脛, ③ 上結內輔之下, 上循陰股, ④ 結于陰器, 絡諸筋. 其病足大趾支, 內踝之前痛, 內輔痛, 陰股痛, 轉筋, 陰器不用, 傷于內則不起, 傷于寒則陰縮入, 傷于熱則縱挺不收, 治在行水, 淸陰氣, 其病轉筋者, 治在燔鍼劫刺, 以知爲數, 以痛爲輸, 名曰季秋痺也.

표 2-24 경맥과 경근의 구별점

구분	경맥	경근
분포 상태	선상으로 분포함	띠모양으로 분포함
분포 깊이	심부, 분육간에 숨어 있음	천부에 있는 근육 조직
분포 규율	명확한 분포규율이 있음	경맥과 주행이 대체로 일치함
순행 성쇠	정혈에서 시작하고 합혈에서 성함	계곡에서 성하고, 관절에 결취함
순행 특징	표리경과 연계, 장부와 속락관계	결취산락(結聚散絡)을 중심으로 순행함
순행 방향	순환성(구심성+원심성)	모두 사지에서 체간으로 주행
상호 관계	기혈 운행의 통로로 기혈 운행을 주관함	경맥기혈의 유양과 조절에 의지함
주병(主病)	경맥(經脈) 순행부(循行部)의 병후(病候) 및 장부(臟腑) 기혈(氣血)의 병증(病症)	주로 근육(筋肉), 오관안목병(五官眼目病)임

6. 십이피부(十二皮部)

피부(皮部)는 인체 체표의 피부(皮膚)를 의미한다.

《소문 · 피부론》에 "피부에 대해 알려고 하면 경맥을 기준으로 삼아야 하는데, 모든 경맥이 다 그러하다[1]."라 하였고, 또한 "皮者脈之部也"라 하였다.

이것으로 보면 피부는 십이경맥과 그 소속 락맥에 따라 체표를 구분한 것이며, 또한 십이경맥의 기가 분포하는 곳이다. 인체의 피부를 십이경맥의 순행 분포 부위에 따라서 나누면 12개의 구역이 되니 십이피부(十二皮部)라고 칭하였다.

《소문 · 피부론》에서 "십이경맥의 락맥으로 피부(皮部)를 구분한다[2]."라고 한 것으로 보아 피부(皮部)라는 것은 각 경맥과 그것에 소속 된 락맥이 분포하고 있으며, 각 경맥에서 나온 기가 체표에서 퍼져있는 곳이라는 것을 알 수 있다.

양상선《태소》 중의 주석에 "陰陽之脈有手有足, 手則爲上, 足則爲下. 又手陽明在手爲下, 在頭爲上; 足陽明在頭爲上, 在足爲下. 診色, 行鍼皆同法也, 餘皆傍此"라 하여 수족경의 같은 육기 표지를 가지는 경맥을 합해 육경피부(六經皮部)라고도 한다.

《소문 · 피부론》 중에는 육경피부에 대하여 고유 명칭이 있으니, "양명경의 양락(陽絡)을 해비(害蜚)라고 한다. … 소양경의 양락(陽絡)을 추지(樞持)라고 한다. … 태양경의 양락(陽絡)을 관추(關樞)라고 한다. … 소음경의 음락(陰絡)을 추유(樞儒)라고 한다. … 궐음경의 음락(陰絡)을 해견(害肩)이라 한다. … 태음경의 음락(陰絡)을 관칩(關蟄)이라 한다.[3]"라고 하였다.

《소문 · 피부론》에 "무릇 십이경의 락맥으로 피부(皮部)를 구분한다[4]."라 하였는데, 이는 십이피부의 구역은 경맥 분포 상에 있음을 설명하고 있다.

따라서 육경피부(六經皮部)에 대한 원문 뒤에는 모두 "視其部中有浮絡者"라는 내용이 있고, 따라서 피부의 육경 구분은 락맥 분포와 중복된다고 하였다.

---

1) "欲知皮部以經脈爲紀者, 諸經皆然."

2) "凡十二經絡脈者, 皮之部也."

3) "陽明之陽, 名曰害蜚 … 少陽之陽, 名曰樞持 … 太陽之陽, 名曰關樞 … 少陰之陰, 名曰樞儒 … 心主之陰, 名曰害肩 … 太陰之陰, 名曰關蟄.…

4) "凡十二經脈者, 皮之部也."

《소문 · 피부론》에서 말하기를 "피부라는 것은 맥이 있는 곳이니, 사기가 피부에 침입하면 주리(腠理)가 열리고 주리가 열리면 사기가 락맥에 들어와 머물러 락맥이 차면 경맥으로 흘러들고 경맥이 차면 장부에 들어가 머물게 된다[5]."라고 하였다.

피부, 락맥, 경맥, 장부의 사이에 유기적인 관계가 있으며 병사는 피부, 락, 경, 부, 장의 순서로 점점 안으로 들어가게 되는 것이다. 또한 이러한 연관 관계로 인하여 장부, 경락의 이상은 피부에 반영되게 된다. 예를 들어 《소문 · 피부론》에서 "색이 푸른색이 많으면 아프고, 검은색이 많으면 저리며, 황적색이면 열이 있고, 흰색이 많으면 차다[6]."라고 말하는 것과 같다.

그러므로 피부의 색택과 형태의 변화를 관찰하는 것이 장부, 경락의 병증 진단에 활용됨을 알 수 있다. 십이피부를 이용한 치료에 대해서는 《영추 · 관침》에 피부를 침자하는 방법이 기재되어 있는데, "병이 피부에 있고 그 부위가 일정하지 않으면 침으로 환부를 취하되 피부가 백색을 띠면 침을 놓지 말아야 한다[7]."라고 하였다.

또한 "모자(毛刺)란 피부 표층에 있는 비증(痹證)에 침 놓는 것이다[8]."라고 하였고, "반자(半刺)란 얕게 침을 놓고 신속하게 침을 뽑아 침에 의해 기육이 손상되지 않도록 함으로써 털을 뽑듯이 피부에 있는 사기를 제거하는 것이다[9]."라고 한 것 등이 있다.

또한 피부의 일정 부위에서 부첩, 온구, 열위 등을 사용한 치료는 모두 십이피부 이론을 치료 방면에 운용한 것이다.

5) "皮者, 脈之部也, 邪客于皮則腠理開, 開則邪入客于絡脈, 絡脈滿則注于經脈, 經脈滿則入舍于臟腑也."

6) "其色多青則痛, 多黑則痹. 黃赤則熱, 多白則寒."

7) "病在皮膚無傷處者, 取以鍼于病所, 膚白勿取."

8) "毛刺者, 刺浮痹于皮膚也"

9) "半刺者, 淺內而疾發鍼, 無鍼傷肉, 如拔毛狀, 以取皮氣"

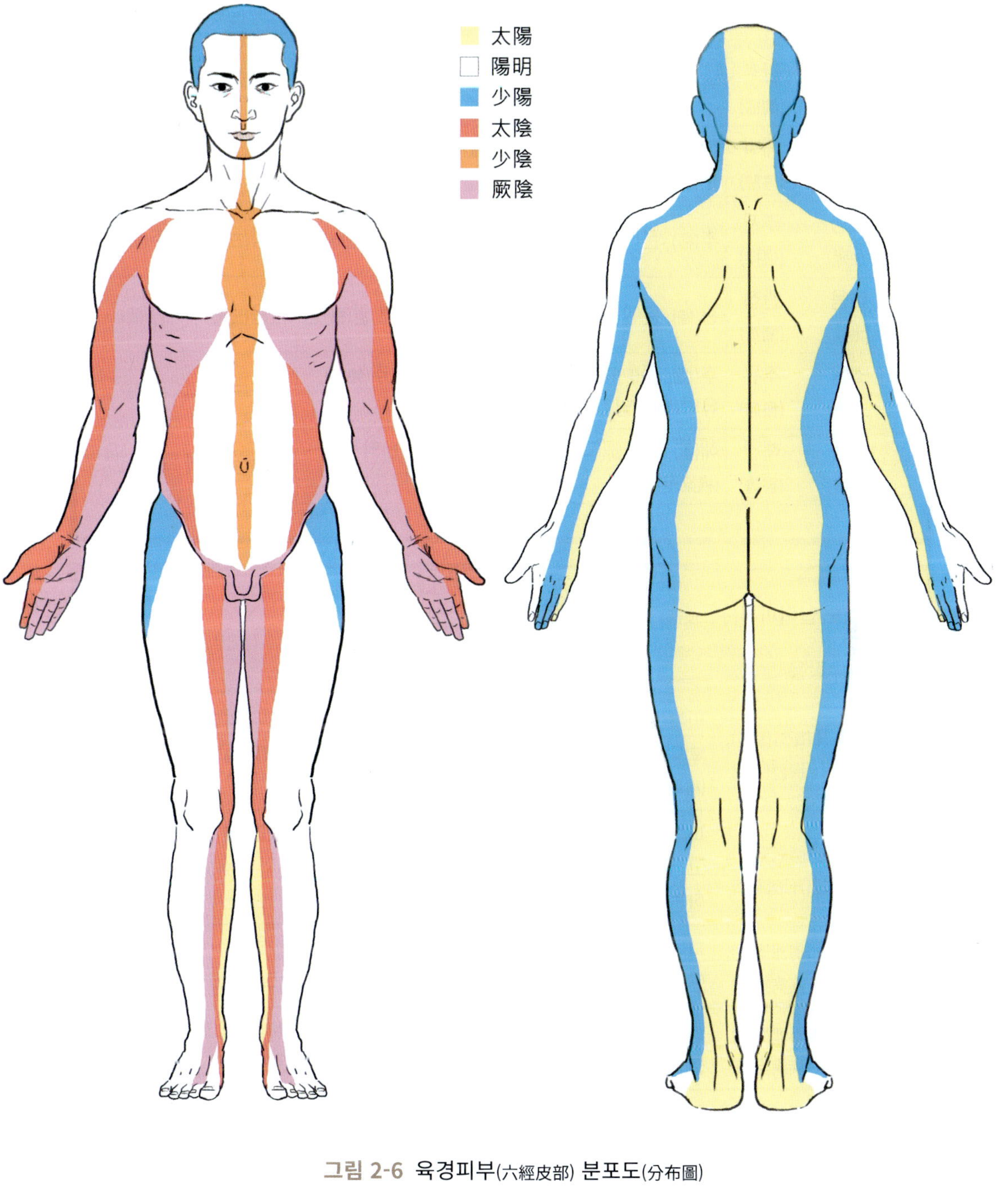

그림 2-6 육경피부(六經皮部) 분포도(分布圖)

표 2-25 십이피부(十二皮部) 명칭과 의미

육경피부(六經皮部)	명칭	의미	부위
태양(太陽)	관추(關樞)	관(關), 문관(門關)임;추(樞), 문축(門軸)임	삼양(三陽)의 "관(關)"
양명(陽明)	해비(害蜚)	해(害), "합(闔)"과 같음 ; 비(蜚), 비(扉)와 같고, 문선(門扇)임	삼양(三陽)의 "합(闔)"
소양(少陽)	추지(樞持)	추(樞), 문(門)의 추축(樞軸)임;지(持), 파지(把持)임	삼양(三陽)의 "추(樞)"
태음(太陰)	관칩(關蟄)	관(關), 문관(門關)임;칩(蟄), 주문(柱門)의 궐(橛)임	삼음(三陰)의 "관(關)"
소음(少陰)	추유(樞儒)	추(樞), 문(門)의 추축(樞軸)임;유(儒):전추(轉樞), 유약(柔弱)임	삼음(三陰)의 "추(樞)"
궐음(厥陰)	해견(害肩)	해(害), "합(闔)"과 같음;견(肩), 문상(門上)의 횡량(橫梁)임	삼음(三陰)의 "합(闔)"

표 2-26 십이피부(十二皮部) 기능 및 작용

작용	해설
위외고표(衛外固表), 기체보호(機體保護)	피부(皮部)는 인체(人體) 최외층(最外層)에 분포하고, 위외병장(衛外屏障)이 기능을 발휘함. 구체적으로 위외고표(衛外固表)하고, 기체보호(機體保護)하는 작용을 발휘함
폐기선발(肺氣宣發), 한액조절(汗液調節)	피부(皮部)는 국체적으로 폐기(肺氣)를 선발(宣發)하고, 호흡을 조절하고, 땀구멍의 개합을 주관하고, 체온을 조절하고, 외사(外邪)를 방어하는 작용을 발휘함
병사전주(病邪傳注), 질병진단(疾病診斷)	피부의 색과 형태의 변화로 질병의 한열, 허실을 예측할 수 있음. 진단, 치료할 때에 손과 발이 서로 통함으로 "상하동법(上下同法)"이라 함
외사항어(外邪抗禦), 질병치료(疾病治療)	십이경맥(十二經脈)의 기능활동이 체료의 부위에 반영됨. 외사(外邪)를 방어하고, 증후(症候)를 반영하고 치료하는 작용을 함

표 2-27 경락계통(經絡系統)의 순행규율 비교

경락(經絡)		조성(組成)	기지(起止)	순행특점(循行特點)	심천(深淺)	분포(分布)	방향(方向)
경맥(經脈)		수삼음경(手三陰經) 수삼양경(手三陽經) 족삼양경(足三陽經) 족삼음경(足三陰經)	종흉주수(從胸走手) 종수주두(從手走頭) 종두주족(從頭走足) 종족주복(從足走腹)	① 장부(臟腑)와 서로 속락관계(屬絡關系)임 ② 음양경맥(陰陽經脈)은 표리(表裏)로 상합(相合)함 ③ 체내(體內)를 심행(深行)하고, 조대(粗大)하고, 종직(縱直)하고, 주간(主幹)이 됨 ④ 음양상관(陰陽相貫)하고, 수미상접(首尾相接)하며, 고리와 같이 순환함(여환무단(如環無端)) ⑤ 동명(同名)의 양경(陽經)은 두부(頭部)에서 상회(相會)하고; 음양표리경(陰陽表裏經)은 수족(手足)에서 교접(交接)하고; 음경(陰經)은 흉복(胸腹)에서 교접(交接)함	분육간(分肉間)을 복행(伏行)	선상(線狀)	6개는 원심성 6개는 구심성
락맥(絡脈)	십오락맥(十五絡脈)	십이경락맥(十二經絡脈)	완과부(腕踝部) 부근(附近)에서 분출(分出)함	① 분출후(分出後)에 모두 서로 표리(表裏)의 경맥(經脈)으로 주향(走向)함 ② 일분지(一分支)는 본경(本經)으로 주행(走行)함	천부(淺部) 운행(運行) 혹 피부중(皮部中)에 분포(分布)	선상(線狀) 혹 망상(網狀)	주간(主幹)은 원심성, 대분지(大分支)는 구심성
		독락(督絡) 장강(長強)	저고부(骶尻部) 장강혈(長強穴)에서 분출(分出)함	상행후(上行後)에 배부(背部) 및 두부(頭部)로 주행(走行)함			
		임락(任絡) 구미(鳩尾)	흉부(胸部) 구미혈(鳩尾穴)에서 분출(分出)함	하행(下行)하여 복부(腹部)에 산(散)함			
		비지대락대포(脾之大絡大包)	협늑부(脅肋部) 대포혈(大包穴)에서 분출(分出)함	협륵부(脅肋部)에 산포(散布)됨			
	손락(孫絡)	세소(細小)한 분지(分支)					
	부락(浮絡)	표천(表淺)의 분지(分支)		전신에 분포함			

경락(經絡)	조성(組成)	기지(起止)	순행특점(循行特點)	심천(深淺)	분포(分布)	방향(方向)
기경(奇經)	충(衝)	모두 신하(腎下)의 포중(胞中)에서 기(起)하고, 회음(會陰)에서 출(出)함(일원삼기一源三岐)	기충(氣衝)를 나와 소음경(少陰經)과 함께 상행(上行)하여 두면(頭面)에 이르고, 아울러 양명경(陽明經)과 함께 하행(下行)하여 족하(足下)에 이르름	심부(深部) 운행(運行)	선상(線狀), 호수와 같음 (호박湖泊)	대부분 구심성
	임(任)		신(身)의 전정중(前正中)을 운행(運行)함			
	독(督)		신(身)의 후정중(後正中)을 운행함, 3개(個) 분지(分支)가 있음			
	대맥(帶脈)	계협(季脅)의 장문(章門)에서 기(起)함	십사추(十四椎) 부위에서, 담경(膽經)과 교회(交會)하고, 소복(小腹)에 이르름			
	양교맥(陽蹻脈)	근중(跟中)의 복삼(僕參)에서 기(起)함	부양(跗陽)을 극(郄)으로 하여 고외렴(股外廉)을 순행(循行)하고, 신(身)의 측후방(側後方)을 운행(運行)하고 거료(居髎), 정명(睛明)과 교회(交會)하며, 풍지(風池)에 도달한 후 최종적으로 뇌(腦)에 속(屬)함			
	음교맥(陰蹻脈)	연곡지후(然谷之後)에서 기하고, 조해(照海)에서 출(出)함	교신(交信)을 극(郄)으로 하여 고내(股內)를 상행(上行)하고, 흉리(胸裏)를 순행(循行)하고 정명(睛明)에 도달(到達)함			
	양유맥(陽維脈)	제양지교(諸陽之交)에서 기(起)하고, 맥(脈)은 금문(金門)에서 발(發)함	양교(陽交)를 극(郄)으로 하여 고외(股外) 및 신측배(身側背)를 운행하고 풍부(風府), 아문(啞門)에 까지 이르름			
	음유맥(陰維脈)	제음지교(諸陰之交)에서 기(起)하고, 맥(脈)은 축빈(築賓)에서 발(發)함	축빈(築賓)을 극(郄)으로 하여 고내(股內) 및 복측(腹側)을 운행하고, 천돌(天突), 염천(廉泉)에 까지 이르름			

경락(經絡)	조성(組成)	기지(起止)	순행특점(循行特點)	심천(深淺)	분포(分布)	방향(方向)
경별(經別)	수삼음경별(手三陰經別)	주이상(肘以上)에서 분출(分出)함	① 주(肘), 괵(膕)의 심부(深部)에서 본경(本經)으로부터 별출(別出)하여 리(離)함 ② 향심(向心)하여 체강(體腔)으로 진입(進入)하고, 연계(聯系)된 표리경(表裏經)과 심(心)으로 입(入)함 ③ 체강내(體腔內)에서 천출(淺出)하여 두항부(頭項部)로 출(出)함 ④ 양경(陽經)의 경별(經別)은 본경(本經)으로 합입(合入)하고, 음경(陰經)의 경별(經別)은 표리(表裏)의 양경(陽經)으로 합입(合入)하여 육합(六合)을 이룸	체강심부(體腔深部) 운행(運行)	선상(線狀)	모두 구심성
	수삼양경별(手三陽經別)	향심(向心)하여 행주(行走)하고 리(離)함				
	족삼양경별(足三陽經別)	괵이상(膕以上)에서 분출(分出)함				
	족삼음경별(足三陰經別)	향심(向心)하여 행주(行走)하고 리(離)함				
경근(經筋)	수삼음경근(手三陰經筋)	지단(指端)에서 비내(臂內)를 운행하고 분(賁)에 결(結)함	① 향심(向心)하여 주행(走行)하고 두신(頭身)에 이르름 ② 골관절부(骨關節部)에 결취(結聚)함 ③ 체표(體表)를 운행하며 내장(內臟)에 입(入)하지 않음 ④ 체강(體腔)으로 입하여 막(膜)을 이루고, 편(片)을 이룸	근육계통(筋肉系統)	대상(帶狀)으로 모두 구심성	
	수삼양경근(手三陽經筋)	지단(指端)에서 비외(臂外)를 운행하고 각(角)에 결(結)함				
	족삼음경근(足三陰經筋)	지단(趾端)에서 고내(股內)를 운행하고 음기(陰器)에 결(結)함				
	족삼양경근(足三陽經筋)	지단(趾端)에서 고외(股外)를 운행하고 분(賁)에 결(結)함				
피부(皮部)	십이정경(十二正經)에 십이피부(十二皮部)가 있음 합하면 육피부(合六皮部)	체표(體表)에 분포(分布)	십이경맥(十二經脈)은 체표(體表)의 순행(循行)을 근거로 전신(全身)의 피부(皮膚)를 십이구(十二區)로 분할하며, 경맥(經脈)이 기(紀)가 됨(경맥의 외행선外行線으로 획분劃分하며, 제경諸經이 다 그러함)	인체 가장 바깥쪽(최외最外)	면상(面狀)	방향 없음

IV 경락학설의 응용

경락학설은 침구 치료과정에서 진단과 치료 전 과정에 응용되고 있다.

1. 진단분야의 경락 운용

한의학의 진단법은 진단과 변증으로 나뉜다.

진단에는 망(望), 문(聞), 문(問), 절(切)의 사진법이 있으며 변증은 팔강변증으로 총결된다. 기타 각종 변증에는 장부변증, 육경변증, 삼초변증, 위기영혈변증, 기혈진액변증 등이 있으며, 관건은 모두 변증하여 병변 부위를 밝히는데 있으며, 병변 부위를 명확하게 밝힐 수 있느냐의 여부는 분경(分經)에 달려 있다.

질병 진단에서 경락 응용

《영추 · 사기장부병형》에서, 안색, 맥상, 척부의 상응 관계를 잘 아는 것이 중요하다고 강조하였다[1].

이와 같은 내용은 곧 진단에 있어 망색과 절맥이 그 주요 내용이라는 것을 말한다(색맥호참(色脈互參)).

《소문 · 삼부구후론》에서, 문진 이후에는 각 부위에서 절진을 시행해야 하는데, 해당 경맥의 부침을 살피고, 경맥의 병은 해당하는 경맥을 치료하고, 손락의 병은 손락혈을 치료하고, 혈병에 몸에 통증의 있는 경우 해당 경락을 치료함을 언급하였다[2].

이러한 내용은 경락 이론이 진단에서 매우 중요한 위치를 차지하고 있다는 것을 나타내고 있다.

구체적인 내용은 다음과 같다.

---

1) "見其色, 知其病, 命曰明; 按其脈, 知其病, 命曰神; 問其病, 知其處, 命曰工, … 色脈形肉不得相失也."

2) "必審問其所始病, 與今之所方病, 而後各切循其脈, 視其經絡浮沈, 以上下逆從循之, … 經病者治其經, 孫絡病者治其孫絡血, 血病身有痛者治其經絡."

망진(望診)

망진(望診) 중에 전신과 관련된 내용인 정신상태, 형체비수(肥瘦), 기지(氣志)의 강약, 신장의 장단 등과 국소부위의 망진은 모두 경락 망진에 속한다.

면색을 망진하는 것은 경락계통의 피부를 망진하는 것이다.《영추 · 사기장부병형》에 "모든 양경맥(陽經脈)이 모이는 곳은 모두 얼굴에 있다."라고 하였는데, 즉 전신의 모든 양경은 모두 두면에서 교회한다는 것을 뜻한다[3].

또한《영추 · 사기장부병형》에서 "십이경맥(十二經脈)과 365락(絡)의 혈기(血氣)는 모두 얼굴로 흘러가고 구멍을 달린다[4]."라고 하여, 면색을 망진하는 것은 경락 망진이라 할 수 있다.

면색의 변화에는 상색(常色)과 병색(病色)이 있으니,《내경》에서는 망색의 총체적인 강령을 제시하였다.

《소문 · 경락론》에는 음락의 색은 해당 경맥에 상응하고, 양락의 색은 변화하여 정해진 바가 없고 계절에 따라 변한다. 한기가 많으면 응체되고, 응체되면 청색과 흑색이 나타나고, 열이 많으면 윤택하여 황색과 적색이 나타난다. 이러한 것은 정상적인 색의 변화이고 병이 없은 상태이다[5].

《소문 · 피부론》에서 락맥의 색에 청색이 많으면 통증이 있고, 흑색이 많으면 비증이며, 황적색이면 열증이고, 백색이 많으면 한증이며, 五色이 모두 나타나면 한열이 뒤섞인 증상임을 언급하였는데, 이는 오장 고유의 색이 경락에 응하고 오색과 질병과의 관계를 말하고 있다[6].

이외에도 머리 각 부위를 경락의 교회에 따라 여러 부위로 나누어 망진을 통해 "장부, 지절, 전신"의 질환을 진찰할 수 있으며, 이를 바탕으로 면침요법이 개발되었다.

---

3) "諸陽之會, 皆在于面."

4) "十二經脈, 三百六十五絡, 其血氣皆上于面而走空竅."

5) "經之常色何如? … 心赤, 肺白, 肝靑, 脾黃, 腎黑, 皆亦應其經脈之色也. … 陰絡之色應其經, 陽絡之色變無常, 隨四時而行也. 寒多則凝泣, 凝泣則靑黑, 熱多則淖澤, 淖澤則黃赤, 此皆常色, 謂之無病. 五色俱見者, 謂之寒熱."

6) "其色多靑則痛, 多黑則痺, 黃赤則熱, 多白則寒, 五色皆見, 則寒熱也."

《영추 · 오색》에는

- 이마는 두면의 병이 나타나는 곳이고,
- 미간 위쪽은 인후의 병이 나타나는 곳이며,
- 미간은 폐병이 나타나는 곳이다.
- 두 눈 사이는 심병이 나타나는 곳이고,
- 코뼈는 간병이 나타나는 곳이며,
- 코뼈의 왼쪽은 담병이 나타나는 곳이다.
- 코끝은 비병이 나타나는 곳이고,
- 코끝 양쪽의 약간 위쪽은 위병이 나타나는 곳이며,
- 얼굴의 중앙은 대장의 병이 나타나는 곳이다.
- 양 뺨은 신병이 나타나는 곳이고,
- 신이 속한 뺨 아래쪽은 배꼽부위의 병이 나타나는 곳이며,
- 콧마루 위쪽의 양측은 소장의 병이 나타나는 곳이고,
- 콧마루의 아래쪽은 방광과 자궁의 병이 나타나는 곳이다.
- 광대뼈 부위는 어깨의 병이 나타나는 곳이고,
- 광대뼈 뒤쪽은 팔의 병이 나타나는 곳이며,
- 팔의 아래쪽은 손의 병이 나타나는 곳이다.
- 눈 안쪽 모서리 위쪽은 흉부와 유방의 병이 나타나는 곳이고,
- 뺨의 바깥쪽 상부는 등 부위의 병이 나타나는 곳이며,
- 협거혈을 따라 아래쪽 부위는 넓적다리의 병이 나타나는 곳이고,
- 아래턱의 중앙 부위는 무릎의 병이 나타나는 곳이며,
- 무릎의 아래쪽은 정강이의 병이 나타나는 곳이고,
- 정강이 아래쪽은 발의 병이 나타나는 곳이다.
- 입가의 주름진 부위는 넓적다리 안쪽의 병이 나타나는 곳이고,
- 뺨 아래쪽 뼈가 구부러진 부위는 무릎뼈의 병이 나타나는 곳이다.

이것은 오장육부와 사지관절이 분포한 정황이다[7].”라고 하였다.

[7] “庭者, 首面也: 闕上者, 咽喉也: 闕中者, 肺也: 下極者, 心也: 直下者, 肝; 肝左者, 膽也: 下者, 脾也: 方上者, 胃也: 中央者, 大腸也: 挾大腸者, 腎也: 當腎者, 臍也: 面王以上者, 小腸也: 面王以下者, 膀胱子處也: 顴者, 肩也: 顴後者, 臂也: 臂下者, 手也: 目內眦上者, 膺乳也: 挾繩而上者, 背也: 循牙車下者, 股也: 中央者, 膝也: 膝以下者, 脛也: 當脛以下者, 足也: 巨分者, 股裏也: 巨屈者, 膝臏也: 此五臟六腑肢節之部也.”

이와 마찬가지로 전신 각 부위 피부의 진(疹), 두(痘), 창(瘡), 양(瘍), 절(癤), 옹(癰), 저(疽) 등을 망진할 때에도 해당 부위를 구분하여 변증하고 색을 정하고 분포된 경락의 소속을 구분하여 진단한다.

또한 오관의 색 변화와 경락 관계를 살피는 것도 필요하다. 오관이 나누어져 오장의 규(竅)에 속하는 것은 모두 경락유주와 관련된다. 이(耳)와 목(目)은 모두 종맥(宗脈)에 속하고, 설(舌)에는 많은 맥이 연계되어 있으며, 위경, 간경이 순(脣)의 내외에 순환하며 비의 규는 순구(脣口)에 있으며 폐는 비(鼻)에 연계된다. 따라서 목(目)의 오륜(五輪), 비(鼻)의 분부(分部), 이(耳)의 분구(分區), 설(舌)의 각 부위를 망진하는 내용은 모두 임상에서 경락학설을 구체적으로 운용한 것이다.

절진(切診)

절진은 한의학에서 병을 진단하는 중요한 수단이다. 전통적인 절진의 내용을 살펴보면 전신성 경락 절진임을 알 수 있다.

1) 절맥(切脈)

맥을 통해 진단하는 것으로 촌구맥(寸口脈), 삼부구후맥(三部九候脈) 등이 있는데, 그 중 촌구맥에 대해서 《난경 · 일난》에 "촌구는 십이경의 경맥지기가 모두 모이는 곳이며, 수태음폐경의 박동부위이다[8]."라고 하였으며, "독취촌구(獨取寸口)"의 법은 수태음맥을 절하는 것을 말한다.

삼부구후맥에 대해 《소문 · 삼부구후론》에서 양액동맥(兩額動脈)은 족소양맥기가 행하는 곳이고, 양협동맥(兩頰動脈)은 수족양명맥기가 행하는 곳이며, 이전동맥(耳前動脈)은 수태양맥기가 행하는 곳임을 나타냈다. 전통적인 삼부구후맥의 각 부분이 모두 경락 절진 부위가 된다[9].

그리고 인영맥(人迎脈)과 부양맥(趺陽脈)도 족양명경에 속한다.

---

[8] "寸口者, 脈之大會, 手太陰之脈動也."

[9] "上部天, 兩額之動脈; 上部地, 兩頰之動脈; 上部人, 耳前之動脈; 中部天, 手太陰也; 中部地, 手陽明也; 中部人, 手少陰也; 下部天, 足厥陰也; 下部地, 足少陰也; 下部人, 足太陰也."

2) 진척부(診尺膚)

척부(尺膚)는 팔 부위의 주관절 이하 피부를 말한다. 척부를 절진하는 것은 경락 계통의 피부 내용에 따라 절진하는 것을 의미한다.

《영추 · 논질진척》에서 척부의 완급 · 대소 · 윤택함과 거침, 기육의 견실함과 연약함을 자세히 살피면 그 병형을 확정할 수 있다고 하였다[10).

3) 절수모(切兪募)

수(兪)는 배수(背兪)를, 모(募)는 흉복모(胸腹募)를 의미한다. 절수모는 배요부(背腰部)와 흉복부(胸腹部)를 대칭으로 절진하는 것으로 배수혈과 복모혈을 따라 절진한다는 것이다.

《영추 · 배수》에서 폐수는 제3추골 양측에 있으며, 심수는 제5추골 양측에 있고, … 간수는 제9추골 양측에 있고, 비수는 제11추골 양측에 있고, 신수는 제14추골 양측에 있다. 이들 혈위는 모두 척추 양측에 있고, 좌우 혈위의 거리는 3촌 가량 된다. 만약 배수혈을 찾으려면 손으로 수혈 부위를 눌러 보아 환자가 반응을 하고 통증이 완화되는 반응 살펴 확인함을 강조하였다[11).

오장육부의 배수혈은 모두 족태양방광경의 배부선상에 있으며, 척배(脊背)에서 요저(腰骶)까지의 수혈을 절진하는 것은 중요한 진단법 중 하나이다.

오장육부의 모혈은 모두 흉복부에 있으며 임맥의 혈에 속하는 것과 폐경, 비경, 간경, 담경의 혈에 속하는 것이 있으니 역시 절순(切循)의 법에 따라 오장육부의 질병을 진단할 수 있다. 송대(宋代) 《성혜방》에서 이 방법을 "절수모(切兪募)"라고 하였다.

---

10) "審其尺之緩急, 小大, 滑澁, 肉之堅脆, 而病形定矣. … 按其手足上, 窅而不起者, 風水膚脹也. 尺膚滑其淖澤者, 風也. 尺肉弱者, 解㑊, 安臥脫肉者, 寒熱, 不治. 尺膚滑而澤脂者, 風也. 尺膚澁者, 風痺也. 尺膚粗如枯魚之鱗者, 水泆飮也. 尺膚熱甚, 脈盛躁者, 病溫也. 其脈盛而滑者, 病且出也. 尺膚寒, 其脈小者, 泄小氣. 尺膚炬然先熱後寒者, 寒熱也. 尺膚先寒, 久大之而熱者, 亦寒熱也. "

11) "肺兪, 三焦之間, 心兪在五焦之間, … 肝兪在十四焦之間, 脾兪在十一焦之間, 腎兪在十四焦之間, 皆挾脊相去三寸所*, 則欲得而驗之, 按其處, 應在中而痛解**, 乃其兪也."

* 皆挾脊相去三寸所 : 張介賓 "此自大腧至腎腧, 在左右各相去脊中一寸五分, 故云挾脊相去三寸所也."

** 按其處, 應在中而痛解 : 張介賓 "按其腧穴之處, 必痛而且解, 卽其所也. '解'酸軟解散之謂."

4) 절사말(切四末)

사말(四末)은 사지 말단을 의미하며 주슬 이하의 부위이다. 사말 부위는 유주 상 장부와 속락 관계가 있으며 이런 이유로 장부에 병이 있으면 반드시 사지에 반영된다. 사지를 따라 절진하면 장부의 질환을 알 수가 있다.

《영추 · 구침십이원》에서 "오장의 바깥에는 육부가 있고, 육부의 바깥에는 십이원혈이 있으며, 십이원혈은 사지관절로 나오는데, 이 사지관절의 원혈은 오장의 질병을 치료한다. 오장에 병이 있으면 마땅히 십이원혈을 취해야 한다. 오장에 질병이 있으면 십이원혈에 반영되므로 십이원혈에 각기 나타나는 반응에 근거하면 그 원인을 명확히 알 수 있고, 그 반응을 보면 오장의 병변을 알 수 있다."라고 하였다. 여기서 "사관(四關)"이란 사지를 가리켜 말한 것이다. "사관주치오장(四關主治五臟)"의 뜻은 사지의 부위로써 오장육부나 전신의 질환을 치료할 수 있다는 것을 의미한다. "응출십이원(應出十二原)"은 오장육부의 질환이 십이원혈에 상응하여 반영됨을 나타낸다. "도기응(睹其應)"은 절순(切循)에 이르거나 혹은 반응의 부위에 이르게 하는 것을 나타낸다. 이것이 사말을 절진하는 이론적 근거가 된다[12].

기타 오수혈, 락혈, 극혈, 팔맥교회혈, 육부하합혈 등도 모두 사말에 있어 절진을 통해 반응을 알 수 있으며, 진단하여 속락하는 장부의 질환을 알 수 있다.

한편, 경외기혈인 난미(闌尾)혈[13]과 담낭(膽囊)혈[14]은 사말의 경맥을 절진하여 특정 질환과의 관계를 발견해 낸 것이다.

십이경맥 근결의 '근'과 표본의 '본'은 모두 사말에 있으며, 표본근결이론에 의하면 사말과 두면, 흉복의 사이에는 상통하는 관계가 있다. 따라서 사말을 절진하는 것은 한의학 절진의 중요 내용이 되며, 침구 임상 치료에 있어서도 중요하다.

망신, 절진 이외에 문진(問診) 중 많은 내용 또한 경락을 떠나서는 말할 수 없다. 병을 진단할 때 발병 부위를 명확히 하는 것은 중요하다. 병의 부위를 명확히 하려면 반드시 발병 부위가 속한 경락을 변별해야 한다. 한열은 물론 한(汗), 두신(頭身),

---

12) "五臟有六腑, 六腑有十二原, 十二原出于四關, 四關主治五臟. 五臟有疾, 當取之十二原, 十二原者, 五臟之所以稟三百六十五節氣味也.五藏有疾也, 應出十二原, 十二原各有所出, 明知其原, 睹其應, 而知五臟之害矣."

13) 종아리의 앞가쪽, 足三里(ST36)와 上巨虛(ST37) 사이의 압통점, 足三里 아래 1.5~2寸 부위

14) 종아리의 가쪽, 종아리뼈 작은머리의 앞쪽 모서리 아래 1.5寸 부위

흉복(胸腹), 이변(二便), 농(聾), 갈(渴) 등은 모두 어느 경맥에 속한 것인지를 나누어 파악할 수 있어야 한다. 부인의 '태(胎), 산(産), 경(經), 대(帶)'는 반드시 '충(衝), 임(任), 독(督), 대(帶), 간(肝), 비(脾)' 등의 각 경을 명확히 판단해야 한다. 소아의 두(痘), 경(驚), 감(疳) 등의 경우에서도 예외일 수 없다.

병리변화에서 경락 응용

경락은 정상 생리 상태에서는 표리, 상하로 소통하여 기혈을 운행시키고 감응을 전달하며, 병리상태에서는 병사를 전달하고 병변을 반영하는 통로가 된다.

《소문 · 피부론》에서 사기가 피부에서 침입하여, 락맥과 경맥, 그리고 장부에 순차적으로 침입하는 경로를 언급하였다[15].

경락은 안으로는 장부에 속(屬)하고 밖으로는 기부에 락(絡)하고 있으므로, 외사는 피모기주(皮毛肌腠)로부터 경락을 통하여 점점 안으로 들어오게 되며 오장육부에 전달되게 된다. 이는 경락학설에서 병사가 밖에서 안으로 전변하는 기전을 운용하고 있음을 나타낸 것이다. 그러므로 장부에 미치는 영향을 장상학설에서 살펴보지 않더라도 경락학설을 통해 전면적인 분석을 할 수 있다.

또한 경락을 통해 각 장부가 여러 형태로 연결되어 있으므로, 한 장부에 병이 발생하면 경락을 통해 다른 장부에 영향을 미치게 된다. 예를 들어 심과 소장은 경맥으로 서로 락속(絡屬) 되어, 표리를 이루고 있어, 심화(心火)가 항성하면 경맥을 통하여 소장으로 이동한다. 족궐음간경은 간에 속하고 위를 끼고 폐중을 흐르기 때문에, 간화(肝火)는 위를 침입하고 폐를 상하게 하는 것이다. 족소음신경은 신에 속하고 폐에 들어가고 심에 락하기 때문에, 신허수범(腎虛水泛)하면, 능심(凌心), 사폐(射肺)하게 되는 경우 등이 나타난다.

경락은 병사가 전달되는 통로 뿐 아니라 장부의 병변이 체표에 반영되는 통로가 되기도 한다. 이것은 내장에 질병이 발생하였을 때, 경락을 통해 전이되어 체표의 특정한 부위나 상응하는 孔竅에서 각종 병리 반응이 나타나는 것을 통해 알 수 있다. 예를 들어 《영추 · 구침십이원》에서 "오장에 질병이 있으면 십이원혈에 반응된

---

[15] "邪客于皮膚則腠理開, 開則邪入客于絡脈, 絡脈滿則注于經脈, 經脈滿則入舍于臟腑也."

다[16]."라고 말한 것과 같다.

그러므로 내장에서 발생한 병변이 체표에 증상으로 나타나는 것을 경락학설을 이용하여 해석할 수 있다. 예를 들어

- 수소음심경은 상지 척측에 순행하므로 "진심통(眞心痛)"은 심흉부에서 통증을 느낄 뿐만 아니라, 상지 척측(脊側)에서도 통증을 느끼게 된다.
- 족궐음간경은 소복에 이르고 협륵(脇肋)을 순행하기 때문에 간기가 울결되면 양협(兩脇), 소복창통(少腹脹痛)이 있게 된다.
- 족양명위경은 상치(上齒)로 들어가고 수양명대장경은 하치(下齒)로 들어가므로 위장에 열이 있으면 잇몸이 붓고 아프게 된다.
- 족궐음간경은 목계(目系)에 연결되므로 간화가 상염되면 목적(目赤)이 나타나는 경우 등이 있다.

외감 풍한사기에 의한 열병은《상한론》육경변증의 전변 과정을 따른다. 또한 외감 온열 및 서습의 사기에 의한 열병은 이의 전변 과정과 다르게 나타나는데, 이것은 경락을 운행하는 위기(衛氣)가 영혈(營血)에 전변되기 때문이며, 그러므로 위기영혈변증 및 삼초변증을 따르게 되는 것이다.

또한 십이경맥에 근거하여, "시동병(是動病)" 과 "소생병(所生病)"의 병후를 장부와 경락의 병으로 구별할 수 있다.《내경》중에《열론》,《해론》,《풍론》,《비론》,《학론》,《궐론》,《거통론》과 같은 이러한 병위편(病位篇)은 모두 경맥과 밀접한 관련이 있다. 역대 주가의 주해에도 경맥을 근거로 하였으니, 모두 경을 나누어 장부를 구분하고 있다.

한의학 진단에서 변병(辨病)의 기초 위에서 변증(辨證)을 하는 것이 중요하다. 변증 과정은 사진(四診)에서 얻은 질병 자료로 분석, 귀납한 후 판단하는 것이다. 이 중에서 병위(病位)를 명확히 하는 관건은 분경(分經)에 있다.

《소문 · 조경론》에 "오장(五臟)의 통로는 모두 경수(經隧)에서 나오며 이를 통해 기혈이 운행되는데, 기혈이 조화롭지 않으면 온갖 병이 곧 변화하고 발생하므로 경수(經隧)를 보호해야 한다."라고 하였는데, 인체의 각종 질병은 유여 부족을 막론하고 모두 경

16) "五臟有疾也, 應出十二原."

락에 따라 파악함을 강조하고 있다[17].

그 중 맥(脈), 육(肉), 근(筋), 수(兪)를 알기 위해서는 경락 계통을 알아야 하는 것에 의심할 바가 없거니와 장도(臟度)도 역시 경락과 나누어 생각하기 어렵다. 그러므로 십도(十度)는 모두 안으로 장부에 속하고, 밖으로 지절 경락에 락하여 밀접한 관계를 가진다. 이 때문에 두면사지(頭面四肢), 흉복요배(胸腹腰背), 오장육부(五臟六腑), 오관구규(五官九竅), 오체오부(五體五府), 기항지부(奇恒之腑)의 병이 모두 경락에 의존하여 정립할 수 있는 것이다.

2. 치료분야의 경락 응용

《소문 · 소오과론》에서 침구 치료의 총강으로, "이명경도(以明經道)", "무실수리(無失兪理)" 등의 표현을 통해, 분경변증(分經辨證)의 원리를 제안하였다. "성인이 질병을 치료함에는 반드시 천지의 음양, 사시의 규율, 오장육부, 음양표리, 침구 · 폄석 · 약물이 주관하는 바와 종용인사(從容人事)를 앎으로써 상도(常道)를 밝혔고, 빈부귀천에 따라 각기 품류(品類)와 조리(條理)를 달리하였으며, 연령의 많고 적음과 용감 · 겁약함을 묻고, 병색이 나타나는 부위를 살펴서 질병의 근본원인과 사시팔풍의 정기 및 삼부구후를 파악하였으므로 진단이 반드시 합당하였다. 질병을 치료하는 도는 원기(元氣)를 중시하여 그 이치를 구하는 것인데, 이를 구하여도 얻지 못하면 병변이 표리에 있는 것이다. 기혈의 다소와 자침 깊이의 도수 및 수혈을 치료하는 취지에 근거하되 취혈 원칙을 위배해서는 안 되니, 이러한 방법에 따라 시행하면 종신토록 위태롭지 않을 것이다[18]."이라 하였는데, 이것이 치료학의 총강이다.

그 중 "이명경도(以明經道)", "무실수리(無失兪理)", 즉 분경변증(分經辨證), 수수거치(守

---

17) "五臟之道, 皆出于經隧*, 以行血氣, 血氣不和, 百病乃變化而生, 是故守經隧**焉."

* **五臟之道, 皆出于經隧** : "五藏之間及五臟與體表器官組織之間的相互聯系都是以經脈爲通道的." (《素問今釋》)

** **守經隧** : "守經遂, 指根据經脈的變化, 進行調治." (《素問今釋》)

18) "聖人之治病也, 必知天地陰陽, 四時經紀, 五臟六腑, 雌雄表裡, 刺灸砭石, 毒藥所主, 從容人事, 以明經道, 貴賤貧富, 各異品理, 問年少長, 勇怯之理, 審于分部, 知病本始, 八正九候, 診必副矣. 治病之道, 氣內爲寶, 循求其理, 求之不得, 過在表裏. 守數據治, 無失兪理, 能行此術, 終身不殆."

數據治), 독약자구제법(毒藥刺灸諸法)은 모두 경맥수혈의 이치에 따른다는 것을 말한다.

본편에서 이어 말하기를 "수혈의 이치를 알지 못하면 오장이 울열(鬱熱)되어 육부에 옹(癰)이 생긴다. 병을 진단함에 살피지 않으면 이를 실상(失常)이라 한다[19]."라고 하였다.

따라서 반드시 "삼가 이를 지켜 치료한다면 경과 더불어 서로 밝혀질 것이니, 《상경》, 《하경》으로 음양을 헤아리고 기항오중(奇恒五中)을 명당(明堂)으로 분별하여 종시를 살핀다면 가히 거리낌 없어질 수 있다[20]."라고 하였다.

이상의 내용은 고대인들이 경맥, 명당(明堂)을 사용함에 있어서 病位를 분명히 변별하는 것을 중시하였음을 나타낸다.

침구, 치료에서 응용

분경변증을 기초로 하여, 질병의 소속 장부와 경락 병위를 확정한 후에 팔강에 의거하여 '청(淸), 한(寒), 열(熱), 허(虛), 실(實)의 병성(病性)'을 분별하며, 그런 후에 경맥 순행의 역순에 의거하여 본경 혹은 타경에서 해당 혈위를 선택하여 침구를 시행하고 각종 보사수법을 사용하여 치료를 진행한다.

《소문 · 음양응상대론》에서 "허사적풍이 침입하면 그 빠르기가 폭풍우가 몰아치는 것과 같으므로 치료를 잘 하는 자는 피모(皮毛)에 침입하였을 때 치료하고, 그 다음 수준의 의사는 기부(肌部)에 침입하였을 때 치료하며, 그 다음 수준의 의사는 근맥(筋脈)에 침입하였을 때 치료하고, 그 다음 수준의 의사는 육부(六腑)에 침입하였을 때 치료하며, 그 다음 수준의 의사는 오장(五臟)에 침입하였을 때 치료한다[21]."라고 하였는데, 이것은 곧 경락 계통의 병을 명확히 알아 치료해내는 것이 우선이며, 아직 안으로 전하여 장부에 이르기 전에 치료해야 함을 강조하였다.

한편 경락의 병은 모두 장부로 전해지지는 않은데, 가령 피부병과 경근병은 흔히 본부(本部)에 머무르게 된다. 장부병은 반드시 경락상에 반영된다.

《영추 · 종시》에서 먼저 십이경맥에 나타나는 질병을 파악한 후에야 종시(終始)의

19) "不知俞理, 五臟菀(泬)熱, 癰發六府. 診病不審, 是謂失常"

20) "謹守此治, 與經相明,《上經》,《下經》, 揆度陰陽, 奇恒五中, 決以明堂, 審于終始, 可以橫行."

21) "故邪風之至, 疾如風雨, 故善治者, 治皮毛, 其次治肌膚, 其次治筋脈, 其次治六腑, 其次治五臟."

뜻을 체득할 수 있다. 음경과 양경은 서로 바꾸어 침을 놓거나, 허증과 실증을 상반되게 치료해서는 안 되며 병이 소재한 경맥을 취하여 치료해야 한다는 것을 강조하였다. 이는 순경취혈 이론의 근거가 된다[22].

그러므로 《소문 · 음양응상대론》에서 말한 "음경으로부터 양경에 있는 사기를 끌어내고, 양경으로부터 음경에 있는 사기를 끌어내며, 우측에 자침하여 좌측의 병을 치료하고, 좌측에 자침하여 우측의 병을 치료한다."는 물론이며 "이상조하(以上調下), 이하조상(以下調上)"도 모두 반드시 그 병의 위치에 의거하여 해당 경맥을 취혈하는 원리를 제공한다[23].

"원락취혈(原絡取穴)", "수모취혈(兪募取穴)", "국부취혈(局部取穴)"은 물론 "원도취혈(遠道取穴)"등 그 기본원칙 모두 순경취혈에 속한다. 《영추 · 오사》에서 사기가 폐에 있으면 피부에 동통이 발생하고, 오한발열하며, 기(氣)가 상역하여 숨이 차고 땀이 나며, 기침을 하면 견배부가 들썩인다. 흉부 외측의 중부 · 운문(中府·雲門)혈 및 배부 제3추 곁(폐수, 肺兪)을 취하되, 손으로 재빨리 눌러서 시원한 느낌이 들면 해당 부위에 침을 놓아야 하며, 아울러 결분(缺盆)혈을 취하여 사기를 배출시켜야 한다." 라고 하였는데, 다른 장부의 취혈법 역시 이와 같다. 기타 각 과의 질환은 모두 이에 의거하여 그 병이 어느 경에 속하는지 보아 본경 혹은 타경의 수혈을 선택하여 치료한다[24].

기타 치료에서 응용

약물을 배합하여 처방하는 치료는 한의학 치료 중 주요한 방법이다. 약으로 병을 치료할 경우 약물 귀경의 이론에 기반해야 한다. 즉, 병위를 밝히고 변증하여 분경하는 기초 위에서 본경에 들어가는 약물을 선정하여 처방하여 치료 효과를 높여야

22) "故補則實, 瀉則虛, 痛雖不隨鍼病必衰去, 必先通十二經脈之所生病, 而後可得傳於終始矣, 故陰陽不相移, 虛實不相傾, 取之其經."

23) "從陰引陽, 從陽引陰, 以右治左, 以左治右*"

* 以左治右: "陰陽兩者, 平衡協調的破壞, 是發病的根本原因.", "陽勝則陰病, 陰勝則陽病.", "所以在治療時, 病在陽者, 從陰來引導它, 病在陰者, 從陽來誘導它." (《素問今釋》)

24) "邪在肺, 則病皮膚痛, 寒熱, 上氣喘, 汗出, 咳動肩背, 取之膺中外腧, 背三節五臟之傍(肺兪)以手疾按之, 快然, 乃刺之, 取之缺盆中以越之."

한다.

약물 귀경이론은《내경》과《신농본초경》의 저작 시대에는 없었다. 송대에 이르러 구종석(寇宗奭)이《본초연의(本草衍義)》중 '택사(澤瀉)에 통리소변작용(通利小便作用)이 있다'고 해석할 때 장중경(張仲景)이 사용한 팔미신기환(八味腎氣丸) 중에 "引接桂附等歸就腎經"이라고 하였다.

이후 금원시대 각가 학파가 나타나고 다양한 이론이 발전됨에 따라 약물귀경의 이론도 더욱 발전하여 계통적 약물학 체계로 성립 되었다. 많은 약물치료 경험을 기초로 약물 효능과 주치를 해석하는 과정에서 경락 이론을 이용하고 총결한 것이다.

《상한론》에 육경변증 용약에 이미 그 선례가 있다. 그런 이유로 청대(淸代) 서영태(徐靈胎)는《의학원류(醫學源流)》중 육경(六經) 용약(用藥)에 해설하기를 "시호는 한열왕래를 치료하여 소양의 병을 치료하고, 계지는 외한을 치료하여 태양의 병을 치료하고, 갈근은 신체의 대열을 치료하여 양명의 병을 치료함을 언급하며, 시호, 계지, 갈근은 각각 장점이 있고, 어떤 경맥의 병을 치료하는 지를 이용하여, 해당 경맥의 약이다"라 하였다.

금원시대의 장원소(張元素)는 1168년에《진주낭(珍珠囊)》을 편저하였으니, 약물귀경이론에 관한 가장 빠른 책이라 할 수 있다. 본서에서 약성의 기미, 음양후박, 승강, 부침, 보사, 대기(대기), 십이경이 수증용약의 법이다고 하였다. 명대 저명한 약물학자 이시진(李時珍)은 그 뜻을 높게 평가하였다.

보토학파(補土學派) 창시자인 이동원(李東垣)은 그의 저서《약류법상(藥類法象)》중에 약물의 승강부침(升降浮沈)을 토론할 때 각 경락에 인경약(引經藥)과 보사약(報使藥), 향도약(向導藥) 등의 이론을 제출하여 약물귀경이론을 더욱 발전시켰다.

1306년 왕호고(王好古)는《탕액본초(湯液本草)》에서 약리학의 내용을 더욱 발전시켰다. 명청시대에는 약물귀경이론 방면 전문서적이 대량 출간되었다. 1761년 엄서정(嚴西亭) 등이《득배본초(得配本草)》를 저술하였고, 1848년 조술당(趙術堂)은《의학지귀(醫學指歸)》를 저술하고, 1888년 요란(姚瀾)은《본초분경(本草分經)》을 저술하였다. 모두 경락학설과 약물치료를 함께 결합하여 약물귀경이론을 보충하고 발전시켰다.

침구 전문서적 중에 각경 수혈을 논술할 때 입경(入經)하는 본경의 약물을 언급한 것이 있다. 약물귀경이론은 임상치료 중 각과의 용약하는 과정에서 경락학설을 운용하면서 발생, 발전된 것으로 볼 수 있다.

기공(氣功), 보건(保健) 방면에서 응용

기공가(氣功家)에서 수련하는 '기(氣)'는 곧 경락의 기(氣)이다. 장기간 동안의 수련을 통해 점점 자기의 의념(意念)으로 이용하는데 이르러 의식적으로 경기를 도출할 수 있게 된다. 의념으로써 경기를 자신의 임, 독맥을 따라 운행하게 하는 것을 '소주천(小周天)'이라 하며, 경기를 자기의 의념으로 십사경맥에 운행하게 하는 것은 '대주천(大周天)'이라 한다. 이러한 기공법에 의하여 경기를 질병 부위에 이르게 할 수 있어서, 질병을 예방, 치료, 보건, 장수의 목적으로 사용할 수 있을 뿐 아니라 자신이 수련한 경기를 이용하여 환자의 경기에 도인하게 할 수도 있어서 환자의 경기를 치료의 필요에 따라 병소에 이르게 하며, 또한 질병을 예방할 수도 있다.

이상에서 본 바와 같이 한의학의 임상 각 과의 용약, 침구, 안마, 기공 등의 치료법은 모두 경락학설과 밀접히 연계되어 있음을 알 수 있다.

V 《內經》의 경락 운용 기본 이론

《내경》은 경락을 임상에 응용하는 기본 원리를 설명하는 중요한 이론들을 제공하고 있다. 그 대표적인 예로 십이경맥의 표본(標本), 근결(標本), 기가(氣街), 사해(四海) 이론을 비롯하여 십이경맥의 관합추(關闔樞)와 표본중기론(標本中氣論)을 들 수 있다. 십이경맥의 표본(標本), 근결(根結)이 경맥의 종적(縱的)인 작용의 특성을, 십이경맥의 기가(氣街), 사해(四海)가 경맥의 횡적(橫的)인 작용의 특성을 가리킨다면, 십이경맥의 관합추(關闔樞)는 경맥의 공간적 분포와 기능적 작용 특성을, 십이경맥의 표본중기론(標本中氣論)은 경맥의 삼음삼양 화생(化生) 규율에 따른 십이경맥의 작용 특성을 의미한다.

본 장에서는 십이경맥의 표본(標本), 근결(根結), 기가(氣街), 사해(四海), 관합추(關闔樞) 및 표본중기론(標本中氣論)을 학습하고 더불어 십이경맥의 기혈다소(氣血多少)를 살펴보고자 한다.

1. 표본 · 근결

근결(根結)과 표본(標本) 이론은 사지말단(四肢末端)과 두면구간(頭面軀幹)의 연계를 강조한 것으로 "상병하취, 하병상취(上病下取, 下病上取)"와 "지체배오(肢體配伍)"등의 치료원칙을 뒷받침하는 이론적 근거가 된다.

《소문 · 음양응상대론》의 "清陽實四肢"와 《영추 · 동수》의 "夫四末陰陽之會者, 此氣之大絡也"에서는 "무릇 사지말단은 음양이 회합하는 곳이자, 영기와 위기가 순행하는 큰 통로이다"라고 설명하였는데, 이는 사지말단이 양기(陽氣)의 "근(根)", 음기(陰氣)의 "본(本)"의 소재부위(所在部位)가 되며 두면구간(頭面軀幹)의 각종 질병에 대한 치료에 중요한 작용을 한다고 하였다.

이러한 종류의 상하 사이의 연계는 근 · 결(根·結)과 표 · 본(標·本) 사이에 연계로서 완성된다. 또한《영추 · 위기》에서 근결(根結)과 표본(標本)이 임상의 침구치료에서 중요한 의의를 가짐을 설명하였다[1].

표본(標本)

표본(標本)의 함의

표(標)는《설문(說文)》에서 "木杪 末也"라 해석하였고《은주(殷注)》에서는 "杪末, 爲末之細者也", "木標末也", 또한 "高遠之木枝曰標"라고 하였으며,《소문 · 육미지대론》에서는 "標者病之始"라고 하였다.

본(本)은《설문(說文)》에서 "木下曰本"이라 해석하였으며, "본(本)"자의 형상을 따라서 "草木之根柢也"라고 하였다.

《예기(禮記) · 락기(樂記)》에서 해석하기를 "猶初也"라고 하였는데, "原也", "基也"의 의미로 사물 본원(本源)의 뜻을 담고 있다.

기초이론의 임상치법에 관한 이론 중 "급즉치기표, 완즉치기본(急則治其標 緩則治其本)"이라 한 것은 "표본(標本)"이 인체 정허사실(正虛邪實)에 적용됨에 있어 정기(正氣)는 본(本)이 되고, 사기(邪氣)는 표(標)가 된다고 인식한 것이다. 혹은 선병(先病)이 본(本)이 되고 후병(後病)이 표(標)가 된다고도 하였다.

경락학설에서 표본(標本) 이론은 경맥이 인체 부위에 거(居)하는 것을 말한다. 즉 상(上)에 있는 것은 표(標), 하(下)에 있는 것이 본(本)이 된다. 이는 십이경맥 기혈이 내외에서 순환하는 것, 음양 영위(營衛)가 상호의존하는 것과 사지와 두면구간 사이의 상호대응하는 관계를 반영하고 있는 것이다. 즉 침구추나(鍼灸推拿)의 임상 치료에서 상병(上病)에 하취(下取)하고 하병(下病)에 상취(上取)하거나 혹은 상하를 동취(同取)하는 등 취혈법은 표본(標本)의 이론에 근거한 것이다.

---

1) "能知六經標本者, 可以無惑于天下"

표본(標本)의 내용

《영추 · 위기》에 표본(標本)에 대하여 다음과 같이 설명하고 있다[2].

- 족태양방광경의 본(本)은 족근 상방 5촌(足根 上方 5寸) 부위에 있고, 그 표(標)는 명문(命門)에 있는데, 명문(命門)이란 눈을 말한다.
- 족소양담경의 본(本)은 규음(竅陰)에 있고, 그 표(標)는 창롱(窗籠)의 앞에 있는데, 창롱(窗籠)이란 귀를 말한다.
- 족소음신경의 본(本)은 안쪽 복사뼈에서 위로 2촌 정도 떨어진 곳에 있고, 그 표(標)는 배부(背部)의 신수(腎腧)과 설하부(舌下部)의 음유맥(陰維脈)과 임맥(任脈)이 교회(交會)하는 곳에 있다.
- 족궐음간경의 본(本)은 행간(行間)에서 위로 5촌 정도 떨어진 곳에 있고, 그 표(標)는 배부(背部)의 간수(肝腧)이다.
- 족양명위경의 본(本)은 여태(厲兌)에 있고, 그 표(標)는 협하 결후(頰下 結喉)의 양쪽의 인영(人迎)에 있다.
- 족태음비경의 본(本)은 중봉(中封) 전방 상부 4촌 부위에 있고, 그 표(標)는 배부(背部)의 비수(脾腧)과 설근부(舌根部)이다.
- 수태양소장경의 본(本)은 수외과(手外踝) 뒤쪽에 있는 양노(養老)혈이고, 그 표(標)는 눈에서 위로 1촌 부위이다.
- 수소양삼초경의 본(本)은 새끼 손가락과 약지 사이에서 위로2촌 부위에 있는 액문(液門)이고, 그 표(標)는 이후 상각(耳後 上角)의 각손(角孫)과 하부(下部)의 외안각(外眼角)에 있는 사죽공(絲竹空)이다.
- 수양명대장경의 본(本)은 주골(肘骨) 중의 곡지(曲池)에서 위쪽의 비노(臂臑)까지이고, 그 표(標)는 협하(標는 頰下) 1촌, 인영(人迎) 뒤쪽, 부돌(扶突) 위쪽에 있는 겸상(鉗上) 부위이다.
- 수태음폐경의 본(本)은 촌구(寸口) 부위에 있는 태연(太淵)이고, 그 표(標)는 액하(腋下) 3촌 부위의 천부(天府)이다.

---

2) "足太陽之本, 在跟以上五寸中, 標在兩絡命門. 命門者, 目也. 足少陽之本, 在竅陰之間, 標在窓籠之前. 窓籠者, 耳也. 足少陰之本, 在內踝下上三寸中, 標在背兪與舌下兩脈也. 足厥陰之本, 在行間上五寸所, 標在背兪也. 足陽明之本, 在厲兌, 標在人迎頰挾頏顙也. 足太陰之本, 在中封前上四寸之中, 標在背兪與舌本也. 手太陽之本, 在外踝之後, 標在命門之上一寸也. 手少陽之本, 在小指次指之間上二寸, 標在耳後上角下外眦也. 手陽明之本, 在肘骨中, 上至別陽, 標在顔下合鉗上也. 手太陰之本, 在寸口之中, 標在腋內動也. 手少陰之本, 在銳骨之端, 標在背兪也. 手心主之本, 在掌後兩筋之間二寸中, 標在腋下下三寸也."

- 수소음심경의 본(本)은 예골(銳骨) 끝이고, 그 표(標)는 배부(背部)의 심수(心兪)이다.
- 수궐음심포경의 본(本)은 손바닥을 위로하여 팔을 뻗었을 때 손목에서 약 2촌 상방(上方)의 양근(兩筋) 사이에 있는 내관(內關)이고, 그 표(標)는 액하(腋下) 3촌 부위에 있다.

이에 대하여 구체적으로 언급하면 다음과 같다.

각 경맥(經脈)의 표본(標本)

- 족태양방광경(足太陽膀胱經) : 본(本)은 부양혈처(跗陽穴處)에 있고, 표(標)는 청명혈처(睛明穴處)에 있음
- 족소양담경(足少陽膽經) : 본(本)은 규음혈처(竅陰穴處)에 있고, 표(標)는 청회혈처(聽會穴處)에 있음
- 족소음신경(足少陰腎經) : 본(本)은 부류(復溜), 교신혈처(交信穴處)에 있고, 표(標)는 두 곳이 있는데, 하나는 배부(背部)의 신수혈처(腎兪穴處)이고, 또 하나는 설하(舌下)의 금진(金津), 옥액혈처(玉液穴處)에 있음
- 족궐음간경(足厥陰肝經) : 본(本)은 중봉혈처(中封穴處)에 있고 표(標)는 배부(背部)의 간수혈처(肝兪穴處)에 있음
- 족양명위경(足陽明胃經) : 본(本)은 여태혈처(厲兌穴處)에 있고, 표(標)는 협(頰)아래 결후(結喉) 양쪽의 인영혈처(人迎穴處)에 있음
- 족태음비경(足太陰脾經) : 본(本)은 삼음교혈처(三陰交穴處)에 있고, 표(標)는 양처(兩處)로 나누어지니, 하나는 배부(背部)의 비수혈처(脾兪穴處)에 있고, 또 하나는 설본(舌本)의 염천혈처(廉泉穴處)에 있음
- 수태양소장경(手太陽小腸經) : 본(本)은 양노혈처(養老穴處)에 있고, 표(標)는 찬죽혈처(攢竹穴處)에 있음
- 수소양삼초경(手少陽三焦經) : 본(本)은 중저혈처(中渚穴處)에 있고, 표(標)는 사죽공혈처(絲竹空穴處)에 있음
- 수양명대장경(手陽明大腸經) : 본(本)은 곡지혈(曲池穴)에 있고, 표(標)는 두유혈처(頭維穴處)에 있음
- 수태음폐경(手太陰肺經) : 본(本)은 태연혈처(太淵穴處)에 있고, 표(標)는 천부혈처(天府穴處)에 있음
- 수소음심경(手少陰心經) : 본(本)은 신문혈처(神門穴處)에 있고, 표(標)는 배부(背部)의 심수혈처(心兪穴處)에 있음
- 수궐음심포경(手厥陰心包經) : 본(本)은 내관혈처(內關穴處)에 있고, 표(標)는 천지혈처(天池穴處)에 있음

경락학설의 표본(標本) 이론

경락학설의 標本 이론은 질병의 부위, 성질을 해석하여서 임상상 변증(辨證)과 취혈(取穴) 을 응용함에 있어서 중요한 의의를 갖는다.

《영추 · 위기》에서 경맥의 본(本)이 사지에 있어, 만약 경기가 허(虛)하여 병을 받게 되면 궐기한량증(厥氣寒凉症)이 출현하게 되고, 만약 경기가 성(盛)하고 사기가 실(實)하면 열증이 나타나게 되며, 경맥의 標는 두면에 있어, 만약 경기가 허(虛)할 때는 두목현훈증(頭目眩暈症)이 출현하고, 만약 경기가 성(盛)하고 사기가 실(實)하면 발열 동통

이 나타나게 됨을 설명하고 있다[3].

또한 치료원칙에 있어서도 실증(實證)에는 사법(瀉法)을 사용하고 허증(虛證)에는 보법(補法)을 사용한다고 하였다.

《표유부》에서 표본(標本) 이론이 침구치료에 있어 중요하게 작용함을 알 수 있다. 침구치료에 있어서 원단취혈(遠端取穴), 오수혈(五輸穴), 원락혈(原絡穴) 등의 주치 병증에 충분히 나타나 있다.

표 2-28 십이경(十二經) 표본부위(標本部位)

경명(經名)		본부(本部)	표부(標部)
족삼양(足三陽)	족태양(足太陽)	발뒤꿈치 싱빙 5촌 부위 [跟以上五寸中(跗陽)]	양쪽 명문(눈)[兩絡命門(目)(睛明)]
	족소양(足少陽)	규음 부위[竅陰之間]	창롱(귀)의 앞[窓籠(耳)之前(聽會)]
	족양명(足陽明)	여태 부위[勵兌]	인영, 협에서 항상을 협하는 부위 [人迎, 頰, 挾頏顙(人迎)]
수삼양(手三陽)	수태양(手太陽)	외과의 뒤쪽 부위[外踝之後(養老)]	명문(눈)의 상방 1촌[命門(目)之上一寸(攢竹)]
	수소양(手少陽)	소지와 약지 사이에서 상방 2촌 부위 [小指次指之間上二寸(中渚)]	귀뒤의 위쪽으로부터 눈 외자 [耳後上角下外眦(絲竹空)]
	수양명(手陽明)	주관절 상방으로부터 별양 부위 [肘骨中(曲池)上至之別陽(臂臑)]	이마 아래로부터 귀위 [顔下, 合鉗上(頭維)]
수삼음(手三陰)	수태음(手太陰)	촌구 부위[寸口之中(太淵)]	겨드랑이 아래 박동 부위[腋內動脈(天府)]
	수소음(手少陰)	예골의 끝단 부위[銳骨之端(神門)]	배수혈[背兪(心兪)]
	수궐음(手厥陰)	장후 양근 사이에서 2촌 부위 [掌後兩筋之間二寸中(內關)]	겨드랑이로 아래 3촌 [腋下三寸(天池)]
족삼음(足三陰)	족소음(足少陰)	안쪽 복사뼈에서 상하 3촌 부위 [內踝上下三寸中(復溜 交信, 然谷)]	배수혈과 설하양맥 [背兪(腎兪)與舌下兩脈(金津,玉液)]
	족궐음(足厥陰)	행간혈에서 상방 5촌 부위 [行間上五寸所(中封)]	배수혈[背兪(肝兪)]
	족태음(足太陰)	중봉혈 앞에서 4촌 부위 [中封前上四寸之中(三陰交)]	배수혈와 설본[背兪(脾兪)與舌本]

* 박선영. 標本 根結 氣街를 바탕으로 한 衛氣의 순환체계. J Physiol & Pathol Korean Med. 2015 ; 29(2) : 133-42.

** 조을화. 표본, 근결 이론에 나타난 체간부위에 대한 생체역학적 연구 가설. Kor J of Acupuncture. 2015 ; 32(3) : 124-9.

[3] "凡候此者, 下虛則厥, 下盛則熱; 上虛則眩, 上盛則熱痛."

근결(根結)과 근류주입(根溜注入)

근결(根結)의 의의

근(根)은 《설문(說文)》에서 "木株也"라고 하여 수근(樹根)의 옛 이름을 의미한다. 《광아석고(廣雅釋詁)》에서 "始也"라고 하여 근(根)에 사물이 시발(始發)한다는 뜻이 있음을 설명하고 있다. 혹은 "本也", "元也"라고도 한다.

결(結)은 《설문(說文)》에서 "締也"라고 하여 "체결(締結)"을 의미한다. 《광아석고(廣雅釋詁)》에서 "續也"라고 하여 연계(聯系)의 뜻이 있음을 설명하고 있고, 《회남무칭(匯南繆稱)》에서 "要終也"라고 하여 종지(終止)의 뜻이 있으며, 《회남니론(匯南泥論)》에서 "聚也"라고 하여 회취(匯聚)의 뜻이 있다고 하였다.

근결(根結)이 경락에 사용됨에 있어 경락의 근결(根結)은 사지(四肢)에서 기시하여 그 경(經)을 따라 순행하여 연계되며 두면구간(頭面軀幹)에서 종지하는 의미를 가지고 있다.

기혈이 삼음삼양경, 사지말단의 수혈(腧穴) 부위를 유주할 때 일정한 특수 작용이 있으며, 이로 인해 수혈(腧穴)이 임상치료에서 중요한 의의가 있음을 설명하고 있다.

근결(根結)의 내용

《영추 · 근결》에 "족태양방광경은 지음(至陰)에서 시작하여 명문(命門)에서 끝난다. 족양명위경은 여태혈(厲 兌)에서 시작하여 상대(顙大)에서 끝난다. 족소양담경은 규음(竅陰)에서 시작하여 창롱(窓籠)에서 끝난다. … 족태음비경은 은백(隱白)에서 시작하여 태창(太倉)에서 끝나고, 족소음신경은 용천(湧泉)에서 시작하여 염천(廉泉)에서 끝나며, 족궐음간경은 대돈(大敦)에서 시작하여 옥영(玉英)에서 끝나고 단중(膻中)에 이어진다[4]."라고 하였는데, 이는 족육경의 근결(根結) 부위를 설명하고 있다.

《내경》에는 수육경의 근결부위(根結部位)가 기재되어 있지 않은데, 이것이 탈간(脫簡)으로 생각되고 있다.

족육경의 근(根)은 균일하게 오수혈(五腧穴)의 정혈(井穴)에서 기시(起始)하니 즉 지음(至陰), 여태(勵兌), 규음(竅陰), 은백(隱白), 용천(湧泉), 대돈(大敦)이다.

---

4) "太陽根于至陰, 結于命門. 陽明根于勵兌, 結于顙大. 少陽根于竅陰, 結于窓籠. … 太陰根于隱白, 結于太倉. 少陰根于湧泉, 結于廉泉. 厥陰根于大敦, 結于玉英, 終于膻中."

출(出)하는 바가 정(井)이 되니 근결(根結) 이론은 오수혈(五腧穴)의 임상 응용에 밀접한 관계가 있다.

- 태양은 목(目)에서 결(結)하는데 정명(睛明)혈을 의미하며,
- 양명은 겸이(鉗耳)에서 결(結)하는데 즉 두각부(頭角部)의 두유(頭維)혈을 의미하고,
- 소양은 이중(耳中)에서 결(結)하는데 즉 청회혈(聽會)을 의미하며,
- 태음은 태창(太倉)에서 결(結)하는데 위완부(胃脘部) 즉 중완(中脘)혈을 의미하고,
- 소음은 후부 · 염천(喉部·廉泉)혈에서 결(結)하며,
- 궐음은 흉부(胸部) 즉 옥당(玉堂)혈에서 결(結)한다.

《영추 · 근결》에서는 동시에 육양경(六陽經)의 근(根), 류(溜), 주(注), 입(入)의 이론을 기재하고 있는데, 이러한 이론과 오수혈(五腧穴)의 관계는 밀접하다.
"근(根)"이 균일하게 오수혈중 정혈(井穴)이 된다고 하는 것과 그 외에 "류(溜)"는 원혈(原穴), "주(注)"는 대체로 경혈(經穴)과 합혈(合穴)이 되며, "입(入)"이 하부(下部)에 있는 것은 각 경의 락혈(絡穴)이 되고 상부(上部)에 있는 것은 경항부(頸項部)의 수혈(腧穴)이 된다.

이에 대해 다음과 같이 언급하고 있다[5].

- 족태양방광경의 맥기는 지음(至陰)에서 시작하여 경골(京骨)로 흘러가 곤륜(崑崙)에 주입되며, 천주(天柱)과 비양(飛揚)으로 들어간다.
- 족소양담경의 맥기는 규음(竅陰)에서 시작하여 구허(丘墟)로 흘러가 양보(陽輔)에 주입되며, 천용(天容)과 광명(光明)으로 들어간다.
- 족양명위경의 맥기는 여태(厲兌)에서 시작하여 충양(衝陽)으로 흘러가 해계(解谿)에 주입되며, 인영(人迎)과 풍륭(豊隆)으로 들어간다.
- 수태양소장경의 맥기는 소택(少澤)에서 시작하여 양곡(陽谷)으로 흘러가 소해(小

[5] "足太陽根于至陰, 溜于京骨, 注于崑崙, 入于天柱, 飛揚也. 足少陽根于竅陰, 溜于丘墟, 注于陽輔, 入于天容, 光明也. 足陽明根于厲兌, 溜于衝陽, 注于下陵, 入于人迎, 豊隆也. 手太陽根于少澤, 溜于陽谷, 注于小海, 入于天窓, 支正也. 手少陽根于關衝, 溜于陽池, 注于支溝, 入于天牖, 外關也. 手陽明根于商陽, 溜于合谷, 注于陽谿, 入于扶突, 偏歷也."

海)에 주입되며, 천창(天窓)과 지정(支正)으로 들어간다.

- 수소양삼초경의 맥기는 관충(關衝)에서 시작하여 양지(陽池)로 흘러가 지구(支溝)에 주입되며, 천유(天牖)와 외관(外關)으로 들어간다.
- 수양명대장경의 맥기는 상양(商陽)에서 시작하여 합곡(合谷)으로 흘러가 양계(陽谿)에 주입되며, 부돌(扶突)과 편력(偏歷)으로 들어간다.

이로 인하여서 근류주입(根溜注入)의 이론과 출(出)한 바가 정(井)이 되고, 류(溜)한 바가 형(滎)이 되고, 주(注)한 바가 수(輸)가 되고, 행(行)한 바가 경(經)이 되고, 입(入)한 바가 합(合)이 된다는 오수혈(五腧穴)의 이론은 서로 비슷하다.

이는 십이경맥의 기혈이 사지 이하와 두항과 구간(頭項軀幹)의 특정 부위를 유주하는 특수 상태를 형용한 것이니, 마치 수(水)가 하도(河道)에 흘러 모이고 전달되는 상(象)으로 비유를 삼은 것과 같다. 이는 지체와 두면 사이에 전일체적 연계성을 강조한 것이다. 오직 "입(入)" 만이 모두 두면 일혈(頭面 一穴)에 본경 락혈을 가하여 취한다고 하였는데, 실제로는 상하취혈(上下取穴)의 배혈원칙 중 하나인 것이다.

표 2-29 육경근결표(六經根結表)

경별(經別)	근(根)	결(結)
태양(太陽)	지음(至陰)	명문(命門: 목目): 정명(睛明)
양명(陽明)	여태(厲兌)	상대(顙大: 겸이鉗耳): 두유(頭維)
소양(少陽)	규음(竅陰)	창롱(窓籠: 이중耳中): 청회(聽會)
태음(太陰)	은백(隱白)	태창(太倉: 위胃): 중완(中脘)
소음(少陰)	용천(湧泉)	염천(廉泉)
궐음(厥陰)	대돈(大敦)	옥영(玉英): 옥당(玉堂), 단중(膻中)

표 2-30 육양경(六陽經) 근(根), 류(溜), 주(注), 입(入) 혈위표(穴位表)

경명(經名)	근(根)	류(溜)	주(注)	입(入)	
				상(上)	하(下)
족태양(足太陽)	지음(至陰)	경골(京骨)	곤륜(崑崙)	천주(天柱)	비양(飛揚)
족소양(足少陽)	규음(竅陰)	구허(丘墟)	양보(陽輔)	천용(天容)[a]	광명(光明)
족양명(足陽明)	여태(勵兌)	충양(衝陽)	하릉(下陵)[b] (삼리三里)	인영(人迎)	풍륭(豊隆)
수태양(手太陽)	소택(少澤)	양곡(陽谷)[c]	소해(小海)	천창(天窓)	지정(支正)
수소양(手少陽)	관충(關衝)	양지(陽池)	지구(支溝)	천유(天牖)	외관(外關)
수양명(手陽明)	상양(商陽)	합곡(合谷)	양계(陽溪)	부돌(扶突)	편력(偏歷)

[a] 마시(馬蒔), 장개빈(張介賓) - 천용(天容)은 수태양경혈(手太陽經穴)임, 따라서 '천충(天衝)'으로 교정함

[b] 마시(馬蒔) - "하릉(下陵), 해계(解谿)"

[c] 양곡혈(陽谷穴)(수태양경(手太陽經)의 경혈(經穴), 수태양경(手太陽經)의 원혈(原穴) : 완골(腕骨))를 제외한 나머지 유혈(溜穴)은 모두 원혈(原穴)임

2. 기가(氣街)와 사해(四海)

기가(氣街)의 함축된 뜻과 내용

《영추 동수》에 "두부(頭部) · 흉부(胸部) · 복부(腹部) · 경부(脛部)는 영기와 위기가 순행하는 통로이다(四街者, 氣之徑路也)"라고 하였는데, 이것은 "기가(氣街)"에 대한 정의로 기가(氣街)가 경맥의 경기 운행의 노로임을 설명한 것이다.

본 원문(原文)의 문단 전후를 살펴보면[6] 기가(氣街)의 작용이 십이경맥의 기혈이 사지말단에서 운행할 때 갑자기 대한(大寒)이나 혹은 기타 풍사(風邪)의 침입을 만나서 지체되나, 경기가 사가(四街)에 이어져서 개개의 통로가 원래의 경맥에 다시 순환되

[6] "黃帝曰, 營衛之行也, 上下相貫, 如環之無端, 今有卒然遇風邪, 及逢大寒, 手足懈惰, 其脈陰陽之道, 相輸之會, 行相失也, 氣何由還? 岐伯曰, 夫四末陰陽之會者, 此氣之尤絡也. 四街者, 氣之徑路也. 故絡絶則徑通, 四末解則氣從合, 相輸如環. 黃帝曰, 善. 此所謂如環無端, 莫知其紀, 終而復始, 此之謂也."《靈樞·動輸》

어 종(終)을 잃지 않아서 다시 순환을 시작하므로 "기지경로야(氣之徑路也)"가 된다고 하였다.

장경악(張景岳)이 이에 대하여서 "此四街者, 乃胸腹頭脛所聚所行的道路, 故謂之氣街"라고 해석하여 설명하였다.

《영추 · 위기》에서 기(氣)가 운행되는 통로에 대하여 말하자면, 흉부(胸部) · 복부(腹部) · 두부(頭部) · 경부(脛部)의 기(氣)는 각기 운행하는 통로가 있다.

> "請言氣街; 胸氣有街, 腹氣有街, 頭氣有街, 脛氣有街. 故氣在頭者, 止之于腦[7). 氣在胸者, 止之于膺與背兪[8). 氣在腹者, 止之背兪, 與衝脈于臍之左右之動脈者[9). 氣在脛者, 止之于氣街[10), 與承山踝上以下"

사처(四處)에 기가(氣街)가 있으므로 보통 사가(四街)라 한다. 이는 경락학설의 중요한 내용이다. 즉 네 개 부위를 사가(四街)로 명명하였는데 모두 일정한 의의를 가지고 있다.

"두위제양지회(頭爲諸陽之會)"라고 하는 것은 십이경맥이 모두 두(頭)로 상주(上注)하므로 두기(頭氣)에 가(街)가 있게 된다.

《영추 · 사기장부병형》에서 "십이경맥과 365락(絡)의 혈기(血氣)는 모두 얼굴로 흘러가고 공규로 주행한다[11).."라고 하였다.

두(頭)는 뇌(腦)가 거(居)하는 바가 되며 뇌(腦)는 수(髓)의 해(海)가 된다고 하였는데,

---

7) **止之于腦** : 楊上善 "腦爲頭氣之街. 故頭有氣, 止百會也." // 張志聰 "止, 盡也. 止之于腦者, 言頭氣之街, 絡脈盡于腦也."

8) **止之于膺與背兪** : 楊上善 "膺中肺兪爲胸氣之街, 故胸中有氣, 取此二腧也." // 張介賓 "胸之兩旁爲膺, 氣在胸之前者止之膺, 謂陽明少陽經分也; 胸之後者在背腧, 謂自十一椎膈膜之上, 足太陽經諸臟之腧, 皆爲胸之氣街也."

9) **止之背兪, 與衝脈于臍之左右之動脈者** : 楊上善 "脾兪及臍左右冲脈, 以爲肺氣之街. 若腹中有氣, 取此二穴也." // 張介賓 "腹之背腧, 謂自十一椎膈膜以下, 太陽經諸臟之腧皆是也. 其行于前者, 則冲脈幷少陰之經行于腹, 與臍之左右動脈, 卽肓腧天樞等穴, 皆爲腹之氣街也."

10) **止之于氣街** : 張介賓 "此云氣街, 謂足陽明經穴, 卽氣冲穴也. 承山, 足太陽經穴, 以踝之上下, 亦皆足之氣街也."

11) "十二經脈, 三百六十五絡, 其氣血皆上于面而走空竅."

즉 "諸髓者皆屬于腦"로서 인체 정수(精髓)의 기(氣)가 회취(匯聚)하는 소재를 말한 것이며 두기(頭氣)의 가(街)는 뇌(腦)에 있는 것이다.

흉부(胸部)와 복부(腹部)에 있는 가(街)의 소재는 오장육부 수모배혈(兪募配穴)과 일치하므로 흉복내(胸腹內)에 있는 경기(經氣)가 배수(背兪)와 모원(募元) 사이에서 서로 통하는 것에 의거하여 기가(氣街)의 이론이 성립됨을 설명할 수 있다. 그러므로 흉응(胸膺)과 배수(背兪)에 있는 것은 흉기(胸氣)의 가(街)가 되는데, 즉 복부에 있는 충맥의 좌우 모원(募元)과 배수(背兪)가 서로 통하여 복기(腹氣)의 가(街)가 된다.

경기(脛氣)는 양하지의 경기를 통섭하며, 그 기가(氣街)는 소복부(少腹部)의 기충(氣衝)에 있으며 고경과족(股脛踝足)의 기혈을 회취(匯聚)하여 위로 반(返)하여서 복부에 이르게 한다는 의미이다.

표 2-31 사가표(四街表)

기가(氣街)	두(頭)	흉(胸)	복(腹)	경(脛)
부위(部位)	뇌(腦)에 모임 (止之于腦)	가슴(膺)과 배수(背兪)에 모임 (止之膺與背兪)	배수(背兪)와 충맥(衝脉)이 배꼽 양옆으로 지나면서 뛰는 곳에 모임 (止之背兪與衝脈于臍左右之衝脉)	기가(氣街)나 승산(承山)이 위치하는곳, 그리고 복사뼈 위에 모임 (止之于氣街與承山, 踝上以下)

사해(四海)의 의의와 내용

경락학설에서 기혈이 경맥을 순환하는 것을 물이 강하(江河)를 흐르는 것에 비유하였으며, 기혈이 회취(匯聚)하는 것을 역시 해(海)로 비유하였다.

즉 기(氣)에는 기해(氣海)가 있고, 혈(血)에는 혈해(血海)가 있으며, 수(髓)에는 수해(髓海)가 있고, 수곡(水穀)이 납(納)하는 곳이 '수곡지해(水穀之海)'가 되므로 이를 사해(四海)라 칭한 것이다.

《영추 · 해론》에는 다음과 같이 언급하고 있다[12].

- 위(胃)는 수곡(水穀)의 해(海)라 하는데, 그 수혈(腧穴)은 상부의 기가(氣街)에 있고 하부의 족삼리(足三里)에 있다.
- 충맥은 십이경맥의 해(海)라고 하는데, 그 수혈(腧穴)은 상부의 대저혈(大杼)에 있고 하부의 거허상렴(巨虛上廉, 上巨虛) · 거허하렴(巨虛下廉, 下巨虛)에 있다.
- 단중(膻中)은 기해(氣海)라고 하는데, 그 수혈(腧穴)은 상부의 천주골 상하(天柱骨上下)에 있고 앞쪽의 인영(人迎)에 있다.
- 뇌(腦)는 수해(髓海)라고 하는데, 그 수혈(腧穴)은 상부의 두개에 있고 하부의 풍부(風府)에 있다.

사람이 섭취한 음식(飮食), 수곡(水穀)은 모두 위(胃)로 들어가므로 위(胃)가 수곡해(水穀海)가 되고 기혈이 화생하는 곳이 되며, 또한 오장육부의 정기(精氣)가 모두 수곡으로부터 유래되는, 즉 "五臟六腑皆稟氣于胃"가 되므로 《영추 · 오미》에 이르기를 "오장육부지해(五臟六腑之海)"라고 하였다.

그 기기(氣機)가 전수(轉輸)되는 부위는 상부에서는 소복(少腹)의 기충(氣衝)에 있으며, 하부에서는 족양명경의 족삼리(足三里)에 있다.

십이경맥이 회취(匯聚)되는 소재는 충맥인데 충맥(衝脈)은 신(腎)아래 포중(胞中)에서 기(起)하여 동(動)한 후 상하로 각각 행(行)하니, 주로 전신의 기혈을 삼관(滲灌)시킨다. 그러므로 충맥은 십이경의 해(海)가 되며 또한 칭(稱)하여 혈해(血海)라 한다. 그 기기(氣機)의 전수(轉輸) 부위는 상부에서 방광경의 대저(大杼) 부근, 하부에서 위경의 상거허(上巨虛)와 하거허(下巨虛) 부근이다.

대기(大氣)를 호흡(呼吸), 토납(吐納)하는 곳은 흉부이므로 종기(宗氣)가 있는 곳이다. 《영추 · 오미》에 "대기(大氣)가 모여 운행되지 않고 흉중(胸中)에 쌓이는데, 이를 기해(氣海)라 한다. 폐(肺)에서 나와 인후(咽喉)를 따라 흐르므로 숨을 내쉬면 나가고 들이쉬면 들어온다. 대자연의 기(氣)와 음식물에서 화생한 정기(精氣)를 대강 어림하면 종기(宗氣) · 영기(營氣) · 조박(糟粕)의 세 갈래로 소모된다[13]."라고 하였다.

---

12) "胃者水穀之海, 其輸上在氣街, 下至三里. 衝脈者爲十二經之海, 其輸上在于大杼, 下出于居虛之上下廉. 膻中者爲氣之海, 其輸上在于柱骨之上下, 前在于人迎. 腦爲髓之海, 其輸上在于其盖, 下在風府."

13) "其大氣之轉而不行者, 積于胸中, 命曰氣海, 出于肺, 循喉咽, 故呼則出, 吸則入. 天地之精氣, 其大數常出三入一."

단중혈처(膻中穴處)가 흉(胸)이므로 기해(氣海)가 되는 것이다. 그 기기(氣機)의 전수(轉輸)되는 부위는 상부에서 항부(項部)의 아문(瘂門)과 대추(大椎) 사이이며, 전면(前面)에서 인영(人迎) 부근이 된다.

모든 수(髓)는 뇌(腦)에 속하니, 양상선(楊上善)의 주(注)에서 "위의 진액을 흘러 골공에 삼입되고 변화하여 골수가 되니, 머리에 가장 많아 바다가 된다. 신이 생하는 것을 주한다."고 설명하고 있다.

그러므로 뇌(腦)는 수해(髓海)가 되는 것이다. 그 기기(氣機)의 전수(轉輸) 부위는 상부에서 두(頭)의 전정(巓頂)의 백회(百會) 부근이며, 하부에서 항(項) 뒤쪽의 풍부(風府) 부근이다.

표 2-32 사해(四海)의 부위(部位)와 소통혈위(所通穴位)

사해(四海)	부위(部位)	소통혈위(所通穴位)
뇌-수해(腦-髓海)	두(頭)	개(盖: 백회百會), 풍부(風府)
단중-기해(膻中-氣海)	흉(胸)	주골상하(柱骨上下: 경부頸部), 인영(人迎)
위-수곡해(胃-水穀海)	상복(上腹)	기충(氣衝), 삼리(三里)
충맥-혈해(衝脈-血海)	하복(下腹)	대저(大杼), 상하거허(上下巨虛)

기가(氣街)·사해(四海)의 응용

《영추 · 관능》에 "침(鍼)을 사용하는 이치는 반느시 형기(形氣)가 소재하는 상하좌우(上下左右), 음양표리(陰陽表裏), … 상하(上下)에 분포하는 기혈(氣穴)을 알려면 기해(氣海) · 혈해(血海) · 수해(髓海) · 수곡지해(水穀之海)의 작용을 명확하게 알아야 하고, 허실(虛實)의 소재를 살펴서 한다[14)]."라고 하여 침구치료에 있어서 항상 기가(氣街)와 사해(四海) 이론을 운용하여 시행한다고 설명하였는데, 수모(兪募)의 배혈법(配穴法)이 이것에서 유래하였다. 배(背)는 양(陽)이 되고 복(腹)은 음(陰)이 되어, 음양이 표리상배

14) "用鍼之理, 必知形氣之所在, 左右上下, 陰陽表裏, … 上下氣門, 明通于四海, 審其所在."

(表裏相配)되므로써 흉복배수(胸腹背兪)의 경기(經氣)가 통하게 된다.

"모(募)"와 "막(幕)"은 상통의 의미로 활수(滑壽)의 《난경본의(難經本義)》에 "募, 猶募結之募, 言輕氣之聚于此也)", "輸, 猶輸委之輸, 言經氣由此而輸于彼也"라고 주(注)하여, 경기(經氣)의 회취(匯聚)를 논하였을 뿐만 아니라, 경기의 전수 · 통행(轉輸·通行)이 모두 장부와 상통하는 것을 언급하였다.

오장육부의 수(兪)는 배(背)에 있고 모(募)는 흉복(胸腹)에 있다.

《영추 · 배유》에 "흉중(胸中)의 대수(大腧)[배중 대저, 背中 大杼]는 항후(項後) 제1추골 양측에 있고, 폐수(肺兪)는 제3추골 양측에 있으며, 심수(心兪)는 제5추골 양측에 있고, 격수(膈兪)는 제7추골 양측에 있으며, 간수(肝兪)는 제9추골 양측에 있고, 비수(脾兪)는 제11추골 양측에 있으며, 신수(腎兪)는 제14추골 양측에 있으니, 모두 척추를 끼고 서로 거리가 3촌이 되는 곳이다[15]."라고 하여 오장 배수혈(五臟 背兪穴)을 언급하고 있다.

이외의 육부 배수혈(六腑 背兪穴)은 각각의 추(椎)사이 협척처(挾脊處)에 있는데, 10추(椎)사이에 담수(膽兪), 12추(椎)사이에 위수(胃兪), 13추(椎)사이에 삼초수(三焦兪), 16추(椎)사이에 대장수(大腸兪), 18추(椎)사이에 소장수(小腸兪), 19추(椎)사이에 방광수(膀胱兪)가 각각 위치하고 있다. 또한 수궐음심포의 배수혈(背兪穴)을 궐음수(厥陰兪)라 부르며 4추(椎)사이에 있다.

모혈(募穴)의 분포 상황은 다음과 같다.

- 폐모(肺募)는 중부(中府)혈
- 간모(肝募)는 기문(期門)혈
- 담모(膽募)는 일월(日月)혈
- 비모(脾募)는 장문(章門)혈
- 신모(腎募)는 경문(京門)혈
- 위모(胃募)는 중완(中脘)혈
- 심모(心募)는 거궐(巨闕)혈
- 심포모(心包募)는 단중(膻中)혈
- 삼초모(三焦募)는 석문(石門)혈
- 대장모(大腸募)는 천추(天樞)혈
- 소장모(小腸募)는 관원(關元)혈
- 방광모(膀胱募)는 중극(中極)혈

어떤 것은 신측(身側)에 있고 어떤 것은 정중(正中)에 있어, 배수(背兪)와 함께 오장

15) "胸中大腧在杼骨之端, 肺腧在三焦(椎)之間, 心腧在五焦(椎)之間, 膈腧在七焦(椎)之間, 肝腧在九焦(椎)之間, 脾腧在十一焦(椎)之間, 腎腧在十四焦(椎)之間, 皆挾脊相去三寸所."

육부(五臟六腑)의 질환(疾患)을 치료함에 많은 효용성이 있다.

《영추 · 해론》에서 각 해(海)의 부족 · 유여(不足·有餘)한 증(證)을 서술하였는데, 치료함에 있어서 역시 이러한 취혈법(取穴法)을 따라야 한다.

"기해(氣海)가 남아돌면 기(氣)가 흉중(胸中)에 가득 차 답답하고 숨이 가쁘며 안색이 붉어지고, 기해(氣海)가 부족(不足)하면 기(氣)가 부족(不足)하여 말소리에 힘이 없다. 혈해(血海)가 남아돌면 항상 몸이 커지는 것처럼 느끼고 답답해하나 자신이 병든 것을 알지 못하며, 혈해(血海)가 부족(不足)하면 항상 몸이 왜소해지는 것 같고 의기소침하나 자신이 병든 것을 알지 못한다. 수곡(水穀)의 해(海)가 남아돌면 복부(腹部)가 창만(脹滿)하고, 수곡(水穀)의 해(海)가 부족(不足)하면 배가 고프나 음식물을 받아들이지 못한다. 수해(髓海)가 남아돌면 몸이 가볍고 힘이 넘쳐 그 도(度)를 넘으며, 수해(髓海)가 부족(不足)하면 어지럽고 귀에서 소리가 나며 소퇴부(小腿部)가 시큰거리고 눈앞이 아찔하며, 물체가 뚜렷하게 보이지 않고 사지(四肢)가 나른하고 잠만 자려 한다[16]."라 한 것과 같다.

이것은 다만 대강(大綱)일 뿐이니, 임상에서 나타나는 경맥(經脈)의 각종 병증 상황에 따라 적절하게 운용하여 취혈(取穴) 및 배방(配方)해야 한다.

3. 십이경맥(十二經脈)의 관합추(關闔樞) 이론과 운용

십이경맥(十二經脈)의 삼음삼양(三陰三陽) 속성

십이경맥 삼음삼양 용어의 사용은 현존하는 서적 중 가장 오래된 마왕퇴(馬王堆)《백서(帛書)》에서 확인된다. 마왕퇴(馬王堆)《백서(帛書)》는 경맥 명칭에 삼음삼양(三陰三陽) 용어를 사용하고 있고, 오행 개념이 반영된 장부(臟腑) 용어는 사용하고 있지 않으며, 《내경》에 이르러서야 경맥 명칭에서 오행 개념이 반영된 장부 용어를 확인할 수 있다. 경맥 유주에 있어서도 마왕퇴《백서》는 심(心), 위(胃), 신(腎), 간(肝)과 같은 장부를 간혹 언급하기는 하지만 《내경》에 언급된 경맥 유주의 장부와 큰 차이

16) "氣海有餘者, 氣滿胸中, 悗息面赤; 氣海不足, 則氣少不足以言. 血海有餘, 則常想其身大, 怫然不知其所病; 血海不足, 亦常想其身小, 狹然不之其所病. 水穀之海有餘, 則腹滿; 水穀之海不足, 則飢不受穀食. 髓海有餘, 則輕勁多力, 自過其度; 髓海不足, 則腦轉耳鳴, 脛痠眩冒, 目無所見, 懈怠安臥."

가 있다. 그러므로《내경》보다 앞서 저술된 마왕퇴《백서》시기의 십이경맥 계통의 형성에 있어서 경맥 유주에《내경》의 오행(五行) 개념에 입각한 장부의 배속은 아직 이루어지지 않았던 것으로 보인다. 그러나 마왕퇴《백서》는 십이경맥 유주 분포에 있어서 삼음삼양 용어로써 인체를 앞면, 뒷면, 측면으로 구분함과 동시에 음양 개념을 통해 표리를 구분하여《내경》과 동일한 십이경맥의 공간적 분포 특성을 보인다.

삼음삼양은 십이경맥의 공간적 분포 특성을 나타낼 뿐만 아니라 십이경맥의 기능적 속성을 내포한다. 즉 삼음(三陰)인 궐음, 소음, 태음과 삼양(三陽)인 소양, 양명, 태양이 각각 육기인 풍(風), 열(熱), 습(濕), 화(火), 조(燥), 한(寒)의 작용에 의해 밖으로 드러나는 현상을 표현한 용어로써 삼음삼양 용어 자체가 십이경맥의 기능적 속성을 이해하는데 중요한 단서가 된다. 십이경맥의 삼음삼양 속성에 따른 공간적 분포와 기능적 작용을 이해하기 위해 음양(陰陽) 발현의 기본 원리이자 삼음삼양 개념 발생의 모태인 태극도(太極圖)의 의미와 상관성을 파악하는 것이 도움이 될 수 있다.

십이경맥과 관합추(關闔樞)

《소문 · 음양리합론》과《영추 · 근결》은 관합추(關闔樞) 이론을 통하여 초기 경맥 형성의 중심 사고 체계인 십이경맥 삼음삼양에 대한 기능적 작용과 공간적 분포 및 십이경맥의 상호 관계를 설명하고 있다. 관합추(關闔樞) 이론에 따른 십이경맥 삼음삼양의 기능적 작용을 문짝이 열리고 닫히는 것에 비유하여 삼음삼양 중 태양과 태음을 '관(關)', 양명과 궐음을 '합(闔)', 소양과 소음을 '추(樞)'에 배속하는데, 관(關)은 삼음삼양의 경기(經氣)가 인체의 바깥(表)으로 발산(發散)하는 작용을, 합(闔)은 삼음삼양의 경기를 안으로 수렴(收斂)하고 내장(內藏)하는 작용을, 그리고 추(樞)는 삼음삼양의 경기를 내외로 상호 연결하고 조절(調節)하는 작용을 함으로써 삼음삼양의 경기가 인체의 표중리(表中裏)를 조화롭게 운행하여 생명작용을 영위한다.

삼양경(三陽經) 관합추(關闔樞)의 기화(氣化) 규율은, 태양은 삼양의 표(表)로서 태양의 기화(氣化)는 주로 상행하고 바깥으로 포산(布散) · 개(開)한다. 즉, 태양은 위기를 바깥으로 포산시켜 인체의 방어기능을 담당하며 양기(陽氣)가 바깥으로 선발(宣發)하도록 하는 체표의 기화(氣化)를 주재한다. 양명은 삼양의 리(裏)로서 양기(陽氣)의 내장(內藏)을 주관하며, 양명의 기화(氣化)는 안과 아래로 포산(布散) · 합(闔)한다. 양명은 만물을 생화(生化)하는 근본이며 모든 기(氣)를 화생(化生)시키는 근원이다. 소양은 기(氣)가 표리 사이에서 운행하여 내외로 양기(陽氣)의 성쇠를 조절하고 표리의 기(氣)에 대한 지도리 역할(추(樞))을 한다. 삼양경의 관합추(關闔樞)는 각각 서로 다른 기능을 발휘할지라도 삼양경의 관합추(關闔樞)로 삼양(三陽)의 기화(氣化)가 조화를 이루어 작동되므로 하나의 양(一陽)라 할 수 있다.

삼음경 관합추(三陰經 關闔樞)의 기화(氣化) 규율은, 태음은 삼음(三陰)의 바깥으로 음기(陰氣)가 성(盛)하고 기혈의 유주와 진액의 포산을 관장(關) 한다. 궐음은 음(陰)의 안으로 신명(神明)의 수호(守護) · 심포(心包)와 혈액의 저장을 주관(합(闔))한다. 소음은 음(陰)이 아직 어린 상태로, 혈맥의 외달(外達) · 심(心)과 진액의 운행을 주관한다. 즉, 심신(心腎), 수화(水火), 상하(上下)의 교체(추(樞))를 주관한다. 삼양경의 관합추(關闔樞)는 각각 서로 다른 기능을 발휘할지라도 삼음경의 관합추(關闔樞)로 삼음(三陰)의 기화(氣化)가 조화를 이루어 작동되므로 하나의 음(一陰)이라 할 수 있다.

관합추(關闔樞) 이론에 따른 십이경맥 삼음삼양의 공간적 분포에 대한 내용으로, 성인(聖人)이 남쪽을 바라보고 섰을 때 앞쪽을 광명(廣明), 뒤쪽을 태충(太衝)이라 하면, 태충의 땅쪽을 소음, 소음의 위쪽을 태양이라 한다. 태양은 지음(至陰)을 뿌리하여 일어나 명문(命門)에 맺는다. 이름하여 음중(陰中)의 양(陽)이라 한다. 몸의 중간에서 윗부분을 광명(廣明), 광명(廣明)의 아래를 태음이라 한다. 태음의 앞쪽을 양명이라 하고, 양명은 여태(厲兌)를 뿌리하여 일어난다. 이름하여 음중(陰中)의 양(陽)이라 한다. 궐음(厥陰)의 바깥쪽(外)을 소양이라 하고, 소양은 규음을 뿌리하여 일어난다. 이름하여 음중(陰中)의 소양이라 한다. 그러므로 이것이 삼양(三陽)의 이합(離合)이다 태양(太陽)은 관(關), 양명(陽明)은 합(闔), 소양(少陽)은 추(樞)라고 하여 삼양(三陽)의 분포 부위와 관합추(關闔樞)를 정의하고 있다. 태음은 은백(隱白)을 뿌리로 하여 일어나 태창(太倉)에 맺는다. 이름하여 음중(陰中)의 음(陰)이라 한다. 태음(太陰)의 뒤쪽을 소음이라 한다. 소음은 용천(湧泉)을 뿌리로 하여 일어나 염천(廉泉)에 맺는다. 소음의 앞쪽을 궐음이라 한다. 궐음은 대돈(大敦)을 뿌리로 하여 일어나 옥영(玉英)에 맺고 단중(膻中)에 퍼진다. 태음은 관(關), 궐음(厥陰)은 합(闔), 소음은 추(樞)가 된다고 하여 삼음의 분포 부위와 관합추(關闔樞)를 정의하고 있다(그림 2-7).

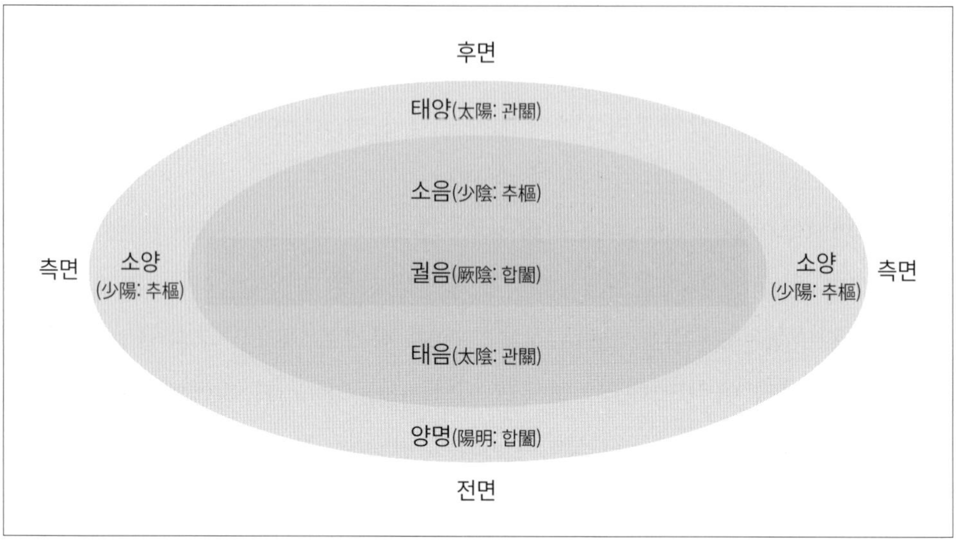

그림 2-7 인체 삼음삼양(三陰三陽) 개합추(關闔樞)의 표리(表裏) 분포

경맥 순행 위치와 삼음삼양의 관합추(關闔樞) 배속을 연계한 연구로 방약중(方藥中)[17]과 양(梁)[18]은 궐음이 추(樞)가 되고 소음이 합(闔)이 되어야 한다고 주장하며, 이에 대한 근거로 팔과 다리에서 궐음경이 대체적으로 태음경과 소음경의 사이에 위치하며, 표리 관계에서도 궐음경과 소양경이 짝을 이루고 있기 때문이라고 주장하고 있다. 그러나 《소문 · 음양리합론》과 《영추 · 근결》, 두 편 모두에서 관합추(關闔樞)의 삼음삼양 배속에 대하여 태양과 태음을 '관(關)', 양명과 궐음을 '합(闔)', 소양과 소음을 '추(樞)'로 일관되게 정의하고 있다. 또한 《의학입문 · 오장천착론(五臟穿鑿論)》과 《동의보감 · 내경》에서도 십이경맥의 관합추(關闔樞) 이론에 대한 임상 응용 방법으로 장부상통론(臟腑相通論)을 기술하면서 태양과 태음을 '관(關)', 양명과 궐음을 '합(闔)', 소양과 소음을 '추(樞)'라고 하여 《내경》의 정의를 따르고 있다.

족삼음삼양의 분포부위와 관합추(關闔樞) 배속을 기술한 《소문 · 음양리합론》과 《영추 · 근결》은 다리와 몸통의 관합추(關闔樞) 차이를 두고 있지 않다. 즉, 태음의 뒤쪽에 소음이 있고, 태음과 소음 사이에 궐음이 위치하고, 태음의 앞쪽에 양명이, 소음의 위쪽에 태양이, 궐음의 바깥 쪽(外)에 소양이 분포한다고 한 것은 몸통과 다리에 모두 적용되는 내용이며, 더 나아가 수족 삼음삼양의 분포부위와 관합추(關闔

17) 王琦, 李炳文, 邱德文, 王庆 其, 彭荣 琛. 黃帝內經素問今釋. 1st ed. Seoul: 성보사. 1983. p41

18) 梁運通, 黃帝內經類析. 일중사. 1986. p136

樞) 배속에도 동일하게 적용된다(그림 2-8). 수족 궐음경의 위치를 판단할 때 평면적(이차원)인 관점이 아닌 입체적(삼차원)인 관점, 즉 두 팔과 두 다리를 합친 상태에서 보면 팔과 다리 부위의 태음은 앞쪽, 소음은 뒤쪽, 궐음은 소음의 사이에 위치함과 동시에 소양이 궐음의 바깥쪽(外)에 위치함으로써 삼음삼양의 분포 부위와 관합추(關闔樞) 배속에 대한《내경》의 정의와 일치하게 된다.

그러므로 삼음삼양의 관합추(關闔樞) 배속은 십이경맥의 분포 특징과 기능적 작용 및 십이경맥의 상호 관계를 설명하고 있을 뿐만 아니라 고대 의학자가 우리 몸을 어떻게 바라보았는지에 대한 한의학적 인체관을 제공하고 있다.《소문 · 음양리합론》과《영추 · 근결》에서, 태양과 태음을 '관(關)', 양명과 궐음을 '합(闔)', 소양과 소음을 '추(樞)'라고 한 삼음삼양의 관합추(關闔樞) 배속에 대한 정의를 바탕으로 한의학적 인체관을 정립하고 발전시켜 나아가야 할 것이다.

십이경맥과 장부상통론(臟腑相通論)

장부상통론(臟腑相通論)은 삼음(三陰)과 삼양(三陽)에서 관합추(關闔樞)의 성격이 서로 같은 경맥을 이용하여 질병을 치료하는 원리로, 단 수음경은 족양경과, 수양경은 족음경과 짝을 이루어 작용한다(그림 2-8).

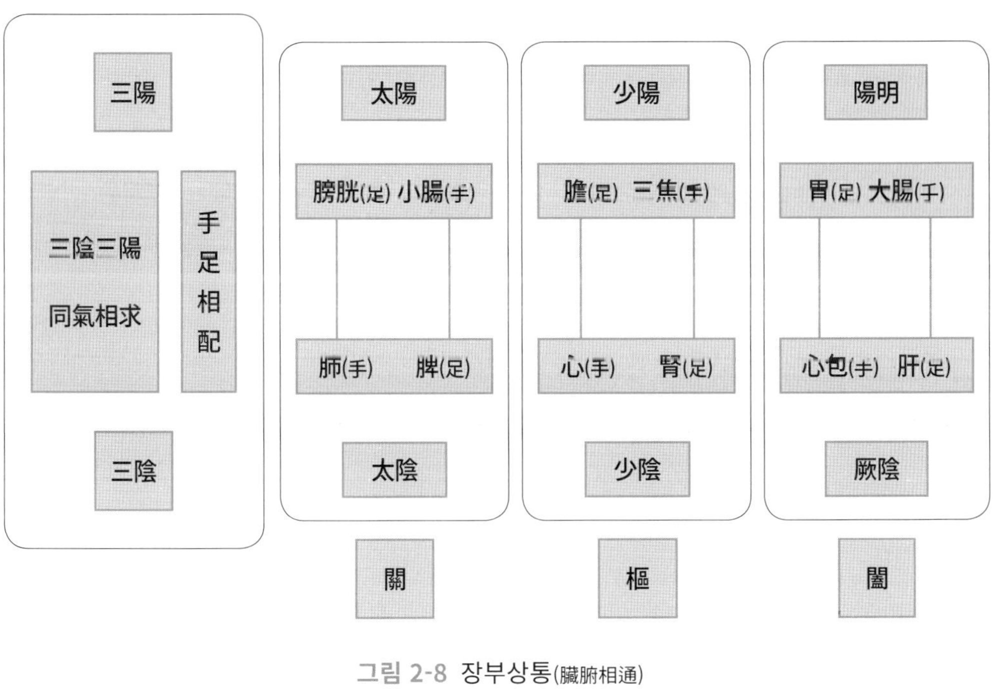

그림 2-8 장부상통(臟腑相通)

《의학입문 · 오장천착론(五臟穿鑿論)》에 "심(心)과 담(膽)이 상통하므로, 심병(心病)으로 정충(怔忡)하면 온담(溫膽)을 위주로 치료하고, 담병(膽病)으로 전율전광(戰慄癲狂)하면 보심(補心)을 위주로 치료한다. 간(肝)과 대장(大腸)이 상통하므로 간병(肝病)이면 대장(大腸)을 터주고, 대장병(大腸病)이면 평간경(平肝經)을 위주로 치료한다. 비와 소장이 상통하므로 비병(脾病)이면 소장화(小腸火)를 사(瀉)하고, 소장병이면 윤비토(潤脾土) 위주로 치료한다. 폐와 방광이 상통하므로, 폐병이면 청리방광수(清利膀胱水)한 후에 청탁(清濁)을 분리(分利)하고, 방광병이면 폐기(肺氣)를 청(清)하고 주로 토법(吐法)을 겸하여 사용한다. 신과 삼초가 상통하므로 신병이면 삼초를 조화시키고, 삼초병이면 보신(補腎)을 위주로 치료한다. 위와 명문이 상통하므로 진액위허(津液胃虛)일 경우 우신(右腎)을 대보(大補)한다. 이것이 합하여 하나가 되는 오묘함이라"하여 장부상통의 규칙을 설명하고 있다.

《동의보감 · 내경》에 "심(心)과 담(膽)은 상통하니 심병으로 정충이 발병하면 온담(溫膽)으로 주치한다. 담병으로 전율(戰慄), 전광(癲狂)하면 보심(補心)으로 주치한다. 간과 대장은 상통하니 간병이면 대장을 소통하고, 대장병이면 평간(平肝)으로 주치한다. 비와 소장은 상통하니 비병(脾病)이면 사소장화(瀉小腸火)하고 소장병이면 윤비토(潤脾土)로 주치한다. 폐와 방광은 상통하니 폐병이면 방광수(膀胱水)를 청리(清利)시킨다. 방광병이면 청폐기(清肺氣)로 주치한다. 신은 삼초와 상통하니 신병이면 삼초를 조화시키고 삼초병이면 보신(補腎)으로 주치한다. 이것이 합하여 하나가 되는 오묘함이라"하여 장부상통의 규칙을 높이 평가하고 있다.

다만 《동의보감》에서는 《의학입문》과 달리 위-명문(胃-命門) 상통에 대한 내용을 없애고 오장오부설(五臟五腑說)의 상통을 언급하였고, 《동의보감》의 흉문(胸門)과 서문(暑門)에서 명문을 심포로 바꾸어 심포락이 위(胃)와 더불어 상응한다고 설명하고 있다.

4. 십이경맥의 표본중기론(標本中氣論)과 운용

십이경맥의 오행(五行) 속성과 장부(臟腑) 배속

십이경맥 이론의 발전에 따라 오행 개념이 도입됨으로써 치료에 있어 다양한 운용법이 개발되어 활용되고 있다. 그러나 십이경맥에 오행 개념을 도입함에 있어서 오행론(五行論)이 음양론(陰陽論)과 상응하도록 하여 기존의 이론 구조를 흐트러뜨리지 않으려 노력하고 있음을 알 수 있다. 삼음삼양이 자연계에서 관찰되는 음양의 편차를 분류하여 나타낸 것이고, 本氣(육기, 六氣)가 삼음삼양 현상을 야기하는 힘을 가리킨다면, 오행은 본기(本氣)에 의해 발생된 음양의 편차에 따라 형성되거나 변화되는 물질을 다섯 가지로 분류한 것이다. 《소문 · 천원기대론》에서, 풍열습화조한—본기(風熱濕火燥寒—本氣)는 하늘의 음양으로 삼음삼양 현상을 받들고, 목화토금수—오행(木火土金水—五行)은 땅의 음양으로 생장화수장(生長化收藏)의 변화를 발휘한다고 하여 육기와 오행의 관계를 명료하게 기술하고 있다(표 2-33).

표 2-33 삼음삼양(三陰三陽)의 오행(五行) 속성

삼음삼양(三陰三陽)	궐음(厥陰)	소음(少陰)	태음(太陰)	소양(少陽)	양명(陽明)	태양(太陽)
본기(本氣)	풍(風)	열(熱)	습(濕)	상화(相火)	조(燥)	한(寒)
오행(五行)	목(木)	화(火)	토(土)	화(火)	김(金)	수(水)

십이경맥에 오행 속성과 장부를 배속함에 있어서, 십이경맥이 해당 하는 삼음삼양의 특징이 나타나게 하는 본질적인 힘인 본기(本氣)와 부합하는 오행을 배속한 후 삼음삼양의 음양 속성에 부합하는 장부를 배속시키고 있다. 예를 들어 설명하면 십이경맥 중 족태음에서 태음의 특징을 나타나게 하는 본질적인 힘, 즉 본기(本氣)는 습기(濕氣)이고 습(濕)과 상응하는 오행은 토(土)에 해당된다. 토(土)의 오행 속성을 지닌 비장(脾臟)과 위부(胃腑) 모두 태음경에 배속되는 것이 아니고, 두 토장부(土臟腑) 중 음(陰)의 성질이 보다 강한 비(脾)가 태음에 배속되고, 양(陽)의 성질이 보다 강한 위(胃)는 태음의 중기(中氣)로서 태음과 표리상합 관계를 형성하는 양명에 배속된다. 결국 비(脾)와 위(胃)는 모두 토장부(土臟腑)로서 그 오행 속성은 동일하나, 비(脾)는 태음에, 위(胃)는 양명에 배속되어 상호 표리 균형을 이루게 된다.

십이경맥의 육기(六氣) 속성과 표본중기론(標本中氣論)

십이경맥의 육기(六氣) 속성

《소문 · 육미지대론》에서, 풍열습화조한(風熱濕火燥寒)의 육기를 본기(本氣)라 하고, 본기(本氣)인 육기가 드러내는 음양 다소(多少)의 현상을 삼음삼양으로 나타내고 이를 표기(標氣)라 정의하고 있다. 표기(標氣)인 삼음삼양을 본기(本氣)와 대응시키면 삼음 중 궐음은 풍기(風氣), 소음은 열기(熱氣), 태음은 습기(濕氣)와 대응되고, 삼양 중 소양은 화기(火氣)(이하 상화(相火)), 양명은 조기(燥氣), 태양은 한기(寒氣)와 대응된다. 시공간과 만물의 음양 상태를 나타내는 삼음삼양은 육기의 작용에 의해 겉으로 발현되는 특징을 나타낸 것으로 표기(標氣)라 하고, 육기는 표기(標氣)가 발현되도록 작용하는 내재된 성질로서 본기(本氣)라 한다. 본기(本氣)는 작용의 근본이 되는 힘이고 표기(標氣)는 본기(本氣)에 의해서 발현된 현상으로, 본기(本氣)와 표기(標氣)는 본말(本末)의 관계 또는 본질과 현상의 관계를 이룬다. 그러므로 십이경락에서 육기는 경락의 본질적 작용을 의미하고, 삼음삼양은 육기의 작용에 의해 드러나는 현상을 의미한다.

십이경맥의 표본중기론(標本中氣論)

표본중기론(標本中氣論)은 십이경맥의 本氣(六氣)에 의한 화생(化生) 규율을 정의한 것으로 문헌에서 나타난 경락의 형성과 발달과정을 통해 경락에 오행 개념이 이입되기 이전에 표본중기론(標本中氣論)의 치료원칙이 성립되었고, 그 후 오행 개념이 더해진 것으로 분석된다. 《소문 · 육미지대론》에서 풍열습화조한(風熱濕火燥寒)의 육기는 기후변화의 근본이 되므로 상(上)의 본기(本氣)가 되고, 육기(六氣)의 작용에 의해 겉으로 발현된 삼음삼양은 하(下)의 표기(標氣)가 되며, 중기(中氣)는 표기(標氣)와 표리관계를 이루는 기운으로 '본기지하(本氣之下)', '표기지상(標氣之上)'의 중간에 위치하여 중기(中氣) 또는 '중현지기(中見之氣)'라 정의하고 있다(표 2-34).

표 2-34 표기(標氣), 본기(本氣), 중기(中氣)

표기(標氣)	궐음(厥陰)	소음(少陰)	태음(太陰)	소양(少陽)	양명(陽明)	태양(太陽)
중기(中氣)	소양(少陽)	태양(太陽)	양명(陽明)	궐음(厥陰)	태음(太陰)	소음(少陰)
본기(本氣)	풍(風)	열(熱)	습(濕)	상화(相火)	조(燥)	한(寒)

표본중기(標本中氣)의 작용 규율에 대하여 《소문 · 지진요대론》에서는 종본(從本)하는 경맥은 소양과 태음이고, 종본종표(從本從標)하는 경맥은 소음과 태양이고, 종중기(從中氣)하는 경맥은 양명과 궐음이라고 밝히고 있다. 즉 소양과 태음은 본기(本氣)를 따라 화생(化生)하고, 소음과 태양은 본(本)을 따라 혹은 표(標)를 따라 화생(化生)하고, 양명과 궐음은 표본(標本)을 따라 화생(化生)하지 않고 중기(中氣)를 따라 화생(化生)한다.

화생(化生)이란 생명체 몸이나 그 조직의 일부가 형태와 기능을 변화하는 일을 의미하는 것으로, 화(化)란 변화를, 생(生)이란 생장을 의미하며 인체의 대사작용을 포괄하는 표현이다. 그러므로 소양에 해당하는 수소양경과 족소양경은 본기(本氣)인 상화(相火)로 화생(化生)하고, 태음에 해당하는 수태음경과 족태음경은 본기(本氣)인 습(濕)으로 화생(化生)한다. 소음에 해당하는 수소음경, 족소음경 그리고 태양에 해당하는 수태양경, 족태양경은 모두 열(熱)로 화생(化生)하기도 하고, 한(寒)으로 화생(化生)하기도 한다. 양명에 해당하는 수양명경과 족양명경은 그 중기(中氣)인 태음으로 화생(化生)하고 그 태음은 본기(本氣)를 따라 화생(化生)하므로 양명에 해당하는 수양명경과 족양명경 모두 습(濕)으로 화생(化生)한다. 끝으로 궐음에 해당하는 수궐음경과 족궐음경은 그 중기(中氣)인 소양으로 화생(化生)하고 그 소양은 본기(本氣)를 따라 화생(化生)하므로 궐음에 해당하는 수궐음경과 족궐음경 모두 상화(相火)로 화생(化生)한다. 비록 경맥은 12개이나 화생(化生)하는 규율은 종본화생(從本化生), 종표본화생(從標本化生), 종중기화생(從中氣化生) 세가지로 분류된다.

십이경맥의 천부(天符)와 비천부(非天符) 속성

표본중기론(標本中氣論)에서 표기(標氣)인 삼음삼양은 수경(手經)과 족경(足經)에 하나씩 존재하므로 삼음삼양 명칭이 같은 두 개의 경맥이 존재한다. 이렇게 같은 삼음삼양 명칭을 사용하는 경맥을 同類經(同名經)이라고 한다. 동일한 삼음삼양 명칭을 가진 두 개의 동류경(同類經) 중, 소속 장부의 오행 속성과 경락의 삼음삼양 本氣(六氣)의 속성이 일치하는 경락을 '천부지경(天符之經)'이라 하고, 소속 장부의 오행 속성과 경락의 삼음삼양 本氣(六氣)의 속성이 일치하지 않는 경락을 '비천부지경(非天符之經)'이라 한다. 천부(天符)란 운기론(運氣論)에서 사용되는 용어로 그 해의 중운(中運)과 사천(司天)의 기(氣)가 부합(符合)되는 것을 의미한다. 《소문 · 천원기대론》과 《소문 · 육원정기대론》의 내용을 참고하여 설명하면, 무신년(戊申年)에서 중운(中運)의 기(氣)인 무(戊)의 오행 속성이 화(火)이고, 세지(歲支)의 기(氣)인 신(申)의 해에는 少陽(標氣)이 사천(司天)하는데 소양의 본기(本氣) 속성은 상화(相火)이다. 중운(中運)의 오행(五行) 속성인 화(火)와 사천(司天)하는 소양의 본기(本氣) 속성인 상화(相火)가 화(火)로써 서로 부합(符合)하는 것을 천부(天符)라 한다.

장부를 예로 들면, 수태음폐경과 족태음비경은 모두 삼음삼양 本氣(六氣)의 속성이 습기(濕氣)로써 태음의 동류경(同類經)이 된다. 이 두 태음경 중 족태음비경은 장부의 오행 속성이 토(土)에 속하고 경락의 육기 속성이 습(濕)에 속하여 토(土)와 습(濕)은 장부의 오행 속성과 삼음삼양 本氣(六氣)의 속성이 서로 부합되므로 족태음비경은 태음(太陰)의 '천부지경(天符之經)'이 된다. 반면에 수태음폐경은 장부의 오행 속성이 金에 속하고 삼음삼양 本氣(六氣)의 속성이 습(濕)에 속하여 장부의 오행 속성과 삼음삼양 本氣(六氣)의 속성이 서로 부합되지 않으므로, 수태음폐경은 태음의 '비천부지경(非天符之經)'이 된다.

수양명대장경과 족양명위경은 모두 삼음삼양 本氣(六氣)의 속성이 조기(燥氣)로써 양명의 동류경(同類經)이 된다. 이 두 양명경 중 수양명대장경은 장부의 오행 속성이 금(金)에 속하고 삼음삼양 本氣(六氣)의 속성이 조(燥)에 속하여 금(金)과 조(燥)는 장부의 오행 속성과 삼음삼양 本氣(六氣)의 속성이 서로 부합되므로 수양명대장경은 양명의 '천부지경(天符之經)'이 된다.

반면에 족양명위경은 장부의 오행 속성이 토(土)에 속하고 삼음삼양 本氣(六氣)의 속성이 조(燥)에 속하여, 장부의 오행 속성과 삼음삼양 本氣(六氣)의 속성이 서로 부합되지 않으므로, 족양명위경은 양명의 '비천부지경(非天符之經)'이 된다.

같은 원리로, 소음경에서는 수소음심경이 '천부지경(天符之經)', 족소음신경이 '비천부지경(非天符之經)'이 되고, 태양경에서는 족태양방광경이 '천부지경(天符之經)', 수태양소장경이 '비천부지경(非天符之經)'이 된다.

궐음경에서는 족궐음간경이 '천부지경(天符之經)', 수궐음심포경이 '비천부지경(非天符之經)'이 되고, 소양경에서는 수소양삼초경이 '천부지경(天符之經)', 족소양담경이 '비천부지경(非天符之經)'이 된다.

한편 '천부지경(天符之經)'과 '비천부지경(非天符之經)'을 '사화지경(司化之經)'과 '종화지경(從化之經)'으로 표현하는 것은 고전에 사용된 어의와도 부합되지 않고 표본중기

(標本中氣)의 종화(從化) 규율 표현과 혼돈을 줄 수 있으므로 사용을 지양할 것을 추천한다. '천부지경(天符之經)' 이든 '비천부지경(非天符之經)'이든 同類經(同名經)은 기화(氣化) 규율에 있어서는 표본중기론(標本中氣論)의 규칙에 따라 화생(化生)된다. 즉 '비천부지경(非天符之經)'인 수태음이든 '천부지경(天符之經)'인 족태음이든 태음은 종본(從本)하여 화생(化生)하는 표본중기론(標本中氣論)의 규칙에 따라 화생(化生)하며, 화생(化生)하는 세력에 있어서만 다소 편차가 있을 뿐이다.

표본중기론과 '천부지경', '비천부지경'의 임상응용

표본중기론(標本中氣論)에 따른 십이경맥의 임상응용은 십이경맥의 삼음삼양과 육기에 의한 화생(化生) 규율을 정의한 것으로 경락에 오행(五行) 개념이 이입되기 이전에 성립된 치료원칙이다. 반면 '천부지경(天符之經)'과 '비천부지경(非天符之經)'은 경락에 오행(五行) 개념이 이입된 이후에 성립된 치료원칙이다.

그러므로 경락을 응용함에 있어 삼음삼양(三陰三陽)과 육기에 의한 화생(化生) 규율인 표본중기론(標本中氣論)을 바탕으로 하여 십이경맥을 선택하고 선택된 경맥의 천부(天符)와 비천부(非天符)를 분석하여 세밀함을 더한 다면 침구치료의 묘미를 살릴 수 있을 것이다. 임상활용에 있어서 종본(從本), 종표본(從標本), 종중기(從中氣)하여 화생(化生)하는 표본중기(標本中氣)의 조화 규율을 우선 고려하여 경맥을 선택하고 '천부지경(天符之經)' 과 '비천부지경(非天符之經)'을 부가적으로 고려하여 응용하고 있다.

표본중기론(標本中氣論)의 작용 규율에서 태음은 종본화생(從本化生)하고 양명은 종중기화생(從中氣化生)한다. 태음의 본기(本氣)는 습(濕)이므로 수태음폐경과 족태음비경은 본기(本氣)인 습(濕)의 기화작용을 수행한다. 양명의 중기(中氣)는 태음습(太陰濕)이므로 수양명대장경과 족양명위경은 중기(中氣)인 습(濕)의 기화작용을 수행한다. 수태음폐경, 족태음비경, 수양명대장경, 족양명위경 이 네 경맥이 모두 습(濕)의 기화작용을 수행한다면 그 차별성은 없는 것일까? 여기서 바로 음장(陰臟)과 양부(陽腑)의 본질적 특성을 이해하고, 이와 더불어 오행 속성과 육기 속성의 상응 여부에 따른 편차를 살펴야 하는 필요성이 대두된다.

《소문 · 오장별론》에서, "오장은 정기(精氣)를 저장(貯藏)하되 사(瀉)하지 않으며, 그러므로 가득 채워도 실(實)하게 할 수 없다. 육부는 음식물을 전화하되 저장하지 않으며, 그러므로 실(實)하지만 가득 채울 수 없다"라고 밝히고 있다.

즉 음장(陰臟)은 정기(精氣)를 저장하는 기능이, 양부(陽腑)는 음식물을 받아들여 전화하는 기능이 음장(陰臟)과 양부(陽腑)의 본질적 특성이므로 질병 발생으로 인한 경락을 응용함에 있어서도 음경은 보(補)를 위주로 하고 가급적 사(瀉)하지 않고 양경의 병변은 사(瀉)를 위주로 치료한다. 실제 병변에서도 음장(陰臟)의 병변은 허(虛)한 경우가 많고 양부(陽腑)의 병변은 실(實)한 경우가 많다.

그러므로 습(濕)이 부족할 경우 습(濕)의 기화작용을 활성화함으로써 습(濕)을 공급하기 위하여 수태음폐경과 족태음비경 보법(補法)을 사용한다. 이 때 폐장 또는 비장 등 각 장(臟)의 특성이 두드러진 경우라면 해당 경맥을 사용하는 것이 타당하나, 만약 병변이 각 장(臟)의 이상과 뚜렷한 관련성이 없는 경우 경맥의 오행 속성과 육기 속성의 상응 여부에 따른 편차를 고려하여 경맥을 선택한다. 즉 태음의 '천부지경(天符之經)'인 족태음비경은 수태음폐경에 비해 습(濕)의 기화작용이 장(臟)의 본성에 힘입어 그 세(勢)가 왕성하게 나타난다.

한편 습(濕)이 과다하여 병변이 발생한 경우, 몸에 저체된 습(濕)이 밖으로 배출될 수 있도록 하기 위하여 수양명대장경과 족양명위경을 보(補)하거나 사(瀉)하여 준다. 이 때 병변이 대장 또는 위장 각 부(腑)의 특성이 두드러진 경우라면 해당 경맥을 사용하는 것이 타당하겠으나, 만약 병변이 각 부(腑)의 이상과 뚜렷한 관련성이 없는 경우 경맥의 오행 속성과 육기 속성의 상응 여부에 따른 편차를 고려하여 경맥을 선택한다. 즉 양명의 '천부지경(天符之經)'인 수양명대장경은 족양명위경에 비해 습(濕)의 기화작용에 의한 저체된 습(濕)을 배출하는 기능이 보다 강력하게 나타난다(표 2-35). 수족소음과 수족태양의 치료작용(표 2-37)과 수족궐음과 수족소양의 치료작용(표 2-36)을 표로 정리하였다.

표 2-35 수족태음(手足太陰)과 수족양명(手足陽明)의 치료작용

	'천부지경(天符之經)'		'비천부지경(非天符之經)'	
습(濕)에 의해 화생(化生) 되는 경락(經絡)	족태음비경 (足太陰脾經)	수양명대장경 (手陽明大腸經)	수태음폐경 (手太陰肺經)	족양명위경 (足陽明胃經)
본기(本氣)의 오행속성(五行屬性)	습(濕) - 토(土)	조(燥) - 금(金)	습(濕) - 토(土)	조(燥) - 금(金)
오장육부(五臟六腑)의 오행속성(五行屬性)	토(土)	금(金)	금(金)	토(土)
치료작용의 특징을 비교하여 설명	습기(濕氣)의 화생(化生)이 강력하여 몸에 저체된 습(濕)을 몸에서 필요한 곳으로 배포시킴	습기(濕氣)의 화생(化生)이 강력하여 몸에 저체된 습(濕)을 몸 밖으로 배출시킴	습기(濕氣)의 화생(化生)이 족태음비경(足太陰脾經)에 비해 완만하나 수태음폐경(手太陰肺經)과 내속외연(內屬外連) 관계에 있는 경락계통으로 습(濕)을 배포시키는 데 효과적으로 작용함	습기(濕氣)의 화생(化生)이 수양명대장경(手陽明大腸經)에 비해 완만하나 족양명위경(足陽明胃經)과 내속외연(內屬外連) 관계에 있는 경락계통에 저체된 습(濕)을 몸 밖으로 배출키는 데 효과적임

표 2-36 手足厥陰과 手足少陽의 치료작용

	'천부지경(天符之經)'		'비천부지경(非天符之經)'	
상화(相火)에 의해 화생(化生)되는 경락(經絡)	수소양삼초경 (手少陽三焦經)	족궐음간경 (足厥陰肝經)	족소양담경 (足少陽膽經)	수궐음심포경 (手厥陰心包經)
본기(本氣)의 오행속성(五行屬性)	화(火) - 상화(相火)	풍(風) - 목(木)	화(火) - 상화(相火)	풍(風) - 목(木)
오장육부(五臟六腑)의 오행속성(五行屬性)	화(火)	목(木)	목(木)	화(火)
치료작용의 특징을 비교하여 설명	상화기(相火氣)의 화생(化生)이 강력하여 상화(相火)가 이상발현되어 몸의 상초(上焦) 부우로 몰린 상화(相火)를 몸 밖으로 발산시킴	상화기(相火氣)의 화생(化生)이 강력하여 과발현된 상화(相火)를 흩어서 몸에서 필요한 곳으로 순환시킴	상화기(相火氣)의 화생(化生)이 수소양삼초경(手少陽三焦經)에 비해 완만하나 족소양담경(足少陽膽經)과 내속외연(內屬外連) 관계에 있는 경락계통에 상화(相火)가 이상발현되어 몸의 상초(上焦) 부위로 몰린 상화(相火)를 몸 밖으로 발산시킴	상화기(相火氣)의 화생(化生)(발화하고 생발하는)기능이 족궐음간경(足厥陰肝經)에 비해 완만하나 수궐음심포경(手厥陰心包經)과 내속외연(內屬外連) 관계에 있는 경락계통에 과발현된 상화(相火)를 흩어서 몸에서 필요한 곳으로 순환시키는 데 효과적임

표 2-37 수족소음(手足少陰)과 수족태양(手足太陽)의 치료작용

	'천부지경(天符之經)'		'비천부지경(非天符之經)'	
한열(寒熱)에 의해 화생(化生) 되는 경락(經絡)	수소음심경 (手少陰心經)	족태양방광경 (足太陽膀胱經)	족소음신경 (足少陰腎經)	수태양소장경 (手太陽小腸經)
본기(本氣)의 오행속성 (五行屬性)	열(熱) - 군화(君火)	한(寒) - 수(水)	열(熱) - 군화(君火)	한(寒) - 수(水)
오장육부 (五臟六腑)의 오행속성	화(火)	수(水)	수(水)	화(火)
치료작용의 특징을 비교하여 설명	열기(熱氣)와 한기(寒氣)의 화생(化生)이 강력하여 몸에 저체된 열(熱)을 몸에서 필요한 곳으로 배포시킴으로써 한열(寒熱)의 편승(偏勝)이 조절됨	열기(熱氣)와 한기(寒氣)의 화생(化生)이 강력하여 과발현된 수(水: 한寒)를 몸 밖으로 배출시킴으로써 한열(寒熱)의 편승(偏勝)이 조절됨. 수(水: 한寒)의 편승(偏勝)으로 인한 이상증상으로는 특히 통증(痛症)이 다발(多發)	열기(熱氣)와 한기(寒氣)의 화생(化生)이 수소음심경(手少陰心經)에 비해 완만하나 족소음신경(足少陰腎經)과 내속외연(內屬外連) 관계에 있는 경락계통 국소에 저체된 열(熱)를 몸에서 필요한 곳으로 배포시킴으로써 한열(寒熱)의 편승(偏勝)이 조절됨	열기(熱氣)와 한기(寒氣)의 화생(化生)이 족태양방광경(足太陽膀胱經)에 비해 완만하나 수태양소장경(手太陽小腸經)과 내속외연(內屬外連) 관계에 있는 경락계통에 과발현된 수(水: 한寒)를 몸 밖으로 배출시킴으로써 한열(寒熱)의 편승(偏勝)이 조절됨. 수(水: 한寒)의 편승(偏勝)으로 인한 이상증상으로는 특히 통증(痛症)이 다발(多發)

'천부지경(天符之經)'은 오행 속성과 육기 속성이 상응하므로, 경락의 기화작용이 장부의 본성(本性)에 힘입어 그 세(勢)가 왕성하다. 반면 '비천부지경(非天符之經)'은 오행 속성와 육기 속성이 상반되므로 장부의 本性과 경락의 기화작용이 서로 대립하여 그 세(勢)가 완만하다. 따라서 경락의 기화작용은, 같은 삼음삼양 명칭을 사용하는 동류경(동명경)(同類經(同名經)) '천부지경(天符之經)'의 기화작용이 '비천부지경(非天符之經)'의 기화작용보다 강하고, '비천부지경(非天符之經)'의 기화작용이 '천부지경(天符之經)'의 기화작용보다 완만하다. 그러므로, '천부지경(天符之經)'의 기화작용은 왕성한 반면 태과(太過)하기 쉽고 '비천부지경(非天符之經)의 기화작용은 완만한 반면 치우치지 않고 평온하다.

경락학

3

수혈 총론

수혈(腧穴)은 인체 장부 · 경락 · 기혈이 체표 부위로 유주하는 곳이다. 수혈학은 인체 경락계통에 소속되어 있는 수혈이론, 기능작용, 임상치료 효과를 탐구하는 분야로 경락경혈학의 중요한 부분이다.

본편에서는 수혈의 기원, 분류, 명명, 정위방법 및 치료작용을 다루며, 특별히 특정혈 부분에서는 오수혈, 원혈, 락혈, 극혈, 하합혈, 배수혈, 복모혈, 팔맥교회혈, 팔회혈 및 교회혈 등의 주요한 내용을 포함한다.

개요

수혈(腧穴)은 인체 장부 · 경락 · 기혈이 체표 부위로 유주하는 곳이다. 수혈학은 인체 경락계통에 소속되어 있는 수혈내용, 이론형성, 기능작용, 임상치료 효과를 탐구하는 분야로 경락경혈학의 중요한 부분이다. 수혈학의 내용은 혈위의 분류, 명명과 의의, 위치와 취혈법, 국부 해부, 주치와 기능, 배혈방법과 응용, 침구 방법과 금기 등을 포괄한다.

수혈(腧穴)은《내경》중에서 "절(節)", "회(會)", "기혈(氣穴)", "기부(氣府)", "골공(骨空)", "계(溪)", "락(絡)" 등으로 칭하였고,《갑을경》에서는 "공혈(孔穴)"이라 칭하였으며,《성혜방》에서는 "혈도(穴道)"라고 하였고, 속칭 "혈위(穴位)"라고 하였다. 수(腧)는 본래 "수(輸)"라 썼는데 유주의 의미를 지닌다. 맥기(脈氣)가 수류 · 수전 · 관주(水流·輸轉·灌注)하는 것을 비유한다. 혈(穴)은 "동(洞)", "공(孔)", "극(隙)"의 뜻이니, 즉 맥기의 유주를 "공동지실(空洞之室)"에 거(居)하는 것에 비유한 것이다.

수(腧)는 수(輸), 수(俞)와 같은 것으로,《유경 · 구권》에서는 "인지사해(人之四海)"라고 하였고, 양주(楊注)에서 "輸, 腧, 俞, 本經皆通用"이라 하였으나, 세 가지는 각기 다른 의미가 있다.

즉 "수혈(腧穴)"은 혈위의 통칭이고, "수혈(輸穴)"은 오수혈(五輸穴)의 명칭 및 오수혈의 3번째 혈위명을 의미하며, "수혈(俞穴)"은 장부의 기(氣)가 배부(背部)에 유주한 오장육부의 배수혈(背俞穴)의 명칭이다.

수혈(腧穴)은 인체 장부 · 경락 · 기혈이 체표 부위로 유주하는 곳이다

《영추 · 구침십이원》에서 수혈(腧穴)을 다음과 같이 논하였다. "節(腧穴)이란 서로 교회하여 365곳에서 만나는데, 이른바 '절(節)'이란 신기(神氣)가 유행 · 출입하는 곳으로서 피 · 육 · 근 · 골(皮·肉·筋·骨)을 말하는 것이 아니다[1]."라고 하였다.

《수문 · 기부론》에서 이르기를 수혈(腧穴)은 "맥지소발(脈之所發)"이라 하였으며,《영추 · 소침해》에서 또한 "節(腧穴)이란 서로 접하여 365곳에서 만난다고 함은 경맥 중의 기혈(氣血)이 전신의 각 절(節)에 스며든다는 것이다[2]."라고 하였다.

[1] "節之交, 三百六十五會, 所言節者, 神氣之所游行出入也, 非皮肉筋骨也."

[2] "節之交三百六十五會者, 絡脈之滲灌諸節者也."

이는 수혈(腧穴)이 있는 부위는 파악하기 힘드니, 단지 근(筋), 골(骨), 피(皮), 육(肉)의 국소 형태를 보고서 파악할 수 있는데, 그곳은 다른 경락 · 기혈(經絡·氣血)과 밀접한 상관이 있음을 의미하고 있다.

모든 수혈(腧穴)은 어떤 하나의 경맥에 분별 · 귀속되어 있고, 각 경맥은 또한 각 장부에 소속되어 있다.

《소문 · 조경론》에서 말하기를 "오장(五臟)의 통로는 모두 경수(經隧)에서 나온다[3]." 라고 하였다.

《영추 · 해론》에 "무릇 십이경맥은 안으로는 오장육부(五臟六腑)에 속하고 밖으로는 사지관절(四肢關節)에 락한다[4]."라고 하였으니, 이는 모두 장부 · 경락 · 수혈(臟腑·經絡·腧穴) 이 세 가지가 불가분의 관계가 있음을 명확히하고 있다.

《천금익방》에 혈위의 의의에 대하여 "凡孔穴者, 是經絡所行往來處, 引氣還入抽病也"라고 논하였으니, 여기서 볼 수 있는 것은 체표의 수혈(腧穴)에 있어서 침 혹은 뜸 자극을 시행하여 경기의 운행이 조절되면 능히 배속된 장부 질병이 치료되고, 마찬가지로 장부의 어떤 병증 역시 능히 상응하는 수혈(腧穴)에 반영된다. 이와 같이 장기간의 경험을 통하여 풍부한 수혈(腧穴) 지식이 쌓였고 심화시켜 계통적인 이론이 형성된 것이다.

---

3) "五臟之道, 皆出于經隧."

4) "夫十二經脈者, 內屬于府藏, 外絡于肢節."

I 수혈의 기원과 발전

수혈 발전 과정

인간은 노동 등 신체활동을 하는 과정에서 의학을 발발전시켜 왔다. 원시시대의 인간은 노동 생활 중에 뜻밖의 손상을 받았을 때, 손상을 입은 후에 손을 이용하여 동통, 종창 부위를 어루만지고 제압해 줌으로써 경험적으로 상처의 통증을 감소시켰다.

불을 발견하여 사용한 후부터 사람들은 경험적으로 뜨거운 돌멩이와 모래 혹은 나무 줄기나 나뭇잎을 사용하여 국부에 놓고 열로 훈증하게 되면 외상으로 인한 종동(腫疼), 풍한(風寒)으로 인한 관절통, 복통을 제거할 수 있음을 알게 되었다.

시간이 지나 점점 인체 몇몇 특수 부위가 질병을 치료하는 작용을 갖추고 있음을 알게 되고, 이것이 수혈(腧穴) 발견의 시초라 할 수 있다.

또 구석기시대 말기와 신석기시대에는 인류는 약간의 정제한 石器까지 만들었으며, 그 중 돌칼과 돌화살촉 등은 농양(膿瘍)을 할자(割刺)하는데 사용하였다. "산정동인(山頂洞人)"의 유적 가운데에서 하나의 길이가 82mm, 굵기가 3mm인 골침(骨鍼)이 발견되었는데 이런 종류의 골침(骨鍼)은 재봉 공구이자 국부의 점자(点刺), 파옹(破癰), 방혈(放血)의 원시 침구로도 사용되었다. 이와 같은 종류의 날카롭고 뾰족한 석기(石器)(후세인이 폄석(砭石)이라 함) 및 골침(骨鍼)의 출현과 아픈 부위에 대한 실제 응용은 새로운 수혈(腧穴)의 발견을 촉진하였고 수혈(腧穴)의 지식과 치료기술을 가져왔다. 수혈(腧穴)은 인체 장부 · 경락 · 기혈이 체표 부위로 유주하는 곳이다.

무정위(無定位), 무정명(無定名) 단계

수혈(腧穴)의 기원에 해당하는 시기로 사람들은 단지 어떤 부위가 불편하면 어느 부위를 자극해야 할지는 알았으나 고정된 부위가 없었고 당연히 혈위의 명칭도 없었다. 이는 경험적 인식 단계에 속한다.

정위(定位), 정명(定名) 단계

이 시기에 이르러 사람들은 치료 경험이 누적되었고 점점 어느 병증에 어느 혈위에 침구를 시행해야 할지를 알았으며, 또한 몇몇 혈위로 여러 종류의 병증을 치료하여 어떤 병증을 치료할 수 있는지를 알게 되었다.

즉 혈위로 해당 국소부위의 병증을 치료하였고, 또한 원격 부위의 병증까지도 치료할 수 있음을 인식하게 되었다. 수혈(腧穴)에 대한 위치의 특징과 치료 작용이 모두 고정화 되었으며, 나아가 수혈(腧穴)이 확정되었고 명명할 정도로 발전하였다. 이는 경험인식의 발전, 이성인식의 시작에 이르는 과도기적 단계에 해당한다.

계통 분류 단계

의료 경험이 점차 풍부해짐에 따라서 수혈(腧穴)이 훨씬 많아진 상태에서 사람들은 혈위의 인식이 깊어지게 되었다. 수혈(腧穴)이 체표의 고립 · 산재된 부위라고 파악하지 않고, 상호 유기적으로 연계된 것으로 여겼다. 이는 수혈(腧穴)에 대한 인식이 이미 이성적 인식까지 상승한 단계에 해당한다.

관련 서적에 의하면 일찍이 춘추전국시대 초기에 이미 수혈(腧穴)의 개념이 형성되었다고 할 수 있다. 예를 들어 마왕퇴 3호한묘(馬王堆 三號漢墓)에서 출토된《백서(帛書) · 맥법(脈法)》중에 "陽上於環二寸而益爲一久(灸)"와《오십이병방(五十二病方)》중에 "久(灸)左足中指", "구좌맥(久左脈)"과《사기 · 편작창공열전》중에 편작(扁鵲)이 부호태자(孚虎太子)의 시궐(尸厥)을 치료할 때 침으로 "삼양오회(三陽五會)"를 취하였다고 하였는데 이는 모두 수혈(腧穴)의 부위이다.

현존하는 최초의 경전 의서인《내경》중에 이미 수혈(腧穴)의 부위, 명칭, 분경(分經), 주치 등의 내용을 논하였으며, 이로써 수혈학(腧穴學)의 형성과 발전에 기초를 형성하였다. 그 후《난경》에서 팔회혈(八會穴) 이론이 제안되었고, 아울러 수모혈(兪募穴), 원혈(原穴), 오수혈(五輸穴)에 대하여서도 자세히 설명하였다.

진대 황보밀(晋代 皇甫謐)은 《소문》, 《침경(鍼經)》, 《명당공혈침구치요(明堂孔穴針灸治要)》를 근거로 《갑을경》을 편찬 · 완성하였다. 이 책은 현존하는 최초의 침구전문 서적으로, 모두 12권, 128편이고, 그 중 70여편이 수혈 내용을 전문적으로 이야기 하고 있다. 수혈(腧穴)의 혈명(穴名), 별명(別名), 위치(位置), 취법(取法), 주치(主治), 배오(配伍), 맥기(脈氣)의 소발(所發), 교회(交會), 침자심도(鍼刺深度), 유침시간(留鍼時間), 애구장수(艾灸壯數), 금침 금구(禁鍼 禁灸), 오자(誤刺)와 오구(誤灸) 등에 대해 전면적인 논술을 하였다.

또한 수혈(腧穴)의 순서 및 순행 대하여 정리하였고, 두면 · 구간을 분리하여 선을 그어 배열하였고, 사지를 분경(分經)하여 배열하였다. 이로 인하여 이 책은 진대(晋代) 이전 침구학의 집성으로서, 수혈학 이론과 발전에 지대한 공헌을 하였다.

당대 손사막(唐代 孫思邈)이 《천금요방》 및 《천금익방》 각 30권을 저술하여 수혈(腧穴)의 배오(配伍)와 임상응용을 발전시켰고, 대량의 경외기혈(經外奇穴)을 수집하였으며, 아시혈(阿是穴) 및 보건구 등을 제시하여 수혈(腧穴)의 질병에 대한 예방과 치료범위를 확대시켰다.

송대 왕유일(宋代 王惟一)은 天聖四年(1026年)에 황제의 명령을 받들어 침구 수혈에 대하여 새로이 정리하고 잘못된 것을 교정하여 《동인》 3권을 편찬 완성하였으니, 혈위의 명칭, 부위, 주치, 자구(刺灸) 등의 내용을 상세히 기재하였고, 아울러 개별적으로 중요한 혈위 밑에 역대 명의의 침구치료 경험 의안의 예를 들어 수집 · 기재하였고, 또한 12폭의 12경혈도보도 그렸다.

이 책은 당시 두 개의 비석 위에 새겨 놓고, 침구 학습자료로 제공되었다. 다음해 왕씨(王氏)는 2개의 동인수혈(銅人腧穴) 모형을 만들어, 교육 도구로 삼았고, 경락경혈학의 발전을 촉신시켰다. 이것은 의생 고시에 사용되었고 이후 명대(明代)까지 이어졌다.

원대 활백인(元代 滑伯仁)은 《발휘》 3권을 저술하였고, 임 · 독 이맥(任·督 二脈)과 십이경을 합쳐 십사경이라 하였다. 또한 《성제(聖濟)》 · 《금란순경(金蘭循經)》 등의 선례를 이어 "십사경혈(十四經穴)"이라 칭하였다.

명대 양계주(明代 陽繼洲)는 가전된 《위생침구현기비요(衛生鍼灸玄機秘要)》의 기초 위에 명대(明代) 이전의 침구의서 중 정수만을 모아 《침구대성(鍼灸大成)》 10권을 편찬 완성하였으니, 이는 《내경》 · 《갑을경》의 뒤를 이은 침구학 종합의서다. 이 책은 수혈(腧穴)이 주치(主治)하는 각 증에 대하여서 문(門)으로 나누고, 류(類)로 구분하여 상세히 논술하였다. 또한 변증선혈(辨證選穴)의 모범이 되는 예를 열거하였고, 침구의 변증론치(辨證論治) 내용을 충실하게 하였고, 침구의안을 첨부하여 후세인이 차용하게 하였다.

청대(淸代)의 침구는 명대보다 성행하지 못하여 의학계에서 조차도 약을 중시하고 침을 경시하는 풍조가 발생하였다. 그러나 이학천(李學川)은 "침구(鍼灸)와 방맥 좌우(方脈 左右)가 서로 근원에서 만날 수 있다"고 하여 이를 바탕으로 《침구봉원》 6권을 편찬하였다. 이로써 역대 의학서적 중 기재되었던 14경 소속 경혈이 증가하여 361개가 되었고, 현재도 이를 기본으로 삼아 상용하고 있다.

II 수혈의 분류

인체의 수혈(腧穴)은 크게 경혈(經穴)·기혈(奇穴)·아시혈(阿是穴)·신혈(新穴) 4종류로 나눌 수 있는데, 이러한 분류는 아래와 같다.

1. 경혈(經穴)

무릇 십이경맥(十二經脈)과 임·독(任·督) 2맥에 소속된 수혈(腧穴)은 "경혈(經穴)"이라 한다.

이러한 수혈(腧穴) 즉 경혈(經穴)은 십사경(十四經)의 순행 노선 상에 분포해 있고, 경맥과 밀접한 관계를 맺고 있는 까닭으로 본경(本經) 병증을 주치하는 작용을 갖추고 있을 뿐만 아니라, 상응하는 경맥 및 그 소속한 장부의 병증도 반영할 수 있다.

경락 개념을 떠나서 혈위를 보면, 혈위의 인식에 대해 초보적 단계에 머무르게 되고, 반대로 혈위를 떠나서 경락을 본다면, 경락의 총체적 개념을 완전하게 이해하기 어렵게 된다.

《소문·기부론》에서는 모든 경(經)에 "맥기소발자(脈氣所發者)"라는 자(字)를 위에 붙이고 있는데, 《내경》에서 수혈의 분경(分經)에 관한 내용을 이미 다루었음을 알 수 있다. 《내경》에 365혈이라고 설명하고 있지만, 실제 기재되어 있는 혈명은 160혈 정도이다.

《갑을경》은 신체 부위를 구분하고 선상으로 배열하여 기재한 혈위가 모두 349혈이었고, 대다수 혈위의 귀경 소속경맥 문제를 명확히 하였지만, 여전히 명확하지 않은 몇 개의 혈위가 있었다. 7세기초 양상선(楊上善)은 《황제내경명당류성(黃帝內經明堂類成)》의 자서(自序)에서 설명하기를 "以十二經脈各爲一卷, 奇經八脈經爲一卷"라고 하였다.

《천금익방(千金翼方)》에 기재된 경혈의 숫자는 《갑을경》과 같다. 752년 왕도(王燾)

는《외대비요(外臺秘要)》를 편찬하였으며, 十二人形(圖) 혈위를 배열한 것을 제작하였다.《동인경(銅人經)》은 명확히 십이경맥과 임 · 독맥(任·督脈)을 따라 혈위를 배열하였고, 아울러 경혈을 354혈까지 증가시켰다. 이후《침구대성》에서는 359혈을 기재하였다.《침구봉원》에 이르러 경혈 총수가 361혈에 도달하게 되었다.

수혈(腧穴)의 발전과정을 보면 경혈은 일반적으로 장기간 많은 경험을 거쳐 누적된 지식에 근거하고 있는 까닭에 일정한 규율성을 지니게 되었다. 고대 의가들은 혈위의 중요성과 특수성을 강조하였으며, 경락 구분의 기초 위에서 경혈을 분류하여 여러 종류의 별도 특정혈로 삼았다. 역대의 침구 의서에 기재된 경혈의 총수는 다음과 같다.

표 3-1 시대변천에 따른 14경맥 소속 경혈 숫자의 변화 비교

년대(年代)	작자(作者)	서명(書名)	혈명수(穴名數)		
			단혈(單穴)	쌍혈(雙穴)	합계(合計)
전국(戰國)(BC475-BC221)		《내경(內經)》	25	135	160
삼국위(三國魏) 256-260 당(唐) 682	황보밀(皇甫謐) 손사막(孫思邈)	《갑을경(甲乙經)》 《천금익방(千金翼方)》	49	300	349
송(宋) 1026 원(元) 1341	왕유일(王惟一) 활백인(滑白仁)	《동인(銅人)》[a)] 《발택(發擇)》	51	303	354
명(明) 1601	양계주(楊繼洲)	《대성(大成)》[b)]	51	308	359
청(淸) 1817	이학천(李學川)	《봉원(逢源)》[c)]	52	309	361

a)《동인(銅人)》,《발택(發擇)》에 기재된 추가 5개 혈위(穴位) :《소문·기부론(素問·氣府論)》 왕빙주(王氷注)로 부터 영대(靈臺), 요양관(腰陽關) 2혈(穴) 추가;《천금요방(千金要方)》으로 부터 고황수(膏肓兪), 궐음수(厥陰兪) 3혈(穴) 추가;《성혜(聖惠)》로 부터 청영(靑靈) 1혈(穴) 추가

b)《대성(大成)》에 기재된 추가 5개 혈위(穴位) :《맥경(脈經)》으로 부터 미충(眉衝) 1혈(穴) 추가;《성혜(聖惠)》로 부터 독수(督兪), 기해수(氣海兪), 관원수(關元兪) 3혈(穴) 추가;《주후(肘後)》로 부터 풍시(風市) 1혈(穴) 추가

c)《봉원(逢源)》에 기재된 추가 2개 혈위(穴位) :《소문·기부론(素問·氣府論)》 왕빙주(王氷注)로 부터 중추(中樞), 급맥(急脈) 2혈(穴) 추가

2. 기혈(奇穴)

기혈(奇穴)은 십사경맥에 속하지 않는 수혈(腧穴)로서 그 특별한 효능 때문에 기혈(奇穴)이라고 칭하거나 또는 경외기혈(經外奇穴)이라 칭하였고, 《영추 · 자절진사》에서는 이를 "기수(奇輸)"라고 칭하였다.

이 혈은 아시혈(阿是穴)에 기초를 두어 발전하게 된 것으로 그 중 명확한 위치가 있고 명칭이 있는 것을 "유명기혈(有名奇穴)"이라 칭하고, 단지 명확한 위치는 있으나 아직 정해진 명칭이 없으면 "무명기혈(無名奇穴)"이라 칭하였다.

예를 들면 《소문 · 자학론》에서는 "학질(瘧疾)에 침을 놓을 때는, … 우선 두부 위쪽과 양액각(兩額角) 및 양미간(兩眉間)에 자침(刺鍼)하여 출혈시킨다[1]."라고 하였다.

후세의 《편작신응침구옥룡경(扁鵲神應鍼灸玉龍經)》에서는 이 혈을 인당(印堂)이라 하여, "아이가 경풍(驚風)이 있는 경우 치료할 수 있으니, 양 미간의 오목한 곳에 해당하는 인당혈 부위에 애엽으로 뜸을 이용하여 치료할 수 있음"을 설명하였다.

어떤 것들은 혈명은 있는데 위치가 명확하지 않은 경우가 있으니, 예를 들면 "肝足厥陰之脈…… 從目系下頰裏環脣內."라는 내용이 있는데, 《천금요방》에 이르러서야 비로소 협리(頰裏)의 위치를 "從口吻邊入往對頰裏去一寸"이라 설명하였다.

《천금요방》에는 유명(有名), 무명기혈(無名奇穴)이 많이 기재되어 있다. 예를 들면 "백가지 풍(風)을 치료하는데, 뇌후 목덜미 대추에서 평행하게 2촌3푼 떨어진 곳에, 환자의 지촌(指寸)을 이용하여 백장의 뜸을 뜨면 낫는다"고 하였다. 후대의 《외대》, 《성혜방》, 《침구집성》 등에도 기재되어 있다. 본서에 기재된 혈은 무명기혈(無名奇穴)들이 많이 보이나 그 수가 비교적 적은 편이고 유명기혈(有名奇穴)들이 대다수를 차지하고 있다.

역대 문헌에 유명기혈(有名奇穴)과 관련된 기록이 매우 많다.

예를 들면 《천금요방》에는 기혈(奇穴)이 187개나 실려 있는데 각종 병증의 치료편 중에 두루 보인다.

《기효량방(奇效良方)》은 오로지 기혈(奇穴)만을 열거하여 26혈을 모아 놓았다.

《대성》에는 "경외기혈(經外奇穴)"이라는 문(門)이 있어 기록한 것이 35혈이 있다.

---

1) "刺瘧者, … 先刺頭上及兩額兩眉間出血."

《류경도익》에도 "기유류집(奇兪類集)" 일편(一篇)이 있어 84혈을 기재하였다. 《집성》은 144혈을 모아놓았다. 이와 같이 역대 의가들이 기혈(奇穴)에 대하여 상당히 중시하였음을 알 수 있다.

기혈의 수는 점점 늘어났으나 경혈의 수를 넘지는 못하였다. 1950년대의 침구서 중 《침구경혈도고》는 122개의 기혈(奇穴)을 기재하였고, 《중국침구학》은 132개의 기혈(奇穴)을 기재하였고, 《침구공혈급기료법편람》은 324개의 기혈(奇穴)을 기재하였는데 이 시기에 이르러 경혈의 수와 거의 비슷하게 되었다.

1960년대의 침구 저작들은 경외기혈(經外奇穴)의 수가 경혈의 총수를 초과한 상태에 이르렀다. 예를 들면 《수혈학개론(腧穴學槪論)》은 382개를 기재하였고, 《침구경외기혈도보(鍼灸經外奇穴圖譜)》는 588개에 달한다. 1970년대의 《침구학(鍼灸學)》은 403개(奇穴 179개, 新穴224개)를 기재하였다. 같은 시기에 《침구경외기혈도보독집(鍼灸經外奇穴圖譜讀集)》이 출간되었는데 근대의 신혈(新穴) 1007개를 모아 기재하였다.

그런데 이와 같은 경외기혈(經外奇穴)의 증가에 대하여 두 종류의 의견이 있다.

한편으로는 침구 혈위의 증가는 침구요법의 운용과 발전에 장점이 있으며, 신혈(新穴)의 발전은 침구학의 발전에 큰 영향을 끼칠 것이라고 하였다.

다른 한편으로는 혈위의 계속적인 증가는 인체 곳곳을 모두 혈(穴)로 만들어 실제상 무경무혈론(無經無穴論)이 되고, 침구요법의 응용과 발전에 이득이 되지 못할 뿐만 아니라, 침구의 발전에 어떠한 영향도 끼칠 수 없고 침구경혈학을 유명무실한 지경까지 이르게 할 수 있다고 하였다.

이런 두 종류의 뚜렷이 다른 관점에 대해 긍정적, 부정적이라는 관점보다는 전면적 · 객관적으로 분석하여 활용함이 타당하다. 숫자상으로만 풍부하게 발전하였다고 할 것이 아니라, 그 실질은 어떤지에 대하여 깊이 연구해야 할 문제로 인식해야 한다. 즉 임상 경험을 통하고 객관적 연구 · 정리 후에 결론을 내는 것이 타당할 것이다.

기혈(奇穴)의 분포는 비교적 분산되어 있고 흩어져 있으나 후세인들은 기혈(奇穴)의 위치가 명확하고 효능이 현저한 것을 경혈로 보충할 수 있었다. 예를 들면 고황(膏肓)은 원래 구법(灸法)을 사용한 경외기혈(經外奇穴)에 속하였는데, 당대(唐代)의 의가들이 그 효능이 현저하였기 때문에 《천금요방》과 《천금익방》 중에 기재하고 상세히 소개하였다. 후대에 《동인》 등의 책은 바로 그 혈을 경혈의 하나로 삼았다.

어떤 혈들은 비록 명칭은 기혈(奇穴)이나 실제는 경혈인 것이 있다. 예를 들면, 포문(胞門), 자호(子戶)는 실제로는 수도(水道)이다. 사화(四花)는《취영》에 의하면 담수(膽兪), 격수(膈兪)의 네 혈을 의미한다. 구로(灸癆) 는《취영》에 의하면 심수(心兪)의 두 혈을 의미한다. 그 밖에 어떤 기혈(奇穴)들은 여러 혈들이 조합되어 이루어진 것이 있는데 십선(十宣), 팔풍(八風), 팔사(八邪), 화타협척(華佗夾脊) 등이 있다.

이른바 '경외(經外)'란 다만 이미 공인된 361개의 경혈의 내에 있지 않다는 것을 표시할 뿐이지, 결코 경맥의 통행로와 무관하다는 것을 말하는 것은 아니다.

예를 들면 인당(印堂), 숭골(崇骨), 요기(腰奇) 등의 있는 부위는 모두 독맥(督脈)이 순행하여 지나가는 곳이다. 어떤 기혈(奇穴)은 또 여러 경의 경혈로 조성된 처방구성인데, 예를 들면 구급혈인 12정혈(井穴)은 수육경(手六經) 손가락 끝의 혈(穴)로 구성되어 있다.

그 글자의 의미에 따라, 특별한 효능 때문에 기혈(奇穴)이라고 칭하는 것은 가능하나 경외(經外)라는 용어를 사용함에 있어 후세에 분류의 간편함을 위해 경외기혈(經外奇穴)이라고 함으로써 개념을 이해하는데 혼란을 초래한 측면이 있다.

3. 아시혈(阿是穴)

"아(阿)"는《한서 · 동방삭전》안사고주(顔師古注)에 말하기를 "통(痛)"의 의미라고 하였다. 통증이 있는 곳을 누르면 환자가 "아(阿)"소리를 낸다고 해서 "아시(阿是)"라고 하였다. 아시(阿是)란 명칭은 당대(唐代)《천금요방》에 있는데 "有阿是之法, 言人有病痛, 卽令捏(掐)其上, 若里(果)當其處, 不問孔穴, 卽得便快成(或)痛處, 卽云阿是, 灸刺皆驗, 故曰阿是穴也"라고 하였다.

아시혈(阿是穴)은 고정적 위치가 없기에《옥룡경》에서는 "부정혈(不定穴)",《의학강목》에서는 "천응혈(天應穴)"이라 하였다. 그 명칭은 각각 다르나 뜻은 모두 같다고 할 수 있다.

이러한 종류의 혈은 아직 구체적인 명칭과 고정적인 위치가 없는 통증이 느껴지는 곳에 해당하므로, 침자(鍼刺)나 애구(艾灸)를 시행하면 효과가 현저히 나타날 경우가 있다.

그 근원을 거슬러 올라가 보면 "이통위수(以痛爲兪)" 같은 종류의 방법이 일찍이 《영추 · 경근》 편에 이미 상세히 기재되어 있으니 "족태양방광경(足太陽膀胱經)의 근(筋)은 … 그 병은 새끼발가락과 외측 복사뼈에 동통이 발생하고, 오금에 경련이 일어나며, 등이 뒤로 젖혀지고 뒷목의 근이 땅기며, 어깨를 들지 못하고 겨드랑이와 결분 부위에 뒤틀리는 듯한 통증이 발생하여 좌우로 움직이지 못한다. 치료 시에는 화침(火鍼)을 사용하여 신속히 찌르고 신속히 뽑되, 효과가 나타날 때까지 침을 놓고 아픈 곳을 수혈로 삼는다[2]."라고 하였다.

모든 경의 경근(經筋)의 병후가 모두 이와 같기 때문에 아시혈(阿是穴)의 주요 적응증은 경근(經筋)의 병증이니, 예를들어 동통(疼痛), 구련(拘攣), 강직(强直), 추축(抽搐) 등이라 하였다. 또한 이러한 종류의 혈을 확정짓는 방법도 《소문 · 무자법》에 상세히 설명되어 있으니 "신속하게 눌러서 손에 통증이 있는 경우, 자침한다[3]."라 하였다.

《침구대성》에 이르기를 "不定穴卽痛處"라 하였는데, 통점을 찾는 것이 아시혈(阿是穴)을 확정짓는 중요한 근거가 됨을 알 수 있다. 근대에 "민감점", "반응점", "압통점" 등도 일정하지는 않지만 모두 아시혈(阿是穴)이라 하였다.

아시(阿是)의 통감(痛感), 민감(敏感)을 이용하여 경혈(經穴) 혹 기혈(奇穴)을 취할 때 주요한 기준으로 삼기도 한다.

예를들어 《영추 · 배수》에서 "신수(腎兪)는 제14추골 양측에 있다. 이들 혈위는 모두 척골(脊骨) 양측에 있고, 좌우 혈위의 거리는 3寸 가량 된다. 만약 이들 혈위를 경험하려면 손으로 수혈(腧穴) 부위를 눌러 보아야 하는데, 환자가 산통(痠痛)을 느끼거나 기존의 통증이 완화되면 곧 혈위가 소재하는 곳이다[4]."라고 하였다.

또한 기혈(奇穴) 가운데 난미혈(闌尾穴), 담낭혈(膽囊穴) 등은 압통이 있으므로 특수감응(特殊感應)을 기준으로 삼아 취한다.

이와 같이 경혈(經穴), 기혈(奇穴)을 아시(阿是)의 기준으로 취혈한 것은 원래의 아시혈(阿是穴) 의미와는 구별해야 하며 혼동하여서는 안된다.

역대 의가가 논술한 아시혈(阿是穴)의 임상표현은 다음과 같다.

---

[2] "足太陽之筋 … 其病小指支跟腫痛, 膕攣, 脊反折, 項筋急, 肩不擧, 腋支, 缺盆中紐痛, 不可左右搖, 治在燔鍼劫刺, 以知爲數, 以痛爲兪."

[3] "疾按之應手如痛, 刺之."

[4] "腎兪在十四焦之間, 皆挾脊相去三寸所, 則欲得而驗之, 按其處, 應在中而痛解, 乃其兪也."

통감(痛感)

《소문 · 거통론》에 "한기(寒氣)가 장(腸)과 위(胃)의 사이, 막원(膜原)의 아래에 침입하면 혈(血)이 흩어지지 않아 작은 락맥(絡脈)이 땅기므로 통증이 오는데, 만져 주면 혈기(血氣)가 흩어지므로 통증이 멎는다[5]."라고 하였다.

시원함 혹은 편안함

《영추 · 전광》에 "흉부 아래 양협부에 침을 놓아야 하는데 환자로 하여금 기침을 하게 하여 맥동(脉動)이 손에 느껴지는 곳이 혈의 위치이다. 이 밖에도 배부(背部)의 수혈(腧穴)에 침을 놓아야 하는데 손으로 눌러 시원하게 느껴지는 곳이 그 혈이다[6]." 라고 하였다.

《영추 · 오사》에 "사기(邪氣)가 폐(肺)에 있으면 피부에 동동이 발생하고, … 배부(背部) 제3추 곁을 취하되, 손으로 재빨리 눌러서 시원한 느낌이 들면 해당부위에 침을 놓아야 한다[7]."라고 하였다.

열감(熱感)

《소문 · 거통론》에 "한기(寒氣)가 배수혈(背兪穴)에 침입하면 혈맥(血脈)의 흐름이 원활하지 않고, 혈맥(血脈)의 흐름이 원활하지 않으면 혈(血)이 부족해지며, 혈(血)이 부족해지면 통증이 발생하는데, 배수혈(背兪穴)은 심으로 들어가므로 배부와 흉부가 서로 땅기면서 아프다. 이를 만져주면 열기(熱氣)가 이르고 열기(熱氣)가 이르면 통증이 멎는다[8]."라고 하였다.

5) **寒氣客于腸胃之間, 膜原之下, 血不得散, 小絡急引故痛, 按之則血氣散, 故按之痛止 :**
楊維傑 "其按而痛止的, 是寒邪客于腸胃之間, 或在藏器互相連繫的粘膜之下, 因爲寒邪的影響, 使血液凝澁于此處而不,散絡拘急牽引而疼痛, 若按其部位, 可使凝澁之血流散, 小絡拘急得到舒伸, 疼痛也就隨之而消失."

6) "取之下胸二脇咳而手者, 與背兪以手按之立快者是也."

7) "邪在肺, 則病皮肤痛, … 背三節五臟之旁, 以手疾按之, 快然, 乃刺之."

8) "寒氣客于背兪之脈, 則脈泣, 脈泣則血虛, 血虛則痛, 其兪注于心, 故相引而痛, … 按之則熱氣至, 熱氣至則痛止矣."

기타

산초마찬(痠楚麻竄) 등의 감응(感應)이 나타나거나 혹은 특수 현상이 나타난다. 《소문 · 골공론》에 "눌러서 힘줄처럼 단단하면서 아픈 곳에 뜸을 뜬다[9]."하여 피하에 결절(結節) 등의 이물질(異物質)과 유사하다고 하였다.

피하의 조직요함(組織凹陷), 피부의 변이(變異), 더 나아가서 현대 과학적 방법으로 측정한 피부온각, 저항, 체표 냉각 등의 객관적 변화 등은 모두 아시(阿是)의 의미를 나타낸 것이라고 할 수 있다.

아시혈(阿是穴)의 분포는 국소에 많이 위치하거나 비교적 가깝게 소재하고 있다. 《난경 · 십육난》에 의하면 "오장병의 소재하는 위치에 있어서 심(心)은 제상(臍上), 비(脾)는 제처(臍處), 간(肝)은 제좌(臍左), 폐(肺)는 제우(臍右), 신(腎)은 제하(臍下)이며, 육부병의 소재하는 위치에 있어서 위(胃)는 중완부(中脘部)가 중심이 되며 비(脾)의 상(上)에 있고, 담(膽)은 일월(日月)이 중심이 되며 좌우 계협부(季脇部)에 있고, 대장(大腸)은 좌천추(左天樞) 하방에 있고, 소장(小腸)은 우천추(右天樞) 하방에 있고, 삼초는 제하(臍下)에 있으며 석문(石門)이 중심이 되고, 방광(膀胱)은 하복부에 있고 중극(中極)이 중심"이라고 하였다.

《소문 · 장기법시론》은 오장병(五臟病)이 영향을 미치는 동통(疼痛)의 부위를 논술하고 있는데 "간(肝)이 병들면 양협하(兩脇下)에 동통(疼痛)이 오고 하복부(下腹部)가 땅기는 통증이 있고, 심(心)이 병들면 흉중(胸中)에 통증이 있고, 협륵부(脇肋部)가 창만(脹滿)하며, 협하(脇下)에 동통(疼痛)이 오고, 가슴 · 등 · 어깨 사이와 양쪽 팔 안쪽에 통증이 있고, 비(脾)가 병들면 몸이 무겁고 배가 잘 고프며 기육(肌肉)이 늘어져 힘이 없고, 다리를 추스르지 못하며, 걸음을 걸을 때 경련추축(痙攣抽搐)이 잘 발생하고 다리 아래쪽에 통증이 있고, 폐(肺)가 병들면 기(氣)가 상역(上逆)하여 천식(喘息)이 발생하고, 견배부(肩背部)에 동통(疼痛)이 있고, 신(腎)이 병들면 복부(腹部)가 창만(脹滿)하고 정강이가 부어오르며, 허(虛)하면 가슴 가운데에 통증이 있고, 위아래 복부가 모두 통증이 있다[10]."라고 하였다.

---

9) "切之, 堅痛如筋者灸之."

10) "肝病者, 兩脇下痛引小腹, 心病者, 胸中痛, 脇支滿, 脇下痛, 膺背肩甲間痛, 兩臂內痛, 脾病者, 身重善肌肉痿, 足不收行, 善瘈脚下痛, 肺病者, 喘咳逆氣, 肩背痛, 腎病者, 腹大脛腫, … 虛則胸中痛, 大腹小腹痛."

이 내용은 모두 오장육부(五臟六腑)가 발병하였을때 상응하는 부위를 언급하고 있어 아시혈(阿是穴)을 취하는 원칙이 된다.

임상에서 나타나는 아시혈(阿是穴)은 그 분포가 대부분 경혈의 부근에 있음을 알 수 있다. 예를 들어 흉비(胸痺)는 항상 심포경(心包經) 선상에 압통점(壓痛點), 각종 결절(結節)이 있다. 혹은 천지(天池), 심수(心兪) 등의 부근에 통점(痛點)이 나타나고, 지체관절질환(肢體關節疾患)에 있어, 견응(肩凝)은 항상 고황수(膏肓兪) 주위에 통점(痛點)이 나타날 수 있다.

요퇴통(腰腿痛)은 신수(腎兪) 주위에 통점(痛點)이 많이 나타난다. 이러한 통점(痛點)은 경맥의 선상이나 경혈의 상하좌우(上下左右)에 위치하므로, 이러한 경우 임상상 혈위 활용시 경혈을 취하기보다는 "이통위수(以痛爲兪)"의 아시혈(阿是穴) 취혈법을 따라해야 한다. 아시혈(阿是穴)을 찾을 때는 섬세한 관찰이 필요하다.

《소문·침해》에 설명하기를 "정신이 사물에 미혹되지 않도록 한다고 함은 마음을 안정시켜 환자를 살피되 좌우로 눈을 돌려서는 안된다는 것이다[11]."라고 하였다.

구체적인 검사방법은 무지(拇指) 혹은 식지(食指)의 지복부분(指腹部分)이나 측면(側面)으로 누르고 이동해 보는 것이다.

지력(指力)의 세기는 일정해야 하고 手法은 간편하고 수월해야 한다. 힘의 양은 일반적으로 환자가 지압통(指壓痛)을 견디어 낼 정도로 해야 한다. 과도한 힘을 사용하는 것은 거짓 현상이 나타날 수 있으므로 금한다. 마땅히 국부에 압통 등의 감응(感應), 피진(皮疹), 결절(結節), 각종 요함(凹陷) 등의 이상 현상이 나타나면 모두 아시혈(阿是穴)의 근거로 삼을 수 있다. 생리적 반응을 피해야 하는데 산창감(痠脹感)을 반응점(反應點)으로 오인할 수 있다. 이 때문에 "압통점(壓痛點)"을 감별하는 것이 중요하다.

《표유부》에서는 수혈(腧穴)을 정할 때에 비교방법 사용을 주장하고 있다. 인근 부위 혈위의 대조 혹 대측 통점(對側痛點)과 비교하여 그 압통(壓痛)의 차이를 감별해야 한다.

아시혈(阿是穴)을 확정 지을 때 최고 민감한 통점이 가장 좋은 곳이며 그렇지 않으

---

11) **神無營于衆物者, 靜志觀病人, 無左右視也**: 楊維傑 "鍼刺時必須精神集中, 不能使外界的事物來分散精神, 平心精氣的觀察病人, 眼睛也要注意穴位, 不要左右亂視以分散注意力."

면 임상적 효과의 정도에 일정한 영향을 미치게 된다.

개국재(盖國才)는 《혈위진단법》에서 임상에서 손을 누를 때 반응은 환자 개체의 차이 혹은 질병의 변화에 종종 영향을 받고 3가지 경우가 나타날 수 있다고 하였다. 살짝 눌러서 큰 반응을 보이거나, 세게 눌렀는데 작은 반응을 보이거나 정상적인 자극에 정상적인 반응을 보일 수 있다. 혈위에 대해 압통 반응을 관찰할 경우 전면적인 비교가 필요함을 강조하였다. 아울러 압통을 평가하는 기준을 "일반적인 압통, 뚜렷한 압통, 미간이 찌푸려지는 압통, 검사하자마자 나타나는 통증" 등으로 나누었다.

혈위 압통은 病情이 변화함에 따라 변한다. 일반적으로 혈위 압통은 치료하기 전에 나타났다가 대략적으로 치료 2주 후 사라진다. 만약에 치료가 적절치 못하면 혈위 압통이 오랫동안 계속된다.

아시혈(阿是穴)은 임상에서 광범위하게 응용된다.

단지 통증을 멈추는데 활용하는 것 뿐 만 아니라 내부 장기의 질환을 치료하고, 더불어 인체의 기능장애도 일정 정도 반영한다. 이러한 뜻에서 아시혈(阿是穴)은 질병의 반응점인 동시에 치료시 가장 주요한 자극점이 된다. 임상에서 혈위를 정확히 하여 운용하면 간혹 뛰어난 효과를 발휘한다.

왕집중(王執中)의 《자생경》에서 말하기를 "등의 통증이 고황혈의 옆 부위에 나타나 척추에서 4촌반 떨어진 곳이 은은하게 아프고 누르면 통증이 심하다. 작은 뜸을 이용하여 3장을 뜨니 바로 아프지 않게 되었다. 다른 날 어깨 윗부분이 통증이 있어 견통이 있는 부위 뜸을 뜨고 낫게 되었다. 《천금요방》의 아시혈이 믿을 만하다는 것을 알게 되었다."고 하였다.

《침구경혈의 압통진단과 치료 관계(鍼灸經穴的壓痛診斷與治療關係)》에서는 "유정(遺精) 환자에서 횡골 부위에 압통이 있어, 처음에는 삼음교, 신수, 정궁, 관원을 자침하였다.환자가 침을 두려워하여 횡골 부위는 자침하지 않았다. 자침 후 횡골부위 압통은 소실되지 않았으나 유정은 멈췄다. 환자가 침자를 그만두자 한달 후에 재발하였고, 이번에는 횡골, 삼음교, 명문을 자침하였다. 마지막에는 횡골부위 압통은 소실되고, 유정도 재발하지 않았다."고 하였다. 이는 以痛爲兪 阿是穴의 탁월한 효과를 말하고자 한 것이다. 아시혈(阿是穴)은 인체 수혈(腧穴)의 중요한 부분이고, 정해진 곳이 없다고 하여 소홀히 하여서는 안 된다고 강조하였다.

표 3-2 수혈(腧穴)의 분류(分類)

	십사경혈(十四經穴)	경외기혈(經外奇穴)	아시혈(阿是穴)
개념	일정한 명칭과 위치를 가지면서 십사경(十四經)에 속한 수혈(腧穴)임	일정한 명칭과 위치를 가지고 있으면서 어떤 병증에 유효한 효능이 있는 혈위이며, 단, 십사경(十四經)에 속하지 않는 수혈(腧穴)임	일정한 명칭도 없고, 위치도 정해져 있지 않으며, 압통점 혹은 병리반응점으로서 자구(刺灸)의 부위를 정하는 수혈(腧穴)을 나타냄
별명(別名)	경혈(經穴)	기혈(奇穴)	'이통위수(以痛爲輸)', '부정혈(不定穴)', '천응혈(天應穴)', '압통점(壓痛點)', '민감점(敏感點)', '과민점(過敏點)'
특점(特點)	① 고정된 명칭과 위치 있음 ② 경맥에 소속됨 ③ 주치에 규율이 있음	① 혈명 있음(흔히 부위로서 정해지거나 주치로서 정해짐) ② 고정된 위치있음(어떤 위치는 사람에 따라, 병에 따라 다름) ③ 경맥에 소속되지 않음 ④ 주치하는 병증은 비교적 단순함	① 혈명 없음 ② 고정된 위치 없음 ③ 경맥에 소속되지 않음 ④ 주치에 규율이 없음 (주로 통증과 국소 병증을 주치함)
응용	장부경락의 질병	특이한 주치 병증	경근병(經筋病) 및 동통성(疼痛性) 병증
분포	십사경맥(十四經脈) 순행 노선상에 분포함	규율이 없음, 단 어떤 기혈(奇穴)은 경맥 순행상에 있을 수도 있음. 가령 태양(太陽)이나 십칠추하(十七椎下) 등	규율이 없음 통점(痛點)에 따라 정함
출처	《내경(內經)》, 《갑을경(甲乙經)》에 처음 언급된	경험에 의해 혈위로 사용되었고, 《천금요방(千金要方)》에 다수 기재됨	《천금요방(千金要方)》에 처음 언급되었고, 즉 《내경(內經)》의 "이통위수(以痛爲輸)"와 같은 종류임
개수	361개	역대로 일치된 기록은 없고, 일정한 개수가 없고, 근대에 여러 형태로 언급된 기혈(奇穴)도 있음	일정한 개수가 없음

III 수혈의 명명

수혈(腧穴)의 명명(命名)과 의미

수혈(腧穴) 명칭은 수혈학(腧穴學)의 중요 내용이다.

《소문 · 음양응상대론》에서 "사람의 형체에 대한 이치를 논하여 장부(臟腑)를 분별하여 나열하였고, 경맥(經脈)의 연계 및 회합 · 관통 · 표리상합(會合·貫通·表裏相合) 관계를 자세하게 관찰하여 각각 해당 경맥에 귀속시켰으며, 기혈(氣血)이 시작되는 부위는 각기 정해진 명칭이 있다[1]."라고 하였고, 《천금익방》에서 수혈(兪穴)의 명칭에는 모두 일정한 뜻이 있음을 설명하였다.

수혈(兪穴) 명명의 숨겨진 뜻의 해석에 관하여는 고대 문헌 중에 기재되어 있는데, 예를 들면 《소문 · 골공론》에서 "의희(譩譆)는 배부 아래로 척추(脊椎)를 끼고 옆으로 3寸 되는 곳에 있고, 그것을 누르면 환자로 하여금 '아야'하는 소리를 지르게 하여, 의희(譩譆)기 손가락에 느껴진다[2]."라 이름하여 "의희(譩譆)"가 되었다.

수대 양상선(隋代 楊上善)이 지은 《태소》에는 일찍이 십오락혈(十五絡穴)의 혈명에 대하여 해석을 하였다. 예를 들어 통리(通里)에 대하여 "리(里)는 거처이다. 이 혈(穴)은 수소음맥기가 별통(別通)하여 락(絡)이 되는 곳으로서 통리(通里)라 한다"[3]라 하였고, 내관(內關)에 대하여 "수심주(手心主)가 태음 · 소음의 내(內)에 이르러 별락에서 기시하여 안으로 심포에 통하고, 소양으로 입(入)하니 내관(內關)이라 한다."[4]고 하

1) "論理人形, 列別臟腑, 端絡經脈, 會通六合, 各從其經, 氣血所發, 各有處名."

2) "譩譆在背下俠脊旁三寸所, 厭之令病者呼譩譆, 譩譆應手."

3) **通里** : 楊上善 "里, 居處也. 此穴乃是手少陰脈氣別通爲絡居處, 故曰通里也."

4) **內關** : 楊上善 "手心主至此太陰少陰之內, 起于別絡內通心包, 入于小腸, 故曰內關也."

였다. 그러므로 수혈(腧穴) 명명의 의미를 이해하면, 혈위를 기억하고, 장부기혈(臟腑氣血)을 이해하고, 경맥유주와 수혈(腧穴)의 기능 및 임상적 응용에 대하여 이해하는 데 도움이 된다.

수혈(腧穴) 명명의 의미는 비교적 광범하게 언급되고 있다. 예컨대 한의학 이론, 문자고증, 고대철학, 천문지리, 악기의 음율, 물건의 형태 등과 밀접한 관계가 있다.

역대 의가들은 침구 시행 시 반드시 수혈(腧穴)을 파악해야 했기 때문에 수혈(腧穴) 명명의 구체적인 의미를 이해하는 것을 중시하였다.

혈명 주석 내용에 관하여 여러 책에 언급되어 있다. 서적에 따라 학문을 보는 각도가 달라 이해와 관점이 같지 않더라도, 학술적인 토론을 촉진하고, 사고의 폭을 넓히고, 혈명의 이해를 깊게 하는데 도움이 될 수 있다.

예를 들어 단지 "열결(列缺)" 일혈(一穴)을 해석하는 것도 의론(醫論)이 분분하다. 내용을 살펴보면 음양오행, 장부기혈, 경맥유주, 수혈(腧穴)기능, 해부학적 특징, 취혈방법, 천문기상, 팔괘산수(八卦算數), 글자의 뜻, 물건의 형태 등을 언급하고 있고, 분석 · 비교하거나, 좋은 것을 택하거나, 혹은 이것을 기초로 사고의 방향을 넓히는 것에는 도움이 됨을 알 수 있다.

청대 정부생(清代 程扶生)은 《의경이해》에서 전신의 수혈(腧穴) 명명에 대해 개괄적으로 논술을 하였다.

십사경 수혈(十四經 腧穴) 명명의 요점을 분류하여 아래에 설명하였다.

자연류(自然類)

천문학 상 일월성신

- 일월(日月), 상성(上星), 선기(璇璣), 화개(華蓋), 태을(太乙), 태백(太白), 천추(天樞) 등

지리적 명칭을 수혈의 형상과 결합하여 명명

- 산(山), 릉(陵), 구(丘), 허(墟)로써 수혈(腧穴)의 형상에 비유 … 승산(承山), 대릉(大陵), 양구(梁丘), 상구(商丘), 구허(丘墟) 등
- 계(溪), 곡(谷), 구(溝), 독(瀆)으로 수혈(腧穴)의 형상에 비유 … 후계(後谿), 양계(陽谿), 합곡(合谷), 함곡(陷谷), 수구(水溝), 지구(支溝), 사독(四瀆), 중독(中瀆) 등
- 해(海), 택(澤), 지(池), 천(泉), 거(渠), 연(淵) 등을 수혈(腧穴)의 유주형상에 비유 … 소해(少海), 소해(小海), 척택(尺澤), 곡택(曲澤), 곡지(曲池), 양지(陽池), 곡천

(曲泉), 경거(經渠), 태연(太淵), 용천(湧泉), 청냉연(淸冷淵) 등

- 가(街), 도(道), 충(衝), 처(處), 시(市), 랑(廊)으로 수혈(腧穴)의 통로 혹 처소에 비유 … 기가(氣街), 수도(水道), 관충(關衝), 오처(五處), 풍시(風市), 보랑(步廊) 등

물상류(物象類)

- 동물(動物) 명칭으로 수혈(腧穴)을 비유
  - 어제(魚際), 구미(鳩尾), 복토(伏兎), 학정(鶴頂), 독비(犢鼻) 등
- 식물 명칭으로 수혈(腧穴)의 형태(形態)를 비유
  - 찬죽(攢竹), 화료(禾髎) 등
- 건축물로 수혈(腧穴)을 형용
  - 천정(天井), 옥당(玉堂), 거궐(巨闕), 내관(內關), 곡원(曲垣), 고방(庫房), 부사(府舍), 천창(天窓), 지창(地倉), 양문(梁門), 자궁(紫宮), 내정(內庭), 기호(氣戶) 등
- 물건의 종류나 형태로 수혈(腧穴)을 형상(形象) 혹 회의(會意)
  - 대저(大杼), 지기(地機), 협거(頰車), 양보(陽輔), 결분(缺盆), 천정(天鼎), 현종(懸鍾) 등

인체류(人體類)

- 인체 해부 부위로 명명
  - 일반 해부 명칭으로 명명 … 완골(腕骨), 완골(完骨), 대추(大椎), 곡골(曲骨), 경골(京骨), 거골(巨骨) 등
  - 내장(內臟) 해부 명칭으로 명명 … 심수(心兪), 간수(肝兪), 폐수(肺兪), 비수(脾兪), 위수(胃兪), 신수(腎兪), 담수(膽兪), 방광수(膀胱兪), 대장수(大腸兪), 소장수(小腸兪) 등
- 인체 생리 기능으로 명명
  - 일반 생리 기능으로 명명 … 승장(承漿), 승읍(承泣), 청회(聽會), 노궁(勞宮), 염천(廉泉), 관원(關元) 등
  - 기혈 · 장부 기능으로 명명 … 기해(氣海), 혈해(血海), 신당(神堂), 백호(魄戶), 신문(神門), 의사(意舍), 지실(志室) 등
- 치료 작용으로 명명(命名)
  - 광명(光明), 수분(水分), 통천(通天), 영향(迎香), 교신(交信), 귀래(歸來), 근축(筋縮) 등

- 인체 부위와 경맥이 음양에 속한 것으로 명명
  - 내외를 음양으로 나누어 명명 … 양릉천(외)(陽陵泉(外)), 음릉천(내)(陰陵泉(內)) 등
  - 복배(腹背)를 음양으로 나누어 명명 … 음도(복)(陰都(腹)), 양강(배)(陽剛(背)) 등과 같은 것.
  - 경맥의 교회를 음양으로 나누어 명명 … 삼음교(음양)(三陰交(陰陽)), 삼양락(양경)(三陽絡(陽經)) 등

《경혈석의회해》에서는 의학경전, 역대침구저작, 서지학 지식을 근거로 하여, 혈명 해석에 대한 각 의가의 설을 널리 취하여 제시하였다. 앞에서 취한 수혈(腧穴)의 명명에 진일보된 분석과 귀납을 통해 14종류로 구분하였는데 소개하면 아래와 같다.

① 음양오행류(陰陽五行類)

- 음(陰) … 음교(陰交), 음시(陰市), 음극(陰郄), 음릉천(陰陵泉)
- 양(陽) … 지양(至陽), 회양(會陽), 양관(陽關), 양곡(陽谷), 양릉천(陽陵泉)
- 오행(五行) … 소상(少商), 복백(伏白; 부류復溜의 이명), 공손(公孫).

② 장부기혈류(臟腑氣血類)

- 장부명칭(臟腑名稱) … 심수(心兪), 간수(肝兪), 비수(脾兪), 폐수(肺兪), 신수(腎兪), 소장수(小腸兪), 담수(膽兪), 위수(胃兪), 대장수(大腸兪), 방광수(膀胱兪), 삼초수(三焦兪).
- 장부기능(臟腑機能) … 신당(神堂), 백호(魄戶), 의사(意舍), 혼문(魂門)
- 기(氣) … 관원(關元), 기혈(氣穴), 기충(氣衝), 기호(氣戶), 기해(氣海)
- 혈(血) … 혈해(血海)

③ 경맥유주류(經脈流注類)

- 경맥순행(經脈順行) … 대영(大迎), 미충(眉衝)
- 경맥교회(經脈交會) … 삼음교(三陰交), 백회(百會), 삼양락(三陽絡), 교신(交信)
- 경맥지명(經脈之名) … 대맥(帶脈), 태충(太衝)
- 유주시간(流注時間) … 신맥(申脈)

④ **수혈기능류(腧穴機能類)**

- 정명(睛明), 광명(光明), 수분(水分), 풍지(風池), 풍부(風府), 계맥(瘈脈), 신문(神門), 아문(瘂門), 사백(四白)

⑤ **해부위치류(解剖位置類)**

- 곡골(曲骨), 결분(缺盆), 유중(乳中), 노유(臑兪), 비노(臂臑), 주료(肘髎), 흉향(胸鄉), 응창(膺窓), 옥침(玉枕), 비관(髀關)

⑥ **취혈방법류(取穴方法類)**

- 기문(箕門), 거료(居髎), 협백(俠白)

⑦ **골도분촌류(骨度分寸類)**

- 척택(尺澤), 부돌(扶突), 족삼리(足三里)

⑧ **천문지리류(天文地理類)**

- 우주(宇宙) … 일(日)은 일월(日月)의 일(日), 월(月)은 일월(日月)의 월(月); 성(星)은 태을(太乙), 천추(天樞), 태백(太白), 지기(地機), 천지(天池), 천천(天泉), 천정(天井), 중극(中極), 자궁(紫宮), 화개(華蓋)
- 기상(氣象) … 풍(風)은 풍지(風池), 풍시(風市), 풍부(風府), 병풍(秉風), 예풍(翳風); 운(雲)은 운문(雲門); 뇌(雷)은 풍륭(豊隆). 전(電)은 열결(列缺).
- 산맥(山脈) … 산(山)은 승산(承山), 곤륜(崑崙); 능(陵)은 외능(外陵), 대능(大陵), 양릉천(陽陵泉), 음릉천(陰陵泉); 계(谿)는 양계(陽谿), 후계(後谿), 협계(俠谿), 해계(解谿); 곡(谷)은 솔곡(率谷), 합곡(合谷), 양곡(陽谷), 함곡(陷谷), 누곡(漏谷), 통곡(通谷)
- 하류(河類) … 구(溝)는 수구(水溝), 지구(支溝); 독(瀆)은 사독(四瀆), 중독(中瀆); 지(池)는 풍지(風池), 곡지(曲池), 천지(天池), 양지(陽池); 택(澤)은 소택(少澤), 곡택(曲澤), 척택(尺澤); 천(泉)은 염천(廉泉), 양릉천(陽陵泉), 음릉천(陰陵泉), 수천(水泉), 곡천(曲泉)
- 해양(海洋) … 조해(照海), 혈해(血海), 기해(氣海), 소해(小海), 소해(少海)
- 지명(地名) … 상구(商丘), 양문(梁門), 양구(梁丘), 금문(金門), 석문(石門)

⑨ 팔괘산수류(八卦算數類)

- 팔괘(八卦) … 열결(列缺), 여태(厲兌), 태단(兌端), 노궁(勞宮), 인중(수구의 이명)(人中(水溝의 異名))
- 산수(算數) … 이간(二間), 삼간(三間), 사독(四瀆), 오처(五處)

⑩ 악기음률류(樂器音律類)

- 악기(樂器) … 사죽공(絲竹空)
- 음률(音律) … 소상(少商), 상양(商陽), 여세(태계의 이명)(呂細(太谿의 異名))

⑪ 토목건축류(土木建築類)

- 궐(闕)은 거궐(巨闕); 궁(宮)은 자궁(紫宮); 방(房)은 고방(庫房); 창(倉)은 위창(胃倉); 사(舍)는 기사(氣舍), 의사(意舍), 부사(府舍); 당(堂)은 옥당(玉堂), 신당(神堂); 실(室)은 지실(志室); 랑(廊)은 보랑(步廊); 정(庭)은 신정(神庭), 내정(內庭), 중정(中庭); 창(窓)은 목창(目窓), 응창(膺窓), 천창(天窓); 문(門)은 풍문(風門), 유문(幽門), 활육문(滑肉門), 기문(箕門), 장문(章門), 경문(京門); 호(戶)는 기호(氣戶), 백호(魄戶), 뇌호(腦戶); 간(間)은 강간(强間), 이간(二間), 삼간(三間)

⑫ 활동장소류(活動場所類)

- 도(都)는 대도(大都), 음도(陰都); 시(市)는 풍시(風市), 음시(陰市); 향(鄕)은 흉향(胸鄕); 리(里)는 수족삼리(手足三里), 수족오리(手足五里), 건리(建里), 통리(通里); 도(道)는 영도(靈道), 유도(維道), 신도(神道); 관(關)은 양관(陽關), 외관(外關), 내관(內關), 격관(膈關)

⑬ 물상형태류(物象形態類)

- 식물(植物) … 화료(禾髎), 찬죽(攢竹)
- 동물(動物) … 복토(伏兎), 독비(犢鼻)
- 기물(器物) … 천정(天鼎)

⑭ 문자자형류(文字字形類)

- 천추(天樞), 지창(地倉), 보랑(步廊), 행간(行間), 내정(內庭), 현로(懸顱), 축빈(築賓)

표 3-3 수혈(腧穴) 명명의 종류 및 예시

명명 종류		비유	예시
자연	천문	일월(日月)	일월(日月), 상성(上星), 열결(列缺: 전電), 풍륭(豐隆: 뇌雷), 태백(太白)
	지리	산구(山丘)	승산(承山), 대릉(大陵), 구허(丘墟), 곤륜(崑崙), 양구(梁丘)
		산곡(山谷)	함곡(陷谷), 승산(承山)
		수류(水流)	소해(小海), 곡택(曲澤), 양지(陽池), 태연(太淵), 용천(湧泉), 양계(陽溪), 수구(水溝), 사독(四瀆)
		가도(街道)	기가(氣街), 수도(水道), 관충(關衝), 오처(五處)
	형상	동물(動物)	어제(魚際), 구미(鳩尾), 복토(伏兎), 학정(鶴頂), 독비(犢鼻)
		식물(植物)	찬죽(攢竹), 화료(禾髎), 사죽공(絲竹空)
		당실(堂室)	옥당(玉堂), 거궐(巨闕), 곡원(曲垣), 고방(庫房), 부사(府舍), 천창(天窓), 지창(地倉), 양문(梁門), 자궁(紫宮), 내정(內庭)
		용구(用具)	지기(地機), 협거(頰車), 천정(天井), 결분(缺盆)
인체	해부	부위(部位)	옥침(玉枕), 대저(大抒), 완골(腕骨), 곡골(曲骨), 비노(臂臑)
		골공(骨空)	관료(顴髎), 견료(肩髎), 동자료(瞳子髎)
의학	이론	기능(機能)	관원(關元), 승읍(承泣), 청회(聽會), 기충(氣衝), 염천(廉泉)
		음양(陰陽)	음도(陰都: 복腹), 양강(陽綱: 배背)
		경락(經絡)	삼음교(三陰交: 음경陰經), 삼양락(三陽絡: 양경陽經)
		장부(臟腑)	심수(心俞), 간수(肝俞), 비수(脾俞), 대장수(大腸俞)
		신기(神氣)	의사(意舍), 지실(志室), 신당(神堂), 백호(魄戶)
		병사(病邪)	예풍(翳風), 풍시(風市), 풍부(風府), 백충와(百蟲窩)
		치료(治療)	본신(本神), 광명(光明), 영향(迎香), 통천(通天), 혈해(血海)

IV 수혈의 정위방법

1. 골도분촌법(骨度分寸法)

골도분촌법(骨度分寸法)은 고전 의서에서 "골도법(骨度法)"이라고 약칭하였으며, 뼈 길이를 이용하여 인체 각부의 대소 · 장단을 측량하는 주요 표지로 삼아 그 비례에 의거하여 촌척(寸尺)을 환산하여 혈위를 정하는 표준 방법이다.

골도분촌법(骨度分寸法)은 《영추 · 골도편》에 처음 실려 있는데, 여기에서 측정한 인체의 높이가 7척5촌(7尺5寸)이고, 양팔을 밖으로 벌려 어깨가 수평이 되게 하고 양손은 곧바로 펴서 중지(中指)의 끝을 표준으로 삼아 횡도(横度)하면 7척5촌(7尺5寸)이라 하였고, 개인의 크고 작음, 살찜과 마름에 차이가 있으므로, 부분을 나누어 촌(寸)으로 환산하는 구체적인 장도(長度)는 비례하여 정하고 있으며, 《고금의통》에서도 "盖必同其身體隨在而折之, 固無肥瘦長短之差訛也"라고 했다.

현대에 상용되는 골도분촌법(骨度分寸法)은 《영추 · 골도》에 근거하였고, 아울러 오랜 기간 동안 개정과 보충하여 만들어진 것이다.

- 팔꿈치에서 손목까지, 《영추 · 골도》에서는 12.5촌(寸)인데, 총횡도(總橫道)인 7척5촌(7尺5寸)과 더불어 합치되지 않으므로 고쳐서 12촌(寸)으로 했다.
- 양유(兩乳)의 사이는 《영추 · 골도》의 횡촌(横寸)은 9.5촌(寸)이 되는데 《갑을경》의 수혈분촌(腧穴分寸)에 의거하여 8촌(寸)으로 했다.
- 천추(天樞)에서 횡골(横骨)까지 《영추 · 골도》에는 6.5촌(寸)인데 《갑을경》의 수혈분촌(腧穴分寸)에 의거하여 5촌(寸)으로 했다.
- 계협(季脇)에서 비추(髀樞)까지 《영추 · 골도》에는 6촌(寸)인데 《갑을경》의 수혈분촌(腧穴分寸)에 의하여 9촌(寸)으로 했다.
- 여골(膂骨)에서 미골 21절(尾骨 21節)에 이르기까지 《영추 · 골도》에는 30촌(寸)으

로 하였으나 오늘날은 척추극돌기로 표지함에 의거하여 분촌(分寸) 환산법을 쓰지 않았다.

- 앞 이마의 양발각(兩髮角)의 사이는 《갑을경》의 수혈분촌(腧穴分寸)에 의거하여 9촌(寸)으로 했다.

이상의 骨度分寸(骨度分寸)은 남녀노소, 신체의 크고 작음, 뚱뚱함과 수척함으로 고르게 비례 환산하여 동등한 길이와 너비를 이루어 산정함으로써 수혈(腧穴) 위치를 정하는데 표준이 되도록 했다. 그러나 상기 내용이 상용 골도분촌(骨度分寸)의 구체적인 응용과 완전히 일치하는 것은 아니다.

- 예컨데 전비(前臂)의 경우, 주횡문(肘橫紋)에서 완횡문(腕橫紋)까지 12촌(寸)으로 되어있는데, 10촌(寸)으로 산정하기도 했다.
- 또 하복부의 배꼽으로부터 치골결합부에 이르기까지를 《영추 · 골도》에서는 원래 6.5촌(寸)으로 정하였으나 혈위 배열상 모두 5촌(寸)으로 하며, 실제 길이로 보면 하복부 5촌(寸) 중의 1촌(寸)은 상복부 8촌(寸) 중의 1촌(寸)에 비하여 조금 길게 산정했다.
- 절량분촌(折量分寸)의 목적이 측량에 편리하게 하고자 함이므로 짝수 자연비(自然比)가 홀수에 비해 환산하기가 유리한데, 예컨대 전액양발각(前額兩髮角)의 사이 혹은 이후양완골(유돌)(耳後兩完骨(乳突))의 사이는 9촌(寸)이 되는데, 절촌비(折寸比)로써 전발제(前髮際)와 후발제(後髮際)의 사이를 12촌(寸)으로 산정한 것에 비하면 조금 짧고, 실제상으로, 두부횡촌(頭部橫寸)의 9촌(寸)은 6등분하여 1.5촌(寸)씩을 기준으로 산정했다(발제부(髮際部)의 혈위 간 간격은 1.5촌(寸)으로 정해져 있다).

골성표지(骨性標志, 골격을 위주로 한 해부학적 표지)에 관한 것에 있어서는 모두 골성표지(骨性標志)취혈에 따라서 측정할 수 있다. 예컨대 늑골부는 늑간의 틈에 의거하여 상하늑간 1.6촌(寸)에 구애받을 필요없이 산정했다. 여골(膂骨)에서 미저 21절(尾骶21節)까지는 척추극돌기에 의거하므로 분촌절산(分寸折算)을 하지 않았다. 즉 골도분촌법(骨度分寸法)은 수혈정위(腧穴定位)의 방편으로 활용된 것이다.

표 3-4 상용 골도분촌(骨度分寸) 정위법

부분	부위(部位) 기지점(起止點)	절량촌(折量寸)	도량(度量)	사용 요점
두부(頭部)	전발제(前發際) ~ 후발제(後發際)	12촌	직촌(直寸)	두부(頭部) 종향(縱向)에 응용
	미심(眉心) ~ 대추(大椎)	18촌	직촌(直寸)	두부(頭部) 종향(縱向)에 응용
	전발제(前發際) ~ 미심(眉心)	3촌	직촌(直寸)	전액부(前額部) 종향(縱向)에 응용
	양액각(兩額角)의 사이	9촌	횡촌(橫寸)	두부(頭部) 횡향(橫向)에 응용
	이후(耳後) 양완골(兩完骨: 유돌乳突)의 사이	9촌	횡촌(橫寸)	후두부(後頭部) 횡향(橫向)에 응용
흉부(胸部)	흉골상와(胸骨上窩:천돌天突) ~ 흉검연합처(胸劍聯合處)	9촌	직촌(直寸)	흉부(胸部) 종향(縱向)에 응용
	늑간(肋間)의 극(隙)	1.6촌	직촌(直寸)	촌수(寸數)보다는 늑골(肋骨)의 순번으로 대체하여 사용
	양유두(兩乳頭)의 사이	8촌	횡촌(橫寸)	흉부(胸部) 횡향(橫向)에 응용
복부(腹部)	흉검연합처(胸劍聯合處) ~ 제중(臍中)	8촌	직촌(直寸)	복부(腹部) 종향(縱向)에 응용
	제중(臍中) ~ 치골연합처상연(恥骨聯合處上緣)	5촌	직촌(直寸)	복부(腹部) 종향(縱向)에 응용
협늑부(脇肋部)	액와중앙부(腋窩中央部) ~ 계협부(季脅部)	12촌	직촌(直寸)	계협(季脅): 제11부유륵골단(浮遊肋骨端) 하연(下緣)
	계협(季脅) ~ 비추(髀樞)	9촌	직촌(直寸)	비추(髀樞): 고관절(股關節) 대전자(大轉子)
배요부(背腰部)	대추(大椎) ~ 미저(尾骶)	21추	직촌(直寸)	대추(大椎)는 제7경추극돌하(頸椎棘突下)에 위치하고, 제7경추극돌기는 후항부(後項部)에서 가장 높은 돌기임. 후항부(後項部)에서 돌기가 일반적으로 3개가 보임: 제6, 7경추(頸椎) 및 제1흉추(胸椎)임. 두부(頭部)의 운동에 따라 활동할 때 가장 아래쪽에 있는 극돌기(棘突起)가 제7경추(頸椎)임
	양견갑골내측연(兩肩胛骨內側緣)의 사이	6촌	횡촌(橫寸)	
	양견갑골하각(兩肩胛骨下角)과 평행(平行)	7흉추(胸椎)		
	양가후상극(兩髂後上棘)과 평행(平行)	4요추(腰椎)		
상지(上肢)	액전문두(腋前紋頭: 액전추벽腋前皺襞) ~ 주횡문(肘橫紋)	9촌	직촌(直寸)	표순와: 완횡문취법(腕橫紋取法)은 척골(尺骨), 요골(橈骨)의 경상돌기단(莖狀突起端)을 연결한 선상에서 취함
	주횡문(肘橫紋) ~ 완횡문(腕橫紋)	12촌	직촌(直寸)	
하지(下肢)	횡골상렴(橫骨上廉) ~ 내보골상렴(內輔骨上廉)	18촌	직촌(直寸)	족삼음경(足三陰經)의 골도(骨度) 절량(折量)에 사용 횡골상렴(橫骨上廉): 치골연합(恥骨聯合) 상연(上緣) 내보골상렴(內輔骨上廉): 고골내상과(股骨內上髁)
	경골내측과(脛骨內側髁) ~ 내과고점(內踝高點)	13촌	직촌(直寸)	
	비추(髀樞) ~ 슬중(膝中)	19촌	직촌(直寸)	족삼양경(足三陽經)의 골도(骨度) 절량(折量)에 사용 슬중(膝中) 수평선(水平線): 전면(前面)에서는 독비혈(犢鼻穴)과 평행하고, 후면(後面)에서는 위중혈(委中穴)과 평행하며, 즉 괵횡문(膕橫紋)과 평행(平行)함
	슬중(膝中) ~ 외과고점(外踝高點)	16촌	직촌(直寸)	
	외과첨(外踝尖) ~ 족저(足底)	3촌	직촌(直寸)	
	둔횡문(臀橫紋) ~ 괵횡문(膕橫紋)	14촌	직촌(直寸)	대퇴후부(大腿後部)의 골도(骨度) 절량(折量)에 사용

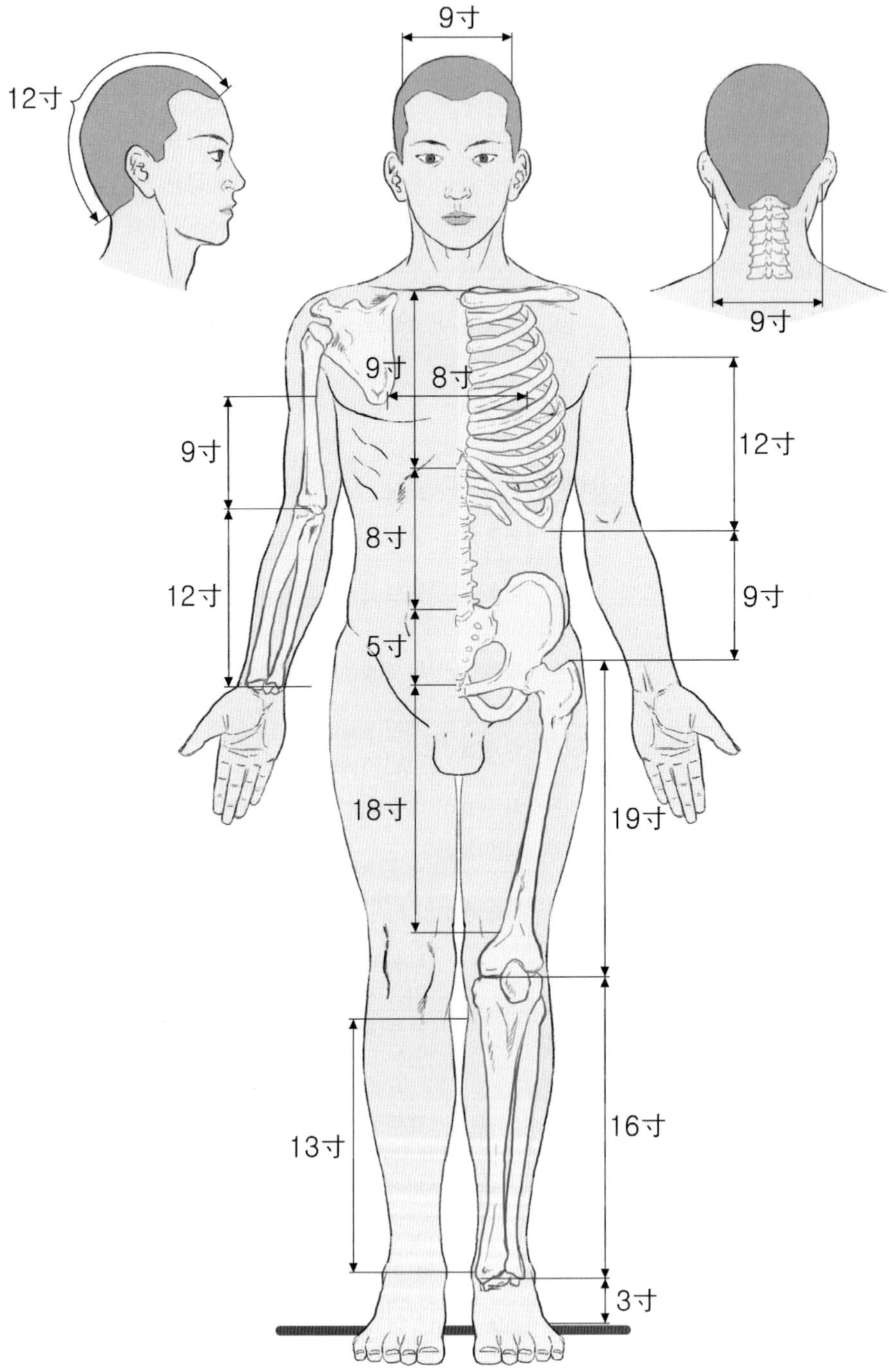

그림 4-1 상용 골도분촌도(骨度分寸圖)

2. 체표표지법(體表標志法)

체표표지는 고정표지와 활동표지 두 가지로 나눌 수 있으며 이를 설명하면 아래와 같다.

고정표지(固定標志)

오관(五官), 모발(毛髮), 조갑(爪甲), 유두(乳頭), 배꼽 및 뼈의 함요와 융기, 기육 융기(肌肉隆起) 등 부위를 취혈 표지로 삼았다. 상용하는 뚜렷한 표지는 다음과 같다.

- 비첨(鼻尖)에서 소료(素髎)를 취하는 것, 양미(兩眉) 중간에서 인당(印堂)을 취하는 것, 양유(兩乳)의 사이에서 단중(膻中)을 취하는 것, 제방 2촌(臍旁 2寸)에서 천추(天樞)를 취하는 것, 제7경추 극돌기 아래에서 대추(大椎)를 취하는 것, 비골소두전하선(腓骨小頭前下線)에서 양릉천(陽陵泉)을 취하는 것, 제1~2장골(第1~2掌骨) 사이에서 합곡(合谷)을 취하는 것, 제 1~2척골(蹠骨) 사이에서 태충(太衝)을 취하는 것, 쇄골견봉단(鎖骨肩峰端)과 견갑극견봉(肩胛棘肩峰) 사이에서 거골(巨骨)을 취하는 것, 흉골하단(胸骨下端)과 늑연골(肋軟骨) 사이에서 중정(中庭)을 취하는 것 등이 그 예이다.
- 견갑골하각의 높이에서 제7흉추극돌을 정하는 것, 양측 장골릉(腸骨陵)의 높이에서 제4요추극돌을 정하는 것 등은 요배부 수혈(腧穴)의 취혈 표지이다.
- 이와 같이 수혈정위표지(腧穴定位標志)가 모두 고정적이므로 고정표지라고 한 것이다.

현재 주요한 고정표지 부위는 아래와 같다.

- 두면부(頭面部)
  - 전후발제(前後髮際), 비근(鼻根), 비첨(鼻尖), 비공(鼻孔), 비익(鼻翼), 미심(眉心), 미두(眉頭), 미미(眉尾), 내외안각(內外眼角), 동공(瞳孔), 액(額), 액각(額角), 관(顴), 관궁(顴弓), 섭(顳), 시(腮), 구각(口角), 비순구(鼻脣溝), 하합골(下頷骨), 하합각(下頷角), 유돌(乳突), 침외조융(枕外組隆), 이병(耳屛), 이상각(耳上角), 이륜(耳輪), 대이륜(對耳輪) 등

- 경항부(頸項部)
  - 설골(舌骨), 후두(喉頭), 흉쇄유돌근(胸鎖乳突筋), 사방근(斜方筋), 쇄골상와(鎖骨上窩), 쇄골(鎖骨), 경추극돌(頸椎棘突) 등
- 흉복부(胸腹部)
  - 흉골검돌(胸骨劍突), 흉(胸), 흉늑(胸肋), 늑간극(肋間隙), 계협(季脇, 제11~12늑), 유두(乳頭), 제와(臍窩), 복정중선(腹正中線), 치골결합(恥骨結合), 치골(恥骨), 복고구(腹股溝) 등
- 배요부(背腰部)
  - 견갑골(肩胛骨), 척추극돌(脊椎棘突) 등
- 둔부(臀部)
  - 저골(骶骨), 미골(尾骨), 가후상극(髂後上棘), 가척(髂嵴), 고골대전자(股骨大轉子), 둔횡문(臀橫紋) 등
- 상지부(上肢部)
  - 견봉(肩峰), 삼각근(三角筋), 굉(상완)이두근(肱(上腕)二頭筋), 굉(상완)골(肱(上腕)骨), 액전횡문(腋前橫紋), 액후횡문(腋後橫紋), 굉(상완)골내상과(肱(上腕)骨內上顆), 척골응취(尺骨應嘴), 장장근건(掌長筋腱), 요측수근굴근건(橈側手根屈筋腱), 장무신근건(長拇伸筋腱), 무단신근건(拇短伸筋腱), 요골(橈骨), 요골경돌(橈骨莖突), 척골(尺骨), 척골경돌(尺骨莖突), 완횡문(腕橫紋), 장지관절부(掌指關節部), 지갑(指甲) 등
- 하지부(下肢部)
  - 대퇴골(大腿骨), 대퇴골내상과(大腿骨內上髁). 장내전근(長內轉筋), 봉공근(縫工筋), 대퇴사두근(大腿四頭筋), 경골(脛骨), 경골내측과(脛骨內側顆), 빈골(髕骨), 슬괵횡문(膝膕橫紋), 비골(腓 骨), 비골소두(腓骨小頭), 비장근(腓 腸筋), 족배(足背), 족외과(足外踝), 근건(跟 腱), 제일척골소두(第一跖骨小頭), 제오척골조융(第五跖 骨組隆), 지척관절륭기부(趾尺關節隆起部) 등

활동표지(活動標志)

관절, 근육, 피부가 움직임에 따라서 출현하는 틈, 융기 또는 함몰, 주름 등을 이용하여 취혈 표지로 삼음을 일컬은 것이다.

- 예를 들어 이문(耳門), 청궁(聽宮), 청회(聽會) 등은 입을 벌릴 때 출현하는 공간을 취한다.
- 하관(下關)은 마땅히 입을 닫을 때 출현하는 공간을 취한다.
- 곡지(曲池)는 팔꿈치를 굽혔을 때 팔꿈치 관절 주름끝에서 취한다.
- 견우(肩髃)는 상비(上臂)를 외전(外轉)하여 거상(擧上)하였을 때 견봉(肩峰)과 굉골조륭(肱骨粗隆) 사이에 나타나는 전방의 함요처를 취한다.
- 양계(陽谿)는 무지(拇指)를 들어서 폈을 때 장지신근건(長指伸筋腱)과 단지신근건(短指伸筋腱) 사이의 함요처를 취한다.
- 양노(養老)는 팔꿈치를 굽혀 손바닥이 가슴에 닿도록 하였을 때 척골경상돌기(尺骨莖狀突起)의 요측골봉처(橈側骨縫處)를 취한다.
- 고황(膏肓) 은 바로 앉아 양손으로 팔꿈치를 감싸고 견갑골이 양측을 향하여 벌어지도록 하고 제4 흉추극돌의 독맥 옆 3촌처(督脈旁 3寸處)에 취한다.

이와 같이 움직이는 상태에서 나타나는 취혈정위표지(取穴定位標志)를 활동표지라 한다.

3. 동신촌법

동신촌법(同身寸法)이란 분부절촌(分部折寸)의 방법으로 시술자가 손가락의 비례를 이용하여취혈하는 방식이고, "지촌법(指寸法)"이라고도 칭한다.

사람의 손과 신체 부분은 일정한 비례가 있기에, 임상에서 시술자는 손가락으로 비례를 정하고 다시 환자 신체의 장단을 살펴 비례를 증감하여 정한다. 옛날에는 환자 본인의 손으로 분촌(分寸)하였으니, "同于人身之尺寸也" (圖翼)이라 하여, "동신촌(同身寸)"이라고 칭했다.

일반적으로 아래와 같이 몇 종류가 있다.

중지동신촌(中指同身寸)

이 방법은 《천금요방》에서 유래하니, "中指上第一節(卽末節)爲一寸"라고 한다. 《성혜방》 이후 "手中指第二節, 內度橫紋相去爲一寸"이라 하였으니, 후인이 이것을 기준으로 삼아서, "중지동신촌(中指同身寸)" 혹은 "중지촌(中指寸)"이라고 칭하게 되었다.

《침구대전》에서 구체적으로 설명되었으니 "대지(大指)와 중지(中指)를 고리처럼 구부려, 지중절횡문(指中節橫紋)을 취하니, 상하의 길이가 1촌(寸)이 된다."라고 한다.

즉 환자의 중지(中指)를 굽혔을 때, 중절내측 양문두(中節內側兩紋頭) 사이가 1촌(寸)이 된다.

무지동신촌(拇指同身寸)

이 방법은 《천금요방》에 최초로 실린 것으로 "중지상제일절위일촌(中指上第一節爲一寸), 역유장단부정자(亦有長短不定者), 즉취우대무지제일횡도위일촌(卽取于大拇指第一橫度爲一寸)." 즉 무지 지관절(拇指 指關節)의 횡도(橫度)는 1촌(寸)이 되니, 1촌(寸) 간격으로 취혈 시 사용할 수 있다.

식지동신촌(食指同身寸)

일반적으로 식지(食指)의 말절장도(末節長度)로 1촌(寸)을 삼으며, 중절장도(中節長度)를 더하면 2촌(寸)이 되며, 2촌(寸) 간격으로 취혈 시 직촌(取穴時 直寸)으로 산정할 때 사용할 수 있다.

횡지동신촌(橫指同身寸)

일부법(一夫法)"이라고도 칭하였으니, 부(夫)는 부(扶)의 뜻이다.

- 《예기》에서 "凡量一夫之法, 覆手幷舒四指, 對度四指上中節上橫過爲一夫"라고 한다.
- 식(食) · 중(中) · 무명(無名) · 소지(小指)의 사횡지(四橫指)로써 일부(一夫)가 된다.
- 그 중지 제이절(中指 第二節)을 기준으로 삼아, 사지(四指)의 횡도(橫度)가 3촌(寸)

이 되는 것임, 이 법(法)은 하지(下肢), 하복부(下腹部)와 배부(背部)의 횡촌(橫寸) 산정에 많이 사용된다.

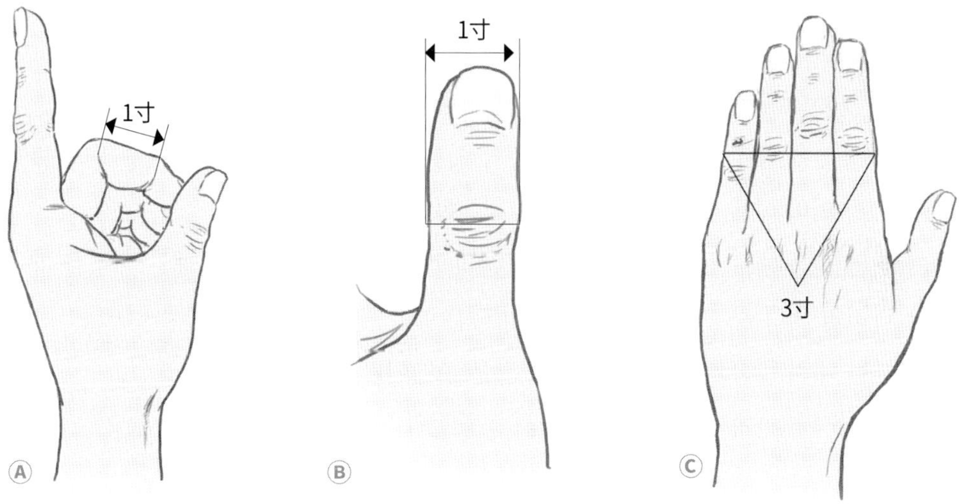

그림 4-2 (A) 무지동신촌(拇指同身寸), (B) 식지동신촌(食指同身寸), (C) 횡지동신촌(橫指同身寸)

동신촌법(同身寸法)은 비교적 편리하나, 취혈의 정확성은 떨어지니, 골도분촌(骨度分寸)의 방법을 이용하여 취혈해야 한다.

즉 지촌(指寸)으로 전신 각 부위를 측정할 수는 없는 것이다.

명대 장개빈(明代 張介賓)의 《유경도익》에서 "사람의 장단비수(長短肥瘦)가 각각 다르므로 혈의 횡직촌(橫直寸) 또한 같을 수는 없다. 그러나 중지동신촌법(中指同身寸法)의 개념을 혼용하여, 사람이 마르면 지장(指長)하고 살찌면 지단(指短)하니, 어찌 다르지 않겠는가? 그러므로 반드시 그 체형을 이용하여 취하면 그 마땅함을 얻게 된다."라고 했다.

경험을 통한 실질적인 언급이니, 임상에서 취혈정위는 구체적 상황에 맞게 상응하는 취혈방법을 선택해야 한다.

4. 간편한 취혈법

임상에서 상용되는 간편하고, 시행하기 쉬운 취혈 방법들이 있다.

- 열결(列缺)을 예로 들면, 환자의 좌우 양손의 호구(虎口)를 교차시킨 후, 한 손의 식지(食指)로 다른 한 손의 손목 뒤쪽의 요골경상돌기(橈骨莖狀突起)를 눌러 주는데, 이때 식지(食指)의 끝이 닿는 함요된 곳이 본 혈이 된다.
- 노궁(勞宮)을 예로 들면, 주먹을 반쯤 쥐었을 때 가운데 손가락 끝이 손바닥 중앙을 누르게 되며 이때 첫번째 횡문이 바로 본 혈이 된다.
- 풍시(風市)를 예로 들면, 환자의 양쪽 손과 팔뚝을 자연스럽게 아래로 내렸을 때, 넓적다리의 외측 중 가운데 손가락 끝이 닿는 부분이 본 혈이다.
- 어깨를 내려 팔꿈치 끝이 닿는 곳이 장문(章門)이다.
- 양쪽 이각(耳角)에서 곧바로 올라가서 정중선과 연결되는 곳이 백회(百會)가 된다.

이러한 취혈 방법은 모두 오랜 기간의 임상 경험에서 얻어진 방식이다.

표 3-5 정위법(定位法) 분류

취혈법	정의	분류 및 출처	방법 및 예시
골도분촌법(骨度分寸法)	인체 체표의 골격을 주요한 표지로 삼아 척촌(尺寸)을 설정하여, 수혈(腧穴)의 위치를 확정하는 방법임	《영추(靈樞)·골도(骨度)》	《영추(靈樞)·골도(骨度)》에서 제시된 기준으로 체표골절문두(體表骨節紋頭)를 표지로 삼아 절량(折量)을 정하는데, 가령 완(腕)에서 주(肘)의 횡문(橫紋) 사이 거리는 10촌(寸)이 됨
체표표지법(體表標志法)	체표 해부학의 각종 체표 표지를 근거로 수혈(腧穴)의 위치를 확정하는 방법임	고정표지(固定標志)	손가락 뼈와 근육 등에 의해 형성되는 융기와 함몰을 가리킴
		활동표지(活動標志)	관절, 근육, 근건, 피부 등이 활동으로 출현하는 틈, 융기 및 함몰, 주름, 돌기 등의 표지를 가리킴
동신촌법(同身寸法)	환자 본인 손가락의 일정한 부위로 분촌(分寸)을 삼아 수혈(腧穴)의 위치를 정하는 방법임	중지동신촌(中指同身寸)《성혜방(聖惠方)》	환자가 무지(拇指)와 중지(中指)를 대고 고리 모양을 만들었을 때, 중지 가운데 관절의 상하 양쪽 횡문두(橫紋頭) 사이의 거리가 1촌(寸)임. 사지부(四肢部) 직촌(直寸) 및 배요부(背腰部) 횡촌(橫寸)에 적용함
		무지동신촌(拇指同身寸)《천금요방(千金要方)》	환자가 엄지손가락을 곧게 펴면 엄지 손가락 관절의 가로 횡문(橫紋) 양 끝 사이가 1촌(寸)이 됨. 사지부(四肢部) 직촌(直寸)에 적용함
		횡지동신촌(橫指同身寸)《주후방(肘後方)》	환자가 4개의 손가락을 모으로, 4 손가락 손등 부분 길이를 3촌(寸)으로 하고, 이를 일부법(一夫法)이라 함. 상하지(上下肢) 등의 직촌(直寸)에 적용함
간편 취혈법	임상에서 간편하고 쉽게 사용할 수 있는 취혈 방법임		양손을 아래로 늘어뜨려 대퇴부에 가운데 손가락 끝이 닿는 곳 – 풍시(風市) 윗팔을 앞으로 들어올려 윗팔에 머리를 숙였을 때 비첨(鼻尖)이 닿는 곳 – 천부(天府) 윗팔을 흉곽쪽으로 선회시키고 양쪽 유두 선상에 위치한 곳 - 협백(俠白)

V 수혈의 치료작용

《소문 · 오장생성론》에서 수혈(腧穴)이 기혈이 모이는 부위일 뿐만 아니라 사기(邪氣)가 머무는 곳이기도 하며, 또한 침구 치료의 자극점임을 제시하였다.

수혈(腧穴)로써 질병을 치료하는데 중요한 점은 적합한 자극을 주어 경맥을 통하게 하여 기혈을 조화시키는 것이며, 음양의 평형을 조절하며, 장부를 조화롭게 하여 질병을 제거하는 목적에 이르게 하는 것이다.

표 3-6 수혈(腧穴)의 기능

기능(機能)	내용
기혈(氣血) 수주(輸注)	수혈(腧穴)은 경락상(經絡上)의 특수한 부위이며, 이들 사이의 관계는 긴밀하므로 수혈(腧穴)은 기혈(氣血)을 수주(輸注)하는 기능을 발휘함
병증(病證) 반응(反應)	(1) 장부(臟腑) 질병은 경락(經絡)을 통하여 상응하는 체표의 수혈상(腧穴上)에 반영될 수 있음 (2) 장병(臟病)은 흔히 배수혈(背俞穴), 원혈(原穴)에 반응되어 발현될 수 있는데, 가령 폐병(肺病)은 폐수(肺俞), 태연(太淵)에 이상이 발현될 수 있고; 부병(腑病)은 흔히 모혈(募穴), 하합혈(下合穴)에 반응되어 발현될 수 있는데, 예를 들면 담병(膽病)은 일월(日月), 양릉천(陽陵泉)에 이상이 반응되어 발현될 수 있음 (3) 수혈(腧穴)의 이상(異常) 표현은 다음과 같음: ① 감각(感覺): 압통(壓痛), 산초(酸楚), 과민(過敏), 량(涼), 열(熱). ② 조직(組織): 결절(結節), 조색(條索), 기육(肌肉)의 륭기(隆起), 요함(凹陷). ③ 피부(皮膚): 색택(色澤), 어반(瘀斑), 구진(丘疹), 탈설(脫屑), 송치(松馳). ④ 안색(顔色): 홍반(紅斑), 발백(發白)
	(1) 경락(經絡), 경근병(經筋病)은 상응하는 수혈(腧穴)에 반영됨 (2) 경락병(經絡病)은 본경(本經)의 순행(循行) 부위상(部位上)에 반응(反應)이 발현될 수 있음. 경근병(經筋病)은 국소적으로 동통(疼痛)이 나타날 수 있는데, 즉 아시혈(阿是穴) 부위임
진단(診斷) 협조(協助)	배수혈(背俞穴)로 오장병(五臟病)을 진단하고, 모혈(募穴)로 육부병(六腑病)을 진단함; 사지부(四肢部)의 혈위(穴位)들은 구간부질병(軀幹部疾病)을 진단할 수 있는 바, 원혈(原穴)로 장부허실(臟腑虛實) 병증(病證)을 진단하고, 극혈(郄穴)로 급성병(急性病)을 진단하고, 락혈(絡穴)로 락맥병(絡脈病)을 진단 할 수 있음.
질병(疾病) 방치(防治)	질병을 예방할 수 있어, 여러 수혈(腧穴)에 대한 침구 치료는 위기(衛氣)를 고호(固護)하고, 정기(正氣)를 강화하며, 기체(機體)의 면역, 저항력을 향상시키는 작용을 발휘함으로써 근치(近治), 원치(遠治) 및 특이성(特異性) 있는 치료 작용이 발휘 될 수 있음.

즉 침구치료의 원리는 수혈(腧穴)을 침(鍼)으로 자극시켜 경락의 조정, 전도작용을 발휘하게 한 후, 장부와 신체에 조절작용을 전달하여(경락, 장부와 연관된 각 기관(器官), 부분으로 전달하는 과정) 음양을 조화롭게 하여(陰平陽秘) 사기가 사라지고 정기가 회복하게 하는 것이다.

腧穴의 치료작용은 다음과 같이 3가지 방면으로 나누어 설명할 수 있다.

1. 근치작용(近治作用)

근치작용은 수혈(腧穴)의 주치(主治) 작용이 가지고 있는 공통된 특징이다. 수혈(腧穴)은 해당되는 혈(穴)이 있는 부위와 인근 조직 · 기관의 병증을 모두 능히 치료할 수 있다. 침구문헌에는 이러한 방면에 대한 매우 많은 기술이 있다.

예를 들면 《영추 · 오사》에서 흉부(胸部)의 수혈(腧穴)이 인근 폐장질환(肺臟疾患)을 치료함을 설명하였다[1].

《영추 · 경근》 편에는 비증(痺證)에 대해 비록 사계(四季)의 맹(孟), 중(仲), 계(季)에 따라 각종의 비증(痺證)이 다르지만, 치료 시에는 모든 국소병변의 수혈(腧穴)을 위주로 취함을 설명하였다[2].

《靈樞 · 周痺》에 "衆痺는 인체 각부에서 발생하는 것으로 쉽게 발작했다 쉽게 멎고, 쉽게 머물렀다 쉽게 이동하며, 우측은 좌측에 영향을 미치고 좌측은 우측에 영향을 미치는데, … 鍼을 놓을 때는 통증이 비록 멎었다 하더라도 반드시 통증이 발생했던 부위에 鍼을 놓아 재발하지 않도록 해야 한다[3]."라고 하였다.

이 가운데의 "이통위수(以痛爲輸)"와 "필자기처(必刺其處)"는 모두 수혈(腧穴)이 국부 병통(病痛)을 치료함을 설명한 것이다.

이외에 《영추 · 궐병》에 "두통(頭痛)에는 … 얻어맞거나 높은 곳에서 떨어져 내부에 어혈(瘀血)이 발생한 경우가 있다. 만약 기육(肌肉)이 손상되어 통증이 멎지 않는

[1] "邪在肺, 則病皮膚痛, 寒熱上氣喘, 汗出, 咳動肩背, 取之膺中外腧(張介賓注 : 膺中外腧, 雲門, 中府也) 背三節, 五藏之傍(《甲乙經》作 '背三椎之傍'), 快然, 乃刺之. 取之缺盆中以越之."

[2] "治在燔鍼劫刺, 以在爲數, 以痛爲輸"

[3] "衆痺 … 各在其處, 更發更止, 更居更起, 以右應左, 以左應右, … 刺此者, 痛雖已止, 必刺其處, 勿令復起."

경우는 가까운 곳에 침을 놓아야 하며, 멀리 떨어진 수혈(腧穴)을 취(取)해서는 안된다. … 이롱(耳聾)으로 인해 아무 것도 듣지 못할 경우는 이중(耳中)에 침을 놓고, 이명(耳鳴)이 나타날 경우는 귀 앞쪽에 있는 동맥(動脈)에 침을 놓는다[4]." 이라 하였다. 이는 수혈(腧穴)이 능히 인근 조직의 병증을 치료할 수 있음을 설명한 것이다.

이에 병변(病變)이 국소 부위에 있을 경우 해당 부위 수혈(腧穴)을 선별하여 치료에 사용하게 되었으며, 이의 경험이 축적됨으로써 후세 의가들은 국소부위 취혈법을 광범위하게 활용하였다.

예를 들어《취영》중에 설명하기를

- "타박상과 파상풍(破傷風) 손상된 경우, 먼저 통처를 취하여 침치료한다(先于痛處下, 鍼攻)"이라 하였으며, 또한 "현로(懸顱), 함염(頷厭)은 편두통을 그치게 한다(偏頭痛止)", "협거(頰車)와 지창(地倉)은 구안와사를 치료한다(正口喎于片時)"라고 하였다.

또한 각 가부(歌賦)에서 설명하기를

- 현로(懸顱)와 함염(頷厭)을 자(刺)함은 편두통(偏頭痛)을 멎게 하고(백증부(百症賦)),
- 면목이 허부할 때(面目虛浮) 수구(水溝)와 전정(前頂)을 취(取)하며(옥룡부(玉龍賦)),
- 이롱기폐할 때(耳聾氣閉) 청회(聽會)와 예풍(翳風)을 취하고(玉龍賦),
- 정명(睛明), 태양(太陽), 어미(魚尾)는 눈(目) 질환을 치료할 수 있음을(옥룡부玉龍賦) 각각 제시하고 있다.

이러한 예시들은 모두 두 · 면 · 이 · 목(頭·面·耳·目) 부위의 국소 수혈(腧穴)을 취하여 해당 국소 부위의 증상을 치료하는 예이다.

다른 예를 들어 설명한다면

- 상지(上肢)의 병(病)에는 견우(肩髃), 곡지(曲池), 합곡(合谷)을 취하고,
- 하지(下肢)의 병(病)에는 환도(環跳), 위중(委中), 양릉(陽陵) 등을 취하고,
- 폐수(肺兪), 풍문(風門), 천돌(天突), 단중(膻中) 혈을 취함은 폐부(肺部) 질환을 치료할 수 있고,

---

[4] "頭痛 … 有所擊墮, 惡血在于內, 若肉傷, 痛未已, 可則刺, 不可遠取也 … 耳聾無聞取耳中, 耳鳴取耳前動脈."

- 심수(心兪), 거궐(巨闕), 비수(脾兪), 장문(章門) 혈을 취하면 심비흉협(心脾胸脇)의 질환을 치료 할 수 있고,
- 중완(中脘), 천추(天樞), 위수(胃兪), 대장수(大腸兪) 혈을 취하면 위장질환을 치료 할 수 있고,
- 신수(腎兪), 관원(關元), 중극(中極), 유도(維道) 등의 혈을 취하면 비뇨생식기계 질환을 치료할 수 있으니, 이 모든 것이 수혈(腧穴)의 국소 체표 혹은 인근 내장 질환을 치료하는 사례이다.

또한, 족소음신경으로 예시를 든다면

- 족저(足底)의 용천(湧泉)은 족심열(足心熱)을 치료하며,
- 족근(足跟)의 대종(大鍾)은 족근통(足跟痛)을 치료하며,
- 비징근하단(腓腸筋下端)의 축빈(築賓)은 소퇴내측통(小腿內側痛)을 치료하며,
- 소복부(少腹部)의 횡골(橫骨), 대혁(大赫)은 생식및 비뇨기계 질병을 치료하며,
- 상복부(上腹部)의 유문(幽門), 통곡(通谷)은 위장병(胃腸病)을 치료하며,
- 흉협부(胸脇部)의 유부(兪府), 신장(神藏)은 폐장병(肺臟病)을 치료한다(나머지 맥도 이와 같다).

개개의 경혈은 경맥의 순행부위에 따라 달라지므로 그 주치 특성도 달라진다.

각 경맥의 경혈에는 모두 이와 같이 공통된 성질이 존재하니, 경혈로써 국소 체표 혹은 인근 내장 질환을 치료에 응용할 수도 있으며, 한편 경맥의 순행하는 선에 구애되지 않고, 확상된 수치(主治) 규율로 이해할 수 있다.

여러 의가(醫家)들은 혈위를 따라 치료하는 작용을 다음과 같이 인식하였다.

두면구간 수혈(頭面軀幹 腧穴)의 주치는 주요하게 국소 및 인근 장기치료를 위주로 한다.

사지 수혈(四肢 腧穴)의 주치는 국소 병증(病證) 외에 그 경락이 통과하는 원위부의 병증까지도 포함된다. 두면부위와 체간부위 수혈은 분부(分部) 위주이고, 사지 부위 수혈은 분경(分經) 위주라 할 수 있다.

즉 두신 수혈(頭身 腧穴)은 분부 주치(分部 主治)를 중점으로 하고 있는데, 고대 사람들은 척추 전체 21추(椎)를 상7절(上七節), 중7절(中七節), 하7절(下七節)로 나누었으며, 임, 독맥을 총강으로 삼았고, 또한 독맥혈과 인근 족태양경혈을, 그리고 임맥

혈과 인근 족소음경혈, 족양명경혈, 족태음경혈을 각각 상, 중, 하 삼부로 나누어 그 주치를 파악하였다.

- 흉부(상칠절, 上七節)는 폐, 심, 심포 질환을 주치하고,
- 상복부(중칠절, 中七節)는 간, 담, 비, 위 질환을 주치하며,
- 하복부(하칠절, 下七節)는 신, 대장, 소장, 방광질환을 주치한다.

그 가운데 독맥은 양경(陽經)을 통솔(統率)하고 상부 항배(項背)를 중요하게 다루며, 임맥은 음경(陰經)을 임수(任受)하고 하복부를 중요하게 다룬다. 두면(頭面)은 '제양지회(諸陽之會)'가 되는 특수한 작용을 하며, 그 수혈(腧穴)은 국소 및 전신에 대하여 중요한 작용을 한다.

두면, 구간부 수혈(腧穴, 주요 수혈들)의 근치작용(近治作用)과 국소적(局所的), 단계적(段階的), 분부적(分部的)주치 규율은 경락학설 중 표(標), 결(結) 및 기가(氣街) 등의 내용으로써 중요한 이론적 근거가 된다.

십이경맥의 맥기는 주신구간(周身軀幹)과 더불어 두(頭), 흉(胸), 복(腹), 배(背) 등은 밀접한 관계를 이룬다. 이들 부위는 경기(經氣)가 집중되는 곳이며 주요한 유주(流注) 부위다. 이 부위는 표본근결(標本根結) 가운데 표(標)와 결(結)에 해당하며, 경락학설 중에서 기가(氣街)라고 칭한다.

근결(根結)과 표본(標本)의 관계는 '근지상(根之上)'라 하여 본(本)이 되고, '결지외(結之外)'라하여 표(標)가 되는 것인데, 표본근결(標本根結)은 경기(經氣)가 전신을 산포할 때 선상으로 순행하는 것과 면상(面狀)으로 확산되는 것을 나타난 것이라 할 수 있다. 《영추 · 위기》에 "경맥 외부로 떠올라 경맥 내부에서 순행하지 않는 기를 위기(衛氣)라 하고, 경맥 내부를 순행하는 정기(精氣)를 영기(營氣)라 한다[5)]"라고 하였다.

표본(標本)과 근결(根結)은 모두 경락 활동의 특수한 표현이다. 둘 사이는 경기(經氣)의 순행과 미산(瀰散) 작용으로 상호보충되며, 이는 경락의 순행로선을 중첩되게

5) **其浮氣之不循經者, 爲衛氣*. 其精氣之行于經者 爲營氣.**: "其中浮于脈外, 幷不沿着經脈而行的, 叫做衛氣. 其中精氣行于經遂之裡的, 叫做營氣." (《校注語釋》)

* **其浮氣之不循經者, 爲衛氣** : 楊上善 "六腑所受水谷, 變化爲氣, 凡有二別, 起胃上口, 其悍氣浮而行者, 不入經脈之中, 晝從于目, 行于四肢分肉之間二十五周, 夜行五臟二十五周, 一日一夜, 行五十周以衛于身, 故曰衛氣."

하고, 경락로선 만으로 국한되지 않으며, 장부, 경락에 대하여 "상하, 내외, 전후, 좌우가 서로 수응(輸應)"의 생리적 특징을 설명할 수 있게 해준다.

기가(氣街) 이론에서 주요한 의미는 경락의 횡행(橫行) 계통이다. "두기(頭氣)"라고 하는 가(街)는 뇌(腦), 두면부(頭面部)와 연계를 나타낸다. "흉기(胸氣)"라고 하는 가(街)는 상배(上背), 경(頸), 흉(胸), 상지(上肢)와 더불어 연계를 나타낸다. "복기(腹氣)"라고 하는 가(街)는 요부(腰部), 복부(腹部)와 더불어 연계를 나타낸다. "경기(脛氣)"라고 하는 가(街)는 요저(腰骶), 하지(下肢)와 더불어 연계를 나타낸다. 기가(氣街)와 십이경맥의 구성은 경기(經氣)가 종횡교차하는 통로라는 것을 나타내준다.

이러한 내용에서 강조하는 것은 표본근결(標本根結) 가운데 표(標)와 결(結) 혹 기가(氣街)인데, 이들은 경기(經氣)가 회취(匯聚)되는 곳이며, 누면(頭面), 구간(軀幹) 등의 부위와 교통하여 두면(頭面), 구간부 수혈(軀幹部 腧穴)의 국부 응용에 이론적으로 중요한 의의가 있다.

표결부(標結部)와 기가(氣街)의 수혈(腧穴)은 비록 근치작용(近治作用)과 분부 주치(分部 主治)의 상응 장기로 그 작용이 나타나지만, 이들 부위의 수혈(腧穴)이 원치작용(遠治作用)이 없다는 것을 의미하지는 않는다. 특별히 두기(頭氣)와 경기(脛氣)의 가(街)는 국부 뿐만 아니라 전신(全身)에 대하여 구체적이고 광범위한 치료 작용을 발휘한다.

두면(頭面), 구간부 수혈(軀幹部 腧穴)의 분부(分部), 주치 내용을 종합하여 귀납(歸納)하면 아래의 표와 같다.

표 3-7 두면경항부위 분부 주치(分部 主治)

분부(分部)	주치(主治)
전두(前頭), 측두부(側頭部)	신지(神志), 안(眼), 비병(鼻病)
후두구(後頭區)	신지(神志), 국부병(局部病)
항구(項區)	신지(神志), 인후(咽喉), 안(眼), 두항병(頭項病) 및 일절풍증(一切風證)
안구(眼區)	안병(眼病)
비구(鼻區)	비병(鼻病)
경구(頸區)	설(舌), 인후(咽喉), 음아(瘖啞), 효천(哮喘), 식관(食管), 경부병(頸部病)

표 3-8 흉복부 분부 주치(分部 主治)

분부(分部)	주치(主治)
흉응부(胸膺部)	흉(胸), 폐(肺), 심병(心病)
복부(腹部)	간(肝), 담(膽), 비(脾), 위병(胃病)
소복부(少腹部)	경대(經帶), 전음(前陰), 신(腎), 방광(膀胱), 장병(腸病)

표 3-9 견배요고부 분부 주치(分部 主治)

분부(分部)	주치(主治)
견갑부(肩胛部)	국부(局部), 두항통(頭項痛)
배부(背部)	폐(肺), 심병(心病)
배요부(背腰部)	간(肝), 담(膽), 비(脾), 위병(胃病)
요고부(腰尻部)	신(腎), 방광(膀胱), 장(腸), 후음(後陰), 경대병(經帶病)

표 3-10 액협측복부 분부 주치(分部 主治)

분부(分部)	주치(主治)
흉협부(胸脇部)	간담병(肝膽病), 국부병(局部病)
측복부(側腹部)	비위병(脾胃病), 경대병(經帶病)

2. 원치작용(遠治作用)

원치작용은 수혈(腧穴)의 주치 작용의 기본규율이다.

십사경 수혈(腧穴) 중 십이경맥의 사지 주슬관절 이하의 수혈은 국소 병증(病證)뿐만 아니라 본경(本經) 순행이 미치는 원격 부위의 조직, 기관, 장부의 병증(病證)과 심지어는 전신 질환까지도 치료할 수 있다. 수혈의 원치(遠治) 작용은 《내경》 중에 매우 광범위하게 기록되어 있다.

《소문 · 해론》에 "오장육부가 모두 사람으로 하여금 기침이 나도록 하는 것이니, … 이들은 모두 위(胃)에 모이고 폐(肺)에 연관되어 발생하는 것으로, … 장(臟)을 치료할 때는 그 수혈(兪穴)을 치료하고, 부(腑)를 치료할 때는 그 합혈(合穴)을 치료하며, 부종(浮腫)을 치료할 때는 그 경혈(經穴)을 치료한다[6]."라고 하였다.

해수(咳嗽) 치료에 대부분 사지주슬(四肢肘膝) 이하의 원도수혈(遠道腧穴)을 활용하고 있음을 알 수 있다.

《영추 · 궐병》에 "궐심통(厥心痛)이 발생하여 안색이 죽은 사람처럼 창백하고, 종일토록 통증이 멎지 않는 것은 간심통(肝心痛)이라 하며, 행간(行間), 태충(太衝)을 취해야 한다[7]."라고 한 것도 이와 같은 것이다.

이와 유관한 후세의 의서를 열거하자면, 수없이 많다. 예를 들면 《大全》에 "三里, 內庭穴, 肚腹妙中訣: 曲池與合谷, 頭面痛可撤: 腰背痛相連, 委中, 崑崙穴: 頭面如有痛, 後溪并列缺, 環跳與陽陵, 膝前兼腋脇"이라 하였고, 《聚英》에도 유사한 언급이 있으니 "肚腹三里留, 腰背委中求, 頭項尋列缺, 面口合谷收", "頭面之疾尋至陰, 腿脚有疾風府尋, 心胸有病少府瀉, 臍腹有病曲泉鍼"이라 하였다.

경혈의 원치(遠治) 작용과 경락의 순행분포는 밀접한 관계가 있다. 《영추 · 금복》에 "경맥과 수혈(腧穴)의 생리를 파악한 후에야 침구 치료의 대법(大法)을 전 수받을 수 있다[8]."라고 하였다.

즉 경혈 주치와 경락의 관계를 명백히 밝혀 놓은 것이다.

예를 들면 수태음폐경의 주(肘) 이하 혈위는 일반적으로 폐장(肺臟), 기관, 인후와 상응하는 체표부위의 질병, 그리고 수태음폐경이 나타내는 병후(病候)를 치료할 수 있다.

또한 각 경맥에 해당하는 기본적 주치는 경락 순행 부위와 일치하는 데, 임상상 합곡(合谷)은 아통(牙痛)을, 내관(內關)은 위완통(胃脘痛)을, 후계(後谿)와 중저(中渚)는 경항염좌(頸項捻挫)를, 족삼리 · 상거허(足三里·上巨虛)는 위장질환(胃腸疾患)을 치료하는 작용을 하며, 이들은 모두 경락 순행에 근거하여 원위부 혈위를 취한 것이다. 기타 상병하취(上病下取), 하병상취(下病上取), 중병방취(中病旁取), 좌우교차취(左右交叉取), 전후대자(前後對刺) 등은 모두 경락학설의 원리에 근거한 것이다.

[6] "五藏六府, 皆令人咳, … 此皆聚于胃, 關于肺, … 治藏者治其兪, 治府者治其合, 浮腫者治其經."

[7] "厥心痛, 色蒼蒼如死狀, 終日不得太息, 肝心痛也, 取之行間, 太衝."

[8] "通其營輸, 乃可傳于大數."

경락순행에는 표리상합(表裏相合) · 교차(交叉) · 교회(交會) · 근결(根結) · 표본(標本) · 기가(氣街) 등 여러 가지 관련된 특성이 있으니, 이러한 특성들은 수혈(腧穴)의 원치(遠治) 작용을 반영한 이론이다.

예를 들면

- 퇴열(退熱)에는 대추(大椎)를 취하여 취하는 것은, 대추(大椎)가 '제양지회(諸陽之會)'가 되므로 외감발열(外感發熱) 등 전신성 질병을 치료할 수 있기 때문이고,
- 유뇨 · 구설(遺尿·久泄)에 삼음교(三陰交)를 취하는 것은 삼음교(三陰交)가 족삼음경(足三陰經)과 교회(交會)하므로 족삼음경(足三陰經)의 병증을 치료할 수 있기 때문이고,
- 두정통(頭頂痛)에 족소지(足小趾) 지음(至陰)을 취하는 것은 표본(標本), 근결(根結) 이론에 의거하여 태양의 근(根)이 되기 때문이고,
- 호흡기계 질환에 폐경의 경혈을 취하거나 대장경의 곡지(曲池), 합곡(合谷) 등 을 취하거나, 간병(肝病)에 담경(膽經)의 양릉천 · 구허(陽陵泉·丘墟) 등을 취하는 것 등은 경락의 표리상합 관계에 근거한 것이다.

경락학설에 근거하여 서술하면 각 경맥상 분포하는 혈위는 각 경맥의 맥기가 발생하는 부위이다.

예를들어 경맥에 이상(異常)이 발생하면 곧 각종 병후(病候)가 나타나는데, 이때 각 경맥의 혈위를 자(刺)함으로써 경맥과 장부의 기혈을 조정하여 질병을 치료하는 것이다. 경락경혈의 주요 이론에 항상 "경맥소과(經脈所過), 주치소재(主治所在)"라는 논술이 있는데, 이는 경맥 병후(病候)와 혈위의 치료작용이 밀접한 관계가 있음을 의미한다. 《내경》의 침구치료에 대한 논술을 살펴보면, 경락명(經絡名)만 열거하고 혈명(穴名)은 열거하지 않은 경우를 많이 볼 수 있는데, 이는 경락으로써 혈위의 주치를 개괄한 것이라 할 수 있다. 《영추 · 한열병》에 "오한(惡寒)으로 인해 오슬오슬 떨리고 턱을 부딪히며, 땀이 나지 않고 복부(腹部)가 창만(脹滿)하며 가슴이 답답한 경우는 수태음에 침(鍼)을 놓아야 한다[9]."라고 하였다.

---

9) "振寒洒洒, 鼓頷, 不得汗出, 腹脹煩滿, 取手太陰."

또한《영추 · 잡병》에 "치통(齒痛)을 앓으면서도 찬 것을 싫어하지 않고 마실 경우는 족양명을 취해야 하며, 찬 것 마시는 것을 싫어할 경우는 수양명 취해야 한다[10]."라고 하였다.

즉 경맥만 설명하고 혈위는 생략한 것이니, 이는 그 경맥의 혈위가 일반적으로 그 경맥의 병후(病候)를 치료할 수 있음을 의미한다.

《내경》의 기록에 근거하면 경맥 병후(病候)는 대개 외경병후(外經病候)와 장부병후(臟腑病候)로 나눌 수 있다. 외경병후(外經病候)는 사기(邪氣)가 경맥 체표의 순행 부위에 침습하여 경맥에 병변이 발생한 것으로 각종 증상과 증후가 반영되므로 본경 체표병후(體表病候)라고도 칭한다.

장부병후(臟腑病候)는 사기(邪氣)가 경맥을 따라 체내로 순행하여 소속 장부에 침입하여 각종 증상과 증후가 나타나게 된다.

따라서 각 경혈의 치료작용은 모두 본경(本經)의 외경병후(外經病候)와 장부병후(臟腑病候) 두 가지 방면으로 나타난다.

예를 들면 수태음폐경의 척택(尺澤) · 공최(孔最) · 열결(列缺) · 어제(魚際) 등은 해천(咳喘), 기역(氣逆) 등의 폐장병후(肺臟病候)를 치료할 수 있고, 동시에 주비종통(肘臂腫痛) · 흉통(胸痛) 등의 외경병후(外經病候)를 주치할 수 있다. 다른 경맥도 이와 같이 작용한다.

이에 근거하여 진일보한 십사경 경혈(十四經 經穴)의 주치 개요(主治 概要)는 다음과 같다.

- 수삼음경(手三陰經)의 경혈
  - 흉(胸), 심(心), 폐(肺) 질환을 주치
  - 수태음폐경 경혈은 흉(胸), 심(心), 폐(肺)(기관, 인후, 鼻 포함)질환을 주치
  - 수궐음심포경 경혈은 흉(胸), 심(心)(맥관, 설, 신지 포함), 위완(胃脘)질환을 주치
  - 수소음심경 경혈은 흉(胸), 심(心)(설, 맥관, 신지 포함)질환을 주치

[10] "齒痛, 不惡淸飮, 取足陽明, 惡淸飮, 取手陽明."

- 수삼양경(手三陽經)의 경혈
  - 두면(頭面), 신지(神志), 열병(熱病)을 주치
  - 수양명대장경 경혈은 두액(頭額), 면(面), 안(眼), 이(耳), 비(鼻), 구치(口齒), 후(喉), 상지외측전연(上肢外側前緣)과 리열(裏熱) 등의 질환을 주치
  - 수소양삼초경 경혈은 두섭(頭顳), 인후(咽喉), 흉협(胸脇), 상지외측중선(上肢外側中線)과 반표반리열(半表半裏熱) 등의 질환을 주치
  - 수태양소장경 경혈은 두정(頭頂), 안(眼), 이(耳), 후(喉), 상지외측후연(上肢外側後緣)과 표열(表熱), 신지(神志)의 질환을 주치

- 족삼양경(足三陽經)의 경혈
  - 두면(頭面), 신지(神志), 구간(神志), 육부병(六腑病), 열병(熱病)을 주치
  - 족양명위경 경혈은 두면(頭面), 구치(口齒), 후(喉), 위장(胃腸), 구간(軀幹) 및 하지전측(下肢前側)과 리열(裏熱), 신지(神志) 등의 질환을 주치(主治)
  - 족소양담경 경혈은 두섭(頭顳), 이(耳), 안(眼), 협늑(眼), 담(膽), 하지외측(下肢外側)과 반표반리열(半表半裏熱) 등의 질환을 주치
  - 족태양방광경 경혈은 두항(頭項), 안(眼), 구간후측(軀幹後側), 하지후측(下肢後側), 방광(膀胱)과 표열(表熱), 신지(神志) 등의 질환을 주치

- 족삼음경(足三陰經)의 경혈
  - 요복(腰腹), 간, 비, 신(神) 질환을 주치
  - 족태음비경의 경혈은 제복(臍腹), 비위(脾胃), 장(腸), 비뇨(泌尿)와 생식(生殖) 질환을 주치
  - 족궐음간경의 경혈은 협복(脇腹), 소복(少腹), 전정(巓 頂), 간(肝), 생식과 비뇨 질환을 주치
  - 족소음신경의 경혈은 요복(腰腹), 인후(咽喉), 신(腎), 발육(發育), 생식, 비뇨 질환을 주치

- 기타 임맥(任脈)과 독맥(督脈)의 경혈
  - 흉복(胸腹), 요배(腰背), 신지(神志) 질환을 주치
  - 임맥의 경혈은 흉복(胸腹)의 질환을 주치하며, 소복부 혈위는 모두 강장(强壯) 작용이 있음
  - 독맥의 경혈은 요배(腰背)의 질환을 주치하며, 두항부 혈위는 모두 신지(神志) 및 풍증(風證)을 주치

표 3-11 십이정경(十二正經) 주치 규율(主治 規律)

십이경(十二經)	경맥(經脈)	본경(本經) 주치(主治)의 병증(病症)	이경(二經) 주치의 공통 병증	삼경(三經) 주치의 공통 병증
수삼음(手三陰)	태음폐경(太陰肺經)	폐(肺), 후(喉)		흉부병(胸部病)
	궐음심포경(厥陰心包經)	심(心), 위(胃)	신지(神志)	
	소음심경(少陰心經)	심(心)		
수삼양(手三陽)	양명대장경(陽明大腸經)	전두(前頭), 비(鼻), 구(口), 치(齒)		인후(咽喉), 열병(熱病)
	소양삼초경(少陽三焦經)	측두(側頭), 협륵(脅肋)	목(目), 이(耳)	
	태양소장경(太陽小腸經)	후두(後頭), 견종(肩腫), 신지(神志)		
족삼양(足三陽)	양명위경(陽明胃經)	전두(前頭), 구치(口齒), 인후(咽喉), 위장(胃腸)		안(眼), 신지(神志), 열병(熱病)
	태양방광경(太陽膀胱經)	후두(後頭), 배요(背腰), 장부(臟腑)		
	소양담경(少陽膽經)	측두(側頭), 이(耳), 협륵(脅肋)		
족삼음(足三陰)	태음비경(太陰脾經)	비위(脾胃)		전음(前陰), 부과(婦科)
	궐음간경(厥陰肝經)	간(肝)		
	소음신경(少陰腎經)	신(腎), 폐(肺), 인후(咽喉)		

표 3-12 임독맥(任督脈)의 주치규율(主治規律)

경맥(經脈)	주치특점(主治特點)	이경(二經: 임독맥任督脈)의 공통 내용
임맥(任脈)	회양(回陽), 고탈(固脫), 강장(強壯)	신지(神志), 장부(臟腑), 부인과(婦人科)에 해당함. 또한 일정한 부위별로 상응하는 장부(臟腑), 기관병(器官病)을 치료할 수 있는데, 가령 칠추(七椎) 이상의 혈위는 흉배부(胸背部)로 심폐흉강(心肺胸腔) 및 상지병(上肢病) 등을 주치할 수 있음
독맥(督脈)	중풍(中風), 혼미(昏迷), 열병(熱病), 두면(頭面)	

경혈의 원치(遠治) 작용은 사지의 팔꿈치 · 무릎 아래의 혈위에서 가장 잘 나타나는데, 이론적 근거는 십이경맥의 순행 · 분포 외에도 위에 서술한 경락의 표본 · 근결(標本·根結)이 중요한 근거 중 하나가 된다. 《내경》에서는 사지가 근(根)이 되고 본(本)이 되며, 두신(頭身)이 결(結)이 되고 표(標)가 된다고 하였다. 십이경의 "본(本)"은 모두 사지 하단 부위에 있고, "근(根)"은 사지 말단의 井穴이다. 이는 주슬(肘膝) 이

하 경혈의 원격(遠隔) 부위 질환에 대한 치료작용을 설명한 것이다. 《영추》에서 논술한 주슬(肘膝) 이하의 오수혈을 "본수(本輸)"라 이름한 것이 바로 이러한 뜻이다. 십이경맥과 십오락맥은 합하여 이십칠기(二十七氣)라 칭하니, 그 맥기는 상하승강(上下升降) 운행을 담당하고, 본수(本輸)의 수혈(腧穴)은 경기(經氣)가 사지에서 발생하는 중요 부위이다. 이 혈위의 내장과 전신에 이르는 치료 작용은 모두 중요한 의의가 있다. 역대 의가들은 근결(根結) 이론에 근거한 상병하취(上病下取)의 방법을 채용하여 근부(根部) 수혈(腧穴)의 원치(遠治) 작용의 근거로 활용하였다. 예를 들면 태양경은 두목(頭目)에 결(結)이 있고 족소지(足小趾)에 근(根)이 있다. 그러므로 《침구취영(針灸聚英)》에 "頭面之疾鍼至陰"이라 하였다. 족태양과 족소음은 서로 표리가 되므로, 족소음경의 정혈(井穴)인 용천(湧泉)을 취하여 "頂心頭痛眼不開"의 질환을 치료하는데, 이는 근결(根結) 이론의 구체적 응용이다. 사지의 근(根)과 본(本)의 범위는 단지 오수혈(五輸穴)에만 있는 것은 아니다. 무릇 주슬(肘膝) 이하의 수혈(腧穴), 가령 락혈 · 극혈 · 육부하합혈 · 팔맥교회혈 등이 모두 근(根)과 본(本)의 범위에 귀납된다. 이것은 주슬(肘膝) 이하 수혈(腧穴)의 원치(遠治) 작용이 임상상 일반적으로 활용되는 것과 같은 이치이다.

예를 들면, 심흉 · 복부 질환에 "胸滿腹痛刺內關", "通里治心經" 등이라 하였고, 또 배척 · 흉늑부 질환에 "肩背疾患取肘 前三里", "申脈治腰背强不可俯仰", "脇肋痛取外關透內關"이라 하였으며, 두목(頭目) · 경항부(頸項部) 질환에 "頭風頭痛刺申脈與金門", "頭項尋列缺"이라 하였는데, 모두 고인(古人)들의 경험에 의한 것이지만 임상상 뚜렷한 치료 효과가 있는 것에 해당한다.

상술한 내용은 사지 근본(四肢 根本) 부위의 수혈이 근부 · 국소(近部·局所) 질환 외에 능히 원부(遠部)의 두(頭), 면(面), 흉복(胸腹), 배부(背部)의 질환을 치료할 수 있음을 설명하고 있다.

표본 · 근결(標本·根結)에 기초하여 상술한 상하 · 내외(上下·內外)의 경기(經氣)가 대응하는 원리는 임상에서 혈위를 선택함에 상병하취(上病下取), 내병외취(內病外取) 할 수 있다. 같은 원리로 하병상취(下病上取)할 수 있고 외병내취(外病內取)할 수 있다. 그러므로 표 · 결부(標·結部) 혈위는 사지질환에 대하여 일정한 치료작용을 발휘한다. 이것은 수혈의 주치 범위를 확대하고 아울러 수혈의 치료작용 에 규율성이 있으며, 풍부한 활용성이 있다는 것을 보여주고 있다.

예를 들어,

- 신정(神庭)을 취하여 사지탄탄(四肢癱瘓)을 치료하고,
- 부백(浮白)을 취하여 퇴족위연(腿足痿 軟)을 치료하고,
- 지창(地倉)을 취하여 수족위약(手足痿 弱)을 치료하고,
- 풍부(風府)를 취하여 퇴각부(腿脚部) 질환을 치료하는 등, 이것은 모두 두부(頭部) 수혈이 사지 질환을 치료함을 설명한 것이다.

또 배부(背部)의 혼문(魂門)을 취하여 사지근골의 구련동통(拘攣疼痛)을 치료하고, 신수(腎兪)를 취하여 구(灸)하면 사지탄탄(四肢癱瘓), 편신극통(遍身極痛)을 치료하고, 배부 격수(膈兪)를 취하여 사지옹저(四肢癰疽), 나력(瘰癧) 등의 질환을 치료하는 등은 모두 배부(背部) 수혈이 사지 질환을 치료함을 열거한 것이다.

이것으로 보건데, 하병상취 · 외병내취(下病上取·外病內取)의 방법은 임상 응용 가치가 있고, 더욱 그 두정부(頭頂部) 수혈(腧穴)의 원치작용(遠治作用)의 응용은 충분히 긍정할 수 있다. 근 · 본(根·本) 부위 수혈의 원치작용(遠治作用)과 표 · 결(標·結) 부위 수혈의 원치작용(遠治作用)은 서로 비교한다면 주차(主次)의 나눔에 불과하다.

상술한 바와 같이 이른바 분부(分部)는 횡적(橫的), 국소적(局所的) 관점에 따른 것으로 수혈(腧穴)의 근치(近治) 작용으로 귀납(歸納)되고, 분경(分經)은 종적(縱的), 정체적(整體的) 관점에 따른 것으로 수혈(腧穴)의 원치(遠治) 작용으로 총결(總結)된다. 실제적으로 분부(分部)는 분경(分經)의 기초 위로 진행되고, 분경(分經)은 다시 진일보하여 분부(分部)로 더해짐이 필요하니 둘 사이는 상대적인 관점으로 연계성을 가지고 있다.

아래는 사지부의 수혈(腧穴) 주치의 분부 귀납(分部 歸納)을 표로 배열한 것이다.

표 3-13 상지 외측부 수혈 주치

분부(分部)	주치(主治)
상비내측부(上臂內側部)	주비내측병(肘臂內側病)
전비내측부(前臂內側部)	흉(胸)·심인후(心咽喉)·위(胃)·신지병(神志病)
장지내측부(掌指內側部)	신지병(神志病)·발열병(發熱病)·혼미(昏迷)·급구(急求)

표 3-14 상지 외측부 수혈 주치

분부(分部)	주치(主治)
상비외측부(上臂外側部)	견비(肩臂), 주외측병(主外側病)
전비외측부(前臂外側部)	두안(頭眼), 비(臂), 구치(口齒), 인후(咽喉), 협늑(脇肋), 견갑(肩胛), 신지(神志), 열병(熱病)
장지외측부(掌指外側部)	인후(咽喉), 발열병(發熱病), 급구(急救)

표 3-15 하지 후면부 수혈 주치

분부(分部)	주치(主治)
대퇴후면(大腿後面)	둔고부병(臀股部病)
소퇴후면(小腿後面)	요배(腰背), 후음병(後陰病)
근후(跟後), 외족측(外足側)	두(頭), 항(項), 배요(背腰), 안(眼), 신지(神志), 발열병(發熱病)

표 3-16 하지 전면부 수혈 주치

분부(分部)	주치(主治)
대퇴전면(大腿前面)	퇴슬부병(腿膝部病)
소퇴전면(小腿前面)	위장병(胃腸病)
족부전면(足跗前面)	전두(前頭), 구치(口齒), 인후(咽喉), 위장(胃腸), 신지(神志), 발열병(發熱病)

표 3-17 하지 내측부 수혈 주치

분부(分部)	주치(主治)
대퇴내측(大腿內側)	경대(經帶), 소수(消瘦), 전음병(前陰病)
소퇴내측(小腿內側)	경대(經帶), 비위(脾胃), 전음(前陰), 소수병(消瘦病)
족내측(足內側)	경대(經帶), 비위(脾胃), 간(肝), 전음(前陰), 신(腎), 폐(肺), 인후병(咽喉病)

표 3-18 하지 외측부 수혈 주치

분부(分部)	주치(主治)
대퇴외측(大腿外側)	요고(腰尻), 슬고(膝股), 관절병(關節病)
소퇴외측(小腿外側)	흉협(胸脇), 경항(頸項), 안(眼), 측두부병(側頭部病)
족외측(足外側)	측두(側頭), 안(眼), 이(耳), 협늑(脇肋), 발열병(發熱病)

표 3-19 혈위의 분포 부위별 주치 범위

개념	경혈부위	주치범위
분부주치(分部主治)는 서로 다른 부위의 혈위를 사용하더라도 주치작용은 일정한 공통성이 있음을 가리키며, 혈위가 위치한 곳의 국부 병증을 치료할 수 있음	두면경항부(頭面頸項部)	국소병(局所病) 치료에 많이 사용하며, 단 혈위 중 일부는 전신 혹 사지부 병증에 사용될 수 있음. 가령 하관(下關)은 하지곤란(下肢困難)을 주치(主治)하고, 수구(水溝), 정명(睛明)은 요통(腰痛)을 주치하는 것 등임
	흉복부(胸腹部)	흔히 장부병(臟腑病), 급성병에 사용함
	배요부(背腰部)	국부병(局部病), 장부병(臟腑病) 및 만성병에 대하여 이곳의 혈위(穴位)는 또한 하지병(下肢病)을 주치함
	소복부(少腹部)	장부병(臟腑病), 전신성 질병을 주치하며, 가령 관원(關元)은 강장(強壯) 작용이 있는 것 등
	주슬(肘膝) 이상(以上)	국부병(局部病)에 다용함. 이러한 것은 인근병(鄰近病)을 주치하는데, 가령 비노(臂臑)는 나력(瘰癧)을 주치하는 것 등
	주슬(肘膝) ~완과(腕踝)	국부병(局部病)에 사용하며, 주요하게 장부병(臟腑病) 및 원위부(遠位部) 질병을 치료함
	완과(腕踝) 이하(以下)	국부병(局部病), 두면(頭面), 오관병(五官病), 발열(發熱), 신지(神志) 등 전신성 질병

3. 특수(特殊) 작용

수혈(腧穴)의 특수한 치료작용은 주로 수혈(腧穴)의 상대적 특이작용과 쌍향성 조정작용 두 가지 측면을 의미한다.

수혈(腧穴)의 상대적 특이(特異) 작용

수혈(腧穴)의 특이작용은 수혈과 수혈이 아닌 부위 혹은 한 수혈과 다른 수혈이 치료 작용의 서로 다른 특징을 의미한다. 이것이 바로 수혈이 서로 다른 장기와 부위에 발생하는 각종 병변에 대해 갖는 특수 작용이다. 수혈의 특수 치료작용은 우선 수혈과 수혈이 아닌 부위 사이에 분명한 차이가 있다. 또한 임상에서 취혈이 정확한 것과 부정확한 것은 치료효과에 직접적인 관계가 있는데, 즉 취혈이 정확하지 못하여 해당 수혈 자침할 수 없을 경우 침구치료결과에 결정적인 영향을 미치게 되는 것이다.

근래에 여러 혈위의 특수치료 작용에 대해 많은 실험연구를 진행되어 이에 관한 자료가 많은 편이다. 예를 들면 합곡(合谷)과 열결(列缺)을 자침하였는데 아통(牙痛)의 치료효과가 관찰되었고, 합곡이 열결보다 진통작용이 더 효과적이라고 하였다. 또한 궤양병 환자에 대해 족삼리(足三里)를 자침하였을 때 위산분비가 증가되었고, 공손(公孫), 내관(內關), 양구(梁丘)를 자침하였을 때는 위산분비가 억제되는 효과가 관찰되었음을 보고하고 있는데, 이러한 종류의 특수작용은 병리(病理) 상황에서 더욱 뚜렷이 나타난다.

임상에서 특정 경혈이 본경(本經) 질병에 대해 특별한 효과가 있음을 나타내주고 있는데, 예를 들어 정명혈(睛明)은 여러 종류의 안과(眼科)질환을 치료할 수 있고, 천돌(天突)은 이인(利咽), 평기역(平氣逆)하며, 단중(膻中)은 관흉리기(寬胸理氣), 통유(通乳)하며, 중완(中脘)은 화중(和中), 강역조위(降逆調胃)하며, 천추(天樞)는 이장(理腸), 조이변(調二便)하며, 인중(人中)은 개규(開竅), 청열(清熱), 영신(寧神)하며, 태충(太衝)은 평간(平肝), 이혈(理血), 통락(通絡)하는 효과를 나타낸다.

어떤 경혈은 타경(他經)의 여러 질병을 치료하는데 특별한 효과가 있다. 예를 들어 백회(百會)는 "궐증(厥證)"을 치료하는데, 이는 수족삼양경과 독맥과는 교회(交會)하는 관계이기 때문이며, 또 예를 들면 관원(關元)을 뜸을 뜨면 "탈증(脫證)"을 치료할 수 있으니, 이는 관원이 족삼음경과 임맥이 교회하는 부위이기에 뜸을 시술하면 온양고탈(溫陽固脫)의 작용을 발휘할 수 있다. 또한 합곡(合谷), 협거(頰車), 지창(地倉), 양백(陽白)을 배합하여 자침하면 구안와사(口眼歪斜)를 치료할 수 있다. 환도(環跳), 풍시(風市), 위중(委中), 양릉천(陽陵泉)을 배합하여 자침하면 하지비통(下肢痺痛)을 치료할 수 있다. 이상에서 수혈(腧穴) 주치 특이성이 있음을 설명하였고, 임상에서 치료효과는 더욱 현저하다.

수혈(腧穴)의 특이(特異) 작용은 상대적이며 절대적인 것은 아니다. 즉 "하나의 사물 내부에는 모순적 특수성 뿐만 아니라 모순적 보편성도 포함하고 있는데 특수성은 보편성 중에 있다"라고 하였다.

각 수혈은 비록 각각 특수작용이 있지만 수혈 사이에 병립하여 고립적이지 않은데, 이는 하나의 정체이기 때문이다.

예를 들어 폐경혈의 치료 작용은 각각 어떤 일정 부위나 어떤 일정 방면에 중요한 작용이 있지만, 공통적으로 폐경 질환을 능히 치료할 수 있다.

또 예를 들면 혈해(血海)와 곡천(曲泉)은 비록 주치(主治)가 각각 비병(脾病)과 간병(肝病)에 중점을 두지만, 두 혈위는 복부, 비뇨, 생식, 하지 및 국소 병증을 치료할 수 있다. 이는 수혈 특수치료 가운데 공통성이 있음을 설명하는데, 특이성은 보편성 범주 내에 해당한다.

수혈(腧穴)의 쌍향성(雙向性) 조정(調整) 작용

수혈(腧穴)의 쌍향성(雙向性) 조정작용 기체가 여러 상태 하에 있어서 동일한 수혈이 기체에 서로 반대되는 치료 작용을 나타내는 것을 말하는데, 또 칭하기를 "쌍관성(雙關性)", "쌍상성(雙相性)"이라 한다.

예를 들어

- 백회(百會)혈은 청기하함(清氣下陷)의 경우 청기(清氣)를 상승시킬 수 있으며, 간양상항(肝陽上亢)의 경우 간양(肝陽)을 평잠(平潛)한다.
- 내관(內關)혈은 심박동이 느린 것은 빠르게 하며, 빠른 것은 늦추게 한다.
- 천추(天樞)혈은 변비(便秘)의 경우 통변(通便)시키며, 설사(泄瀉)의 경우 지사(止瀉)시킨다.
- 합곡(合谷)혈은 해표(解表)가 필요한 경우 발한(發汗)시키며, 고표(固表)가 필요한 경우 지한(止汗)시킨다. 수혈의 이러한 치료특성은 침구로 질병을 치료하는데 있어서 임상에서 넓은 적용성을 갖으며, 어느 정도 안전성을 갖는다.

《구법과 보건(灸法與保建)》에서 말하기를 "단지 침구(鍼灸)의 기본원칙을 파악하면 병이 있는 사람에 대해 혹시 혈을 잘못 배합하더라도 이상 반응이 생기지 않는다. 왜냐하면 침구는 단지 신체의 이상반응을 조정할 수 있기 때문에, 우연히 자침하여도 정상적인 생리에 대해 크게 영향을 미치지 않는다. 어떤 사람은 잠시 변화가 있기도 하지만 바로 원래 상태로 회복된다."라고 하였다.

수혈(腧穴)은 양면성(兩面性), 이중성(二重性)의 치료 작용을 갖고 있으니, 이 양면성에 주의할 필요가 있다.

첫째, 보(補)와 사(瀉)는 침구 시술의 기본 방법으로서 그 방법이나 작용이 완전히 반대이므로 보와 사를 반대로 사용하면 병이 더욱 깊어진다. 수혈의 처방이 성립되면 병정(病情)과 적절히 결합 운용하여 서로 다른 보사법(補瀉法)을 사용하면 치료 효과를 높일 수 있다.

예를 들면 임상에서 합곡(合谷)을 보하고 삼음교(三陰交)를 사하면 행기(行氣), 활혈(活血), 해울(解鬱), 통경(通經)하는 효능이 있는데, 혈체경폐(血滯經閉)를 치료할 때에는 역대 의가들이 낙태를 우려하여 임산부에게는 금기하고 있으나 반대로 합곡(合谷)을 사(瀉)하고 삼음교(三陰交)를 보하면 그 효과는 앞의 것과 정반대이니, 이기(理氣), 양혈(養血), 고경(固經)의 효과가 있고 임산부에게 금기가 되지 않을 뿐만 아니라, 안태(安胎), 건비(健脾)의 효능이 발휘된다.

또한 합곡(合谷)과 부류(復溜)를 취할 때는 보사의 방법이 다르기 때문에 발한(發汗)의 경우에도 사용할 수 있고 지한(止汗)의 경우에도 사용할 수 있다.

둘째, 수혈(腧穴)의 상호 배합과 가감은 치료 효과를 현저히 변화시킬 수 있다.

예를 들면 합곡(合谷)은 수양명대장경의 원혈(原穴)이고 '능승능강(能升能降)'하고, '능개능합(能開能闔)'하여 이기(理氣)의 요혈(要穴)이 된다. 이를 곡지(曲池)혈과 배합하면 능히 청열(清熱), 산풍(散風), 활혈(活血), 해기(解肌)하여 상초(上焦)를 조절하는 요법이 된다.

또한 족태음비경의 삼음교(三陰交)혈과 배오하면 이기(理氣), 활혈(活血), 조경(調經), 최산(催産)하여 부인과의 주요한 치료 혈위가 된다.

또한 내정(內庭)과 배합하면 청열(清熱), 사화(瀉火), 강역(降逆), 지구(止嘔), 화위(和胃)의 효과가 더욱 좋아진다. 족궐음간경의 태충(太衝)과 배합하면 청간식풍(清肝熄風), 통경지통(通經止痛)의 효능이 발휘된다. 수혈의 배합에 따라 치료 작용도 현저히 달라진다. 소위 "病有增減, 穴有抽添, 方隨證移, 效從穴轉"은 이러한 이치를 말하고 있다.

표 3-20 수혈(腧穴)의 치료작용(治療作用)

	수혈치료작용(腧穴治療作用)의 특점(特點)				
	근치작용(近治作用)	원치작용(遠治作用)		특수작용(特殊作用)	
함의	수혈소재(腧穴所在), 주치소재(主治所在)	경맥소과(經脈所過), 주치소급(主治所及)	좌병우치(左病右治), 우병좌치(右病左治)	동일(同一)한 수혈(腧穴)의 쌍향성(雙向性) 작용(作用)	상이(相異)한 수혈(腧穴)의 특이(特異)한 효과(效果)
규율 특점	국부(局部) 및 경락기혈(經絡氣血)을 소통(疏通)	월근월근(越近越近: 가까울수록 가깝고), 월원월원(越遠越遠: 멀수록 멀다)	교호(交互) 작용(作用)	쌍향성(雙向性) 조정작용(調整作用)	특이성(特異性) 치료작용(治療作用)
요점 설명	수혈(腧穴)은 모두 소재(所在)한 부위의 병변(病變)을 치료하는 작용(作用)을 발휘함	주슬이하(肘膝以下): 흔히 원위부(遠位部) 병(病)을 치료할 수 있는데, 두면(頭面), 장부(臟腑), 구간(軀幹) 및 전신병증(全身病症) 치료에 사용함 두면구간(頭面軀幹): 어떤 것은 사지(四肢) 혹은 전신성(全身性) 질병(疾病)을 치료함	경락(經絡)의 균형(均衡)된 분포(分布)는 좌우(左右) 경기(經氣)의 관통(貫通)으로 서로 협조(協調)하고, 서로 영향(影響)을 미침. 이것으로 인해서 좌병우취(左病右取), 우병취좌(右病取左)하고, 거자법(巨刺法), 무자법(繆刺法)을 사용할 수 있음	기체(機體)의 기능(機能) 상태(狀態)에 따라 결정되며, 침자(針刺) 수법(手法)으로 양극(兩極)(한편으로 치우쳐짐), 병변(病變)을 정상으로 변화시킬 수 있음. 또한 병적인 상태가 정상에서 멀어질수록, 그 조절(調節) 작용은 더욱 뚜렷해짐	혈위(穴位)의 위치에 따라 어떤 질병에는 치료효과가 있고, 어떤 혈(穴)은 다른 혈(穴)에 비해 특이성(特異性)을 가지면서 특수(特殊)한 치료(治療) 효과(效果)가 있음
수혈(腧穴) 범위	모든 수혈(腧穴)의 주치(主治)에는 공통적인 작용(주치공성主治共性)	십사경혈(十四經穴)은 대체로 뚜렷이 이러한 작용이 발현되지만, 단(但) 대부분 주슬(肘膝) 이하(以下)에 분포하고 있는 혈위에서 발휘되고, 그리고 일부 두면(頭面), 흉배부혈(胸背部穴)도 이러한 작용을 함		일부 소수 수혈(腧穴)의 주치(主治) 특점(特點)	
선혈(選穴) 지침	근위취혈(近位取穴)	원위취혈(遠位取穴)		수증취혈(隨證取穴)	
응용 사례	정명(睛明), 승읍(承泣), 사백(四白), 찬죽(攢竹) 등은 안구혈(眼區穴)의 안병(眼病)을 치료함	족삼리(足三里)는 위병(胃病)을 치료함. 내정(內庭)은 아통(牙痛)을 치료함. 요양관(腰陽關)은 하지병(下肢病)을 치료함. 합곡(合谷)은 두면(頭面), 오관질병(五官疾病)을 치료함	좌견통(左肩痛)에는 우견우(右肩髃)로 치료함, 우두통(右頭痛)에는 좌합곡(左合谷)으로 치료함	관원(關元)은 융폐(癃閉), 유뇨(遺尿)를 치료함. 합곡(合谷)은 발한(發汗), 지한(止汗)을 치료함. 내관(內關)은 심박동(심솔心率) 항진(과속過速), 저하(과완過緩)를 치료함	지음(至陰)은 전태(轉胎)함 대추(大椎)는 설열(泄熱)함 어제(魚際)는 정천(定喘)함 소택(少澤)는 통유(通乳)함

VI 특정혈 분류와 의의

특정혈(特定穴)은 특수한 치료 작용을 갖춘 특정 경혈을 가리킨다. 특정혈에는 사지의 주슬관절 이하의 오수혈(五輸穴), 하합혈(下合穴), 원혈(原穴), 락혈(絡穴), 극혈(郄穴), 팔맥교회혈(八脈交會穴), 흉복부의 복모혈(腹募穴)과 요배부의 배수혈(背俞穴), 사지, 체간의 팔회혈(八會穴)과 전신의 교회혈(交會穴)이 포함된다.

1. 오수혈(五輸穴)

십이경맥은 주슬관절 이하에 각기 5개의 중요한 수혈(腧穴)을 갖고 있는데 이를 정(井), 형(滎), 수(輸), 경(經), 합(合)이라 하고 모두 합하여 "오수(五輸)"라고 한다. 오수혈은 작용이 크고, 효과가 좋으며, 주치 규율성이 강하고, 운용 범위가 넓은 특정한 수혈로 역대 의가들이 중요하게 여겼다.

오수혈 의의 및 내용

오수혈의 의미

오수혈은 정, 형, 수, 경, 합의 순서로 사지말단에서 팔꿈치와 무릎방향으로 배열되어 있다. 여러 문헌에서는 오수혈 이름에 담긴 의미에 대해 경맥기혈을 하천의 흐름에 비유하여, 상수원에서 물이 나오고, 물줄기가 적은 곳에서 많은 곳으로 이르며, 얕은 곳에서 깊은 곳으로 합쳐지는 상황으로 설명하였다.

《영추 구침십이원(靈樞·九鍼十二原)》에서는 "십이경맥, 십오락맥이 있어서 모두 27 경락의 기가 위아래로 순행하는데, 시작되는 곳을 정혈(井穴)이라 하고, 얕게 흐르는 곳을 형혈(滎穴)이라 하며, 깊게 흐르는 곳을 수혈(腧穴)이라 하고, 힘차게 운행되는 곳을 경혈(經穴)이라 하며, 본디 장부로 들어가는 곳을 합혈(合穴)이라 한다. 이들 27 경락의 기가 운행하는 곳은 모두 다섯 수혈에 있다[1]."라고 하였다.

《침구대성(鍼灸大成)》에서는 항(項)씨의 설명을 인용하여 "샘물이 솟아나오는 것을 정(井)이라 하니 정은 샘물을 상징하고, 세차게 흐르는 것을 형(滎)이라 하니 형은 물이 비탈져 흘러내리는 것을 상징하고, 모였다가 흐르는 것을 수(腧)라 하니 수는 물이 협문을 지난 것을 상징하고, 물이 순행하는 것을 경(經)이라 하니 경은 강물의 흐름을 상징하고, 강물이 바다에 합류하는 것을 합이라 하니 합은 강물이 바다로 돌아가는 것을 상징하여, 모두 물의 흐름에 비유하였다."고 하였다.

이처럼 **정**(井)은 손발의 말단에 많이 위치하고 물이 솟아 나오는 곳으로 비유되는 것 같이 경기가 나오는 곳이다. **형**(滎)은 손가락 또는 발가락 관절의 앞에 주로 위치하고 물 흐름이 상당히 미약한 것으로 비유하였고, 아직 큰 물줄기를 이루지 못한 것을 표현하니, 경기가 흘러 지나가는 부위이다. **수**(腧)는 손가락 또는 발가락 관절의 뒤에 주로 있으며 물줄기가 적은 곳에서 큰 곳으로 얕은 곳에서 깊은 곳으로 흘러감을 말하니 경기가 점차 많아지는 부위이다. **경**(經)은 손목, 발목 관절 위쪽 부위에 주로 위치하며, 물줄기가 넓어지고 막힘없이 흘러감을 말하니 경기가 왕성한 부위이다. **합**(合)은 주슬관절 부근에 위치하여 강물의 물줄기가 바다에 합류한 것과 같아 경기가 점차 깊이 들어가서 장부의 부위와 회합하는 곳이다. 이처럼 오수의 경기가 얕은 곳에서 깊은 곳으로 들고 나는 특징은 자연계의 만물의 생화수장(生化收藏)하는 규율을 비유한 것이다.

《난경 · 육십오난》에서는 "경맥의 기가 나오는 혈을 정혈(井穴)이라고 한다. 정(井)은 해가 떠오르는 동쪽과 만물이 소생하는 봄과 같은 의미를 지니기 때문에 나오는 혈을 정혈(井穴)이라고 한 것이다. 경맥의 기가 들어가는 혈을 합혈(合穴)이라고 한다. 합(合)은 추운 북쪽과 겨울에 양기가 잠복하는 것과 같은 의미를 지니기 때문에

[1] "經脈十二, 絡脈十五, 凡二十七氣以上下, 所出爲井, 所溜爲滎, 所注爲腧, 所行爲經, 所入爲合, 二十七氣所行, 皆在五腧也"

들어가는 혈을 합혈(合穴)이라고 한다[2].”라고 하였으며, 오수혈은 정(井)으로부터 시작한다고 서술하였다. 또한 《난경 · 육십삼난》에서는 “오장육부 각 경맥의 오수혈이 모두 정혈(井穴)로부터 시작한다는 것은 왜 그러한가? 답하기를, 정혈(井穴)은 마치 해가 뜨는 동방이나 봄과 같다. 봄에는 만물이 소생을 시작한다[3].”라고 하였다. 이는 정혈(井穴)이 오수혈 중 첫째 위치에 오는 이유에 대해서 정(井)을 동쪽과 봄에 비류취상(比類取像)하는 것으로 설명한 것이다. 네 방위 중에서 동쪽은 해가 뜨는 방위이고 사계절 중 봄은 만물이 소생하는 계절이다. 그러므로 동쪽과 봄은 양기가 생겨나기 시작하는 곳이라고 이해할 수 있는데, 이에 정혈(井穴)을 경기가 처음 나와 시작하는 부위라고 하였다.

《內經》에 수소음심경의 오수혈이 없는 이유

《내경》에는 단지 11경맥의 오수혈만 기재되어 있을 뿐 수소음심경의 오수혈은 기재되어 있지 않다. 《영추 · 본수(靈樞·本輸)》에서는 심포경의 중충(中衝), 노궁(勞宮), 대릉(大陵), 간사(間使), 곡택(曲澤) 등 다섯 혈로 대신하고 있다[4]. 또한 《영추 · 구침십이원》에서는 오수혈을 모두 계산하여 “오장은 다섯 수혈이 있으므로 5에 5를 곱하여 25개의 수혈이 있다. 육부에는 여섯 수혈이 있으므로 6에 6을 곱하여 36개의 수혈이 있다[5].”라고 하였으며, 이를 모두 더하면 61개 수혈이 된다.

그렇다면 수소음심경은 왜 오수혈이 없는가? 《영추 · 사객(邪客)》에서는 이에 대해 다음과 같은 답변을 제시하고 있다. “수소음은 심의 경맥이다. 심은 오장육부의 큰 지주로서 신(神)이 머무는 곳이다. 심장이 견고하여 사기의 침입을 허용하지 않는다. 사기가 침입하면 심이 손상되고, 심이 손상되면 신기(神氣)가 흩어지며, 신기가 흩어지면 죽는다. 그러므로 각종 병사가 심에 있다고 함은 모두 심포락에 있는 것이다. 심포락은 심이 주재하는 경맥이므로 수소음심경만 유독 수혈이 없다[6].”라고 하였다.

---

[2] “所出爲井, 井者東方春也, 萬物之始生, 故言所出爲井也. 所入爲合, 合者北方冬也, 陽氣入藏, 故言所入爲合也.”

[3] “五藏六府滎合, 皆以井爲始者, 何也? 然, 井者東方春也. 萬物之始生”

[4] “心出於中衝, 中衝, 手中指之端也, 爲井木; 溜於勞宮, 勞宮, 掌中中指本節之內間也, 爲滎; 注于大陵, 大陵, 掌後兩骨之間方下者也, 爲腧; 行於間使, 間使之道, 兩筋之間, 三寸之中也, 有過則至, 無過則止, 爲經; 入于曲澤, 曲澤, 肘內廉下陷者之中也, 屈而得之, 爲合. 手少陰也.”

[5] “五藏五腧, 五五二十五腧. 六府六腧, 六六三十六腧.”

[6] “少陰, 心脈也. 心者, 五藏六府之大主也, 精神之所舍也, 其藏堅固, 邪弗能容也, 容之則心傷, 心傷則

한편, 진(晉)대의 저명한 침구의가인 황보밀(皇甫謐)은 '심은 사기를 받지 않고 심포가 대신한다.'라는 당시의 지배적인 논리를 타파하고《내경》의 "27기가 가는 곳에 모두 오수(五輸)가 있다."라는 기본 사상 아래 소충(少衝), 소부(少府), 신문(神門), 영도(靈道), 소해(少海)로 수소음심경의 오수혈의 공백을 채워 총 66혈의 오수혈로 발전시켰다. 이에 따라 십이경의 오수혈의 내용은 완전히 갖추어지게 되었다.

오수혈 중 음경은 원혈(原穴)이 없고 양경은 원혈이 있는 이유

각 음경의 원혈은《영추 · 구침십이원》에 기재되어 있으며, 오수혈 중 수(輸)에 해당된다. 반면 양경의 원혈은《영추 · 본수》에 기재되어 있으며 이에 따르면 오수혈 외의 원혈을 따로 가지고 있음을 알 수 있다.

《영주 순기일일분위사시(靈樞·順氣一日分爲四時)》에서는 "인체에는 오장이 있고, 오장에는 다섯 가지 변화가 있으며, 다섯 가지 변화에는 오수가 있으므로 5에 5를 곱하면 25개의 수혈이 되어 오시(五時)와 상응한다[7]."라고 하였다. 자연계의 모든 사물은 모두 천지의 기화(氣化)로 말미암아 합하여 형(形)을 이룬 것이니 각종 변화에 근거하여 여러 가지 명칭을 정할 수 있다. 즉, 인체에는 오장이 있고 오장에는 상응하는 오색(五色), 오음(五音), 오시(五時), 오미(五味), 오변(五變)이 있다. 오변은 각기 화합하고 배합되는 정, 형, 수, 경, 합의 5개 혈위가 있고 1년 중 5개 시(時)로 하여금 상응하도록 분별하였다.

한편《영추 · 순기일일분위사시》에서는 "원혈은 단독으로 오시(五時)와 상응하지 않으나, 자신의 경맥에 더하게 되면 여섯 수혈 숫자와 상응하게 된다. 그러므로 여섯 양경마다 여섯 수혈이 있어서 36개의 수혈이 된다[8]."라고 하였다. 또한《난경 · 육십육난》에서는 "수족음양십이경에서 수혈(兪穴)을 원혈이라고 했는데, 이는 무슨 이치인가? 답하기를, 오장경의 수혈은 삼초경기가 운행하면서 머무는 곳이다(66난)[9]."라고 하였으며, "오장의 경맥에는 정형수경합의 다섯 혈이 있는데, 육부의 경맥에는 여섯 혈이 있다. 무슨 말인가? 답하기를, 육부의 경맥은 양에 속한다. 삼초의 경기는 양경을 운행하므로 하나의 수혈을 더했으며, 원혈이라고 불렀다(66

神去, 神去則死矣. 故諸邪之在於心者, 皆在於心之包絡. 包絡者, 心主之脈也, 故獨無腧焉."

7) "人有五藏, 五藏有五變, 五變有五輸, 故五五二十五輸, 以應五時"

8) "原獨不應五時, 以經合之, 以應其數, 故六六三十六輸"

9) "十二經皆以兪爲原者, 何也? 然, 五藏兪者, 三焦之所行, 氣之所留止也"

난)[10].”라고 설명하고 있다. 즉 원혈은 삼초의 기가 행하는 곳이며, 육부는 양이 되고 삼초가 모든 양을 행하므로 양경(陽經)은 모두 하나의 원혈을 별도로 가지며, 음경(陰經)은 수혈(輸穴)이 곧 원혈이 된다는 것이다. 양경(陽經)이 비록 수혈(輸穴), 원혈(原穴)의 구분이 있다고 하나, 다만 수(輸)는 원(原)으로 이어져 지나가므로 역시 같은 기운이 된다. 그러므로 “양경(陽經)에서 원혈로 치료하는 것이 곧 수혈(輸穴)로 치료하는 것이며, 음경(陰經)에서 수혈(輸穴)을 선택하는 것 역시 원혈(原穴)을 선택하는 것이다[11].”라고 설명한다.

오수혈과 음양오행의 배합

오수혈을 음양오행에 배합시킨 것은 《영추 · 본수》편에 처음으로 기재되었는데, 음경에 속한 정혈은 목(木), 양경의 정혈은 금(金)에 배속하였고 그 나머지 음경 혹은 양경의 형 · 수 · 경 · 합의 모든 혈의 오행속성은 나타내지 않았다.

《난경 · 육십사난》에서 오수혈의 오행속성에 대하여 “음경의 정혈은 목에 속하고, 양경의 정혈은 금에 속하며, 음경의 형혈은 화에 속하고, 양경의 형혈은 수에 속하며, 음경의 수혈은 토에 속하고, 양경의 수혈은 목에 속하며, 음경의 경혈은 금에 속하고, 양경의 경혈은 화에 속하며, 음경의 합혈은 수에 속하고, 양경의 합혈은 토에 속한다[12].”라고 하였다. 이에 따르면 오수혈의 오행배속상 음(陰)은 정목(井木), 양(陽)은 정금(井金)에서 시작하여 상생규율에 의거하여 차례대로 배열되었으며, 양경에 대한 음경의 오행배열이 상극임을 알 수 있다. 이는 제(制) 중에 생(生)이 있으며, 강함(剛)과 부드러움(柔)이 서로 구제(濟)하는 관계를 설명하며, 음양상교(陰陽相交), 음양호근(陰陽互根) 관점에 부합된다. 이처럼 음경과 양경의 오수혈 사이의 관계가 밀접하게 연결됨으로써 오수혈의 주치와 임상응용에 중요한 의의를 가진다.

오수혈의 음경, 양경 오행배속은 다른데 주치는 같은 이유

이는 오수혈의 주치병증이 오행 생극관계에 의거했기 때문으로 보인다. 예를 들어 “井主心下滿”에서 정혈은 음경에서 목(木)에 속하고 간(肝)에 해당한다. 사기(邪氣)가 간에 있을 때 간은 승비(乘脾)하므로 심하만(心下滿)이 출현하는데, 음경의 정혈에 자침

---

10) “藏井滎有五, 府獨有六者, 何謂也? 然, 府者陽也, 三焦行于諸陽, 故置一俞名曰原”

11) “陽經治原卽治輸, 陰經取輸亦取原”

12) 陰井木, 陽井金, 陰滎火, 陽滎水, 陰俞土, 陽俞木, 陰經金, 陽經火, 陰合水, 陽合土

(사법)하면 간이 평(平)하게 되어 토를 승하지 않음(不乘土)으로써 심하만이 없어진다. 이때 금(金)에 속하는 양경의 정혈에 자침(보법)하면 금이 왕성하여 극목(克木)하게 되어, 목이 평(平)하게 되어 토를 극하지 않게(不克土) 되어 심하만은 없어지게 된다.

다른 예로 "滎主身熱"에서 형혈은 음경에서는 화(火)에 속하며 심(心)과 상응한다. 사기가 심에 있을 때 심화가 폐를 극(火克金)하게 되어 신열(身熱)이 나타나게 된다. 이때 음경의 형혈에 자침(사법)하면 화가 금을 극하지 못하게(火不克金) 되어 신열이 없어진다. 양경에서 수(水)에 속하는 형혈에 자침(보법)하면 수를 강하게 하여 화를 극(水克火)함으로써 신열은 자연히 없어지게 된다. 나머지 주치도 모두 이와 같은 원리로 설명할 수 있다.

이처럼 오수혈은 음경, 양경에 관계없이 단지 나타난 병증에 따라 상응하는 혈위를 취하여 치료할 수 있으나, 병성(病性), 병인(病因), 병위(病位) 등을 분명히 분별한 상태에서 정확하게 운용해야 한다.

표 3-21 음경오수혈표

장부(臟腑)	井(木)	滎(火)	輸(土)	經(金)	合(水)
폐(肺)	소상(少商)	어제(魚際)	태연(太淵)	경거(經渠)	척택(尺澤)
심포(心包)	중충(中衝)	노궁(勞宮)	대릉(大陵)	간사(間使)	곡택(曲澤)
심(心)	소충(少衝)	소부(少府)	신문(神門)	영도(靈道)	소해(少海)
비(脾)	은백(隱白)	대도(大都)	태백(太白)	상구(商丘)	음릉천(陰陵泉)
간(肝)	대돈(大敦)	행간(行間)	태충(太衝)	중봉(中封)	곡천(曲泉)
신(腎)	용천(湧泉)	연곡(然谷)	태계(太谿)	부류(復溜)	음곡(陰谷)

표 3-22 양경오수혈표

장부(臟腑)	井(金)	滎(水)	輸(木)	經(火)	合(土)
대장(大腸)	상양(商陽)	이간(二間)	삼간(三間)	양계(陽谿)	곡지(曲池)
삼초(三焦)	관충(關衝)	액문(液門)	중저(中渚)	지구(支溝)	천정(天井)
소장(小腸)	소택(少澤)	전곡(前谷)	후계(後谿)	양곡(陽谷)	소해(小海)
위(胃)	여태(厲兌)	내정(內庭)	함곡(陷谷)	해계(解谿)	족삼리(足三里)
담(膽)	족규음(足竅陰)	협계(俠谿)	족임읍(足臨泣)	양보(陽輔)	양릉천(陽陵泉)
방광(膀胱)	지음(至陰)	통곡(通谷)	속골(束骨)	곤륜(崑崙)	위중(委中)

오수혈의 분포와 배열

오수혈은 모두 주슬 관절 이하에 정 · 형 · 수 · 경 · 합의 순서로 사지말단에서 팔꿈치와 무릎 방향으로 차례대로 배열되어 있다. 오수혈의 이러한 분포와 배열은 십이경맥의 순행방향과 차이가 있다.

《영추 · 역순비수(靈樞·逆順肥瘦)》편에 "수삼음경은 흉부에서 손으로 주행하고, 수삼양경은 손에서 머리로 주행하며, 족삼양경은 머리에서 발로 주행하고, 족삼음경은 발에서 복부로 주행한다[13]."라고 하였다. 즉, 수삼음경과 족삼양경의 경맥 순행은 원심성으로 오수혈의 분포, 배열의 방향과 반대이다. 이러한 문제를 보는 관점은 아래와 같은 몇몇 의견들로 설명할 수 있다.

1) 십이경맥 표본근결(標本根結) 이론과 관련성

경락학설에 있어 사지는 근(根)과 본(本)이 되고 머리와 몸은 결(結)과 표(標)가 된다. 십이경의 본은 모두 사지 말단 부분이며 근은 사지말단의 정혈과 관계가 있다. 오수혈은 이렇게 본과 근 부위에서 시작하여 차례대로 결과 표 부위로 배열되어 있다. 《영추》 또한 주슬이하의 오수혈을 본수(本輸)라고 전한 편이 있으며 본수혈은 곧 경락의 기가 사지에서 바깥으로 나타나는 중요한 부위이다. 또한 육경의 근결을 서술한 근(根), 류(溜), 주(注), 입(入) 중에서 근은 정혈이며 류는 원혈이며 주는 합혈로 볼 수 있다. 이를 종합해볼 때 오수혈의 분포와 배열이 표본근결 이론을 구체적으로 나타낸 것이라고 할 수 있다.

2) 사지에서 위기(衛氣)의 운행과 관련성

《소문 · 오장생성론(素門·五臟生成論)》에서는 "인체에는 큰 골짜기가 열두 부위(관절)가 있고, 작은 골짜기가 354개 이름(경혈)이 있는데, … 이들은 모두 위기(衛氣)가 머무는 곳이다[14]."라고 하였고, 《영추 · 경맥(靈樞·經脈)》에서는 또한 "위기가 먼저 피부로 흘러가고, 먼저 락맥을 충만하게 한다[15]."라고 하였다. 이는 위기와 경맥/경

---

[13] "手之三陰, 從臟(胸)走手, 手之三陽, 從手走頭, 足之三陽, 從頭走足, 足之三陰, 從足走腹"

[14] "人有大谷十二分, 小谿三百五十四名, … 此皆衛氣之所留止"

[15] "衛氣先行皮膚, 先充絡脈"

혈이 밀접한 관계가 있음을 설명한 것이다. 위기의 성질은 "표질활리(慓疾滑利)"하니 그 발산하려는 힘이 매우 강하여 경락에 속박되거나 국한되지 않고 맥외로 확산하므로 "영기는 맥가운데로 흐르고 위기는 맥외로 흐른다[16]."라고 하였다.

위기의 구체적인 순행 노선에 대해서는 각기 다른 설이 있지만, 위기가 먼저 운행하여 사지에 분포한다는 관점에서는 일치한다. 예를 들어 《영추 사객(靈樞·邪客)》에 "위기는 그 흐름이 빠르고 매끄러운 기로써 먼저 사지말단 · 분육 · 피부 사이로 쉬지 않고 운행한다[17]."라고 하였으며, 《소문 · 음양응상대론(素問·陰陽應象大論)》에서는 "맑은 양은 주리로 발한다", "맑은 양은 사지를 채운다[18]."라고 하였다. 따라서 위기의 운행과 분포는 기본적으로 오수혈이 사지에 27기가 나오는 곳(所出), 흐르는 곳(所溜), 모여 흐르는 곳(所注), 힘차게 운행하는 곳(所行), 장부로 들어가는 곳(所入)의 배열과 서로 유사함을 알 수 있다.

3) 십이경맥의 다른 순행노선이 존재

장사의 마왕퇴 한묘에서 출토된 백서인 《족비십일맥구경(足臂十一脈灸經)》 중에 기재가 되지 않은 수궐음심포를 제외한 나머지 경맥의 순행방향은 모두 사지에서 머리방향으로 향한다. 이를 통해 옛사람들은 초기에 경맥의 순행이 사지말단에서 시작한다고 생각하였음을 추측할 수 있다. 한편 《내경》이 저술될 당시에는 순환하는 순행노선이 출현하게 되었다. 즉, 두 종류의 순행노선 이론이 함께 존재하였고 이러한 두 종류의 이론을 굳이 하나로 통합할 필요는 없었을 것으로 추정된다.

오수혈의 주치작용

옛사람들은 장기간의 임상 경험 중에 손가락 발가락끝, 손허리손가락(발허리발가락)관절 전후, 손목, 발목관절과 팔꿈치, 무릎관절 부근에서 수혈의 위치를 구분하여 주치작용에 공통된 규율이 있음을 경험적으로 알게 되었다. 오수혈의 출현은 바로 이러한 귀납적 분류의 결과로 볼 수 있다.

16) "營行脈中, 衛行脈外"

17) "衛氣者, 出其悍氣之慓疾, 而先行于四末分肉皮膚之間, 而不休者也"

18) "淸陽發腠理", "淸陽實四肢"

고전에 기재된 오수혈의 주치 작용은 다양한데 그 중 오수혈 각각의 주치 특성을 병후로 체계적으로 구분한 서적은《난경》이다.《난경 · 육십팔난》에서는 "정혈(井穴)은 심흉 이하의 비적창만(痞積脹滿)을 치료하며, 형혈(滎穴)은 전신의 열병을, 수혈(輸穴)은 몸이 무겁고 관절이 아픈것을, 경혈(經穴)은 기천해수(氣喘咳嗽)와 오한발열(惡寒發熱)을, 합혈(合穴)은 정기(正氣)의 궐역(厥逆)과 진액외설(津液外泄)을 치료한다[19]."라고 하여 후세에 큰 영향을 끼쳤다. 송대의 왕유일(王惟一)은《동인수혈침구도경(銅人腧穴鍼灸圖經)》에서 오수혈의 주치에 대하여 난경의《육십사난》과《육십팔난》을 유기적으로 연계시켜 설명하였고, 명대 고무(高武)는《침구취영(鍼灸聚英)》에서 난경(육십팔난)의 기초 위에 오수혈의 주치를 파악하여 12경의 병증치료로 설명하였다[20]. 이러한 문헌들에 근거한 오수혈의 주치작용은 다음과 같다.

1) 정혈(井穴)은 간질환(肝疾患)을 다스림

"井主心下滿". 심하만(心下滿)은 가슴부위에서 느끼는 답답함을 의미한다. 간(肝)은 목(木)에 속하고, 소설(疏泄)을 주관하며, 담과 표리관계(表裏關係)를 이루고, 그 경맥은 흉협에 분포한다. 따라서 간실소설(肝失疏泄), 간기횡역(肝氣橫逆)하면 심하만이 나타난다. 그밖에 이로 인하여 발현되는 증후는 흉협창만(胸脇脹滿), 울울불락(鬱鬱不樂), 다의선려(多疑善慮), 급조이노(急躁易怒), 소아경풍(小兒驚風), 유아(乳蛾), 전광(癲狂), 두통두창(頭痛頭脹), 애역(呃逆), 애기(噯氣), 결취(結聚), 징가(癥瘕), 맥현(脈弦) 등이 있다. 정혈은 이러한 증후에 대하여 소간식풍(疏肝熄風), 이기해울(理氣解鬱) 작용이 있다.

심경의 정혈(소충)은 새끼손가락 끝에 있으며, 신경의 정혈(용천)은 발바닥 중심부에 있다. 이 두 혈은 각각 위, 아래에 있어서 음수양화(陰水陽火)로 서로 상대가 된다. 병증급폭(病證急暴), 경해동통(驚咳疼痛), 기절(氣絶), 졸중(卒中), 인사불성(人事不省), 신지불청(神志不淸) 등의 증상에 대하여 정혈(井穴)은 통경접기(通經接氣)[21]하여 개규계폐(開竅啓閉)하는 작용이 있다.

---

[19] "井主心下滿, 滎主身熱, 兪主體重節痛, 經主喘咳寒熱, 合主逆氣而泄."

[20] "假令得弦脈, 病人善潔, 面靑善怒, 此膽病也, 若心下滿當刺竅陰(井), 身熱當刺俠溪(滎), 體重節痛刺臨泣(兪), 喘咳寒熱刺陽輔(經), 逆氣而泄刺陽陵泉(合) … "

2) 형혈(滎穴)은 심질환(心疾患)을 다스림

"滎主身熱". 심(心)은 화(火)에 속하며, 신열(身熱)은 심화항성(心火亢盛)하게 되면 나타나는 주요한 병증 중 하나이고, 심과 소장은 표리관계이다. 따라서 열이 신명(神明)을 손상하여 나타나는 심번(心煩), 심계(心悸), 실면(失眠) 및 신혼섬어(神昏譫語), 광조불령(狂躁不寧), 열이 진액을 손상하여 나타나는 구조설건(口燥舌乾), 열이 소장으로 옮겨가 나타나는 소변단황(小便短黃), 열이 혈락을 손상하여 나타나는 토혈뉵혈(吐血衄血), 열독이 치성하여 나타나는 제반 창양(瘡瘍), 홍종열통(紅腫熱痛) 및 설홍(舌紅), 맥삭(脈數) 등의 병증에 사용한다. 이러한 병증들에 대하여 형혈(滎穴)은 청심안신(淸心安神), 설열량혈(泄熱凉血)하는 작용이 있다.

3) 수혈(輸穴)은 비질환(脾疾患)을 다스림

"輸主體重節痛". 비(脾)는 토(土)에 속하며, 비와 위는 표리관계이다. 체중절통(體重節痛)은 비(脾)의 운화(運化) 기능을 잃어 수습이 조체(阻滯)되어 나타난다. 이로 인

---

[21] **통경취혈법**(通經取穴法) : 수족(手足)의 같은 삼음삼양(三陰三陽)의 속성을 갖는 것끼리 취하는 것으로 육경상통법(六經相通法)이라고도 함. 삼양의 상통은 경락이 서로 접한 것에 연유하며, 삼음의 상통은 경락이 서로 교통(交通)한 것에 연유함. 예를 들면 심신(心腎)의 기(氣)는 수족소음(手足少陰)이 심중(心中)에서 교통함
예) 陽谿配解谿 取穴 … 手足陽明經 通經取穴, 陰陵泉配尺澤 取穴 … 手足太陰經 通經取穴
〈삼음삼양 동명경 연접표(三陰三陽同名經連接表)〉

수경(手經)	수태음(手太陰)	수소음(手少陰)	수궐음(手厥陰)	수태양(手太陽)	수소양(手少陽)	수양명(手陽明)
연접처	중부(中府)	심중(心中)	천지(天池)	정명(睛明)	동자료(瞳子髎)	영향(迎香)
족경(足經)	족태음(足太陰)	족소음(足少陰)	족궐음(足厥陰)	족태양(足太陽)	족소양(足少陽)	족양명(足陽明)

접경취혈법(接經取穴法): 경맥상하가 서로 연접된 것으로 어느 경에 속하는 병증인지 진단한 후 동측 혹 대측의 상하로 접해있는 경맥의 오수혈, 극혈, 원혈, 락혈 등을 취하는 방법
예) 인후통 : 手太陰肺病 下接大腸經 … 合谷取穴
설강(舌强) : 足太陰脾病 下接心經 … 通里取穴
협륵통 : 足少陽膽病 上接三焦經 … 支溝取穴
〈십이경맥접경〉

폐(肺)	·····	비(脾)	→	심(心)	·····	신(腎)	→	심포(心包)	·····	간(肝)
↓		↑		↓		↑		↓		↑
대장(大腸)	⇢	위(胃)		소장(小腸)	⇢	방광(膀胱)		삼초(三焦)	⇢	담(膽)

해 발현된 병증, 즉 완복창만(脘腹脹滿), 식욕부진(食慾不振), 구토오심(嘔吐惡心), 지체부종(肢體浮腫), 대변당희(大便溏稀), 맥유완(脈濡緩) 등에 대하여 수혈(輸穴)은 건비화위(健脾和胃), 운화수습(運化水濕)하는 작용이 있다.

4) 경혈(經穴)은 폐질환(肺疾患)을 다스림

"經主喘咳寒熱". 폐(肺)는 금(金)에 속하며, 대장과 표리관계를 이룬다. 천해한열(喘咳寒熱)은 사기가 폐위(肺衛)를 침습하여 폐가 숙강(肅降) 기능을 잃어서 나타난다. 이로 인해 발현된 병증, 즉 인건(咽乾), 인양(咽痒), 성음시아(聲音嘶啞), 비색불통(鼻塞不通), 기천소기(氣喘少氣), 소수불리(小溲不利), 대변실조(大便失調), 맥부(脈浮) 등에 대하여 경혈(經穴)은 선폐해표(宣肺解表), 지해강기(止咳降氣)의 작용이 있다.

5) 합혈(合穴)은 신질환(腎疾患)을 다스림

"合治逆氣而泄". 신(腎)은 수(水)에 속하며, 방광과 표리관계를 이룬다. 역기(逆氣)는 기기(氣機)가 상역(上逆)하는 병증을 가리키는데, 가령 신불납기(腎不納氣)하여 상기해천(上氣咳喘)된 것과 같은 것이다. 설(泄)은 이음(二陰) 병변으로 유정(遺精), 유뇨(遺尿), 대변실조(大便失調) 등이며 신기휴손(腎氣虧損)의 병변이다. 그밖에 신장허쇠(腎臟虛衰), 진원휴손(眞元虧損)으로 인해 발현되는 양위(陽痿), 활태(滑胎), 여자불잉(女子不孕), 조쇠(早衰), 소아오지(小兒五遲), 맥지세혹척약(脈遲細或尺弱) 등이 이에 해당한다. 이러한 병증에 대하여 합혈(合穴)은 보신육음(補腎育陰)하는 작용이 있다.

또한 역기이설(逆氣而泄)의 병증은 신(腎) 뿐만 아니라 위(胃)와도 관련이 있어 합혈은 신 뿐만 아니라 위의 병변도 치료할 수 있다. 《소문 · 수열혈론(素問·水熱穴論)》에 "신(腎)은 위(胃)의 관문인데, 관문이 제 기능을 원활하게 하지 못하면 수기가 모이고 그와 성질이 비슷한 종류가 따라 모이게 된다[22]."라고 하였다. 신은 하초를 주관하며, 방광의 부(府)가 된다. 신기(腎氣)가 화(化)하면 이음(二陰)이 통하고, 신기가 결핍하면 이음이 닫히며, 이음의 관문이 닫히면 수(水)가 쌓이고 기(氣)가 상역하며 위(胃)는 반드시 가득차게 된다. 이러한 이유로 인하여 합혈은 신과 위를 동시에 다스리게 된다. 《소문 · 해론(素問·咳論)》에 "부병을 다스릴 때에는 합혈로서 치료한다(治腑者治其合)"라고 한 내용도 이와 같은 의미이다.

---

[22] **腎者, 胃之關也. 關門不利, 故聚水而從其類也** : 楊維傑 "腎主二陰, 腎病則二便不利, 二便不利則胃氣不和, 所以說腎是胃之關. 如果關門不通利, 水就不能通暢, 因而積聚于體內."

한편, 오수혈의 주치작용에는 상술한 보편적 특징 외에 소속 경맥에 따른 특수성이 있다. 예를 들면《침구대성 · 십이경정혈도(鍼灸大成·十二經井穴圖)》에 따르면 같은 정혈일지라도, 수태음폐경의 정혈은 가슴이 그득하고 숨이 차고, 기침이 나며, 결분 부위가 아프고 가슴에 번열이 있어 답답하며 손바닥에 열이 나고 ,어깨와 등이 아프고, 인후가 붓고 아픈데 쓰인다면, 수양명대장경의 정혈은 기가 그득한 느낌이 있고, 가슴 속이 당기며 아프고, 번열이 아며, 숨이 차고 숨쉬기가 어려울 때를 적응증으로 삼고 있다.

표 3-23 오수혈 개념, 함의 및 오행속성

개념	출처	분포부위		함의			오행속성	
				위치	경기변화		음경	양경
오수혈은 정(井), 형(滎), 수(輸), 경(經), 합(合) 5개 수혈의 총칭이며, 십이경맥의 사지주슬관절 이하에 5개 특징 수혈이 있음	《靈樞 · 九針十二原》, 《靈樞 · 本輸》에 처음 언급되었으며, 11개 경맥의 오수혈이 실려있고, 수소음(手少陰)이 누락되있는데, 《甲乙經》에 보충되어 완성됨	정(井)	손가락/발가락 끝	수족말단	소출위정(所出爲井)	경기가 이곳으로부터 출하는 것을 나타낸 것으로 물의 근원(根源)과 같은 부위를 나타냄	木	金
		형(滎)	(주로) 손허리손가락/발허리발가락 관절의 먼쪽		소류위형(所溜爲滎)	류(溜)는 유동(流動)의 뜻으로 경기가 흘러 움직이는 곳을 나타낸 것으로, 가령 막 우물에서 나온 샘물과도 같아서 그 흐름은 아직 미미하고 구불구불하여 큰 흐름을 형성하지 않은 형태의 부위를 나타냄	火	水
		수(輸)	(주로) 손허리손가락/발허리발가락 관절의 몸쪽	구심성 ↓	소주위수(所注爲輸)	주(注)는 경기가 관주하는 곳을 나타낸 것으로 가령 물의 흐름이 작은 것에서 점차 커지고, 얕은 것에서 깊은 곳으로 흐르는 것과 같이, 경기가 점차 성해지고, 이것으로부터 주입되어 심부로 관주하는 부위를 나타냄	土	木
		경(經)	손목/발목관절 혹은 아래팔/아래다리 부근	주슬관절	소행위경(所行爲經)	경기가 경과하는 곳을 나타낸 것으로 가령 물줄기가 커져서 강줄기가 막힘없이 흘러 통창(通暢)하는 것과 같이 경기이 운행이 왼성한 부위를 나타냄	金	火
		합(合)	팔꿈치/무릎관절 부근		소입위합(所入爲合)	경기의 회합을 나타낸 곳으로 가령 여러 강물이 마침내 바다에 회합되는 것같이 경기가 가득할 뿐 아니라 심입하여 장부에 회합함을 나타냄	水	土

오수혈의 임상응용

1) 오수혈의 변증응용

《영추 · 경맥》, 《영추 · 사기장부병형(靈樞·邪氣臟腑病形)》, 《소문 · 장기법시론(素問·藏氣法時論)》편에는 십이경의 병증이 자세하게 언급되어 있는데, 사진(四診)을 통하여 어느 경에 병변이 있는지 먼저 정하고, 이를 다시 외경병(外經病)과 내장병(內臟病)으로 구분한다. 내경의 이러한 십이경 병증은 이후 《난경 · 육십팔난》에서 오수혈의 주치병변과 병기로 발전하여 변증선혈의 주요 기준이 되었다.

① 외경병에서의 활용

외경병(外經病)의 진단과 치료에 관해서는 《영추 · 백병시생(靈樞·百病始生)》의 "그 통증부위를 관찰하고 그에 상응하여 나타나는 유여, 부족의 정황을 파악하여 보할 것은 보하고 사할 것은 사한다[23]."와 《영추 · 사기장부병형》의 "형혈과 수혈은 외경의 병을 치료하는데 적용하며, 합혈은 부(腑)의 병을 치료하는데 사용한다[24]."에 근거하여 선혈한다. 이에 관련된 수태음과 수양명경의 외경병에서의 오수혈 활용예시는 다음과 같다.

수태음과 수양명 외경병에서의 오수혈 활용 예시

① 수태음외경병

· 수태음외경병의 실증

… 외감해수, 인후통, 경맥이 지나는 부위의 홍종 동통 등은 형혈인 어제(魚際)를 취하여 사법을 적용

· 수태음외경병의 허증

… 경맥이 지나는 부위의 청랭(淸冷), 마목(麻木) 등은 수혈인 太淵을 취하여 보법을 적용

② 수양명외경병

· 수양명외경병의 실증

… 발열오한, 코 질환, 치통, 순비와사(脣鼻喎斜) 피부소양증 및 통증, 경맥이 지나는 부위의 홍종 등은 형혈인 이간(二間)을 취하여 사법을 적용

· 수양명외경병의 허증

… 두 번째 손가락을 사용할 수 없거나, 경맥이 지나는 부위의 마비, 냉감 등은 수혈인 삼간(三間)을 취하여 구법(灸法)을 적용

---

23) "察其所痛, 以知其應, 有餘不足, 當補則補, 當瀉則瀉."

24) **滎輸治外經, 合治內府**: 楊維傑 "滎穴, 兪穴, 都浮現在淺層部位, 適用于治療出現在體表和經脈的病症, 合穴都在較深層的部位, 適用于治療體內臟腑的病變."

② 내장병에서의 활용

장부 병증에는 해당 장부와 오행 속성이 상응하는 오수혈을 취하는데, 즉 정혈은 간, 형혈은 심, 수혈은 비, 경혈은 폐, 합혈은 신을 다스리고, 하합혈은 육부를 다스린다. 수태음과 수양명경의 내장병에서의 오수혈 활용 예시는 다음과 같다.

수태음과 수양명 내장병에서의 오수혈 활용 예시

① 수태음폐경의 장병(臟病)

- 폐장 병기(病機) : 수태음폐경의 장병증은 그 경혈인 경거(經渠)를 취하여서 선폐강기(宣肺降氣) 한다. 본경의 내외(內外)가 모두 병들면 내외(內外)를 동치(同治)해야 하므로 경혈인 경거(經渠), 수혈인 태연(太淵) 또는 형혈인 어제(魚際)를 모두 취한다.
- 간장 병기 : 간장 병기와 함께 나타나는 것은 소상(少商)을 취한다. 소상(少商)은 폐경에 속하고 또한 오수혈의 정혈이므로 간과 연관된다. 소간이기(疏肝理氣)하여 폐와 간을 동시에 조절한다.
- 심장 병기 : 심장 병기와 함께 나타나는 것은 어제(魚際)를 취한다. 어제(魚際)는 폐경에 속하고 또한 오수혈의 형혈이므로 심과 연관된다. 청열량혈(淸熱凉血)하여 폐와 심을 동시에 조절한다.
- 비장 병기 : 비장 병기와 함께 나타나는 것은 태연(太淵)을 취한다. 태연(太淵)은 폐경에 속하고 또한 오수혈의 수혈이므로 비와 연관된다. 건비화습(建脾化濕)하여 폐와 비를 동시에 조절한다.
- 신장 병기 : 신장 병기와 함께 나타나는 것은 척택(尺澤)을 취한다. 척택(尺澤)은 폐경에 속하고 또한 오수혈의 합혈이므로 신과 연관된다. 강역익신(降逆益腎)하여 폐와 신을 동시에 조절한다.

② 수양명대장경의 부병(腑病)

- 대장 병기: 수양명대장경의 부병증(내부병증內腑病證)은 "합치내부(合治內府)"의 이론에 따라 하합혈인 상거허(上巨虛)를 취함으로써 대장의 기를 통하게 조절한다. 본경의 내외(內外)가 모두 병들면 내외(內外)를 동치(同治)해야 하므로 하합혈인 상거허(上巨虛) 형혈인 이간(二間) 또는 수혈인 삼간(三間)을 모두 취한다.
- 간장 병기 : 대장경 정혈인 상양(商陽)을 취하여 소간조장(疏肝調腸) 한다.
- 심장 병기 : 대장경 형혈인 이간(二間)을 취하여 사열청장(瀉熱淸腸) 한다.
- 비장 병기 : 대장경 수혈인 삼간(三間)을 취하여 온습이장(溫濕理腸) 한다.
- 폐장 병기 : 대장경 경혈인 양계(陽谿)를 취하여 선폐통장(宣肺通腸) 한다.
- 신장 병기 : 대장경 합혈인 곡지(曲池)를 취하여 익신조장(益腎調腸) 한다.

이러한 오수혈 응용은 먼저 경맥을 정하고, 다음으로 혈을 선택하고, 그 다음으로 보사의 순서를 행하여 진단, 치료 원칙의 기본을 형성한 것이다. 이는 '수혈은 소속 경맥이 지나는 부위의 병증을 다스린다(經脈所過 主治所及)'는 원칙과 오수혈 자체의 보편적 특징을 결합한 것이다. 이처럼 경맥변증에 기반해 경맥을 선택하는 기준과 오수혈의 특징에 기반해 혈위를 정하는 원칙을 함께 적용시킴으로써 오수혈의 치료 범위를 확대시키고, 비교적 규칙적으로 치료를 적용할 수 있다.

2) 오수혈의 보모사자법(補母瀉子法)

오수혈의 보모사자법의 내용은《난경 · 육십구난~칠십오난》에 처음으로 소개되어 있다. 오수혈의 오행속성과 오행의 상생, 상극 이론을 결합하여 '허즉보기모 실즉사기자(虛則補其母, 實則瀉其子)'의 보사 법칙으로 임상에서 광범위하게 응용되고 있다.

① 자경(自經) 보사법

자경 병증은 자경 오수혈의 오행속성으로써 보사하는 방법이다. 예를 들어 폐는 금에 속하므로 폐허증에는 자경(금경)의 모(母)의 오행 속성을 가진 토혈(土穴), 太淵을 보한다. 폐실증에는 자경(금경)의 자(子)의 오행 속성을 가진 수혈(水穴)인 尺澤을 사한다.

② 타경(他經) 보사법

자경 병증을 치료하는데 타경 오수혈을 사용하여 보사하는 방법이다. 예를 들어 폐허실의 경우, 폐허증에 모경(母經)인 족태음비경(土經)의 모혈(母穴)인 太白(土穴)을 보한다. 폐실증에는 그 자경(子經)인 족소음신경(水經)의 자혈(子穴)인 수혈(水穴), 陰谷을 사한다.

이외에 남북조 시대 의가인 서문백(徐文伯)은 오수혈에 음양오행속성을 결합시키고 천간지지를 납입(納入)하여 일(日)과 시(時)에 근거해 혈을 선택하는 자오유주침법(子午流注鍼法)을 제시하였다.

③ 자정이사형(刺井以瀉滎) 보정당보합(補井當補合) 이론

자정이사형(井刺以瀉滎) 이론은 오수혈의 자모보사(子母補瀉)의 또 다른 종류의 용법으로서, 난경에서 처음으로 제기된 이론이다.

《난경 · 칠십삼난》에 다음과 같이 기술되어 있다. "정혈은 모두 기육이 얇은 부위에 있으며 경기가 적어 사법을 사용하기에는 적합하지 않은데, 만약 사법을 사용하려면 어떻게 자침을 해야 하는가? 답하기를, 모든 정혈은 오행 가운데 목에 속하며, 형혈은 모두 화에 속한다. 화는 목의 자로 정혈을 사해야 할 때는 실즉사기자(實則瀉其子)의 원칙에 입각하여 형혈을 사한다. 그러므로 일찍이 경전에 '보해야 할 것을 함부로 사해서는 안되며, 사해야 할 것을 함부로 보해서는 안된다'고 하였는데, 바로 이를 말하는 것이다[25]." 이는 정혈은 사지말단에 있어 근육층이 얇기 때문에 경기가 적어 사법을 적용하기에 적합하지 않으므로 보사수기법을 사용하는 것이 바람직하지 않음을 말한다. 정은 목이 되고 형은 화이므로 형은 정의 자(子)가 된다. 그러므로 실즉사기자(實則瀉其子)의 의미를 적용하여 정혈에 사법을 사용할 때는 형혈로써 대신할 수 있다.

후세 의가들은 난경의 이론에 보정당보합(補井當補合)의 방법을 추가하였다. 원(元)대 활백인(滑伯仁)은 《난경본의(難經本義)》에 "만약 마땅히 정을 보하려면 반드시 그 합을 보해야 한다[26]."라고 하였다. 송(宋)대 의가 정덕용(鄭德用)은 《난경집주(難經集注)》에서 "정은 목이 되고 화의 모(母)가 된다[27]. 형은 화가 되고 목의 자(子)가 된다. 그러므로 간목이 실하면 그 형을 사하고 간목의 기허 부족에는 그 합을 보한다. 그것을 사하고 다시 보할 수 없다는 것은 옛 문헌에서 말하는 '불가이위보야(不可以爲補也)'인 것이다[28]."라고 하였다. 즉 임상에서 정혈을 사할 필요가 있을 때 그 형혈을 사하고 정혈을 보할 필요가 있을 때 그 합혈을 보할 수 있다는 것이다. 이 이론은 음경뿐만 아니라 양경에도 적용할 수 있는데, 그 예로 양경의 정(陽井)은 금에 속하고 양경의 형(滎)은 수에 속하며 양경의 합(合)은 토에 속하므로 실즉사기자(實則瀉其子)의 원리에 따라 정혈을 사해야 할 때 형혈을 사하고 허즉보기모(虛則補其母)의 원리에 따라 정혈을 보해야 할 때 합혈을 보할 수 있다.

---

25) "諸井者, 肌肉淺薄, 氣少, 不足使也, 刺之奈何? 然, 諸井者, 木也, 滎者, 火也, 火者木之子. 當刺井者, 以滎瀉之. 故經言補者不可以爲瀉, 瀉者不可以爲補, 此之謂也"

26) "若當補井 則必補其合"

27) "井刺以瀉滎 補井當補合"

28) "井為木 是火之母, 滎為火 是木之子. 故肝木實 瀉其滎, 肝木氣虛不足 補其合, 瀉之復不能補 故言不可以為補也."

3) 오수혈의 사계절에 따른 활용

천인합일의 관점에서 사시 기후변화가 오장생리 기능에 미치는 영향과 오수혈 운용을 결합시켜 치료원칙을 만들었다. 《소문 · 해론(素問·咳論)》에서 말하기를 "사람은 천지와 상응하므로 오장은 각기 때에 맞게 다스려지지만, 한사를 받게 되면 발병하는데, 경미하면 해수가 나고, 심하면 설사, 복통이 온다. 가을에 사기가 침입하면 폐가 먼저 사기를 받고, 봄에 사기가 침입하면 간이 먼저 사기를 받으며, 여름에 사기가 침입하면 심이 먼저 사기를 받고, 늦여름(至陰)에 사기가 침입하면 비가 먼저 사기를 받으며, 겨울에 사기가 침입하면 신이 먼저 사기를 받는다[29]."라고 하였다. 《영추 · 순기일일분위사시》와 《난경 · 칠십사난》에서는 각각 오수혈과 사시를 배속한 치료의 원칙을 제공하였는데, 영추에서는 오장이 각각 주관하는 계절에 따라 겨울에는 정혈, 봄에는 형혈, 여름에는 수혈, 장하(長夏)에는 경혈, 가을에는 합혈에 자침을 하는 원칙을 제시한 반면, 난경에서는 봄에는 병사가 간에 있으므로 정혈을 자침하며 같은 원리로 여름에는 형혈, 장하에는 수혈, 가을에는 경혈, 겨울에는 합혈을 자침하는 원칙을 제시하였다.

4) 오수혈의 장부 기관에 따른 활용

장부가 경락을 통하여 근골 피부 등의 체표 조직에 연결되는 것에 근거하여 오수혈과 장부 기관이 상응하는 치료 원칙을 제시하였다. 《영추 · 수요강유론(靈樞·壽夭剛柔論)》에 "음양을 잘 살펴야 침을 놓을 때 적절한 방법을 사용할 수 있다. 병이 시작된 부위를 파악하여 적절한 침법을 운용하고, 발병요인과 사시의 상응관계를 신중하게 헤아려야 한다. 안으로는 오장육부와 결합하고 밖으로는 근골,피부와 결합한다. … 병이 음 중의 음에 있으면 음경의 형혈과 수혈에 침을 놓고, 병이 양 중의 양에 있으면 양경의 합혈에 침을 놓으며, 병이 양 중의 음에 있으면 음경의 경혈에 침을 놓는다[30]." 라고 하였다. 여기에서 병이 음중의 음에 있다고 하는 것(病在陰之陰)은 오장에 병이 있다는 의미이며 이때에는 음경의 형혈(滎穴) 또는 수혈(輸穴)을 취한다. 예를 들어 심화(心火)가 있어서 실증에 속하면, 설적(舌赤), 구조(口燥), 심번(心煩)

---

29) "人與天地相參, 故五藏各以治, 時感於寒則受病, 微則爲欬, 甚則爲泄爲痛. 乘秋則肺先受邪, 乘春則肝先受之, 乘夏則心先受之, 乘至陰則脾先受之, 乘冬則腎先受之"

30) "審知陰陽, 刺之有方, 得病所始, 刺之有理, 謹度病端, 與時相應, 內合于五藏六府, 外合于筋骨皮膚. … 病在陰之陰者, 刺陰之滎輸, 病在陽之陽者, 刺陽之合, 病在陽之陰者, 刺陰之經"

등의 증상이 나타나니, 형혈인 노궁(勞宮)을 취함으로써 청설심화(淸泄心火)한다. 만약 심(心)에 음습(陰濕)이 있어서 허증에 속하면, 흉민(胸悶), 심계(心悸), 권태핍력(倦怠乏力) 등의 증상이 나타나니, 수혈 또는 원혈(原穴)인 대릉(大陵)을 취함으로써 온양운행(溫陽運行)함으로써 심기를 보익한다. 병이 양중의 양에 있다고 하는 것(病在陽之陽)은 피부에 병이 있다는 의미이며 이때에는 양경의 합혈을 취한다. 피부소양으로 가려움증이 있을 때에는 수양명대장경의 합혈인 곡지(曲池)를 취함으로써 청열조습(淸熱燥濕), 제양(除痒)한다. 병이 양중의 음에 있다고 하는 것(病在陽之陰)은 근골에 병이 있다는 의미이며 이때에는 음경의 경혈을 취한다. 만약 근골이 연약하여 허증에 속하면 경혈인 부류(復溜)를 보하여 신수(腎水)를 생(生)함으로써 근골을 자양한다. 또한 만약 근축연급(筋縮攣急), 추축(抽搐) 등의 실증에 속하면 경혈인 부류(復溜)를 보하여 생수함목(生水涵木)하여 평간유근(平肝柔筋)하게 해야 한다 (金生水, 金克木). 그러므로 근골의 병증은 허실을 따지지 않고 음경의 경혈을 취하여 치료할 수 있다.

표 3-24 오수혈의 임상응용

<table>
<tr><th colspan="2"></th><th>井</th><th>滎</th><th>輸</th><th>經</th><th>合</th></tr>
<tr><td>《내경》</td><td>《靈樞·順氣一日分爲四時》</td><td>病在臟者, 取之井</td><td>病變于色者, 取之滎</td><td>病時間時甚者, 取之輸</td><td>病變于音者, 取之經</td><td>經滿而血者, 病在胃, 及以飮食不節得病者, 取之合</td></tr>
<tr><td>난경</td><td>《六十八難》</td><td>井主心下滿</td><td>滎主身熱</td><td>輸主體重節痛</td><td>經主喘咳寒熱</td><td>合主逆氣而泄</td></tr>
<tr><td rowspan="2">현대응용</td><td>기능</td><td>교통음양(交通陰陽), 성뇌개규(醒腦開竅), 설열(泄熱)</td><td>청심안신(淸心安神), 설열량혈(泄熱凉血)</td><td>건비화위(健脾和胃), 거습지통(祛濕止痛)</td><td>선폐해표(宣肺解表), 통경활락(通經活絡)</td><td>통부강역(通腑降逆), 소통경락(疏通經絡), 행기활혈(行氣活血)</td></tr>
<tr><td>병증</td><td>급증(急症), 오장병(五臟病), 열병학질(熱病瘧疾)</td><td>열병(熱病), 열증(熱症)</td><td>지체관절산통(肢體關節酸痛), 오장병변(五臟病變)</td><td>기천해수(氣喘咳嗽), 한열표증(寒熱表證)</td><td>육부병(六腑病), 경락병(經絡病)</td></tr>
<tr><td rowspan="2">자모보사</td><td>본경 자모보사</td><td colspan="5">《난경·육십구난(難經·六十九難)》에 언급된 "허자보기모(虛者補其母), 실자사기자(實者瀉其子)"의 원칙에 근거하여 허증에는 본경(本經) 모혈(母穴)을, 실증에는 본경(本經) 자혈(子穴)을 선택함</td></tr>
<tr><td>타경 자모보사</td><td colspan="5">허증에는 모경(母經)의 모혈(母穴)을 취하고, 실증에는 자경(子經)의 자혈(子穴)을 취함</td></tr>
<tr><td rowspan="2">자오유주</td><td>납자법(納子法)</td><td colspan="5">보모사자(補母瀉子)하고, 기혈유주 시각을 배합하는 것(해당경의 유주시간에는 기혈이 왕성하므로 해당경의 자혈子穴을 사瀉하고, 해당경의 유주시간 다음 시진에는 해당경의 기혈이 쇠하므로 모혈母穴을 보補함)</td></tr>
<tr><td>납갑법(納甲法)</td><td colspan="5">시간에 따라 혈위를 배합하는 것으로 환자가 내진한 시간의 간지에 따라 열린 혈위를 취하여 사용함(축일추연용혈逐日推演用穴)</td></tr>
</table>

2. 하합혈(下合穴)

하합혈(下合穴)은 육부하합혈(六腑下合穴)이라고도 부른다. 이것은《영추 · 사기장부병형》의 "형혈과 수혈은 외경을 치료하고, 합혈은 내부를 치료한다"는 합치내부(合治內腑) 이론에 근거하여 도출되었다. 즉, 위의 맥기는 삼리(三里)혈에서 모이고(胃合于三里), 대장의 맥기는 상거허(上巨虛)혈에서 모이며(大腸合入于巨虛上廉), 소장의 맥기는 하거허(下巨虛)혈에서 모이고(小腸合入于巨虛下廉), 삼초의 맥기는 위양(委陽)혈에서 모이며(三焦合入于委陽), 방광의 맥기는 위중(委中)혈에서 모이고(膀胱合入于委中), 담의 맥기는 양릉천(陽陵泉)혈에서 모인다(膽合入于陽陵泉)"라 하였다.

표 3-25 육부하합혈의 소속 장부 및 소속 경맥

<table>
<tr><th>부위</th><th colspan="2">육부</th><th>하합혈</th><th>소속경맥</th></tr>
<tr><td rowspan="6">슬관절이하
(膝關節以下)</td><td rowspan="3">수삼양부
(手三陽腑)</td><td>대장(大腸)</td><td>상거허(上巨虛)</td><td rowspan="2">위(胃)</td></tr>
<tr><td>소장(小腸)</td><td>하거허(下巨虛)</td></tr>
<tr><td>삼초(三焦)</td><td>위양(委陽)</td><td rowspan="2">방광(膀胱)</td></tr>
<tr><td rowspan="3">족삼양부
(足三陽腑)</td><td>방광(膀胱)</td><td>위중(委中)</td></tr>
<tr><td>위(胃)</td><td>족삼리(足三里)</td><td>위(胃)</td></tr>
<tr><td>담(膽)</td><td>양릉천(陽陵泉)</td><td>담(膽)</td></tr>
</table>

수삼양경인 대장, 소장, 삼초의 경맥은 원래 상지에 오수혈(五輸穴) 중 합혈(合穴)이 존재하고 있으나, 육부하합혈의 여섯 혈은 하지에 분포하여 서로 구별되므로 이를 하합혈(下合穴)이라 칭하였다.

육부하합혈은 족삼양경(위, 담, 방광)의 경우, 본경 오수혈의 합혈과 서로 같으나, 수삼양경은 모두 본경 오수혈의 합혈과 다르다. 대장과 소장의 하합혈은 각각 위의 합혈인 족삼리(足三里) 아래에 위치한 상거허(上巨虛), 하거허(下巨虛)이고, 삼초의 하합혈은 위양(委陽)으로 방광의 합혈인 위중(委中)의 바깥쪽에 위치한다. 대장과 소장의 하합혈은《영추 · 본수》의 "대장과 소장은 모두 위부(胃腑)에 속한다. 이는 족양명

위경에 속한 것이다[31].”라고 한 것에 근거한다. 대개 대장과 소장은 모두 위에서 전화(轉化)되어 내려오는 수곡의 기를 이어받기 때문에 생리적 관련성이 있다. 따라서 대장과 소장의 하합혈은 모두 위경에 분포한다. 한편, 삼초는 중독지부(中瀆之腑)로 수도가 출하며, 인체 삼기(三氣)의 통행을 주관한다. 또한 “太陽之別”이고, 經脈은 “入絡膀胱”한다. 그리고 방광은 주도지관(州都之官)으로 진액을 저장하는 것을 주관하니 이 둘은 서로 작용하여 인체 내의 수액을 조절한다. 이와 같이 삼초와 방광의 관계는 밀접하므로, 삼초의 하합혈은 방광경상에 분포한다.

수족 육양경의 경기(經氣)는 육부의 하합혈 부위를 따라서 안으로 들어가 육부에 나누어져 속하므로 육부 자체에 질환이 있으면 육부 각각의 소속된 하합혈을 선택하여 치료에 활용한다. 하합혈로 치료할 수 있는 육부의 병증은《영추 · 사기장부병형》에 비교적 자세하게 기록되어 있는데[32], 이는 현대 임상응용에서 중요한 의의를 가진다. 생리적인 측면에서 육부는 양(陽)에 속하고 그 작용은 수곡을 받아 부숙(腐熟)하여 정미로운 것으로 전화(轉化)하고 조박(糟粕)을 배설하는 것이다. 그 특징은 “사(瀉)하되 저장하지 않는다.”는 것으로, 통(通)하는 것이 용사(用事)가 되고 강(降)하는 것이 순리(順理)이다. 그러므로 육부의 병은 대체로 실증(實證)이 많으며, 하합혈은 장부의 기를 통강(通降)시키는 방법에 활용되어 임상적으로 뛰어난 효과를 나타낸다. 예를 들면 족삼리(足三里)로 위완통(胃脘痛)을, 하거허(下巨虛)로 소복통(小腹痛)을, 상거허(上巨虛)로 장옹(腸癰)과 이질(痢疾)을, 음릉천(陰陵泉)으로 회궐(蛔厥)[33]을, 위양(委陽),

---

31) 大腸, 小腸 皆屬于胃, 是足陽明也.

32)《靈樞·邪氣臟腑病形》
- 大腸病者, 腸中切痛, 而鳴濯濯, 冬日重感于寒卽泄, 當臍而痛, 不能久立, 與胃同候, 取巨虛上廉.
- 小腸病者, 小腹痛, 腰脊控睾而痛, 時窘之後, 當耳前熱, 若寒甚, 若獨肩上熱甚, 及手小指次指之間熱, 若脈陷者, 此其候也. 手太陽病也, 取之巨虛下廉.
- 胃病者, 腹䐜脹, 胃脘當心而痛, 上肢兩脅, 膈咽不通, 食飮不下, 取之三里也.
- 三焦病者, 腹氣滿, 小腹尤堅, 不得小便, 窘急, 溢則水, 留卽爲脹, 候在足太陽之外大絡, 大絡在太陽少陽之間, 亦見于脈, 取委陽.
- 膀胱病者, 小腹偏腫而痛, 以手按之, 卽小便而不得, 肩上熱若脈陷, 及足小指外廉及脛踝後皆熱若脈陷, 取委中央.
- 膽病者, 善太息, 口苦, 嘔宿汁, 心下澹澹, 恐人將捕之, 嗌中吤吤然, 數唾, 在足少陽之本末, 亦視其脈之陷下者, 灸之, 其寒熱者, 取陽陵泉.

33) 회충이 많아서 속이 메스껍고 급성 복통이 있으며 손발이 싸늘하여지는 병증

위중(委中)으로 삼초(三焦)의 기화실상(氣化失常)으로 인해 일어나는 융폐(癃閉)를 각각 치료할 수 있다.

한편, 복부의 부위를 구분하여 복부의 병증에 육부하합혈을 운용할 수 있는데 그 예는 다음과 같다.

- **족삼리(足三里)**: 중완(中脘)을 중심으로 한 복통 질환을 치료한다. 위로는 거궐(巨闕)에 이르고 아래로는 하완(下脘)에 이르며 양쪽으로는 족양명위경의 안쪽에 이르니 위구(胃區)라 칭한다.
- **양릉천(陽陵泉)**: 협(脇)과 늑하(肋下)를 위주로 하는 복통 질환을 치료한다. 안쪽으로 족양명위경 내측의 불용(不容)에서 태을(太乙)에 이르고, 바깥쪽으로 계륵(季肋)에 이르며, 아래쪽으로는 대맥(帶脈)에 이르니 담구(膽區)라 칭한다.
- **상거허(上巨虛)**: 천추(天樞)를 중심으로 하는 복통 질환을 치료한다. 위쪽으로 활육문(滑肉門), 아래쪽으로 수도(水道) 정중선의 좌우 1촌 부위에 이르니 대장구(大腸區)라 칭한다.
- **하거허(下巨虛)**: 배꼽부위를 중심으로 하는 복통 질환을 치료한다. 위쪽으로 수분(水分), 아래쪽으로 관원(關元)에 이르며, 양 옆으로는 정중선 좌우로 1촌 부위에 이르니 소장구(小腸區)라 칭한다.
- **위중(委中)**: 중극(中極)과 곡골(曲骨)을 중심으로 한 소복통(小腹痛)을 치료하는데, 그 통증은 주로 방광 질환에 기인한다. 만약 골반내 기관인 자궁, 고환, 정삭 등의 방광 외의 기관에 의하여 일어나는 소복통은 삼음교(三陰交)를 주혈(主穴)로 취한다.
- **위양(委陽)**: 위양(委陽)은 삼초의 하합혈이다. 상초(上焦)의 기는 단중(膻中), 중초(中焦)의 기는 중완(中脘), 하초(下焦)의 기는 관원(關元)혈에서 모이며, 그 복모혈(腹募穴)은 석문(石門)인데 비교적 넓게 분포되어 있다. 임상에서 위양(委陽)으로 복통을 치료할 때에는 치료에 고정된 부위가 있지 않더라도 어느 정도 효과가 있다.

3. 원혈(原穴)

십이경맥은 손목과 발목 관절 부근에 각각 1개의 중요한 경혈을 가지는데 이것은 장부의 원기(原氣)가 통과하고 머무르는 부위로서 십이원혈(十二原穴) 또는 십이원(十二原)이라 한다.

십이원혈 중 오장의 원혈은 《영추 · 구침십이원》에 기재되어 있는데 폐의 원기는 태연(太淵), 심의 원기는 대릉(大陵), 간의 원기는 태충(太衝), 비의 원기는 태백(太白), 신의 원기는 태계(太谿)에서 출(出)한다[34]. 《영추 · 본수》에는 육부의 원혈이 기술되어 있는데 대장의 원기는 합곡(合谷), 위의 원기는 충양(衝陽), 소장의 원기는 완골(腕骨), 방광의 원기는 경골(京骨), 삼초의 원기는 양지(陽池), 담의 원기는 구허(丘墟)를 지난다. 십이원혈 중 심경의 원혈인 신문(神門)이 빠져 있는데 이는 《갑을경》에서 보충되었다. 음경 오장의 원혈은 오수혈 중의 수혈(輸穴)로 《도익》의 "음경지수병우원(陰經之輸幷于原)"이 그것이며, 또한 "이수위원(以輸爲原)"이다. 이는 양경 육부의 수혈(輸穴)외에 별도로 원혈이 있음과 구별된다. 이외에 《영추 · 구침십이원》에 "고(膏)의 원혈은 구미(鳩尾)에서 나오고, 황(肓)의 원혈은 발앙(脖胦, 氣海)에서 나온다[35]."는 내용도 있다.

원(原)은 본원(本原) 뿐 아니라 원기(原氣)의 뜻을 포함한다. 원기(原氣)를 '원기(元氣)', '진기(眞氣)', '진원지기(眞原之氣)'라고도 칭한다. "원기(原氣)"는 최초로 《난경 · 삼십육난》에 다음과 같이 언급되어 있다. "명문(命門)은 신(神)과 정(精)이 있는 곳이며, 원기(原氣)가 연결되어 있는 곳이다[36]."이다. 많은 학자들은 원기는 선천에서 품부 받은 것으로 '선천지정(先天之精)'에서 화생되어 신간명문(腎間命門)에서 발원하며 배꼽아래 단전(丹田)에 저장되는데, 또한 반드시 후천정기(後天精氣)의 끊임 없는 자양

34) "五藏有六府, 六府有十二原, 十二原出于四關, 四關主治五藏. 五藏有疾, 當取之十二原. 十二原者, 五藏之所以稟三百六十五節氣味也. 五藏有疾也, 應出十二原, 十二原各有所出, 明知其原, 覩其應, 而知五藏之害矣. 陽中之少陰, 肺也, 其原出于太淵, 太淵二. 陽中之太陽, 心也, 其原出于大陵, 大陵二. 陰中之少陽, 肝也, 其原出于太衝, 太衝二. 陰中之至陰, 脾也, 其原出于太白, 太白二. 陰中之太陰, 腎也, 其原出于太谿, 太谿二. 膏之原, 出于鳩尾, 鳩尾一. 肓之原, 出于脖胦, 脖胦一. 凡此十二原者, 主治五藏六府之有疾者也."

35) "膏之原, 出于鳩尾, 肓之原, 出于脖胦"

36) "命門者, 諸神精之所舍, 原氣之所系也."

을 받아야 그 작용을 발휘할 수 있다고 인식하였다. 이에 대해《영추 · 자절진사》에서는 "진기(眞氣)란 선천적으로 부여받은 원기(元氣)와 곡기(穀氣)가 결합하여 전신을 충양(充養)하는 것이다[37]."라고 하였다. 원기는 삼초를 거쳐 온 몸에 도달하므로, 장부경락은 반드시 원기를 얻어야 각자의 기능을 발휘하여 인체의 정상적인 생명 활동을 유지 할 수 있게 된다. 장부경락의 기의 생성 또한 원기의 자양(滋養) · 온후(溫照) 작용에 근거한다. 그러므로 원기가 회복되어 왕성하게 넘쳐 흐르게 되면 장부경락의 기능도 회복되어 왕성해지고, 신체 또한 건강해져 병이 적어진다. 반대로 선천적으로 타고난 것이 부족하거나 오랜 병으로 원기를 손상하게 되면 장부경락의 기가 쇠약하여 신체가 약해지고 병이 많아진다. 이와 관련하여《난경 · 육십육난》에서 "배꼽아래 양신(兩腎) 사이에서 만들어진 생명 활동의 기는 인체생명활동의 원동력이며 십이경맥의 근본이므로 원(原)이라고 한다[38]."라고 말하고 있다.

원기(原氣)와 삼초(三焦)의 관계는 매우 밀접하다.《난경 · 삼십팔난》에서는 삼초를 "원기의 별사(別使)로서 장부경맥의 기화 기능을 주관한다[39]."라고 하였다. 삼초는 육부의 하나로 수곡정기, 진액, 장부경락의 기가 출입하는 곳이므로 인체의 기화를 총괄하여 주관한다고 하였다(主持諸氣). 이는 삼초가 원기를 흐르게 하여 이를 온몸에 수포하여 장부경락에 이르게 하기 때문이다.《난경 · 육십육난》에서는 "수소양삼초경은 원기를 온몸으로 운행시키는 역할을 하며, 인체 상중하 삼부(三部)의 종기, 영기, 위기를 통행시켜서 오장육부로 가게 한다. 원(原)은 삼초에 대한 일종의 존칭이다. 따라서 삼초의 경기가 머무는 수혈을 모두 원혈(原穴)이라고 한다[40]."라고 하였다. 이것은 바로 삼초가 원기의 별사이며, 원기를 온몸에 수송하는 기능을 하는 것을 설명한 것이다. 그러므로 원(原)은 삼초의 존칭이며, 삼초의 기(氣)가 유지되는 혈위이니 원혈(原穴)이라 한다.

원혈은 원기가 통과하고 유리되는 부위이다. 그러므로 원혈의 주치에는 사기(邪氣)를 제거하는 작용 뿐 만 아니라, 보허부정(補虛扶正)의 특성도 있다. 즉, 원혈을 취하여 삼초원기를 통달시키고, 원기를 분발시키며, 정기가 작용할 수 있게 해주거

[37] "眞氣者, 所受于天, 與穀氣幷而充身也."

[38] "臍下腎間動氣者, 人之生命也, 十二經之根本也, 故名曰原."

[39] "原氣之別焉, 主持諸氣."

[40] "三焦者, 原氣之別使也, 主通行三氣, 經歷于五臟六腑. 原者, 三焦之尊號也, 故所之輒爲原."

나 혹은 지켜줌으로써 병사를 막을 수 있는 것이다. 치료 측면에서는《영추 · 구침십이원》에 "오장의 바깥에는 육부가 있고, 육부의 바깥에는 십이원혈이 있으며, 십이원혈은 팔다리 관절부위로 나오는데, 이 팔다리 관절의 원혈은 오장의 질병을 치료한다. 오장에 병이 있으면 마땅히 십이원혈을 취해야 한다[41]."라고 기술되어 있다. 또한《난경 · 육십육난》에서도 "오장육부의 모든 질병은 각 경의 원혈을 취해서 치료한다[42]."라고 하였다. 그러므로 이러한 장부 질병은 상응하는 원혈을 취함으로써 치료할 수 있는데 예를 들어 해수(咳嗽), 기천(氣喘)에는 폐경의 원혈인 태연(太淵)을 취하고, 장명(腸鳴), 설사(泄瀉)에는 비경의 원혈인 태백(太白)을 취할 수 있다.

표 3-26 원혈의 개념 및 의미

원혈	개념	상부 원기가 통과하고 머무르는 부위를 원혈(原穴)이라 함
	출처	《영추·구침십이원》에 처음으로 언급됨.《난경》에서 "心之原出于大陵"은 "少陰之原出于兌骨"(신문神門)이라 하였고, 고(膏), 황(肓)의 원(原)을 제거하였음
	의미	원(原)은 본원(本源)으로 원기(原氣)의 뜻임. 기(氣)는 신(腎: 명문命門)에 근원을 두고, 단전(丹田)에 저장되고, 인체 생명활동의 원동력이 되며, 또한 십이경맥이 정상 생리 기능을 유지하는 근본이 됨. 상, 중, 하 삼초를 관통 운행하며, 오장육부 및 전신에 수포되며, 그중 사지 부위의 수혈, 즉 원혈에 주유하게 되는데 이를 "십이원"이라 칭함 이라 칭함
	부위	사지의 손목, 발목관절 부위에 위치함
십이 원혈	오장	《난경·육십이난》에 "三焦行諸陽, 故另置一輸, 名曰原"이라고 한 것과 같이 오장의 원혈은 오수혈의 수(輸)혈에 해당됨
	육부	오수혈의 수(輸)혈 외에 따로 원혈(原穴)을 설정함

41) "五臟有六腑, 六腑有十二原, 十二原出于四關, 四關主治五臟. 五臟有疾, 當取之十二原."

42) "五臟六腑之有病者, 皆取其原也."

원혈을 임상에서 응용할 때에는 특정혈과 같이 배합하여 사용하는데 그 예는 다음과 같다.

장부(臟腑) 원혈(原穴) 배합

이것은 오장 원혈과 육부 원혈을 음양 상하로 나누어 배혈하는 방법이다. 장부질환의 주요 증상은 체표 기관의 병변으로 나타난다. 부위별로 말하면 내(內)는 음(陰)이 되고, 외(外)는 양(陽)이 된다. 음경 원혈은 주로 내부 장기질환을 주로 치료하고, 양경 원혈은 체표 기관의 질병을 주로 치료한다. 내부 장기질환의 증후가 체표 기관에 반영되는 상황일 때에는 음경 원혈을 취하고 동시에 양경 원혈을 배합함으로써 효과를 증가시킬 수 있다.

배혈의 원칙은 "소음은 소양에 배합하고, 태음은 태양에 배합하고, 궐음은 양명에 배합한다."는 것에 따른다. 예를 들면 음허(陰虛)하여 간왕(肝旺)한 결과로 발생한 두훈(頭暈), 목현(目眩)이나 노상간(怒傷肝)으로 발생한 수족구련(手足拘攣)은 그 병이 간(肝)에 있는 것으로 증상은 주로 두목(頭目)과 사지(四肢)에 나타나므로 족궐음간경의 원혈인 태충(太衝)을 취하고, 수양명대장경의 원혈인 합곡(合谷)을 배합한다. 이 두 혈을 상합하는 것은 '음양상하(陰陽上下)'이며, '동기상구(同氣相求)'하는 것이니 사관(四關)이라 하고 이는 임상에 상용하는 효과적인 배혈 방법이다.

원락(原絡) 배합

이는 원혈과 락혈을 배합하여 치료하는 방법으로 표리원락상배(表裏原絡相配)와 동경원락상배(同經原絡相配)로 나누어 볼 수 있다. 표리원락상배는 표리가 되는 경의 원혈과 락혈을 서로 배합하여 표리가 되는 두 경의 병증을 치료한다. 즉 어떤 경의 병증에 먼저 그 해당하는 경의 원혈을 취하는 것을 위주로 하고 관련된 표리경의 락혈을 취함으로써 보조한다. 이를 주객원락배혈법(主客原絡配穴法)이라고도 한다. 예를 들어 수태음폐경에 발병하여 해천(咳喘), 기급(氣急), 흉만(胸滿)에 복창(腹脹), 장명(腸鳴), 대변실조(大便失調) 등의 수양명대장경의 병후가 더불어 나타나면 먼저 폐경의 원혈인 태연(太淵)을 위주로 취하고 보조적으로 수양명대장경의 락혈인 편력(偏歷)을 취한다. 또 다른 예로 족소양담경에 발병하여 구고(口苦), 구토(嘔吐)가 나타나고 더불어 현훈(眩暈), 눈꼽(目糊) 등의 족궐음간경 병후가 나타나면 족소양담경의 원혈인 구허(丘墟)혈을 위주로 치료하고 보조적으로 족궐음간경 락혈(絡穴)인 여구(蠡

溝)혈을 취한다.

주객원락 배혈법 외에도 "초병재경(初病在經), 구병재락(久病在絡)" 및 "구병다허(久病多虛)"의 이론에 근거하여 만성적인 질환(고질병, 痼疾病)이 되었는지, 정기가 손상되었는지, 담습(痰濕) 등의 사기가 쌓여서 경에서부터 락으로 침입하였는지 등을 분석하여 원혈을 활용할 수 있다. 예를 들어 외감, 내상으로 인해 발생한 여러 종류의 만성질병에는 원혈을 취함과 동시에 본경의 락혈을 배합하여 치료한다. 만일 기침이 오래되어도 낫지 않으면 폐경의 원혈인 태연(太淵)과 락혈인 열결(列缺)을 취한다. 심계흉통(心悸胸痛)이 있으면 수궐음심포경의 원혈인 대릉(大陵)과 락혈인 내관(內關)을 취함으로써 좋은 효과를 기대할 수 있다.

원수(原兪) 배합

이는 해당 장부의 원혈과 상응하는 배수혈(背兪穴)을 배합하는 것이다. 이것은 치료에서의 공통되는 특성을 이용하여 치료 효과를 높이는 배오법으로 리증(裏證), 허증(虛證), 한증(寒證)과 같은 병증에 대하여 주로 사용된다. 가령 폐의 배수혈인 폐수(肺兪)와 수태음폐경의 원혈인 태연(太淵)을 취하여 기허천해(氣虛喘咳)를 치료할 수 있다. 신의 배수혈인 신수(腎兪)와 족소음신경의 원혈인 태계(太谿)를 취하여 유정(遺精), 활설(滑泄) 등을 치료할 수 있다.

원합(原合) 배합

표리경의 원혈과 합혈을 배합하는 방법이며, 동경(同經) 혹은 이경(異經)의 원혈과 합혈을 배합하는 방법 등이 있다.

표리경 원합 배합

표리경의 원합상배는 통상적으로 음경의 원혈과 양경의 합혈 혹은 육부하합혈을 취한다. 가령 비위실화(脾胃失和)로 인한 오심(惡心), 구토(嘔吐), 복사(腹瀉)에는 족태음비경의 원혈인 태백(太白)과 족양명위경의 합혈인 족삼리(足三里)를 취하여 건비화위(健脾和胃), 승청강탁(升淸降濁)시킨다. 또 간담화왕(肝膽火旺)으로 인해 발생한 현훈(眩暈), 구고(口苦), 협륵동통(脇肋疼痛)에는 족궐음간경의 원혈인 태충(太衝)과 족소양담경의 합혈인 양릉천(陽陵泉)을 취하여 청간이담(淸肝利膽), 소토억목(疏土抑木)한다. 이는 표리를 같이 치료하는 방법으로 임상에서 자주 사용된다.

동경 원합 배합

동일경의 원합상배는 같은 경맥의 원혈과 합혈을 배합하는 것이다. 예를 들어 수양명대장의 원혈인 합곡(合谷)과 합혈인 곡지(曲池)를 배합하여 기혈을 함께 조절하고, 상초를 맑게 다스리며, 두목동통(頭目疼痛), 아은종통(牙齦腫痛), 인건(咽乾), 비뉵(鼻衄) 등의 풍열질환을 다스린다. 또한 족궐음간경의 원혈인 태충(太衝)과 합혈인 곡천(曲泉)을 배합하여 취하면 서근지통(舒筋止痛)하며, 산기징가(疝氣癥瘕), 음경종통(陰莖腫痛)등을 다스릴 수 있다.

이경 원합 배합

이경(異經)의 원합상배는 서로 다른 경의 원혈과 합혈을 배오하는 것으로, 예를 들면 수양명대장경의 원혈인 합곡(合谷)과 족양명위경의 합혈인 족삼리(足三里)를 취하면 위장을 조절하고, 기를 다스려 창만을 없애며, 울체된 것을 풀고 대변을 통하게 할 수 있으므로 그 효과가 크다. 또한 족궐음간경의 원혈인 태충(太衝)과 족양명위경의 합혈인 족삼리(足三里)를 취하면 소간화위(疏肝和胃)의 효과가 있어 완민완통(脘悶脘痛), 협륵천통(脇肋穿痛), 번급이노(煩急易怒) 등을 치료할 수 있다.

이 외에 원혈은 진단 측면에서도 응용가 가치가 있다.《영추 · 구침십이원》에 "오장에 질병이 있으면 십이원혈에 반영되므로 십이원혈에 각기 나타나는 반응에 근거하면 그 원인을 명확히 알 수 있고, 그 반응을 보면 오장의 병변을 알 수 있다[43]."라고 하였으니, 십이원혈을 진찰하고서 맥기의 성쇠를 알면 내부장기의 질병을 추정할 수 있다. 임상에서는 원혈에서 질병의 반응점을 찾아 이를 통해 내장질병을 진단할 수 있다. 예를 들어 심장 질환 환자를 관찰하면 대릉(大陵)혈에서 많은 압통이 나타난다. 또한 신장 질환 환자는 압통점이 주로 태계(太谿)혈에 발현된다.

43) "五臟有疾也, 應出十二原, 而原各有所出, 明知其原, 睹其應, 而知五臟之害矣."

표 3-27 원혈의 임상응용

임상응용		특징	응용사례
진단		《靈樞 · 九針十二原》: "五臟有疾也, 應出十二原, 十二原各有所出, 明知其原, 睹其應, 以知五臟之害矣"	원혈의 반응을 살펴서 상응하는 장부 병변을 진단하는데 활용함. 가령 충양(衝陽)은 위경의 성쇠를 진단할 수 있음
치료	장부허실병증	《靈樞 · 九針十二原》: "五臟有疾也, 當取之十二原" 《難經》: "五臟六腑之有疾者, 皆取其原"	원혈의 치료 작용은 보허사실(補虛, 瀉實)임. 원혈은 장부 원기가 모이는 부위이므로 원혈은 장부와 기혈의 성쇠를 조절할 수 있음. 따라서 장부 자체의 허증과 실증에 사용됨. 가령 태계(太谿)는 보신(補腎)하고, 신문(神門)은 안신(安神) 작용을 발휘함
	원락배혈	주객배혈(主客配穴), 표리배혈(表裏配穴)이라고도 함	이는 본경 원혈과 표리경 락혈을 배오하는 것을 가리키며, 표리경 및 장부질환을 치료하는데 활용됨. 가령 비위불화(脾胃不和)에는 태백(太白)과 풍륭(豐隆)을 배오하여 취함

표 3-28 십이원혈표

경맥	원혈	경맥	원혈
수태음폐경(手太陰肺經)	태연(太淵)	수양명대장경(手陽明大腸經)	합곡(合谷)
수소음심경(手少陰心經)	신문(神門)	수태양소장경(手太陽小腸經)	완골(腕骨)
수궐음심포경(手厥陰心包經)	대릉(大陵)	수소양삼초경(手少陽三焦經)	양지(陽池)
족태음비경(足太陰脾經)	태백(太白)	족양명위경(足陽明胃經)	충양(衝陽)
족소음신경(足少陰腎經)	태계(太谿)	족태양방광경(足太陽膀胱經)	경골(京骨)
족궐음간경(足厥陰肝經)	태충(太衝)	족소양담경(足少陽膽經)	구허(丘墟)

4. 락혈(絡穴)

락혈(絡穴)의 의미

락맥은 경맥에서 별출하는 부위에 각각 1개의 수혈을 가지고 있는데 이를 락혈이라 한다. 락혈의 명칭은《영추 · 경맥》에 처음으로 기재되어 있다. 십이경맥에는 각각 하나의 락혈이 있는데 모두 팔꿈치와 무릎관절 아래에 위치하고, 여기에 임맥의 락혈인 구미(鳩尾), 독맥의 락혈인 장강(長强), 비(脾)의 대락(大絡)인 대포(大包)를 추가하여 "십오락혈(十五絡穴)"이라 한다. 추가로《소문 · 평인기상론》에 "위경(胃經)의 대락(大絡)을 허리(虛里)라 한다. 횡격막을 뚫고 올라가 폐(肺)와 이어지고 좌측 젖꼭지 아래로 나오므로 그 박동이 손에서 느껴지는데, 맥중(脈中)의 종기(宗氣)이다[44]."라고 기재되어 있어, 위의 대락인 허리(虛里)를 락혈에 포함하여 "십육락혈"로 보는 견해도 있다.

표 3-29 십육극혈표

락맥		명칭	부위	분포
수삼음(手三陰)	수태음지별(手太陰之別)	열결(列缺) `	去腕寸半	別走陽明
	수소음지별(手少陰之別)	통리(通里)	去腕一寸	別走太陽
	수궐음지별(手厥陰之別)	내관(內關)	去腕二寸	別走少陽
수삼양(手三陽)	수양명지별(手陽明之別)	편력(偏歷)	去腕三寸	別入太陰
	수태양지별(手太陽之別)	지정(支正)	去腕五寸	內注少陰
	수소양지별(手少陽之別)	외관(外關)	去腕二寸	合心主(厥陰)
족삼양(足三陽)	족양명지별(足陽明之別)	풍륭(豊隆)	去踝八寸	別走太陰
	족태양지별(足太陽之別)	비양(飛揚)	去踝七寸	別走少陰
	족소양지별(足少陽之別)	광명(光明)	去踝五寸	別走厥陰
족삼음(足三陰)	족태음지별(足太陰之別)	공손(公孫)	本節後一寸	別走陽明
	족소음지별(足少陰之別)	대종(大鐘)	當踝後繞跟	別走太陽
	족궐음지별(足厥陰之別)	여구(蠡溝)	去內踝五寸	別走少陽
전후흉륵(前後胸肋)	임맥지별(任脈之別)	미예(尾翳)	下鳩尾	散于腹
	독맥지별(督脈之別)	장강(長强)	挾脊	挾膂上頂 散頭上
	비지대락(脾之大絡)	대포(大包)	出淵腋下三	布胸脇
	(위지대락(胃之大絡))	허리(虛里)	出左乳下	上貫肺

[44] "胃之大絡, 名曰虛里, 貫膈絡肺, 出于左乳下, 其動應衣, 脈宗氣也"

락혈(락맥)의 주요기능

십이경맥 표리경 사이 연계 강화

락맥의 주요기능은 십이경맥의 표리경 사이의 연계를 강화하는 것이다. 락맥은 가슴과 복부의 속으로 진입하여 내장으로 이어지는 고정적인 낙속연계(絡屬聯繫)를 가지지 않으며, 주로 팔다리에서 표경과 리경으로 교류하며 분포된다. 음양경의 락맥은 상호 중첩되어 연접되므로 "일락통이경(一絡通二經)"이라 한다.

전신 락맥의 통솔

락맥의 기능은 전신 락맥을 예속하여 총괄하는 것이다. 십오락은 "대락(大絡)"이라고도 칭하는데, 십오락 외에도 락맥(絡脈), 손락(孫絡), 부락(浮絡) 등이 있으며, 대락(大絡)은 이들 락맥에 대한 통솔 작용을 한다.

영위기혈에 의한 전신 유양

락맥은 영위기혈을 수송하여 조직을 삼관유양(滲灌濡養)하는 작용을 하는데, 이러한 작용은 주로 손락(孫絡)을 통해 완성된다. 《영추 · 옹저》에서는 인체 중의 영양물질이 산포되는 정황을 다음과 같이 기술하였다. "중초에서 이슬과 같은 영기가 나와 기육이 회합하는 계곡으로 들어가 손맥에 스며들고 진액과 조화된 후에 붉은 혈로 변하는데, 혈의 운행이 조화로우면 먼저 손맥이 충만해진 다음 락맥으로 흘러간다[45]."

락맥 병후

락맥병후에 대하여 《내경》에 열거된 내용은 비교적 간단한데, 락맥의 맥기가 이상할 때에 반영되는 증상은 기본적으로 십이경맥 상부의 병후와 유사하다.

표리 경맥의 병증 치료

《내경》에 기술된 락맥 병후는 기본적으로 락맥이 표리경맥의 관계를 소통하는 작용이 있다는 측면에서 락맥의 병후는 십이경의 본경 병후와 서로 통할 뿐만 아니라, 서로 표리가 되는 경맥과도 관련이 있다.

45) "中焦出氣如露, 上注溪谷, 而滲孫脈, 津液和調, 變化而赤爲血. 血和卽孫脈先滿溢."

십오락맥 맥기의 이상으로 병후가 나타날 경우 상응하는 경혈을 취하여 치료할 수 있다. 예를 들어 수소음경의 별락이 실하면 흉격탱만(胸膈撑滿)하고, 허하면 불능언어(不能言語)하게 되는데 그 락혈인 통리(通里)를 취하는 것은 “보허사실(補虛瀉實)”의 원칙에 근거한 치료이다.

락혈은 또한 표리의 두 경맥을 소통하므로 락혈은 본경병을 치료할 수 있을 뿐만 아니라, 표리경의 병증도 치료할 수 있다. 예를 들어 수태음경의 락혈인 열결(列缺)은 폐경의 해수, 천식을 치료할 수 있을 뿐만 아니라 또한 수양명대장경의 치통, 두항부 질환 등도 치료할 수 있다.

만성질병 및 유관 경맥 병증 치료

“초병재경(初病在經), 구병재락(久病在絡)”이라 하였는데 사기적취(邪氣積聚)는 각 경맥마다 락으로 침입한다. 따라서 내상으로 인하여 일어난 모든 종류의 만성질병은 유관한 락혈을 취하여 치료할 수 있다. 이외에 락혈은 기타 유관 경맥의 병증에 대하여도 치료 작용을 가진다. 예를 들면 족양명의 락혈인 풍륭(豊隆)은 후비(喉痹), 전광(癲狂), 등고이가(登高而歌), 기의이주(棄衣而走), 복창통(腹脹痛) 등 해당 락맥의 병증과 양명경맥의 병후를 주로 치료할 뿐만 아니라 또한 면부종(面浮腫), 사지종(四肢腫), 번심(煩心), 심통(心痛), 신중(身重), 구토(嘔吐) 등 족태음경의 병후도 주치한다. 동시에 “비통혈(脾統血)”로 인한 붕루(崩漏), 월경부조(月經不調) 제반 증상을 주치할 수 있다. 또한 퇴족이연(腿足弛軟), 경고(脛枯) 등의 병증에도 활용할 수 있다[46]. 한편 폐와 위의 맥기가 서로 통하여 매핵기(梅核氣)와 담수병(痰嗽病) 등을 치료할 수 있다.

락혈은 임상에서 단독으로 사용할 수도 있지만, 서로 표리가 되는 경의 원혈과 배합하여 사용할 수도 있다(원락배혈).

[46] “治痿獨取陽明”

표 3-30 락혈의 임상응용

임상응용		특징	응용사례
진단	색	《靈樞 · 經脈》: “凡診絡脈, 脈色青則寒且痛; 赤則有熱. ……其暴黑者, 留久痹也; 其有赤有黑有青者, 寒熱氣也; 其短者, 少氣也.”	통과하는 혈락의 색을 통해 질병의 허실한열을 진단하고 해석함
	형	《靈樞 · 血絡論》: “血脈盛者, 堅横以赤, 上下無常處, 小者如針, 大者如筋, 則而瀉之萬全也.”	대락(혈락) 어혈의 형상 관찰을 통하여, 분명한 어혈 현상이 있을 경우에 한하여 방혈법(放血法)을 사용할 수 있는 지침으로 활용
치료	락맥 병후	락혈은 본경 락맥이 기시처이고, 락맥은 해당되는 경맥의 허실 병후를 조절할 수 있음	비지내락(脾之大絡)의 주치증은 “實則身盡痛, 虛則百節盡皆縱”임. 비는 사지기육을 주관하는데, 허하게 되면 섭취하지 못하게 되므로 모든 관절이 이완됨
	표리경 병증	락혈은 “일락통이경(一絡通二經)”의 작용이 있는데, 표리 2경이 순행하여 지나가는 부위 및 해당하는 장부에 귀속하는 질환의 치료에 활용할 수 있음	가령 열결(列缺)은 폐 질환을 치료할 수 있는데, 또한 폐와 서로 표리가 되는 대장경맥의 병증을 주치할 수 있음
	만성병	초병(初病)은 경(經)에 있고, 구병(久病)은 락(絡)에 있음	기가 락맥에 유일한 상태를 유지하므로 락혈은 만성병 치료에 활용됨
	원락 배혈	표리경배혈, 주객배혈이라고도 함	선병(先病), 원병(原病)은 원혈을 위주로 취혈하고 후병(後病), 차병(次病)에 해당하면 그에 해당하는 락혈을 배오하여 취혈함. 예를 들면 합곡(合谷)에 열결(列缺)을 배오함

5. 극혈(郄穴)

극혈의 명칭과 위치는 《갑을경》에 최초로 기재되어 있다. 즉 십이경맥에는 각각 1개의 극혈이 있는데 이들은 각 경맥상에 분포되어 있다. 기경팔맥 중의 음양교맥과 음양유맥에는 각각 1개의 극혈이 있는데 그 중 음유맥의 극혈은 족소음경의 축빈(築賓)혈이고, 양유맥의 극혈은 족소양경의 양교(陽交)혈이며, 음교맥의 극혈은 족소음경의 교신(交信)혈이고, 양교맥의 극혈은 족태양경의 부양(跗陽)혈로, 모두 합하면 십육극혈(十六郄穴)이 된다.

극혈은 모두 팔과 다리에 분포하는데 위경의 극혈인 양구(梁丘)는 무릎관절 위쪽에 있고 나머지는 팔꿈치와 무릎관절 아래쪽에 분포하고 있다.

표 3-31 16극혈표

음경	극혈	양경	극혈
수태음폐경	공최(孔最)	수양명대장경	온류(溫溜)
수소음심경	음극(陰郄)	수태양소장경	양노(養老)
수궐음심포경	극문(郄門)	수소양삼초경	회종(會宗)
족태음비경	지기(地機)	족양명위경	양구(梁丘)
족소음신경	수천(水泉)	족태양방광경	금문(金門)
족궐음간경	중도(中都)	족소양담경	외구(外丘)
음유맥	축빈(築賓)	양유맥	양교(陽交)
음교맥	교신(交信)	양교맥	부양(跗陽)

극혈의 정의로는 두 가지 설이 있는데 각 경의 경기가 깊이 모여드는 부위의 수혈이라는 것과 각 경맥의 기혈이 구부러져(曲折) 한군데 모이는(匯聚) 공극(孔隙)이라는 것이 있다. 극(郄)은 극(郤)으로 틈새(空隙)를 의미하며 공혈(孔穴)의 함축된 의미이다. 극혈의 분포 부위와 몇몇 극혈의 이름에 붙여진 의미를 분석하여 극혈은 경기가 한군데 모이는 곳과 유사한 것으로 보고 있다.

임상에서 상용하는 극혈은 본경의 순행 부위와 소속 장부의 급성질환을 치료한다. 고전 문헌에서 기재하고 있는 극혈의 주치 작용에 따르면 음경의 극혈은 혈증(血證)을 주로 치료하며, 양경의 극혈은 급성동통(急性疼痛)을 치료한다.

임상에 응용할 때에 극혈은 단독으로 사용할 수 있고, 다른 혈과 배합하여 사용할 수도 있다. 예를 들면 갑작스런 해혈(咳血)에는 폐경의 극혈인 공최(孔最)를 혈회(血會)인 격수(膈兪)와 배합하여 사용할 수 있다. 위통이 극렬한 병증에는 위경의 극혈인 양구(梁丘)를 부회(腑會)인 중완(中脘)과 배합하여 사용할 수 있다.

이외에도 어떤 장부에 병변이 있을 때 극혈의 압통여부를 확인하는 등 진단 시에도 활용할 수도 있다. 예를 들면 결절이나 조삭(條索) 모양의 감촉 또는 손가락 밑에서 단단한 느낌(指下硬脹) 등의 증상이 있을 때 공최(孔最)는 기관지와 피부 질환을 주관하고, 극문(郄門)은 신경쇠약, 고혈압 질환을 주관하며, 온류(溫溜)는 대변장애 및 대장, 항문, 복막 질환을 주관하고, 왼쪽 양노(養老)는 산기(疝氣)를 주관하며, 오른쪽 양노(養老)는 충수염을 주관하고, 중도(中都)는 간염, 안과 질환 및 고혈압을 주관하며, 지기(地機)는 소화불량, 췌장 질환을 주관하고, 수천(水泉)은 신장, 생식기계과 뼈 질환을 주관하며, 양구(梁丘)는 소화기계와 배곧은근(복직근) 질환을 주관하고, 외구(外丘)는 운동장애, 관절염(風濕痛痺)과 담도 질환을 주관하며, 금문(金門)은 비뇨기계 질환을 주관한다고 인식하였다. 만약 동시에 여러 개의 극혈에 경결의 감촉이 느껴지면 별도의 다른 주병으로 인식하기도 하였다[47]. 또한, 십이극혈을 "정성혈(定性穴)"이라 하고, 다른 "정위혈(定位穴)"을 배합하여 혈위변병(穴位辨病), 정위진단(定位診斷)을 시행한 경우도 있다[48].

47) 공최(孔最)와 수천(水泉)에 동시에 감지되면 폐결핵이고, 중도(中都)와 수천(水泉)에 동시에 감지되면 뇌신경, 귀, 눈 질환이며, 금문(金門)과 수천(水泉) 에 동시에 촉지되면 신장염이고, 회종(會宗), 중도(中都)에 동시에 촉지되면 간염, 간 경화이며, 중도(中都), 지기(地機), 수천(水泉)에 동시에 촉지되면 간경화 중증이고, 중도 (中都), 지기(地機)에 동시에 촉지되면 여성질환과 혈액병증이라고 하였다.
天津醫藥雜誌 5[5-6] ; 338, 1963

48) 예를 들면 온류(溫溜)는 위장관 천공을 진단하고, 간수(肝兪), 식관하수(食管下兪)를 배혈하여 식도 파열을 진단하고, 중완(中脘), 좌승만(左承滿)을 배혈하여 위장 천공을 진단하 고, 중완(中脘), 우양문(右梁門), 우궤양점(右潰瘍点)을 배혈하여 십이지장 구부 궤양성 천공을 진단하고, 중완(中脘), 천추(天樞), 대장수(大腸兪)를 배혈하면 장 천공을 진단한다고 하였다. 《穴位診斷法》 科學技術文獻出版社, 1981

음경 극혈의 혈증(血證) 치료

- 폐경(肺經) 공최(孔最): 《大成》吐血, 《六集》吐血, 《圖翼》吐血
- 심경(心經) 음극(陰郄): 《甲乙經》吐血, 《玉龍經》衄血, 《大成》鼻衄吐血
- 심포(心包) 극문(郄門): 《甲乙經》《外台》衄衊, 嘔血, 《大成》嘔血, 衄血, 《六集》衄血唾血
- 비경(脾經) 지기(地機): 《大成》女子癥瘕, 《百症賦》婦人經事改常
- 신경(腎經) 수천(水泉): 《甲乙經》月水不來而多閉, 《外台》月經不來, 來而多, 《大成》女子月事不來, 來卽 心下悶痛
- 간경(肝經) 중도(中都): 《千金要方》癲疝崩中, 《銅人》婦人崩中, 因産惡露不絶, 《大成》婦人崩中, 産後惡露 不絶
- 음유(陰維) 축빈(築賓): 《甲乙經》大疝絶子, 《大成》小兒胎疝, 痛不得乳, 《外台》狂, 癲疾
- 음교(陰蹻) 교신(交信): 《甲乙經》癲疝陰急, 《千金》赤白漏血, 《大成》女子漏血不正, 月經不來

양경 극혈의 통증(痛證) 치료

- 대장경(大腸經) 온류(溫溜): 《甲乙經》臑, 肘, 臂痛, 腸鳴而痛, 口齒痛, 《大成》腸鳴腹痛, 舌痛, 喉痹, 《六集》腸鳴腹痛, 寒熱頭痛
- 소장경(小腸經) 양노(養老): 《甲乙經》肩痛欲折, 臑如拔, 手不能自上下, 《玉龍經》肩背强急, 眼痛, 《大成》肩背痠痛, 肩欲折, 臂如拔.
- 삼초경(三焦經) 회종(會宗): 《外台》肌肉痛, 《銅人》肌膚痛, 《大成》肌膚痛
- 위경(胃經) 양구(梁丘): 《甲乙經》大驚乳痛, 脛苕苕痺, 《大成》膝脚腰痛, 冷痹不仁, 乳腫痛
- 담경(膽經) 외구(外丘): 《甲乙經》頭痛, 膚痛痿痹, 《銅人》膚痛痿痹, 胸脇脹痛, 頸項痛, 惡風寒, 《大成》胸脹滿, 膚痛痿痹, 頸項痛, 制犬傷毒不出.
- 방광경(膀胱經) 금문(金門): 《甲乙經》尸厥暴死, 《大成》暴疝, 《標幽賦》頭風頭痛
- 양유맥(陽維脈) 양교(陽交): 《甲乙經》寒熱痹, 髀脛不收, 《大成》膝痛足不收, 寒厥, 喉痹, 寒痹, 膝胻不收
- 양교맥(陽蹻脈) 부양(跗陽): 《甲乙經》頞痛, 樞股腨外廉骨痛, 《大成》腰痛不能久立, 坐不能起, 髀樞股胻痛, 頭重頔痛

표 3-32 16극혈의 임상응용

임상응용		특징	응용사례
진단		일반적으로 양성반응 및 "응동(應動)"으로 반응하는 경우는 흔히 병변이 깊이 존재하거나, 침중한 것을 반영함	가령 급성 위장염의 경우 양구(梁丘)에서 양성반응이 있을 수 있으며, 동통, 피부이완(송이松弛) 등의 표현이 나타날 수 있음
치료	급성 병증	경맥 순행 부위의 병증 치료에 많이 사용됨	극혈은 경기가 깊이 모여드는 곳이며, 만약 해당 부위에 사기가 침입하면 병증이 대체로 급박하고, 위중하게 됨. 또한 해당 장부가 침중하거나 완고한 질병에 사용됨
	혈증, 통증	음경의 극혈은 흔히 혈증을 치료하고, 양경의 극혈은 흔히 통증 및 형태가 손상되어 발생되는 종창의 증상을 치료함	폐경 극혈(공최孔最)은 급성 기관지염, 출혈; 간경 극혈(중도中都)은 붕루; 비경 극혈(지기地機)은 통경; 위경 극혈(양구梁丘)은 위통, 슬종; 대장경 극혈(온류溫溜)은 두통, 면종을 치료함

6. 배수혈(背兪穴), 복모혈(腹募穴)

배수혈은 장부의 경기가 배요부(背腰部)에 분포되어 있는 경혈을, 복모혈은 장부의 경기가 흉복부(胸腹部)에 결취된 경혈을 말한다.

배수혈은 배요부 족태양방광경의 제1선상에 위치해 있는데, 대체로 장부 위치의 상하배열에 의하여 나누어져 있고, 장부의 이름이 붙여져 있으며, 모두 12혈이다.

복모혈의 분포는 본경에 있는 것(3개)도 있고 타경(他經)에 있는 것(9개, 그 중 임맥에 속한 것이 6개)도 있다. 폐경에는 폐의 복모혈인 중부(中府), 담경에는 담의 복모혈인 일월(日月)과 신의 복모혈인 경문(京門), 간경에는 간의 복모혈인 기문(期門)과 비의 복모혈인 장문(章門), 위경에는 대장의 복모혈인 천추(天樞)가 위치하며 이들은 모두 좌우 양쪽의 2혈이다. 나머지는 임맥에 분포되어 있는데, 심포의 복모혈인 단중(膻中), 심의 복모혈인 거궐(巨闕), 위의 복모혈인 중완(中脘), 삼초의 복모혈인 석문(石門), 소장의 복모혈인 관원(關元), 방광의 복모혈인 중극(中極)이 있으며, 이상은 모두 단혈(單穴)이다.

배수혈은 《영추 · 배수》에 최초로 언급되어 있는데, 오장 배수혈의 명칭과 위치가 기재되어 있으며 《소문 · 기부론》에서는 "六府之兪各穴"이라 하여 혈명이 열거되어 있지는 않았다. 《맥경》에서는 폐수(肺兪), 신수(腎兪), 간수(肝兪), 심수(心兪), 비수(脾兪), 대장수(大腸兪), 방광수(膀胱兪), 담수(膽兪), 소장수(小腸兪), 위수(胃兪) 등 10개의 배수혈 명칭과 부위를 명확히 나타냈다. 이후 《갑을경》에서 삼초수(三焦兪)를 보충하였고, 《천금요방》에서 궐음수(厥陰兪)를 보충하여 비로소 12개가 완성되었다.

복모혈은 《소문 · 기병론》에 "담이 허해지고 담기가 위로 넘쳐 입이 이 때문에 쓴 것이니, 치료할 때는 담의 복모혈과 배수혈로써 한다[49]."에서 비로소 나타난다. 《난경 · 육십칠난》에는 "오장의 복모혈은 모두 음에 속하는 복부에 있고, 오장의 배수혈은 모두 양에 속하는 배부에 있다[50]."라고 기재되어 있으나 구체적 혈명은 없다. 《맥경》에 이르러 기문(期門), 일월(日月), 거궐(巨闕), 관원(關元), 장문(章門), 태창(太倉, 중완), 중부(中府), 천추(天樞), 경문(京門), 중극(中極) 등 10개 복모혈의 명칭과 위치가 나타났으며, 《갑을경》에서는 삼초의 복모혈인 석문(石門)을 보충하였고, 후인(後人)이 심포의 복모혈인 단중(膻中)을 보충하여 비로소 12개가 완성되었다.

표 3-33 배수혈, 복모혈의 개념

	배수혈	복모혈
정의	장부의 기가 요배부에 수주하는 수혈	장부의 기가 흉복부에 결취되는 수혈
출처	《영추 · 배수(靈樞 · 背腧)》에 처음 실려있으나 오장 배수혈만 언급됨. 《맥경(脈經)》에서는 삼초수를 제외한 육부 배수혈이 보충되어 있음. 《갑을경(甲乙經)》에 삼초수를 보충함. 《천금(千金)》에 궐음수를 보충하여, 이에 배수혈이 모두 완비됨	《맥경(脈經)》에는 심포, 삼초를 제외한 10개 복모혈이 실려있음. 《갑을경(甲乙經)》에 삼초의 복모혈이 보충되었고, 후대에 심포의 복모혈이 보충됨
함의	수(俞)는 수주(輸注)의 뜻이며, 동(動)의 의미이고, 양(陽)에 속함. 배수혈은 요배부에 위치하고, 장부와 서로 가까이에 있고, 해당 장부에 상대적인 특이성을 가지고 있으며, 오장육부에 직접적인 조절 작용을 함	모(募)는 회취(會聚)의 뜻이며, 정(靜)의 의미이고, 음(陰)에 속함. 복모혈은 흉복부에 위치하고, 장부와 대응되어 있으며 또한 장부 경기가 결취되는 부위이며 장부와 직접 관련이 있음
부위	방광경 제1선에 위치하며, 장부의 위치에 따라 상하로 배열되어 있음	흉복부에 분포하며 장부의 위치에 따라 결정됨

49) "膽虛氣上溢而口爲之苦, 治之以膽募, 兪."

50) "五藏募皆在陰, 而兪皆在陽"

수·모혈(兪·募穴)의 의미

수(兪), 수(輸), 수(腧) 삼자(三字)는 고서(古書)에서 통용되었다. 가령 오수혈에 대하여 《태소 · 본수》에서는 "정, 형, 수, 경, 합(井, 滎, 輸, 經, 合)"이라 하였고 (《영추·순기일일분사시》에서도 동일), 《영추 · 구침십이원》에서는 "정, 형, 수, 경, 합(井, 滎, 腧, 經, 合)"이라 하였으며, 《난성 · 육십사난, 육십팔난》에서는 또한 "정, 형, 수, 경, 합(井, 滎, 兪, 經, 合)"이라 하였다. "수(兪)"는 특히 오장과 육부의 배수혈(背兪穴)을 의미한다. 수(兪)를 고찰해보면, 《집운(集韻)》에 "春遇切, 音戍", 또 "腧, 五臟腧穴. 通作'兪'.", 《소문 · 기병론》 왕빙주(王氷注)에 "背兪曰兪"라고 하였다. 《유경》에서 말하기를 "오장은 복중에 거(居)하며, 그 맥기는 모두 배(背)의 족태양경에서 출(出)하는데, 이것이 오장지수(五臟之兪)이다.", "십이수(十二兪) … 모두 장부기(臟腑氣)에 통한다."라고 하였다. 이를 통해 배수혈과 장부가 직접 관계되어 있고, 장부 경기가 요배부의 배수혈에 수주(輸注)된다는 것을 알 수 있다.

모(募)는 모집(募集), 초모(招募)를 뜻하며, 모연(募捐), 모병(募兵)과 같다(《사해》1979년판에서는 結集之意라 함). 《난경회주전정(難經匯注箋正)》에 "모(募)라 하고, 수(兪)라 한 것은 모두 경혈의 명칭이다 … 이 절에서 말하는 모(募)는 모두 음(陰)에 존재하고, 수(兪)는 모두 양(陽)에 존재한다고 하였는데, 이는 모두 장부의 모(募), 수(兪)를 가리켜 한 말이다."라고 하였다. 이는 복모혈과 장부의 밀접한 관계와 장부 경기가 흉복 부위의 복모혈에서 결취한다는 것을 나타낸 것이다. 한편, 《내경》에서의 모(募)와 막(膜)이 통한다는 것에 근거하여 모(募)의 본의(本意)가 "막(膜)"과 응한다고 설명하기도 하였다. 즉, 복모혈의 진정한 의미는 장부의 기가 흉막을 통과하고, 피부의 경혈에 수통(輸通)된다는 것이다.

배수혈의 취혈법

《영추 · 배수》에서는 오장 배수혈의 부위를 구체적으로 설명하고 있는데, "폐수(肺兪)는 제3주(椎) 양측에 있고, 심수(心兪)는 제5추 양측에 있고, … 간수(肝兪)는 제9추 양측에 있고, 비수(脾兪)는 제10추 양측에 있고, 신수(腎兪)는 제14추 양측에 있는데, 모두 척추를 끼고 서로 거리가 3촌되는 곳이다[51]."라고 하였다.

이외에 《소문 · 혈기형지편》에는 배수혈을 취하는 다른 방법을 제시하고 있는데,

---

[51] "肺腧在三椎之傍, 心腧在五椎之傍, … 肝腧在九椎之傍, 脾腧在十一椎之傍, 腎腧在十四椎之傍, 皆挾脊相去三寸所."

"등에 있는 오장 배수의 위치를 알려면 먼저 양측 유두 사이의 거리를 잰 다음 정중앙을 꺾어 놓고, 또 다른 볏짚으로 재어 그 절반을 버림으로써 곧 두 각(角)을 서로 받들게 한다. 이를 들고서 배부를 재되, 그 한 각을 위에 두어 척추의 대추(大椎)혈과 가지런하게 하고, 두 각은 아래에 있게 하는데, 그 아래의 각이 놓이는 부위가 폐의 배수이다. 다시 일도(一度) 내려오면 심의 배수이다. … 다시 일도 내려오면 신의 배수이다. 이것은 오장의 배수로서 침을 놓고 뜸을 뜰 때 혈을 취하는 방법이다[52]."라고 하였다.

이 절량법(折量法)으로 얻은 배수혈의 위치와 《영추 · 배수》중의 배수혈의 위치는 서로 다르다. 《영추》에서 취한 배수혈의 위치는 척추로 기준을 삼은 것이고, 《소문》의 절량법으로 얻은 배수혈의 위치는 약 3추(椎) 정도의 간격으로 배열되어 있다. 이는 《영추 · 배수》의 취법보다 더 넓은 편이다. "절량법"에서의 양측 유두 간의 절반은 배수의 횡간(橫間)으로 4촌이 된다. 그리고 《영추 · 배수》편에서 배수혈은 "모두 배(背)를 끼고 서로 3촌 되는 곳에 있다[53]."라고 하였다.

이처럼 역대 침구 문헌 중에는 배수혈의 위치에 대해 서로 다르게 기재해 놓은 것이 많다. 예를 들어 폐수(肺兪)의 경우, 《황제명당경(黃帝明堂經)》에서는 3추의 양방에 있다고 하였고, 《편작침구경(扁鵲鍼灸經)》에서는 8추의 양방에 있다고 하였으며, 《용함소침경(龍銜素鍼經)》에서는 5추의 양방으로 정해 놓고 있다. 이와 같이 《영추》와 《소문》의 설명 외에도 《편작침구경(扁鵲鍼灸經)》에서는 "俠脊左右各一寸半 혹은 一寸二分"이라고 하였고, 《화타침구경(華陀鍼灸經)》에서는 "俠脊相去一寸"이라 하였으며, 《금등구경(金縢灸經)》에서는 "俠脊相去 二寸半"이라 하였고, 《황제구권(黃帝九卷)》에서는 "俠兩邊各 一寸三分"이라고 하는 등 여러 종류의 배수혈 취혈 방법이 있다.

상술한 내용을 비추어 볼 때 옛 의가들은 배수혈을 취하는데 있어서 통상적으로 규정된 기본 방법 외에 안압(按壓)해서 그 때의 "반응점"을 중요한 것으로 인식하여 배수혈을 파악한 것으로 추론된다. 《태소》를 인용해 보자면 "가령 촌수(寸數)에 응하지 않는 것이 있을 때는 눌러보아서 통증이 있는 곳이 바른 위치이다[54]."라고 하였

[52] "欲知背兪, 先度其兩乳間, 中折之, 更以他草度, 去半已, 卽以兩隅相拄也. 乃擧以度其背, 令其一隅居上, 齊脊大椎, 兩隅在下, 當其下隅者, 肺之兪也. 復下一度, 心之兪也. … 復下一度, 腎之兪也. 是謂五藏之兪, 灸刺之度也."

[53] 皆挾脊相去三寸所

[54] 縱微有不應寸數, 按之痛者爲正

고, 《유경》에서는 "배수혈의 부위를 눌러 보아서 통증이 있으면 또한 풀리는 것이니, 바로 그곳이 바른 위치이다[55]."라고 하였다. 이처럼 배수혈을 취하는데 있어서는 지나치게 분촌(分寸)에 얽매이지 않고, 세심하게 눌러보아 그 '반응점'을 찾아내는 것에 관점을 두고 있음을 알 수 있다. 단 임상 응용에 있어서 배수혈과 아시혈(阿是穴)은 구분해서 사용하는 것이 필요하며, 배수혈과 아시혈의 성실은 분명히 구분되어야 한다.

한편, 배수혈의 상하배열 순서와 장부위치의 고저(高低)는 기본적으로 일치한다. 예를 들어 폐장은 장부 중 가장 높은 위치에 있기 때문에 그 배수혈인 폐수(肺兪) 또한 가장 높이 있으며, 방광의 경우 장부 중의 위치가 가장 낮으므로 방광수(膀胱兪)의 위치도 역시 최저에 있다.

복모혈의 위치에 있어서도 그 분포가 장부의 소재 부위와 유사한 양상으로 보인다. 배수혈과 복모혈의 분포는 옛 의가들이 장부의 부위에 대해 명확한 인식을 하고 있었음을 설명해 준다.

표 3-34 배수혈, 복모혈 명칭 및 부위

장부		배수혈		복모혈	
		명칭	부위	명칭	소속경맥
육장(六臟)	폐	폐수(肺兪)	셋째 등뼈 가시돌기 양방 1.5촌	중부(中府)	수태음폐경
	심	심수(心兪)	다섯째 등뼈 가시돌기 양방 1.5촌	거궐(巨闕)	임맥
	심포	궐음수(厥陰兪)	넷째 등뼈 가시돌기 양방 1.5촌	단중(膻中)	임맥
	비	비수(脾兪)	열한째 등뼈 가시돌기 양방 1.5촌	장문(章門)	족궐음간경
	신	신수(腎兪)	둘째 허리뼈 가시돌기 양방 1.5촌	경문(京門)	족소양담경
	간	간수(肝兪)	아홉째 등뼈 가시돌기 양방 1.5촌	기문(期門)	족궐음간경
육부(六腑)	대장	대장수(大腸兪)	넷째 허리뼈 가시돌기 양방 1.5촌	천추(天樞)	족양명위경
	소장	소장수(小腸兪)	첫째 뒤엉치뼈구멍과 평행	관원(關元)	임맥
	삼초	삼초수(三焦兪)	첫째 허리뼈 가시돌기 양방1.5촌	석문(石門)	임맥
	위	위수(胃兪)	열두째 등뼈 가시돌기 양방 1.5촌	중완(中脘)	임맥
	방광	방광수(膀胱兪)	둘째 뒤엉치뼈구멍과 평행	중극(中極)	임맥
	담	담수(膽兪)	열째 등뼈 가시돌기 양방 1.5촌	일월(日月)	족소양담경

55) 但按其兪穴之處, 必痛而且解 卽其所也

배수혈과 복모혈의 주치

배수혈과 복모혈은 모두 장부 경맥의 기가 흐르는 곳이며, 모이는 부위이다. 모두 상응하는 각 장부의 질병을 치료할 수 있는데 각각 주치 작용에 특징이 있다.

《십사경발휘》에서 "陰陽經絡, 氣相交貫, 臟腑腹背, 氣相通應"라고 하였다. 즉, 경기는 양에서 음으로, 그리고 음에서 양으로 행하여 음양이 서로 통하며, 복배(腹背)가 전후로 상응하므로 음양의 상대적 평형에서 정상적인 생리기능을 유지하고 있다는 의미이다. 인체에 병변이 발생하였을 때 내장 혹은 음경의 병사라면 주로 음으로부터 양분의 배수혈로 출한다. 마찬가지로 체표 혹은 양경의 병사라면 주로 양으로부터 음분의 복모혈로 들어가게 되는 것이다. 《난경 · 육십칠난》에 이르기를 "오장의 복모혈은 모두 음에 속하는 복부에 있고, 오장의 배수혈은 모두 양에 속하는 배부에 있는데, 이는 무슨 이치인가? 답하기를, 내장이나 음경에 병이 있으면 그 병기는 항상 양분의 배수로 나가고, 체표나 양경에 병이 있으면 그 병기는 항상 음분의 복모로 나간다. 그러므로 복모혈은 모두 흉복부에 있으면서 종음인양(從陰引陽)하므로 양병을 치료하는 것이며, 배수혈은 모두 배부에 있으면서 종양인음(從陽引陰)하므로 음병을 치료하는 것이다[56]."라고 음병은 양 부위의 배수를 행하고, 양병은 음 부위의 복모를 행한다고 하는 관점을 제시하고 있다. 《소문 · 음양응상대론》에서 또 이르기를 "그러므로 침을 잘 사용하는 자는 음경으로부터 양경에 있는 사기를 끌어내고, 양경으로부터 음경에 있는 사기를 끌어낸다[57]." 고 하였으며, "양병인 경우는 음을 치료하고 음병인 경우는 양을 치료해야 한다[58]."라고 하였다. 명대(明代) 장세현(張世賢)은 《도주팔십일난경변진(圖注八十一難經辨眞)》에서 다시 구체적으로 덧붙임으로써 음병은 양분의 배수혈로써 치료할 수 있고, 양병은 음분의 복모혈로써 치료할 수 있음을 분명히 하였다[59]. 여기에서 음병은 장병(臟病), 한증(寒證), 허증(虛證)을 포함하고 있고, 양병은 부병(腑病), 열증(熱證), 실증(實證)을 포함하고 있다. 예를 들면 중완(中脘)을 취하여 화위강기(和胃降氣)하고, 일월(日月)을 취하여 청리담부(淸利膽腑)하며, 중극(中極)을 취하여 통리방광(通利膀胱)시키고, 천추(天樞)를 취하여 소조대장(疏調大腸)시키며, 오장이 허손하면 흔히 상응하는 배수혈을 취한다.

---

56) 五臟募皆在陰, 而兪皆在陽者, 何謂也? 然陰病行陽, 陽病行陰, 故令募在陰, 兪在陽

57) 善用鍼者, 從陰引陽, 從陽引陰.

58) 陽病治陰, 陰病治陽.

59) 陰病行陽, 當從陽引陰, 其治在兪; 陽病行陰, 當從陰引陽, 其治在募.

비록 상술한 내용에서 배수혈은 음병을 주치하고, 복모혈은 양병을 주치한다고 하였지만, 격(膈) 이상의 배수혈에는 외감한열(外感寒熱), 천급번열(喘急煩熱), 흉배인통(胸背引痛) 등의 양병을 주치하는 기능도 있으며, 제(臍) 이하의 복모혈은 허로이수(虛勞利水), 유정붕루(遺精崩漏), 중풍탈증(中風脫證) 등의 음병을 주치할 수 있는 기능이 있다. 그러므로 이동원(李東垣)은 원기부족을 복모혈로, 외감풍한을 상부 배수혈로 주치할 수 있음을 언급하였다[60].

요약하면 임상에서 배수혈과 복모혈을 활용할 때에는 먼저 음양을 살피고 그 후에 "양병치음(陽病治陰), 음병치양(陰病治陽)"의 방법으로 배수혈과 복모혈을 취하고, 각각의 주치 특징을 이용함으로써 치료 효과를 높일 수 있다.

임상응용

진단

장부, 기관에 병변이 발생하면 상응하는 배수혈과 복모혈 상에 이상 변화가 출현할 수 있다. 예를 들면 피부색의 변화, 융기, 함몰, 돌기 그리고 눌러 보았을 때 결절이나 동아줄 모양, 반구 모양의 이물감이 느껴지거나[61] 압통을 수반하는 것[62), 63)] 등이다. 이와 관련하여 혈위의 온도[64]나 적외선 촬영 등의 방법으로 관찰한 연구[65], 피부의 전기적 특성을 관찰한 연구[66] 등이 있었다.

60) 凡治腹之募, 皆爲原氣不足","天外風寒之邪, 乘中而入在人之背上

61) 예를 들어 신수(腎兪)에 동아줄 모양의 결절이 있으면서 압통이 민감한 자는 일반적으로 양위(陽萎), 두훈(頭暈), 요통(腰痛), 이명(耳鳴) 등의 증상이 있고, 능상(棱狀)의 결절에 연하여 압통을 겸하는 자는 대부분 혈뇨, 요통, 부종의 증상을 갖게 되며, 국소적으로 피부융기(皮膚隆起)가 난원형결절(卵圓形結節) 같고 압통을 수반하는 것은 신허유열(腎虛有熱), 이명두창(耳鳴頭脹) 등의 병변이 있게 된다. 江蘇中醫雜誌 [6]:42, 1982

62) 단중(膻中)혈의 압통은 기관지염을 나타낼 수 있고, 신수(腎兪)의 압통은 생식기와 비뇨계통의 질환을 진단하는데 이용할 수 있으며, 비수(脾兪)와 위수(胃兪)의 압통은 위병(胃病)을 진단하는 보조 수단이 될 수 있다. 北京中醫 [28]:4, 1953

63) 이신염(胰腺炎)은 좌측 비수(脾兪)에, 난미염(闌尾炎)은 우측 천추(天樞)에, 신결핵(腎結核)은 신수(腎兪)에, 폐암은 폐수(肺兪)에 압통이 두드러지며, 담도회충증은 우측 간수(肝兪)와 우측 담수(膽兪)에 현저한 압통이 있고, 단지 좌측 담수(左膽兪)에만 압통이 있다면 급성담낭염이나 담석증을 의심할 수 있다. 江蘇中醫 [7]:25, 1963

64) 예를 들어 간실열증(肝實熱證) 환자에 대하여 태충(太衝)과 간수(肝兪)에서 혈위 온도를 측정한 결과 정상인과 비교시 평균적으로 온도가 올라 간다는 사실을 제시하였으며, 그 중 간실열성(肝實熱盛)인 경우 간수(肝兪)의 온도는 건강인들과 비교하였을 때 0.7 ℃ 높은 것으로 나타났다. 新中醫 [1]:30, 1982

65) 第四屆全國經絡學術論文單行本. 1982

66) 現代經絡研究文獻綜述. 人民衛生出版社. 1980

치료

배수혈과 복모혈은 질병의 진단에 응용될 뿐만 아니라 질병의 치료에도 중요하게 응용되고 있다. 배수혈을 예로 들면《갑을경》에 "胸中有熱, 支滿不嗜食, 汗不出, 腰脊痛, 肺兪主之"라고 하였고,《천금요방》에 "吐血, 唾血, 上氣咳喘, 灸肺兪隨年壯"이라 하였으며,《천금익방》에 "心裏懊腦, 徹背痛煩逆, 灸心兪百壯", "吐逆不得食, 灸心兪百壯"이라 하였다. 복모혈을 예로 들면,《갑을경》에 "腹脹腸鳴…… 腹中痛濯濯, 冬日重感于寒卽泄, 當臍而痛…… 天樞主之"라고 하였고,《천금요방》에 "上氣, 咳嗽短氣, 氣滿食不下, 灸肺募五十壯", "嘔吐宿汁呑酸, 灸神光, 一名膽募百壯"이라 하였다. 또한《침구대성》의 침구처방 내에서도 배수혈, 복모혈이 많은 질환에 주요하게 응용된 것으로 나타났다[67].

한편, 배수혈과 복모혈은 장부 질병 뿐 아니라 각 장부의 속락기관 및 피육근골의 병증에 대한 치료작용이 있다. 예를 들면 간수(肝兪)는 간장의 기가 직접 수주하는 곳으로 '소간량혈(疏肝凉血)'하는 기능이 있어 간의 병변을 주치한다. 간은 눈에 개규하므로 간수(肝兪)를 취하여 '양간명목(養肝明目)' 할 수 있다. 또한 간은 근과 관련이 있으므로 근맥련급(筋脈攣急) 등의 병을 치료할 수 있다. 또 신수(腎兪)는 신의 정기가 직접 전달되는 곳으로 신의 병변을 주치한다. 신은 귀에 개규하고, 골, 수와 관련되므로, 신과 관련된 이명(耳鳴), 이롱(耳聾), 양위(陽萎) 및 골병(骨病) 등을 치료할 수 있다.《침구대성》에 "허로리수(虛勞羸瘦), 이롱(耳聾), 신허(腎虛)에 신수(腎兪)를 취하라"고 기재되어 있으며,《침구집성》에 또한 "치색욕과도(治色欲過度), 허종(虛腫), 이통(耳痛), 이명(耳鳴)에 신수(腎兪)를 취하라"고 하였다.

배수혈과 복모혈은 단독으로 사용될 뿐만 아니라, 둘을 상호 배합하거나 기타 수혈과 배합하여 장부 병증을 치료할 수 있다.

---

67)《침구대성》의 문류침구처방(門類鍼灸處方) 총 545방 가운데 배수혈과 복모혈의 사용은 음산소변문(陰疝小便門) 53%, 제반적취문(諸般積聚門) 48%, 심비위문(心脾胃門) 46%, 부인문(婦人門) 45%, 담천해수문(痰喘咳嗽門) 44%, 장치대편문(腸痔大便門) 44%, 종 창문(腫脹門) 33%, 흉배협문(胸背脇門) 33%로 나타났고, 이목문(耳目門), 복통창만문(腹痛脹滿門), 소아문(小兒門), 제풍문(諸風門), 학질문(瘧疾門), 인후문(咽喉門), 학독문(瘧毒門), 수족요액문(手足腰腋門), 두면문(頭面門) 등에서는 25% 이하로 사용됨이 관찰되었다. 비구문(鼻口門)의 경우에는 사용된 배수혈, 복모혈이 없었다. 兪, 募穴的初步研究, 中國鍼灸, [3]:28, 1986

1) 수모상배(兪募相配)

복배배혈(腹背配穴)이라고도 한다. 복모혈은 흉부에 있어 배수혈과 상대가 되는데, 둘 중 하나는 앞이고 하나는 뒤이며, 하나는 음이고 하나는 양이 되어 상호 협동하여 장부 병증에 대한 치료 효과가 현저하므로 임상에 광범위하게 응용된다. 그 예로《영추 · 오사》에 "사기(邪氣)가 폐에 있으면 피부에 동통이 발생하고, 오한발열하며, 기가 상역하여 숨이 차고 땀이 나며, 기침을 하면 견배부가 들썩인다. 흉부 외측의 중부 · 운문혈(中府·雲門穴) 및 배부 제3추 곁을 취한다[68]."라고 하였다. 즉 폐의 질환에는 폐의 복모혈인 중부(中府)혈을 취하고 폐수(肺兪)를 배합한다. 이외에 임상에서 수모배합(兪募配合)은 이미 양증이 있는데 또 음증이 있어 병정이 복잡한 환자에 역시 응용할 수 있다. 예로 이미 본허(本虛)의 음증이 있고 또 표실(標實)의 양증이 있는 경우, 분별하여 복부 담의 복모혈인 일월(日月)과 배수혈인 담수(膽兪)를 취해 담병을 치료하고, 또한 비의 복모혈인 장문(章門)과 배수혈인 비수(脾兪)를 취해 비병을 치료한다[69].

2) 모합상배(募合相配), 수원상배(兪原相配)

본 장부의 복모혈과 합혈을 서로 배오하고, 배수혈과 원혈을 배오하는 것을 말하며, 이는 원근배혈법(遠近配穴法)에 속한다. 복모혈이 양병(부병, 실증, 열증을 포괄)을 주치하고, 배수혈이 음병(장병, 허증, 한증을 포괄)을 주치하며, 합혈(合穴)은 내부의 통강(通降) 작용을 위주로 하며, 원혈(原穴)은 내장의 부정거사(扶正去邪)를 위주로 하므로 복모혈과 합혈 상배하면 부증(腑證), 실증(實證), 열증(熱證)에 대해 치료효과가 비교적 양호하며, 배수혈과 원혈을 상배하면 장증(臟證), 허증(虛證), 한증(寒證)에 대해 비교적 잘 적용된다.

복모혈과 합혈, 배수혈과 원혈은 주치 상 공통점이 있어 서로 도와 치료 효과를 높이는 배혈 방법이다. 그 예로 폐수(肺兪)와 폐경 원혈인 태연(太淵)을 취해 기허천해(氣虛喘咳)를 치료하고, 신수(腎兪)와 신경 원혈인 태계(太谿)를 취해 유정활설(遺精滑泄)을 치료한다. 내장 모혈인 천추(天樞)에 내장하합혈인 상거허(上巨虛)를 배합하여 취하면 하리복통(下痢腹痛)을 치료하고, 위의 모혈인 중완(中脘)에 위의 합혈인 족

68) 邪在肺, 卽病皮膚痛, 寒熱, 上氣喘, 汗出, 咳動肩背. 取之膺中外腧, 背三節五藏之傍

69) 《갑을경》"腹中氣脹引脊痛, 食飲而身羸瘦, 名曰食㑊. 先取脾兪, 後取季脇 [계협은 비모(脾募)인 장문(章門)]

삼리(足三里)를 배합하여 급성위완통 등을 치료한다.

이 외에 임상에서는 경락이론에 근거하여 다른 경혈들을 배수혈과 복모혈에 배오하여 운용할 수 있다. 예를 들면 폐질환에는 폐수(肺兪)를 취하는데 만약 흉민천촉(胸悶喘促)을 겸하면 단중(膻中)을 배합하고, 풍한거사(風寒去邪)를 겸하면 풍지(風池), 풍문(風門)을 배합하고, 인후불리(咽喉不利)를 겸하면 소상(少商)을 배합하고, 해혈(咳血)을 겸하면 공최(孔最) 등을 배합한다. 신질환에는 신수(腎兪)를 선택 사용할 수 있을 뿐 아니라 명문(命門), 삼초수(三焦兪), 방광수(膀胱兪)와 관원(關元), 기해(氣海) 등 국소 혈위를 배합하거나 열결(列缺), 조해(照海), 삼음교(三陰交), 현종(懸鍾) 등 유관한 원위부 혈위를 배합할 수 있다.

종합해 보면 배수혈과 복모혈의 응용은 매우 광범위하여 비교적 강한 규율성과 활용성이 있다. 병정이 비교적 단순하면 배수혈과 복모혈을 단독으로 사용할 수 있으나, 만약 병정이 복잡하여 배수혈과 복모혈을 같이 운용할 때는 증후에 의거하여 기타 다른 수혈을 배오해야 치료 효과를 높일 수 있다.

표 3-35 배수혈, 복모혈의 임상 응용

<table>
<tr><th rowspan="2">임상 응용</th><th colspan="2">배수혈</th><th colspan="2">복모혈</th></tr>
<tr><th>주치 특징</th><th>응용 사례</th><th>주치 특징</th><th>응용 사례</th></tr>
<tr><td rowspan="2">진단</td><td colspan="2">배수혈은 배부와 장부간에 특수한 관계가 있는데 바로 장의 기능과 허실성쇠를 반영함</td><td colspan="2">복모혈과 장부간에는 밀접한 연계가 있으므로 장부의 허실병변은 외부의 복모혈에 직접적으로 반영이 되어 이상반응을 발현함</td></tr>
<tr><td colspan="4">배수혈과 복모혈 부위에 흔히 나타나는 이상 표현:
① 피부색 변화: 붉거나 희거나 어둡게 변함, 혈점이 출현함, 광택 소실 등
② 피부 변화: 결절, 조색, 함하, 구진 등
③ 감각 변화: 과민, 압통, 소양감, 산통 등
④ 피부 온도 변화: 온도 상승, 온도 감소</td></tr>
<tr><td rowspan="3">치료</td><td>오장 질환</td><td>배수(背俞: 배背)는 양(陽)에 속하고 오장(五臟: 음陰)의 병증에 치우쳐 있으므로 오장(五臟: 음陰)질병(疾病)은 배수(背俞: 양陽)혈(穴)을 사용하여 치료를 진행함으로써 바로 장부 본래의 조절 작용을 회복할 수 있게 함</td><td>육부 질환</td><td>복모혈은 흉복부에 위치하여 음에 속하며, 주로 육부병을 치료하는데 사용됨</td></tr>
<tr><td colspan="4">《소문 · 음양응상대론(素問 · 陰陽應象大論)》曰:"음병치양(陰病治陽), 양병치음(陽病治陰)."</td></tr>
<tr><td>오장 관련 오관, 오체 병증</td><td>배수혈은 장부 질환을 주치할 뿐만 아니라 장부와 직접적인 관계가 있는 오관, 오체 병증도 치료할 수 있음
(간수-간병, 목시불명, 근맥련급 등)</td><td>육양 경맥병</td><td>복모혈은 육양경의 경락 병변을 치료하는데 사용됨
(중극-좌골신경통)</td></tr>
<tr><td>수모배오</td><td colspan="4">배수혈은 양(陽)에 속하고, 복모혈은 음(陰)에 속하며, 배수혈과 복모혈의 배오는 음양을 조화롭게 하여 장부겸치를 통해 다양한 장부병증에 활용할 수 있음</td></tr>
</table>

7. 팔회혈(八會穴)

팔회혈은 "장, 부, 기, 혈, 근, 맥, 골, 수(臟, 腑, 氣, 血, 筋, 脈, 骨, 髓)" 등의 정기(精氣)가 모인 8개의 수혈을 의미한다. 《난경 · 사십오난》에 "경에서 말하고 있는 팔회는 무엇을 의미하는가? 답하기를, 부회(腑會)는 태창 즉 중완(中脘)혈이며, 장회(臟會)는 계협 즉 장문(章門)혈이고, 근회(筋會)는 양릉천(陽陵泉)혈이며, 수회(髓會)는 절골(絶骨)혈이고, 혈회(血會)는 격수(膈兪)혈이며, 골회(骨會)는 대저(大杼) 혈이고, 맥회(脈會)는 태연(太淵)혈이며, 기회(氣會)는 가슴 중간의 근에 위치한 단중(膻中)혈이다."라고 한 것에서 연유한다.

"經言[70]八會者, 何也? 然, 府會大倉, 藏會季脇, 筋會陽陵泉, 髓會絶骨, 血會鬲兪, 骨會大抒, 脈會太淵, 氣會三焦外一筋直兩乳內也."

표 3-36 팔회혈(八會穴)

장회(臟會)	장문(章門)	근회(筋會)	양릉천(陽陵泉)
부회(腑會)	중완(中脘)	맥회(脈會)	태연(太淵)
기회(氣會)	단중(膻中)	골회(骨會)	대저(大杼)
혈회(血會)	격수(膈兪)	수회(髓會)	절골(絶骨)

70) 난경에 "경인팔회(經言八會)"라는 말로 미루어 팔회혈은 난경 이전부터 사용되어 온 것으로 보인다. 여기서의 "경(經)"이 무엇을 가리키는지 고증하기 어렵지만, 《영추·해론(靈樞·海論)》 중의 일편에는 "팔회"와 일정한 관계가 있는 논술이 있는데, "人有髓海, 有血海, 有氣海, 有水穀之海, 凡此四者, 以應四海也. … 胃者水穀之海, … 衝脈者爲十二經之海, … 膻中者爲氣之海, … 腦爲髓之海. (인체에는 수해, 혈해, 기해, 수곡의 해가 있는데, 이들 네 가지는 사해와 상응한다. … 위는 수곡의 해이고, … 충맥은 십이경맥의 해이며, …단중膻中은 기해이고, … 뇌는 수해이다.)"라고 한 것이다. 이와 관련하여 《편작맥서난경(扁鵲脈書難經)》에서 말하기를 "《난경·사십오난(難經·四十五難)》은 오로지 팔회만을 말하였으나, 이는 《내경(內經)》의 사해와 연관되어 있으니, 부중(腑中)에서 다시 장회(臟會)를 분출하였고, 혈중(血中)에서 다시 맥회(脈會)를 분출하였고, 수중(髓中)에서 다시 근회(筋會), 골회(骨會)를 분출하였으니, 《내경(內經)》보다 더욱 상세하다고 할 수 있다."고 하여, "사해(四海)"와 "팔회(八會)"가 밀접한 관계가 있다고 인식하였다.

팔회혈의 의미

장회(臟會) 장문(章門)

《갑을경》에서는 장문(章門)은 "대횡(大橫) 바깥쪽, 배꼽과 평행하게 계협(季脇)의 끝(제 11번째 갈비뼈 끝)에 있다."고 하였다. 장문(章門)은 비의 복모혈이 되고 비의 정기가 모이는 곳이 된다. 비는 후천의 근본이 되고, 정, 기, 혈, 진액 화생의 근원이 되므로 비는 오장 중에서 가장 중요한 위치를 차지하며, "비가 성하면 오장이 같이 성하고 쇠하면 같이 쇠한다[71]."고 하였다. 《회원침구학》에서는 장문(章門)은 "오장의 기가 출입하고 경맥이 교차하는 문이 된다[72]."고 하였고 《의경이해》에서는 "장의 기운이 모이는 곳이 장(章)이 된다[73]."고 하여, 장문(章門)이 장회(臟會)가 됨을 제시하고 있다.

부회(腑會) 중완(中脘)

완(脘)은 《설문》에서 위부(胃府)라 하였다.

《난경 · 사십오난》에 "부(府)는 태창에서 모인다[74]."라고 하였다. 또한 《난경역석》의 주석에 "태창(太倉)은 본래 위의 또 다른 이름이며, 여기서는 경혈명인 즉, 중완(中脘)혈이니 배꼽 위 4촌에 있다"고 하였다. 이들을 근거로 본다면, 중완(中脘)은 위를 가리켜 말한 것이다. 위는 토(土)에 속하고 육부의 근원이 되며, "육부는 모두 위에서 기를 받는다[75]."하였으니, 위가 육부 중에서 중요한 위치를 차지함을 알 수 있다. 중완(中脘)은 또한 위의 복모혈이 되니 마땅히 위의 한 부위가 된다. 이는 《회원침구학》에서 "중완(中脘)이라는 것은 사람의 중기(中氣)를 받은 곳이며 영기가 출(出)하는 곳이다. 시절(時節)로서 논해 보면 춘(春)은 양중(陽中)이 되고 만물이 발생하며, 추(秋)는 음중(陰中)이 되고 만물이 성한다. 장하(長夏)는 항상 사계(四季)의 중간에 거하니 마땅히 비위(脾胃)의 령(令)이 되며 비위(脾胃)는 간폐심신(肝肺心腎)의 가운데에 위치한다."고 말한 것과 같다. 그러므로 부회(腑會)는 육부의 기가 모이는 부위로서 위(胃)의 복모혈인 중완(中脘)이 되는 것이다.

---

[71] 盛則同盛 衰則同衰

[72] 五臟之氣出入交經之門

[73] 以喩臟氣之會而爲章

[74] 府會太倉

[75] 六腑皆稟氣于胃

기회(氣會) 단중(膻中)

《영추 · 해론》에는 "단중은 기의 바다[76)]"라고 하였다. 그 이유에 대해《의경이해(醫經理解)》에 다음과 같은 해석이 있다. "단중은 양유(兩乳) 사이의 기가 모였다 산포되는 곳이므로 상기해(上氣海)가 된다. 본래 경에는 두 개의 기해가 있다. 하기해(下氣海)는 생기(生氣)의 바다이고, 상기해(上氣海)는 종기(宗氣)의 바다이다". 즉, 단중이 상초에 위치하여 종기가 모이므로 기해라고 칭한 것이다. 종기는 자연계에서 흡입한 청기(淸氣)와 비위의 소화흡수를 통하여 얻은 수곡정기(水穀精氣)가 결합하여 이루어진다. 종기는 폐에서 형성하고 흉중에서 쌓여, 폐가 호흡할 수 있게 하며, 심이 혈을 행할 수 있게 도와 모든 기의 종(宗)이 된다.《영추 · 사객》에는 "그러므로 종기는 흉중에 쌓여 있다가 후롱으로 나와 심폐를 관통함으로써 호흡한다[77)]."라고 하였다. 이러한 까닭에 단중은 심이 주(主)하는 "신사지관(臣使之官)"이라고 칭하며, 심포의 복모혈이 된다. 그러므로 기해(氣海)인 단중(膻中)을 기회(氣會)로 정한 것이다.

혈회(血會) 격수(膈兪)

혈의 정상적인 순행은 오장의 작용에 의거한 결과이다. 심은 혈맥을 주관하니, 심기(心氣)는 혈액순행을 추동하는 기본 동력이 된다. 폐조백맥(肺朝百脈)하니 온 몸의 혈맥을 순행하여 모두 폐에서 모이고 폐의 작용을 통하여 혈액이 능히 전신에 산포된다. 심장의 작용 외에 혈액의 순행은 비의 통섭 작용과 간(肝)의 장혈(藏血) 작용에 의하여 소설되고 조절된다. 따라서 어느 한 장기의 기능실조라도 모두 혈의 운행이 실상(失常)된 병변을 야기시키게 된다.

심폐비간(心肺脾肝)의 네 장부는 경맥 순행 상 격막(膈膜)과 더불어 직접적으로 연계되어 있다. 예를 들어 폐경은 "상격(上膈)", 심경은 "하격(下膈)", 비경은 "상격(上膈)", 간경은 "상관격(上貫膈)"한다. 이러한 관계는 격막(膈膜) 부위와 혈(血)의 관계가 서로 밀접함을 보여 준다.

격수(膈兪)는 배수혈의 하나이며, 안으로 횡격에 응하고 제 7척추 아래 양쪽으로 각 1촌5푼에 위치한다. 격수(膈兪)의 위에는 제5척추 곁의 심수(心兪)와 제3척추 곁의 폐수(肺兪)가 있다. 격수(膈兪)의 아래에는 제9척추 곁의 간수(肝兪)와 제11척추 곁의 비수(脾兪)가 있다. 이 5개의 경혈은 위아래로 각각 2척추씩 떨어져 있으며 격수(膈兪)는 그 중앙에 위치하므로《난경》에서는 격수(膈兪)가 혈회(血會)가 된다고 하였다.

76) 膻中者爲氣之海

77) 故宗氣積于胸中, 出于喉嚨, 以貫心脈, 而行呼吸焉.

근회(筋會) 양릉천(陽陵泉)

《소문 · 맥요정미론》에 "무릎은 근(筋)의 부이다."라고 하였으며, "간은 근에 합한다.", "간은 근의 기를 저장한다.", "근맥은 모두 간이 주하는 바이다."라고 하였다[78]. 그런데, 근회(筋會)는 어찌하여 간경이 아니고 족소양경의 합혈인 양릉천(陽陵泉)일까?

《천금요방 · 담부맥론》에서 "담부(膽腑)는 간을 주하고 간은 담에서 기에 합한다[79]." 고 하였다. 간은 장(臟)이 되고 음(陰)에 속하며, 간과 담은 서로 표리가 된다.담은 부(腑)가 되고 양에 속하니 담은 양목(陽木)이 되고 봄철 소양(少陽)의 생발지기(生發之氣)를 주관하며, 인체 장부의 생생지기(生生之氣)는 담의 양목(陽木)에서 비롯됨을 인식하여《소문 · 육절장상론》에서는 "무릇 십일장(十一臟)은 모두 담에 취결(聚結)한다[80]."고 하였다. 《회원침구학》에서는 "양릉천은 (족)소양경의 양면(외측), 슬박골(膝膊骨)의 외측하함한 가운데에 있으니, 근육이 돌아 모여서 간을 통하여 협(脇)에 산포된다. 위의 하구(下口)에 락하고 육양경근(六陽經筋)에 연계되어 있으며 정즙(精汁)을 화함이 감천(甘泉)과 같으니, 안으로 장부를 화하게 하고 밖으로 경근을 윤택하게 한다[81]."고 하였다. 이러한 이유로 양릉천이 근회가 된다.

맥회(脈會) 태연(太淵)

태연(太淵)은 수태음폐경의 원혈이며 촌구부에 해당한다. 《난경 · 일난》에 "십이경맥에 모두 박동하는 부위가 있는데, 유독 촌구(寸口)만을 진찰하여 오장육부 병변의 경중과 예후를 판정하는 이유는 무엇인가? 답하기를, 촌구는 십이경의 경맥의 기가 모두 모이는 곳이며, 수태음폐경의 박동부위이다[82]."라고 하였다. 또한 《소문 · 경맥별론》에 "맥기는 경맥을 따라 흐르고 경맥의 기는 폐로 모이는데, 폐는 모든 맥이 모이는 곳이다[83]."이라 하였다. 즉 맥중의 수곡정미의 기는 경맥에 흐르고 전신의 경맥(백맥)의 기는 또 모두 폐에서 모이는 것이다.

《혈명선석(穴名選釋)》에서는 '태연'의 의미에 대해 다음과 같이 언급하였다. "'태

---

78) 膝者筋之府. 肝合筋也. 肝臟筋之氣. 筋脈皆肝所主

79) 膽腑者 主肝也 肝合氣于膽

80) 凡十一藏, 取決於膽也

81) 陽陵泉 在少陽經陽面, 膝膊骨外側下陷中, 筋肉環聚通肝布脇, 絡胃之下口, 六陽經筋之連系, 化精汁如甘泉, 內和臟腑, 外潤經筋

82) 十二經皆有動脈, 獨取寸口, 以決五臟六腑死生吉凶之法, 何爲也? 然寸口者, 脈之大會, 手太陰之脈動也

83) 脈氣流經, 經氣歸于肺, 肺朝百脈

(太)'는 매우 크다는 것을 말하고, '연(淵)'은 '회수(回水, 소용돌이)'와 '깊다'는 뜻으로 '태연'은 회수(回水)가 매우 깊은 곳을 의미한다. 《운급칠렴(雲笈七籤)》에 '臍者人之生命也, 一名太淵'이라 한 것은 생명의 연원임을 의미한다. 본 혈의 위치는 기구(氣口, 腕後撓動脈搏動處)에 있고, 수태음의 수혈(輸穴)이 되고, 맥기가 깊게 들어가 유주하는 곳이다. '肺朝百脈, 脈會太淵'에 대하여 왕빙(王冰) 은 '氣口者, 脈之大要會也, 百脈盡朝, 故以決死生'이라 하였다. 따라서 혈이 이 위치에 해당하므로 이렇게 명하였다". 이처럼 태연과 맥의 밀접한 관계를 고려할 때 태연을 맥회로 정한 것은 타당하다 할 수 있다.

골회(骨會)[84)] 대저(大杼)

대저(大杼)혈은 방광경 혈위로, 《영추 · 해론》, 《영추 · 배수》에는 '배지대수(背之大腧)라' 칭하였고, 《태소》에는 '저골(杼骨)'이라 칭하였다. 대저(大杼)혈과 골의 관계에 대하여 다음 두 가지 의미를 생각해 볼 수 있다.

첫째, 혈(穴)이 위치한 부위의 의미이다. 《혈명선석》에 말하기를 "대저(大杼)의 '저(杼)'는 베틀의 북이란 뜻으로 척추골 양측에 가로로 돌출한 것이 베틀의 북 형상이어서 옛적에 저골(杼骨)이라 칭한 것이다."라고 하였으며, 《영추 · 배수》의 "背中大輸在杼 骨之端"이라는 기술에 대하여 마시(馬蒔)는 주석에 '大腧者 大杼穴也'라 하였다. 즉, 혈(穴)이 저골(杼骨)의 끝에 있으므로 대저(大杼)라 한다"는 것이다. 또한 《공혈명명적천설》에 "제1추(椎)의 뼈가 '저골(杼骨)'이다"라고 하였다.

둘째, 대저(大杼)혈은 많은 경맥이 서로 회합하는 곳이고, 이들 경맥은 모두 신(腎)과 더불어 특수 관계(腎主骨)가 있다는 의미이다. 이에 대해 《갑을경》에서는 "穴爲

84) 골회(骨會)가 어느 경혈인가 대해 세 가지 이견이 있다. 첫째, 대저(大杼)혈이라 인식하였다. 《난경(難經)》에 "골회대저(骨會大杼)"를 예로 들 수 있다. 이 외에 《난경집주(難經集注)》, 《난경본의(難經本義)》, 《난경현해(難經懸解)》, 《대성(大成)》등이 모두 이 설을 따랐다. 둘째, 대추(大樞)혈이라 인식하였다. 《백운각원본난경(白雲閣原本難經)》에 "골회대추(骨會大椎)"를 예로 들 수 있다. 그 밖에 《고본난경천주(古本難經闡注)》, 《난경장구(難經章句)》, 《도익(圖翼)》 등이 같은 견해를 갖고 있다. 셋째, 이름은 대저(大杼)이지만 실제로는 대추(大樞)를 가리킨다고 하였다. 《침구의학(鍼灸醫學)》에 "골회대저(骨會大杼), 시대추혈(是大椎穴) 별명적대저(別名的大杼)"를 예로 들 수 있다. 이 외에 《맥결난경태소평림(脈訣難經太素評林)》, 《경혈회해(經穴匯解)》등이 모두 이와 비슷하게 서술하였다. 예전에는 일곱째 목뼈를 저골(杼骨) 이라 하였기 때문에 대추(大樞)를 대저(大杼)라고 혼동하여 칭하였다고 하였다. 그 예로 왕빙(王氷)은 《소문·골공론(素問·骨空論)》 "슬통부가굴신(膝痛不可屈伸), 치기배내(治其背內). (무릎이 아파서 구부리거나 펼 수 없으면 그 등 안쪽을 치료해야 한다.)"라고 하였고 주해에 대저(大杼)혈이라고 하였다. 또한 《갑을경(甲乙經)》, 《천금요방(千金要方)》, 《외대(外臺)》에서도 대저(大杼)혈의 주치가 바로 대추(大樞)혈의 주치가 된다고 서술하였다. 아울러 골회(骨會)는 골과 직접 관련이 있고 방광경의 대저(大杼)혈은 저골(杼骨)의 끝에 있고 대추(大樞)혈은 바로 척추 중앙에 있다. 이로 인해 골회(骨會)는 독맥의 대추(大樞)혈이라 함이 적당하다고 주장하였다.

足太陽, 手太陽之會”라고 하였으며, 《기경팔맥고》에서는 “수족태양, 독맥, 소양의 회(會)이고, 신(腎)은 족태양방광경과 더불어 상합하고, 그 맥은 척추를 관(貫)하고, 독맥과 더불어 서로 같은 순행경로가 있다”라고 하였다. 이러한 측면에서 이 혈위와 신(腎)의 관계는 밀접하다 볼 수 있다. 《난경》에서 골회를 대저혈로 정한 것은 타당한 이론적 근거가 있음을 알 수 있다.

수회(髓會)[85] 절골(絶骨)[86]

신(腎)은 정(精)의 저장을 주관하고, 정은 수(髓)를 생(生)할 수 있으며, 수는 골중(骨中)에 거하고, 골은 수에 의해 충분히 자양(滋養)되므로 《소문 · 음양응상대론》에서 “신은 골수를 생한다 ”라고 하였다.

수(髓)는 골수와 척수로 나누어지니 척수는 위로 뇌에 통하고, 뇌는 수가 모여서 이루어지니 뇌를 수해(髓海)라고 칭한다. 이에 수회(髓會)는 보골상(輔骨上)의 절골(絶骨)에 해당하니 수는 골을 따라 자양되며 아래로 윤택하게 하는 경향이 있다. 그러므로 《영추 · 해론》에서 “수해가 부족하면 뇌가 돌아가고 이명, 경산(脛痠), 현모(眩冒)하게 된다[87].”고 하였으니, 위로는 뇌의 기운이 아래에는 경(脛)과 통하는 것이다.

---

85) 《난경(難經)》 이래로 팔회혈의 뜻에 주를 단 의가가 여러 명이 있으며, 모든 의가들은 팔회혈명을 설명할 때 《난경(難經)》의 설명을 따르고 있다. 그러나 각종 《난경(難經)》 판본의 차이와 개별 혈명의 별명, 소수 의가들의 이견으로, 수회와 골회 해당 경혈에 대한 이견이 존재한다. 《난경(難經)》에 수회(髓會)는 절골(絶骨)혈이라고 하였으나, 극소수의 《난경(難經)》 주석가들은 침골(枕骨)혈이라 하였다. 활수(滑壽)의 《난경본의(難經本義)》를 보면 “사명진씨왈(四明陳氏曰), 수회절골(髓會絶骨), 수속우신(髓屬于腎), 신주골(腎主骨), 여족소양무소관(與足少陽無所關), 뇌위수해(腦爲髓海), 뇌유침골혈(腦有枕骨穴), 즉당회침골(卽當會枕骨), 절골오야(絶骨誤也)”라고 말한 것이 그 예이다. 그러나 어떤 의가들은 수회(髓會)를 침골(枕骨)혈이라 하기에는 그 이유가 불충분하다고 하였다. 《맥결난경태소평림(脈訣難經太素評林)》에 “재항후뇌골하(在項後腦骨下), 적당침처자(適當枕處者), 유세무액(有勢無液)”이라 하였으나 절골(絶骨)혈의 특징은 “골지절처(骨之絶處), 수즉수골이자(髓卽隨骨而滋), 유하윤지세(有下潤之勢), 소이회우차야(所以會于此也)(골의 가장자리에서는 수가 골을 자윤하고 하윤하는 추세가 있으니 여기에 모이는 바가 있다)”라고 하여 수회(髓會)는 《난경(難經)》 원문 중에 말한 절골(絶骨)혈이 옳은 것이라고 하였다. 또한 신주골(腎主骨)과 소양(少陽)은 밀접한 관계가 있는데, 즉 《내경(內經)》의 “소양속신(少陽屬腎)”과 “소양주골(少陽主骨)” 등의 이론에 근거한다면, 소양(少陽)과 신(腎), 골수(骨髓)와의 관계는 극히 밀접하다고 할 수 있다. 따라서 《난경(難經)》에서 수회(髓會)를 족소양의 절골(絶骨)혈이라고 한 것에 대한 이론적 근거로 볼 수 있다.

86) 고대 문헌에는 족소양경의 현종(懸鍾), 양보(陽輔) 두 경혈을 별칭하여 “절골(絶骨)”이라 하였다. 현종(懸鍾)의 경우 《천금요방(千金要方)》에 절골(絶骨)이라 별칭하였고, 양보(陽輔)의 경우 왕빙주(王冰注)의 《소문·자학론(素問·刺瘧論)》에 절골(絶骨)이라 하였다. 그렇다면, 절골(絶骨)혈은 도대체 현종(懸鍾)인가? 아니면 양보(陽輔)인가? 이것은 개인의 구체적인 신체의 장단에 의거하여 정한 것이다. 임상에서 경혈을 취혈할 때 가쪽복사융기에서 종아리뼈를 따라 위로 행하면 그 골의 가장자리 끝에 이르러서 흡사 “뼈가 여기에서 끝났다”는 감각을 받으니 이것이 본 혈이 된다. 임상 분석에 의하면, 신체가 작은 사람은 주로 가쪽복사융기 위로 3촌인 현종(懸鍾)혈을 취하고 신체가 큰 사람은 4촌인 양보(陽輔)혈을 취한다. 그러므로 절골(絶骨)혈의 부위에 대한 두 종류의 별명이 모두 일정하게 이치가 있다. 침을 놓을 때는 현종(懸鍾)인지 아니면 양보(陽輔)인지를 막론하고 모두 뼈 위에서 잡으니 수회(髓會)의 원뜻에 부합되는 것이다.

87) 髓海不足則腦轉耳鳴, 脛痠眩冒

소양과 신은 관계가 있는데, 이에 관해서는 아래 골회 부분에서 언급하였다.

표 3-37 팔회혈의 위치 및 특성

팔회혈	경혈	위치	혈위 특성
장회(臟會)	장문(章門, LR13)	열한째 갈비뼈끝(free extremity of the 11th rib)의 아래쪽	비의 복모혈
부회(腑會)	중완(中脘, CV12)	배꼽 중심에서 위쪽으로 4촌	위의 복모혈
기회(氣會)	단중(膻中, CV17)	양 유두 사이, 넷째 갈비사이공간과 같은 높이	심포의 복모혈
혈회(血會)	격수(膈兪, BL17)	일곱째 등뼈 가시돌기 아래모서리와 같은 높이, 뒤정중선에서 가쪽으로 1.5촌	
근회(筋會)	양릉천(陽陵泉, GB34)	종아리뼈 머리에서 앞먼쪽	담의 하합혈
맥회(脈會)	태연(太淵, LU9)	손바닥쪽 손목주름 노쪽, 노동맥 박동처	폐의 원혈
골회(骨會)	대저(大杼, BL11)	첫째 등뼈 가시돌기 아래모서리와 같은 높이, 뒤정중선에서 가쪽으로 1.5촌	
수회(髓會)	현종(懸鍾, GB39)	가쪽복사 융기에서 몸쪽으로 3촌	

팔회혈의 주치와 임상응용

팔회혈은 각각 장(臟), 부(腑), 기(氣), 혈(血), 근(筋), 맥(脈), 골(骨), 수(髓) 8가지 종류의 질병을 주치하는 작용을 갖고 있다.

장회(臟會) 장문(章門)

장회(臟會) 장문(章門)은 족태음비경의 복모혈이다. 복창, 장명, 협통, 비괴, 분돈, 요척냉통, 요다백탁(溺多白濁) 등 각종 장병을 주치한다. 특히 간, 비질환 치료를 중점으로 삼는다. 장병의 허실협잡제증(虛實挾雜諸證)을 주로 치료한다.

부회(腑會) 중완(中脘)

부회(腑會) 중완(中脘)은 족양명위경의 복모혈이다. 위통, 복창, 장명, 구토, 이질, 소화불량, 황달 등 질병을 치료한다. 특히 위와 대장, 소장의 병증을 치료하는 주요한 혈이 된다.

기회(氣會) 단중(膻中)

기회(氣會) 단중(膻中)은 수궐음심포경의 복모혈이다. 조창기기(調暢氣機), 관흉강기(寬胸降氣)의 효능이 있어 흉비심통(胸痺心痛), 상기해역(上氣咳逆), 해수기영(咳嗽氣癭) 등의 모든 종류의 기병 흉비심통 등 심포병증을 주치한다.

임상적으로는 중완(中脘)을 배오하여 구토를 치료하고, 내관(內關)을 배오하여 심교통(心絞痛)을 치료하며, 폐수(肺兪), 천돌(天突)을 배오하여 천해(喘咳)를 치료하고, 천종(天宗)을 배오하여 유창(乳脹)을 치료하며, 액문(液門)을 배오하여 유즙소(乳汁少) 등을 치료한다.

혈회(血會) 격수(膈兪)

혈회(血會) 격수(膈兪)는 모든 혈병을 치료하는 혈위이다. 혈을 조화롭게 하며, 심, 폐, 간, 비, 위 등의 유관 병증을 치료한다. 임상적으로 본 혈과 비수(脾兪), 극문(郄門), 혈해(血海) 등의 혈을 배오하여 빈혈(貧血), 자반(紫斑) 등의 병증을 치료한다.

근회(筋會) 양릉천(陽陵泉)

근회(筋會) 양릉천(陽陵泉)은 족소양담경의 합혈이다. 하지위비(下肢痿痺), 마목(痲木), 슬신부득굴(膝伸不得屈), 협륵통, 구토, 구고(口苦) 등의 병증을 주치한다. 소근락(疏筋絡), 이관절(利關節), 청간담(淸肝膽)의 기능이 있다. 《갑을경》에서는 담창(膽

脹), 협하지만(脇下支滿), 구토역(嘔吐逆), 비비인슬(髀痺引膝), 고외렴통(股外廉痛), 불인(不仁), 근급(筋急) 등을 치료한다고 하였다.

맥회(脈會) 태연(太淵)

맥회(脈會) 태연(太淵)은 수태음폐경의 원혈이다. 흉비(胸痺), 심통(心痛), 맥삽(脈澁), 천식(喘息), 해역(咳逆)등 심폐와 유관한 병증을 다스린다. '심주혈맥(心主血脈)', '폐조백맥(肺朝百脈)'하므로 본 혈은 맥관 질환에 많이 쓰이니 리기(利氣), 활혈(活血), 통맥(通脈)의 기능이 있다.

골회(骨會) 대저(大杼)

골회(骨會) 대저(大杼)는 견갑골통(肩胛骨痛), 경항요척강통부득와(頸項腰脊强痛不得臥) 등의 병증을 주로 치료한다. 임상적으로는 경추의 이상으로 인하여 발현되는 경항 부위이 굴곡과 이완이 어려운 증상에 사용하며, 근골을 강건하게 하는 작용이 있다.

수회(髓會) 절골(絶骨)

수회(髓會) 절골(絶骨)은 중풍, 수족불수(手足不遂), 슬행통(膝胻痛), 흉협창통(胸脇脹痛) 등의 병증을 주로 치료한다. 뇌가 골수의 바다이므로 수회인 절골은 뇌질환을 치료하는 주혈이 되며, 보신건뇌(補腎健腦)하는 작용이 있으므로 중풍, 반신불수 등에 사용된다.

8. 팔맥교회혈(八脈交會穴)

팔맥교회혈이란 기경팔맥과 십이정경 맥기가 상통하는 8개 수혈을 말한다. 팔맥교회혈은 송자화(宋子華)의 《유경팔혈》에서 처음 보이는데 두한경(竇漢卿)의 《침경지남》에 실려 있으며 두씨(竇氏)가 이 경혈을 잘 사용하여 명성이 높았기에 '두씨팔혈(竇氏八穴)'이라고도 한다.

팔맥교회(八脈交會)의 함의

팔맥은 임맥(任脈), 독맥(督脈), 충맥(衝脈), 대맥(帶脈), 음유맥(陰維脈), 양유맥(陽維脈), 음교맥(陰蹻脈), 양교맥(陽蹻脈)의 기경팔맥을 말한다. 팔혈은 8개의 특정 경혈이란 뜻으로, 공손(公孫), 내관(內關), 임읍(臨泣), 외관(外關), 후계(後溪), 신맥(申脈), 열결(列缺), 조해(照海)이다. '교(交)'는 교통, 교회의 뜻이고, '회(會)'는 회합, 취합의 뜻이다.

비경의 공손(公孫)혈과 충맥(衝脈)이 통하고, 심포경의 내관(內關)과 음유맥(陰維脈)이 통하니 두 경혈은 위, 심, 흉 부위에서 같이 만난다. 소장경의 후계(後溪)와 독맥(督脈)이 통하고, 방광경의 신맥(申脈)과 양교맥(陽蹻脈)이 통하니 목내자와 견갑부에서 같이 만난다. 담경의 임읍(臨泣)혈과 대맥(帶脈)이 통하고, 삼초경의 외관(外關)과 양유맥(陽維脈)이 통하니 목외자와 견부에서 같이 만난다. 폐경의 열결(列缺)혈과 임맥(任脈)이 통하고, 신경의 조해(照海)과 음교맥(陰蹻脈)이 통하니 인후, 폐, 흉격부에서 같이 만난다.

팔맥교회혈 중 방광경의 신맥(申脈)과 신경의 조해(照海)는 각각 "조해(照海)는 음교맥(照海)이 생(生)하는 곳" 및 "신맥(申脈)은 양교맥(陽蹻脈)이 생(生)하는 곳"으로 직접 경맥이 지나는 곳에서 위치하고, 나머지 여섯 개의 경혈은 기경(奇經)이 직접 교회하지 않지만, 소속경맥과 기경이 체간부 등에서 서로 교차하고 소통한다.

표 3-38 팔맥교회혈

기경팔맥	기경병	소속경맥	혈위	회합부위
충맥(衝脈) 음유맥(陰維脈)	逆氣, 裏急 苦心痛	족태음(足太陰) 수궐음(手厥陰)	공손(公孫) 내관(內關)	심(心) 흉(胸) 위(胃)
독맥(督脈) 양교맥(陽蹻脈)	脊强, 厥 陰緩, 陽急	수태양(手太陽) 족태양(足太陽)	후계(後溪) 신맥(申脈)	목내자(目內眥) 협(頰) 경(頸) 이후(耳後) 견(肩)
양유맥(陽維脈) 대맥(帶脈)	腹滿腰溶溶若坐水中 苦寒熱	수소양(手少陽) 족소양(足少陽)	외관(外關) 족임읍(足臨泣)	목예자(目銳眥) 항(項) 이(耳) 견갑(肩胛)
임맥(任脈) 음교맥(陰蹻脈)	男子 - 七疝, 女子 - 瘕聚 陽緩, 陰急	수태음(手太陰: 폐肺) 족소음(足少陰: 신腎)	열결(列缺) 조해(照海)	흉(胸) 폐(肺) 격(膈) 후롱(喉嚨)

팔맥교회혈의 교회

기경팔맥과의 교회

1) 비경의 공손(公孫)혈이 충맥과 통하는 이유

충맥은 하복부에서 관원(關元)혈과 만나는데, 족태음비경은 순행하여 배 안쪽으로 들어가 관원과 만나고 서로 통한다[88].

2) 심포경의 내관(內關)혈이 음유맥과 통하는 이유

음유맥은 흉복부로 올라가 흉중에서 수궐음심포경과 서로 만난다[89].

3) 소장경의 후계(後溪)혈이 독맥과 통하는 이유

독맥은 별락(別絡)을 통과하고 수태양소장경과 함께 대저(大杼)에서 교차하고 대추(大椎)에서 만난다[90].

4) 방광경의 신맥(申脈)혈이 양교맥과 통하는 이유

양교맥은 족태양방광경을 통과하여 신맥혈에서 생한다[91].

5) 담경의 임읍(臨泣)혈이 대맥과 통하는 이유

대맥은 족소양담경과 함께 계협(季脇)을 지나고, 대맥(帶脈), 오추(五樞), 유도(維道)와 서로 소통한다[92].

88) 《靈樞·逆順肥瘦》: 충맥은 … 족소음신경과 함께 운행하여 삼음경(三陰經)으로 들어가며, … 발등을 따라 하행하여 족대지 사이로 들어간다.("衝脈者 … 幷于少陰之經, 滲三陰, … 下循跗, 入大指間.") 《素問·擧痛論》: 충맥은 관원혈에서 시작하여 복부를 따라 위쪽으로 올라간다. ("衝脈起于關元, 隨腹直上.") 《靈樞·經脈》: 족태음비경은 … 복부로 들어간다.("脾足太陰之脈 … 入腹.") 滑伯仁注: "入腹經衝門, 府舍, 會中極, 關元"

89) 《靈樞·經脈》: 심을 주관하는 수궐음심포경은 흉중에서 시작한다.("心主手厥陰心包絡之脈, 起于胸中.")
《八脈考》: ("陰維起于諸陰之交 … 上胸膈")

90) 《靈樞·經脈》: 수태양소장경은 … 어깨 위에서 교회한다.("小腸手太陽之脈 … 交肩上.")
滑伯仁注: "乃上會大椎, 因左右相交于兩肩之上."
《八脈考》: "督脈別絡 … 又別自腦下項, 循肩甲, 與手足太陽, 少陽會于大杼第一椎下兩旁."

91) 《甲乙經》: "申脈爲陽蹻所生也."
《發揮》: "陽蹻脈者 … 本太陽之別 … 生于申脈."

92) 《靈樞·經脈》: 족소양담경은 … 흉부를 순행하고 계협을 지난다.("膽足少陽之脈 … 循胸, 過季脇.")
滑伯仁注: "過季脇, 循帶脈穴, 五樞穴, 維道穴"
《難經·二十八難》: 대맥은 맨 아래의 늑골부위에서 몸통을 횡으로 한 바퀴 돈다.("帶脈者, 起于季脇, 回身一周.")
《八脈考》: "帶脈者, 起于季脇足厥陰之章門穴, 同足少陽循帶脈穴, 圍身一周, 如束帶然. 又與足少陽會于五樞, 維道, 凡八穴."

6) 삼초경의 외관(外關)혈이 양유맥과 통하는 이유

양유맥은 수소양삼초경을 통과하고 노회(臑會), 천료(天髎)에서 서로 소통한다[93].

7) 폐경의 열결(列缺)혈이 임맥과 통하는 이유

임맥은 후롱 부위에서 수태음폐경과 함께 서로 소통한다[94].

8) 신경의 조해(照海)혈이 음교맥과 통하는 이유

음교맥은 족소음신경을 통과하여 조해혈에서 생한다[95].

팔맥교회혈간의 교회

1) 비경 공손(公孫)[通衝脈]과 심포경 내관(內關)[通陰維脈]

비경 공손(通衝脈)과 심포경 내관(通陰維脈)은 주로 족태음비경, 수궐음심포경, 충맥과 음유맥을 통과하여 심 · 흉 · 위(心·胸·胃)에서 회합한다.

① 비위(脾胃)에서 회합한다[96]

② 심(心)에서 회합한다[97]

③ 흉(胸)에서 회합한다[98]

---

93) 《靈樞·經脈》: 수소양삼초경은 … 팔 바깥쪽을 따라 어깨로 올라간다.("三焦手少陽之脈 … 循臑外上肩.")
滑伯仁注: "上肩, 循臑會 … 天髎 … 肩井"
《甲乙經》: "天髎爲手少陽經, 陽維之會"
《八脈考》: "陽維 … 過肩前, 與手少陽會于臑會, 天髎"

94) 《素問·骨空論》: 임맥은 중극(中極)혈의 아래에서 시작하여 … 배 안쪽을 순행하다가 관원(關元)혈 부위로 올라가 인후에 이른다.("任脈者, 起于中極之下 … 循腹裡, 上關元, 至咽喉.")
《靈樞·經別》: 수태음폐경의 정경은 … 위로 올라가 결분으로 나온 다음 후롱을 따라 순행한다.("手太陰之正 … 上出缺盆, 循喉嚨.")

95) 《甲乙經》: "照海穴爲, 陰蹻脈所生"
《八脈考》: "陰蹻者, 足少陰之別脈, 其脈氣于跟中, 足少陰然谷之後, 同足少陰循內踝下照海穴 …"

96) 《靈樞·經脈》: 족태음비경은 … 비에 속하고 위에 락한다.("脾足太陰之脈 … 屬脾絡胃."), 심이 주관하는 수궐음심포경은 … 아래로 내려가 횡격막을 꿰뚫고 차례차례 삼초에 락한다.("心主手厥陰心包絡之脈 … 下膈, 歷絡三焦.")
滑伯仁注: "歷絡于三焦之上脘, 中脘."
《發揮》: "沖脈者 … 其在腹也, 行于幽問, 通谷." "陰維 … 與足太陰會于腹哀."
滑伯仁注: "歷腹哀, 過日月, 期門之分, 循本經之裏, 下至中脘下脘之際, 以屬脾絡胃也."

97) 《靈樞·經脈》: 족태음비경은 … 심중으로 들어간다.("脾足太陰之脈 … 注心中.") 심을 주관하는 수궐음심포경은 흉중에서 시작하여 나와 심포락에 속한다.("心主手厥陰心包絡之脈, 起于胸中, 出屬心包絡.")

98) 《素問·骨空論》: 충맥은…배꼽을 끼고 올라가 흉중에 이르러 퍼진다.("沖脈者 … 挾臍上行, 至胸中而散.")
《八脈考》: "陰維 … 其脈發于足少陰築賓穴, … 上行入小腹, … 循脇肋 … 上胸膈."

2) 소양경 후계(後谿)[通督脈]과 방광경 신맥(申脈)[通蹻脈]

소양경 후계(通督脈)와 방광경 신맥(通蹻脈)은 족태양경, 수태양경, 양교맥 및 독맥을 통과하여 견갑(肩胛), 목내자(目內眥)에 회합한다.

① 견갑(肩胛)에서 회합한다[99]

② 목내자(目內眦)에서 회합한다[100]

3) 담경 족임읍(足臨泣)[通帶脈]과 삼초경 외관(外關)[通陽維]

담경 족임읍(通帶脈)과 삼초경 외관(通陽維)은 족소양담경과 수소양삼초경을 통과하여 견(肩)과 목외자(目外眥)에 회합한다.

① 견(肩)에서 회합한다[101]

② 목외자(目外眥)에서 회합한다[102]

4) 폐경 열결(列缺)[通任脈]과 신경 조해(照海)[通陰蹻]

폐경 열결(通任脈)과 신경 조해(通陰蹻)는 주로 족소음, 수태음, 임맥 및 음교맥을 통과하여 폐(肺), 흉격(胸膈), 후롱(喉嚨)에 회합한다.

① 폐(肺)에서 회합한다[103]

② 흉격(胸膈)에서 회합한다[104]

---

99) 《靈樞·經脈》: 족태양방광경은 … 다른 지맥은 좌우 어깨뼈의 안쪽에서 어깨뼈 아래쪽으로 내려간다. ("膀胱足太陽之脈 … 其支者, 從髆內左右, 別下貫胛.") 수태양소장경은 … 견해로 나오고, 어깨를 돌아간다 ("小腸手太陽之脈 … 出肩解, 繞肩胛.")

100) 《靈樞·經脈》: 족태양방광경은 목내자에서 시작한다.("膀胱足太陽之脈, 起于目內眥.") 수태양소장경은 … 별도로 뺨에서 나와서 눈밑으로 올라가 코에 이른 다음 눈 안쪽 모서리에 도달한다.("小腸手太陽之脈 … 別頰上䪼抵鼻, 至目內眥.")
《素問·骨空論》: 독맥은 … 족태양경과 함께 눈 안쪽 가장자리에서 시작한다.("督脈者 … 與太陽起于目內眥.")
《八脈考》: ("陽蹻者, 至目內眥, 與手足太陽, 足陽明, 陰蹻五脈會于睛明穴.")

101) 《靈椎·經脈》: "膽足少陽之脈 … 循頸行手少陽之前, 至肩上.", "三焦手少陽之脈 … 上貫肘, 循臑外上肩."

102) 《靈椎·經脈》: "膽足少陽之脈, 起于目外眥.", "三焦手少陽之脈 … 至目銳眥."

103) 《靈樞·經脈》: 수태음폐경은 … 폐에 속한다.("肺手太陰之脈 … 屬肺.") 족소음신경은 … 폐 가운데로 들어간다.("腎足少陰之脈 … 入肺中.")
《靈樞·營氣》: 임맥은 결분으로 들어가 아래의 흉중으로 들어가서 다시 수태음폐경으로 나온다.("任脈 入缺盆, 下注肺中, 復出太陰.")

104) 《靈樞·脈度》: 음교맥은 족소음신경의 별맥으로 … 흉내를 따라 올라가 결분으로 들어간다. ("蹻(陰)脈者, 少陰之別 … 上循胸裏入缺盆.")
《靈樞·經脈》: 수태음폐경은 … 횡격막을 꿰뚫고,("肺手太陰之脈 … 上膈, ") 족소음신경은 … 신에서 올라가 간과 횡격막을 꿰뚫고("腎足少陰之脈 … 從腎上貫肝膈,")

③ 후롱(喉嚨)에서 회합한다[105)]

이외에 팔맥교회혈의 소통에 관하여 장부 경맥의 생리 · 병리 및 치료적인 관점으로 해석하는 경우도 있다.

팔맥교회혈의 임상응용

기경팔맥과 십이정경의 경기가 각각 여덟 개의 경혈에서 서로 소통하므로, 이 경혈들을 이용해 기경병(奇經病)과 정경병(正經病)을 치료할 수 있다. 예를 들면 공손(公孫)은 충맥과 통하므로 공손으로 족태음비경의 질병과 충맥의 질병을 치료할 수 있다. 또 내관(內關)은 음유맥과 통하므로 내관으로 수궐음심포경의 병과 음유맥의 질병을 치료할 수 있다. 팔맥교회혈의 임상 응용은 매우 광범위하다.

《의학입문》에 따르면 "八法者, 奇經八穴爲要, 乃十二經之大會也"라고 하였고, 또한 "周身三百六十穴統于手足六十六穴, 六十六穴又統于八穴"이라 하여 팔맥교회혈의 중요성에 대해 말하였다. 주로 음경의 경혈은 오장의 질환을 다스리고, 양경의 경혈은 육부 및 지체 두면의 질환을 다스리는데, 장병(臟病)은 허(虛)가 많고 부병(腑病)은 실(實)이 많으므로 음경은 오행상생에 따라 배합하였으며, 양경은 동기상응(同氣相應)에 따라 배합되어 있다.

이 밖에 좌우대응배혈법(左右對應配穴法)을 상용하기도 한다. 예를 들면 위완통(胃脘痛)에 좌측의 내관과 우측의 공손을 취하거나 우측의 내관과 좌측의 공손을 배오하기도 한다. 만성질환에도 이 방법이 도움이 될 수 있다.

105) 《靈樞·經脈》: 족소음신경은 … 후롱을 따라간다.("腎足少陰之脈 … 循喉嚨.")
《靈樞·經別》: 수태음폐경의 정경은 … 위로 올라가 결분으로 나온 다음 후롱을 따라 순행한다.("手太陰之正 … 上出缺盆, 循喉嚨."
《素問·骨空論》: 임맥은 … 복내를 순행하다가 인후에 이른다.("任脈者 … 循腹裏 … 至咽喉.")
《靈樞·脈度》: 음교맥은 족소음신경의 별맥으로 … 위로 올라가 인영의 앞으로 나온다.("蹻(陰)脈者, 少陰之別 … 上出人迎之前.")

팔맥교회혈의 상배(相配) 및 주치에 관한 이해

• '公孫 通于衝脈, 內關 通于陰維脈'

공손은 비경의 락혈이다. 비위는 후천지본이고 기혈생화의 원천이며, 충맥은 혈해(血海)이고 십이경의 비디(十二經之海)이디. 혈해기 축적되는 것은 비위에 근원한다. 내관은 심포경의 락혈이다. 심포는 심을 대신하여 사기를 받고, 심은 오장의 주인이 되며, 장(臟)은 음(陰)에 속하여 리(裏)에 거한다. 음유맥은 모든 음과 관련되니 인체의 리(裏)를 주관한다. 비와 심포는 생리 상 서로 관련이 있고, 병리적으로도 서로 영향을 준다. 치료 시 수궐음심포경과 족태음비경 각각의 락혈을 배오하는 것은 화토상생(火土相生)의 의미를 갖는다. 이를 통해 위, 심, 흉의 병변을 치료할 수 있다. 병증 중 대다수의 충맥 실증에는 공손을 사하는 것을 위주로 하며, 음유맥 허증에는 내관을 보하는 것을 위주로 한다. 그러므로 공손과 충맥이 상통하고, 내관과 음유맥이 상통함을 인식할 수 있다.

• '後溪 通于督脈, 申脈 通于陽蹻脈

독맥은 인체의 모든 양(陽)을 감독하므로 양경의 바다(陽經之海)가 되며, 수족태양맥기와 상통한다. 방광경의 신맥은 양교맥이 소생하는 곳이니, 양교맥은 방광경과 직접 관련이 있다. 후계와 신맥은 동류경(태양경)의 경혈을 서로 배오한 것이니 동기상구(同氣相求)하여 목내자, 경, 항, 이, 견(目內眥, 頸, 項, 耳, 肩) 등의 질환을 함께 치료한다. 따라서 후계, 신맥은 독맥과 함께 양교맥과 상통한다.

• '外關 通于陽維脈, 足臨泣 通于帶脈'

양유맥은 인체의 모든 양경(陽經)을 연계하며 표를 주한다(主表). 삼초는 양경의 부(陽經之府)가 되므로, 그 기는 모든 양 사이를 행하여 모든 양경과 더불어 관통한다. 임상에서 족임읍과 외관은 동류경(소양경) 경혈을 서로 배오한 것이니 상하일기(上下一氣), 동기상구(同氣相求)의 의미가 된다. 두 혈은 목예자, 이인, 협, 경, 견(目銳眥, 耳喉, 頰, 頸, 肩) 등의 질환을 함께 치료한다. 따라서 외관은 양유맥과 통하고 족임읍이 대맥과 상통함을 알 수 있다.

• '列缺 通于任脈, 照海 通于陰蹻脈'

열결은 폐경의 락혈이다. 폐는 음경의 우두머리(陰經之首)이며, 경맥 기혈 유주는 폐에서 기시한다. 임맥은 음경의 바다(陰經之海)로 그 기혈은 폐의 수포에 의하여 축적이 되고 유양 작용이 발휘된다. 조해는 음교맥이 생하는 곳이며, 음교맥은 신과 직접 관계가 있다. 열결과 조해 두 혈을 서로 배오하는 것은 금수상생(金水相生)의 의미가 있다. 임상 상 음교맥의 실증에는 조해를 사하는 것을 위주로 하며, 임맥 허증에는 열결을 보하는 것을 위주로 삼는다. 그러므로 열결이 임맥과 통하고 조해는 음교맥과 상통한다는 것을 알 수 있다.

표 3-39 팔맥교회혈

팔맥교회혈		교회 기경	소속경, 혈성	교회 경로	배오
음경(陰經) 4혈	내관(內關)	음유맥(陰維脈)	수궐음심포경 락혈(絡穴)	수궐음은 흉중(胸中)에서 기하고, 음유와는 흉격(胸膈)에서 상통(相通)함	두 혈은 족태음비경, 수궐음심포경, 충맥, 음유맥을 통과하고, 4경은 위, 심, 흉에 회합함
	공손(公孫)	충맥(衝脈)	족태음비경 락혈(絡穴)	족태음은 입복(入腹)하고 충맥과는 관원(關元)에서 교회(交會)함	
	열결(列缺)	임맥(任脈)	수태음폐경 락혈(絡穴)	수태음은 폐계(肺系)를 행(行)하고 임맥과는 인후(咽喉)에서 상통(相通)함	두 혈은 족소음신경, 수태음폐포경, 임맥, 음교맥을 통과하고, 4경은 폐, 흉격, 후롱에 회합함
	조해(照海)	음교맥(陰蹻脈)	족소음신경혈	족소음 조해(照海)는 음유맥 맥기(脈氣)가 소발(所發)하는 곳임	
양경(陽經) 4혈	외관(外關)	양유맥(陽維脈)	수소양삼초경 락혈(絡穴)	수소양은 노회(臑會), 천료(天髎)와 교회하고 양유와 교통(交通)함	두 혈은 족소양담경, 수소양삼초경, 대맥, 양유맥을 통과하고, 견 및 목외자에 회합함
	족임읍(足臨泣)	대맥(帶脈)	족소양담경 수목혈(輸木穴)	족소양은 계협(季脅)을 과(過)하고 대맥은 대맥(帶脈), 오추(五樞), 유도(維道)와 교회(交會)함	
	후계(後溪)	독맥(督脈)	수태양소장경 수목혈(輸木穴)	수태양은 대저(大杼), 대추(大椎)와 교회하고, 독맥(督脈)의 별락(別絡)과 교통(交通)함	두 혈은 족태양방광경, 수태양소장경, 독맥, 양교맥을 통과하고, 4경은 견갑, 목내자에 회합함
	신맥(申脈)	음교맥(陰蹻脈)	족태양방광경혈	족태양 신맥(申脈)은 양교맥 맥기(脈氣)가 소발(所發)하는 곳임	

표 3-40 팔맥교회혈의 임상응용

<table>
<tr><th colspan="2" rowspan="2">팔맥교회혈
단혈 주치</th><th colspan="3">임상응용</th><th rowspan="2">주치</th></tr>
<tr><th>배혈 주치</th><th>주치 병증 요약</th><th></th></tr>
<tr><td rowspan="4">음경 4혈</td><td>내관(內關)</td><td>심통(心痛)(음유병陰維病) / 흉민(胸悶), 심계(心悸), 심번(心煩)(심포경병)</td><td rowspan="2">주치: 위(胃), 심(心), 흉(胸), 간(肝), 비(脾) 질환
병증: 이질(痢疾), 흉통(胸痛), 흉(胸) 민(悶), 심계(心悸), 위통(胃痛), 복창(腹脹), 변당(便溏) 등</td><td rowspan="2">심병(心病), 비병(脾病), 위병(胃病)</td><td rowspan="4">장병(臟病)은 다허(多虛)하며, 음경(陰經) 4혈은 주요하게 오장병(五臟病), 리증(裏證) 치료에 활용됨</td></tr>
<tr><td>공손(公孫)</td><td>복내구급이통(腹內拘急而痛)(충맥병衝脈病) / 위통(胃痛), 복창(腹脹), 변당(便溏)(비경병)</td></tr>
<tr><td>열결(列缺)</td><td>대하(帶下), 복중결괴(腹中結塊)(임맥병) / 해천(咳喘), 인후통(咽喉痛)(폐경병)</td><td rowspan="2">주치: 폐(肺), 흉격(胸膈), 후롱(喉嚨), 간(肝), 신(腎) 질환
병증: 언어불리(言語不利), 인후동통(咽喉疼痛), 해천(咳喘), 정신병 등</td><td rowspan="2">폐병(肺病), 간병(肝病), 신병(腎病)</td></tr>
<tr><td>조해(照海)</td><td>실면(失眠)(음교병陰蹻病) / 기천(氣喘), 해혈(咳血), 인후종통(咽喉腫痛)(신경병)</td></tr>
<tr><td rowspan="4">양경 4혈</td><td>외관(外關)</td><td>오한발열(惡寒發熱)(양유병陽維病) / 이후(耳後), 견비(肩臂), 목외자통(目外眦痛)(삼초경병)</td><td rowspan="2">주치: 목외자(目外眦), 이후(耳後), 협경(頰頸), 견(肩), 협륵(脅肋) 질환
병증: 이명이롱(耳鳴耳聾), 목적종통(目赤腫痛), 편두통(偏頭痛), 고혈압, 한열왕래(寒熱往來) 등</td><td rowspan="2">소양반표반리병(少陽半表半裏病)</td><td rowspan="4">부병(腑病)은 다실(多實)하며, 양경(陽經) 4혈은 주요하게 육부병(六腑病), 표증(表證) 및 지체(肢體), 두면(頭面), 질병 치료에 활용됨</td></tr>
<tr><td>족임읍(足臨泣)</td><td>복부이완무력(腹部弛緩無力)(대맥병帶脈病) / 목현(目眩), 학질(瘧疾), 목외자통(目外眦痛)(담경병)</td></tr>
<tr><td>후계(後谿)</td><td>척주강통(脊柱強痛), 각궁반장(角弓反張)(독맥督脈) / 소복통(少腹痛), 견갑통(肩胛痛)(소장경병)</td><td rowspan="2">주치: 목내자(目內眦), 이(耳), 항경(項頸), 견갑(肩胛), 요배(腰背) 질환
병증: 중풍반신불수(中風半身不遂), 지체활동곤란(肢體活動困難), 정신신지병(精神神志病), 발열오한(發熱惡寒) 등</td><td rowspan="2">태양표증한열병(太陽表證寒熱病)</td></tr>
<tr><td>신맥(申脈)</td><td>불면(不眠)(양교병陽蹻病) / 목내자통(目內眦痛), 항배통(項背痛)(방광경병)</td></tr>
</table>

9. 교회혈(交會穴)

교회혈은 두 경맥 혹은 여러 경맥들이 서로 교차하여 만나고 합하는 수혈을 의미한다. 그 중 주요한 한 경맥, 즉 수혈이 귀속되어 있는 경맥을 본경이라 하고 서로 교회하는 경맥을 타경이라 한다.

교회혈은 《내경》의 《영추 · 한열병》에 처음으로 나오는데, "삼결교(三結交)란 (임맥과) 족양명위경, 족태음비경(이 교회하는 곳)으로서, 배꼽 아래 3촌 부위에 위치한 관원(關元)혈이다[106]."라고 기술하였고, 대부분의 내용은 《갑을경》에 나온다. 이후에 《외대》, 《소문》 왕빙주(王氷注), 《동인》, 《취영》, 《팔맥고》, 《대성》, 《도익》 등의 서적에 보충되었다. 교회혈은 두면, 구간에 많이 분포되어 있는데, 위 문헌 중에 기재된 108개의 교회혈 중, 두면 · 구간(頭面·軀幹)에 92개의 혈이 있다.

교회혈의 분포 특징은 십이경맥의 표본(標本), 근결(根結), 기가(氣街)와 연관되어 있다는 점이다. 머리(頭), 가슴(胸), 배(腹), 등(背)은 경기가 모여서 유주하는 부위이며, 표본 · 근결 중 표(標)와 결(結)에 속하고, 또한 기가(氣街)가 된다. 기가 이론에서 이러한 부위는 경맥 기의 공동 순환 통로이므로 "가(街)"라고 칭하였다. 이와 같은 이유로 두면 · 구간 부위에 교회혈이 많이 위치한다. 또한 경맥의 순행은 복잡 다양하며, 모든 경맥에는 '횡사출입(橫斜出入)', '우회곡절(迂回曲折)'하는 곳이 있으므로 체간 뿐 아니라 사지에서도 경맥들이 서로 교회하게 된다. 교회혈의 주치 특징은 본경의 질병 뿐만 아니라 교회 경맥의 질병까지도 치료할 수 있는 것이다. 예를 들어, 족궐음과 족태음은 "내과 위 8촌 부위"에서 서로 교차하는데, 이로 인해 족궐음간경의 대돈(大敦), 행간(行間), 태충(太衝), 중봉(中封), 여구(蠡溝), 중도(中都) 등의 경혈(足太陰之前)과 슬관(膝關), 곡천(曲泉) 등의 경혈(足太陰之後) 주치범위는 간경 질환인 생식, 비뇨기, 전음 질환이 주가 되지만 또한 비(脾) 질환도 치료할 수 있다. 또한 족태음비경의 은백(隱白), 대도(大都), 공손(公孫), 상구(商丘), 삼음교(三陰交), 누곡(漏谷) 등의 경혈(足厥陰之後)과 지기(地機), 음릉천(陰陵泉) 등의 경혈들의 주치범위는 비 질환이 주가 되지만 생식, 비뇨기, 전음 등의 간 질환도 치료할 수 있다.

그밖에 관원(關元), 중극(中極)과 같은 임맥의 경혈들은 족삼음경과 서로 교회하므로 임맥의 질환뿐 아니라 족삼음경의 질환도 치료한다. 대추(大椎)는 독맥의 경혈이

[106] 三結交者, 陽明, 太陰也, 臍下三寸關元也

지만 수족삼양경과 서로 교회하므로 독맥의 질환을 치료할 뿐만 아니라 모든 양경의 전신성 질환도 치료한다. 삼음교(三陰交)는 족태음비경의 경혈이며 또한 족소음신경과 족궐음간경과 서로 교회하므로 비경 질환뿐 아니라 간경 · 신경의 질환까지도 치료한다.

표 3-41 교회혈의 임상응용

임상응용	임상응용 예시
본경과 교회경맥의 병증	교회혈은 하나의 혈이 여러 경맥의 질병을 치료할 수 있으며, 혈위의 주치 범위를 높여줄 수 있음. 예를 들면 풍지(風池)는 족소양담경에 속하는데, 간담으로 인한 간풍내동(肝風內動)이 발생하여 생긴 소양궐음의 내풍(內風)을 제거할 수 있음. 동시에, 풍지(風池)는 양유맥의 교회혈인데 양유맥은 인체의 표인 양을 서로 유계하므로 양유맥이 병들면 "고한열(苦寒熱)"이라 함. 이에 풍지는 외풍의 표증을 치료할 수 있음
기경팔맥의 치료작용	교회혈은 기경에 대한 각종 유계(維系)와 조절작용을 통해 팔맥 중 임독맥을 제외한 나머지 6개의 기경은 교회혈을 선택하여 치료할 수 있고, 이는 기경의 치료 범위를 확대하는 의미를 가짐

표 3-42 특정혈에 대한 요약

특정혈 \ 특징	함의	혈수	부위	주치 병증	배오	진단	기타
오수혈	經氣流注	60	주슬이하(肘膝以下)	구급(救急), 열병(熱病), 통증(痛證), 부병(腑病)	자모선혈(子母選穴)		음정목(陰井木), 양정금(陽井金)
원혈	原氣留止	12	완과부(腕踝部)	장부허실병증(臟腑虛實病症)	원락배혈(原絡配穴)	○	
락혈	絡脈別出	15	주슬이하(肘膝以下)	표리병(表裏病), 만성병(慢性病), 락맥병(絡脈病)		○	독(督), 임(任), 비대락(脾大絡)
배수혈	臟腑輸注	12	요배부(腰背部)	장병(臟病), 오체구규병(五體九竅病)	수모배혈(俞募配穴)	○	
복모혈	臟腑彙聚	12	흉복부(胸腹部)	육부병(六腑病), 양경병(陽經病)		○	
극혈	經氣深聚	16	주슬하(肘膝下)	급증(急症), 혈증(血證), 통증(痛證)	극회배혈(郄會配穴)	○	유맥(維脈), 교맥극혈(蹻脈郄穴)
팔회혈	精氣會聚	8	산재전신(散在全身)	정기병(精氣病), 열병(熱病)			
팔맥교회혈	脈氣相通	8	완과상하(腕踝上下)	정경(正經), 기경병증(奇經病症)	상하배혈(上下配穴)		
육부하합혈	六腑下合	6	슬하(膝下)	육부병증(六腑病症)	모합배혈(募合配穴)		
교회혈	多經相交	108	전신(全身)	서로 교회하는 경맥의 병증			

| 경락학 |

4

침구치료 기전 및 시치원칙

질병에 대한 침구치료는 한의학의 이론인 장부(臟腑), 경락(經絡), 음양(陰陽), 오행(五行), 병인병기(病因病機), 진단(診斷), 치법(治法) 등의 변증론치(辨證論治)에 기본을 두고 있다.

침구치료는 인체의 수혈(腧穴) 상에 침(鍼)과 구(灸), 부항(附缸) 등을 시술함으로써 질병을 치료할 수 있게 하는 방법이다.

침구의 임상 상 응용범위는 매우 넓어서 내과(內科), 외과(外科), 부인과(婦人科), 소아과(小兒科), 피부외과(皮膚外科), 오관과(五管科) 등 각과(各科)의 질병이 적용범위에 해당한다.

I 침구치료의 기전 및 원리

1. 조화음양(調和陰陽)

음양실조(陰陽失調)는 질병발생의 근본 원인

음양학설(陰陽學說)은 한의학의 기본이론이며 한의학 이론체계의 각 방면에 연관되어 있다. 한의학에서 설명되고 있는 인체의 조직구조, 생리기능, 질병발생 발전 규율, 질병진단 및 치료에 음양학설이 기본을 이루고 있다.

정상적인 상황에서 인체는 음과 양이 상대적인 평형상태를 이루고 있어서 인체의 조직, 기관, 장부는 정상적인 기능을 발휘하게 된다.

만약 인체의 음양실조로 평형이 파괴되어 편승 편쇠(偏勝 偏衰)가 나타나면 질병이 발생되게 되는 것이다.

질병이 더욱 진행되어 음과 양이 분리되면 인체의 생명은 정지된다.

음양실조(陰陽失調)의 치료원칙

음양실조가 질병 발생발전의 근본 원인이므로 음양조리(陰陽調理)의 방법은 실조된 음양을 협조 방면으로 전화하여 상대적인 평형을 회복하게 하는데 이는 한의학 치료법의 기본 원칙이다. 따라서 《소문 · 지진요대론》에 "음양의 소재를 신중하세 살펴 이를 조절해야 하되, 평형을 이루는 것을 목적으로 한다[1]."라고 하였다.

음양편성(陰陽偏盛)

만약 양사치병(陽邪致病)이면 이는 양성(陽盛)하여 음상(陰傷)하게 되어 열증(熱證)이 나타나게 된다. 음사치병(陰邪致病)이면 이는 음성(陰盛)하여 양상(陽傷)하게 되어 한증(寒證)

---

[1] "謹察陰陽所在而調之, 以平爲期."

이 나타나게 된다. 음평양비(陰平陽秘)의 음양협조(陰陽協助)가 치료원칙이므로 '성즉사지(盛則瀉之)' 하여야 하며, 즉 '한자열지(寒者熱之), 열자한지(熱者寒之)'의 치료원칙을 채용한다.

음양편쇠(陰陽偏衰)

음양실조로 상대적인 평형이 파괴되면 음양 편성(偏盛) 현상 뿐만 아니라 음양 편쇠(偏衰) 현상을 나타내어 음허, 양허(陰虛, 陽虛)가 나타나기도 한다. 음허하면 양을 제약하지 못하여 음허양항(陰虛陽亢)의 허열증(虛熱證)이 발현되며, 양허하면 음을 제약하지 못하여 양허음상(陽虛陰傷)의 허한증(虛寒證)이 흔히 발현되게 된다.

《소문 · 음양응상대론》에 "양병치음(陽病治陰), 음병치양(陰病治陽)"이라 하였는데, 이는 음허로 인해 양항(陽亢)에 이른 자는 보음(補陰)으로써 양을 제약한다는 것이며, 또한 양허로 인해 음한(陰寒)에 이른 자는 보양(補陽)으로써 음을 제약한다는 것이다.

음양양허(陰陽兩虛)

이는 음양이 상호 제약, 의존적인 관계이므로 음양의 한쪽이 일정한 정도로 허손하게 되면 상대편에 부족한 현상을 초래하게 되는데, 즉 "양손급음(陽損及陰)", "음손급양(陰損及陽)"이며, 결국 음양양허(陰陽兩虛)에 이르게 된다. 만성병에서 흔히 나타나며, 치료는 음양쌍보(陰陽雙補)해야 한다. 총괄하면 치료원칙은 '유여즉사지(有餘則瀉之)', '부족즉보지(不足則補之)'인데 이로써 편성편쇠(偏盛偏衰)된 음양을 바르게 하여 음양평형(陰陽平衡)을 이루게 하는 것이다.

침구치료 작용으로서 조화음양(調和陰陽)

침구치료 작용의 조화음양(調和陰陽)에 대하여《영추 · 근결》편에 "침을 운용하는 요점은 음과 양을 조화롭게 하는데 있으며, 음과 양이 조화를 이루면 정기(精氣)가 충실해지고 형(形)과 기(氣)가 합해지므로 신기(神氣)가 내부에 저장된다[2]."라고 하였다.

이는 질병에 대한 침구치료의 관건이 음양의 편승(偏勝)과 편쇠(偏衰)를 조절하는 것임을 의미하는 것으로 인체의 음양이 조화를 이루어 정기(正氣)의 충일(充溢)한 포

[2] "用鍼之要, 在于知調陰與陽, 調陰與陽, 精氣乃光, 合形與氣, 使神內藏"

산(布散)을 유지케 해주고, 형기(形氣)를 상합(相合)케 해주며, 신기(神氣)를 내존(內存)케 해준다.

침구가 조화음양하는 작용은 기본적으로 침자수법(鍼刺手法)으로 실현된다.

가령 위화치성(胃火熾盛)으로 치통이 발생되었다면, 이는 양열편성(陽熱偏盛)에 속하며 치료는 청사위화(淸瀉胃火)하여야 하는데 족양명경의 경혈인 내정(內庭)을 침자하여 청사위열(淸瀉胃熱) 하는 것이다.

한사상위(寒邪傷胃)로 위통(胃痛)이 발생되었다면, 이는 음사편성(陰邪偏盛)에 속하며 치료는 온중산한(溫中散寒)하여야 하는데 족양명위경의 경혈인 족삼리(足三里)와 위의 모혈인 중완(中脘)을 침자한 뒤, 구(灸)를 이용하여 온산한사(溫散寒邪) 하는 것이다.

혹 신음부족(腎陰不足)으로 간양상항(肝陽上亢)하여 현훈이 발생하였다면, 이는 음허양항증(陰虛陽亢證)에 속한다. 따라서 "양병치음(陽病治陰), 음병치양(陰病治陽)"의 원칙에 의하여 육음잠양(育陰潛陽)의 치료법으로 족소음 경혈인 태계(太谿)를 보(補)하며, 아울러 족궐음 경혈인 행간(行間)을 사(瀉)함으로써 음양을 협조케 하는 것이다.

이외에도 음양의 사이에는 상호화생하여 상호영향 관계가 있으므로 치음(治陰)에는 양을 생각해야 하고, 치양(治陽)에는 음을 생각해야 한다. 즉 "종음인양(從陰引陽), 종양인음(從陽引陰)"의 방법을 취하는 것이 바로 이것이다. 이러한 방법들이 조화음양의 핵심적인 내용이다.

임상 및 실험 연구에 의거한 조화음양(調和陰陽)

많은 임상과 실험연구는 침구가 인체에 대한 주정 작용을 하여 실조(失調)된 장부기관의 기능을 조절하여 생리기능을 회복시킴을 나타내주고 있다.

이에 관한 실험적 연구들은 주로 침자의 순환계에 대한 조절작용, 침자의 소화계에 대한 조절작용, 침자의 비뇨생식계에 대한 조절작용, 침자의 뇌 및 신경계에 대한 조절작용, 침자의 혈액성분에 대한 조절작용 등에 관한 것들이다.

이를 총괄하면 침구는 각개의 기관조직의 기능활동을 조절하는 작용이 현저하며 특별히 병리 상태에 있어 이러한 조절작용이 더욱 현저하다.

일반적으로 항진, 흥분, 경련된 상태에 있는 조직기관에는 억제작용을 나타내며, 허약, 억제, 이완된 조직기관에는 흥분작용을 나타낸다.

침구가 혈액 중의 각종 성분에 대한 영향 가운데 적혈구, 백혈구가 증가 혹 감소,

혈소판이 증가 혹 감소하는 것 등은 모두 조절작용이 현저함을 나타내며, 이러한 조절작용은 쌍방향적 작용이다. 이와 같은 침구의 효능은 여러 질병의 기본원인의 치료와 부합된다고 할 수 있다.

가령 조직기관의 병리적 실조(失調)는 음양이론과 밀접히 연관되어 있다.

따라서 병리적 실조에 대한 침구의 작용은 음양실조(陰陽失調)를 조절하는 것으로 설명할 수 있는 것이다.

2. 부정거사(扶正祛邪)

질병의 발생 및 전귀(轉歸)는 사정투쟁(邪正鬪爭)

질병의 발생은 인체의 정기(正氣)와 사기(邪氣)에 밀접히 연관되어 있다.

정기라 함은 인체의 기능활동과 항병능력을 의미한다. 또한 사기라 함은 正氣에 대하여 상대적인 개념으로 인체에 유해한 각종 치병인소(致病因素)를 가리키는데 외감육음(外感六淫), 담음(痰飮), 어혈 및 식적(食積) 등이 그것이다.

한의학에서는 어떠한 질병의 발생에서든지 일정한 조건하에서 정기와 사기가 투쟁하는 반응을 한다고 인식하고 있다. 따라서 인체의 정기가 부족하여 외부 사기에 대해 방어할 수 없게 되거나, 병사의 침습력이 인체의 정기의 힘보다 크게 될 때 질병이 발생하는 것으로 보는 것이다.

정기(正氣)와 사기(邪氣) 간의 투쟁 가운데 소장(消長)의 변화가 일어난다.

일정한 상황하에서 정기가 증강되면 사기가 쇠퇴되어 병이 치유의 방향으로 가고, 만약 사기가 증강되면 정기가 쇠퇴되어 병이 악화되는 방향으로 가게 된다.

사기와 정기의 쌍방의 변화는 질병에 있어서 양방(兩方)의 별개의 병기(病機)와 증후를 나타내게 된다.

즉 《소문 · 통평허실론》에 "사기성즉실(邪氣盛則實), 정기탈즉허(正氣奪則虛)"라 한 것과 같다.

부정거사(扶正祛邪)는 임상치료의 중요법칙

질병의 과정에 있어서 사기(邪氣)와 정기(正氣)가 투쟁하게 되는 까닭에 질병의 치료는 정기를 부조(扶助)함으로써 사기를 제거할 수 있게 해주며, 정기와 사기의 힘의

대비에 있어서 정기 쪽을 강하게 해줌으로써 질병이 치유 쪽으로 향할 수 있게 하는 것이다. 따라서 부정거사(扶正祛邪)는 임상치료에 있어서 중요한 법칙이다.

보허사실(補虛瀉實)은 부정거사에 대한 하나의 구체적인 응용법이다.

사기와 정기의 투쟁 중에 양쪽 성쇠의 정도가 같지 않으면 병증도 같지 않게 나타난다. 따라서 치료시 실증(實證)으로 예측되면 사법(瀉法)을 쓰며, 허증(虛證)으로 예측되면 보법(補法)을 써야 한다.

임상 응용시에 정기와 사기 사이 세력의 정도에 따라서 부정(扶正)과 거사(祛邪)의 주차(主次)와 선후(先後)를 결정하게 된다. 부정(扶正)을 정허(正虛)에 적용 시에는 사기가 성(盛)하지 않은 병증에 적용해야 한다. 거사(祛邪)를 사실(邪實)에 적용 시에는 정기가 상(傷)하지 않은 병증에 적용해야 한다.

부정과 거사를 동시에 응용할 때에는 정허사실(正虛邪實)의 병증이 단지 주차(主次)가 불분명하고, 정허(正虛)가 비교적 중하여 부정과 거사를 겸해야 될 경우나, 사실(邪實)이 비교적 중하여 거사와 부정을 겸해야 될 경우에 사용한다. 병사(病邪)가 비교적 중한 경우이지만 정기가 허약하여 공벌(攻伐)을 인내할 수 없을 때에는 먼저 부정한 후에 거사를 한다. 또한 병사(病邪)가 아주 성(盛)할 때에 정기가 비록 허(虛)하다고 해도 공벌(攻伐)을 해야 할 필요가 있으면 먼저 거사한 후에 부정을 시행한다.

침구는 부정거사(扶正祛邪) 작용

임상 상에 보허사실(補虛瀉實)은 부정거사 법칙을 구체적으로 응용한 것이다.

침구의 보허(補虛), 사실(瀉實)은 침구의 수기법과 수혈(腧穴)의 배합의 방법에 의하여 주로 발휘된다. 자법(刺法)과 구법(灸法)에 있어 대체로 침자의 보법과 보법에 속하는 애구법(艾灸法)은 부정의 작용에 해당하며, 침자의 사법과 사법에 속하는 방혈법(放血法)은 거사의 작용에 속한다.

가령 허탈증(虛脫證)에 면색창백(面色蒼白), 대한임리(大汗淋漓), 사지궐냉(四肢厥冷), 맥미(脈微) 등의 증에는 필히 회양고탈법(回陽固脫法)을 써야 되며, 급히 관원(關元), 신궐(神闕)에 대애주(大艾炷)로 구법(灸法)을 쓰고, 아울러 족삼리(足三里)에 보법을 시행해야 한다.

다른 예로 외감온열사기(外感溫熱邪氣)로 인해 고열신혼(高熱神昏), 번조구갈(煩躁口渴), 맥홍대이삭(脈洪大而數) 등의 증에는 필히 사열개규법(瀉熱開竅法)을 사용해야 되며, 십이정혈(十二井穴)을 삼릉침(三陵鍼)으로 점자출혈(點刺出血)하게 하고, 아울러 대추(大椎), 곡지(曲池) 등의 혈에 사법을 해주게 되면 사열(瀉熱), 개규(開竅)의 효능을 발휘하게 되는 것이다.

수혈(腧穴)의 배합 방면에 있어서는 고황(膏肓), 기해(氣海), 관원(關元), 족삼리(關元), 명문(命門) 등의 혈은 보(補)하는 작용이 있어서 흔히 부정(扶正)할 때에 응용하며, 한편 십선(十宣), 중극(中極), 수구(水溝) 등의 혈은 사(瀉)하는 작용이 있어서 흔히 거사(祛邪)할 때에 응용한다.

3. 소통경락(疏通經絡)

경락기혈실조(經絡氣血失調)는 질병발생의 주요 병리변화

경락은 오장육부와 체표기육(體表肌肉), 사지, 오관칠규(五官七竅) 등에 상호연계된 통로이며, 여기를 통하여 기혈이 운행하여 인체의 표리상하를 소통하고 장부조직의 기능활동을 조절하는 작용을 하게 된다.

정상적인 상황 하에서 경락은 "내개장부(內漑臟腑), 외유주리(外濡腠理)"하여 인체의 정상적 생리기능을 유지하며, 인체로 하여금 하나의 완전하게 조정(調整)된 상태를 이루게 해준다. 따라서 일단 경락 기혈의 기능이 실조되면 인체의 정상 생리기능이 파괴되어 각종 병변이 출현하게 된다.

경락기혈의 편성편쇠(偏盛偏衰)

경락기혈의 편성(偏盛)은 장부, 기관 및 순행부위에 기능 항성을 일으킨다. 가령 족양명경 기혈의 편성(偏盛)은 소곡선기(消穀善飢), 대변건(大便乾), 구갈(口渴), 치은종통(齒齦腫痛), 경종(頸腫), 후비(喉痺), 신전면열감(身前面熱感) 등의 증상을 일으킨다.

경락기혈이 편쇠(偏衰)되면 장부, 기관, 순행부위에 기능 감퇴를 일으킨다. 가령 족양명경 기혈의 편쇠(偏衰)는 위통(胃痛), 위한(胃寒), 복창(腹脹), 신전면한율(身前面寒栗) 등의 증상을 일으키는 것이다.

경락기혈의 역란(逆亂)

만약 기혈역란(氣血逆亂)하면 기성유여(氣盛有餘)하게 되어 기와 혈이 병행하여 상승하게 된다. 혹은 담탁(痰濁)과 함께 상부에서 옹체(壅滯)되면 청규(清竅)가 몽폐(蒙

蔽)되어 혼궐(昏厥)에 이를수도 있다. 또한 기혈양허(氣血兩虛)하면 기혈운행이 불량하게 되어 노권(勞倦), 기아(飢餓), 정지(情志)의 문제가 발생하게 되며, 이로써 기허하함(氣虛下陷)하게 된다. 그리고 이로 인해 혈이 상승하지 못하게 되어 청규실양(淸竅失養)하게 되면 혼궐(昏厥)하게 되는 것이다.

대체로 기혈이 사지에 도달하지 못하게 되면 궐증(厥證)이 발생하게 된다. 경락기혈이 역란(逆亂)하면 기체(機體)의 승강(升降)에 이상이 발생하게 되는데, 청기(淸氣)가 상승하지 못함으로써 아래로 설사(泄瀉)가 일어나게 된다. 또한 탁기(濁氣)가 하강하지 못하면 위로 상역(上逆)하여 구(嘔)가 일어나게 된다. 청탁(淸濁)의 구분과 기능이 어지러지면 구토, 설사가 함께 발생하며, 곽란(霍亂)까지 발생하기도 한다.

경락기혈의 조체(阻滯)

경락기혈의 운행조체(運行阻滯)는 동통을 발생하게 하는데 즉 "불통즉통(不通則痛)"이다. 기혈운행이 조체(阻滯)하게 되면 경맥의 영양작용이 실조되어 마목(麻木)이 발생된다. 또한 인체의 국소 경맥 기혈이 옹조(壅阻)하게 되므로 유행(流行)이 불창(不暢)하고, 기혈이 응체(凝滯)되며, 또한 국소조직에 종창(凝滯), 동통이 발생된다.

소통경락(疏通經絡), 조리기혈(調理氣血)은 치료의 중요 법칙

여러 원인으로 말미암아 경락기혈이 실조(失調)되면 경락기혈이 편성 편쇠(偏盛 偏衰)하게 되어 역란(逆亂) 및 조체(阻滯)하게 되며, 이로 인해 여러 병변이 발생된다. 따라서 치료는 소통경락(疏通經絡), 조리기혈(調理氣血)해야 한다.

경락기혈이 허쇠(虛衰)하여 기능이 감퇴된 경우는 허증(虛證)에 속하므로 치료는 보법(補法)을 사용해야 한다.

경락기혈이 편성하여 기능이 항진된 경우는 실증(實證)에 속하므로 치료는 사법(瀉法)을 사용해야 한다.

경락기혈이 역란(逆亂)된 경우는 기혈 허쇠 혹은 기능 실조에 속하므로 치료는 허실을 조절해야 한다.

소통경락(疏通經絡)이란 곧 조리경기(調理經氣)이다.

경기는 인체의 원기(元氣), 곡기(穀氣), 종기(宗氣) 등을 포괄하며, 이는 음양을 조절하게 하고, 병사(病邪)에 대항하게 하며, 인체의 생리 기능을 유지하는 등의 중요 작용을 발휘한다.

침구는 소통경락(疏通經絡), 조리기혈(調理氣血)의 작용

질병에 대한 침구치료는 수혈(腧穴), 경락(經絡), 경기(經氣)를 통하여 음양조절(陰陽調節), 보허사실(補虛瀉實), 부정거사(扶正祛邪), 소통어체(疏通瘀滯), 조리기혈(調理氣血) 등의 작용을 나타냄으로써 치병(致病) 요소를 제거하여 질병을 치유시킨다. 가령 양명경의 기가 편성하여 신열(身熱), 구갈(口渴) 등이 발생되었을 경우 양명경의 내정(內庭), 곡지(曲池)를 자침하여 사열지갈(瀉熱止渴)의 작용을 나타내게 함으로써 치료한다. 또한 양명경의 기가 편쇠하여 신한(身寒)이 발생되었을 경우 양명경의 족삼리(足三里), 합곡(合谷)을 자침하여 온보(溫補)의 작용을 나타내게 함으로써 치료한다.

한편 족양명위경의 탁기(濁氣)가 상역(上逆)하여 구토가 발생되거나 족양명위경의 청기(淸氣)가 상승(上升)하지 못하여 설사, 복창(腹脹) 등이 발생되게 되는데, 이때 족양명위경의 족삼리(足三里)를 자침하여 경기를 소통시켜 치료한다.

이상에서와 같이 소통경락(疏通經絡), 조리기혈(調理氣血)하는 것이 질병치료의 주요한 기 전이 된다.

임상 및 실험 연구에 의거한 지통작용(止痛作用)

많은 임상자료와 실험연구는 침자의 진통작용이 매우 우수함을 증명 하고 있는데, 각종 동통에 대한 치료 예를 들면 다음과 같다.

두통(頭痛), 치통(齒痛, 牙痛), 삼차신경통(三叉神經痛, 面痛), 좌골신경통(坐骨神經痛, 腰腿痛), 늑간신경통(肋間神經痛, 脇痛), 위통(胃痛), 담교통(膽絞痛), 신교통(腎絞痛), 심교통(心絞痛), 통풍(痛經), 산후복통(産後腹痛), 사지관절통(四肢關節痛), 수술후동통(手術後疼痛) 등에 대하여 침구치료는 모두 진통작용이 현저함을 보고하고 있다. 이외에도 침자마취(鍼刺麻醉)의 성공은 침구의 진통작용을 더욱 명확히 해주었다고 볼 수 있다.

한의학의 동통에 대한 인식은 경락조폐(經絡阻閉), 기혈조체(氣血阻滯)로 보는데, 즉 "불통즉통(不通則痛)"인 것이다.

경락조폐의 원인에 대해 풍, 한, 서, 습, 화, 담탁(痰濁), 어혈조체(瘀血阻滯), 혹은 간울기체(肝鬱氣滯), 기체혈어(氣滯血瘀), 혹은 기혈허약(氣血虛弱), 근맥실양(筋脈失養) 등으로 보고 있다.

침구는 경락의 수혈(腧穴)을 통해서 지통작용(止痛作用)이 발휘되게 되는데, 즉 침치료에 의하여 경락통창(經絡通暢), 기혈조화(氣血調和)하게 되는 것이다.

II 침구치료 원칙

침구치료 원칙은 침뜸을 이용하여 질병을 치료할 때 근거로 삼는 원칙으로 침구처방에서 경혈의 선택, 수기법의 운용 등에 있어 중요한 의미를 갖는다. 옛날 사람들은 침과 뜸을 운용한 원칙이 명확하다. 예를 들면《영추 · 구침십이원》에 "무릇 침을 놓을 때는 허(虛)하면 실(實)하게 하고, 만(滿)하면 설(泄)해야 하며, 기혈이 오랫동안 울결되어 있으면 이를 제거해야 하며, 사기(邪氣)가 지나치게 성하면 사(瀉)해야 한다[1]."라고 하였고,《영추 · 경맥》에 "성(盛)하면 사(瀉)하고 허(虛)하면 보(補)하며, 열증(熱證)에는 속히 자침하고 한증(寒證)에는 유침하며, 맥이 허하여 함하(陷下)하면 뜸을 뜨고 실하지도 허하지도 않으면 일반적인 침법으로 치료한다[2]."라고 한 것들이 큰 원칙에 해당된다.

1. 침구치료의 보허(補虛)와 사실(瀉實)

기본개념

"허(虛)"는 정기(正氣)가 허약함을 뜻하고 "실(實)"은 사기(邪氣)가 지나치게 왕성해짐을 말한 것이다. 따라서 허한 것을 보한다는 의미는 인체의 정기를 북돋우는 것이고 장부 및 음양기혈을 강화하여 질병을 예방하는 것이다.

실(實)한 것을 사(瀉)한다는 의미는 사기를 몰아내어 정기의 회복을 돕는 것이다. 침구치료의 "보허(補虛)"와 "사실(瀉實)"은 침과 뜸을 이용하여 인체의 조절 기능을 도와 정기를 북돋고 사기를 제거하는 것이다.

1) "凡用鍼刺, 虛則實之, 滿則泄之, 宛陳則除之, 邪勝則虛之."

2) "盛則瀉之, 虛則補之, 熱則疾之, 寒則留之, 陷下則灸之, 不盛不虛, 以經取之."

응용방법

보법(補法)

"허즉보지(虛則補之)"는 《영추 · 경맥》에 기록되어 있다. 허증에서 양허, 기허라면 호침으로 보법을 사용하고 또한 뜸을 사용하여 양기를 도와야 한다. 음허라면 호침으로 찌르되 보법을 사용하여 부족한 음을 길러야 한다.

"함하즉구지(陷下則灸之)"는 《영추 · 경맥》에 기록되어 있는데 "함하"는 침맥(沈脈)의 뜻으로 맥이 침하고 무력한 경우 기허증 또는 양기가 허탈(虛脫)함을 많이 나타낸다.

기허나 양허증에는 대개 신궐(神闕), 관원(關元), 기해(氣海) 등에 큰 뜸으로 여러 번 치료하여 양기를 회복시켜야 한다. 중기하함증(中氣下陷證)에는 대개 백회(百會), 기해(氣海) 등에 뜸을 떠서 하향된 기를 끌어 올린다.

이 원칙을 운용하고자 한다면 보법을 이해하는 것은 물론 경혈의 조합도 신중히 고려해야 한다.

임상에서 자주 쓰는 보법은 다음과 같다.

- 보익신기법(補益腎氣法) : 신기허증(腎氣虛證)에 적용하며, 신수(腎兪), 명문(命門), 관원(關元), 태계(太谿) 등을 선택하여 보법 및 뜸을 시행한다.
- 보중익기법(補中益氣法) : 비위기허증(脾胃氣虛證)에 적용하며, 비수(脾兪), 위수(胃兪), 중완(中脘), 기해(氣海), 족삼리(足三里) 등을 선택하여 보법 및 뜸을 시행한다.
- 보익폐기법(補益肺氣法) : 폐기허증(肺氣虛證)에 적용하며, 태연(太淵), 폐수(肺兪), 족삼리(足三里), 태백(太白) 등을 선택하여 보법 및 뜸을 시행한다.
- 보익심비법(補益心脾法) : 심비양허증(心脾陽虛證)에 적용하며, 심수(心兪), 비수(脾兪), 신문(神門), 삼음교(三陰交) 등을 선택하여 보법 및 뜸을 시행한다.
- 보익기혈법(補益氣血法) : 기혈양허증(氣血兩虛證)에 적용하며, 비수(脾兪), 위수(胃兪), 족삼리(足三里), 삼음교(三陰交) 등을 선택하여 보법 및 뜸을 시행한다.
- 보익신음법(補益腎陰法) : 신음허증(腎陰虛證)에 적용하며, 관원(關元), 신수(腎兪), 조해(照海), 척택(尺澤) 등을 선택하여 보법 및 뜸을 시행한다.
- 승양익기법(升陽益氣法) : 중기하함증(中氣下陷證)에 적용하며, 백회(百會), 중완(中脘), 기해(氣海), 족삼리(足三里) 등을 선택하여 보법 및 뜸을 시행한다.

사법(瀉法)

"성즉사지(盛則瀉之)"는 《영추 · 경맥》에 기록되어 있다. 사법을 적용할 때는 호침으로 사하거나, 삼릉침으로 출혈시키거나, 매화침을 깊이 찔러 출혈시켜 사기를 제거한다.

《영추 · 구침십이원》에 "만즉설지(滿則泄之)"가 기록되어 있다. "만(滿)"은 사기가 성하여 가득차 있음을 의미하고 "설(泄)"과 "사(瀉)"는 같은 의미로 사기가 성하여 가득 차 있는 실증은 사법을 이용하여 치료한다.

《영추 · 경맥》에 "기혈이 오랫동안 울결되어 있으면 이를 제거해야 한다[3]."라고 기록되어 있다. 이것 역시 실증(實證)에 사용할 수 있는 사법(瀉法)의 한가지인데 "완진(宛陳)"은 기혈이나 사기(邪氣)가 오랫동안 뭉쳐 풀리지 않는다는 뜻이고, 자침이나 출혈을 시켜 이를 제거해야 함을 이른다. 예를 들면 타박상, 기혈이 정체되어 생기는 붓고 아픈 등의 증상에 삼릉침을 사용하여 십이정혈(十二井穴) 및 국부 낙맥을 출혈시키거나 아시혈 부위에 부항요법을 사용함으로써 어혈을 제거하고 낙맥을 통하도록 하는 것이다.

《소문 · 음양응상대논》에 "혈실자결지(血實者決之)"라고 기록되어 있다. 이것 역시 실증에 사용할 수 있는 사법(瀉法)의 한가지인데 혈중(血中)의 사기(邪氣)가 지나치게 성하거나 사독(邪毒)이 혈분(血分)에 뭉쳐 혈열증(血熱症) 또는 어혈증을 일으키는 경우를 이른다. 대개 곡택(曲澤), 위중(委中), 십이정혈(十二井穴)을 삼릉침으로 출혈시켜 혈분(血分)의 열 독을 제거한다.

임상에서 자주 쓰는 사법은 다음과 같다.

- 소풍해표법(疏風解表法) : 표실증(表實證)에 적용하며 풍지(風池), 합곡(合谷), 열결(列缺) 등을 선택하여 사법을 쓴다.
- 사열통변법(瀉熱通便法) : 리실증(裡實證)에 적용하며, 천추(天樞), 곡지(曲池), 상거허(上巨虛) 등을 선택하여 사법을 쓴다.
- 리기활담법(理氣豁痰法) : 담실증(痰實證)에 적용하며, 천돌(天突), 단중(膻中), 합곡(合谷), 풍륭(豊隆) 등을 선택하여 사법을 쓴다.
- 활혈화어법(活血化瘀法) : 혈어증(血瘀證)에 적용하며, 곡택(曲澤), 위중(委中), 십이정혈(十二井穴), 격수(膈兪) 등을 선택하여 사법을 쓰거나 자락발관법(刺絡拔罐法)을 시행한다.

[3] "宛陳則除之"

2. 침구치료의 청열(淸熱)과 온한(溫寒)

기본개념

한과 열은 질병의 성질을 나타내는 개념으로 한증(寒證)은 인체의 양기가 부족하거나 한사가 침입하여 인체 기능이 쇠퇴할 때를 나타나는 증후를 가리키고, 열증(熱證)은 인체의 양기가 지나치게 성하거나 열사가 침입하여 인체 기능이 지나치게 항진되어 나타나는 증후를 말한다.

온법(溫法)은 한증의 치료에 침과 뜸을 이용하는 것이고 청법(淸法)은 열증의 치료에 침을 이용하는 것이다.[4)]

응용방법

청열법(淸熱法)

《영추 · 경맥》에 "열즉질지(熱則疾之)"라고 언급하고 있는데, 외부의 풍한(風寒), 풍열(風熱) 사기(邪氣)가 일으키는 표열증(表熱證)이나, 오장육부에 열이 있는 리열증(裏熱證), 혹은 국소 경락에 사기(邪氣)가 뭉쳐 있는 국소 열증(熱證)에 대하여 빨리 자침하고 발침하는 방법으로 치료함을 의미한다. 이와 《영추 · 구침십이원》에 "자제열자 여이수탐탕(刺諸熱者 如以手探湯)."은 "각종 열증에 침을 놓을 때는 마치 손이 끓는 물에 닿듯이 한다."는 의미로, 점자출혈시켜 그 사기를 제거하는 것과 같다.

예를 들어, 표열증(表熱證)은 호침을 사용하여 곡지(曲池), 합곡(合谷), 대추(大椎) 등에 얕게 찌르고 아울러 빠르게 침을 뽑아내면 열사를 흩어지도록 할 수 있다.

오장열(五臟熱)은 상응하는 경혈에 자침하는데, 예를 들어 심열(心熱)이면 중충(中衝), 소충(少衝)을 취하여 점자출혈하면 그 열을 제거할 수 있다. 열이 경락 국부에 있으면 호침으로 산자(散刺)하거나 삼릉침으로 국부출혈시키면 사열을 제거할 수 있다.

임상에서 자주 쓰는 청열법은 다음과 같다.

---

4) 청열온한과 침뜸 치료와 관련된 기록은 일찍이 《內經》에서 보인다. 예를 들어 《素問·至眞要大論》에 "溫者淸之"라고 하였고, 《靈樞·經脈》에 "熱者疾之"라고 한 것과, 또한 《大全》에 "有熱則淸之"라고 한 것 등은 모두 청열법의 응용원칙이다. 한편 《素問·至眞要大論》에 "寒者溫之", "淸者溫之"라고 하였고, 《靈樞·經脈》에 "寒則留之"라고 하였으며, 《靈樞·官能》에 "結絡堅緊, 火所治之.(경맥이 뭉쳐서 단단해질 경우 뜸으로 치료해야 한다.)"라고 하였고 또한, 《靈樞·陰陽二十五人》에 "凝澁者, 致氣以溫之.(응체된 기혈은 양기를 소통시킴으로써 따뜻하게 해서 통하게 한다.)"라고 하였고, 《靈樞·禁服》에 "血寒, 故宜灸之.(혈이 한사로 응체된 것은 마땅히 뜸을 사용해야 한다.)"라고 한 것 등은 모두 온한법의 응용원칙이 된다.

- 청해열사법(淸解熱邪法) : 열증(熱證)에 적용하며, 대추(大椎), 곡지(曲池), 합곡(合谷) 등에 침으로 사법을 시행한다.
- 청열해독법(淸熱解毒法) : 열독증(熱毒證)에 적용하며, 위중(委中), 곡택(曲澤), 십선(十宣), 아시혈(阿是穴) 등에 점자출혈법을 시행한다.
- 청열개규법(淸熱開竅法) : 열폐신혼증(熱閉神昏證)에 적용하며, 수구(水溝), 십이정혈(十二井穴), 노궁(勞宮) 등에 침으로 사법을 시행하거나 점자출혈법을 시행한다.
- 청사장부법(淸瀉臟腑法) : 장부열증(臟腑熱證)에 적용하며, 소속 장부의 형혈(滎穴)과 그에 상응하는 경혈을 취하는데, 가령 심열(心熱)의 경우에는 소부(少府), 노궁(勞宮)을 취하고, 간열(肝熱)일 때는 행간(行間), 양보(陽輔) 등에 침으로 사법을 시행한다.

온한법(溫寒法)

《소문 · 지진요대론》에 "한자열지(寒者熱之)"라고 언급하고 있는데, "한증은 열하게 한다."는 의미로 외감 한사로 인한 표한증(表寒證)에 폐수(肺兪), 대추(大椎) 등에 뜸을 뜨거나, 경맥에 한습의 사기가 정체된 한비증(寒痺證)에 부자(附子)로 간접구(間接灸)를 뜨거나, 온침(溫鍼)을 시술하거나, 또는 양기부족으로 야기된 장한증(臟寒證)에 상응하는 경혈에 뜸을 뜨는 경우 등이 이에 해당한다.

《영추 · 경맥》에 "한자유지(寒者留之)"라고 언급하고 있는데, "한증에는 유침한다."는 의미로 예를 들어, 외부의 한습(寒濕)으로 인한 한비(寒痺), 관절의 심한 통증에는 유침을 하여 양기를 돕는데, 흔히 뜸 치료와 함께 시행하면 효과를 높일 수 있다.

이 외에, "유(留)"는 정지의 의미가 아니라 "열자질지(熱者疾之)"와 상대하여서 말한 것으로 빠르지 않고 느리게 침을 운용한다는 뜻이다[5].

임상에서 자주 쓰는 온한법은 다음과 같다.

- 온통경락법(溫通經絡法) : 한응경락증(寒凝經絡證)에 사용 , 아시혈, 또는 병변이 있는 경락을 따라 뜸을 뜨거나 유침법, 온침구를 시행한다.
- 온중산한법(溫中散寒法) : 위한증(胃寒證)에 사용 ; 중완(中脘), 기해(氣海), 족삼리(足三里) 등에 보법을 쓰고 유침하면서 뜸을 병용한다.
- 회양구역법(回陽救逆法) ; 양기가 쇠퇴하거나 사지궐역증(四肢厥冷證)에 사용 ; 관원(關元), 신궐(神闕) 등에 뜸을 반복하여 뜨거나 신궐(神闕)에 격염구법(隔鹽灸法)을 적용한다.

5) 예를 들면,《靈樞·九鍼十二原》에 나오는"寒病에 鍼을 놓을 때는 마치 사람들이 떠나려 하지 않는 것처럼 해야 한다." 가 그런 의미가 있다.("刺寒淸者, 如人不欲行.")

3. 침구치료의 조법(調法)

기본개념

《영추 · 경맥》에 “불성불허(不盛不虛), 이경취지(以經取之)”는 기록되어 있는데, 주로 침구 임상 응용에 있어서의 일종의 조화의 방법인 조법을 설명한 것이다.

‘불성불허(不盛不虛)’는 기혈성쇠로 인해 발병한 것도 아니고 병사 때문에 질병에 이른 것도 아닌 경우로 장부나 경락의 기가 조화를 잃어 발병하거나 허실이 명확히 드러나지 않은 병증이기도 하므로 당연히 평보평사(平補平瀉)의 방법을 써서 조화시켜야 한다.

응용방법

임상에서 자주 쓰는 조법은 다음과 같다.

- **화해소양법(和解少陽法)** : 한열왕래(寒熱往來), 심번희구(心煩喜嘔) 등의 증상이 보이는 경우 외관(外關), 족임읍(足臨泣) 등을 응용한다.
- **조화담위법(調和膽胃法)** : 흉협창만(胸脇脹滿), 오심구토(惡心嘔吐), 심하비민(心下痞悶) 등의 증상이 보이는 경우 일월(日月), 양릉천(陽陵泉), 족삼리(足三里), 지구(支溝) 등을 응용한다.
- **조화간비법(調和肝脾法)** : 흉협창만(胸脇脹滿), 염식권태(厭食倦怠), 복통이나 설사 등의 증상이 보이는 경우, 여자에서는 유창협통(乳脹脇痛), 월경부조(月經不調) 등에 기문(期門), 태충(太衝), 삼음교(三陰交) 등을 응용한다.
- **조화장위법(調和腸胃法)** : 복통, 복창(腹脹), 때로 구토, 심하비만(心下痞滿) 등의 증상이 보이는 경우 중완(中脘), 천추(天樞), 기해(氣海), 족삼리(足三里), 내관(內關) 등을 응용한다.

4. 침구치료의 표치(標治)와 본치(本治)

기본개념

‘표(標)’와 ‘본(本)’의 뜻은 매우 광범위하여서 사기(邪氣)와 정기(正氣)의 관계에서 보면 정기가 본이 되고 사기가 표가 되며, 질병의 발생에서 보면 병의 원인이 본이 되고 증상이 표가 되며, 병의 부위에서 보면 내장이 본이 되고 체표가 표가 되며, 질병 발생의 선후(先後)에서 보면 먼저 생긴 병이 본이 되고 나중에 생긴 병이 표가 된다. '표본(標本)'은 하나의 상대적 개념으로 한의학에 서는 이 개념을 통해 질병 과정 중 증상의 주차(主次)와 경중, 완급, 그리고 질병의 현상과 본질 등을 설명하는데 활용되고 있다.

응용방법

표본의 임상응용 원칙은 다음과 같다.

치병필구기본(治病必求其本)(질병을 치료할 때는 반드시 그 본을 구하라)

질병의 발전 과정에서 나타나는 증상은 단지 질병의 현상일 뿐 본질은 아니다.

따라서 사진(四診)의 운용과 종합적인 분석을 통하여서만 질병의 본질에 도달하고 문제점을 찾아내 침구 치료를 수행해야 한다.

예를 들어 두통 하나의 증상만 해도 외감(外感), 혈허(血虛), 습담(濕痰), 어혈(瘀血), 간양상항(肝陽上亢) 등 여러 원인으로 인해 일어날 수 있으므로 치료 시에도 단순히 대증 치료로 태양(太陽), 합곡(合谷), 아시혈 등만 활용할 수는 없다. 당연히 종합적인 분석을 통해 병의 원인과 병의 부위(태양경, 양명경, 소양경 등)를 알아내고 상응하는 부위의 경혈을 선택하고 해표(解表), 양혈(養血), 화담(和痰), 활혈(活血), 평간잠양(平肝潛陽) 등의 적절한 방법을 사용하여 치료를 진행시켜야만 만족스런 효과를 거둘 수 있는 것이다.

급즉치기표(急則治其標), 완즉치기본(緩則治其本)

(질병이 급하면 그 표(標)를 치료하고 질병이 완만하면 그 본(本)을 치료하라)

일반적인 정황에서 질병을 치료할 때 본을 구하는 것이 근본 법칙이지만 어떤 상황에서는 표병이 위급하여, 처리하지 않았을 때 생명이 위협받거나 본병의 치료에 영향을 줄 수 있으므로 당연히 '급즉치기표(急則治其標), 완즉치기본(緩則治其本)'의 원칙에 의거하여 먼저 그 표(標)를 치료하여 나은 후에 다시 그 본(本)을 치료한다.

예를 들어 두통을 침구 치료할 때 合谷에 자침한 후에 환사가 갑자기 얼굴이 창백해지고 식은땀을 흘리며 손발이 차가와지는 등의 훈침(暈鍼) 증상을 나타낸다면 먼저 훈침을 치료한 후에 다시 두통을 치료해야 하는 것이다.

또한 만성병 환자가 원래 있던 병이 치료되지 않은 상태에서 다시 외감(外感)하여 두통, 발열, 오한 등의 증상이 있을 수 있는데, 이 때, 역시 외감을 먼저 치료해야 하므로 표(標)를 치료하는 것이며, 이는 새로운 병이 치유되기를 기다렸다가 원래 있던 병을 치료하여 그 본(本)을 치료하는 것에 해당한다.

종합해 보면 표본완급(標本緩急)은 질병 치료에서 본(本)을 구하는 원칙에 종속되는 하나의 근본 법칙이라 할 수 있다.

표본구급(標本俱急), 표본동치(標本同治)

(표본(標本)이 모두 급할 때는 표본을 함께 치료하라)

병에 표본완급(標本緩急)이 있는 것은 질병의 치료에 선후가 있기 때문이다. 만약 표본이 함께 위중하면 당연히 표본을 함께 고려하여서 함께 치료해야 한다.

예를 들면, 열병 중에 고열, 혼수상태와 동시에 소복창만(小腹脹滿), 소변이 안 나올 때에는 표본을 함께 치료하기 위해 사열개규(瀉熱開竅), 통리소변(通利小便)시켜야 한다.

5. 침구치료의 동병이치(同病異治)와 이병동치(異病同治)

기본개념

동병이치는 같은 질병을 다른 방법으로 치료하는 것이고, 이병동치는 다른 질병을 같은 방법으로 치료함을 의미한다. 이는 하나의 원칙을 운용한 것으로 병기(病機)의 이동에 따른 것이니 《소문 · 지진요대론》에서 말한 "삼가 병기(病機) 이론을 준수하고 각 증상의 속성을 살핀다[6]."라는 뜻이다.

응용방법

동병이치(同病異治, 같은 질병을 다른 방법으로 치료한다)

같은 종류의 질병이지만 환자마다 질병의 원인이 다르고 체질이 다르며 질병의 발전 단계가 다르고 병기(病機)와 병증이 다르므로 그 치료 방법도 다른 것이다. 예를 들면, 같은 속쓰림 증상에서도 간기가 위를 침범하여 생긴 것은 소간화위(疏肝和胃),

[6] "謹守病機, 各司其屬."

행기지통(行氣止痛)의 원칙으로 치료하고 족궐음, 양명경의 경혈을 주로 사용하므로 태충(太衝), 족삼리(足三里), 양문(梁門) 등에 사법을 적용한다.

또한 비위가 허한하여 생긴 것은 비위를 보하고 온중산한(溫中散寒)의 원칙으로 치료하고 비수(脾兪), 위수(胃兪), 족삼리(足三里), 삼음교(三陰交) 등에 보법을 적용하고 뜸도 함께 사용한다.

이병동치(異病同治, 다른 질병을 같은 방법으로 치료한다)

많은 질병에서 질병의 부위와 증상이 다르지만 병의 기전이 서로 같으면 같은 방법으로 치료할 수 있다. 예를 들어 위하수와 자궁하수는 아무리 이들의 질병 부위와 구체적인 증상이 서로 다르다 해도 병의 기전이 같기 때문에 모두 기허하함증(氣虛下陷證)에 속하고 익기승함의 원칙 하에 백회(百會), 기해(氣海)를 보법으로 자침하고 뜸을 병용하여서 이병동치의 효과를 얻을 수 있다.

6. 침구치료의 국소(局所)와 전체(全體) 적용

질병을 치료할 때에는 반드시 국소와 전체의 관계를 잘 처리해야 한다.

침구 치료는 경혈과 경락에 작용하는데 침구 치료가 경혈에 작용한 후에는 국소에 영향을 줄 뿐만 아니라 경락을 통해 인체에 전체적으로 영향을 줄 수 있다. 예를 들어 두면의 모든 경혈은 구안와사, 치통, 두통 등을 치료할 수 있으며, 흉부의 모든 경혈은 흉통, 흉만 등에 적용할 수 있으며, 복부의 모든 경혈은 복통, 구통, 설사 등을 치료할 수 있으며, 하지의 모든 경혈은 비증(痺證), 위증(痿證) 등을 치료할 수 있다는 것은 국소적인 작용이다. 그러나 무릎 이하의 경혈은 국소의 병증을 치료하는 것 이외에도 먼 곳의 병증인 두면부, 오관(五官), 인후부, 위장 등의 부위의 병증도 치료할 수 있어 전체적인 작용이 있다.

경락의 연계 관계에 의해 위경(胃經)의 혈위에 침구 치료를 하면 위병(胃病)을 치료하는 것 이외에도 비병(脾病)을 치료할 수 있으며, 동시에 전신에 광범위한 영향을 미칠 수 있다. 그러한 까닭에 침구 치료 시에는 국소와 전신의 관계를 잘 적용시켜 처리해야 한다.

국소 치료

일반적으로 국소 병증에 대한 침구 치료를 말하는데 예를 들어 구안와사에는 지창(地倉), 협거(頰車)를 취하고, 두통에는 태양(太陽), 백회(百會), 풍지(風池)를 취하는 것을 이른다.

전체 치료

일반적으로 질병의 병인과 병기에 대한 침구 치료를 말하는데 예를 들어 간화(肝火)가 경락을 따라 일어나 눈이 붉고 붓고 아픈 경우 간경의 행간(行間)을 취하여서 청간사화(淸肝瀉火)하면 자연히 치유된다.

풍한으로 인한 감기의 두통, 오한, 발열에서는 합곡(合谷), 외관(外關) 등의 혈위를 취해 발한해표하면 이러한 증상이 없어질 수 있다.

국소와 전체의 동시 치료

병인 치료를 중시하면서 또한 증상 치료도 중시하여 서로 유기적인 결합으로써 치료 효과를 높이는데 유리하게 하는 것이다. 예를 들어 눈이 붉고 붓고 아픈 경우 행간(行間)을 취해 청간사화(淸肝瀉火)함과 동시에 태양(太陽)과 정명(睛明)을 취하여 통증을 줄일 수 있으며, 간양상항(肝陽上亢)으로 인한 현훈(眩暈)에서는 태충(太衝)과 태계(太谿)를 취해 평간잠양(平肝潛陽)하고 또 동시에 백회(百會), 풍지(風池) 및 태양(太陽)을 취해 현훈을 줄일 수 있으니 이는 국소와 전체를 결합시켜 치료 효과를 올리는 예가 된다.

그러므로 침구 치료할 때는 국소와 전체의 관계를 잘 이해해야 하며 변증논치의 전체 관념으로부터 시작하여서 먼저 경혈를 선택하고 치료를 진행해야만 투통에 머리만 치료하고 하지부 통증에 다리만 치료하는 단편성을 벗어날 수 있다.

또한 《소문 · 방성쇠론》에서 "왼쪽은 알면서 오른쪽은 알지 못하고, 오른쪽은 알면서 왼쪽을 알지 못하며, 위는 알고 아래는 알지 못하고, 선(先)은 알면서 후(後)를 알지 못하면 곧 치료 효과가 오래가지 않는다[7]."라고 하였다.

---

[7] "知左不知右, 知右不知左, 知上不知下, 知前不知後, 故治不久."

| 경락학 |

5

침구경락 역대 의서

I. 침구경락 의서의 시대별 개요

II. 침구경락 주요 의서

침구경락의 역대 문헌적 자료는 오랜 역사를 가지고 있다. 마왕퇴한묘(馬王堆漢墓)에서 발굴된 《백서(帛書)》가 지금까지 발견된 가장 최초의 자료이며, 춘추전국시대에 저술된 《황제내경 · 영추(黃帝內經 · 靈樞)》에는 침치료법을 위주로 한 침구 이론의 체계가 형성되었고, 《침구갑을경(針灸甲乙經)》에서는 계통적인 침구 및 경락 · 경혈 이론이 다루어졌으며, 이후 후대 의가들은 침구경락학 분야에서 다양한 의료경험을 토대로 여러 서적을 출간하였다.

본 장에서는 침구경락학 분야에 주요한 영향을 끼친 서적의 특징을 살펴보고자 한다.

I 침구경락 의서의 시대별 개요

경락학설은 장기간의 의료 실천과정을 거쳐서 획득된 이론으로 고전 의서의 여러 기록에 등재되어 있다.

1. 《백서(帛書)》

경락학설에 관한 내용이 기재된 현존하는 자료 중 가장 오래된 것으로는 1973년 호남(湖南) 장사(長沙)의 마왕퇴(馬王堆) 삼호(三號) 고분에서 자료가 발굴되었다.

《백서(帛書)》는 경락에 대한 기록이 비교적 구체적으로 서술된 책으로서 세 권으로 구성되어 있다.

《백서(帛書)》 중 경락에 관한 내용은 《족비십일맥구경(足臂十一脈灸經)》, 《음양십일맥구경 · 갑본(陰陽十一脈灸經·甲本)》, 《음양십일맥구경 · 을본(陰陽十一脈灸經·乙本)》 등으로 이루어져 있다.

이들 《고구경(古灸經)》내용은 경맥의 순행 분포와 병후에 대하여 서술하고 있어서 경락학설 최고의 저서로 여겨지고 있으며, 경락학설의 기원과 발전에 매우 중요한 의의를 가지고 있는 것으로 평가 받고 있다.

경락에 대하여 《족비십일맥구경(足臂十一脈灸經)》에서는 "온(温)(脈의 古寫)"이라 칭하였고, 《음양십일맥구경(陰陽十一脈灸經)》에서는 "목파(目派)(脈의 古寫)"이라 칭했다. 또한 전신에 11 조가 있는데, 그 중에서 수궐음심포경(手厥陰心包經)이 빠져 있고, 양편 《고구경(古灸經)》으로부터 각 경맥의 순행경로를 분석해 보면, 순행분포의 구역은 비교적 국한적이며 모두 신체 표면에 있고, 장부와 상관관계는 적었고, 또한 각 경맥 간은 교차하고 있으나, 상호함접이나 상호표리 관계는 없다.

대다수의 경우 사지에서 시작하여 흉복두면으로 향하며, 어떤 병후를 살피는데 있어서는 모두 간략하게 비교했다.

이와 같이 음양을 운용하여 족비(足臂) 각 맥의 명칭을 명명하였으며, 아울러 "거(鉅: 태泰, 태太)" "소(少)" "궐(厥)"을 사용했다.

또한 개별 맥의 명칭에 있어서 옛 명칭을 그대로 유지한 것이 나타나 있는데, 예를 들면 이맥(耳脈), 견맥(肩脈), 치맥(齒脈) 등이다.

《백서(帛書)》의 추정 연대는 경맥의 여러 면을 고증하여 볼 때 진한의 시기로 추정된다.

2.《내경(內經)》

《내경》은 한의학 기초이론 형성의 대표작인데, 저작 시기에는 논란이 있다. 춘추전국시대에 완성되었다고도 하고, 또 서한(西漢)시기에 완성되었다고도 하며, 동한(東漢)이후부터 수당(隋唐)시기에 걸쳐 완성되었다고 주장하는 학설이 있다.

그 내용을 분석해 보면《내경》은 한대(漢代)의 작품이 아니며, 한 사람의 저작물도 아니니 춘추전국시대에서 진한대(秦漢代), 심지어는 위(魏), 진(晋), 남북조(南北朝), 수(隋), 당(唐) 등의 역대 많은 의가들의 수집 정리 수정 보충으로 완성된 서적으로 본다.

이는 마왕퇴(馬王堆)《백서(帛書)》를 통해서도 유추해볼 수 있으며,《내경》의 경락학설은《백서(帛書)》를 기초로 하여 발전시킨 것이다.

현대에 쓰이고 있는 당(唐)나라 왕빙본(王氷本)《황제내경 · 소문》에서부터 송대(宋代) 사숭본(史崧本)《황제내경 · 영추》 등을 보면 그 중에 경락학설이나 침구 임상에 관련된 내용이 많음을 알 수 있다.

《영추》를《침경(鍼經)》이라고도 부르는데, 그 내용이 경락학설의 이론과 침구와 관련된 내용이 주종을 이루고 있기 때문이다.

《소문》의 각 편도 경락학설과 연관된 내용을 상당 부분 싣고 있다.

따라서《내경》은 경락학설의 대표작이라 할 수 있는데, 경맥(經脈), 락맥(絡脈), 기경(奇經), 경별(經別), 경근(經筋), 피부(皮部)의 순행로선 및 분포구역을 비교적 상세히 논술하였고, 아울러 경락계통의 생리 기능 및 병리 변화를 밝혔으며, 또한 경락과 음양오행(陰陽五行), 천인상응(天人相應), 장상학설(臟象學說), 병인병기(病因病機) 관계를 중시하였고, 각 과의 임상 변증론에 대해 깊은 의미를 담고 있다. 또한 부분적이기는 하지만 전신 각 경맥의 소속 수혈(腧穴)의 분포 부위 및 주치 범위를 기재하고 있다.

인체 각 경맥의 맥도(脈度) 및 골도(骨度) 측정법을 비교적 상세히 밝혔고, 아울러 경락의 표본(標本), 근결(根結), 사해(四海), 기가(氣街) 등의 이론도 자세히 기재하고 있다. 그러므로 《내경》에 기재된 경락학설은 한대(漢代) 이전의 장기적인 의료 경험을 집대성한 것으로, 현재까지도 널리 이에 근거하고 응용하고 있다.

3. 춘추시대(春秋時代)

춘추시대의 신의(神醫) 편작(扁鵲) 진월인(秦越人)이 저술한 《황제팔십일난경(黃帝八十一難經)》인데, 실제로는 《내경》보다 나중에 저작되었고, 후인이 가차(假借)하여 만들어진 것이며, 대략 서한시대에 편찬된 것으로 보고 있다.

《난경(難經)》은 《내경》중 81개의 어려운 문제에 대한 해답을 하는 형식을 취하고 있다.

본서 중 대부분의 편장이 경락학설, 침구이론과 관련된 내용이다.

특히 기경(奇經)에 대한 논술로서 처음으로 "팔맥(八脈)"이라 함을 제출하였고, 아울러 기경(奇經)의 순행 분포와 병후 및 기경팔맥(奇經八脈)과 십이경(十二經)과의 관계를 보충하였다.

경맥 병후 이론을 해석하였고, 수혈(腧穴)의 음양오행속성(陰陽五行屬性), 침자보사수법(鍼刺補瀉手法) 등 경락학설의 많은 부분을 설명했다. 그러므로 《난경(難經)》은 경락학설 발전에 공헌한 바가 지대하여 침구 의서 중 《내경》과 더불어 효시가 된 저작이다.

4. 동한(東漢)

동한(東漢) 장중경(張仲景)(150-219년)이 저술한 《상한잡병론(傷寒雜病論)》은 《내경》중 경락학설의 실제 운용을 이룩한 저작이다.

그는 경맥(經脈), 락맥(絡脈), 피부(皮部)의 병증을 귀류(歸類), 정리하고 아울러 그 당시 많은 임상 경험을 통하여 상한열병(傷寒熱病)의 각종 병증 표현을 귀납함으로써 육경변증(六經辨證)체계를 세움과 동시에 또한 당시 성행한 약물치료를 총결하여, 본서를 완성시켰다. 그러므로 《상한잡병론(傷寒雜病論)》은 경락학설의 이론과 임상을 결합한 주요 서적이라 할 수 있다.

5. 진대(晋代)

진대(晋代) 황보밀(皇甫謐)은 《갑을경(甲乙經)》(약 256-282년에 완성)을 저술하였는데, 본서는 현존하는 최초의 침구 전문서이다.

그는 《소문》과 《영추》 및 《명당공침구치요(明堂孔鍼灸治要)》를 하나로 편찬하고 다시 새롭게 분류하여 정리, 보충 하였다. 본서는 진(晋) 이전의 침구에 관한 내용을 집대성한 것이라 할 수 있다.

본서의 주요 내용은 《내경》의 경문 외에 《명당공혈(明堂孔穴)》을 인용하고 있는데, 《명당공혈(明堂孔穴)》은 고대의 경락 수혈(腧穴)과 관련된 전문의서로서 당시 경락 수혈(腧穴)을 그림으로 표현한 것을 《명당공혈도(明堂孔穴圖)》혹은 《명당도(明堂圖)》라고 하였으며, 예를 들면 갈홍(葛洪)(261-341)이 서술한 《포박자(抱朴子)》를 《명당유주언측도(明堂流注偃側圖)》라고 하는 것도 이와 같은 이유이다.

《내경》기초 위에 많은 수혈(腧穴) 명칭, 부위, 치법과 침구법을 보충하였고, 각과 병증의 침구치료에 대해 상세히 논술하고 있다.

본서는 경락학설의 이론에서 임상에 이르기까지의 더욱 발전된 저작으로 당송대(唐宋代) 이후 역대 의가들이 추종하여, 지금까지 경락학설과 침구학의 분야에 기본 서적으로 다루어지고 있다.

6. 당대(唐代)

당대(唐代)에 이르러는 견권(甄權)이 《명당삼인도(明堂三人圖)》를 수정하였다.

손사막(孫思邈)이 저술한 《비급천금요방(備急千金要方)》(652년)에서는 "구명당도(舊明堂圖), 년대구원(年代久遠), 전사착오(傳寫錯誤), 불족지남(不足指南), 금일의견권등신찬위정운이(今一依甄權等新撰爲定云耳).… 기십이경맥(其十二經脈), 오색작지(五色作之); 기경팔맥(奇經八脈), 이록색위지(以綠色爲之)."라고 인용하였음을 볼 때, 원래의 그림에 채색하여 구별한 것을 알 수 있다.

왕도(王燾)가 저술한 《외대비요(外臺秘要)》(752년)에서는 수정 보완하여 "십이인도(十二人圖)"라고 하였는데 후세에는 이 그림이 전해지지 않고 있다.

위의 세 권은 많은 침구치료 내용을 기재하였고 동시에 경락학설 이론을 실제 임상과 결합한 주요 저작으로 평가받고 있다.

7. 송대(宋代)

송대(宋代) 왕유일(王惟一)은 경맥과 수혈(腧穴)을 교정하였는데, 그는 당(唐) 이전 각 의가들의 저술을 모아서 정리하였고 아울러 당시 침구 임상을 참조하여《동인수혈침구도경(銅人腧穴鍼灸圖經)》 3권(1026년)을 편찬하였다.

본서에서는 경맥, 수혈(腧穴)의 통일되지 못한 부분을 규범화, 표준화시켰고, 이를 기초로 동인(銅人)을 주조하여 의학 교육모형의 시구가 되었다.

그가 주조한 동인(銅人)은 당시 성년 남자의 체형과 비슷하였고, 안으로는 장부가 있고 바깥으로는 공혈(孔穴)이 있었으며. 공혈(孔穴) 안으로 물을 채우거나 수은(水銀)을 넣었고 바깥으로는 왁스(蠟)를 발라서 취혈 시침할 때, 침(鍼)이 공혈(孔穴)로 정확히 들어가 수액이 흘러나오면 합격으로 판성하게 하였는데, 이는 경락계통에 관한 내용이 이미 징형화한 단계로 발전되었다.

왕집중(王執中)이 《침구자생경(鍼灸資生經)》(1165년)을 저술하였는데, 본서는 침구 임상치료의 전문서이고 또한 경락학설의 이론과 임상을 결합한 중요 저서 가운데 하나이다.

8. 금원대(金元代)

금원시대(金元時代)의 침구대가인 두묵(竇默)(1190-1280년)의 저서로는 《금침지남(金鍼指南)》, 《표유부(標幽賦)》, 《통현지요부(通玄指要賦)》 등이 있는데 당시 전해 내려온 안시취혈침법(按時取穴鍼法)에 대해 가부(歌賦) 형식으로 나타내었다. 하약우씨(何若愚氏)는 《유주지미부(流注指微賦)》(1311년)를 저술하여 자오유주침법(子午流注鍼法)을 자세히 다뤘다.

활백인(滑伯仁)은 《십사경발휘(十四經發揮)》(1341년)를 저술하였는데, 조간왕(趙簡王)이 저술한 《금란순경취혈도해(金蘭循經取穴圖害)》(1303년, 손실됨)를 기초로 하고 정리 보충하였으며, 본서에서 처음으로 '십사경(十四經)'이라는 명칭을 사용하였는데 경락계통 중 독립된 수혈(腧穴)이 있는 경맥을 중시한 것으로 실제적인 경락계통의 서술은 십이경맥(十二經脈)과 임독맥(任督脈) 등 십사경(十四經)을 위주로 다루어야 함을 강조한 서적이다.

본서에서는 경락의 유주에서 기혈운행규율(氣血運行規律)에 이르기까지, 그리고 경맥병증(經脈病證)에서 수혈(腧穴)의 정위와 주치에 이르기까지 상세히 논술하고 있다.

9. 명대(明代)

명대(明代)에는 많은 침구가가 출현하였고 침구학 전문서가 범람하였는데, 경락학설에 대해 특출하고 공헌한 바가 많았던 시기이다.

- 하영(夏英)은 활씨(滑氏)의 주석에 경맥 원문을 배합하여 《영추 · 경맥익》(1497년)을 편저하였다.
- 고무(高武)는 《침구취영(鍼灸聚英)》(1529년)을 저술하였는데 활씨(滑氏)가 논술해 놓은 경맥기혈유주순서(經脈氣血流注循序)에 의거하여 그림을 그려 완성하였다.
- 심자록(沈子祿)은 《경락분야(經絡分野)》를 편집하였고, 서사증(徐師曾)이 교정하여 《경락추요(經絡樞要)》를 또한 편집하였으니, 이를 집성하여 《경락전서(經絡全書)》(1576년)를 저술하였다.
- 이시진(李時珍)은 《기경팔맥고(奇經八脈考)》(1577년)를 저술하여 이전 사람들의 기경팔맥(奇經八脈)의 순행, 수혈분포(腧穴分布), 발병병증(發病病證) 등의 내용을 비

교적 전면적이고 계통적으로 기경(奇經)을 완성시켜 경락학설의 발전에 공헌하였다.

- 마시(馬蒔)가 저술한 《내경주증발미(內經注證發微)》(1586년)는 《내경》중 경락학설과 유관한 원문을 주석하였는데 경락학설 발전에 공헌하였다.
- 양계주(楊繼洲)가 저술한 《침구대성(鍼灸大成)》(1601년)은 명대(明代) 이전의 침구학술을 집대성하여 경락학설의 이론과 임상을 서로 결합시킨 저서로 인정받고 있다.
- 장삼석(張三錫)의 《경락고(經絡考)》(1609년), 장경악(張景岳)의 《유경(類經)》(1624년), 적량(翟良)의 《경락회편(經絡匯編)》(1628년) 및 《순경고혈편(循經考穴編)》등도 모두 경락학설의 발전에 공헌하였다.

10. 명말청초(明末淸初)

명말청초(明末淸初) 온병학파가 점차 형성되었는데 이는 《상한론(傷寒論)》의 기초 위에 발전하여 왔으므로 이것도 또한 경락학설 이론과 실제를 결합한 것으로 볼 수 있다.

한사(寒邪)에 침입을 받음에 있어 육경(六經) 전변(傳變) 변증(辨證)의 기초 위에 온열지사(溫熱之邪)의 상(傷)함을 더해 경락 운행의 위기영혈(衛氣榮血)의 발병 병증을 표현하고 이에 온병(溫病)의 변증방법을 창립하니 이로 인하여 온병(溫病)의 전변과정이 경락의 작용과 밀접하다고 볼 수 있다.

장지총(張志聰)이 저술한 《황제내경소문영추집주(黃帝內經素問靈樞集注)》는 《내경》중 경락학설과 유관한 내용을 주석하여 여러 의문점들을 자세히 밝혔다.

11. 청대(淸代) 중기이후(中期以後)

청대(淸代) 중기 이후로 "침자(鍼刺), 화구(火灸), 구비봉군지소의(究非奉君之所宜)"의 영향으로 1822년 영(令)을 내리기를 "태의원(太醫院) 침구일과(鍼灸一科) 착영원정지(着永遠停止)"라고 하였다. 이 때부터 침구학의 발전이 크게 저해됨에 이르게 되었고, 경락학 전문서의 발간도 줄었다.

- 진혜주(陳惠疇)가 증편한 《경맥도고(經脈圖考)》는 40여년(1878년)에 걸쳐 완성하였다.
- 료윤홍(廖潤鴻)이 편찬한 《침구집성(鍼灸集成)》(1874년)은 경락학설의 이론과 임상에 관한 주요 저작이다.
- 이학천(李學川)의 《침구봉원(鍼灸逢源)》, 왕인암(汪認菴)의 《경락가결(經絡歌訣)》, 이성경(李盛卿)의 《맥도운행고(脈度運行考)》, 웅홀(熊笏)의 《중풍론(中風論)》등 모두가 경락학설의 발전에 공헌하였다.

II 침구경락 주요 의서

1.《백서경맥(帛書經脈)》[1]

1973년 고고학자가 호남성(湖南省) 장사시(長沙市) 마왕퇴(馬王堆) 삼호한묘(三號漢墓)에서 백서(帛書)와 간편(簡片)을 발견하였다. 《족비십일맥구경(足臂十一脈灸經)》, 《음양십일맥구경(陰陽十一脈灸經)》 갑본(甲本), 을본(乙本)은 발견된 책 중에서 최초의 경맥서적이다. 《맥구경(脈灸經)》이라고 간칭하며 작자는 미상이다. 마왕퇴삼호한묘(馬王堆三號漢墓)는 기원전 68년에 장(葬)해졌고, 또한 본서는 순장(殉葬)하기 이전에 완성된 것으로 2000년 이상된 서적이다. 특별히 《족비십일구경(足臂十一灸經)》은 《음양십일맥구경(陰陽十一脈灸經)》보다 더 일찍 만들어진 책이며, 일부에서는 춘추전국시대(기원전 776~476년)의 서적으로 여기고 있다.

본서는 《내경》 이전의 침구 경락 이론을 기재한 서적이며, 본서의 기본 내용은 인체 십일맥(十一脈)의 순행, 기지, 주병과 구법(灸法)을 기재하고 있다. 《영추 · 경맥》 편과 유사하면서도 다소의 차이가 있지만 경맥학설의 발전과정을 반영하고 있다.

경맥명칭[2]

《족비십일경구경(足臂十一經灸經)》은 경맥의 기지(起止)로 명명하는 것이고 족맥(足脈)이 먼저 나오고 수맥(手脈)이 나중에 나온다.

> * 즉 족(足)의 삼양맥(三陽脈), 삼음맥(三陰脈), 비(臂)의 이음맥(二陰脈), 삼양맥(三陽脈)의 순이며, 궐음맥(厥陰脈)은 없어서 합(合)하면 십일맥(十一脈)이 된다.

---

[1] 《백서(帛書)》의 경맥(經脈) 관련 내용
족비십일맥구경(足臂十一脈灸經), 음양십일맥구경(陰陽十一脈灸經)(甲, 乙, 丙本), 맥법(脈法)(甲, 乙本), 음양맥후론(陰陽脈後論)(甲, 乙本), 기타 의서(醫書) 10종(種) 이 있으며, 총 14종(種)의 의서(醫書)에 총 자수(字數) 3만자이며, 식별 가능한 자수(字數)는 총 2만3천자임

《음양십일맥구경(陰陽十一脈灸經)》은 먼저 양맥(陽脈)이 나오고 다음에 음맥(陰脈)이 나온다.

* 즉 족삼양맥(足三陽脈), 비삼양맥(臂三陽脈), 족삼음맥(足三陰脈), 비이음맥(臂二陰脈)의 순이며, 비(臂)의 삼양맥(三陽脈)은 견맥(肩脈: 비태양맥臂太陽脈) 이맥(耳脈: 비소양맥臂少陽脈) 치맥(齒脈: 비양명맥臂陽明脈)으로 명명되어 있으며, 이를 합하면 역시 십일맥(十一脈)이 된다.

순행방향

경락순행방향은 《족비십일맥구경(足臂十一脈灸經)》과 《음양십일맥구경(陰陽十一脈灸經)》이 서로 다르며, 《영추 · 경맥》편과도 차이점이 있다[3].

---

[2] 경맥(經脈)의 비교: 《백서》와 《영추》

서명(書名)	《족비십일맥구경(足臂十一脈灸經)》	《음양십일맥구경(陰陽十一脈灸經)》	《영추·경맥편》
맥명(脈名)	맥맥(温脈)	맥맥(眽脈)	경맥(經脈)
각맥(各脈)의 명칭 (원문에 의함)	족태양맥(足泰陽温)	족거양지맥(足鉅陽之脈)	폐수태음지맥(肺手太陰之脈)
	족소양맥(足少陽温)	족소양지맥(足少陽之脈)	대장수양명지맥(大腸手陽明之脈)
	족양명맥(足陽明温)	족양명지맥(足陽明之脈)	위족양명지맥(胃足陽明之脈)
	족소음맥(足少陰温)	견맥(肩脈)	비족태음지맥(脾足太陰之脈)
	족태음맥(足泰陰温)	이맥(耳脈)	심수소음지맥(心手少陰之脈)
	족권(궐)음맥 [足帣(厥)陰温]	치맥(齒脈)	소장수태양지맥(小腸手太陽之脈)
	비태음맥(臂泰陰温)	족대(태)음지맥 [足大(太)陰之脈]	방광족태양지맥(膀胱足太陽之脈)
	비소음맥(臂少陰温)	족궐음지맥(足厥陰之脈)	신족소음지맥(腎足少陰之脈)
			심주수궐음심포락(心主手厥陰心包絡)
	비태양맥(臂泰陽温)	족소음지맥(足少陰之脈)	삼초수소양지맥(三焦手少陽之脈)
	비소양맥(臂少陽温)	비거음지맥(臂鉅陰之脈)	담족소양지맥(膽足少陽之脈)
	비양명맥(臂陽明温)	비소음지맥(臂少陰之脈)	간족궐음지맥(肝足厥陰之脈)

[3] 맥(脈)의 순행규칙(循行規則) 비교: 《백서》와 《영추》

경맥(經脈) \ 서명(書名)		《족비십일맥구경(足臂十一脈灸經)》	《음양십일맥구경(陰陽十一脈灸經)》	《영추·경맥편》
수(手: 비臂)	음맥(陰脈) 양맥(陽脈)	수(手) → 흉협(胸脇) 수(手) → 두(頭)	수(手) → 흉(胸: 혹노或臑) 수(手) → 두(頭) [단, 견맥(肩脈): 두(頭) → 수(手)]	흉(胸) → 수(手) 수(手) → 두(頭)
족(足)	양맥(陽脈) 음맥(陰脈)	족과(足踝: 행骭) → 두(頭) 족(足) → 고(股), 복(腹)	족과(足踝) → 고(股), 두(頭) 두(頭) → 복(腹) [단, 족태음맥(足太陰脈): 위(胃) → 족과(足踝)]	두(頭) → 족(足) 족(足) → 흉(胸)

《족비십일맥구경(足臂十一脈灸經)》의 십일맥(十一脈)은 사지 말단을 따라서 구간을 향하거나 두면부를 주행하니 곧 향심성이 있다.

《음양십일맥구경(陰陽十一脈灸經)》의 십일맥(十一脈) 중에 9개는 사지말단을 따라서 구간으로 순행하니 곧 향심성이 있다. 2개는 머리를 따라서 손으로 주행하거나 소복을 따라서 발로 주행한다.

* 견맥(肩脈: 수태양소장手太陽小腸)은 머리에서부터 손으로 가고 족태음맥(足太陰脈)은 소복에서부터 과(踝)로 가는 것은 리심성(離心性)이다.

《영추 · 경맥》편의 십이경맥(十二經脈)의 주행은 수(手)의 삼음(三陰)은 흉(胸)에서부터 수(手)로 주(走)하고(리심성離心性), 수(手)의 삼양(三陽)은 수(手)에서부터 두(頭)로 주(走)하며(향심성向心性), 족(足)의 삼음(三陰)은 족(足)에서부터 흉복(胸腹)으로 주(走)하고(향심성向心性), 족(足)의 삼양(三陽)은 두(頭)에서부터 족(足)으로 향한다(리심성離心性).

수족(手足)의 삼음삼양(三陰三陽)은 순환무단(循環無端) 종이부시(終而復始)의 계통을 하고 각 경(經)은 수족표리상접하고 장부속락의 관계가 있다.

《맥구경(脈灸經)》은 아직 완전한 경맥 체계를 형성하지 못한 것은 경맥학설의 초기 내용이라는 것을 의미하고 있다.

주병

《맥구경(脈灸經)》에는 이미 십일맥(十一脈)의 병후가 나타나 있고, 《족비십일맥구경(足臂十一脈灸經)》의 병후는 해당 경락의 장부 병 위주로 비교적 간단하다. 이에 비하여 《음양십일맥구경(陰陽十一脈灸經)》에는 더 구체적으로 많은 내용을 기재하고 있는데, 이미 「시동병(是動病)」과 「소생병(所生病)」이 기재되어 있다. 그러나 《영추 · 경맥》편에 비하여 기재된 병후가 적고 간단하다. 수태음폐맥병후(手太陰肺脈病候)를 예로 들면 다음과 같다.

- 《족비십일맥구경(足臂十一脈灸經)》: 심통(心痛), 심번이의(心煩而意)라 한다.
- 《음양십일맥구경(陰陽十一脈灸經)》: 시동병(是動病)은 "心滂滂如[而와 同]痛(經脈氣 變動으로 인한 心動不安), 缺盆痛, 甚[則]交兩手而戰, 此爲臂蹶 … "이라 하였

고, 또한 소산병(所産病)은 "胸痛, 脘痛, [心痛], 四末痛, 叚(瘕), 爲五病."이라 하였다.

- 《영추 · 경맥》: "是動則病肺脹滿膨膨而喘咳, 缺盆中痛, 甚則交兩手而瞀, 此爲臂厥. 是主肺所生病者, 咳, 上氣喘渴, 煩心胸滿, 臑臂內前廉痛厥, 掌中熱. 氣盛有餘, 則肩背痛風寒, 汗出中風小便數而欠. 氣虛則肩背痛寒, 少氣不足以息, 溺色變."이라 한다.

이것으로써 경맥 병후의 발전 과정을 살필 수 있는데, 《족비십일맥구경(足臂十一脈灸經)》의 병후는 장부병을 위주로 삼았고, 《음양십일맥구경(陰陽十一脈灸經)》은 장부병과 더불어 經病을 함께 다루어 시동병(是動病)과 소생병(所生病)으로 나누어 설명하였다. 《음양십일맥구경(陰陽十一脈灸經)》의 내용은 《영추 · 경맥》의 내용과 유사한데, 문자와 그 설명도 《영추 · 경맥》에 상당히 근접해 있다.

치료

《맥구경(脈灸經)》에서 병후의 치료에 단지 구법(灸法)만 사용하였는데, 경(經)마다 아래에 "諸病此物者, 皆久(灸)××脈" 혹(或) "皆久(灸) ××脈" 등의 자구(字句)들이 있지만, 병후상(病候上)에 있어서는 허실이 아직 구별되지 않았다.

《영추 · 경맥》에는 병후상(病候上) 유여(有餘)와 부족의 양류(兩類) 병후가 나누어져 있을 뿐 아니라, "성즉사지(盛則瀉之), 허즉보지(虛則補之), 열즉질지(熱則疾之), 한즉유지(寒則留之), 함하즉구지(陷下則灸之), 부성부허(不盛不虛), 이경취지(以經取之)[4)]"의 치료 원칙이 제시되었다.

4) 《영추·경맥》편의 치료와 변증이 더 발전되었음을 의미한다.

2.《내경(內經)》 침구내용

《내경》은《영추(靈樞)》,《소문(素問)》의 두 책을 포괄하는데,《내경》이 성립된 연대에 대한 의가들의 의견은 각기 다르다.

춘추전국시대의 작품이라고 말하기도 하고, 전국진한시기(戰國秦漢時期)의 저작이라고 인식하기도 하였는데, 각가의 의견에 일정한 근거가 있어서,《내경》이 일정한 시기에 성립된 책이 아니라는 것을 설명해주고 있다.

일반적으로 그 주요 내용은 전국시대에 형성되었는데, 전국시대 이전에 나온 의학 저작들을 총결하고, 진한시대에 이르러 다시 보충되었다고 인식한 설이 가장 객관적이고 실제에 부합한다고 말할 수 있다.

작자는 황제와 기백 등의 이름으로 되어있으나 실제상은 후인의 저작이고 또한 한 사람에 의해 이루어진 것이 아니라는 견해도 있다.

현재 통용되는 책은《소문》은 당(唐) · 왕빙(王冰)이 쓴《소문》이며,《영추》는 송(宋) · 사숭(史崧)이 가장구본(家藏舊本)인《영추》를 증수(增修)하여 그 전모를 얻을 수 있다.

《내경》의 출현은 한의학 이론 발전의 기초가 되었고, 한의학 이론 체계를 형성하였으며, 음양오행, 사람과 자연의 관계, 장상학설, 진법치칙(診法治則)과 각종 병증 등의 내용을 정리하였고, 체계적으로 논술하였다.

후세의 각종 학술유파와 임상학과가 모두《내경》을 기초로 하여 발전하였는데 침구학도 이에 속한다.

《내경》 중에서 이미 침구이론의 체계가 형성되었는데, 예를 들면 경락학설, 수혈(腧穴), 자법(刺法), 구법(灸法), 침구의기(鍼灸宜忌) 등이 있다.

치료 방면에서《내경》의 모든 병증은 침구치료를 위주로 하고 있는데, 취혈원칙, 배혈방법, 심천자법(深淺刺法), 득기(得氣), 각종 보사법(補瀉法)에 대하여 모두 비교적 상세한 논술이 있으며,《영추》부분은 이러한 면이 더욱 두드러진다.

《영추 · 구침십이원》의 다음 문장은《침경(鍼經)》을 편사(編寫)한 목적을 설명한 것이며, 후세인이《영추》가 침구의 초기 전문서가 됨을 말한 바 있다[5].

5) "余欲勿使被毒藥, 無用砭石, 欲以微鍼通其經脈, 調其血氣, 營其逆順出入之會. 令可傳於後世, 必明爲之法, 令終而不滅, 久而不絶, 易用難忘, 爲之經紀. 異其篇章, 別其表裏, 爲之終始. 令各有形, 先立鍼經 …"

경락체계

《영추 · 해론》에서 말한 것과 같이 "부십이경맥자(夫十二經脈者), 내속우부장(內屬于府藏), 외락우지절(外絡于肢節).(무릇 십이경맥(十二經脈)은 안으로는 오장육부에 속하고 밖으로는 사지관절에 락(絡)한다.)"이라 하였다.

* 즉, 경맥(經脈)을 통과하는 순행은 오장육부(五臟六腑), 사지백해(四肢百骸), 오관칠규(五官七竅), 피육근골(皮肉筋骨)이 유기적인 관계를 이룬다.

이에 대하여 《내경》에는 전문적으로 논술한 장이 있는데 《영추》에는 경맥(經脈), 경별(經別), 경수(經水), 경근(經筋), 근결(根結), 해론(海論) 등의 편이 있으며, 《소문》에는 골공론(骨空論), 기부론(氣府論) 등이 있어서 경맥(經脈)과 기경(奇經)에 대한 것과 각 경맥의 기시와 유주, 장도(長度) 등에 관한 것이 상세히 기재되어 있다. 경맥병후에 관하여 《영추 · 경맥》편에서 계통적으로 논술하였을 뿐만 아니라 기타의 각 편은 경맥으로써 증을 나누어 병을 논하고 있다.

경락을 설명하는 완전한 이론은 《내경》 중에 이미 형성되어 있어서 지금도 경락학설의 근거가 되고 있으며, 임상에서도 유효하게 응용되고 있다.

음양오행론과 경락론과의 관계에 관한 내용

사시음양(四時陰陽)과 침구·경락론

《영추 · 옹저》편에 이르기를 "경맥(經脈)은 쉼없이 흐르므로 하늘의 운행규율과 부합하고 땅의 이치와 부합한다. … 대저 인체의 혈맥과 영위(營衛)는 쉬지 않고 운행하며 위로는 성숙(星宿)과 상응하고 아래로는 경수(經水)가 흐르는 이치와 상응한다[6]." 라 한다.

이는 일년(一年) 사계(四季)에 음양성쇠(陰陽盛衰)의 변화가 있는데, 사람의 경맥기혈(經脈氣血)도 여기에 응(應)하여 인체의 양기(陽氣)는 또한 표(表)로 추향(趨向)하기도 하고 리(裏)로 침강(沈降)하기도 하는 다른 면을 보이는데, 때문에 사시(四時)의 침자(鍼刺)에는 심천(深淺)을 나누어 음양(陰陽) 조절을 해야함을 설명하고 있다.

사시(四時)의 다른 취혈법과 심천(深淺) 자법(刺法)은 또한 《소문》의 《수열혈론(水熱

---

6) "經絡留行不止, 與天同度, 與地合紀. … 夫血脈營衛, 周流不休, 上應星宿, 下應經數"

穴論)》, 《영추》의 《사기론(四氣論)》, 《본수(本輸)》, 《한열병(寒熱病)》, 《종시(終始)》 및 《순기일일분위사시(順氣一日分爲四時)》 등(等)의 편에서 나타난다.

음양론과 침구 변증시치

《영추 · 근결》편에서 "침(鍼)을 운용하는 요점은 음(陰)과 양(陽)을 조화롭게 하는 데 있으며, 음(陰)과 양(陽)이 조화를 이루면 정기(精氣)가 충실해지고 형(形)과 기(氣)가 합해지므로 신기(神氣)가 내부에 저장된다[7]."이라고 한다.

조화음양(調和陰陽)은 음증(陰證), 양증(陽證), 음경(陰經), 양경(陽經)을 포괄하고 또한 표리허실한열(表裏虛實寒熱)과 표본(標本)을 포괄한다.

음양(陰陽)을 조절하는 방법은 "성자사지(盛者瀉之), 허자보지(虛者補之)"에 있고 양성(陽盛) 음성(陰盛)은 모두 거사(祛邪)의 방법을 쓸 수 있으며, 양허(陽虛), 음허(陰虛)는 모두 보정(補止)의 방법을 쓸 수 있는데, 즉 양허보양(陽虛補陽), 음허보음(陰虛補陰)이다.

그러나 음양(陰陽)은 서로 호근(互根), 제약(制約)의 관계에 있으므로 《내경》에서 또한 음병치양(陰病治陽) 과 양병치음(陽病治陰)의 방법을 제출한다.

침구학으로 말하면 음경(陰經)의 기(氣)을 조절하는 방법으로 양경(陽經)의 병증을 치료할 수 있고, 양경(陽經)의 기(氣)를 조절하는 방법으로 음경(陰經)의 병증을 치료할 수 있다.

* 즉 《소문·음양응상대론》 중에서 "고선용침자(故善用鍼者), 종음인양(從陰引陽), 종양인음(從陽引陰)(그러므로 침을 잘 사용하는 자는 음경陰經으로부터 양경陽經에 있는 사기邪氣를 끌어내고, 양경陽經으로부터 음경陰經에 있는 사기邪氣를 끌어낸다)"의 뜻이다.

음양실조(陰陽失調)는 허실(虛實)의 상황에 근거하여 조절할 수 있는데, 이에 대하여 《영추》의 《종시(終始)》, 《열병(熱病)》, 《궐병(厥病)》 등의 편에 논술되어 있다.

그 다음으로 음양변정사상(陰陽辨証思想)은 취혈배혈상에 표현되어 있다

병정(病証)을 음양(陰陽)으로 나누면 치법상 음병(陰病)은 양경혈(陽經穴)에서 취할 수 있고, 양병(陽病)은 음경혈(陰經穴)에서 취할 수 있다.

《영추 · 종시》편에서 "열궐(熱厥)에 침을 놓을 때는 음경(陰經)에 두 차례 침을 놓

[7] "用鍼之要, 在于知調陰與陽, 調陰與陽, 精氣乃光, 合形與氣, 使神內藏"

고 양경(陽經)에 한 차례 침을 놓아야 하며, 한궐(寒厥)에 침을 놓을 때는 양경(陽經)에 두 차례 침을 놓고 음경(陰經)에 한 차례 침을 놓아야 한다. 이른바 '이음(二陰)'이란 음경(陰經)에 두 차례 침을 놓는다는 뜻이고, '일양(一陽)'이란 양경(陽經)에 한 차례 침을 놓는다는 뜻이다[8]."라고 하였듯이 수모배혈법(兪募配穴法)은 또한 음양배혈법(陰陽配穴法)이다.

이는 배수혈(背腧穴)이 양(陽)이고 복모혈(腹募穴)이 음(陰)이기 때문이다.

음양론과 자법원칙(刺法原則)

자법원칙(刺法原則)은 질병이 있는 부위가 중요한데, 음(陰)에 있는지, 양(陽)에 있는지, 장(臟)에 있는지, 부(腑)에 있는지, 표(表)에 있는지, 이(裏)에 있는지에 근거하여야 하며, 이로써 상응하는 치료원칙을 취하여 취혈원칙과 침자방법을 결정하여야 한다.

《영추 · 수요강유》의 다음 문장은 병이 시작된 부위와 발병요인, 그리고 시간을 고려하여 오수혈에 침을 놓거나, 락맥에 침을 놓는 등의 적절한 침법을 운용해야함을 설명하고 있다[9].

오행학설(五行學說)의 침구응용(鍼灸應用)

《내경》《영추 · 구침십이원》의 다음 문장은 음양속성을 응용하여 오수혈(五輸穴)의 특징을 해석하고 있다[10].

* 즉 음경(陰經)은 정혈(井穴)을 목(木)에 배속하는 것을 시작으로 다음도 이에 따라 배속하였으며, 양경(陽經)은 정혈(井穴)을 금(金)에 배속하는 것을 시작으로 다음도 이에 따라 배속.

이는《영추 · 본수》,《소문 · 자법론》등의 편에 나뉘어 논술되어 있으며, 오수혈

8) "刺熱厥者, 二陰一陽, 刺寒厥者, 二陽一陰. 所謂二陰者, 二刺陰也; 一陽者, 一刺陽也."

9) "陰中有陰, 陽中有陽, 審知陰陽, 刺之有方, 得病所始, 刺之有理, 謹度病端, 與時相應, 內合於五臟六腑, 外合於筋骨皮膚. 是故內有陰陽, 外亦有陰陽. 在內者, 五臟爲陰, 六腑爲陽; 在外者, 筋骨爲陰, 皮膚爲陽. 故曰, 病在陰之陰者, 刺陰之滎輸; 病在陽之陽者, 刺陽之合; 病在陽之陰者, 刺陰之經; 病在陰之陽者, 刺絡脈."

10) "凡二十七氣, 以上下, 所出爲井, 所溜爲滎, 所注爲腧, 所行爲經, 所入爲合, 二十七氣所行, 皆在五腧也."

(五輪穴)을 오행(五行)에 나누어 배속시키는 것은 오행상생상극(五行相生相克)의 원리에 의한 것이니 임상취혈에 근거가 됨. 이러한 종류의 오행(五行)에 근거한 침구취혈(鍼灸取穴)과 보사방법(補瀉方法)의 사상은《난경(難經)》에 이르러 다시 언급했다.

수혈(腧穴)에 관한 내용

《내경》은 수혈(腧穴)의 개념, 명칭, 부위와 기능에 관하여 모두 논술하였다.

예를 들면,《영추 · 구침십이원》에 "관절(關節)은 서로 접하여 365곳에서 만나는데, 이른바 '관절(關節)'이란 신기(神氣)가 운행(運行) · 출입(出入)하는 곳이다[11]."라고 하였듯이 신기(神氣)는 경기(經氣)이고, 절(節)은 수혈(腧穴)이다.

> 수혈(腧穴)은 경기(經氣)가 출입하는 곳이고, 장부(臟腑)와 내통(內通)하고 체표와 외락(外絡)한다고 설명하고 있다. 수혈(腧穴)을 침자(鍼刺)하면 장부(臟腑)의 기능을 조절할 수 있고 치병(治病)의 목적에 도달할 수 있다.

수혈(腧穴)의 명칭, 수(數) 및 부위에 대한 소개도 있는데, 예를 들면《영추》의《사객(邪客)》,《소문》의《조경론(調經論)》,《기혈론(氣穴論)》,《기부론(氣府論)》등에서 수혈(腧穴)의 부위와 명칭을 기재하고 있다.《영추 · 본수》에서 오수명칭(五腧名稱)과 취법(取法)이 기재되어 있다.

침도(鍼道)에 관한 논술

침도(鍼道)는 침구 치병(治病)의 이치를 말한 것으로 혹은 기전이라고 한다.

《영추 · 구침십이원》의 다음 문장은 침하득기(鍼下得氣)를 말한 것이니 병소(病所)에 기지(氣至)하면 비로소 조기(調氣)와 음양조절(陰陽調節)의 목적에 도달할 수 있음을 의미하며《영추 · 종시》에서 이 목적에 도달하려면 여러 침법(鍼法)을 취(取)해야 하는데, 영수보사(迎隨補瀉)나 서질보사(徐疾補瀉) 등과 같은 것이다.

> "刺之而氣不至, 無問其數, 刺之而氣至, 乃去之, 勿復鍼 … 氣至而有效, 效之信, 若風之吹雲, 明乎若見蒼天, 刺之道畢矣."

---

11) "節之交, 三百六十五會, 所言節者, 神氣之所游行出入也."

《영추 · 종시》에서 "무릇 자침의 이치는 모두 종시편(終始篇)에 있으니, 종시편(終始篇)의 의미를 명확히 파악하면 오장의 기강을 세울 수 있고 음양의 관계를 정할 수 있다. 음은 오장을 주관하고, 양은 육부를 주관한다. 양은 사지에서 기를 받고 음은 오장에서 기를 받는다. 그러므로 사법을 사용할 때는 기가 오는 길목에 침을 놓고, 보법을 사용할 때는 기가 가는 길목에 침을 놓는데 이러한 영수보사법을 알아야 기를 조화롭게 할 수 있다. 기를 조화롭게 하는 방법은 반드시 음양에 통달해야 한다[12]."이라고 한 것과 같으니, 조기(調氣)에 도달하는 것은 침법을 장악하여 장부의 기에 내통(內通)하는 것에 있음을 충분히 설명한 것이다.

보사수기법(補瀉手技法)에 관한 내용

《내경》에서 보사자법(補瀉刺法)은 대체로 다음의 여섯 가지로 나눌 수 있다.

서질보사(徐疾補瀉)

서질보사(徐疾補瀉)는 진침(進鍼)과 퇴침(退鍼)의 빠르고 느린 속도에 근거하며, 경기(經氣)를 끌어서 음양을 조화시키려는 목적의 자법(刺法)이다.

《영추 · 구침십이원》에서 "자침(刺鍼)의 미묘함은 빠르고 느림을 적절히 조절하는 데 있다[13].", "침을 천천히 놓고 신속하게 뽑는 것을 보법이라 하고, 신속하게 놓고 천천히 뽑는 것을 사법이라 한다[14]."라고 말한 것과 같다.

《영추 · 소침해》에서는 진일보하여 "서이질즉실(徐而疾則實)이란 침을 서서히 놓고 빨리 뽑는 것을 말하며, 질이서즉허(疾而徐則虛)란 침을 빨리 놓고 천천히 뽑는 것을 말한다[15]."라고 설명하고 있다.

---

12) "凡刺之道, 畢於終始, 明知終始, 五臟爲紀, 陰陽定矣. 陰者主臟, 陽者主腑, 陽受氣於四末, 陰受氣於五臟, 故瀉者迎之, 補者隨之, 知迎知隨, 氣可令和. 和氣之方, 必通陰陽."

13) "刺之微, 在速遲."

14) "徐而疾則實, 疾而徐則虛.*"

* "徐納其鍼, 而急出之則爲補, 疾納其鍼, 而徐出之則爲瀉" (馬蒔)

15) "徐而疾則實者, 言徐內而疾出也. 疾而徐則虛者, 言疾內而徐出也."

제삽보사(提揷補瀉)[16]

《내경》에서 또한 제삽(提揷)의 기본적 방법을 제시하였다.

《영추 · 관능》에서 "사법을 운용할 때에는 반드시 매끄럽게 병소에 자침하여 염전하면 정기가 정상적으로 운행된다. 빠르게 찌르고 느리게 뽑으면 사기가 침을 따라 빠져나오게 되는데, 침 끝을 경기가 운행하는 방향으로 향하고, 침을 흔들어 침공을 크게 함으로써 사기가 침을 따라 신속하게 빠져 나오도록 해야 한다. 보법을 운용할 때에는 반드시 단정하고 침착한 태도로 피부를 안마하여 그 혈위를 바르게 한 다음, 왼손으로 침을 잡고 오른 손으로 그 피부를 넓혀서 침을 놓되 가볍게 돌리면서 서서히 침을 찔러야 하며, 반드시 침신을 바르게 하고 마음을 안정시키며 긴장을 풀지 않아야 한다. 잠시 침을 꽂아 두었다가 침 끝에 기가 느껴지면 신속히 침을 뽑는다. 그 피부를 눌러 침공을 막음으로써 진기를 보존해야 한다[17]."이라 하였다.

* 이것은 일종의 복식침법(複式鍼法)이니 염전수법(捻轉手法)과 제삽수법(提揷手法)이 있다.

---

16) 서서히 씨름, 동시에 얕은 곳 → 깊은 곳으로 힘을 가함
… 신속히 발침(拔鍼)하고 침공(鍼孔)을 눌러서 막음 (진기(眞氣)를 불어 넣어주고 신속히 빼냄) : 삽(揷)
… 보법(補法)
신속히 찌름, 동시에 깊은 곳 → 얕은 곳으로 힘을 가함
… 서서히 침공(鍼孔)을 개대(開大)시키면서 발침(拔鍼)함 (사기(邪氣)가 침(鍼)을 따라 빠져 나오노독 함) .
제(提) … 사법(瀉法)

17) "사필용원(瀉必用員), 절이전지(切而轉之), 기기내행(其氣乃行), 질이서출(疾而徐出), 사기내출(邪氣乃出), 신이영지(伸而迎之), 요대기혈(搖大其穴), 기출내질(氣出乃疾). 보필용방(補必用方), 외인기피(外引其皮), 영당기문(令當其門), 좌인기추(左引其樞), 우추기부(右推其膚), 미선이서추지(微旋而徐推之), 필단이정(必端以正), 안이정(安以靜), 견심무해(堅心無解), 욕미이유(欲微以留), 기하이질출지(氣下而疾出之), 추기피(推其皮), 개기외문(蓋其外門), 진기내존(眞氣乃存)."

「신이영지(伸而迎之)」의 「신(伸)」은 제침(提鍼)이고, 「미선이서추지(微旋而徐推之)」의 「추(推)」는 삽침(插鍼)이다. 삽침(插鍼)은 보(補)가 되니 양기(陽氣)를 받아들여 얕은 곳에서 깊은 곳으로 들어가고, 제침(提鍼)은 사(瀉)가 되니 깊은 곳에서 얕은 곳에 이르러 양기(陽氣)를 사(瀉)하며, 이는 후세에 제삽수법(提插手法)이 되었으니 이 이론에 의거하여 제시된 것이다.

염전보사(捻轉補瀉)[18]

"절이전지(切而轉之)", "미선이서추지(微旋而徐推之)"의 「전(轉)」과 「선(旋)」은 염전(捻轉)의 뜻이다.

염전(捻轉)의 각도(角度)의 대소(大小)로서 보사(補瀉)를 나누니 염전각도(捻轉角度)가 작고 느리게 제삽(提插)하면 보법(補法)이고, 염전각도(捻轉角度)가 크고 빨리 제삽(提插)하면 사법(瀉法)이다.

호흡보사(呼吸補瀉)[19]

《소문 · 팔정신명론》의 "이식방흡이내침(以息方吸而內鍼: 숨을 막 들이마실 때 침을 놓는다)", "부후기방호이서인침(復候其方呼而徐引鍼: 다시 숨을 막 내쉴 때를 살펴서 서서히 침을 뽑아낸다)"은 호흡(呼吸)에 따라 침(鍼)을 행(行)함이니 호흡보사법(呼吸補瀉法)의 기본 사상이 된다.

《소문 · 이합진사론》에서도 호흡보사(呼吸補瀉)가 후기법(候氣法)과 개합수법(開闔手法)에 배합할 수 있음을 주요하게 설명하였다[20].

---

18) **보법(補法)** : 초기 … 각도 작고 느리게 전(轉) // 후기 … 무지(拇指) 전방(前方) 전(轉), 우전(右轉)
사법(瀉法) : 초기 … 각도 크고 빠르게 전(轉) // 후기 … 식지(食指) 전방(前方) 전(轉), 좌전(左轉)

19) **보법(補法)** : 호진내침(呼盡內鍼), 후흡인침(候吸引鍼: 진기眞氣가 빠져 나가지 못하게 함)
사법(瀉法) : 흡즉내침(吸則內鍼), 호진내거(呼盡乃去: 사기邪氣를 함께 빼냄)

20) "吸則內鍼, 無令氣忤, 靜以久留, 無令邪布, 吸則轉鍼, 以得氣爲故, 候呼引鍼, 呼盡乃去, 大氣皆出, 故命曰瀉. 帝曰: 不足者補之 奈何? 岐伯曰, 必先捫而循之, 切而散之, 推而按之, 彈而怒之, 抓而下之, 通而取之, 外引其門, 以閉其神, 呼盡內鍼, 靜以久留, 以氣至爲故, 如待所貴不知日暮, 其氣以至, 適而自護, 候吸引鍼, 氣不得出, 各在其處, 推合其門, 令神氣存大氣留止, 故命曰補."

영수보사(迎隨補瀉)[21]

《영추 · 구침십이원》에서는 다음과 같이 말하였다.

> "영이탈지(迎而奪之), 악득무허(惡得無虛), 추이제지(追[22]而濟之), 악득무실(惡得無實), 영지수지(迎之隨之), 이의화지(以意和之)."

경기(經氣)의 오는 것을 맞으면 그 오는 세력(勢力)과 서로 어긋나므로 사법(瀉法)을 써서 그 실(實)을 빼앗으니 즉 사기(邪氣)가 실(實)에서 변(變)하여 제거된다. 경기(經氣)가 가는 것을 따라서 그 오는 세력(勢力)과 서로 순(順)하니 보법(補法)을 써서 그 불족(不足)함을 세(勢)하므로 정기(正氣)가 허(虛)에서 전(轉)하여 충실하게 되는데 이를 영수보사법(迎隨補瀉法)이라 한다.

《영추 · 종시》에서는 영수보사(迎隨補瀉)가 경기(經氣)를 조절하고 음양(陰陽)을 소도(疏導)하는 데 있음을 설명하였다[23].

> * 후세 의가들이 영수보사(迎隨補瀉)를 침구방면으로 해석하여 경맥 순행 방향의 순행에 의거하여 보사(補瀉)를 진행하여 경맥 유주의 순행 방향으로 기준을 삼았다.

만약 침망(鍼芒)이 경맥 순행을 따라 침법(鍼法)을 행하면 보(補)가 되고 침망(鍼芒)이 경맥 순행을 거슬러서 침법(鍼法)을 행하면 사(瀉)가 된다.

개합보사(開闔補瀉)

《소문 · 자지론》 중에서 "기실자(氣實者), 열야(熱也), 기허자(氣虛者), 한야(寒也). 입실자(入實者), 좌수개침공야(左手開鍼空也), 입허자(入虛者), 좌수폐침공야(左手閉鍼空也)."라고 하였다.

기실(氣實)은 열증(熱證)에 속하고 침공(鍼空)을 개대(開大)하여 실열(實熱)을 사(瀉)하고 기허(氣虛)는 한증(寒證)에 속하고 침공(鍼空)을 폐합(閉闔)하여 그 허(虛)를 보(補)한다.

《영추 · 관능》 중에서 보사(補瀉)를 서술한 것은 "요대기혈(遙大其穴), 기출내질(氣出

---

21) 보법(補法) : 초기 … 경기(經氣) 가는 세력과 합(合) // 후세 … 경락(經絡) 순행 방향을 향하여 자침(刺鍼)
사법(瀉法) : 초기 … 경기(經氣) 오는 세력과 합(合) // 후세 … 경락(經絡) 순행 반대 방향을 향하여 자침(刺鍼)

22) 추(追) : 《침구대성(鍼灸大成)》에서는 수(隨)로 나타냄

23) "陽受氣于四末, 陰受氣于五藏, 故瀉者迎之, 補者隨之, 知迎知隨, 氣可令和, 和氣之方, 必通陰陽."

乃疾)."이라고 한 것은 사법(瀉法)이고, "추기피(推其皮), 개기외문(蓋其外門), 진기내존(眞氣乃存)."이라고 한 것은 보법(補法)이다.

《소문 · 조경론》 중에서 "실증(實證)을 사(瀉)할 경우는 기(氣)가 성(盛)할 때 침을 찔러 침과 기(氣)가 함께 내부로 들어가게 함으로써 문을 열어 주되 문호(門戶)가 원활하도록 해야 한다. 침과 기(氣)가 함께 빠져 나오도록 하여 정기(精氣)를 손상시키지 않고 사기(邪氣)가 물러가도록 해야 하는데, 침공(鍼孔)을 막지 않음으로써 사기(邪氣)가 신속하게 빠져 나오도록 하되, 흔들어서 침공(鍼孔)을 크게 하여 사기(邪氣)가 빠져 나오는 통로가 원활하도록 해야 하니, 이를 대사(大瀉)라고 한다[24), 25)]."

위에 있는 여섯 가지의 수법(手法)은 후세 각종 복식침자(複式鍼刺) 보사수법(補瀉手法)의 기초가 되었다.

침법(鍼法)

《내경》의 침법에 대한 논술은 상세하고 구체적이다.

예를 들면 《영추 · 관침》편 중에는 구자법(九刺法), 십이절자법(十二節刺法), 오자법(五刺法) 등이 있으며 《소문 · 무자론》에서는 거자법(巨刺法), 무자법(繆刺法)이 있고 《영추 · 종시》에서는 삼자법(三刺法)과 각(各) 편에 있는 각종 자법(刺法)이 있으며, 그의 규율에 따라 아래와 같이 원칙이 있다.

- 배혈원칙에 따라 하는 자법(刺法) : 수자(輸刺), 원도자(遠道刺), 우자(偶刺), 거자(巨刺), 무자(繆刺) 등
- 병변부위의 심천부동(深淺不同)에 따라 하는 자법(刺法) : 모자(毛刺), 반자(半刺), 분자(分刺), 부자(浮刺), 합곡자(合谷刺), 관자(官刺), 회자(恢刺), 수자(輸刺), 단자(短刺), 락자(絡刺), 찬자(贊刺) 등
- 다침자(多鍼刺) : 제자(齊刺), 양자(揚刺), 방침자(傍鍼刺) 등
- 기타침법(其他鍼法) : 보자(報刺), 쉬자(焠刺), 대사자(大瀉刺), 음자(陰刺) 등

24) "瀉實者, 氣盛乃內鍼, 鍼與氣俱內, 以開其門, 如利其戶. 鍼與氣俱出, 精氣不傷, 邪氣乃下, 外門不閉, 以出其疾, 搖大其道, 如利其路, 是謂大瀉."

25) "補虛奈何? 岐伯曰, 持鍼物置, 以定其意, 候呼內鍼, 氣出鍼入, 鍼空四塞, 精無從去, 方實而疾出鍼, 氣入鍼出, 熱不能還, 閉塞其門, 邪氣布散, 精氣乃得存, 動氣候時, 近氣不失, 遠氣乃來, 是謂追之."

금침금자(禁鍼禁刺)

《내경》은 또한 '기침(忌鍼)'과 '부의용침(不宜用鍼)' 등의 문제를 논술하였다.

오장금자(五臟禁刺)

심간비폐신(心肝脾肺腎)은 인체의 중요한 장기로 사람의 생명이 거기에 달려있으므로 오장(五臟)에 자(刺)하여서는 안된다고 하였다.

《소문 · 자금론》에 나온 다음 문장은 자침이 심(心), 간(肝), 신(腎), 폐(肺), 비(脾), 담(膽)에 닿으면 특정한 증상이 나타나며 사망에 이른다고 한 것과 같다[26].

엄금오자(嚴禁誤刺)

《소문 · 자금론》 중에 말하기를 "발등에 자침(刺鍼)할 때 대맥(大脈)을 손상시켜 출혈이 멎지 않으면 죽는다. 얼굴에 자침(刺鍼)할 때 유맥(溜脈)을 손상시키면 눈이 멀게 된다. 머리에 자침(刺鍼)할 때 뇌호혈(腦戶穴)을 통과시켜 뇌(腦)로 들어가면 즉시 죽는다. 설하(舌下)에 자침(刺鍼)할 때 맥(脈)을 지나치게 손상시키면 출혈이 그치지 않아 벙어리가 된다. … 척추(脊椎) 사이에 자침(刺鍼)할 때 척수(脊髓)를 손상시키면 곱사등이가 된다. 유중혈(乳中穴)에 자침(刺鍼)할 때 유방(乳房)을 손상시키면 붓고, 유근(乳根)이 썩어 들어간다. 결분(缺盆) 중앙에 자침(刺鍼)할 때 너무 깊게 찌르면 천해(喘咳)하고 기(氣)가 상역(上逆)하도록 한다[27]."이라고 하였다.

《내경》에서는 이미 오자(誤刺)할 때 발생할 수 있는 엄중한 결과를 주의해야 한다고 설명했다.

구침(九鍼)

구침(九鍼)은 참침(鑱鍼), 원침(圓鍼), 시침(鍉鍼), 봉침(鋒鍼), 피침(鈹鍼), 원리침(圓利鍼), 호침(毫鍼), 장침(長鍼), 대침(大鍼)이고 고대 상용(常用)한 침구(鍼具)이다.

《내경》 중 상세한 기재가 《영추 · 구침십이원》에 언급되어 있는데, 자구(刺灸) 분야의 참고할만한 내용이다.

---

26) "刺中心 一日死, 其動爲噫. 刺中肝, 五日死, 其動爲語. 刺中腎, 六日死, 其動爲嚏. 刺中肺, 三日死, 其動爲咳. 刺中脾, 十日死, 其動爲呑. 刺中膽, 一日半死, 其動爲嘔"

27) "刺跗上中大脈, 血出不止死, 刺面中溜脈, 不幸爲盲, 刺頭中腦戶, 入腦立死, 刺舌下中脈太過, 血出不止爲瘖. … 刺脊間中髓, 爲傴, 刺乳上, 中乳房, 爲腫根蝕, 刺缺盆中內陷, 氣泄, 令人喘咳逆."

침구치료

《내경》은 주로 침구를 치병의 주요 수단으로 사용하였고, 당시 침구로 병을 치료하는 것은 이미 보편적으로 응용하였음을 의미한다.

론치(論治)의 방법은 주로 경맥변증론치(經脈辨證論治)와 장부변증론치(臟腑辨證論治)에 따랐다. 취혈법(取穴法)은 순경취혈(循經取穴) 혹은 국부취혈(局部取穴)을 사용하였다. 치료원칙도 표리허실한열음양(表裏虛實寒熱陰陽) 등의 강령(綱領)에 따라 '허즉보지(虛則補之), 실즉사지(實則瀉之), 한즉온지(寒則溫之), 열즉설지(熱則泄之)' 등의 치료 원칙을 실행하고 있으며, 재표재리(在表在裏) 혹은 속음속양(屬陰屬陽)에 따라 다른 치법을 사용하였다.

3.《난경(難經)》 침구내용

《난경(難經)》은 편작(扁鵲)이 저술한 것으로 전해지고 있으며,《내경》다음에 완성된 것이다.

동한이전(東漢以前)에 주로《내경》의 어려운 문제를 해석하였는데, 문답질의의 방식을 채용하여 논술한 책이다.

《내경》을 바탕으로 문제점에 대하여 깊게 탐구하였기 때문에 일정한 발휘가 있으며,《내경》의 부족한 부분을 보충하였다. 그 중에 23난(難)부터 29난(難)까지는 경락의 문제를 탐구하는 것이고 62난(難)부터 68난(難)까지는 수혈(腧穴)의 문제를 탐구하는 것이고 69난(難)부터 81난(難)까지는 자법(刺法)과 취혈의 문제를 토론하는 것이고 모두 침구에 대하여 발휘(發揮)가 있다.

기경팔맥(奇經八脈)의 학설을 완정(完整)

기경팔맥(奇經八脈)은《내경》에서 완정(完整)하고 계통적 논술이 없다.

《난경(難經)》 중에서 기경팔맥(奇經八脈)에 대한 자세한 논술은《내경》의 부족을 보충하였다.

《난경(難經)》에서는 먼저 기경팔맥(奇經八脈)이 십이정경(十二正經)에 속한 것이 아니라고 제출하고 "인체의 경맥(經脈)에 기혈(氣血)이 가득 차서 넘치면 기경팔맥(奇經

八脈)으로 흘러 들어간다[28].”이라고 한다.

그 다음에 “대맥(帶脈)은 맨 아래의 늑골부위에서 몸통을 횡(橫)으로 한 바퀴 돈다. 양교맥(陽蹻脈)은 발뒤꿈치에서 시작하여 바깥쪽 과골(踝骨)을 돌고 위로 올라가 풍지혈(風池穴)로 들어간다. 음교맥(陰蹻脈) 역시 마찬가지로 발뒤꿈치에서 시작하여 안쪽 과골(踝骨)를 돌고 위로 올라가 인후(咽喉)에 이르고 충맥(衝脈)과 서로 만난다. 양유맥(陽維脈)과 음유맥(陰維脈)은 전신에 그물과 같이 연결되어 있어서, 십이정경(十二正經)으로 다시 흘러들어가지 못하는 기혈을 저장한다. 그러므로 양유맥(陽維脈)은 모든 양경(陽經)이 서로 만나는 부위에서 시작하고, 음유맥(陰維脈)은 모든 음경(陰經)이 서로 교차하는 부위에서 시작한다[29].”라고 보충하였다.

ㅅ 이렇게 하여 비교적 완정(完整)한 기경팔맥(奇經八脈)의 계통을 제출하고 자세히 기경팔맥(奇經八脈)의 병후를 논술하였다.

특정의 수혈(腧穴)에 관한 내용

《난경(難經)》에서는 특수 작용을 하는 수혈(腧穴)에 대하여 진일보한 논술을 하였는데, 중요한 것으로는 오수혈(五輸穴: 井滎輸經<原>合)과 배수(背兪), 모혈(募穴)이 있으며, 이들 특정 수혈(腧穴)의 내용과 주치 병증에 대하여 다루었다.

오수혈(五輸穴) 중에서 음양오행(陰陽五行) 이론으로 오수혈(五輸穴)의 작용을 설명하였는데, 즉 음양상제(陰陽相濟)와 오행생극규율(五行生克規律)로 오수혈(五輸穴)의 속성을 배속하였다.

예를 들면 육십사난(六十四難)에서 말하기를 「음정목(陰井木), 양정금(陽井金), 음형화(陰滎火), 양형수(陽滎水), 음수토(陰輸土), 양수목(陽輸木), 음경금(陰經金), 양경화(陽經火), 음합수(陰合水), 양합토(陽合土)」라고 하여, 즉 음경(陰經)의 오수혈(五輸穴) 속성(屬性)은 목(木)을 따라서 시작하고 양경(陽經)의 오수혈(五輸穴) 속성은 금(金)을 따라 시작한다고 했다.

28) “인맥융성(人脈隆盛), 입우팔맥(入于八脈)”

29) “帶脈者, 起 于季脇, 回身一周. 陽蹻脈者, 起于跟中, 循內踝上行, 至咽喉, 交貫冲脈, 陽維, 陰維者, 維絡于身, 溢畜不能環流灌漑諸經者也, 故陽維起于陽會也, 陰維起于諸陰交也”

* 즉, 음경(陰經) 혹 양경(陽經)의 정형수경합(井滎輸經合)의 의차관계(依次關係)는 오행상생(五行相生)의 관계이다. 다만, 음경(陰經) 정혈(井穴)과 양경(陽經)의 정혈(井穴)은 상극관계(相克關係)이니 즉, 음경양경(陰經陽經)에서 동명(同名)의 오수혈(五輸穴)은 모두 상극관계(相克關係)이다. 그 외에, 음경(陰經)의 정혈(井穴)과 양경(陽經)의 정혈(井穴)은 또한 음양상제(陰陽相濟)이니, 양경(陽經)의 정혈(井穴)은 강(剛)이 되고 음경(陰經)의 정혈(井穴)은 유(柔)가 된다. 즉, 양경(陽經)은 양간(陽干)으로 배속하고 음경(陰經)은 음간(陰干)으로 배속하니 양강(陽剛)과 음유(陰柔)가 서로 배합된다[30].

---

30) 음경(陰經)과 양경(陽經)의 오행속성

- 내용 … 양경(陽經) : 정목(井木), 형화(滎火), 수토(輸土), 경금(經金), 합수(合水)
  음경(陰經) : 정금(井金), 형수(滎水), 수목(輸木), 경화(經火), 합토(合土)
- 이유 … 양경(陽經)과 음경(陰經)간에 강유상제(剛柔相制)의 길항(拮抗)관계를 함축

각 양경(陽經), 음경(陰經) 내(內)의 관계 : 상생관계(相生關係)
양경(陽經)과 음경(陰經)의 관계 : 상극관계(相克關係)
→ 인체의 변화를 함축적으로 표현, 수용

	정(井)	형(滎)	수(輸)	경(經)	합(合)
장(臟: 음陰)	을목(乙木)	정화(丁火)	기토(己土)	신금(辛金)	계수(癸水)
부(腑: 양陽)	경금(庚金)	임수(壬水)	갑목(甲木)	병화(丙火)	무토(戊土)
강유상제(剛柔相制)	경금위강(庚金爲剛) 을목위유(乙木爲柔)	임수위강(壬水爲剛) 정화위유(丁火爲柔)	갑목위강(甲木爲剛) 기토위유(己土爲柔)	병화위강(丙火爲剛) 신금위유(辛金爲柔)	무토위강(戊土爲剛) 계수위유(癸水爲柔)

강유상제(剛柔相濟) 예시(例示)

간(肝)은 을목(乙木)에 속하며, 금(金)은 목(木)을 극(克)하므로 양성(陽性)의 경금(庚金)은 양성(陽性)의 갑목(甲木)을 극(克)하려 할 것이다. 그런데 음성(陰性)의 을목(乙木)이 양성(陽性)의 경금(庚金)과 짝을 이루면 갑목(甲木)의 두려움은 적어지는데, 이는 음(陰)이 양(陽)의 강(剛) 성질을 흡수하는 것과 같아서 경금(庚金)이 덜 승(勝)하게 되어 갑목(甲木)의 두려움이 적어지는 것으로 볼 수 있는 것이다. 이것이 음정(陰井)은 목(木)인데 양정(陽井)은 금(金)인 이유이다. 나머지는 이와 같다.

갑(甲)1 병(丙)3 무(戊)5 경(庚)7 임(壬)9 양(陽)
을(乙)2 정(丁)4 기(己)6 신(辛)8 계(癸)10 음(陰)
: : : : :
목(木) 화(火) 토(土) 금(金) 수(水)

간(肝) … 음목(陰木: 음陰→유柔)
을목(乙木) ←
상극(相克)
경금(庚金: 양陽 → 강剛)
음유(陰柔)가 양강(陽剛)을 흡수(吸收)하여 강(剛)의 성질(性質)이 누그러짐
→ 갑목(甲木)을 승(勝)하려 함 ← 덜 克(勝)하게 되어 조화 이룸 ∴

원혈(原穴)의 작용을 중시

《난경(難經)》《육십육난(六十六難)》에서는 원혈(原穴)과 원기(原氣)의 관계를 설명하였으며 원혈(原穴)의 중요 작용을 강조하였다[31].

> * 즉 원혈(原穴)을 침자(鍼刺)하여 장부(臟腑) 기능을 격발(激發)시킴으로써 질병 치료의 목적에 도달하는 것이다. 이로 인해 십이원혈(十二原穴)이 오장육부의 질병을 주치하는 이론이 진일보하였다.

팔회혈(八會穴)을 제시

팔회혈(八會穴)은《난경(難經)》에서 가장 먼저 제시하였는데,《사십오난(四十五難)》에서는 장(臟), 부(腑), 기(氣), 혈(血), 근(筋), 수(髓), 골(骨), 맥(脈)이 각각 한 개의 중요한 대표 혈을 가지고 있어서 관련 장부 조직의 병후를 주치할 수 있음을 논술하였다[32].

침자보사법(鍼刺補瀉法)과 취혈법을 보충

《난경(難經)》 69난(難)부터 81난(難)까지는 주로 침자보사법(鍼刺補瀉法)과 취혈법을 논술하였는데 그 중에는 영수보사법(迎隨補瀉法), 자정사형법(刺井瀉滎法)[33], 보모사자법(補母瀉子法), 사화보수법(瀉火補水法)[34]과 영수(迎隨)·모자보사(母子補瀉) 결합법

---

31) "五臟兪者, 三焦之所行, 氣之所留止也. 三焦所行之兪爲原者, 何也? 然: 臍下腎間動氣者, 人之生命也, 十二經之根本也, 故名曰原. 三焦者, 原氣之別使也, 主通行三氣, 經歷於五臟六腑. 原者, 三焦之尊號也, 故所止輒爲原. 五臟六腑之有病者皆取其原也"

32) "經言八會者, 何也? 然: 腑會太倉, 臟會季脇, 筋會陽陵泉, 髓會絶骨, 血會膈兪, 骨會大抒, 脈會太淵, 氣會三焦外一筋直兩乳內也. 熱病在內者, 取其會之氣穴也"

33) 정혈(井穴)을 사(瀉)할 때는 정혈(井穴)의 위치상 시술(施術)하기가 불리하므로 '실즉사기자(實則瀉其子)'의 원칙에 근거하여 자혈(子穴)인 형혈(滎穴)을 취하여 시행하는 것.

34) **사화보수법(瀉火補水法)** : 난경(難經) 75난(難)에 기재된 내용으로 간실폐허(肝實肺虛)인 경우 상극관계(相克關系)를 적용한 치법(治法). 간(肝: 목木)실(實) 폐(肺: 금金)허(虛)인 경우에 사화(瀉火) 함으로써 간목(肝木)의 실(實)을 직접 다스리며(실즉사기자實則瀉其子), 따라서 간목(肝木)이 폐금(肺金)을 반모(反侮)하는 것을 약화시키게 되며, 또한 화승금(火勝金)에 의하여 폐금(肺金)이 억압되는 것을 감약(減弱)되게 하며, 이로써 폐금(肺金)의 기운(氣運)이 회복되면 간목(肝木)을 극제(克制)할 수 있게 됨(자능령모실子能令母實). 보수(補水) 함으로써 수극화(水克火)로 화(火) 기운(氣運)이 제약을 받아 화승금(火勝金)에 의한 과도한 폐금(肺金)의 억압을 감약(減弱)시키며, 또한 화(火)가 사(瀉)하게 됨으로써 간목(肝木)의 실(實)이 다스려지게 됨(모능령자허母能令子虛)

(結合法) 등이 있다.

특별한 것은 오행학설(五行學說)을 응용하고 오수혈(五輸穴)의 보사취혈법(補瀉取穴法)을 서술한 것이다.

* 즉 허즉보기모(虛則補其母), 실즉사기자(實則瀉其子)의 원칙(原則)에 근거하여 오수혈(五輸穴)의 오행속성(五行屬性)에 의해 취혈(取穴)을 진행함. 이것은 임상적으로 일정한 의의가 있다.

5.《상한잡병론(傷寒雜病論)》과 침구내용

《상한잡병론(傷寒雜病論)》은 한대(漢代) 장중경(張仲景)의 저작인데, 장중경(張仲景)은 변증논치 규율을 창립하였을 뿐 아니라 방약(方藥)의 응용에 있어 전범(典範)을 수립하였고 침구의 응용에 있어서도 많은 견해와 공헌이 있다.

《상한론(傷寒論)》,《금궤(金匱)》의 두 책 중에서 침자(鍼刺) 18조(條)를 논하였고 화구등법(火灸等法) 25조(條)를 논하였으니 내용은 가자가구(可刺可灸) 혹은 금자금구(禁刺禁灸)가 있는 것 뿐만 아니라 오자오구(誤刺誤灸) 때문에 이루는 괴증변정(壞證變証)에 대한 구급응용(救急應用) 경험도 있다.

먼저 치료원칙상(治療原則上)「삼양의침(三陽宜鍼), 삼음의구(三陰宜灸)」를 제출(提出)하였으며「보음사양(補陰瀉陽)」에 대하여 발휘(發揮)를 취했다. 그 다음으로 특정혈(特定穴)에 대하여 간경(肝經)의 모혈(募穴)은 비교적 많이 응용하였으니 기문혈(期門穴)은 다섯 차례 응용하였다. 기문(期門)은 간경(肝經)의 모혈(募穴)이니 간경(肝經)의 열(熱)을 사(瀉)하는 작용은 상당히 현저하며, 간전비(肝傳脾)의 순전(順傳) 또는 간전폐(肝傳肺)의 역전(逆傳)을 막론하고 모두 간경(肝經)의 병변(病變)은 타경(他經)에 영향하는 것이므로 기문(期門)을 자(刺)하여 간경(肝經)의 기혈(氣血)을 조절할 수 있고 간경(肝經)의 열(熱)을 청설(清泄)할 수 있다. 또한 수모배혈법(兪募配穴法)을 응용하여 태양소양병(太陽少陽病)을 치료하고 침과 약의 병용을 주장하였다.

*「태양병(太陽病), 초복계지탕(初服桂枝湯), 반번부해자(反煩不解者), 선자풍지(先刺風池), 풍부(風府), 각여계지탕칙유(却與桂枝湯則愈).」이라 한다.

끝으로는 구법(灸法)을 정확히 응용하고 화역변정(火逆變証)을 방지해야 한다고 하였다. 구법(灸法)은 소음병궐역증(少陰病厥逆證), 맥미세(脈微細) 혹은 무맥(無脈)에서 많이 이용하였으니, 이 때에 이미 완만한 약물치료를 할 수 없었으며 먼저 구법(灸法)을 써서 구급(救急)하였다. 《상한론(傷寒論)》과 《금궤(金匱)》 중에 공용구법(共用灸法) 7조(條)는 모두 양허음성(陽虛陰盛) 혹은 음허혈약(陰虛血弱)에 속하는 방광냉결(膀胱冷結) 등의 증(證)이므로 장중경(張仲景)은 허한궐역(虛寒厥逆) 등 증(證)에 대하여 구법(灸法)으로 온양구역(溫陽救逆)을 한 것을 많이 볼 수 있다. 동시에 또 사람들에게 구법(灸法)에 대하여 온침(溫鍼), 소침(燒鍼), 훈(薰), 위(熨) 등의 온열치료법(溫熱治療法)을 마땅히 주의할 것을 말하였고 또한 화법(火法)의 금기증(禁忌症)과 변정(變証)을 제출하였으니 《상한론(傷寒論)》 중에 14조(條)가 있다. 118조(條) 중에 말하기를 "脈浮熱甚, 而反灸之, 此爲實. 實以虛治, 因火而動, 必咽燥吐血"이라 한다.

5. 《침구갑을경(鍼灸甲乙經)》

《침구갑을경(鍼灸甲乙經)》(《갑을경》이라고 간칭)은 진(晋)나라의 황보밀(皇甫謐)이 지은 책인데, 《갑을경(甲乙經)》의 주요 공헌과 학술사상은 아래 몇 가지가 있다.

《갑을경(甲乙經)》은 현존 가장 오래된 침구전서(鍼灸專書)

《갑을경(甲乙經)》은 282년(진태강삼년晋太康三年)에 간행되었다. 전서(全書)는 모두 12권이 있고 128편이 있으며, 《소문》, 《영추》, 《명당공혈침구치요(明堂孔穴鍼灸治要)》세 가지 책에 근거하고 중복된 것을 빼고 다시 귀납하고 완성한 책이다.

본서 편(編)의 순서는 해부, 생리, 병리, 진단, 치료의 체계로 편성되어 있다. 세 종류 책의 원문 부분을 분류 귀납하고 비교적 완전한 침구학 서적을 완성하였다.

예를 들면 권일(卷一)은 주로 오장육부(五臟六腑), 정신기혈(精神氣血), 진액(津液), 영위(營衛) 등 생리해부(生理解剖)(즉 형태, 기능)를 논술(論述)한 것이고, 권이(卷二)는 주로 십이경맥(十二經脈), 기경팔맥(奇經八脈), 십이경표본(十二經標本), 근결(根結), 경근(經筋)과 골도(骨度), 맥도(脈度) 등을 논술한 것이며, 또한 생리해부의 부분에 속한다. 권삼(卷三)은 수혈주치(腧穴主治)를 논술하였는데 수혈(腧穴)의 위치와 배열로 되어 있다. 권사(卷四)는 진법(診法)이며, 권오(卷五)는 침도(鍼道)이고 침자(鍼刺) 보사수법(補瀉手法)을 수록하였다. 권육(卷六)은 음양오행(陰陽五行) 학설이고 생리병리 등 문제를 논술하였다. 권칠(卷七)부터 권십이(卷十二)까지는 임상치료 부분이고 침구의 특징과 규칙성을 논술하였다.

《명당공혈침구치요(明堂孔穴鍼灸治要)》의 귀중한 자료 보존

혈위의 총수와 명칭을 전부 649혈(穴), 그중 단혈(單穴) 49개, 쌍혈(雙穴) 300개, 총 혈명 349개를 확정. 수혈(腧穴)의 부위를 정하였을 뿐 아니라 혈위의 배열에 대하여 두면(頭面), 흉복(胸腹), 배부(背部)에 나누어 배열하였고 사지(四肢)는 삼음삼양경(三陰三陽經)으로 배열하였으며, 또한 진이전(晋以前)의 침구 요법의 임상 치료 경험을 계통적으로 총결하였고 수혈(腧穴) 주치를 집대성하였으며 후세 취혈의 근간이 되었다.

그 외에 주치 병증을 파악하여 내(內), 외(外), 부(婦), 아등(兒等)의 과(科)를 살펴서 분별하여 논술하였는데, 내과병(內科病) 43편, 외감병(外感病) 6편, 내상잡병(內傷雜病) 32편, 오관병(五官病) 5편, 외과병(外科病) 3편, 부과(婦科) 1편, 아과(兒科) 1편을 포괄하고 있다. 또한 수혈(腧穴) 주치작용 800여 조를 나열하여 제시하였으며 진이전(晋以前)에 각종 질병을 침구로 치료한 귀중한 경험을 보존하여 침구의학 발전의 기초가 됐다.

* 이로 인해 《갑을경(甲乙經)》이 저술된 시대에 이미 이론의 계통논술이 있었음을 나타내며, 또한 풍부한 임상 경험의 침구 초기 저작으로 평가받고 있다.

몇몇 학술사상을 제시함

침구치료에 있어서 「신(神)」의 중요성 강조

《갑을경(甲乙經)》권일(卷一)에서는 신(神)의 개념, 여러 신지활동(神志活動), 신(神)과 오장(五藏)의 관계를 논술하였다. 권일(卷一) 말미에서는 오장(五臟)은 신(神)의 기초하에 존재함을 밝히고, 신(神)은 오장(五臟)의 기능 표현으로 만약 오장(五臟)이 이미 상하고 신장실수(神藏失守)하면 침자(鍼刺)의 효응(效應)이 없으므로 따라서 침자(鍼刺)로 병을 치료할 때 「필선본어신(必先本於神)」해야 한다고 하였다.

이에 대하여《내경》에서 이미 자세한 내용이 있고《갑을경(甲乙經)》에서「정신오장제일(精神五藏第一)」로 시작한 것으로 볼 때「신(神)」을 중시한 것을 살펴 볼 수 있다.

침구이론의 기초로 장상학설(臟象學說)을 강조

침구학은 한의학의 주요 부분으로 장상학설은 이의 이론적 기초가 된다.

《갑을경(甲乙經)》에서 권일(卷一) 제이편(第二篇)의 오장변수(五藏變腧)부터 십이원(十二原)까지, 다섯 편 중에서 집중적으로 오장육부(五臟六腑)의 개념, 기능, 표리관계, 오장(五臟)과 형체(形體), 오관(五官), 칠규(七竅), 오음(五音), 오미(五味), 사시음양(四時陰陽)의 상호관계를 논술하였으며, 또한 장상학설의 완전성을, 인체 내부 환경의 정체성을, 사람과 자연의 통일성을 나타냈다.

* 이로써 침구학의 기초이론을 집중적으로 밝혔다.

영위운행(營衛運行)과 경기유주(經氣流注)를 중시

《갑을경(甲乙經)》은「십이경수(十二經水)」,「진액오별(津液五別)」등 7편 중에서 각(各) 경(經)의 기혈다소(氣血多少), 영위생성(營衛生成), 운행(運行), 정혈진액(精血津液)의 기능, 순행출입(循行出入)을 논술하고 영위(營衛), 기혈진액(氣血津液)과 경맥기(經脈氣)의 밀접한 관계를 밝혔다.

영위운행(營衛運行)의 주기변화(週期變化)도 취혈(取穴)의 근거가 되어 후대에 제때 취혈할 수 있는 안시취혈법(按時取穴法)의 계기가 되었다.

「기식수신오십영사시일분누삭(氣息周身五十營四時日分漏刻)」편에서 하루에 적수백각(滴水百刻)으로 영위(營衛)가 몸과 장부에서 운행하는 상황을 계산하였다. 영기(營氣)가 하루에 좌우전후(左右前後)의 이십팔맥(二十八脈)에서 50번을 순행(循行)하고 오장(五臟)이 모두 기(氣)를 받으며, 위기(衛氣)는 낮에는 양(陽)에서 행하고 밤에는 음(陰)에서 행하며, 50번을 순행(循行)하는데, 따라서 적수계시(滴水計時)의 방법으로 영혈(營血) 운행의 부위를 추측할 수 있다고 하였다.

영위(營衛) 운행(運行)을 파악하는 기초로서 경맥지기(經脈之氣)의 운행 방향을 이해하면「영이탈지(迎而奪之), 추이제지(追而濟之)」할 수 있으며, 정확히 영수보사(迎隨補

瀉)의 자법(刺法)을 운용할 수 있다고 하였다[35].

형태(形態) 구조로써 수혈(腧穴) 취혈을 중시

《갑을경(甲乙經)》 권2의 마지막 부분에서 고대 해부지식에 대하여 논술하였다.

예를 들면 골절의 대소, 장단, 광협(廣狹), 골도(骨度), 맥도(脈度), 장도(腸度)와 장위용적대소(腸胃容積大小), 회환행곡(回環行曲) 등의 형태(形態)와 척도(尺度)로서 수혈(腧穴)을 정(定)하는 근거로 삼았다. 가령 상지(上肢)에 대하여서는 「견지주장일척칠촌(肩至肘長一尺七寸), 주지완일척이촌반(肘至腕一尺二寸半), 완지중지본절장사촌(腕至中指本節長四寸), 본절지기말장사촌(本節至其末長四寸), 본절지기말사촌반(本節至其末四寸半)」이라 하였고, 하지(下肢)에 있어서는 「비추이하지슬중장일척구촌(髀樞以下至膝中長一尺九寸), 슬이하지외과장일척육촌(膝以下至外踝長一尺六寸), 외과이하지경골장삼촌(外踝以下至脛骨長三寸), 경골이하지지장일촌(脛骨以下至地長一寸)」이라 하였는데, 수족삼음삼양경(手足三陰三陽經)의 상지하지(上肢下肢)의 혈위(穴位)는 바로 이것을 기본으로 삼았다.

* 이는 작자가 형태해부(形態解剖)의 객관적 척도(尺度)를 중시하였고, 취혈(取穴)이 정확해야 침자(鍼刺)도 비로소 치료에 효과가 있다는 것을 설명하고 있다.

침구기전(鍼灸機轉) 탐구를 중시

《갑을경(甲乙經)》 권오(卷五)의 뒤 4개의 편에서는 「침도(鍼道)」에 관련된 내용을 편찬하였다. 「침도(鍼道)」라는 단어는 《내경》에 보이지만 독립된 편장(篇章)은 《갑을경(甲乙經)》에서 처음으로 다루고 있으며, 작자는 「침도(鍼道)」의 중요성을 강조하였다.

침자(鍼刺)의 기전은 조신수기(調神守機)에 있다고 하였는데, 소위 조신(調神)이란 치료의 근본이고, 소위 수기(守機)란 기(氣)의 동정(動靜)을 관찰하는 것이다.

소위 「기지유효(氣至有效)」, 「기지이효(氣至而效), 효지신(效之信), 약풍취운(若風吹云), 소연우천(昭然于天)」이라 하여 조기(調氣)는 음양(陰陽)을 통하게 한다.

또한 침자(鍼刺)의 원리와 보음사양(補陰瀉陽), 조절정기(調節正氣)에서 부정거사(扶正

35) "能這樣掌握氣至的時, 刻進行鍼刺補瀉, 就可很快的治好疾病, 如果失時反候, 就百病不除" (《校釋》)

祛邪)의 목적을 설명하고 있고, 침도(鍼道)의 기초를 논하는데 있어서 침자원칙(鍼刺原則)과 각종 침자수법(鍼刺手法), 자수다소(刺數多少) 등의 유관 내용을 편찬하였다.

이론과 임상 결합을 강조

《갑을경(甲乙經)》 치료편은 제7권에서 12권까지인데, 이것이 점유하고 있는 편이 가장 많다. 진(晋) 이전의 임상치료의 대성(大成)을 모아서 특별히 《명당공혈침구치요(明堂孔穴鍼灸治要)》의 유관자료를 보존하였다. 여기에는 내(內), 외(外), 부(婦), 아(兒) 등 각 과의 질병 수백 종을 기재하였다.

이 논술의 특징은 이론과 실제를 서로 결합시켰는데, 「육경수병발상한열병(六經受病發傷寒熱病)」편과 같이, 《소문》의 열론(熱論), 자열론(刺熱論), 평열론(評熱論) 등으로써 열병이론(熱病理論)의 근거로 삼았다. 또 열병(熱病)의 성인(成因), 진법(診法), 육경분증(六經分證), 취혈원칙 등을 논술하여 93조의 주치수혈(主治腧穴)과 수혈배방(腧穴配方)과 적응증을 열거하였다.

기타 치료편은 모두 이것과 같으니 저자의 학술사상은 바로 《내경》이론을 주체로 하여 임상과 긴밀히 결합함을 설명하고 있다.

요약하면, 《갑을경(甲乙經)》의 출현은 침구학이 주요하게 발전하는 계기가 되었으며, 그 주요 공헌은 《내경》의 이론을 정리하여 계통적인 침구학 이론의 기초를 형성하였고, 아울러 《명당공혈침구치요(明堂孔穴鍼灸治要)》의 임상 부분을 함께 편집하여 더욱 완벽한 침구 전문서가 되었다.

특별히 수혈(腧穴) 부분에서 《내경》의 부족한 부분을 증보하였고, 수혈(腧穴)의 명칭, 별명, 부위, 취법, 하경소회(何經所會), 하경맥기소발(何經脈氣所發)에 대하여 계통적으로 논술하였고. 그 중 수혈(腧穴)의 별명은 70 여개, 회혈(會穴)은 80 여개가 있고, 각 수혈(腧穴)에 대하여 주치를 상세히 서술하였다.

이러한 이유로 《갑을경(甲乙經)》이 매우 중요한 침구학 서적으로 평가받고 있다.

6. 손씨침구경(孫氏鍼灸經)

당(唐)나라 때의 손사막(孫思邈)은 첩연약학(鉆硏藥學)으로 유명인이 되었으며, 저술한 책은 652년에 간행된《천금요방(千金要方)》,《천금익방(千金翼方)》이 있다.

이 중《천금요방(千金要方)》의 29, 30권과《천금익방(千金翼方)》의 26~28권 중에서 주로 침구학의 내용이 있는데 후세의 사람들은 이것을「손씨침구경(孫氏鍼灸經)」이라고 한다.

이 몇 권 중에서 손사막(孫思邈)은 주로 수혈(腧穴)의 위치와 자구법(刺灸法)을 고찰하여 정의하였고, 또한 구법(灸法)에 대한 서술은 비교적 자세하고 전문화된 장도 있다.

수혈(腧穴)로 병증을 치료하는 방면에는 두면병(頭面病), 심복병(心腹病), 사지병(四肢病), 풍비(風痺), 열병(熱病), 영류(癭瘤), 잡병(雜病), 부인병(婦人病) 등 팔장(八章)으로 나누었고, 각각 수혈(腧穴)의 주치증을 논술하였으며, 그리고《갑을경(甲乙經)》을 많이 인용하였다.

수혈(腧穴)의 위치 방면에는 명당침구도(明堂鍼灸圖)를 제작하여 각 혈(穴)의 취법을 표시하였으며, 각 병증의 침구치료도 서술하였다. 그의 주요한 내용은 다음 몇 가지로 나누어 볼 수 있다.

고대(古代)의 명당도(明堂圖)를 고정(考訂)

앙(仰), 복(伏), 측면(側面)의 세 가지 그림으로 표시하고 여러 색을 사용하여 명당도(明堂圖)를 그려서 사람들이 쉽게 기억할 수 있도록 했다.

남조(南朝) 유송(劉宋) 시대(時代)에 진승조(秦承祖)는 이미 언측침구도(偃側鍼灸圖)를 그렸는데, 손씨(孫氏)가 몇 개의 혈(穴)의 위치가 명확하지 않은 것을 인식하였으며, 그러므로 견권(甄權)의 신정도(新定圖)에 근거하여 새로이 교정하였다. 그리고 세 가지 자세의 침구수혈도(鍼灸腧穴圖)를 그렸는데, 그 수혈(腧穴)의 수(數)는《갑을경(甲乙經)》과 같다.

경외기혈(經外奇穴)의 보충

손사막(孫思邈)은 많은 경외기혈(經外奇穴)을 보충하였는데, 그 중에 구체적 부위가 있는 것은 120여 개가 있다.

예를 들면 인문(寅門), 당양(當陽), 당용(當容), 연구(燕口), 탁욕(濁浴), 전곡(轉谷), 시소(始素) 등이 있다.

또한 몇 개는 침자(鍼刺)의 부위만 말하고 구체적 혈명은 없다.

예를 들면《천금방(千金方)》중의「소아폭간(小兒暴癇), 구정상회모중(灸頂上迴毛中)」같은 것이 있는데, 대략 70여 곳이 있다

몇 개는 후세의 의가가 명명하였다. 예를 들면「십지두(十指頭)」혈(穴)은 후세의 의가들은「십선혈(十宣穴)」이라고 한다. 또한 이전의 문헌 중에서 명명하지 않은 것을 손씨(孫氏)가 명명하였다. 예를 들면《주후방(肘後方)》중에서「상순리현현자(上脣裏絃絃者)」가 있는데 손씨(孫氏)가「현명혈(顯命穴)」이라고 명명하였다.

아시혈(阿是穴) 개념의 확정

아시혈(阿是穴)[36]은 국부병통(局部病痛)에 근거한 압통점으로 경혈(經穴)이 아니고 경외기혈(經外奇穴)도 아니기에 그래서 아시혈(阿是穴)이라 한다.

아시혈(阿是穴)의 명칭은《천금방(千金方)》29권에서 처음으로 사용되었다.

구예제육(灸例第六)에서「범인오촉지유환(凡人吳蜀地游宦), 체상상수삼양처구지(體上常須三兩處灸之), 물령창잠채(勿令瘡暫瘥), 즉장력온학독기부능저인야(則瘴癘溫瘧毒氣不能著人也). 고오촉다행구법(故吳蜀多行灸法), 유아시지법(有阿是之法). 언인유병통(言人有病痛), 즉영날기상(卽令捏其上), 약과당기처(若果當其處), 불문공혈(不問孔穴), 즉득변쾌(卽得便快), 성통처즉운아시(成痛處卽云阿是). 구자개험(灸刺皆驗), 고왈아시혈야(故曰阿是穴也)」라 하였다. 이것은《영추 · 경근》편에 침자경근병(鍼刺經筋病)의「이통위수(以痛爲腧)」를 발전시킨 것인데, 왕빙(王冰)은 이를 해석하기를「불구혈수(不求穴腧), 이직취거사지처(而直取居邪之處)」라고 하였다.

침, 약 병용 강조 및 구법(灸法) 중시

침, 구, 약물은 모두 치병의 수단이며, 각각 특징이 있고 병정에 근거하여 선용할 수 있으나 때에 따라 서로 같이 병용해야 효과를 얻을 수 있다고 하였다.

---

36) 아시혈(阿是穴)의 의미에 대하여 두 가지로 볼 수 있는데, ⅰ)경혈(經穴) 취혈시(取穴時) 압통(壓痛)에 의하여 취한다는 것과, ⅱ)동통(疼痛)이 있는 부위를 경혈(經穴)과 무관하게 치료점으로 선택한다는 의미가 있음.

《천금요방(千金要方)》 30권에 「기유수침자(其有須鍼者), 즉침자이보사지(卽鍼刺以補瀉之). 부의침자(不宜鍼者), 직이구지(直爾灸之), 연구지대법(然灸之大法), 단기구지여침무기즉하백침(但其灸之與鍼無忌卽下白鍼), 약온침흘내구지(若溫鍼訖乃灸之). 차위량의(此爲良醫). 기각기일병(其脚其一病), 최의침지(最宜鍼之). 약침이부구(若鍼而不灸), 구이부침(灸而不鍼), 개비량의야(皆非良醫也), 침구이약(鍼灸而藥), 약부침구역비량의야(藥不鍼灸亦非良醫也)」라고 하였다.

* 그러므로 병증에 따라 침, 구, 약물의 종합치료를 채용하여 치료효과를 제고할 수 있도록 설명했다. 따라서 《천금방(千金方)》 중에는 여러 가지의 구법(灸法)을 기재하고 있으며, 특별히 격물구(隔物灸)로 격산구(隔蒜灸), 격두시병구(隔豆豉餅灸), 격니병구(隔泥餅灸), 격정력시병구(隔葶藶豉餅灸), 격상육병구(隔商陸餅灸), 격부자병구(隔附子餅灸) 등이 있다. 구법(灸法)의 재료(材料)에는 구주구(灸炷灸)[37] 외에 죽여(竹茹)[38]가 애주(艾炷)를 대체할 수 있음을 제시하였는데, 이는 구법(灸法)을 확충한 것이다.

동신촌(同身寸) 취혈법 소개

《천금방(千金方)》 29권에 「인유로소(人有老少), 체유장단(體有長短), 부유비수(膚有肥瘦), 개수정사상량(皆須精思商量), 준이절지(准而折之), 무득일개(無得一概), 치유차실(致有差失). 기척촌지법(其尺寸之法), 의고자팔촌위척(依古者八寸爲尺), 잉취병자남좌여우수중지상제일절위일촌(仍取病者男左女右手中指上第一節爲一寸), 역유장단부정자(亦有長短不定者), 즉취대무지제일절횡도위일촌(卽取大拇指第一節橫度爲一寸). 이의소식(以意消息)」이라고 하였고, 《자생경(資生經)》의 중지중절(中指中節)의 양횡문지간(兩橫紋之間)을 일촌(一寸)으로 삼는 동신촌취혈법(同身寸取穴法)에 대한 기초가 된다.

---

[37] 艾葉 : 溫經, 散寒, 除濕, 止血, 止痛.

[38] 竹茹 : 淸熱, 化痰, 止嘔.

7.《외대비요(外臺秘要)》 침구내용

《외대비요(外臺秘要)》는 중국 당대(唐代)에 왕도(王燾)가 저술하였다.

왕도(王燾)는 합서미구(陝西郿具) 사람이며, 관직에 20여 년 동안 비교적 오랜 동안 머물렀고, 국가 도서관인 홍문관(弘文館) 작업을 맡았기에 많은 양의 의서를 접할 기회가 있었으며, 그 곳에서 근무하였기 때문에 학문을 좋아하고 항상 연구하는 자세를 가졌으며 많은 의서를 정리해 나가 마침내 752년에 이 책을 편성했다.

전체 40권으로 수록된 의방도 6천여 개이다. 이 책은 비록 방약 위주로 수집되었으나 39권 중에는 십이경(十二經)과 357혈(穴)의 주치와 구법(灸法)과 주의사항, 침구처방 수백 개를 논하고 있으며 아울러 구법(灸法)의 사용에 저명하였으므로 39권을 《명당구법(明堂灸法)》이라고 한다.

이 책의 침구에 대한 주요 공헌은 3개 방면으로 나눌 수 있다.

첫 번째는 산실되어진 대량의 침구문헌의 내용을 보존하고 있다. 왕도(王燾)는 고대 의서 중 침구에 관한 유익한 내용을 수집하여 수록해 놓고 아울러 그 주(注)에 출처를 분명히 밝혔는데, 그 수록된 침구 문헌에는《요씨집험방(姚氏集驗方)》,《비급단요방(備急單要方)》,《맹씨세심효방(孟氏洗心效方)》 등 이미 소실된 것들이 많다. 이외에 편작(扁鵲), 최지제(崔知悌), 량공(簗恭), 량효징(簗孝澄), 진권(甄權), 장문중(張文中), 범천(范遷), 석승심(釋僧深), 신소사(神素師), 양조(揚操) 등의 침구경험도 기재되어 있다. 진대(晋代) 명의(名醫) 범천(范遷)의 침구경험에 관한 내용 6조항(條項), 최지제(崔知悌)의《골증병구방(骨蒸病灸方)》 중 치료 방법 20 여개, 량공(簗恭)의 각기구법(脚氣灸法)과 장문중(張文仲)의 침구 치료 경험 20여 곳, 석승심(釋僧深)의 침구 처방 5곳 등이 인용되었다.

두 번째는 구법(灸法)에 있어서의 공헌이 있다. 왕도(王燾)는 침자 치료를 하지 않고 구법(灸法)만으로 병을 치료할 수 있다고 주장하였는데, 그리하여 침법에 심취하는 태도를 배척했다.

《외대비요(外臺秘要)》 39권 「시당서(時堂序)」중에 설명하기를 「침법(鍼法)은 고래(古來)로 심오(深奧)하여 보통 사람은 가히 깨우칠 수 없다. 경(經)에 말하기를 '침능살생인(鍼能殺生人), 부능기사인(不能起死人)'이라 하였음. 만약 성명(性命)을 해칠지 념려(念慮)되고 침경(鍼經)을 연구하지 못했다면 구법(灸法)만을 취해라」라고 하여,《천금방(千金方)》등의 문헌에는 침법(鍼法)을 제거하고 구법(灸法)만을 남겨 놓았는데, 이는 당시대(唐時代)에 구법(灸法)을 중요시한 대표적인 인물임을 나타냈다.

* 따라서 구법(灸法)에 대한 서술이 일정한 부분(部分)을 차지하고 있고, 구법(灸法)의 적응증에 대한 논술도 비교적 광범위하며, 격물구(隔物灸)의 종류도 다양하여서 격행인약병구법(隔杏仁藥餅灸法) 등도 언급되어 있다.

세 번째는 경혈 주치증에 있어서 많은 치료 경험을 총결하였고 새로운 내용을 증가시켰다. 예를 들면 《갑을경(甲乙經)》, 《천금방(千金方)》에 나온 수혈(腧穴)의 주치에 대한 내용에 추가로 당초(唐初)의 침구 명의인 진권(甄權), 양조(楊操) 등이 이론과 경험을 보충시켰다. 수혈(腧穴)에 대한 논술은 십이경맥(十二經脈)의 순행노선과 분경(分經)에 관한 것인데 《갑을경(甲乙經)》과 《천금방(千金方)》에 비교해 볼 때 같지 않다. 수혈(腧穴)의 수에 있어서 《갑을경(甲乙經)》에 비해 8개의 쌍혈(雙穴)이 증가되었는데 담경(膽經)의 「후액(後腋), 전곡(轉谷), 음극(飮郄), 응돌(應突), 협당(脇堂), 방정(旁庭), 시소(始素)」의 7개 혈(穴)과 방광경(膀胱經)의 「고황수(膏肓兪)」1개 혈(穴)이다. 「방정(旁庭), 고황수(膏肓兪)」를 제외하고 《천금방(千金方)》, 《천금익(千金翼)》등에서 보이고 나머지 6개의 혈(穴)은 그 출처를 좀 더 검토해보아야 할 것이며, 경외기혈(經外奇穴)로서 경혈(經穴)의 범위 내에 들어온 것일 가능성이 있다.

그밖에 수혈(腧穴)에는 병례가 적지 않게 열거되어 있고, 《외대비요(外臺秘要)》에서 침구치료 경험에 대한 설명이 기재되어 있는데, 이것은 매우 독창적이다.

8. 《동인수혈침구도경(銅人腧穴鍼灸圖經)》

《동인수혈침구도경(銅人腧穴鍼灸圖經)》을 또한 《신주동인수혈침구도경(新鑄銅人腧穴鍼灸圖經)》이라 하니, 북송(北宋)의 의학자 왕유일(王維一)(왕유덕(王維德)이라고도 함)이 저술하였는데, 1026년에 책을 완성했다.

이 책 1, 2권에는 십이경맥(十二經脈)과 독맥(督脈), 임맥(任脈)의 경락순행배열(經絡循行排列)을 살폈고, 3권에 수혈주치(腧穴主治)에 대하여 토론하였으니 언면(偃面), 복면(伏面), 측면(側面), 정면(正面)으로 나누었으며, 머리, 어깨, 목, 가슴, 배, 옆구리는 분부(分部)로 배열(排列)하였고, 사지(四肢)는 십이경(十二經)의 차례에 의거하여 배열했다. 아울러 경맥삼인도(經脈三人圖) 3개 폭(幅), 십이경혈도(十二經穴圖) 12개 폭(幅) 등 모두 15개의 경맥수혈침구도(經脈腧穴鍼灸圖)를 만들었는데, 이는 비교적 일찍 나온 중요한 침구도보(鍼灸圖譜)이다.

저자는 경맥수혈(經脈腧穴) 고정(考訂) 방면에서 비교적 큰 공헌을 했다. 정정(訂正) 후 657혈(穴)을 기재하였고 그 중 혈명(穴名)은 354개(個)인데《갑을경(甲乙經)》과 비교하면 궐음수(厥陰兪), 고황수(膏肓兪), 청령(靑靈) 3개(個)(쌍혈雙穴) 독맥(督脈)의 영대(靈臺), 양관(陽關)(단혈單穴) 2개 모두 5개가 증가되었다. 수혈(腧穴) 주치에서는 내용이 충실하고《외대비요(外臺秘要)》,《태평성혜방(太平聖惠方)》에 비하여 증가되고 보충되었다.

예를 들어 상성혈(上星穴)[39]은「담학(痰瘧)으로 진한(振寒)하고 열병(熱病)으로 땀이 나지 않고 눈에 통증(痛症)이 있어 멀리 볼 수 없는 것」을 능히 치료하고, 승산혈(承山穴)[40]은「요배통(腰背痛), 곽란전근(霍亂轉筋), 대편란(大便亂), 구치종통(久痔腫痛)」을 치료하며, 풍부혈(風府穴)[41]은「두통(頭痛), 비뉵(鼻衄)」을 치료한다고 하였고, 위중혈(委中穴)[42]에 대하여서는「위중(委中)은 혈극(血郄)이니 열병(熱病)으로 땀이 나지 않고 발에 열(熱)이 있어 궐역(厥逆)이 되고 무릎을 구부리고 펼 수 없을 때 그 경(經)의 혈락(血絡)을 취하면 바로 낫는다」라고 증가 보충된 설명을 했다. 동시에 역대 저명한 침구 의학자의 치료 경험을 보충했다.

처음으로 동(銅)을 주조(鑄造)하여 수혈인체모형(腧穴人體模型)을 만들어 이른바 동인(銅人)이라 하였는데, 침구(鍼灸) 실용교구(實用敎具)의 제작에서 아주 큰 공헌을 했다. 후세에 영향을 끼쳤으며, 1206년 하송(夏竦)이《동인경(銅人經)》의 서문을 쓰면서 동인을 주조한 의의를 설명했다[43].

---

39) 熄風淸熱, 寧神通鼻.

40) 舒筋活絡, 消痔舒筋, 調理臟腑.

41) 散風熄風, 通關開竅 … 頭腦, 五官部의 疾病 치료.

42) 舒筋活絡, 强健腰腿.

43) "又以古經, 訓詁至精, 學者封執多失, 傳心豈如會日, 著辭不若案形, 復令創鑄銅人爲式, 內分臟腑, 旁注溪谷, 井滎所會, 孔穴所安, 竅而達空, 刻題于側, 使觀者爛然而有策, 疑者渙然而氷釋, 乃命侍臣爲之序引, 名曰《新鑄銅人腧穴鍼灸圖經》, 肇頒四方, 景式萬代, 將使多瘠咸詔, 巨刺靡差, 案說蠲范"

남송(南宋) 주밀(周密)의 《동제야어(東齊野語)》에 동인(銅人)의 구조(構造), 작용(作用), 용법(用法) 등에 대하여 기재되었다[44].

동인수혈(銅人腧穴) 제작의 규범화와 취혈의 정확성은 침구 교학(敎學)의 발전에 크게 작용하였을 뿐만 아니라 왕유일(王惟一)이 《동인수혈침구도경(銅人腧穴鍼灸圖經)》을 돌에 새겨 전하였는데, 이는 잘못 전해지는 것을 방지하려 한 것으로 예를 들어 《북도간오지(北道刊誤志)》에 「동인(銅人)을 만듦에 《침구도경(鍼灸圖經)》을 아울러 돌에 새겼다」라고 하였다. 이것은 이 책의 유전(流傳)이 중요한 의의가 있다는 것을 뜻한다.

9.《편작심서(扁鵲心書)》

두재(竇材)는 송대(宋代) 명의로 남송(南宋) 고종(高宗) 소흥(紹興) 16년(1146년)에 《편작심서(扁鵲心書)》를 저술하였으며 편작(扁鵲)이 저술한 것이라 탁명(托名)하였다.

이 책은 3권으로 상권에는 경락구법(經絡灸法), 중하권에는 상한(傷寒)의 모든 증(證)과 내과잡병을 나누어 싣고 있으며, 아울러 외과(外科), 부인과(婦人科), 소아과(小兒科) 병증을 설명했다. 이밖에 《신방(神方)》한 권이 있는데 94개의 방(方)을 열거하여 그 주치와 복용법을 소개했다.

본서의 내용에 근거하여 보면 후인에 의하여 보충된 바가 있다. 예를 들어 후에 왕탁애(王琢崖)가 서문 중에서 말하기를 「두씨재(竇氏材)는 송(宋)나라 중기(中期) 사람이며, 책 중에 하문(河問), 단계(丹溪)가 남긴 말은 모두 후세의 말이다. 예를 들면 종유분방(鍾乳粉方) 아래에 단계(丹溪)가 많이 복용하면 갈림(渴淋)을 유발한다고 하였는데 이는 잘못된 것이다. 또 자법(刺法)을 말할 때 시진본초(時珍本草)가 보이니 어찌 원(元), 명(明)나라 사람의 책과 인연이 있어 거기에 미치겠는가? 그것은 후인이 보충한 것이 의심할 여지가 없으니 아울러 이 책은 두재(竇材)의 원본이 아니라는 것을 알아라」라는 것은 청대(淸代)의 간행본에 이르러 이 책의 원래의 모습이 아니라는 것을 설명했다.

---

44) "又嘗聞舅氏章叔恭云 : 昔倅襄州曰: 嘗獲試銅人全象, 以精銅爲之, 臟腑無一不具, 其外兪穴, 則錯金而書穴名于旁, 背面二器相合, 則渾然全身. 盖舊部用此以試醫者, 其法, 外涂黃蜡, 中實以汞, 俾醫工以分折寸, 按孔試鍼, 中穴則鍼入汞出, 稍差則鍼不可入矣, 亦其巧立器也"

이 책의 주요 특징은 구법(灸法) 치병을 중시하였고 온보(溫補)가 주가 되니 역시 변증논치를 중시하였으며, 아울러 하나의 치법에만 치우치지 않았다.

보법(補法)에서 양기(陽氣)를 보(補)하는 것을 아주 강조하였으니 「양정(陽精)이 장(壯)하면 오래 살고 음기(陰氣)가 양기(陽氣)보다 강하면 상(傷)하게 된다」[45], 「음기(陰氣)가 끝내 소모되지 않으면 죽고 양정(陽精)에 있으면 오래 산다」[46]라고 하여 치료상에서 보양(補陽)하는 수혈(腧穴)을 사용함(관원(關元), 기해(氣海), 명문(命門) 등). 이러한 보양(補陽)의 관점은 질병예방에 대하여 아주 중요한 의의를 갖는데, 「사람이 늙으면 양기(陽氣)가 쇠약해져 손발이 따뜻하지 않고 하원(下元)이 허(虛)해지고 동작하기가 힘들어지며 사람이 한 번 숨쉴 기(氣)가 있으면 죽지 않으니 기(氣)라는 것은 생(生)하게 하는 것이니 양기(陽氣)가 다하면 반드시 죽는다. 인체에 병(病)이 없을 때는 항상 관원(關元), 기해(氣海), 명관(命關), 중완(中脘)에 구(灸)를 하고 보원단(保元丹), 보명연수단(保命延壽丹)을 복용하면 오래 살지는 않더라도 그 주어진 수명은 보존된다」[47]고 하였다. 이런 건강을 보호하는 구법(灸法)은 노년병을 예방하는데 실제적인 의의가 있다.

두재(竇材) 구법(灸法)은 독특한 면이 몇 가지 있다.

첫째, 급하고 큰 병을 치료하는데 구법(灸法)을 응용했다. 예를 들어 상한(傷寒), 음저내식(陰疽內蝕), 허노담화(虛勞痰火), 중풍(中風), 수종(水腫), 고창(鼓脹), 비설폭주(脾泄暴注), 척궐(尺厥), 구리(久痢), 비학(脾瘧), 후비(喉痺), 골증(骨蒸), 로열(勞熱), 소아급만량풍(小兒急慢惊風), 두진(痘疹), 흑반축음태전산후(黑斑縮陰胎前産後) 등이 그것이다. 구법(灸法)으로 급히 치료하는 것뿐만 아니라 또 조기 치료를 강조했다. 「만약 구(灸)로 늦게 치료하면 그 기(氣)는 이미 탈(脫)하여 구(灸)는 쓸모없게 되고, 만약 구(灸)로 일찍 치료하면 양기(陽氣)가 끊이지지 않아 성명(性命)이 견실(堅實)해진다」라고 했다.

둘째, 사용한 혈(穴)은 적고 구장수(灸壯數)는 많다. 그 상용혈(常用穴)은 단지 20개이나 각 혈(穴)에 구(灸)하는 장수(壯數)는 많다. 특별히 대병(大病), 급병(急病)에는 아

45) "陽精若壯千年壽, 陽氣加强必毖傷"

46) "陽氣未消終是死, 陽精若在必長生"

47) "人至晩年, 陽氣衰, 故手足不暖, 下元虛憊, 動作艱難, 盖人有一息氣在則不死, 氣者所所生也, 故陽氣盡必死, 人于無病時, 常灸關元, 氣海, 命關, 中脘, 更服保元丹, 保命延壽丹, 雖未及長生, 亦可保百年壽."

주 많은 장수(壯數)가 요구되었다. 《대병의구(大病宜灸)》에서 말하기를 「시중(市中)에서 구(灸)를 함에 30, 50장(壯)을 넘지 않으니 가벼운 질병을 치료하면 낫지만 큰 병은 낫기 어렵다는 것을 알지 못한다」라고 하였다. 고로 《동인침구도경(銅人鍼灸圖經)》에서 말하기를 「무릇 큰 병(病)에는 마땅히 배꼽 아래에 500장을 구(灸)하여서 진기(眞氣)를 직접 보한다. 만약 풍사가 사지(四肢)에 가벼운 질병을 일으켰을 때는 3, 5, 7 장(壯)만 구(灸)하면 낫는다」라고 하였다. 대병치료에서 진기(眞氣)를 보(補)하고 비신(脾腎)을 익(益)하여야 되니 항상 명관(命關)[비경(脾經) 식두(食竇) : 능접비장진기(能接脾臟眞氣), 치삼십육종비병(治三十六種脾病)]으로 보비양(補脾陽)하고, 관원(關元)으로 익신기(益腎氣)하여야 하는 것은 「비(脾)는 오장(五臟)의 모(母)이고 신(腎)은 일신(一身)은 양(陽)이다」라고 인식하였기 때문이다.

셋째, 일반 잡병 치료에서 변증논치 분경(分經) 취혈을 강조하였다. 예를 들어 복설증(腹泄證)에서 중초(中焦)가 허한(虛寒)하면 중완(中脘)을 취하며, 신양(腎陽)이 허(虛), 사지(四肢)가 궐역(厥逆), 육맥(六脈)이 미세하면 관원(關元)을 취했다. 기천증(氣喘證)에서 폐한기역(肺寒氣逆)은 천돌(天突)을 취하고, 신부납기(腎不納氣)는 관원(關元)을 취하며, 모두 구법(灸法)을 사용한다고 했다.

넷째, 고통을 경감하기 위하여 마취약을 개발하였다. 즉 환자를 구(灸)로 치료하는데 따르는 고통을 감소시키기 위해 일종의 입으로 복용하는 마취약인 수성산(睡聖散)을 개발하였는데 임상 의학자들이 중요시 하였다[48].

다섯째, 임상에서 가치 있는 의안 40례를 첨부했다. 이는 치료가 힘든 질병에 많은 도움을 주었다. 이 책은 비록 구법(灸法)을 중시하였으나 침자(鍼刺)와 약물을 폐기하지 않고 당연히 구(灸)할 것은 구(灸)하고, 침으로 할 것은 침으로 하며, 침과 약을 함께 사용하여 모든 면에서 부실하지 않게 했다.

[48] 洋金花 : 止痛, 麻醉作用.

10.《침구자생경(鍼灸資生經)》

《침구자생경(鍼灸資生經)》은 송(宋)나라(송인종宋仁宗) 때 왕집중(王執中: 字는 숙권叔權)이 저술하였다. 그는「비위(脾胃)를 아주 중요시해 침구로 능히 병을 제거해 자생(資生)하게 하였으며, 자생(資生)은 위기(胃氣)에 의지한다」라고 인식했다. 그러므로 책의 이름을《침구자생경(鍼灸資生經)》이라 하였으며, 모두 7권으로 되어있다. 1220년에 처음 간행되었으며, 1232년에 다시 한 차례 간행했다.

이 책의 침구론정(鍼灸論証)은 뜻이 정미롭고 오묘하여 임상과 긴밀히 결합시켰다는 특징이 있다.

1권은 수혈(腧穴)을 논술하였는데 형식은 대략적으로《갑을경(甲乙經)》,《동인(銅人)》과 같이 머리, 가슴, 등, 배의 수혈(腧穴)은 부(部)로 나누어 논술하였고, 사지(四肢)의 수혈(腧穴)은 경(經)에 따라 논술하였으니《명당상 · 하경(明堂上·下經)》,《소문》등에 의거하여 고증하였으며, 임상 경험상 효과적인 혈(穴)을 보충하였으며, 부도(附圖) 46폭(幅)을 첨가함. 2권에서는 침법(鍼法), 구법(灸法)과 정혈(定穴)하는 방법을 논술하였는데, 특히 구법(灸法)에 관한 내용이 많다. 3권에서 7권까지는 임상변증론치(臨床辨證論治)가 실려 있는데, 3권에는 허노병(虛勞病)과 소화계통질병, 소변병(小便病)의 논치취혈(論治取穴)이 기재되어 있고, 4권에는 심병(心病), 전광(癲狂), 풍병(風病), 폐병(肺病) 등의 논치취혈(論治取穴)이 기재되어 있다. 5권에는 형체(形體)의 모든 병(病)의 논치취혈(論治取穴)이 기재되어 있고, 6권에는 이(耳), 목(目), 구(口), 치아(齒牙) 및 인후(咽喉) 등의 오관칠규병(五官七竅病)의 논치취혈(論治取穴)이 기재되어 있으며, 7권에는 상한(傷寒), 역절풍(歷節風), 외과(外科), 부인과(婦人科) 질병(疾病) 등의 논치취혈(論治取穴)이 기재되어 있다. 모두 임상에서 쓰이는 각 과의 193종의 병증을 포함하고 있으며, 내용이 풍부하고 류(類)에 따라 편찬한 임상용 서적이다. 임상의 각종 질병의 논치취혈(論治取穴)의 수집은 송(宋)나라 이전에는 없었으므로 이 책은 침구 임상의 중요한 참고문헌이다.

침구학에서의 주요한 공헌은 다음과 같다.

첫째, 수혈(腧穴) 방면에서 송(宋) 이전의 수혈(腧穴)을 모두 고증하여 백호(魄戶), 대추(大椎), 독비(犢鼻)등의 혈(穴) 부위를 교정(校訂)하고, 임상상 효과적인 혈(穴)의 응용을 아주 중시하였다. 이 책은 미충(眉衝), 명당(明堂), 당양(當陽), 궁골(窮骨), 백로(百勞) 등 21개 별도의 혈(穴)을 기재하였고, 그 중 몇 개의 혈위(穴位)는 《동인(銅人)》에 기재되어 있지 않으므로 《태평성혜방(太平聖惠方)》과 《명당하경(明堂下經)》을 참조하여 보충한 것이라 할 수 있다(독수督兪, 기해수氣海兪, 관원수關元兪, 풍시風市).

둘째, 구법(灸法)의 자료가 풍부하고 충실하다. 예를 들어 구로법(灸癆法), 구치법(灸痔法), 사화혈법(四花穴法), 구장풍(灸腸風), 고황구(膏肓灸), 진승조구귀매법(秦承組灸鬼魅法), 손진인각기팔혈구(孫眞人脚氣八穴灸), 《양방(良方)》해수구(咳嗽灸), 옹저격산구(癰疽隔蒜灸), 부자병구(附子餅灸), 소아작목구(小兒雀目灸), 신궐방노구(神厥防老灸), 황제료귀사순리혈구(黃帝療鬼邪脣裏穴灸) 등 력대(歷代) 구법(灸法)의 총결(總結)이며, 송이전(宋以前)의 구법(灸法)의 집대성이니 후세의 침구학자 역시 많이 인용했다(예를 들어 《침구취영(鍼灸聚英)》, 《침구대성(鍼灸大成)》, 《침구집성(鍼灸集成)》 등).

셋째, 취혈방법에 있어서 동신촌법(同身寸法)에 관하여 언급하였다. 《천금방(千金方)》에서 언급한 「중지(中指) 첫마디가 1촌(寸)이 되고, 또한 무지(拇指) 첫째마디 너비가 1촌(寸)이다」라는 것을 기초로 하여 「중지(中指)를 구부려 생긴 횡문(橫紋)이 일촌(一寸)이다」라는 발전된 동신촌법(同身寸法)을 제출했다.

넷째, 병증논치취혈(病證論治取穴)은 전인(前人)의 경험과 각각의 인체를 서로 결합시킨 총결이고, 각 병증에 저자의 경험을 추가했다. 예를 들어 「신회(顖會)를 구(灸)하여 뇌허냉(腦虛冷), 뇌뉵(腦衄), 풍한입뇌(風寒入腦), 구원두동(久遠頭疼)을 다스린다」라고 하는 등, 많은 종류의 병증에 대하여 주치수혈(主治腧穴)과 적응증, 경전이나 의적(醫籍), 방서(方書)의 인용을 기술하였다. 그 특징은 병(病)에 방(方)을 배열하고 변증함에 혈을 사용하였으며 상세하게 나열되어 있음. 또한 내용이 풍부하고 이론과 여러 사람의 임상 경험을 연계한 것이 특징적이다.

* 이러한 실사구시(實事求是)의 정신은 학문이 발전하는 관건이며 배울 만한 가치가 있는 것으로 사료된다.

11.《비급구법(備急灸法)》

이 책은 문인기년(聞人耆年)이 저술했다. 문인기년(聞人耆年)은 남송(南宋)의 의학자로 취이(檇李: 지금의 절강성가흥현浙江省嘉興縣)에서 40~50년간 의사생활을 하였고, 고전의서를 아주 중시하여 고인의 방(方)과 기(技)를 깊히 연구하였으며, 또한 임상경험을 결합시켜 편찬하여《비급구법(備急灸法)》을 1226년에 완성하여 간행했다.

이 책은 약 20년 후에 손거향(孫炬鄉)이 사천간본(四川刊本)을 얻고 동시에 일명씨(佚名氏)의《기죽마구법(騎竹馬灸法)》,《죽각경험비급약방(竹閣經驗備急藥方)》을 이 책에 수록한 후 1245년에 중간하였는데, 또《비급구법(備急灸法)》이라 하였다. 이 책은 구법위주(灸法爲主)이며 급성병과 폭병(暴病)을 치료하는 책이어서《비급구법(備急灸法)》이라 칭하고, 역시《비급구방(備急灸方)》이라 부르기도 한다.

책 중 앞 부분에는 심통(心痛), 아통(牙痛), 급후비(急喉痺), 곽란(霍亂), 장옹(腸癰), 정창(疔瘡), 발배(發背), 부골저(附骨疽), 익수(溺水)등 22종의 급성병증의 구치방법(灸治方法)과 응급처치가 실려 있다. 그 중 몇몇의 방법은 탁월한 효과가 있다. 예를 들어「산모(産母)의 출산이 힘들 때 우각(右脚)의 소지첨(小指尖)에 3번 구(灸)한다」고 하였는데, 즉 지음(至陰)에 침자(鍼刺) 혹은 애구(艾灸)를 하는 것으로 이전부터 사용했던 상용혈이라 하였다.「기죽마법(騎竹馬法)」은 각종 급성 염증치료에 비교적 양호한 치료효과가 있다. 책 중에 기재된 방법은 매우 상세하니「죽각경험비급약방(竹閣經驗備急藥方)」에 36개의 증후와 그 처방을 소개하였고, 이런 처방은 단방(單方), 복방(複方), 내복약(內服藥), 외부약(外敷藥), 구법(灸法) 및 훈후법(熏喉法)을 포괄하고 있다.

《비급구법(備急灸法)》의 주요 공헌과 특성은 다음과 같다.

첫째, 급성병에 사용된 구법(灸法)을 수집하였고, 임상효과를 통해 경험을 전(傳)했다. 고대 명의가 각종 급성병을 치료하였던 구법(灸法)을 수집하였고, 아울러 임상상 효과가 있는 방법을 간추려서 후인에게 구법(灸法)으로 급성병을 치료하는 귀중한 경험을 넘겼다. 예를 들어 황제(黃帝), 기백(岐伯), 편작(扁鵲), 화타(華佗), 갈선옹(葛仙翁), 도은거(陶隱居), 서문백(徐文伯), 서사백(徐嗣伯), 진권(甄權), 손진인(孫眞人), 장문중(張文仲), 요화중(姚和衆) 등 십여 명의 의학자의 구법(灸法) 경험을 인용하여 각 병후를 논술함에 상세히 하였으며, 취혈법은 간단명료하게 하였고 문자를 보충하여 일반 의학자로 하여금 쉽게 이해하게 하였으며, 응용하는데 편리하게 하였다.

둘째, 급성병에 대한 구법(灸法)의 실용가치를 밝혔다. 만성병에 대한 구법(灸法)의 치료는 의사가 잘 알지만 각종 급폭증(急暴證)의 치료에 대하여서는 모르고 있음을 지적하였다. 이 책은 각종 급성병증을 구법(灸法)으로 치료하여 사람들로 하여금 한의학의 급성병 치료의 실용 가치를 믿게 했다. 이 책은 각종 급성병은 일찍 치료하고 신속히 치료해야만 효과를 거둔다고 주장했다. 구법(灸法)의 기능에는 온중산한(溫中散寒), 회양고탈(回陽固脫)이 있어 허한증(虛寒證)을 치료하고, 또한 청열사화(淸熱瀉火), 해독산어(解毒散瘀), 통경활락(通經活絡), 소종(消腫) 등 실열병(實熱病)에도 치료하는 기능이 있다고 했다.

셋째, 이 책은 취혈수가 적으면서 간편하고 쉽게 시행할 수 있다는 특징이 있다. 22개 병증에서 사용하는 혈은 20개에 불과하다. 각 병증에 단지 1~2개의 혈만 취하였고, 또한 사지 부위에서 주로 취하였는데, 취혈이 정확하고 11폭의 그림으로 그린 도보가 있어 취혈부위와 자세를 표시해 한 눈에 들어오게 하였다.

넷째, 구법(灸法)과 기타 응급처치법의 응용은 일방(一方), 일법(一法)에 치우치지 않았다. 예를 들어 구법(灸法)에서 직접 구(灸)와 간접 구(灸)가 있고 또 기타 치료법과 응급처치법을 배합하였다. 응급처치법에서 이런 것들을 결합하여 치료하였으며, 한 가지 법만 고집하지 않고 임상에서 적절하게 사용하도록 하였다.

12. 《금침지남(金鍼指南)》

두묵(竇默)(초명初名은 걸傑)의 자(字)는 한경(漢卿: 또는 자성子聲)으로 광평비향인(廣平肥鄕人)이며 금원시대(金元時代)의 저명한 의가다. 1196년부터 1280년까지 생존하였는데, 어려서부터 책읽기를 좋아하였고 장년(壯年)에 전란(戰亂)으로 인해 남쪽으로 피난 갔다가 명의 이호(李浩)로부터 동인침법(銅人鍼法)을 배워 고향에 돌아와 이름을 알렸다. 후에 관직(官職)이 태사(太師)에 이르러 두태사(竇太師)라 불렸다.

저서로는 《침경지남(鍼經指南)》이 있다. 내용은 《표유부(標幽賦)》, 《유주지요부(流注指要賦)》(통현지요부(通玄指要賦)라고 함) 및 유주팔혈(流注八穴), 보사수법(補瀉手法) 등이 있다. 《표유부(標幽賦)》는 《침경지남(鍼經指南)》의 첫번째 권(卷)으로 그의 대표작으로, 후에 《보제방(普濟方)》, 《침구대전(鍼灸大全)》, 《양경재침구전서(楊敬齋鍼灸全

書)》, 《침구취영(鍼灸聚英)》, 《침구대성(鍼灸大成)》 중에 기재되엇다. 그의 제자(弟子) 왕경담(王鏡潭)의 《중주표유부(重注標幽賦)》가 있으나 애석하게도 전하지 않으며, 서봉(徐鳳)의 《침구대전(鍼灸大全)》 내용이 현재 《표유부(標幽賦)》의 주본(注本)으로 삼고 있다.

《표유부(標幽賦)》는 문자수가 비록 많지 않으나 간결하여 뜻이 포괄적이다. 가부체(歌賦體)를 취하여 이해하기 쉽게 하였다. 또한 그 내용이 매우 풍부하고 종합적으로 기술되어 있다. 천인상응사상(天人相應思想)의 방법과 형기(形氣)의 허실(虛實), 장부(臟腑)의 강약(强弱), 경맥기혈(經脈氣血)의 다소(多少), 순행유주(循行流注)의 규율(規律), 취혈(取穴)의 근거에 대하여 기술하였으며, 또한 허실(虛實)에 따라 기(氣)를 살피는 방법을 논술했다. 즉 기(氣)가 이르면 「고기가 미끼를 삼길 때 뜨고 가라앉는 것과 같다」[49]고 하였으며, 기(氣)가 이르지 않으면 「고요하고 심원한 곳에서 쉬는 것과 같다」[50]라고 하여 침감(鍼感)을 논술하였다.

침자치료(鍼刺治療) 방면에 있어서 경락계통의 변증논치에 근거하였으며, 경기(經氣)의 유주(流注), 경맥순행을 중시하였다. 시간에 따른 혈개합(穴開闔)의 자오유주(子午流注)와 영귀팔법(靈龜八法)을 또한 중시하였고, 시간(時間)에 따른 취혈법인 66혈안시취혈법(穴按時取穴法), 팔법유주(八法流注) 등을 적용했다. 취혈 방면에 있어서 십이경(十二經) 주슬(肘膝) 이하의 오수혈(五輸穴)과 팔맥교회혈(八脈交會穴)을 중시하였는데, 팔회혈(八會穴) 역시 자주 사용하였다. 213종의 질병을 팔맥교회혈(八脈交會穴)을 통해 치료하였고 아울러 각 증(證)의 상호 배혈관계를 열거했다.

침자수법(鍼刺手法)에 있어서 14가지 법을 제출하였는데, 동(動), 요(搖), 진(進), 퇴(退), 차(搓), 반(盤), 탄(彈), 엄(撚), 순(循), 문(捫), 섭(攝), 안(按), 조(爪), 절(切) 등으루 《내경》의 내용 위에 충실히 연구해 제안했다 취혈(取穴) 방범에 있어서는 「사락원침(瀉絡遠鍼)」으로 상병취하법(上病取下法)과, 「교경무자(交經繆刺)」로 무자법(繆刺法)과 거자법(巨刺法)에 대하여 논술했다. 《표유부(標幽賦)》는 첫 편으로 정미로운 침구의 강령과 요전을 기술하였고, 《통현시요부(通玄指要賦)》를 실어서 임상 치료법을 보충하였다. 50여 종의 질병에 대한 치료와 취혈경험을 다루었으며, 공용수혈(共用腧穴) 40여 개와

49) “如魚呑鉤鉺之沈浮”

50) “如閑處幽堂之深邃”

오수혈(五輸穴)을 많이 사용하였고, 또한 다수의 오관과질병에 대한 침자(鍼刺) 취혈법을 수록했다. 가부체(歌賦體)로 편(編)을 만들고 경락가결(經絡歌訣)을 지었는데, 수법(手法), 증치취혈방면(證治取穴方面)에 있어 후세에 큰 영향을 미쳤다.

13.《십사경발휘(十四經發揮)》

《십사경발휘(十四經發揮)》는 원대(元代) 활수(滑壽: 字는 백인伯仁)의 저작으로 1341년에 간행되었다. 그는《금란순경취혈도해(金蘭循經取穴圖解)》등의 저작 사상을 발전시켰다. 수족(手足) 삼음삼양경(三陰三陽經)의 순행(循行)과 락속(絡屬)을 논술한 것 외에도 기경팔맥(奇經八脈) 중에서 임독맥(任督脈)은 각각 전혈(專穴)과 주치(主治) 병증(病症)이 있어 십이경(十二經)과 서로 상응(相應)하니 합하여 십사경(十四經)이라 함을 제시하였고, 그는「인신(人身)에 육맥(六脈)이 비록 모두 연계(連繫)되고 속(屬)함이 있으나 오직 임독맥(任督脈)은 복(腹)과 배(背)에 전혈(專穴)이 있고 십이경(十二經)이 차서 넘치면 이를 받으니 십이경(十二經)과 같다」[51] 라고 하였다.《영추 · 본수》와《소문 · 골공론》등과 같이 관련이 있는 편에 근거해《십사경발휘(十四經發揮)》3권을 저술하였는데, 상권은 수족음양유주편(手足陰陽流注篇), 중권은 십사경맥기소발편(十四經脈氣所發篇), 하권은 기경팔맥편(奇經八脈篇)으로 구성했다.

본서의 주요 특징은 두 가지로 볼 수 있다.

첫째, 경락이론의 연구에 있어서 임독맥(任督脈)은 복(腹)과 배(背)의 중요 부위를 지나며, 상호 연관을 맺고 있기에 기타 나머지 기경맥(奇經脈)과는 같지 않고, 십이정경(十二正經)과 더불어 동등하게 중요하다고 하였는데, 이는 경락학설에 있어 중요한 의미가 있다.

둘째,《내경》의 이론에 근거하여 고증을 통해 657개의 혈위를 이론에 맞춰 정리하였다. 이는 후세 수혈학(腧穴學)의 고증에 있어 이론적 근거를 정한 것으로 수혈(腧穴)을 정리함에 있어 공헌함이 크다고 할 수 있다.

---

51) "人身六脈, 雖皆有系屬, 惟督任二經, 則包乎腹背而有專穴, 諸經滿而溢者, 此則受之, 宜與十二經幷論."

14.《침구대전(鍼灸大全)》

《침구대전(鍼灸大全)》은 명대(明代) 서봉(徐鳳)의 저서로 1439년에 완성되었다. 이 책은 가부체(歌賦體)로 경락(經絡)과 수혈(腧穴) 등의 내용을 편(編)하였으며 각가의 침구자료를 많이 수집해 놓았는데, 6권으로 1권은 침구가부(鍼灸歌賦) 22수(首)를, 2권은 표유부(標幽賦)를, 3권은 금침부(金鍼賦)와 자오유주축일안시정혈가(子午流注逐日按時定穴歌)를, 4권은 두씨팔법유주(竇氏八法流注)를 실었다. 5권은 주신혈법가(周身穴法歌)로《갑을경(甲乙經)》의 것과 같이 부분으로 나누는 방법을 사용해 두면흉복(頭面胸腹)의 수혈(腧穴)을 나누고, 사지(四肢)는 십이경맥(十二經脈)을 살펴 경(經)에 따라 나눈 내용을 실었으며, 6권은 구법(灸法)에 관한 내용을 실었다.

본서는 종합 침구서로 특별히 각종 복식침자수법(複式鍼刺手法)을 비교 기재하고 있는데, 금침부(金鍼賦) 중에 종합적인 각종 수법(手法)이 언급되어 있다. 또한 시(時)를 살펴 취혈(取穴)하는 법(法)이 비교 기재되었는데, 예를 들면 영구팔법(靈龜八法), 비등팔법(飛騰八法), 자오유주(子午流注)의 취혈법(取穴法) 등이 있다. 본서의 특징은 침법(鍼法)에 관해 비교 기재하고 있는데, 즉《금침부(金鍼賦)》중의 침구치병팔법(鍼灸治病八法)과 같은 것으로 소산화(燒山火), 투천량(透天凉), 양중은음(陽中隱陰), 음중은양(陰中隱陽), 자오도구(子午搗臼), 진기지결(進氣之訣), 유기지결(留氣之訣), 추첨지결(抽添之訣) 등이 그것이며, 또한 비경주기(飛經走氣)하여 침감(鍼感)을 강하게 한 사법(四法)이 있는데, 즉 청룡파미(青龍擺尾), 백호요두(白虎搖頭), 창구탐혈(蒼龜探穴), 적봉영원(赤鳳迎源) 등이 그것이다. 아울러 14종(種)의 보조수법(補助手法)과 수지보사(手指補瀉) 방법을 기재하였다.

또한 본서에서는 가부체(歌賦體)의 형태(形態)로 침구가부(鍼灸歌賦)를 집대성하였는데, 곧 경락가(經絡歌), 수혈가(輸穴歌), 주치병증가(主治病證歌), 십이경납천간가(十二經納天干歌), 십이경납지지가(十二經納地支歌), 십이경지원가(十二經之原歌), 수일안시정혈결(逐日按時定穴訣) 등이 있다. 본서(本書)는 안시취혈법(按時取穴法)에 대하여 비교적 상세히 기술하였는데 이 법(法)은 하약우(何若愚)가《유주지미부(流注指微賦)》를 편선(編選)한 이래로 두한경(竇漢卿)이 설명하였고《발휘(發揮)》에서도 언급되었으며, 명대(明代)에 이르러 임상에 비교적 광범위하게 응용되어 독특한 취혈법을 형성하게 되었다.

15.《침구취영(鍼灸聚英)》

고무(高武)는 자(字)가 매고(梅孤)이며 명대(明代) 의가로 침구에 정통하였다. 저서로는《침구취영(鍼灸聚英)》이 있는데《침구취영발휘(鍼灸聚英發揮)》라고도 하며, 명가정기축하육월(明嘉靖己丑夏六月)(1529년)에 간행되었다. 모두 4권으로 구성되어 있으며, 1권에 장부경락수혈(臟腑經絡輸穴)을 논하였는데, 먼저 장부의 해부부위, 형태, 생리기능, 병리, 경맥순행, 기혈다소에 대하여 논술하였다. 수혈(腧穴)의 위치를 고증하고 주치효능, 장부, 경맥, 수혈(輸穴)을 하나로 보아 수혈(輸穴)을 고증하였는데 단혈(單穴)이 354개, 쌍혈(雙穴)이 657개다.《침구자생경(鍼灸資生經)》과 동일하게 십오락혈(十五絡穴), 십이원혈(十二原穴), 오장모혈(五臟募穴), 오장원혈(五臟原穴), 팔회혈(八會穴)을 기재하였다. 2권에는 각종 취혈법(取穴法)과 주치병증을 논술하였다. 즉 기죽마구법(騎竹馬灸法), 사화구법(四花灸法: 담수膽兪, 격수혈膈兪穴), 구로혈(灸癆穴: 심수혈心兪穴), 취신수혈(取腎兪穴) 등이다. 또한 두씨팔법(竇氏八法: 공손公孫, 내관內關, 족임읍足臨泣, 외관外關, 후계後谿, 신맥申脈, 열결列缺, 조해照海)을 이용해 각종 병증을 치료하는 법을 기술하였고, 자오유주료혈개합(子午流注膠穴開闔)과 각 장부(臟腑) 오수혈(五輸穴)의 주치증과 12경(經) 시동(是動), 소생병(所生病)의 보사(補瀉)에 관해 논술하였다. 또한 70여 종의 병증에 대한 주치 수혈(腧穴)을 설명하였고, 상한(傷寒), 잡증(雜證), 오관(五官), 부아과(婦兒科)의 병증도 기술하였다. 3권에는 각종 침법(鍼法), 구법(灸法)과 구역(救逆)의 방법을 기술하였고, 4권에는 각 의가의 침구가부(鍼灸歌賦)와 각종 수법(手法)을 수집해 기술하였다.

본서의 주요 특징은 각 경(經)의 수혈(輸穴) 그림을 제작해 구체적이고 형상적으로 수혈(腧穴) 부위를 표현하였다는 것이다. 즉 1권에서「앙인척촌도(仰人尺寸圖)」와「복인척촌도(伏人尺寸圖)」를 제작해 신체 각 부위의 골도장단척촌(骨度長短尺寸)을 명확히 하였다. 동신촌법으로 취혈 정위(定位)를 간편히 하였는데[52], 수혈(輸穴) 부위와 취혈 방법에 있어 매우 중요한 의의가 있다. 각 경맥의 그림을 그려 경(經)의 순행 노선과 수혈(輸穴) 부위를 표시하였으며, 동시에 경맥이 락속(絡屬)한 장부(臟腑) 형태와 소재부위, 효능 특징을 나타냈다. 이 책의 그림은 이전의 침구 책과는 달리 매우 뛰어난

[52] 중지동신촌법(中指同身寸法) 적용

것으로 평가받고 있다.

다음으로 학술사상에 있어서 실제에 힘썼으며 전인(前人)의 논술에 대하여 다른 견해를 제출하여 시비를 밝혔다. 예를 들면 《난경(難經)》에서 제시하고 있는 자정사형법(刺井瀉滎法)은 《침구취영(鍼灸聚英)》에서도 언급하고 있는데, 즉 「정주심하만(井主心下滿), 우왈(又曰) : 춘자정(春刺井), 개병행이부패야(蓋幷行而不悖也)」라고 하였으며, 이는 자정사형(刺井瀉滎)의 침법(鍼法)에 대하여 설명한 것으로 마땅히 구체적으로 분석하여 교주고슬(膠柱鼓瑟)(고지식하여 변통성(變通性)이 없음)하지 않아야 한다고 하였다. 두씨(竇氏)의 「정형수경합응일개합(井滎兪經合應日開合)」취혈법에 대하여 또한 마땅히 그 이치를 이해하여 임상 증상과 변증(辨證) 용혈(用穴)에 결합하였으며, 속박되지는 않았다. 이외에 《금침부(禁鍼賦)》십사종(十四種) 수법(手法)을 「교립명색(巧立名色)」인 것으로 인식했다.

임상 치료에 있어서 제가(諸家)들의 침구사료를 잠고하여 내(內), 외(外), 부(婦), 아(兒), 오관(五官) 등 113개 병증을 기재하였고, 역대 의가의 이론 중 그 정화를 취하여서 한 권에 모았으며 각가의 의안(醫案)을 붙여 임상에 참고하였다. 이로 인해 질병치료의 각 편에 이론과 실제의 내용이 매우 풍부한 편이다.

16. 《침구문대(鍼灸問對)》

《침구문대(鍼灸問對)》는 명대(明代) 왕기(汪機)의 저서로 1530년에 간행되었다. 모두 3권으로 상권에서는 침구학의 기본이론과 방법에 대하여 논술하였고, 중권은 침법에 관해, 하권은 구법(灸法)과 경락수혈(經絡腧穴)을 논술했다. 《내경》, 《난경(難經)》등의 기본 이론에 근거하여 침구학설의 주요 문제를 논술했다. 문답의 형식을 취해 서술하였기에 《침구문대(鍼灸問對)》라 했다.

상권에는 침자(鍼刺)로 외상(外傷), 내상(內傷)을 치료할 수 있는 지와 경락병(經絡病), 장부병(臟腑病), 기혈병(氣血病), 형기병(形氣病)에서의 자법상(刺法上) 어떠한 다름이 있는지를 기술하였고, 병(病)에 있어서 장부음양(臟腑陰陽) 내외고하(內外高下)에 따라서 증상이 어떻게 다르고, 자법(刺法)은 어떻게 해야 하는지를 《내경》, 《난경(難經)》등의 경전(經典)에 근거하여 이론을 전개하였을 뿐만 아니라, 침의 작용 성질이 비교적 강함에 대한 문제를 깊이 있게 다루었다.

중권에는 각종 침법에 대하여 논술하였다. 영수(迎隨), 호흡(呼吸), 제삽법(提插法)과 삼재법(三才法), 후기법(候氣法), 수지십사법(手指十四法)과 비경주기(飛經走氣)하는 청룡파미(靑龍擺尾), 백호요두(白虎搖頭), 창구탐혈(蒼龜探穴), 적봉영원(赤鳳迎源), 용호교전(龍虎交戰), 용호승등(龍虎升騰), 자오도구(子午搗臼), 소산화(燒山火), 투천량(透天凉), 양중은음(陽中隱陰), 음중은양(陰中隱陽), 추첨법(抽添法), 조기법(調氣法), 진기법(進氣法), 납기법(納氣法) 등에 대하여 다른 제가(諸家)들의 논술과 연관된 경전(經典)의 이론을 가해 논술했다.

하권은 구법(灸法)을 논술하였는데, 병(病)에 있어서 구(灸)를 해야 되는지, 혹은 하지 않아야 되는지와 구(灸)로써 병(病)을 예방하는 것과 구(灸)의 보사(補瀉)와 일상적인 병(病)에 대한 특정 구법(灸法)과 아울러 십이경맥(十二經脈), 십오락맥(十五絡脈), 오수혈(五輸穴)의 가결(歌訣)을 실었다.

왕기(汪機)의 학술사상은 옛 고문(古文)을 존중해 《내경》, 《난경(難經)》의 학술사상을 숭상하였다. 《침구문대(鍼灸問對)》84문(問) 중 《내경》, 《난경(難經)》을 완전히 인용하거나 그 주(注)를 취한 것이 46문(問)이다. 경전을 중시한 까닭에 후세 의가들이 제출한 문제에 대한 다른 견해를 보였다.

《자오유주침법(子午流注鍼法)》에 대하여 「소문과 난경(難經)에 실리지 않았고 경지(經旨)에 어긋날 뿐만 아니라 서로 모순되는 바가 많다」라고 하였다.

《금침부(金鍼賦)》의 수법(手法)에 대하여 다른 견해를 보였는데 곧 「남자좌사우보(男子左瀉右補), 녀자좌보우사(女子左補右瀉)」에 대하여 달리 인식하였는데 「보사(補瀉)를 알고 침(鍼)을 돌리는데 있어 좌우(左右)가 모두 같으니 안으로 굽히는 것이 보법(補法)이요, 밖으로 펴는 것이 사법(瀉法)일 뿐이다. 후세 사람들이 기이한 것을 좋아하여 잡다한 침법을 세웠는데 헛수고일 뿐이다」라고 했다. 《금침부(金鍼賦)》십사침법(十四鍼法)에 대하여서는 「그 침법을 고증(考證)해보건데 이치에 합당한 것이 적으며, 이치에 어긋난 것이 많으며, 잡다하고 어지러우며, 중복된다」고 하였다.

* 결론적으로 왕기(汪機)의 학술특징은 고전에 근원하여 치학(治學)에 엄중하였고 실제에 치중했다.

17. 《기경팔맥고(奇經八脈考)》

《기경팔맥고(奇經八脈考)》는 명대(明代) 이시진(李時珍)의 저서로 1577년에 완성되었다. 기경팔맥의 순행과 주병에 대하여 역대 문헌을 고증하여 정리, 설명했다. 기경팔맥은 십이정경(十二正經), 십오락맥(十五絡脈)과 더불어 기혈(氣血) 운행 및 장부의 영양 등의 주요 작용이 같다고 인식해서 각 기경(奇經)에 대하여 생리, 병리, 치법 등에 대하여 역대 의가의 논술을 수집, 고증하여 상세히 기술하였다.

예를 들면, 이유맥(二維脈)에 대하여 「양유맥(陽維脈)은 수족삼양경(手足三陽經)과 서로 련관되니 족태양(足太陽), 족소양(足少陽)이 곧 처음과 끝에 서로 관련이 있는 것이다. 한열(寒熱)의 증(證)은 오직 두 경(經)에서 보이니 고로 양유(陽維)가 병(病)이 들면 역시 한열증(寒熱證)이 있다. 대개 위기(衛氣)는 낮에 양(陽)을 밤에 음(陰)을 지나간다. 음허(陰虛)하면 내열(內熱)하고 양허(陽虛)하면 외한(外寒)한다. 사기(邪氣)가 경(經)을 침범(侵犯)하면 내(內)로는 음(陰)과 다투어 오한(惡寒)하고 외(外)로는 양(陽)과 다투어 발열하니 한열(寒熱)이 표(表)에 있어 태양증(太陽證)을 겸(兼)한다. 유한(有汗)하면 계지탕(桂枝湯)을 사용하고 무한(無寒)하면 마황탕(麻黃湯)을 사용한다. 한열(寒熱)이 반표반리(半表半裏)에 있어 소양증(少陽證)을 겸(兼)하면 소시호탕가감방(小柴胡湯加減方)으로 치료한다. 만약 영위(營衛)가 첩비(惵卑)하고 한열증(寒熱證)이 있으면 황기건중탕(黃芪建中湯)과 팔물탕류(八物湯類)로 치료한다. 결고(潔古)가 홀로 계지증(桂枝證)이 양유(陽維)에 속한다고 하니 보충할 바가 없다」라고 논술하고 있다. 음유맥(陰維脈)에 대하여서도 이와 같이 병리, 병증치료(病症治療)를 논술하고 있는데, 즉 「음유맥(陰維脈)이 발병하면 주로 심통(心痛)이 나타나니 결고(潔古)가 홀로 삼음경(三陰經)을 온리(溫裏)시키는 약(藥)으로 치료(治療)하였는데 삼음경(三陰經)에 한(寒)이 침범한 것에 적합하다. 삼음경(三陰經)이 열궐작통(熱厥作痛)한 것도 역시 보충할 바가 없다.

음유맥(陰維脈)이 비록 삼음경(三陰經)과 교회(交會)하여 행하나 실제로 임맥(任脈)과 함께 돌아간다. 그러므로 심통(心痛)에는 소음(少陰), 궐음(厥陰), 임맥(任脈)의 기(氣)가 상충(上衝)하는 것에 속함이 많다고 할 수 있다. 폭통무열(暴痛無熱), 구통무한(久痛無寒)에 있어서 만져서 통증이 조금 그치면 허증(虛症)이 되고, 만질 수도 없는 통증은 실증(實證)이 된다.

한통(寒痛)이 소음경(少陰經)과 임맥(任脈)에 있으면 사역탕(四逆湯)을, 궐음경(厥陰經)에 있으면 당귀사역탕(當歸四逆湯)을, 태음경(太陰經)에 있으면 이중탕(理中湯)을 사용하여 치료한다. 열통(熱痛)이 소음경(少陰經)과 임맥(任脈)에 있으면 금령산(金鈴散)과 현호색산(玄胡索散)을, 궐음경(厥陰經)에 있으면 실소산(失笑散)을, 태음경(太陰經)에 있으면 승기탕(承氣湯)을 사용하여 치료한다. 만약 영혈내상(營血內傷)이 임충맥(任衝脈)과 수궐음경(手厥陰經)에 있으면 사물탕(四物湯), 양영탕(養營湯), 묘향산(妙香散)류(類)를 사용하여 치료하니 병을 살펴 약을 복용함에 이와 같으면 음양허실(陰陽虛實)에 있어 거의 실수가 없다」고 하였다. 아울러 양유맥(陽維脈)에 있어서 왕숙화(王叔和)《맥경(脈經)》과 관련된 병증(病症)을 인용해 「전부양명(顚仆羊鳴)하며, 수족(手足)이 서로 땡기고 심(甚)하여 말을 할 수 없으면 객주인(客主人)을 취(取)하라」고 하였으며. 양유맥(陽維脈)에 있어서는 양백(陽白), 금문혈(金門穴) 등을 취하라고 하였다.

본서는 기경팔맥의 생리, 병리, 치료 등 방면에 있어 계통화 하였다. 자료를 모두 비교하였고 역대 의가의 관련된 견해와 경험을 총결하였고, 기경팔맥의 증치(證治)에 있어 초보적인 규범화와 임상을 결합한 문헌으로 기경팔맥(奇經八脈)에 대한 중요 자료로 평가받고 있다.

18.《침구대성(鍼灸大成)》

《침구대성(鍼灸大成)》은 일반적으로 명대(明代)의 침구학자인 양제시(楊濟時: 계주繼洲)가 지었다고 한다. 다만, 일각에서는 가현이《침구대성》의 주편과 선집교정자라고 보는 시각도 있으며, 조문병의 도움으로 1601년에 간행되었다. 이 책의 주요한 내용은 그의 집안에서 전하는 것을 근원으로 삼았다. 그는 세의(世醫)로 조부(祖父)는 명조(明朝)의 태의(太醫)였으며, 많은 침구 서적과 제가(諸家)의 서적을 얻을 수 있었기에 이를 정리, 편집하여《위생침구현기비요(衛生鍼灸玄機秘要)》를 만들었다. 아울러《내경》,《난경(難經)》과 관련된 서적을 집대성한 유근(劉瑾), 서봉(徐鳳), 고무(高武) 등의 저서에 영향을 받아, 자신의 임상경험을 결합하여《침구대성(鍼灸大成)》을 지었다.

본서는 명대(明代) 이전의 침구서적을 종합한 것으로 매우 풍부한 내용을 담고 있다. 모두 10권으로, 1권은《내경》,《난경(難經)》의 침구 이론을 수집하여 경락, 혈위, 진단방법 등을 밝혀 침구의 근원을 논술하였으며, 2권과 3권은 침구(鍼灸) 가부(歌賦)로 역대 의가의 30여 가부(歌賦)를 모아 학습하고 암송에 편리하도록 하였고, 아울러 주요(主要) 가부(歌賦)에 대하여 주해하였는데《표유부(標幽賦)》,《금침부(金鍼

賦)》, 《통현지요부(通玄指要賦)》와 그의 4권 책이 그것이다. 4권은 역대 의가의 침구보사수법(鍼灸補瀉手法)을 논술하였는데, 《내경》, 《난경(難經)》, 《신응경(神應經)》등과 자신의 침구수법(鍼灸手法)을 총결하여 집대성하였다. 5권은 오수혈(五輸穴), 자오유주(子午流注), 영귀팔법(靈龜八法), 비등팔법(飛騰八法) 등의 때에 따라 취(取)하는 침법을 논술하였으며, 6, 7권은 장상학설, 14경의 순행과 유주, 수혈(輸穴)의 부위, 침구의 천심(淺深), 주치효능, 혈위에 대하여 고증한 것을 논술하였다. 또한 기경팔맥, 경외기혈(經外奇穴), 십오락맥(十五絡脈)과 치병요혈(治病要穴) 등에 대하여서도 논술하였으며, 이는 《침구대성(鍼灸大成)》의 주요 구성 부분의 하나로 그의 임상경험을 반영한 것이다. 8권은 치료부분으로 각종 질병의 치료시 주혈(主穴)과 배혈(配穴), 처방, 분문별류(分門別類)을 다루었고 아울러 인상치료에 있어 갖추어야 할 지침에 대하여 논술하였으며, 9권은 의가의 침구방법으로 각종 구법(灸法), 애구보사(艾灸補瀉), 구치료후(灸治療後) 조리방법(調理方法) 등에 대하여 논술하였고, 뒤에 부록으로 의안을 두어 임상치료의 특징과 경험을 반영했다. 10권은 각종 진단방법을 수집하였고 아울러 주로 소아안마(小兒按摩), 즉 진씨(陳氏)의 《소아안마경(小兒按摩經)》으로 소아과병증의 진단과 치료에 대하여 논술하였으며, 소아추나(小兒推拿)의 보급에 중요한 역할을 했다.

《침구대성(鍼灸大成)》의 주요공헌과 학술사상은 다음과 같다.

경전(經典) 중시 및 치학(治學) 강조

1권에서 침도(鍼道)의 근원을 논술함에 있어 《내경》, 《난경(難經)》과 관련된 침구치료이론 30여편을 모아서 후세 의가의 지시에 영향을 미쳤으며 각가의 장점을 취합하여 탐구·토론함으로서 근원을 발전시켜 옛 것을 연결하고 후세에 계승하는 역할을 하였다. 그 외에 《소아안마경(小兒按摩經)》과 같은 관련된 자료를 보존하였는데, 이 책에는 그 내용이 풍부하고 안마(按摩)의 적응증, 조리보호법 등의 내용을 포괄하였는데, 소아이 보건 방면에 일정한 공헌을 했다.

경락이론(經絡理論)에 의한 변증시치(辨證施治) 중시

그는 다년간의 침구임상경험을 쌓아 치료효과를 높였는데, 이는 경락이론을 중시하여 변증시치(辨證施治)를 하였기 때문으로 「병(病)이 사람마다 다르고, 치료(治療)도 질병(疾病)에 따라 다르나, 마음에 깨달아 치료할 수 있는 것은 확연하게 경락(經絡)에 있을 따름이다. … 그것을 얻으면 양의(良醫)가 되고, 그것을 잃으면 조공(粗工)이 된다」[53]고 하였다. 침자(鍼刺)의 작용에 있어서 경기(經氣)의 조절을 중시하여 「차라리 그 혈(穴)을 잃을지언정 그 경(經)을 잃지 말고, 차라리 그 시(時)를 잃을지언정 그 기(氣)를 잃지 말라」[54]고 하였고, 취혈과 배혈에 있어서는 경락변증(經絡辨證)을 중시하여 주치하는 수혈(輸穴)을 취하였고 오수혈(五輸穴), 팔맥교회혈(八脈交會穴), 배수혈(背兪穴), 복모혈(腹募穴)에 대하여 매우 중시하였다. 배혈 방법에 있어서도 일정한 발전이 있었다.

침자수법(鍼刺手法) 중시

침자수법(鍼刺手法)에 있어서는 역대 의가들의 수법(手法)을 수집하였을 뿐만 아니라 발전시켜서 자신과 다른 사람의 경험을 총결하여 「삼구양씨보사십이자분차수법(三衢楊氏補瀉十二字分次手法)」이라 칭해 가결(歌訣)로 주요 내용을 12단계로 만들고, 아울러 24종의 복식수법(複式手法)과 하수팔법(下手八法)을 만들었다. 「경락영수(經絡迎隨), 설위문답(說爲問答)」중에 있어 36개의 문제를 총결하여 문답형식으로 침자수법(鍼刺手法)에 대하여 설명하였으니, 이는 그의 수법(手法)에 있어 핵심이 된다. 침자심천(鍼刺深淺)은 「음양거역(陰陽居易)」의 원리에 대하여 말하였는데, 「선천후심(先淺後深), 종위취기(從衛取氣), 추이내지(推而內之), 사양기하위보(使陽氣下爲補); 선심후천(先深後淺), 종영치기(從營置氣), 사음기상위사(使陰氣上爲瀉)」라는 관점을 제시했다.

다수(多數) 임상(臨床) 경험(經驗)을 기재

《침구대성(鍼灸大成)》은 역대 의가들의 침구문헌을 기재하였을 뿐만 아니라 관련된 문헌에 대하여 《표유부(標幽賦)》《통현지요부(通玄指要賦)》와 같은 것을 주해하여 이론과 실제에 이르기까지 상세히 논술하였고 다시 침구(鍼灸)의 경험과 이해에 따라 제가득실책(諸家得失策), 두부가다구책(頭不可多灸策), 혈유기정책(穴有奇正策), 침유심천책(鍼有深淺策) 등을 만들었다. 아울러 부록으로 침구 의안 중에 성공한 경험과 무효한 의안의 예를 소개하여 모두 취혈의 올바른 효시가 되었다.

* 총괄하면《침구대성(鍼灸大成)》은 명대(明代) 이전의 침구서적을 집대성하여 이후까지 가장 많은 영향을 미친 서적 중 하나다.

---

53) "病以人殊, 治以疾導, 所以得之心而應之手者, 罔不昭然, 有經絡在焉. … 而得之則爲良醫, 失之則爲粗工."

54) "寧失其穴, 勿失其經, 寧失其時, 勿失其氣"

19. 《유경도익(類經圖翼)》 침구내용

본서는 장개빈(張介賓)(1563~1640년)이 지었는데, 자(字)는 회경(會卿), 호(號)는 경악(景岳)으로 절강산음인(浙江山陰人)이며, 명대(明代)의 저명한 의가(醫家)이다. 《소문》, 《영추》에 대하여 깊이 연구해 30년에 결쳐 《유경(類經)》을 완성하였고, 또한 《유경도익(類經圖翼)》, 《유경부익(類經附翼)》, 《질의록(質疑錄)》을 저술하였다. 만년에 일생동안의 임상경험을 모아 《경악전서(景岳全書)》를 저술하였다. 그는 중년 이후에 「양비유여(陽非有餘)」와 「진음불족(眞陰不足)」등의 이론을 제출하여 주단계(朱丹溪)의 「양상유여(陽常有餘), 음상불족(陰常不足)」에 질타를 가하고 진음(眞陰)과 원양(元陽)을 보하고 한냉(寒冷)하고 공벌(攻伐)하는 약을 신중히 사용할 것을 주장하였고, 임상에 있어 온보법(溫補法)을 상용하여 후세에 온보파(溫補派)라 불렸다. 《유경도익(類經圖翼)》에 있어 침구방면을 중요시 여겨 논술하고 표현하였다. 《내경》중 뜻이 비교적 심오하여 말로 설명이 미진한 것은 별도로 도(圖)를 만들어 상세히 다시 보충 설명했다.

《유경도익(類經圖翼)》은 모두 11권으로 구성되어 있는데, 먼저 1~3권에서는 「운기(運氣)」를 설명하였는데 음양(陰陽), 오행(五行), 육기(六氣) 등의 한의학 이론에 대하여 도표와 문장을 함께 이해하는 방법을 사용하여 설명하였으며, 다음으로 4~11권까지는 「경락(經絡)」을 설명하였는데 장부(臟腑), 골도부위(骨度部位), 십이경맥기지(十二經脈起止), 경혈제증(經穴諸證), 주치와 기타 관련된 침구 기술 조작 등의 문제에 대하여 주로 논술하였으며 각 계통을 비교하고 심도있게 토론을 하였고 아울러 도해를 마음껏 사용하여 설명했다. 마지막 편인 11권 「침구요람(鍼灸要覽)」에서는 십사경침구요혈가(十四經鍼灸要穴歌)와 제증구법요혈(諸證灸法要穴) 등을 수록했다.

20. 《의종금감(醫宗金鑑)》 침구내용

본서는 청대(淸代) 건륭연간(乾隆年間)에 관(官)에서 편성한 의학서적으로 오겸(吳謙) 주편으로 저술되었다. 본서는 임상 각 과의 종합적 성격을 띤 의서로 내용이 계통적이며 응용하기 편리하게 되어 있다. 《내경》에서부터 청대(淸代)의 의서에 이르기까지 모아서 편성되었는데, "분문취류(分門聚類)하여 그 잡다한 것은 빼고 정수를 모아, 그 심오함을 나타내고, 미진한 것을 보충하였다"고 하였다. 그 중《자구심법요결(刺灸心法要訣)》은 침구서로《내경》에서부터 청대(淸代) 의가의 침구 가결(歌訣)에 이르기까지 수집하여 도문(圖文)이 다채롭게 편집되어 초학자는 이해하기 쉽고, 임상가도 널리 쓰일 수 있게 하였다.

79권에서 86권에 이르기까지 구침(九鍼), 오수혈(五輸穴), 원혈(原穴), 락혈(絡穴), 팔맥교회혈(八脈交會穴), 십이경(十二經)의 소속(所屬), 표리(表裏), 유주(流注), 기지(起止), 골도(骨度), 십이경맥(十二經脈)의 순행(循行), 혈위(穴位), 주치(主治), 분촌(分寸), 기경팔맥(奇經八脈)의 순행(循行), 혈위(穴位), 주치(主治), 분촌(分寸)의 주요내용을 기술하였고, 부위를 나누어 주병침구요혈(主病鍼灸要穴)과 주치, 임상에서 흔히 보이는 병(病)의 혈가(穴歌), 금기 등을 기술하였다.

* 총괄하면 본서에서 수집한 침구내용은 매우 광범위하고 실용적이다.

21.《동의보감(東醫寶鑑)》 침구편 및 침구법[55)]

《동의보감》은 허준(許浚)에 의하여 저술되어 1613년에 간행되었다.

《동의보감》에 실려 있는 침과 뜸에 관련된 내용은 크게 두 가지로 나누어 볼 수 있다.《동의보감》각 문(門) 마지막에 실려 있는 '침구법(鍼灸法)'(혹은 '침법(鍼法)' 또는 '구법(灸法)')과《동의보감》의 마지막 편인「침구편(鍼灸篇)」이다. 전자는 각 편에서 언급한 병증에 대하여 침구치료법(鍼灸治療法)을 설명한 부분으로 책 전체에 나누어져 있다. 후자는 침뜸의 보사, 경혈의 위치, 침자시 주의점 등에 대하여 설명하고 있는 부분으로서 침과 뜸에 대한 개론적인 설명들을 싣고 있다.

55) 오준호.《동의보감(東醫寶鑑)》침구법(鍼灸法)의 의사학적 연구(정기신精氣神 및 오장五臟을 중심으로). 경희대학교대학원. 2006.

《동의보감》 침구편

《동의보감》의 마지막 편에 침구편이 실려있다. 침구편은 다른 4편과는 달리 오직 침구 항목 하나만으로 이루어져 있다. 이 편은 연침법(撚鍼法, 침을 만드는 방법), 화침법(火鍼法, 불로 달군 침을 놓는 법), 점혈법(點穴法), 제애법(製艾法, 뜸을 만드는 법), 구법(灸法, 뜸을 뜨는 방법), 침보사법(鍼補瀉法) 등과 십이경맥의 유주, 수혈 등을 다루고 있다. 분량은 1개 문(門) 정도에 그치지만, 이를 하나의 편으로 할당한 것은 침구가 약재와 함께 치료의 주요 도구였기 때문이다.

《동의보감》 침구법 특징

《동의보감》 침구법(鍼灸法)은 당시 침구 서적에 유행하고 있던 침구가부(鍼灸歌賦)를 싣지 않는 대신, 서로 다른 출처를 가진 여러 치료 경혈들을 모아 제시하 는 설명방식을 택하고 있다. 때문에 침뜸 치료의 내용은 풍부해 졌지만, 하나의 병증에 많은 수혈(腧穴)을 제시하고 있는데, 이는 암기 위주로 고착화된 침구법(鍼灸法)을 그대로 수용하고 않고, 《동의보감》 내부의 논리에 따라 다양한 병증을 통해 사용할 수 있도록 한 방식이다.

제중(臍中), 단전(丹田), 배척(背脊)의 세 부분은 《동의보감》이 중요하게 여기고 있는 정기신(精氣神)을 조절에 주요하게 활용하였다.

제중(臍中)은 부모의 정혈(精血)이 모이는 선천(先天)의 근본으로서, 제중(臍中)에 뜸을 뜨는 방법으로 기사회생(起死回生)과 치미병(治未病)의 효과를 꾀하고 있으며, 특히 치미병(治未病)은 《동의보감》의 중요한 의학관 가운데 하나로써, 이론적으로 뿐만 아니라 임상적으로도 중요한 의미를 가지고 있다.

단전(丹田)은 후천(後天)의 근본으로서 살아가면서 생겨나는 기기(氣機)의 문제를 해결해 주는데, 단전(丹田)에 뜸을 떠서 기(氣)를 내려 기기(氣機)의 정체를 풀어주어 기(氣)가 상충(上衝)하는 질환 및 기기(氣機)가 정체되어 생기는 질환을 치료하는 데에 사용되었다.

배척(背脊)은 정기(精氣) 소통의 통로로서, 이곳을 다스려 정기(精氣)를 소통시키고자 하였으며, 이를 통해 정기(精氣)가 소통되지 않아 일반적인 치료로는 잘 고쳐지지 않는 질환들을 치료에 활용하였다.

《동의보감》에서는 오수혈(五輸穴)과 원혈(原穴)을 통해 오장(五臟)을 을 다스리려고 하였으며, 이러한 치료법의 저변에는 장부병증(臟腑病證)과 경락병증(經絡病證)이 동일하다는 전제가 깔려 있다. 《동의보감》 전후의 의서들을 고찰한 결과 오장으로 변증된 증상을 침과 뜸으로 치료하기 위한 시도가 꾸준히 이루어져 왔으 며, 《동의보감》에 이르러 장부병증(臟腑病證)과 경락병증(經絡病證)을 동일시함으로써 이를 해결하고자 하였다. 《동의보감》 이후의 《침구경험방》과 《사암도인침구요결》은 장부병증과 경락병증을 연결시킴으로서 침구법을 오장과 연관 시키려 하고 있었다. 이는 《동의보감》 침구법을 경계로 장부와 침구치료 와의 관계가 변화해 가고 있음을 보여준다.

《동의보감》이 기존의 여러 의서에 등장하는 침구법(鍼灸法)들을 일목요연하게 증상에 따라 모으고 요약하고 있을 뿐만 아니라, 기존의 치료법들을 정기신(精氣神)과 오장이라는 새로운 관점에서 활용하고 있다는 사실을 알 수 있었다. 따라서 《동의보감》 침구법(鍼灸法)의 의의는 《동의보감》이 인체 외부를 대상으로 한 침과 뜸을 가지고 인체의 내부, 즉 정기신(精氣神)과 오장을 다스리고자 했다. 이 같은 특징은 정기신(精氣神)과 오장을 중요시한 《동의보감》 전체의 맥락과 흐름 을 같이 하며, 이후 침구 의서와 침구(鍼灸) 기법(技法)들에 지대한 영향을 끼쳤다.

22. 《침구경험방(鍼灸經驗方)》

선조(宣祖)에서 광해군(光海君) 시기에 활약했던 침의(鍼醫) 허임(許任)[56]이 저술한 침구전문서로서 본서는 자신의 임상 경험에 비추어 독자적으로 연원하는 침술을 이어받은 기반 위에 자신이 직접 경험한 임상경험들을 덧붙여 1644년에 완성하였다. 이렇게 우리나라의 독자적인 침구학 지식이 우리나라 뿐 아니라 동아시아 전반의 침구학 발전에 큰 영향을 미쳤다는 사실은 오늘날 시사하는 바가 크다고 할 수 있다.

구성 및 내용

- 서문 : 본서에는 서문임을 지시하는 말이 없이 권수제 아래에 곧바로 서문이 시작된다. 허임은 서문에서 책의 저술동기와 편집방향을 말하고 있을 뿐 아니라, 그가 견지하고 있는 의학관, 병기 및 경락, 보사법 등 핵심적인 침구이론을 요

[56] 그의 생몰년에 관하여는 1570년(선조3)-1647년(인조25)이라는 기록이 있기는 하나 정확하지는 않으며 출생지도 전라도 나주(羅州)에 있는 집에 내려가 있었다는 《조선왕조실록》의 언급으로 미루어볼 때 고향이 나주일 가능성이 크다.

약하고 있다.

- 전반부(총론) : 침구학의 기본 이론 가운데 임상과 관계가 깊은 내용을 실용적으로 간결하게 정리하였다. 그 항목은 다음과 같다. 「와혈(訛穴)」, 「오장총속정(五臟總屬証)」, 「일신소속장부경(一身所屬臟腑經)」, 「오장육부속병(五臟六腑屬病)」, 「십이경초혈(十二經抄穴)」, 「침구법(鍼灸法)」, 「별혈(別穴)」, 「모(募)·원(原)·회혈(會穴)」, 「십이경정형수경합방통(十二經井滎兪經合傍通)」, 「절량법(折量法)」.
- 후반부(각론) : 병증문별 임상침구처방에 대해 논하고 있다. 그 항목은 다음과 같다. 「두면부(頭面部)」, 「이부(耳部)」, 「목부(目部)」, 「구부(口部)」, 「비부(鼻部)」, 「해수(咳嗽)」, 「인후(咽喉)」, 「협항(頰項)」, 「치부(齒部)」, 「심흉(心胸)」, 「복협(腹脇)」, 「종창(腫脹)」, 「적취(積聚)」, 「수비(手臂)」, 「액종(腋腫)」, 「요배(腰背)」, 「각슬(脚膝)」, 「제풍(諸風)」, 「전간(癲癎)」, 「궐역(厥逆)」, 「급사(急死)」, 「이질(痢疾)」, 「치질(痔疾)」, 「음산(陰疝)」, 「오림음위(五淋陰痿)」, 「곽란(霍亂)」, 「학질(瘧疾)」, 「허로(虛勞)」, 「노채(勞瘵)」, 「식부화(食不化)」, 「황달(黃疸)」, 「창종(瘡腫)」, 「라력(瘰癧)」, 「고독(蠱毒)」, 「면수(眠睡)」, 「어(瘀)」, 「소갈(消渴)」, 「한(汗)」, 「상한온역(傷寒瘟疫)」, 「대소변(大小便)」, 「신부(身部)」, 「구토(嘔吐)」, 「부인문(婦人門)」, 「소아문(小兒門)」, 「침구택일(鍼灸擇日)」.
- 발문 : 간행배경 및 간행의 의의를 설명하였다.

서지적 가치

《침구경험방》은 우리나라 침구학을 대표하는 서적으로, 우리나라 뿐 아니라 중국과 일본에서도 수차례 간행되어 유포될 만큼 영향력이 지대했던 서적이다. 때문에 규장각만 살펴보더라도 목판본(木版本: 奎 4492, 奎 4493, 奎 6797), 무신자본(戊申字本: 奎 809) 뿐 아니라 다양한 필사본까지 남아 있는 상황이며, 후대에는 현토를 붙인 책까지 나왔다. 이 모든 상황이 《침구경험방》이 얼마나 광범위하게 유포되었는지를 지시한다고 할 수 있을 것이다.

내용적 가치

《침구경험방》은 허임이 평생 동안 쌓은 임상경험을 바탕으로 하여 씌어진 서적으로, 내용의 중간 중간에 허임의 견해와 임상경험을 풍부하게 수록하고 있다. 본서의 가장 큰 특성 가운에 하나는 내용의 간결함을 통해 실용성을 극대화하였다는 점이다. 즉, 저술에 있어서 이론의 완결성보다는 침구임상의 실제를 그대로 반영하기 위해 노력하였고 할 수 있는 것이다.

허임은 이 책을 지으면서 《내경》·《동인수혈침구도경(銅人腧穴鍼灸圖經)》·《신응경(神應經)》·《기효양방(奇效良方)》·《동의보감(東醫寶鑑)》 등 기존의 주요 침구학 관련서를 참고하고 인용하였으나, 인용한 내용을 그대로 차용하기보다는 자신의 임상경험에 따라 창조적으로 변용해 놓았다. 특히 수혈(腧穴)을 정리하고, 기존에 행해지던 부정확한 취혈을 바르게 고쳐 놓고, 새로운 치료혈을 모색하고 많은 경외기혈(經外奇穴)을 정리하고, 《기효양방》의 수법을 변용하여 침보사법(鍼補瀉法)을 창안한 것 등은 이후 동아시아 침구술 발전의 큰 밑거름이 되었다. 각론의 병증문별 항목만을 통해서도 알 수 있듯이 그의 침법은 내·외과 가릴 것 없이 전체 영역에서 활용된다는 것을 알 수 있다.

《침구경험방》은 임상에서 큰 효력을 발휘함에 따라 국내에서 뿐만 아니라, 중국과 일본에서도 여러 차례 간행되게 되었다. 일본의 야마가와준안(山川淳菴)이 일본에서 《침구경험방》을 출간(1725년)하면서 “조선에서 유학하면서 침구가 의가의 요체이고 병을 고치는데 그 효험이 가장 빠른 것을 목격하였고, 치료방법은 한결같이 모두 《침구경험방》을 배워서 하고 있었고, 유독 조선을 침자(鍼刺)의 최고라고 하고, 평소 중국에까지 그 명성이 자자하다는 말이 실로 거짓이 아니었다”라고 서문에 기록한 바 있다. 또한 청대(淸代)에 널리 유행한 요윤홍(廖潤鴻)의 《침구집성(鍼灸集成)》(1874년) 내용이 《침구경험방》의 내용을 발췌하여 저술한 서적일 정도로 큰 영향을 미쳤다.

또한 국내에서도 《침구경험방》은 침구의(鍼灸醫)의 기본서였으며, 이후 한국적 특색이 짙은 종합의서인 《사의경험방(四醫經驗方)》뿐 아니라 《증보산림경제(增補山林經濟)》의 「구급편(救急篇)」 등의 형성에 적지 않은 기여를 하였다. 그리고 우리나라에만 존재하는 독특한 보사법이며 오늘날 우리나라 임상에서 광범위하게 시술되고 있는 사암침법(舍巖鍼法)의 형성에도 일정한 영향을 미쳤다. 사암의 치료편 가운데 중풍(中風)·곽란(霍亂)·각기(脚氣)·구병문(口病門) 등은 《침구경험방》을 인용한 것이다.

이처럼 《침구경험방》은 우리나라의 침구학 뿐 아니라 동아시아 침구학 전반에 적지 않은 영향을 미친 서적이라 할 수 있다. 우리나라는 동아시아의 다른 나라에게서 특히 침술에 강하다는 평가를 많이 받아왔는데 여기에 큰 밑거름이 되었던 저서가 바로 《침구경험방》인 것이다.

| 경락학 |

6

부 록

I. 고대 인체부위 명칭해설

II. 침구가부론

한의학의 고전에 사용된 인체 부위의 명칭에 대하여 본편에서는 전신의 명칭을 알아보고, 부분적으로 두면부, 경항부, 협늑부, 복부, 회음부, 견배부, 요천부, 상지부, 하지부에서 활용된 명칭의 주요 내용과 의미를 다루었다.

침구가부(鍼灸歌賦)란 침구를 주제로 한 시가운문(詩歌韻文)을 말한다. 가부(歌賦)는 한의학의 모든 분야에서 폭넓게 활용되어 온 하나의 서술 형식으로 각 분야별로 폭넓게 발달하면서 기억해야 할 내용들을 학습과 임상에서 효율성을 도모하기 위한 하나의 방식이었다. 본편에서는 침구경혈 분야에 많은 영향을 끼친 주요 가부를 해석과 함께 실었다.

I 고대 인체부위 명칭해설

1. 전신(全身)의 명칭(名稱)

明堂

1) 전신(全身)의 경락(經絡)과 수혈(腧穴) 모두를 의미한다. 예를 들면《명당공혈(明堂孔穴)》,《명당구경(明堂灸經)》,《명당유주(明堂流注)》 등이 있다.
2) 명당(明堂)은 주(周)나라 때 왕이 정사를 돌보던 건물로, 황제(黃帝)가 명당(明堂)에서 기백(岐伯) 등과 더불어 인체 경맥(經脈)과 기혈(氣血) 유주(流注) 및 각종 의학 이론을 토론한 것에 기인하여 후세에 인체 경맥과 기혈 유주 같은 전문 학문을 가리키게 되었다.
3) 면부(面部) 또는 코를 의미한다.《영추·오색(靈樞·五色)》에 "明堂者鼻也."라고 하였다.

形

1) 사람의 본태(本態), 형질(形質)을 의미한다. 예를 들면 '人生有形', '論理人形' 등이 있다.
2) 구간(軀幹)과 사지(四肢)를 가리킨다.
3) 장부(臟腑)의 형태와 기질(氣質)을 의미한다.

身

1) 사람의 몸(身體)을 의미한다. 예를 들면 '身體盛壯'이 있다.
2) 구간(軀幹)을 가리켜 말하기도 한다. 예를 들면 '身首異處'가 있다.

體(体)

1) 근골(筋骨)이 풍만함을 의미한다.
2) 사람의 정돈된 신형(身形)을 말한다.《설문(說文)》에는 "體, 總十二屬也."라고 하였다. 십이경(十二屬)이란 수(首), 신(身), 수(手), 족(足)에 각각 삼부(三部)가 있음을 의미한다. 십이속(十二屬) 중 수지속삼(首之屬三)은 정(頂), 면(面), 이(頤)를 말하고 신지속삼(身之屬三)은 견(肩), 척(脊), 고(尻)를 말하며 수지속삼(手之屬三)인 굉(肱), 비(臂), 수(手)를 말하고 족지속삼(足之屬三)은 고(股), 경(脛), 족(足)을 말한다.
3) 사지(四肢)를 의미한다. 예를 들면 "四體不勤"이 있다.

郭(廓)

1) 구각(軀殼), 즉 구간부(軀幹部)의 외벽(外壁)이다.《영추·창론(靈樞·脹論)》에 "夫胸腹, 臟腑之郭也."라고 하였다.
2) 피각(皮殼)을 의미한다.《素問·湯液醪醴論》에 "津液充郭."이라 하였고, 왕주(王注)에 "郭, 皮也."라고 하였다.

四肢

사지(四支), 사관(四關), 사유(四維), 사극(四極), 사말(四末)이라고도 한다. 인체 상하지(上下肢)의 총칭이다.

節

1) 관절(骨節)을 의미한다.
2) 수혈(腧穴)을 말한다.《영추·구침십이원(靈樞·九鍼十二原)》에 "所言節者, 神氣之所遊行出入也, 非皮肉筋骨也."라고 하였으며,《소문·조경론(素問·調經論)》에는"人有精氣津液四肢九竅, 五臟十六部, 三百六十五節."이라 하였다.
3) 경맥(經脈)을 의미한다.《소문·보명전형론(素問·寶命全形論)》에 "天有陰陽, 人有十二節."이라 하였고, 왕주(王注)에 "節, 謂節氣, 外所以應十二月, 內所以應 主十二經脈."이라 하였다.

谿谷

계(谿)는 수혈(腧穴)을, 곡(谷)은 경맥(經脈)을 의미한다.《소문·오장생성편(素問·五臟生成篇)》에 "人有大谷十二分, 小谿三百五十四 …"라고 하였다.《소문·기혈론(素問·氣穴論)》에 "凡三百六十五穴", "谿谷三百六十五穴會.", "三百六十五脈."이라고 하였다.

脈

기항지부(奇恒之府)의 하나이다.《영추·결기(靈樞·決氣)》에 "壅遏營氣, 令無所避, 是謂脈."이라 하였듯이 혈(血)의 부(府)이며, 혈맥(血脈), 맥도(脈道)라고도 하며 인체 기혈(氣血) 운행의 통로이다. 맥(脈)은 경맥(經脈), 락맥(絡脈)으로 나뉜다. 기도(氣道)를 경(經)이라 하고 혈도(血道)를 락(絡)이라 하였으며, 총칭(總稱)하여 경락(經絡)이라 한다. 경(經)은 정경(正經), 경별(經別), 기경(奇經), 음경(陰經), 양경(陽經), 수경(手經), 족경(足經)으로 나뉘고, 락(絡)은 대락(大絡), 소락(小絡), 손락(孫絡), 부락(浮絡) 등으로 나뉜다. 마왕퇴분묘(馬王堆墳墓)의 백서(帛書) 중《오십이병방(五十二病方)》에 맥(脈)이라는 글자가 '温'과 '脈'으로 쓰여 있다.

兪竅

兪는 '腧', '輸'로도 쓴다.

1) 인체 수혈(腧穴)을 의미한다. 이 경우 규(竅)는 혈(穴), 공(孔), 공(空)을 뜻하기에 수규(兪竅)는 공혈(孔穴), 기혈(氣穴), 기부(氣府) 등으로 칭한다.
2) 맥(脈), 락(絡), 혈회(穴會), 락맥(絡脈)을 가리킨다. 《소문·침해편(素問·鍼解篇)》에 "人九竅三百六十五絡應野."라고 하였다.

筋

1) 기육(肌肉), 근육(筋肉)을 의미한다. 《설문(說文)》에 "筋, 肉之力也."라고 하였다.
2) 건(腱)을 의미한다. 예를 들면 대근(大筋), 소근(小筋), 장근(長筋), 단근(短筋), 유근(維筋), 막근(膜筋) 등이다.
3) 혈관을 의미하는데, 이 경우 근맥(筋脈)으로 표현하는 경우가 많다. 예를 들어 '腹靑筋', '耳後靑筋' 등이다.
4) 신경을 의미한다. 예를 들어 《영추·경근(靈樞·經筋)》에 "手太陽之筋 … 結于肘內後廉, 彈之應小指之上, … "이라 하였다.

肌

1) 뼈에 붙어있는 모든 조직을 의미한다. 육(肉), 기육(肌肉) 또는 근육(筋肉)이라고도 한다. 《정자통(正字通)》에 "人身四肢附骨者, 皆曰肌."라고 하였다.
2) 운동에 관여하는 횡문근(橫紋筋)을 의미한다.

分肉

기육(肌肉)을 시칭하며, 분(分)은 기육(肌肉) 사이를, 육(肉)은 근육을 의미한다.

筋膜

근육 표면을 덮고 있고 있는 막을 의미한다.

腠理

1) 문리(紋理)를 의미한다.
2) 피부의 문리(紋理)를 의미하며 부주(膚腠), 피주(皮腠)라고도 한다. 《사기·편작전(史記·扁鵲傳)》에 "君有疾在腠理, 不治將深."이라고 하였는데, 호모(毫毛)의 피주(皮腠)를 가리킨 말로 병의 위치가 얕은 곳에 있음을 설명한다.
3) 육(肉)의 문리(紋理)를 의미하며 육주(肉腠), 육리(肉理), 기주(肌腠)라고도 한다.

4) 분육(分肉)의 문리(紋理)를 의미하며 분주(分腠) 혹은 분리(分理)라고도 한다.
5) 피부(皮膚)와 기육(肌肉) 사이, 기육 섬유들 사이, 기육과 기육 사이의 조직을 의미한다.

分間

1) 기육(肌肉)과 기육(肌肉) 사이, 즉 분육(分肉) 사이를 지칭한다.
2) 피부(皮膚)와 주리(腠理) 사이를 의미한다.

節

1) 체표(體表)를 의미한다. 《영추·사기장부병형(靈樞·邪氣臟腑病形)》에 "中肉節卽皮膚痛."이라고 하였는데, 이는 경혈이 아닌 체표 부위에 자침한 것을 의미한다.
2) 기육(肌肉)과 관절 사이를 의미하며 피절(皮節)이라고도 한다.

䐃

1) 불룩 튀어나온 살(肉之標)을 의미한다.
2) 복부, 내장의 지방을 의미한다.
3) 피하지방을 의미한다. 군(䐃)과 육(肉)을 합하여서 군육(䐃肉)이라고 하는데, 이는 피하지방과 기육(肌肉)이라는 의미이다.

皮

1) 체표를 덮고 있는 것을 의미한다.
2) 인체의 피부를 말한다. 인체의 피부를 경맥을 기준으로 12부위로 나눈 것을 십이피부(十二皮部)라 지칭하는데, 이는 경락계통의 구성 요소 중 하나이다. 《소문·피부론(素問·皮部論)》에 "皮者, 脈之部也.", "凡十二經絡脈者, 皮之部也."라고 하였다.

毛髮

인체 피부 표면에 나는 잔털, 눈썹, 수염, 머리카락을 총칭한다. 털이 나는 부위에 따라 그 이름이 다른데, 머리를 덮은 것을 발(髮) 또는 두발(頭髮)이라 하고 입술에 난 것을 호(鬍)라 하고 턱 아래와 입 아래에 난 것을 수(鬚)라 하고 뺨에 난 것을 염(髥)이라 한다. 미궁(眉弓)에 난 것을 미(眉) 혹은 미모(眉毛)라고 하고 눈꺼풀 가장자리에 생긴 것을 첩모(睫毛)라 하고 귀에 난 것을 이모(耳毛)라 하고 비공(鼻孔) 안에 생긴 것을 비모(鼻毛)라 한다. 겨드랑이에 난 것을 액모(腋毛)라 하며 생식기에 난 것을 음모(陰毛)라 하며 체표(體表)의 미세한 털을 호모(毫毛) 혹은 한모(汗毛)라고도 한다. 모(毛)는 피(皮)에 붙어 있으므로 대개 피모(皮毛)라 부른다.

玄府

인체 피부에서 땀이 나오는 곳으로 한공(汗孔), 한공(汗空), 귀문(鬼門), 기문(氣門), 백호(魄戶)라고도 한다. 귀문(鬼門)이라는 뜻은 땀이 나오는 문을 찾기가 어렵다는 뜻이다. 《영추·수열혈론(靈樞·水熱穴論)》에 "所謂玄府者, 汗空也."라고 하였으며, 《유경(類經)》주(注)에 "汗油氣化, 出乎玄微, 是亦玄府之義."라고 하였다.

骨

신체를 지탱하는 단단한 조직으로 골격이라고도 칭하며, 기항지부(奇恒之府)의 하나이다. 골(骨)은 육(肉)으로 덮여있기에 근육(筋肉)이 부착된 부위로 정의하기도 한다. 골(骨)은 모양에 따라 긴뼈, 짧은뼈, 납작뼈, 불규칙뼈 등으로 분류된다. 뼈의 안에는 수(髓)가 있는데 이를 골수(骨髓)라 부른다. 《소문·맥요정미론(素問·脈要精微論)》에 "骨者, 髓之府也."라고 하였다.

骨節

활동 관절을 의미하며, 골해(骨解), 관절(關節)이라고도 한다. 전신의 관절을 백절(百節)이라 부른다.

骨空

1) 수혈(兪穴)을 의미한다. 《소문·골공론(素問·骨空論)》왕주(王注)에 "所在鍼灸分壯, 具水熱穴論中此皆是骨空. 故氣穴篇內與此重言你."이라고 하였다.
2) 뼈 사이의 공극(空隙), 혹은 골방(骨旁)의 오목한 곳 아래에 비어있는 듯한 연약한 곳을 말한다. 예를 들면 "脊骨上空在風府上", "兩髆骨空在髆中之陽", "尻骨空在髀骨之后相去四寸." 등이 있다.
3) 뼈 속의 공극(空隙)을 의미한다.

髓空

뼈 속의 빈 공간을 의미하며, 수공(髓孔, 척수공, 뼈내공)이라고도 한다. 《소문·골공론(素問·骨空論)》에 "扁骨有滲理湊, 無髓孔, 易髓無空."이라고 하였고, 왕주(王注)에 "扁骨謂尻間扁戾骨也. 其骨上有滲灌文理歸湊之, 無別髓空也. 易, 亦也. 骨有孔則髓有孔, 骨若無孔, 髓亦無孔也."라고 하였다.

髓

골수(骨髓)를 의미하며 기항지부(奇恒之府)의 하나이다. 수(髓)는 골(骨)의 충만함을 의미하기에 수(髓)를 골중(骨中)의 지(脂)라고도 한다. 이는 뼈의 중심부인 골수공간에 가득 차 있는 결체질(結締質)을 의미하며, 골수(骨髓)·척수(脊髓)·뇌수(腦髓)를 모두 포괄한다. 《영추·오륭진액별(靈樞·

五癃津液別)》에 "五穀之津液和合而爲膏者, 內滲入于骨空, 補益腦髓."라고 하였고, 《영추·위기실상(靈樞·衛氣失常)》에 "骨之屬者, 骨空之所以受益, 而益腦髓者也."라고 하였다.

骨間

앞팔의 자뼈와 노뼈 사이처럼 긴뼈가 서로 어우러져 생긴 틈을 말한 것으로 골공(骨空)과는 다른 의미이다.

大骨

고골(高骨)이라고도 한다. 체표에서 만지면 돌출된 것을 느낄 정도로 높고 큰 뼈를 의미한다. 고골(高骨)의 경우 허리 높이의 큰 뼈, 즉 골반뼈를 의미하기도 한다.

兌骨

예골(銳骨)이라고도 한다. 팔꿈치와 팔뚝에 밖으로 드러나는 높게 치솟은 뼈를 의미한다. 손바닥의 장후예골(掌後銳骨)과 팔꿈치의 주내예골(肘內銳骨) 등이 있다.

骸

1) 뼈를 의미한다. 예를 들면 시골(尸骨)은 시해(尸骸)라고도 하고, 백해(百骸)는 온 몸의 뼈를 말한다.
2) 경골(脛骨)을 의미한다. 예를 들면 무릎관절(膝解)을 해관(骸關)이라 하고, 경골(脛骨)을 연해골(連骸骨)이라 하였다.

骺

1) 뼈의 끝을 의미하며, 후(骺), 괄후(骺骺), 골후(骨骺)라고도 한다.
2) 후골(骺骨)은 쇄골(鎖骨)을 의미한다.

空竅

공규(孔竅)라고도 한다.

1) 인체의 안에서 밖으로 통하는 공도(孔道)를 의미하며, 땀구멍, 침샘구멍, 요도구 등을 포함한다. 일반적으로 상규(上竅)와 하규(下竅)를 말하는데, 상규(上竅)는 두면부에 위치한 오관(五官), 즉 코, 눈, 입, 혀, 귀에 있는 칠공(七孔)을 의미하고 하규(下竅)는 전후(前後) 이음(二陰)을 의미한다. 상규(上竅)와 하규(下竅)를 합쳐 구규(九孔)라고도 한다. 《영추·사기장부병형(靈樞·邪氣臟腑病形)》에 "十二經脈三百六十五絡, 其氣血皆上于面而走空竅."라고 하였고, 《영추·오열오사(靈樞·五閱五使)》에 "五官者, 五臟之閱也, … 鼻者, 肺之官也; 目者, 肝之官也; 口脣者, 脾之官也; 舌者, 心之官也; 耳者, 腎之官也."라고 하였다.
2) 수혈(腧穴)을 의미하며 수규(兪竅)라고도 한다.

藏府

원 단어는 장부(臟腑)로, 인체 내 장기를 총칭한다. 장(藏)은 간직한다는 뜻으로 정기(精氣)를 저장하고 내보내지 않음을 이른다. 부(府)는 부숙(腐熟)함이니 음식물을 부숙(腐熟)하고 전화(傳化)하여 간직하지 않음을 이른다. 장부(臟腑)는 수곡(水穀)을 납(納)하고 정기(精氣)를 호흡하고 기혈(氣血)을 화생(化生)하며 진액(津液)의 거처이고 흉복강(胸腹腔) 내에 존재한다. 인체 내에는 심(心), 간(肝), 비(脾), 폐(肺), 신(腎)의 오장(五臟)과 위(胃), 담(膽), 방광(膀胱), 대장(大腸), 소장(小腸), 삼초(三焦)의 육부(六腑)가 있고, 이외에도 기항지부(奇恒之府)인 뇌(腦), 수(髓), 골(骨), 맥(脈), 담(膽), 여자포(女子胞)가 존재한다.

經絡

인체 내 기혈(氣血) 운행의 통로이다. 경맥(經脈), 락맥(絡脈), 장부(臟腑), 경근(經筋), 피부(皮部) 등이 인체 내외(內外), 상하(上下), 좌우(左右)로 연계하여 경락계통을 형성한다.

七衝門

사람이 섭취한 수곡(水穀)이 인체 내를 통과하는 일곱 가지 중요한 문호(門戶)를 의미한다. 순(脣, 입술)은 비문(飛門), 치(齒, 치아)는 호문(戶門), 회염(會厭, 후두덮개)은 흡문(吸門), 위상구(胃上口, 들문)는 분문(賁門), 위하구(胃下口, 날문)는 유문(幽門), 대장(大腸)과 소장(小腸)이 만나는 부위(회맹판)는 난문(闌門), 하극(下極, 항문)은 백문(魄門)이다.

2. 두면부위 명칭(頭面部位 名稱)

首

두(頭)라고도 하며, 머리를 의미한다. 두(頭)는 정명(精明)의 부(府)로 모든 양(陽)이 모인다. 안에 뇌수(腦髓)를 담고 있어 원신(元神)의 부(府)가 된다. 수족삼양경(手足三陽經), 독맥(督脈), 충맥(衝脈), 임맥(任脈), 음양교맥(陰陽蹻脈)과 양유맥(陽維脈) 모두 상행(上行)하여 두면부(頭面部)에 이른다. 수족삼양경(手足三陰經)은 십이경별(十二經別)의 육합(六合)을 통과하여 그 기혈(氣血) 또한 두면부(頭面部)로 상행(上行)한다.

顱

머리뼈의 총칭이다. 노골(顱骨)은 두개골을 의미한다. 일반적으로 두(頭)와 연칭(連稱)하여 두로(頭顱)라 한다. 뇌수(腦髓)를 덮고 있기에 뇌로(腦顱)라고도 하고, 이마를 액로(額顱)라고도 한다.

巓

전(顚), 전정(巓頂), 두정(頭頂)이라고도 한다. 전(巓)은 정수리로 머리의 최고처(最高處)를 의미한다. 전정(巓頂) 아래의 뼈를 전정골(巓頂骨), 정골(頂骨), 뇌개(腦盖), 천령개라 한다. "腦爲髓之海, 其輸上在于其盖."라고 한 것을 볼 때 개(盖)는 뇌개(腦盖), 전정(巓頂)의 뜻이다.

腦

뇌수(腦髓)라고도 하며 기항지부(奇恒之府) 중 수해(髓海)를 의미한다. 《설문(說文)》에 "腦, 頭髓也."라고 하였고, 《소문·오장생성편(素問·五臟生成篇)》에 "諸髓者, 皆屬于腦."라고 하였다. 족태양경(足太陽經)과 독맥(督脈)의 분지(分支)는 "交巓入絡腦", 족태양경(足太陽經)은 "通項入于腦", 독맥(督脈)은 "上至風府入屬于腦", 족양명경(足陽明經)은 "循眼系入絡腦"이라 하였고, 족궐음경(足厥陰經)과 독맥(督脈)은 정수리에서 만나고 뇌와 통한다.

顖

신(囟)이라고도 한다.

1) 정수리를 의미한다. 전정(巓頂)의 앞쪽이기에 신정(囟頂)이라고도 한다.
2) 숫구멍을 의미한다. 영아의 이마뼈와 좌우 마루뼈가 완전히 결합되지 않은 부위를 숫구멍(囟門)이라 한다. 숫구멍이 완전히 결합되면 신골(囟骨)이라 부른다. 독맥(督脈)이 지나가는 곳이다.

髮際

두발(頭髮)의 가장자리를 의미한다. 전체 머리를 덮고 있는 모발의 둘레에는 모두 경계가 있으니 앞이마에 위치한 부분을 전발제(前髮際), 뒤목덜미 부분을 후발제(後髮際), 귀 뒷부위를 이후발제(耳後髮際), 귀 앞부위를 이전발제(耳前髮際) 혹은 예각(銳角)이라 하고, 전액상각(前額上角) 양측의 두발(頭髮) 가장자리가 구부러져 아래로 향한 부분을 각발제(角髮際), 가장자리가 구부러진 곳의 부위를 곡발(曲髮)이라 부른다. 발제(髮際)는 취혈(取穴)하는데 중요한 지표이며 족삼양경(足三陽經), 독맥(督脈), 양교맥(陽蹻脈), 음유맥(陽維脈)이 모두 발제(髮際)를 지나간다.

額

액(頟), 상(顙), 액두(額頭), 전액(前額), 액로(額顱)라고도 하며, 전발제(前髮際)와 눈썹 윗부분의 사이를 의미한다. 이마의 피부 아래 뼈를 액골(額骨)이라 한다. 족태양경(足太陽經)과 독맥(督脈)은 "上額", 족양명경(足陽明經)은 "循髮際至額顱", 족궐음경(足厥陰經)은 "上出額"이라고 하였다.

角

두각(頭角)과 액각(額角)으로 나뉜다. 두각(頭角)은 두정(頭頂) 양방이 융기된 곳, 즉 지금의 마루결절 부위이다. 액각(額角)은 전발제(前髮際)의 구부러진 곳에 위치한 이마 양측을 의미하며, 또한 각(角)이라 명하고 발각(發角)이라 부르기도 한다. 족소양경(足少陽經)은 "上抵頭角", 족소양경근(足少陽經筋)의 직자(直者)는 "上額角", 수소양경(手少陽經)은 "結于角"이라 하였으며, 수족소음·태음, 족양명지락(手足少陰·太陰, 足陽明之絡)은 "此五絡皆會于耳中, 上絡左角"(《素問·繆刺論》)이라 하였다. 수양명경근(手陽明經筋)은 "上左角絡頭"라고 하였다.

顔

1) 천정(天庭), 정(庭)이라고도 하며, 이마의 중앙 부위를 의미한다. 《소문·자열론(素問·刺熱論)》 왕주(王注)에 "顔, 額也."라고 하였고, 《영추·오색(靈樞·五色)》에 "庭者, 顔也.", 《설문(說文)》에 "眉目之間也."라고 하였다.
2) 얼굴의 중앙 부위를 의미한다. 독맥(督脈)이 지나가는 곳이며 족태양경근(足太陽經筋)은 "下顔"라고 하였다.

面

1) 머리의 앞쪽, 즉 전발제(前髮際)부터 아래턱에 이르는 부위를 의미한다. 검(臉), 검면(臉面)이라고도 한다. 안(顔)과 연칭하여 안면(顔面)이라고도 한다.
2) 이마의 앞을 면(面)이라 한다. 《영추·오색(靈樞·五色)》에 "庭者, 首面也."라고 하였다. 임맥(任脈)은 "循面", 족소양경별(足少陽經別)은 "散于面"라고 하였다. 제양지회(諸陽之會)는 면(面)에 있다.

闕

궐중(闕中), 인당(印堂), 미심(眉心)이라고도 한다. 양 눈썹의 중간(眉間)을 의미한다. 독맥(督脈)이 지나가는 곳이다. 《영추·오색(靈樞·五色)》에 "闕者, 眉間也."라고 하였다. 궐(闕)의 상방은 궐상(闕上)이라 하고 궐(闕)의 하방은 이마의 아래쪽 끝이므로 하극(下極)이라 한다. 각 부위는 모두 진단적 의의가 있으니 《영추·오색(靈樞·五色)》에 "闕上者, 咽喉也, 闕中者, 肺也, 下極者, 心也, 直下者, 肝也 …"라고 하였고, "首面上于闕庭, 王宮在于下極."이라고 하였다.

眉

미모(眉毛), 안미(眼眉)라고도 한다. 미궁(眉弓) 표면의 피부 위에 있는 털, 즉 눈썹을 의미한다. 《설문(說文)》에 "目上毛也."라고 하였다.

眉本

미두(眉頭)라고도 하고, 눈썹의 안쪽 끝 또는 코 쪽의 끝을 말하며, 찬죽혈(攢竹穴)의 옛 이름이기도 하다. 족태양경(足太陽經)이 지나는 곳이며 찬죽혈(攢竹穴)이 위치한다. 눈썹의 위쪽을 미상(眉上)이라 하며 족소양경(足少陽經) 양백혈(陽白穴)이 있고, 눈썹의 한가운데는 미중(眉中)이라 하며 경외기혈인 어요혈(魚腰穴)이 있다. 눈썹의 가쪽 끝을 미모(眉毛), 미초(眉梢) 또는 미첨(眉尖)이라고 하는데, 수소양경(手少陽經)이 지나는 곳이며 사죽공혈(絲竹空穴)이 위치한다. 미모(眉毛)의 바깥쪽 뒷부분을 미후(眉後)라고 하는데 경외기혈인 태양혈(太陽穴)이 위치한다.

眉稜骨

이마뼈의 미궁(眉弓)을 의미한다. 눈썹이 있는 피부 아래의 뼈가 융기된 곳으로 능(稜)과 비슷하다하여 미릉골(眉稜骨)이라 부른다.

目

사람의 눈, 즉 사물을 보는 기관을 의미한다. 오관(五官) 중의 하나로서 간(肝)의 규(竅)가 되며, 형(形)과 색(色)을 볼 수 있게 하고, 심(心)의 부(符)가 되며, 간(肝)의 使가 되고 정기(精氣)가 표현되는 곳이다. 오장육부(五臟六腑)의 정기(精氣)는 모두 위로 눈에 모이게 된다. 《영추·사기장부병형(靈樞·邪氣藏府病形)》에 "其精陽氣上走于目而爲睛."이라고 하였으므로 안정(眼睛)이라 칭한다. 《영추·대혹론(靈樞·大惑論)》에 "精之窠爲眼, 骨之精爲瞳子, 筋之精爲黑眼, 血之精爲絡, 其窠氣之精爲白眼, 肌肉之精爲約束, 裹擷筋骨血氣之精而與脈幷爲系, 上屬于腦."라고 하였다. 그러므로 신(腎)은 뼈와 눈동자를 주관하고, 간(肝)은 근(筋)과 검은자를 주관하며, 심(心)은 혈(血)과 눈의 혈락(血絡) 즉 목락(目絡)을 주관한다. 또 폐(肺)는 기(氣)와 흰자를 주관하고 비(脾)는 육(肉)과 눈 주위의 조절을 주관한다. 《영추·구문(靈樞·口問)》에 "目者, 宗脈之所聚也, 上液之道也."라고 하였다.

瞳仁

동자(瞳子), 동자(童子), 동공(瞳孔), 모자(眸子), 정(睛), 정주(睛珠)라고도 한다. 눈동자를 의미한다. 《소문·삼부구후론(素問·三部九候論)》에 "瞳子高者, 太陽不足, 戴眼者, 太陽已絕."라고 하였는데, 여기서 태양(太陽)은 족태양방광경(足太陽膀胱經)에 연계됨을 가리키는 것이다. 임맥(任脈)이 상행(上行)하여 동자(瞳子)에 이른다.

目珠

안주(眼珠), 주자(珠子)라고도 한다. 안구(眼球)를 의미한다. 눈언저리의 내부에 있으며 형태가 둥그런 것을 형상화한 이름이다. 목주(目珠)는 앞에 검은자가 있고, 검은자를 제외한 부위는 흰자로 이루어져 있다.

目內眥

내안각(內眼角), 대안각(大眼角), 대자(大眥), 대각(大角)이라고도 하며, 안쪽 눈꺼풀이 서로 이어지는 곳을 의미한다. 자(眥)는 자(眦)라고도 하고, 눈이 갈라진 양끝부분, 즉 위, 아래 눈꺼풀이 서로 이어지는 곳을 말한다. 《오십이병방(五十二病方)》 고구경(古灸經)에는 "漬"로도 쓰여져 있다.

《영추·전광(靈樞·癲狂)》에 "在內近鼻者爲內眥."라고 하였다. 독맥(督脈)과 족태양경(足太陽經)은 "起于目內眦", 교맥(蹻脈)은 "屬目內眦", 수태양경(手太陽經)의 분지(分支)는 "至目內眦", 수태양경별(手太陽經別)은 "合目內眦"라고 하였다.《소문·열론(素問·熱論)》에 "陽明主肉, 其脈俠鼻絡于目"이라고 하였다.

目銳眦

목외자(目外眦), 외안각(外眼角), 소안각(小眼角), 소자(小眦), 소각(小角)이라고도 하며, 가쪽 눈꺼풀이 서로 이어지는 곳을 의미한다.《영추·전광(靈樞·癲狂)》에 "目眦外決于面者爲銳眦."라고 하였다. 족소양경(足少陽經)이 "起于目銳眦", "至銳眦後", 수태양경(手太陽經)은 "至目銳眦", 수소양경(手少陽經)은 "至目銳眦", 족소양경별(足少陽經別)은 "系目系, 合少陽于外眦", 족소양경근(足少陽經筋)은 "支者結于目眦爲外維", 수소양경근(手少陽經筋)은 "屬目外眦", 수태양경근(手太陽經筋)은 "屬目外眦, 上頷結于角"이라고 하였다.

目本

목계(目系), 안계(眼系), 목탁계(目橐系)라고도 하며, 안구 및 안구와 연결된 시신경, 혈관, 경락 등을 의미한다. 목탁계(目橐系)는 안구 주머니에 연결된 것을 말한다.《영추·대혹론(靈樞·大惑論)》에 "裹擷筋骨血氣之精而與脈幷爲系, 上屬于腦."라고 하였고,《영추·한열병(靈樞·寒熱病)》에 "足太陽有通項入于腦者, 正屬目本, 名曰眼系."라고 하니 지금의 시신경(視神經)과 같다. 수소음경(手少陰經)은 "系目系", 족궐음경(足厥陰經)은 "連目系", 족양명경별(足陽明經別)은 "還系目系", 족소양경별(足少陽經別)은 "系目系", 수소음락맥(手少陰絡脈)은 "屬目系"라고 하였다.

目眶

안광(眼眶)이라고도 하며, 눈 주위의 골연(骨緣)을 의미한다. 광(眶)은 광(匡)과 같은 의미이며, 광(眶)의 상부를 광상(匡上)이라 한다. 안광(眼眶)은 상하(上下)로 나눌 수 있는데 상안광(上眼眶)은 즉 지금의 이마뼈의 골연이며, 하안광(下眼眶)은 지금의 위턱뼈의 골연이다.

目窠

과(窠)는 비어 있다는 뜻으로, 목과(目窠)는 안광(眼眶) 안쪽이 움푹 패인 것을 형상화한 이름이다. 속칭 안와(眼窩)라고도 하며, 안광(目眶), 상하 눈꺼풀까지 포괄한다.《영추·수창(靈樞·水脹)》에 "水始起, 目窠上微腫, 如新臥起之狀."이라고 하였다.

目裹

목과(目果), 목포(目胞), 안포(眼胞)라고도 하며, 눈꺼풀을 의미한다. 눈이 갈라진 부분의 윗쪽은 목상과(目上果), 즉 상안검(上眼瞼)이고, 눈이 갈라진 부분의 아래쪽은 목하과(目下果), 즉 하안검(下眼瞼)이다.

目綱

목순(目脣), 포현(胞弦), 목현(目弦), 안현(眼弦)이라고도 하며, 지금의 눈시울을 의미한다. 강(綱)은 혹 망(网)으로도 쓰인다. 계(系)는 눈꺼풀 가장자리의 털이 나는 곳으로, 이곳에서 나는 털이 속눈썹이다. 상안현(上眼弦)은 목상강(目上綱)이고 족태양경근(足太陽經筋)이 주관하고 하안현(下眼弦)은 목하강(目下綱)이고 족양명경근(足陽明經筋)이 주관한다

頞

비량(鼻梁), 산근(山根)이라고도 하며, 비근부(鼻根部), 콧대의 상부로 양 미간 아래에 위치하며 양측 목내자(目內眥) 사이에 오목하게 들어간 곳을 의미한다. 《설문(說文)》에 "鼻莖也."라고 하였다. 족양명경(足陽明經)이 "起于鼻, 交頞中"이라고 하였다.

鼻

코를 의미한다. 명당(明堂)이라고도 하는데, 이는 코가 얼굴에 돌출되어 있으면서 얼굴의 중앙에 위치하기에 붙여진 이름이다. 《영추·구문(靈樞·口問)》에 "口鼻者, 氣之門戶也."라고 하였는데, 비(鼻)는 호흡의 문이 되어 공기 중 냄새를 맡는 것을 담당한다는 의미이다. 《영추·사기장부병형(靈樞·邪氣藏府病形)》에 "其宗氣上出于鼻, 而爲之嗅."고 하였다. 족양명경(足陽明經)은 "起于鼻", 수태양경(手太陽經)은 그 분지가 "抵鼻", 족양명경근(足陽明經筋)은 "下結于鼻", 족태양경근(足太陽經筋)은 "結于鼻"라고 하였다.

鼻柱

왕궁(王宮), 비배(鼻背)라고도 하며, 콧대를 의미한다. 콧대의 아래부터 코끝위 위까지 위치하며 얼굴 중앙에 솟아있는 것이 기둥과 같아 비주(鼻柱)라 하였다. 비주(鼻柱)의 피부 아래에 위치한 비골(鼻骨)은 비량골(鼻梁骨) 또는 명당골(明堂骨)이라고도 한다. 《갑을경(甲乙經)》에 "督脈者, … 循額, 至鼻柱."라고 하였고, 《영추·사전(靈樞·師傳)》에 "鼻柱中央起, 三焦乃約."이라고 하였다.

鼻准

면왕(面王), 명당(明堂), 연수(年壽), 미첨(鼻尖), 비두(鼻頭), 준두(准頭)라고도 하며, 콧마루를 의미한다. 비주(鼻柱)아래 얼굴의 중앙에 높게 솟아 있는 까닭에 면왕(面王), 명당(明堂)이라고 한다. 독맥(督脈)의 소료혈(素髎穴)이 여기에 위치한다.

方上

비익(鼻翼, 콧방울)을 의미한다. 콧마루 양쪽에 얇은 껍질이 얼굴에 붙어있고, 그 껍질 아래에 구멍이 있는데 이를 비공(鼻孔)이라 한다. 비공(鼻孔)의 위에 이 껍질이 있기 때문에 이름을 방상(方

上)이라고 하였다. 비공(鼻孔)은 다른 말로 비규(鼻竅)라 한다. 수양명경(手陽明經)은 "上挾鼻孔"이라고 하였다.

鼻隧

비도(鼻道)를 의미한다. 비공(鼻孔)이 기도(氣道) 안쪽으로 뻗어있는 것으로, 모양이 굴과 비슷하기에 비수(鼻隧)라고 하였다.

頔

면수골(面秀骨)이라고도 하며, 광하연(眶下緣)의 아랫부분, 즉 광대뼈를 의미한다. 옛날에는 절(頔), 규(頄), 관(顴)이 나누어지지 않았고, 모두 광대뼈를 의미했다.《영추·경맥(靈樞·經脈)》에 "小腸手太陽之脈, … 其枝者, 別頬上頔, 抵鼻, 至目內眥, 斜絡于顴."이라고 하였고,《유경(類經)》에 주(注)하기를 "目下爲頔."이라고 하였다. 수소양경(手少陽經)의 그 분지(分支)가 "以屈下頬至頔", 足少陽經은 그 분지(分支)가 "合于手少陽, 抵于頔", 足陽明經別은 "上頞, 頔"라고 하였다.

頄

규(頄)는 절(頔)의 아래, 코의 옆, 거분(巨分)의 상부에 위치한 부위로, 관부(顴部) 즉 안광(眼眶) 바깥쪽 아래 부분 돌기부위를 의미한다. 규(頄)의 피부아래에는 규골(頄骨)이라는 높은 뼈가 있는데, 이를 면규골(面頄骨), 관골(顴骨)이라고도 한다.《유경(類經)》에 "目下曰頄, 卽顴也."라고 하였고,《영추·오변(靈樞·五變)》에 "顴骨者, 骨之本也."라고 하였으며,《영추·한열병(靈樞·寒熱病)》에 "臂陽明有入頄偏齒者."라고 하였다.《태소(太素)》에 규(頄)가 "鼽"로 쓰여져 있고, 양상선(楊上善)은 규(頄)를 "鼻形謂之鼽也."라고 주(注)하였는데, 구(鼽)는《설문(說文)》에 "病寒鼻窒(鼻塞)"로 해석되어 있기에 규(頄)의 뜻과는 다르다.

巨分

코와 입술 사이의 고랑을 의미하며, 비익(鼻翼)의 외연(外緣)으로부터 구각(口角)사이의 피부에 있는 고랑 무늬이다.《유경(類經)》 주(注)에 "口傍大紋處."라고 하였다.

水溝

1) 입술 위, 코 아래 부위를 의미하며 인중(人中)이라고도 한다. 면왕(面王)의 아래와 입술의 중앙이 서로 연결되어 움푹 패인 것이 고랑의 형태를 이룬다 하여 수구(水溝)라 하였다.
2) 독맥(督脈)의 경혈을 의미한다. 한국에서는 인중(人中)의 정 중앙을 의미하고, 중국에서는 인중 정중선에서 윗쪽 1/3지점을 의미한다. 독맥(督脈)이 통과하는 곳이 되고 수양명경(手陽明經)이 인중(人中)에서 만난다.《영추·사전(靈樞·師傳)》에 "人中長, 以候小腸."이라고 하였다.

唇

순(脣), 순구(脣口), 구순(口唇)이라고도 한다. 치아와 구강의 바깥 피육(皮肉)을 의미한다. 갈라진 입술의 윗부분을 상순(上唇)이라 하고 아랫부분을 하순(下唇)이라 한다. 문(吻)은 옛날에는 입술의 뜻으로 쓰였으나, 오늘날에는 위·아래 입술이 서로 만나는 곳, 즉 갈라진 입술 양쪽 끝(口角)을 의미한다. 《설문(說文)》에 "口近也."라고 하니 입이 갈라진 주위를 모두 문(吻)이라 칭하였다. 순설(脣舌)은 비(脾)의 사(使)가 되며, 비(脾)의 규(竅)가 된다. 《영추·사전(靈樞·師傳)》에 "脾者主爲衛, 使之迎粮, 視唇舌好惡."이라고 하였다. 족양명경(足陽明經)은 "環唇", 족궐음경(足厥陰經)은 그 분지(分支)가 "環唇內", 충맥(衝脈)과 임맥(任脈)은 "絡唇口"라고 하였다.

唇四白

구순(口唇) 주위의 백육제(白肉際)를 말하며 비(脾)의 외후(外候)로 비(脾)의 영화로움은 순구(脣口)에 있다.

口

취(嘴)라고도 하며 위·아래 입술의 갈라진 곳을 의미한다. 음식물을 받아들이는 수곡(水穀)의 문호(門戶)가 되며 또한 기도(氣道)가 되기도 한다. 비(脾)의 규(竅)이다. 입 안을 구강(口腔)이라 한다. 수족양명경(手足陽明經)은 "還出挾口", 족양명경별(足陽明經別)은 "出于口", 족양명경근(足陽明經筋)은 "上挾口"라고 하였다.

頦

지각(地閣), 하파(下巴), 하파해(下巴頦)라고도 하며 아래턱을 의미한다. 족양명경(足陽明經)와 충맥(衝脈), 임맥(任脈)이 이곳을 지난다.

頷

1) 해(頦) 아래 결후(結喉) 위 양쪽 살의 공연처(空軟處)를 의미한다.
2) 시하(腮下), 즉 아래턱의 아래와 설골(舌骨) 사이의 부위를 의미한다. 족소양경별(足少陽經別)이 "出頤頷中", 족소양경근(足少陽經筋)은 "下走頷", 수태양경근(手太陽經筋)은 "下結于頷", 수양명경근(手陽明經筋)은 "下右頷"이라고 하였다.
3) 함염혈(頷厭穴) 주위를 의미한다. 즉 턱을 움직여 교합(咬合) 동작(動作) 시 섭상와(顳上窩)의 상부(上部)에 위치한 근육(筋肉) 동작처(動作處)를 말한다. 수소양경근(手少陽經筋)은 "循耳前, 屬目外眦, 上乘頷, 結于角"라고 하였다.

承漿

아래입술의 아래, 아래턱의 중앙 요함처(凹陷處)를 의미한다. 임맥(任脈) 승장혈(承漿穴)의 소재부위이다. 족양명경(足陽明經)은 "下交承漿"이라고 하였다.

頤

1) 하파(下巴)라고도 하며, 구각(口角)의 외하방(外下方), 즉 양쪽 시(腮)의 전하방(前下方)부위를 의미한다. 이(頤)는 양(養)이라고도 하는데 아래는 움직이나 위는 움직이지 않고, 위아래로 저작하여 사람을 기른다는 의미이다. 보거(輔車), 아거(牙車, 잇몸), 함거(頷車)가 위치하고 있는 부분으로 입을 지탱하고 음식을 채우며 치아를 포함한다는 의미이다. 일설(一說)에서 함중(頷中)을 이(頤)라 하여 이함(頤頷)이 항상 구분이 되지 않는다. 임맥(任脈)과 독맥(督脈)은 "上頤", 족양명경(足陽明經)은 "循頤後下廉", 족소양경별(足少陽經別)은 "出頤頷中"이라고 하였다.

頷

보거(輔車)라고도 하며 귀 아래 턱벼각 부위, 즉 턱뼈가지의 귀 아래 부분을 의미한다. 족양명경(足陽明經)이 지나는 곳이다.

頰

면방(面旁)이라고도 하며 귀 아래의 턱뼈각 부위를 의미한다. 귀의 앞 아래쪽 광대활의 아래 부위이며, 음식물을 품고 있기에 협(頰)이라 하였다. 양측 협(頰)은 구강(口腔)의 측벽(側壁)으로 조성되어 있고, 그 안쪽을 협리(頰裏) 혹 협내(頰內)라고 한다. 협(頰)의 피하(皮下)에 협골(頰骨)이라는 뼈가 있는데 지금의 턱뼈가지 부분이다. 또 협골(頰骨)은 광대활을 포괄한다. 협골(頰骨)아래에 보거(輔車)가 있어 서로 의존하기에 보협(輔頰)이라 한다. 그 뼈는 단단하여서 입을 지탱할 수 있으므로 보거(輔車)라 한다. 치아가 그 위에 있으므로 아거(牙車), 함거(頷車)라 하며 또 협거(頰車)라 하기도 한다. 수양명경(手陽明經)의 분지는 "貫頰", 수태양경(手太陽經)의 분지는 "循頸上頰", 수소양경(手少陽經)은 "下頰"하고, 또한 "前交頰"하며, 족양명경(足陽明經)은 "循頰車", 족소양경(足少陽經)은 "下加頰車", 족궐음경(足厥陰經)의 분지는 "下頰裏"라고 하였다.

曲頰

곡안(曲顔), 곡아(曲牙)라고도 하며, 협(頰)의 아래에 있는 앞으로 휜 부위, 즉 턱뼈각을 의미한다 수태양경(手太陽經)의 분지는 "當曲頰", 태양경(太陽經)의 천용혈(天容穴)은 "在耳下曲頰之後", 수소양경근(手少陽經筋)은 "其支者, 當曲頰", 수양명락맥(手陽明絡脈)은 "上曲頰"이라고 하였다.

顑

시(腮)라고도 하며, 구각(口角) 주위의 협(頰) 전방(前方) 공연처(空軟處)로 구강(口腔)의 외벽(外壁)을 의미한다. ≪유경(類經)≫ 주(注)에 "顑, 鬢前兩太陽也."라고 하였다.

客主人

1) 족소양경(足少陽經) 상관혈(上關穴)의 다른 이름이다.
2) 상관혈(上關穴) 주위 조직을 의미한다. 귀 앞에 돌출된 뼈, 즉 광대활 위쪽의 공연처(空軟處)로 그 피부 아래는 섭기(顳肌)이다. 족양명경(足陽明經)은 "過客主人", 수소양경(手少陽經)은 "過客主人"이라고 하였다.

顳顬

태양(太陽), 익점(翼點)이라고도 한다.

1) 섭(顳)은 귀 앞쪽 부위을 의미하는데 머리 양쪽 광대활의 윗쪽에 위치하며, 미릉골(眉稜骨)의 외측(外側)이 섭부(顳部)이고 저작(咀嚼) 시 귀 앞쪽 부위가 움직이므로 섭유(顳顬)라 명명하였다. 그 피부 아래를 빈골(鬢骨)이라 하는데 지금의 관자놀이뼈와 나비뼈가 조성하는 관자놀이 부위이다. 수족소양경(手足少陽經)과 족양명경(足陽明經)이 이곳을 지난다.
2) 경외기혈(經外奇穴) 중 하나로 눈썹 바깥쪽 끝과 눈외자를 연결한 선의 중간점을 말한다.

曲隅

곡각(曲角), 곡주(曲周), 빈각(鬢角)이라고도 하며, 액각(額角) 아래가쪽, 귀의 위앞쪽 발제(發際)에 나타난 굴곡(屈曲)의 아래부위를 의미 한다. 그 굴곡이 아래를 향하므로 곡우(曲隅)라 한다. 수족소양경(手足少陽經)이 지나는 곳이다.

舌

영근(靈根)이라고도 하며 혀를 말한다. 심(心)이 설(舌)에 개규(開竅)하므로 심규(心竅)라고도 한다. 구강(口腔) 내에 위치하며 맛보는 것을 주관한다. ≪영추·우에무언(靈樞·憂恚無言)≫에 "舌者, 音聲之機也."라고 하였으며, ≪영추·경맥(靈樞·經脈)≫에는 "脣舌者, 肌肉之本也."라고 하였다. 혀의 첨부(尖部)를 설첨(舌尖)이라 한다. 혀의 중앙부(中央部)를 설중(舌中)이라 한다. 혀의 양 측면을 설방(舌旁)이라 한다. 혀의 변연(邊緣)을 설변(舌邊)이라 한다. 혀뿌리를 설본(舌本)이라 한다. 혀의 아랫면을 설하(舌下)라고 한다. 혀 아래의 뿌리를 설계(舌系)라고 한다. 심(心)은 혀를 주관한다. 족태음경(足太陰經)은 "連舌本, 散舌下", 足少陰經은 "挾舌本", 족궐음경(足厥陰經)은 "絡于舌本", 수소음락맥(手少陰絡脈)은 "系舌本", 족태음경별(足太陰經別)은 "貫舌中", 족소음경별(足少陰經別)은 "直者, 系舌本", 수소양경근(手少陽經筋)의 분지(分支)는 "入系舌本", 족태양경근(足太陽經筋)의 분지는 "別入結于舌本"라고 하였다.

舌下兩脈

혀밑동정맥(sublingual artery & vein)을 의미한다. 혓바닥 아랫면의 좌우(左右)에 각각 하나의 정맥이 있는데, 여기가 경외기혈(經外奇穴)인 금진(金津), 옥액(玉液)이 있는 곳이다.

牙齒

치아(齒牙, 이빨)를 의미하며, 음식물을 저작하는 기관이다. 지금은 아(牙)와 치(齒)의 구분이 없지만 고대에는 구강의 앞에 위치하면서 비교적 작은 앞니와 송곳니를 치(齒), 구강의 안쪽에 위치하면서 비교적 큰 어금니를 아(牙)라 하였다. 앞니는 문치(門齒)라고도 하는데, 크기에 따라 대(大)와 소(小)로 나뉘어 대아(大牙), 소아(小牙)로 지칭하기도 하였다. 송곳니는 첨아(尖牙), 견아(犬牙)라고도 한다. 어금니는 장치(壯齒), 구치(臼齒)라고도 한다. 치아는 골(骨)의 여(餘)이고, 골수(骨髓)가 양(養)하는 것이며, 신기(腎氣)가 주관한다. 곡협(曲頰)의 안쪽, 즉 아래턱뼈 몸통의 아래 모서리와 뒤 모서리가 둔각을 이루어 교차하는 곳을 곡아(曲牙)라 한다.

齒本

치근(齒根), 아근(牙根)이라고도 한다. 치아의 뿌리를 의미하며 잇몸이 감싸는 것이다.

齗

은(齦), 신(矧), 치은(齒齦), 아은(牙齦) 이라고도 하며, 치아 뿌리를 바깥에서 감싸는 살, 즉 잇몸을 의미한다. 치은(齒齦)의 근부(根部)를 은기(齗基)라 한다. 독맥(督脈)의 은교혈(齦交穴)은 위잇몸의 중앙에 있다. 족양명경(足陽明經)은 위잇몸을 주관하고, 수양명경(手陽明經)은 아래잇몸을 주관한다.

牙車

1) 아상(牙床)이라고도 하며, 치아를 싣는 뼈를 의미한다. 위, 아래 양쪽을 수족양명경(手足陽明經)이 각각 주관한다.
2) 뺨 안쪽의 광내뼈와 턱뼈를 의미한다.

會厭

후두개를 의미한다. 후두입구 윗쪽면을 덮고 있는 얇고 연한 구조물로, 그 안에 있는 연골(軟骨)을 회염연골(會厭軟骨)이라 한다. 혀뿌리(舌本)의 뒤에 위치하고, 잎사귀 모양이며, 그 자루는 아래에 있다. 호흡과 音聲을 낼 때는 열리고, 수곡(水穀)을 섭취할 때는 닫힌다. ≪영추·우에무언(靈樞·憂恚無言)≫에 "會厭者, 音聲之戶也."라고 하였고, 해편(該篇)에 "足之少陽, 上系于舌, 絡于橫骨, 終于會厭. … 會厭之脈, 上絡任脈. …"이라고 하였다.

懸壅垂

현옹(懸壅), 제중(帝中), 소설(小舌), 대정(帶丁), 체종(蒂鍾), 후화(喉花), 소설두(小舌頭)라고도 하며, 목젖을 의미한다. 구강(口腔) 내 위쪽 방향에 위치하고, 아래를 향해 늘어진 근육돌기다. ≪영추·우에무언(靈樞·憂恚無言)≫에 "懸壅垂者, 音聲之關也."라고 하였다.

喉關

구강(口腔) 뒷부분(後部)의 큰 구멍을 의미한다. 호흡(呼吸), 음식 섭취의 문호(門戶)이며, 관문(關門)과 같기에 칭한 이름이다. 후관(喉關)은 현옹수(懸壅垂)에서 말미암으며, 혀 뿌리 부위와 인두(咽)의 전후 기둥(柱)으로 조성된다. 인전주(咽前柱)는 지금의 입천장혀활이다. 인후주(咽後柱)는 지금의 입천장인두활로 인협부(咽峽部)에 해당한다. 후관(喉關)의 안쪽을 관내(關內)라 하고 인문(咽門), 후문(喉門)의 상부(上部) 및 회염(會厭)을 포괄한다. 후관(喉關)의 바깥쪽을 관외(關外)라 하고 상악(上顎), 협내(頰內), 치은(齒齦) 등을 포괄한다.

頏顙

상자(嗓子)라고도 하며 인후(咽喉)의 상부(上部)를 의미한다. 인(咽)의 상부(上部)는 비(鼻)와 연결되므로 비인부(鼻咽部)라고도 한다.

≪영추·우에무언(靈樞·憂恚無言)≫에 "頏顙者, 分氣之所泄也."라고 하였으며, ≪유경(類經)≫ 주(注)에 "頏顙, 卽頸中之喉顙, 當咽喉之上, 懸壅之後, 張口可見者也." ≪태소(太素)≫ 양주(楊注)에 "喉嚨上孔."이라 하였다. 족궐음경(足厥陰經)은 "循喉嚨之後, 上入頏顙", 충맥(衝脈)은 "上者, 出于頏顙"라고 하였다.

耳

창롱(窗籠)이라고도 하며, 듣는 것을 주관하는 기관이다. 신(腎)의 규(竅)이고 머리의 양측(兩側)에 있으며, 외이(外耳), 중이(中耳), 내이(內耳)로 이루어지며, 겉에 이륜(耳輪, 귓바퀴)이 위치한다. ≪영추·맥도(靈樞·脈度)≫에 "腎氣通于耳, 腎和則耳能聞五音也."라고 하였으며, ≪영추·구문(靈樞·口問)≫에 "耳者, 宗脈之所聚也."라고 하였다. 수족소양경(手足少陽經), 수태양경(手太陽經)과 족양명경(足陽明經) 4 경맥은 귀에 입(入)하는 대맥(大脈)이기에 종맥(宗脈)이라 하였다. 수양명락맥(手陽明絡脈) 또한 귀의 종맥(宗脈)에 합쳐진다. 이륜(耳輪)의 안쪽을 이중(耳中)이라 한다. 귀의 앞을 이전(耳前)이라 한다. 귀의 뒤를 이후(耳後)라 한다. 귓바퀴의 위쪽을 이상각(耳上角) 혹 이상방(耳上方)이라 한다. 족태양경(足太陽經)의 분지는 "從巓至耳上角", 족양명경(足陽明經)은 "循頰車, 上耳前", 족소양경(足少陽經)은 "下耳後", 분지는 "入耳中, 出走耳前", 수태양경(手太陽經)은 "入耳中", 수소양경(手少陽經)은 "系耳後, 出耳上角", 분지는 "入耳中, 出走耳前", 족소양경근(足少陽經筋)은 "出太陽之前, 循耳後", 족양명경근(足陽明經筋)의 분지는 "結于耳前", 수태양경근(手太陽經筋)은 "結于耳後完骨; 其支者, 入耳中; 直者, 出耳上", 수궐음경별(手厥陰經別)은 "出耳後, 合少陽完骨之下"라고 하였다.

完骨

1) 수태골(壽台骨), 이근태(耳根台)라고 하며, 귀 뒤에 돌출된 뼈로 꼭지돌기(mastoid process)를 말한다.
2) 완골혈(完骨穴)을 의미한다. 족태양경근(足太陽經筋)이 "上結于完骨", 수태양경근(手太陽經筋)은 "結于耳後完骨", 수궐음경별(手厥陰經別)은 "合少陽完骨之下"라고 하였다.

耳郭

이곽(耳廓), 이타(耳朵)라고도 하며, 외이도 바깥에 위치한 이륜(耳輪)과 그 부속 조직을 의미한다. 이륜(耳輪) 안에 위치한 연골을 이각(耳殼)이라 한다.

蕃蔽

이문(耳門), 이병(耳屛), 이전기육(耳前起肉)이라고도 하며, 귀 앞에 돌출된 살을 의미한다.《영추·오색(靈樞·五色)》에 "蕃者, 頰之側部也.; 蔽者, 耳門也."라고 하였다. 귓구멍 앞을 가리는 조직이기에 폐(蔽)라고 하였다.

耳缺

번폐(蕃蔽)의 위와 이륜각(耳輪脚) 사이의 함몰부위로 이병상절적(耳屛上切迹)을 말한다. 이륜(耳輪)의 결구(缺口)와 비슷하여 명명한 것이다.

耳前角

이곽(耳郭) 앞의 상각(上脚)과 번폐(蕃蔽)가 형성하는 각진 곳으로 이결(耳缺)의 앞에 위치한다. 그 곳에는 얕은관자동맥(superficial temporal artery; 耳前動脈, 顳動脈)이 있어 손을 대면 맥이 뛰는 것을 느낄 수 있다.《소문·삼부구후론(素問·三部九候論)》에 "耳前之動脈"이라 하였고, 왕주(王注)에 "在耳前陷者中, 動應于手, 手少陽脈氣所行也."라고 하였다.

耳本

이곽(耳郭)의 뿌리 부위를 말한다.

牙關

관(關)이라고도 하며, 턱관절 부위를 말한다. 관(關)의 윗쪽은 상관(上關)이 되고 관(關)의 아랫쪽은 하관(下關)이 된다. 관(關)이 부동(不動), 불개(不開), 불합(不合)하면 아관긴폐(牙關緊閉)라고 한다.

引垂

이수(耳垂), 이타(耳墮)라고도 하며, 이곽(耳郭) 아랫쪽의 연골이 없는 살 부위, 즉 귓불을 말한다.

耳珠

귀구슬(tragus)를 말한다. 형태가 구슬을 드리운 것 같아 이주(耳珠)라 명명하였다.

枕

정수리 뒷부분이면서 목 윗부분의 두부(頭部), 즉 후두부(後頭部)를 말한다. 《오십이병방(五十二病方)》의 고구경(古灸經)에는 "月甚"이라고 하였으며, 《설문(說問)》에서는 "臥所荐首也."라고 하였다. 후두부(後頭部)의 중앙에 있는 융기된 뼈를 침골(枕骨, 後山骨)이라 하는데, 바깥뒤통수뼈융기(external occipital protuberance)를 의미한다. 《소문·골공론(素問·骨空論)》에 "頭橫骨爲枕也."이라고 하였다. 독맥(督脈)과 족태양경(足太陽經)이 지나가는 곳이다. 족태양경근(足太陽經筋)은 "直者, 結于枕骨", 족소음경근(足少陰經筋)은 "結于枕骨, 與足太陽經之筋合"라고 하였다.

玉枕骨

옥침(玉枕)이라고도 하며, 바깥뒤통수뼈융기(external occipital protuberance) 양쪽의 높이 솟은 뼈로 뒤통수뼈의 위목덜미선(superior nuchal line)을 말한다.

枕骨肌肉

침골(枕骨)의 끝부분에서 시작하는 목 뒤쪽의 큰 근육으로, 위목덜미선(superior nuchal line)에 부착된 등 세모근(trapezius muscle)을 말한다.

3. 경항부 명칭(頸項部 名稱)

頸

1) 발경(脖頸), 발자(脖子)라고도 하며, 경항부(頸項部)를 의미한다. 가슴, 등과 양 어깨의 위, 머리의 아래를 의미하며, 원주 모양으로 머리를 떠받치고 있다.
2) 경항부(頸項部)의 전면과 측면을 의미한다. 전면은 흉골상연(胸骨上緣)에서 설골(舌骨)까지, 측면은 결분(缺盆)에서 곡협(曲頰) 뒤까지다. 수양명경(手陽明經)은 "從缺盆上頸", 수양명경근(手陽明經筋)은 "從肩髃上頸", 족양명경근(足陽明經筋)은 "上頸", 수태양경(手太陽經)은 "從缺盆循頸", 수태양경근(手太陽經筋)은 "上繞肩胛, 循頸", 수소양경근(手少陽經筋)은 "上肩走頸", 족소양경(足少陽經)은 "下耳後, 循頸"라고 하였다. 즉 손에서 기시(起始)하여 머리를 지나거나 머

리에서 기시(起始)하여 발을 지나는 경맥(經脈)은 항(項)을 지나는 것을 제외하고는 모두 경(頸)을 따라 지나간다.

項

후발경(後脖頸)이라고도 하며, 목의 뒷면, 침골(枕骨)과 대추혈(大椎穴) 사이를 의미한다. 족태양경(足太陽經)과 독맥(督脈)은 "別下項", 독맥(督脈)의 絡은 "上項", 족태양경별(足太陽經別)은 "從膂上出于項", 족소음경별(足少陰經別)은 "系舌本, 復出于項", 족소음경근(足少陰經筋)은 "挾膂上至項", 수소음경(手少陰經)은 "上項"이라고 하였다.

舌橫骨

목뿔뼈(hyoid bone, 舌骨)를 말한다. 결후(結喉) 부위와 턱 아래에 서로 연접하는 곳에 위치한 가로 방향의 작은뼈로, 혀의 근기(根基)가 된다. 《영추·우에무언(靈樞·憂恚無言)》에 "橫骨者, 神氣所使, 主發舌者也."라고 하였다. 임맥(任脈)과 설본(舌本)을 연계하는 족삼음경(足三陰經)이 여기를 통과한다.

嗌

인후부(咽喉部)의 총칭이다. 인익(咽嗌)은 인두부(咽頭部)를 의미하며, 후익(喉嗌)은 후두부(喉頭部)를 의미한다. 《소문·열론(素問·熱論)》에 "太陰脈布胃中, 絡于嗌.", 족양명락맥(足陽明絡脈)은 "下絡喉嗌", 수소음(手少陰), 족소음(足少陰), 족궐음병(足厥陰病)에는 "嗌乾"이 있으며, 수태양(手太陽)과 족소음병(足少陰病)에는 "嗌痛"이 있으며, 수소양병(手少陽病)에는 "嗌腫"이 있다고 하였다.

咽喉

목구멍을 말한다. 《영추·우에무언(靈樞·憂恚無言)》에 "咽喉者, 水穀之道路也."라고 하였다. 초기에는 인후(咽喉)를 나누지 않았으나 후대에 나뉘었다. 《순경고혈편(循經考穴編)》의 내경부(內景賦)에 "喉는 앞에 있으며 그 형(形)은 견건(堅健)하며 인(咽)은 뒤에 있으며 그 질(質)은 화유(和柔)하다. 후(喉)에는 호흡지기(呼吸之氣)가 통하고 그 기(氣)는 오장(五臟)을 행한다. 인(咽)은 음식지도(飮食之道)이고 육부(六腑)의 근원이다."라고 하였다. 임맥(任脈)은 "至咽喉", 충맥(衝脈), 임맥(任脈)은 "會于咽喉"라고 하였다. 《소문·태음양명론(素問·太陰陽明論)》에 "喉主天氣, 咽主地氣."라고 하였다.

咽

위관(胃管), 식관(食管)이라고도 하며, 식도를 말한다. 수곡(水穀)이 위(胃)에 들어갈 때 지나는 통로로, 후롱(喉嚨)의 뒤에 위치하여 인물(咽物)이라 하며 길이가 1척6촌(一尺六寸)이고 위의 계(胃之

系, 胃系)라 한다. 그 위쪽 입구는 인문(咽門) 곧 인두부(咽頭部)가 된다. 수태양경(手太陽經)은 "循咽", 수소음경(手少陰經)의 분지(分支)는 "上挾咽", 족소양경별(足少陽經別)은 "上挾咽", 足陽明經別은 "上循咽", 족태음경별(足太陰經別)은 "合于陽明, 與別俱行, 上結于咽"이라고 하였다.

喉

후두(喉頭, larynx)와 기관(氣管, trachea)를 말한다. 공기가 허파로 들어가는 호흡의 통로이며 후롱(喉嚨)이라고도 한다. 《영추·우에무언(靈樞·憂恚無言)》에 "喉嚨者, 氣之所以上下者也."라고 하였다. 옛날에는 폐계(肺系)라고 칭하였는데, 폐(肺)의 조직과 연계하였기 때문이다. 그 너비는 2촌(二寸)이고 길이는 1척2촌(一尺二寸)이며, 그 위쪽 입구는 후문(喉門) 즉 후두부(喉頭部)가 된다. 족양명경(足陽明經)와 足少陰經은 "循喉嚨", 족궐음경(足厥陰經)은 "循喉嚨之後, 上入頏顙", 수소음경별(手少陰經別)은 "上走喉嚨", 수궐음경별(手厥陰經別)은 "出循喉嚨", 手陽明經別은 "上循喉嚨", 독맥(督脈)은 "入喉", 족양명경(足陽明經)은 "挾喉之動脈", 수태음경별(手太陰經別)은 "循喉嚨"라고 하였다.

結喉

후결(喉結)이라고도 하며, 후두돌기(laryngeal prominence)를 말한다. 목 앞쪽 가운데 윗부분의 설골(舌骨)아래에 높이 솟은 융기이다. 남자는 성년 이후에 명확히 드러나며 여자는 낮고 평평하다. 임맥(任脈)이 이 부위를 통과한다. 족양명경(足陽明經)이 결후(結喉) 옆을 지나간다. 후결(喉結)은 갑상연골(甲狀軟骨) 전상방(前上方)의 융기(隆起)된 곳이며 위에 갑상연골절적(甲狀軟骨切迹)이 있다.

人迎

방패연골(thyroid cartilage) 위모서리와 같은 높이에 위치하고, 방패연골과 목빗근(sternocleidomastoid muscle) 사이에 온목동맥(common carotid artery)이 뛰는 곳을 의미한다. 후두돌기(laryngeal prominence) 옆 동맥(動脈)이 손에 느껴지는 곳이며 인영혈(人迎穴)이 여기에 있는 까닭에 이 부위를 인영(人迎) 혹은 인영맥(人迎脈)이라 한다. 결후(結喉) 옆 동맥(動脈), 경전동맥(頸前動脈), 경맥(頸脈) 모두 인영(人迎)을 의미한다. 《소문·병능론(素問·病能論)》에 "人迎者, 胃脈也.", 《영추·한열병(靈樞·寒熱病)》에 "頸側之動脈人迎. 人迎, 足陽明也, 在嬰筋之前；嬰筋之後, 手陽明也, 名曰扶突也."라고 하였다.

纓脈

온목동맥(common carotid artery) 중 목빗근(sternocleidomastoid muscle) 근처에 위치한 부위를 의미한다. 족양명위경(足陽明胃經)이 머리를 따라 하행하여 대영혈(大迎穴)을 지나 목의 옆을 따라 하행하는데, 이 모양이 갓끈을 드리운 상태와 비슷하여 명명하였다. 《소문·통평허실론(素問·通評虛實論)》왕주(王注)에 "纓脈, 亦足陽明脈也, 近纓之脈, 故曰嬰脈. 纓, 謂冠帶也."라고 하였다.

纓筋

영근(嬰筋)이라고도 하며, 목빗근(sternocleidomastoid muscle)을 의미한다. 목 양쪽의 목빗근이 갓끈을 드리운 것과 비슷한 것을 바탕으로 명명하였다.

天突

목 앞부위에 위치한 목아래패임(suprasternal fossa)의 중심을 의미한다. 천돌혈(天突穴)은 이 부위의 이름을 혈명(穴名)으로 사용하였다. 임맥(任脈)과 음유맥(陰維脈)이 이곳에서 교회(交會)한다.

巨骨

결분골(缺盆骨), 쇄자골(鎖子骨)이라고도 하며, 빗장뼈(clavicle, 鎖骨)을 의미한다. 가슴 위쪽에 있는 가로 방향의 뼈가 거골(巨骨)이며, 거골(巨骨) 위에 결분(缺盆)이 위치한다. 목 아래, 가슴위에 가로 방향으로 어깨에 이어지는 큰 뼈이므로 기골(巨骨)이라 이름한다.

缺盆

1) 큰빗장위오목(greater supraclavicular fossa)를 의미한다. 모양이 가지런하지 않은 동이(盆)를 닮았으므로 결분(缺盆)이라 이름지었다.

2) 결분혈(缺盆穴)을 의미한다. 수양명경(手陽明經)은 "下入缺盆", 분지(分支)는 "從缺盆上頸", 족양명경(足陽明經)의 분지(分支)는 "入缺盆", 바로 가는 것은 "從缺盆下乳內廉", 수태양경(手太陽經)은 "入缺盆", 분지(分枝)는 "從缺盆循頸", 수소양경(手少陽經)은 "入缺盆", 분지(分支)는 "從膻中, 上出缺盆", 족소양경(足少陽經)은 "入缺盆", 분지(分支)는 "合缺盆", 또 "從缺盆下腋", 음교맥(陰蹻脈)은 "入缺盆", 수태음경별(手太陰經別)은 "上入缺盆", 경근(經筋)은 "上結缺盆", 족양명경근(足陽明經筋)은 "至缺盆而結", 족태양경근(足太陽經筋)의 분지(分支)는 "出缺盆", 수소양경별(手少陽經別)은 "別于巓, 入缺盆", 족소양경근(足少陽經筋)은 "貫缺盆"이라고 하였다.

柱骨

천주골(天柱骨), 시태골(施台骨), 항주골(項柱骨), 경골(頸骨), 경추(頸椎)라고도 한다.

1) 목뼈(cervical vertebra)를 의미한다. 양쪽 어깨뼈 위쪽 끝이 만나는 곳이 천주골(天柱骨)이고, 대주(大椎)의 윗부분, 머리뼈의 아랫부분에서 목을 떠받치는 것이 주골(柱骨)이다.《영추·경맥(靈樞·經脈)》에 "大腸手陽明之脈, … 上出柱骨之會上"이라 하였고,《유경(類經)》7권의 주(注)에서는 "肩背之上, 頸項之根, 爲天柱骨."이라 하였고,《소문·자열론(素問·刺熱論)》에 "項上三椎"라고 하였다.

2) 일곱째목뼈 가시돌기(spinous process of the 7th cervical vertebra)를 의미한다.

項大筋

목 뒤 양측의 큰 근육으로 어깨관절 방향으로 비스듬히 아래로 내려와 연결되는 등세모근(trapezius muscle)을 의미한다. 《영추·한열병(靈樞·寒熱病)》에 "足太陽有通項入于腦者, … 取之在項中兩筋間, 入腦乃別陰蹻, 陽蹻, 陰陽相交 ….”라고 하였다. 항중(項中)은 뒷목의 중앙부로 마르고 왜소한 사람은 머리를 숙이면 양쪽 큰 근육의 중간에서 오목한 곳을 볼 수 있다. 아문혈(啞門穴)과 풍부혈(風府穴)이 이곳에 있다. 독맥(督脈)은 "幷于脊裏, 上至風府"라고 하였다.

大椎

저골(杼骨), 대저골(大杼骨), 상저(上杼)라고도 하며, 목 뒤쪽 등 위쪽의 높이 치솟은 척추뼈로 일곱째목뼈 가시돌기(spinous process of the 7th cervical vertebra)를 의미한다. 척추뼈가 모이는 곳으로, 목뼈와 등뼈가 만나는 곳이다. 독맥(督脈)의 대추혈(大椎穴)은 대추(大椎)의 아래 사이에 위치한다. 수족삼양경(手足三陽經)과 독맥(督脈)은 대추혈(大椎穴)에서 모인다.

4. 흉협부 명칭(胸脇部 名稱)

胸

억(臆)이라고도 하며, 빗장뼈부터 복부(腹部) 위 까지를 의미한다. 오늘날의 전흉부(前胸部)를 의미하며, 등과 함께 흉곽(胸廓)을 형성한다. 《영추·창론(靈樞·脹論)》에 "夫胸腹, 臟腑之郭也."라고 하였다. 무릇 결분(缺盆)으로 출입하고 위아래로 횡격막과 분문(賁門)을 관통(貫通)하고 겨드랑이로 들어가 흉부(胸部)를 순행하는 경맥(經脈), 경별(經別), 락맥(絡脈), 경근(經筋) 등은 모두가 흉부와 관계되어 있다.

膺

1) 전흉부(前胸部)를 통칭하여 말한다. 《설문(說文)》에 "胸也"라고 하였다.
2) 가슴 양쪽의 근육이 높이 솟아 있는 곳을 의미한다. 《소문·복중론(素問·腹中論)》의 주(注)에서는 "膺, 胸旁也."라고 하였다. 위치가 유방 부위이기에 응유(膺乳), 혹은 유응(乳膺)이라고도 불리운다.
3) 유방 위쪽 뼈, 즉 유방 위부터 빗장뼈(clavicle) 아래까지의 부위를 지칭한다. 수양명경별(手陽明經別)은 "從手循膺乳"하고, 족소양경근(足少陽經筋)은 "系于膺乳"라고 하였다.

胸骨

응골(膺骨), 억골(臆骨), 흉당골(胸堂骨)이라고도 하며, 흉협부(胸脇部)에 있는 모든 뼈를 의미한다. 가슴뼈(sternum), 갈비뼈(ribs), 늑연골(costal cartilage) 등이 포함된다.

胸中

흉리(胸裏), 흉내(胸內)라고도 하며, 가슴안(thoracic cavity, 胸腔)을 말한다. 안에 심(心)과 폐(肺)가 있다. 수궐음경(手厥陰經)은 "起于胸中", 족소양경(足少陽經)은 "循胸裏屬膽", 족소음경(足少陰經)은 "注胸中", 충맥(衝脈)은 "挾臍上行, 至胸中而散", 교맥(蹻脈)은 "上循胸裏", 수궐음경별(手厥陰經別)은 "下腋三寸, 入胸中", 수궐음경근(手厥陰經筋)은 "入腋散胸中", 수소양경별(手少陽經別)은 "散于胸中", 수소양락맥(手少陽絡脈)은 "注胸中", 수소음경근(手少陰經筋)은 "結于胸中", 족태음경근(足太陰經筋)은 "散于胸中", 수태음경근(手太陰經筋)은 "下結胸裏"라고 하였다.

膻中

1) 앞가슴 양측 유방 사이 내외를 통칭한 것으로, 심주(心主)가 위치한 부위이다.《영추·창론(靈樞·脹論)》에 "膻中者, 心主之宮城也."라고 하였다.《영추·해론(靈樞·海論)》에 "膻中者, 爲氣之海, 其輸上在于柱骨之上下, 前在于人迎."이라고 하였는데, 氣海는 氣가 이곳에서 모이고 거처한다는 의미이다.《소문·영란비전론(素問·靈蘭秘典論)》에 "膻中者, 臣使之官, 喜樂出焉."이라고 하였는데, 심주(心主)가 있는 부위가 단중(膻中)이라 심포락(心包絡)을 대신하는 것이다. 수소양경(手少陽經)은 "入缺盆, 布膻中", 분지(分支)는 "從膻中, 上出缺盆"이라고 하였다.
2) 앞정중선 중 넷째갈비사이공간과 같은 높이에 위치한 경혈의 이름으로 남성의 경우 양쪽 젖꼭지를 연결한 선의 중점에 취혈하기도 한다.

乳

1) 젖을 의미한다.
2) 앞가슴 양쪽 유방(乳房)이 있는 부위를 의미한다. 남자의 유방은 작고 가슴에 위치하며, 여자의 유방은 어른이 된 후 아기를 낳으면 크게되어 젖을 만드는 방이 되므로 유방(乳房)이라고 일컫는다. 성인 유방(乳房)의 안쪽은 유리(乳裏), 혹은 유내(乳內)라 한다. 유방(乳房)의 중간에는 유두(乳頭)가 있는데 유중혈(乳中穴)이 이곳에 있으며, 유방(乳房)의 아래를 유하(乳下) 또는 유근(乳根)이라고 한다.《소문·자금론(素問·刺禁論)》의 注에서는 "乳之上下皆足陽明之脈也."라고 하였다. 족양명경(足陽明經)은 "下乳內廉", 수소음경근(手少陰經筋)은 "交太陰, 挾乳裏"라고 하였다.《소문·평인기상론(素問·平人氣象論)》에 "胃之大絡, 名曰虛里, 出于乳下."라고 하였다.

𩩲骬

우(骬)라고도 하며, 칼돌기(xipoid process)를 의미한다. 앞가슴 가운데 하단(下端)의 기골(岐骨) 하부(下部)를 갈우(𩩲骬)라 하고, 그 피부 아래에 위치한 뼈를 갈우골(𩩲骬骨) 또는 전폐골(前蔽骨), 심폐골(心蔽骨), 구미(鳩尾), 심차골(心坎骨) 혹은 폐심골(蔽心骨)이라고 한다.《영추·사전(靈樞·師傳)》에 "髃骨有余, 以候𩩲骬"라고 하였다. '骬'는 '骭'이 아니다.《갑을경(甲乙經)》에서 착오(錯誤)로 '骭'이라 하였는데, '骭'은 정강뼈(脛骨)이다. 일설(一說)에는 갈우(𩩲骬)가 흉부(胸部)의 검골명(劍骨名)이라고도 한다.(《의종금감(醫宗金鑑)》). 임맥(任脈)의 구미혈(鳩尾穴)이 이곳에 있다.

腋

액(掖), 액와(腋窩), 각지와(胳肢窩)라고도 한다.

1) 팔과 몸통이 만나는 부위의 아래 부분으로, 어깨 아래, 옆구리 위쪽의 요함처(凹陷處)를 의미한다. 수태음경(手太陰經)은 "從肺系, 橫出腋下", 수소음경(手少陰經)은 "下出腋下", 수궐음경(手厥陰經)은 "上抵腋下", 수태양경별(手太陽經別)은 "入腋走心", 족소양경(足少陽經)은 "下腋", 족태양경근(足太陽經筋)은 "其支者, 從腋後外廉, 入腋下", 족소양경근(足少陽經筋)과 그 直行하는 것은 "上注腋前廉", 수태양경근(手太陽經筋)은 "入結于腋下"라고 하였다. 연액(淵腋)은 겨드랑이 아래의 심부(深部)이다. 수소음경별(手少陰經別)은 "入淵腋兩筋之間", 수궐음경별(手厥陰經別)은 "下淵腋三寸, 入胸中", 수태음경별(手太陰經別)은 "入淵腋少陰之前"하는데 모두 이것을 이르는 말이다.
2) 겨드랑이 아래 3촌에 있는 족소양경혈(足少陽經穴)의 이름이다. 비(脾)의 대포혈(大包穴)은 "出淵腋下三寸"이라고 하는데 연액혈(淵腋穴)을 지칭하는 말이다.

腋前紋

액와(腋窩) 전면(前面) 피부의 주름살을 의미한다.

腋後紋

액와(腋窩) 뒷면 피부의 주름살을 의미한다.

曲腋

곡액(曲掖)이라고도 하는데, 액와(腋窩) 앞쪽의 위를 향해 굽은 부위를 의미한다.

胠

겨드랑이 아래, 옆구리 위 부위를 말한다. 《素問·五臟生成篇》의 왕주(王注)에서는 "胠, 謂脇上也."라고 하였다.

脇

겨드랑이 아래에서 갈비뼈가 끝나는 부분까지를 지칭한 것이다. 그 피하(皮下)에 있는 뼈 이름을 협골(脇骨) 또는 늑골(肋骨)이라고 하는데, 요즈음에는 갈비뼈라고 한다. 일설(一說)에 갈우(髑骬)의 왼쪽 갈비뼈는 모두 12개로 소장(小腸)의 분(分)이되고, 갈우(髑骬)의 우측 갈비뼈는 모두12개로 대장(大腸)의 분(分)이 된다고도 한다. 족소양경(足少陽經)은 "循脇裏", 수궐음경(手厥陰經)은 "出脇", 족궐음경(足厥陰經)은 "布脇肋", 족양명경근(足陽明經筋)은 "上循脇", 수궐음경근(手厥陰經筋)은 "前後挾脇", 족태음경근(足太陰經筋)은 "結于肋", 비(脾)의 대락(大絡)은 "布胸脇"이라고 하였다.

季脇

계륵(季肋), 연륵(軟肋)이라고도 하며, 옆구리 아래 늑연골이 있는 부위로 11, 12늑골(肋骨)이 있는 부위이다. 족소양담경(足少陽膽經)은 "過季脇", 족소양경별(足少陽經別)은 "入季脇之間", 족소양경근(足少陽經筋)은 "上乘眇季脇", 수태음경근(手太陰經筋)은 "下抵季脇", 대맥(帶脈)은 "起于季脇"이라고 하였다.

橛肋

궐(橛)은 작은 나무를 의미한다. 궐륵(橛肋)은 짧고 작은 갈비뼈, 즉 제12늑골(肋骨)을 의미한다.

肺

오장(五臟)의 하나로 흉중(胸中)에 있으며 장(臟)의 개(盖)가 된다. 폐(肺)에는 6엽양이(六葉兩耳)가 있고 개(盖)와 같은 4수(垂)가 셋째등뼈에 부착되어있다. 그 가운데에는 24실(室)이 있고, 모든 장(諸臟)의 기(氣)기 분포힌다. 수대음경(手太陰經)은 "屬肺", 수앙멍경(手陽明經)은 "絡肺", 수소음경(手少陰經)은 "上肺", 족소음경(足少陰經)은 "入肺中", 족궐음경(足厥陰經)은 "上注肺"라고 하였다.

心

오장(五臟)의 하나로 胸 正中의 兩肺사이에 있으며, 다섯째등뼈에 부착되어 있다. 《난경·사십이난(難經·四十二難)》에 "中有七孔三毛, 盛精汁三合, 主藏神."이라고 하였다. 수소음경(手少陰經)은 "起于心中", 수태양경(手太陽經)과 족소음경(足少陰經)은 "絡心", 족태음경(足太陰經)의 분지(分支)는 "注心中", 독맥(督脈)과 족소양경별(足少陽經別)은 "上貫心", 족태양경별(足太陽經別)은 "當心入散", 족양명경별(足陽明經別)은 "上通于心", 수소음락맥(手少陰絡脈)은 "入于心中", 수소음경별(手少陰經別)은 "屬于心", 수태양경별(手太陽經別)은 "入腋走心"이라고 하였다.

心系

심(心)과 나든 상부(臟腑)들 연결하는 락맥(絡脈)을 의미한다. 《순경고혈편(循經考穴編)》에 "二景圖曰, 心系有二, 一則上與肺相通, 而入肺兩大葉間, 一則由肺葉而下, 曲折向後, 幷脊膂, 細絡相連, 貫脊髓, 與腎相通, 正當七節之間. 蓋五臟系皆通于心, 而心通五臟系也."라고 하였는데, 《소문·자금론(素問·刺禁論)》에서 말하는 "七節之傍, 中有小心"이라는 것과 부합(附合)된다. 《유경(類經)》의 注에시 "心當五椎之下, 其系有五, 上系連肺, 肺下系心, 心下三系連脾, 肝, 腎. 故心通五臟之氣而爲之主."라고 하였는데, 심(心)이 오장(五臟)과 이어지고 통하는 것에 부합된다. 수소음경(手少陰經)은 "出屬心系", 수궐음락맥(手厥陰絡脈)은 "絡心系"라고 하였다.

心包絡

심포(心包), 포락(包絡), 심주(心主)라고도 하며, 심포(心包) 및 심포(心包)와 연결된 락맥(絡脈)을 의미한다. 심포(心包)는 단중(膻中)의 이명(異名)이다. 포(包)는 심(心)주위를 감싸고 있는 근막(筋膜)이다. 심포락(心包絡)은 심(心)의 아래, 횡격막의 위, 수막(竪膜)의 아래에 있고, 횡격막(橫膈膜)과 서로 끈끈히 접하며 황지(黃脂)가 가득히 싸고 있는 것이 심(心)이며, 그 가득한 황지(黃脂) 밖에 세근막(細筋膜)이 실과 같이 있고, 심폐(心肺)와 위로 이어지는 것이 심포(心包)이다. 위에서 말한 심포막(心包膜)에 해당한다. 수궐음경(手厥陰經)은 "出屬心包絡", 수소양경(手少陽經)은 "散絡心包", 수소양락맥(手少陽絡脈)은 "合心主", 足少陰絡脈은 "上走于心包下", 수궐음락맥(手厥陰絡脈)은 "上系于心包"라고 하였다.

5. 복부회음부 명칭(腹部會陰部 名稱)

膈

격(鬲), 횡격(橫膈)이라고도 하며, 횡격막(橫膈膜)을 의미한다. 심(心) 아래에 격막(膈膜)이 있는데, 척추와 갈비뼈 주위에 부착되어있어 탁기(濁氣)가 심폐(心肺)에 스며들지 못하도록 가리고 있다. 격(膈)은 가슴과 배의 사이에 있어 흉강(胸腔)과 복강(腹腔)의 경계가 되는데 앞쪽 경계(境界)는 구미(鳩尾), 뒤쪽 경계(境界)는 열한째등뼈이다. 족태양경(足太陽經)을 제외한 십이경맥(十二經脈)은 모두 상하(上下)로 횡격막을 관통한다.

膈肓

격황(鬲肓)이라고도 한다.

1) 횡격막(橫膈膜)을 의미한다.

2) 횡격막(橫膈膜)과 장(腸) 사이의 막(膜)을 총칭한다. 황(肓)은 황막(肓膜)이며 격(膈) 아래쪽의 지막(脂膜)에 위치하여 횡격막과 서로 접(接)하므로 격황(膈肓)이라 하였다. 횡격막의 위, 심장의 아래에 위치한 황막(肓膜)을 고(膏)라고 부른다. 그러므로 고황(膏肓) 은 횡격막 위아래의 지막(脂膜)이 된다.

腹

대복(大腹), 두자(肚子)라고도 하며, 흉격(胸膈) 이하(以下), 횡골(橫骨) 이상(以上)의 모든 부위를 말한다. 배꼽 이상(以上)을 상복(上腹) 또는 완복(脘腹)이라고 하고, 배꼽 이하(以下)를 하복(下腹), 소복(小腹) 혹은 소복(少腹)이라고 부르는데, 배꼽 아래에서 가운데를 소복(小腹), 양 측면(兩側)을 소복(少腹)이라고 부른다는 설(說)도 존재한다. 복부(腹部)의 안쪽을 복리(腹裏), 복내(腹內), 복강(腹腔)이라고 한다. 족양명경(足陽明經)은 "下循腹裏", 족양명경근(足陽明經筋)은 "上腹而布", 족양명경별(足陽明經別)은 "入于腹裏", 족태음경(足太陰經)은 "入腹", 족태음경근(足太陰經筋)은 "上腹", 족궐음경(足厥陰經)은 "抵小腹", 독맥(督脈)은 "其少腹直上者", 임맥(任脈)은 "循腹裏", 충맥(衝脈)과 임맥(任脈)은 "循腹右上行"이라고 하였다. 실제로 횡격막(橫膈膜) 상하(上下)를 관통(貫通)하는 경맥(經脈)은 모두 복부(腹部)와 연관이 있다.

臍

제(齊), 두제(肚臍), 제안(臍眼)이라고도 하며, 배의 중앙에 위치한 탯줄이 떨어지면서 남은 흉터를 의미한다. 사람이 처음 태어났을 때 태반과 연결되어 있는 것이 제대(臍帶, 탯줄)이고, 탯줄이 떨어진 곳에 남은 흔적이 臍이다. 족양명경(足陽明經)은 "下挾臍", 독맥(督脈)은 "貫臍中央", 충맥(衝脈)은 "挾臍上行", 족태음경근(足太陰經筋)은 "結于臍", 수소음경근(手少陰經筋)은 "下系于臍"라고 하였다.

上紀

1) 태창(太倉)이라고도 하며, 상복부의 중앙에 위치한 위완(胃脘)을 의미한다.
2) 상완혈(上脘穴)과 중완혈(中脘穴)을 의미한다. 중완혈(中脘穴)은 위(胃)의 모혈(募穴)이고, 임맥(任脈)에 속한다. 수태양경(手太陽經), 수소양경(手少陽經), 족양명경(足陽明經)과 임맥(任脈)이 모이는 곳이다.

下紀

제하삼결교(臍下三結交), 단전(丹田)이라고도 하며, 관원혈(關元穴)을 의미한다. 제하(臍下) 3촌에 해당하며, 남자는 정실(精室)이 되고 여자는 자궁이 거(居)하며, 임맥(任脈)에 속한다. 《영추·한열병(靈樞·寒熱病)》에 "三結交者, 陽明太陰也, 臍下三寸關元也."라고 하였다.

眇

옆구리 가장자리 아래쪽으로부터 엉덩뼈 윗부분에 이르는 부위이다. 계협(季脇) 아래쪽의 갈비뼈가 없는 연한 부위로, 오늘날 복부구분법(腹部九分法)의 좌·우측복부에 해당한다. 《소문·골공론(素問·骨空論)》 왕주(王注)에서는 "眇, 謂夾脊兩傍空軟處也, 少腹臍下也."라고 하였고, 족소양경근(足少陽經筋)은 "上乘眇"라고 하였다.

毛際

생식기 음모(陰毛)의 윗쪽 가장자리를 의미한다. 음모(陰毛)의 가운데를 모중(毛中)이라 한다. 임맥(任脈)은 "以上毛際", 족소양경(足少陽經)은 "繞毛際", 족소양경별(足少陽經別)은 "入毛際", 족궐음경(足厥陰經)은 "入毛中", 족궐음경별(足厥陰經別)은 "上至毛際"라고 하였다.

橫骨

1) 하횡골(下橫骨)이라고도 하며, 치골(恥骨)의 윗가장자리를 의미한다.
2) 소복(少腹) 이하 넙다리 앞쪽 경계에서 가로로 놓인 뼈를 의미한다.
3) 족소음신경(足少陰腎經)의 경혈을 의미한다.
4) 설근(舌根)에 붙어 있는 설골(舌骨)을 의미한다.

曲骨

1) 치골(恥骨) 연합부(聯合部)를 의미하며, 횡골(橫骨) 중앙의 굴곡처(屈曲處)이며 임맥(任脈)이 통과하는 곳이다.
2) 곡골혈(曲骨穴)을 의미한다.

鼠鼷

혜(鼷), 혜(蹊), 복고구(腹股溝), 서혜부(鼠鼷部)라고도 하며, 넓적다리 부위의 위쪽 주변을 의미한다. 혜(鼷)는 쥐중 가장 작은 종류이다. 인체의 소복(小復) 아래와 넙다리의 앞쪽 경계의 피부 아래에 임파절(淋巴結)이 있는데, 이 부위가 작은 쥐가 움직이는 것처럼 보인다고 하여 이렇게 부르게 되었다. 기충혈(氣衝穴)이 이곳에 있다.

氣街

1) 서혜부(鼠鼷部) 가운데의 동맥응수처, 즉 넙다리동맥(femoral artery)이 뛰는 곳을 의미한다. 충맥(衝脈)이 기시하는 곳이자 위경(胃經)이 기가(氣街) 가운데로 들어가서 합해지는 곳이다. 족소양경(足少陽經)은 "出氣街"라고 하였다.
2) 경락(經絡)의 기(氣)가 통하는 길로, 머리·가슴·배·다리 등 네 곳에 기가(氣街)가 있다.
3) 족양명위경(足陽明胃經)의 기충혈(氣衝穴)을 의미한다.

前陰

외음부(外陰部)를 의미한다. 남자의 전음(前陰)은 음경(陰莖), 옥경(玉莖), 옥기(玉器), 종근(宗筋), 음기(陰器), 음정(陰廷)이라고도 하며, 여자의 전음(前陰)은 자문(子門), 자호(子戶), 음문(陰門), 음호(陰戶), 요루(窈漏)라고도 한다. 《영추·자절진사(靈樞·刺節眞邪)》에 "莖垂者, 身中之機, 陰精之候, 津液之道也."라고 하였으므로 정실(精室)과 방광(膀胱)의 문이 된다. 신(腎)이 이곳에 개규(開竅)한다. 《소문·궐론(素問·厥論)》에 "前陰者, 宗筋之所聚, 太陰陽明之所舍也."라고 하였으며, 《소문·위론(素問·痿論)》에 "陰陽者, … 主潤宗筋, … 衝脈者, … 與陰陽合于宗筋, … 陰陽總宗筋之會, 會于氣街, …皆屬帶脈, 而絡于督脈."라고 하였다. 족궐음경(足厥陰經)은 "環陰器", 족궐음락맥(足厥陰絡脈)은 "結于莖", 족궐음경근(足厥陰經筋)은 "結于陰器", 독맥(督脈)은 "其絡循陰器", 족태음경근(足太陰經筋)은 "聚于陰器", 족양명경근(足陽明經筋)은 "聚于陰器"라고 하였다.

廷孔

요도구(尿道口)를 의미한다. 《소문·골공론(素問·骨空論)》 왕주(王注)에서는 "繫廷孔者, 謂窈漏, 近所謂前陰穴也, 以其陰廷繫屬于中故名之."라고 하였으며, 또한 주(註)하기를 "孔, 則窈漏也. 窈漏之中其上有溺孔焉; 端, 謂陰廷在此溺孔之上端也."라고 하였다. 독맥(督脈)이 통과하는 곳이다.

囊

음낭(陰囊), 음하(陰下), 신낭(腎囊), 외신(外腎), 음(陰), 음축(陰縮), 낭축(囊縮)이라고도 하며, 고환(睾丸)을 감싸고 있는 피낭(皮囊), 즉 음낭(陰囊)을 의미한다. 교맥(蹻脈)은 "入陰"이라고 하였다.

睾

난(卵), 고환(睾丸), 음환(陰丸)이라고도 하며, 고환(睾丸)을 의미한다. 족궐음락맥(足厥陰絡脈)은 "循經上睾"라 하였다.

簒

병예(屛翳), 하극(下極)이라고도 하며, 회음부(會陰部)를 의미한다. 몸통의 최하단에 위치하는 까닭에 하극(下極)이라고 하였으며, 전후 이음(前後 二陰)의 사이에 위치한다. 회음혈(會陰穴)이 이곳에 위치한다. 독맥(督脈), 임맥(任脈), 충맥(衝脈)이 포중(胞中)에서 시작하여 會陰으로 나오기에 "一源而三岐(근원이 하나인데 갈림길은 세 개다)"라고 하였다.

胃

위완(胃脘), 태창(太倉)이라고도 하며, 육부(六腑) 중의 하나인 곡부(穀腑)로 위장(胃腸)을 의미한다. 윗배 정 가운데 부위에 위치하고, 황장(黃臟)에 속하며, 인(咽)에 상접(上接)하고, 소장(小腸)에 하달(下達)한다. 또한 《영추·장위(靈樞·腸胃)》에 "胃紆曲屈, 伸之, 長二尺六寸, 大一尺五寸, 徑五寸, 大容二斗五升."이라고 하였다. 족양명경(足陽明經)은 "屬胃", 足太陰經은 "絡胃", 수태음경(手太陰經)은 "循胃口", 수태음경(手太陰經)은 "抵胃", 족궐음경(足厥陰經)은 "挾胃"라고 하였으며, 임맥(任脈)이 통과한다.

後陰

항(肛), 백문(魄門)이라고도 하며, 항문(肛門)을 의미한다. 칠충문(七衝門)중 하나이다. 신(腎)은 이곳에 개규(開竅)하고 분도지구(糞道之口)가 된다.

賁

위(胃)의 상구(上口), 즉 위(胃)와 식도가 만나는 부분으로 오늘날에는 분문(賁門)이라 한다. 칠충문(七衝門) 중 하나이다. 식도가 횡격막을 지나는 부분의 관문을 분(賁)이라고도 한다.

幽門

태창하구(太倉下口)라고도 하며, 위(胃)의 하구(下口)를 의미한다. 아래로 소장(小腸)의 상구(上口)에 접하고 칠충문(七衝門) 중 하나이다.

脘

관(管), 완(腕)이라고도 하며, 위(胃) 내부의 빈 공간을 의미한다. 분문부(賁門部)에 가까운 것이 상완(上脘)이고, 중부(中部)에 가까이 위치한 것을 중완(中脘), 유문부(幽門部)에 가까운 것을 하완(下脘)이라 한다.

小腸

육부(六腑)의 하나로 지금의 십이지장(十二指腸), 공장(空腸), 회장(回腸)을 포괄하는 개념이다. 위로 위하구(胃下口)와 접하고 있으며 아래로 대장과 연결되어 있어 수성지관(受盛之官)이라 하였다. 《영추·장위(靈樞·腸胃)》에 "小腸後附脊, 左環回周疊積, 其注于回腸者, 外附于臍上, 回動环十六曲, 大二寸半, 徑八分分之少半, 長三丈二尺."이라고 하였다. 수태양경(手太陽經)은 "屬小腸", 수소음경(手少陰經)은 "絡小腸"이라고 하였다.

大腸

광장(廣腸), 결장(結腸)이라고도 하며, 육부(六腑)의 하나로 상행결장, 횡행결장, 하행결장, 에스상결장 및 직장을 포괄하는 개념이다. 위로 소장하구(小腸下口)에 접하고 아래로 항문(肛門)으로 출(出)하기에 전도지관(傳導之官)이라 하였다. 《영추·장위(靈樞·腸胃)》에 "廣腸傳脊, 以受回腸, 左环葉脊, 上下辟, 大八寸, 徑二寸寸之大半, 長二尺八半."이라고 하였다.

蘭門

회맹부(回盲部)를 의미한다. 칠충문(七衝門) 중 하나로 회장하구(回腸下口), 즉 대장상구(大腸上口)에 위치하고, 대소장(大小腸)이 만나는 부위이다.

脾

오장(五臟) 중 하나이다. 비(脾)는 돕는다는 뜻으로, 위부(胃腑)의 아래에 있으며 위기(胃氣)를 도와 곡식의 소화를 주관한다. 중주(中州)에 위치한다. 《난경·사십이난(難經·四十二難)》에 "脾重二斤三兩, 扁廣三寸, 長五寸, 有散膏半斤, 主裹血, 溫五臟, 主藏意."라고 하였다. 비장(脾臟)은 열한째등뼈에 연결되어 있기에 위치상으로는 지금의 비장과 비슷하지만, '散膏'라는 기능은 비장과는 다르기에 《난경회주정전(難經滙注正箋)》에서는 췌장을 가리킨다고 인식하였다. 족태양경(足太陽經)은 "屬脾" 족양명경(足陽明經)은 "絡脾", 《소문·태음양명론(素問·太陰陽明論)》에 "脾之與胃以膜相連也."라고 하였다.

肝

오장(五臟) 중 하나이다. 《난경·사십이난(難經·四十二難)》에 "肝重四斤四兩, 左三葉, 右四葉, 凡七葉, 主藏魂."이라고 하였다. 아홉째등뼈에 연결되며, 그 장(臟)은 오른쪽에 있고 그 치(治)는 왼쪽에 있으며, 위치상 횡격막의 아래, 신(腎)의 앞에 위치하고 胃와 나란히 위치한다. 족궐음경(足厥陰經)은 "屬肝", 족소양경(足少陽經)은 "絡肝", 족소음경(足少陰經)은 "上貫肝膈", 족소양경별(足少陽經別)은 "散之肝"이라고 하였다.

肝系

횡격막의 아래로 간장(肝腸)의 근막(筋膜)과 연계(連繫)되고 기해(氣海)의 위쪽과 연계하며 심하(心下)에 연결된다.

膽

육부(六腑)의 하나로 담낭을 의미한다. 기항지부(奇恒之府) 중 하나이다. 《난경·사십이난(難經·四十二難)》에 "膽在肝之短葉間, 重三兩三銖, 盛精汁三合."이라고 하였다. 족소양경(足少陽經)은 "屬膽", 족궐음경(足厥陰經)은 "絡膽"이라 하였다.

腎

오장(五臟) 중 하나로 《난경·사십이난(難經·四十二難)》에 "腎有兩枚, 重一斤一兩, 主藏志."라고 하였다. 신(腎)의 모양는 석란(石卵)과 같고 흑자색(黑紫色)이며 척추의 14추(椎)에 연결되고 위(胃)의 옆쪽에 위치하는데, 왼쪽은 신(腎), 오른쪽은 명문(命門)이고, 두 신(腎)의 앞에 방광(膀胱)이 위치한다. 명문(命門)은 두 신(腎) 사이에 있고 생기(生氣)의 근원이 되는 신간동기(腎間動氣)에 해당한다. 족소음경(足少陰經)은 "屬腎", 족태양경(足太陽經)은 "絡腎", 족소음경별(足少陰經別)은 "上至腎", 충맥(衝脈)은 "與少陰之大絡, 起于腎下", 포락(胞絡)은 "系于腎", 독맥(督脈)은 "貫脊屬腎", "絡腎"이라고 하였다.

膀胱

포(脬), 뇨포(尿脬)라고도 하며, 육부(六腑) 중 하나이다. 《난경·사십이난(難經·四十二難)》에 "膀胱, 重九兩二銖, 縱廣九寸, 盛溺九升九合."이라고 하였다. 신(腎)의 아래와 대장(大腸)의 측면(側面)에 위치한다. 소장하구(小腸下口)에서 방광상구(膀胱上口)로 수액(水液)이 삼입(滲入)되어 모여드는 부위이고 아래로 전음(前陰)에 이어진다. 족태양경(足太陽經)은 "屬膀胱", 족소음신경(足少陰腎經)은 "絡膀胱"이라고 하였다. 《영추·본수(靈樞·本輸)》에 "三焦下輸, … 名曰委陽, 是太陽絡也, 手少陽經也, … 幷太陰之正, 入絡膀胱, 約下焦."라고 하였다.

膜原

모원(募元), 모원(募原)이라고도 하며, 지금의 복막(腹膜)과 대흉막(大胸膜)을 말한다. 《소문·거통론(素問·擧痛論)》 왕주(王注)에 "膜, 謂膈間之膜; 原, 謂膈肓之原."이라고 하였다. 《유경(類經)》 주(注)에 "肓者, 凡腔腹肉理之間, 上下空隙之處, 皆謂之肓; … 膜, 筋膜也."라고 하였다. 일곱째등뼈에 부착되어 있으며, 그 막(膜)은 횡격막을 관통하고 척수(脊髓)와 연결된다. 《소문·복중론(素問·腹中論)》에 "肓之原, 在臍下."라고 하였다.

女子胞

포(胞), 포궁(胞宮), 포직(胞脏), 자장(子臟), 자궁(子宮), 자처(子處)라고도 하며, 자궁을 의미한다. 기항지부(奇恒之府)의 하나이다. 포(胞)의 안을 포중(胞中)이라 한다. 포(胞)의 하구(下口)를 포문(胞門) 또는 자문(子門)이라 부른다. 《소문·평열론(素問·評熱論)》에 "胞脈者, 屬心而絡于胞中."이라 하였고, 《영추·수창(靈樞·水脹)》에 "石瘕生于胞中, 寒氣客于子門."이라고 하였다. 포궁(胞宮)은 신(腎) 아래에 위치하며 임맥(任脈), 독맥(督脈), 충맥(衝脈)이 이곳에서 시작된다.

三焦

육부(六腑) 중 하나이다. 초(焦)는 초(膲)라고 쓰기도 한다. 삼초(三焦)는 장부(臟腑)의 외위(外圍)에 거(居)하기에 외부(外腑), 고부(孤腑)라고도 한다. 《영추·영위생회(靈樞·營衛生會)》에 "上焦出于胃上口, 并咽以下, 貫膈而布胸中, ……中焦亦并胃中, 出上焦之後, ……下焦者, 別回腸, 注膀胱而滲入焉."이라고 하였다. 삼초(三焦)는 소위 '有名而無形(이름은 있으나 형태가 없음)'의 부(腑)이다. 《난경·삼십일난(難經·三十一難)》에 "三焦者, 水穀之道路, 氣之所終始也. 上焦者, 在心下, 下膈, 在胃上口, 主內而不出. 其治在膻中, 玉堂下一寸六分, 直兩乳間陷者是. 中焦者, 在胃中脘, 不上不下, 主腐熟水穀. 其治在臍傍. 下焦者, 堂膀胱上口, 主分別清濁, 主出而不內, 以傳導也. 其治在臍下一寸. 故名曰三焦, 其府在氣衝."이라고 하였다. 윗문장에 의하면 상초(上焦)는 가슴 부위이고 중초(中焦)는 배꼽 위부터 가슴 아래 부위이며, 하초(下焦)는 배꼽 아래 소복부(少腹部)이다. 수소양경(手少陽經)은 "遍屬三焦", 수궐음경(手厥陰經)은 "歷絡三焦", 수태음경(手太陰經)은 "起于中焦", 수궐음경별(手厥陰經別)은 "別屬三焦", 수소양경별(手少陽經別)은 "下走三焦"라고 하였다.

監骨

1) 가골(髂骨), 장골(腸骨), 감골계(監骨系)라고도 하며, 엉덩뼈(ilium)를 의미한다.
2) 경문혈(京門穴)을 취혈(取穴)할 때에는 열두째갈비뼈의 유리(遊離)된 끝단을 의미한다.

5. 견배요고부 명칭(肩背腰尻部 名稱)

肩髆

박(髆), 발(骸)이라고도 하며, 어깨의 바깥쪽 위팔의 윗머리 부분을 의미한다. 견박계(肩髆系)는 어깨 끝과 경부(頸部)의 사이를 가리키는데 등쪽 척주(脊柱) 사이의 부위까지 말한다. 견배부(肩背部)는 견갑부(肩胛部) 기육(肌肉)을 포괄한다. 족태양경(足太陽經)은 독맥(督脈)과 함께 "循肩髆內"라고 하였다.

肩胛

갑(胛), 갑(甲)이라고도 하며, 등의 양쪽에 위치한 견갑골(肩胛骨) 부위를 의미한다. 외상단(外上端)에 어깨와 연결되고 내측(內側)에는 척주(脊柱)를 낀 려육(膂肉)이 있다. 외측(外側)은 액협부(腋脇部)가 된다. 견갑골(肩胛骨)은 또 견박골(肩髆骨), 견갑골(肩甲骨), 견판골(肩板骨), 흔판자골(鍁板子骨), 비파골(琵琶骨)이라고도 한다. 편평한 삼각형을 갖추고 있으며 상연굴곡치(上緣屈曲處)는 각을 견갑골(肩胛骨) 상각(上角) 또는견갑상각(甲骨上角)이라 한다. 내측연(內外緣)이 비스듬히 아래로 내려와 형성한 예각을 견갑골(肩胛骨) 하각(下角) 또는 견갑하각(胛骨下角)이라 한다. 견갑골(肩胛骨)은 어깨띠(shoulder girdle)를 형성하는 뼈 중 하나이다. 족태양경(足太陽經)은 "別下貫胛", 수태양경(手太陽經)은 "繞肩胛", 수양명경근(手陽明經筋)의 분지(分支)는 "繞肩胛", 수태양경근(手太陽經筋)은 "上繞肩胛", 독맥(督脈)의 락맥(絡脈)은 "下當肩胛左右"라고 하였다.

曲胛

곡(曲)이라고도 하며, 어깨뼈가시(scapula spine)를 의미한다. 어깨뼈 등쪽 윗부분에 위치하고 어깨 위쪽으로 향하는 돌기가 어깨 끝 뼈모서리를 비스듬히 향하고, 견박(肩髆)의 기육(肌肉)이 이모난 뼈의 굴곡(屈曲)을 지나서 아래로 향하므로 곡갑(曲胛)이라 한다.

背

몸통의 후면을 의미한다. 목덜미 아래부터 허리 위까지, 즉 흉곽(胸廓)의 등쪽면을 흉배부(胸背部) 또는 배부(背部)라고 한다. 《소문·맥요정미론(素問·脈要精微論)》에 "背者, 胸中之府也."라고 하였다. 흉배부(胸背部) 이하부터 엉치뼈 상연(上緣)까지를 요배부(腰背部)라 칭한다. 배부피하(背部皮下)에서 뼈 안쪽 모두를 배리(背裏) 또는 배내(背內)라 한다. 충맥(衝脈), 임맥(任脈)은 "上循背裏"라고 하였다.

脊

배부(背部) 중앙 척주부(脊椎部)를 의미하며, 대추(大椎)이하부터 꼬리뼈까지의 모든 부위를 의미하기도 한다. 《소문·기부론(素問·氣府論)》에 "大椎以下至尻尾及傍十五穴, 至骶下凡二十一節, 脊

椎法也."라고 하였다. 척주 안의 뼈는 척골(脊骨), 추골(椎骨), 려골(膂骨), 척추골(脊椎骨), 척주골(脊柱骨), 척량골(脊梁骨)이라 한다. 그 안은 척리(脊裏)가 된다. 족태양경(足太陽經)과 경근(經筋) 및 독맥(督脈)은 "挾脊", 족소음경(足少陰經)과 독맥(督脈)은 "貫脊", 족소음경근(足少陰經筋)은 "循膂內挾脊", 족소음락맥(足少陰絡脈)는 "外貫腰脊", 수양명경근(手陽明經筋)의 분지(分支)는 "挾脊", 족양명경근(足陽明經筋)은 "上循脇屬脊", 족태음경근(足太陰經筋)은 "內者著于脊"이라고 하였다.

脊中

1) 열한째등뼈 가시돌기의 아래 오목한 곳에 위치한 경혈이다.
2) 요양관(腰陽關, 背陽關)을 의미하기도 한다. 《소문·골공론(素問·骨空論)》에 "折使揄臂齊肘正, 灸脊中."이라 하였는데, 이는 척리(脊裏), 척내(脊內), 척중혈(脊中穴)이 아니다. 왕주(王注)에 "是曰陽關, 在十六椎節下間."이라고 한것을 볼 때 지금의 요양관(腰陽關) 부위를 의미한다.

膂

여(䏿), 윤(胴)이라고도 하며, 척주골(脊柱骨) 양측 근육들을 의미한다. 《소문·기부론(素問·氣府論)》에 "中月呂兩傍."이라고 하였다. 려(膂) 안쪽의 뼈를 려골(膂骨)이라 하니 즉 척추골(脊椎骨)이다. 족태양경(足太陽經)은 즉 독맥(督脈)과 함께 "入循膂", 족태양경별(足太陽經別)은 "從膂上入于項", 독맥(督脈)의 락(絡)은 "挾膂上項", 족소음경근(足少陰經筋)은 "循膂內"라고 하였다.

胂

1) 려(膂)라고도 하며, 척주골(脊柱骨) 양측 근육들을 의미한다.
2) 양쪽 넙다리뼈 아래에서 수직으로 일어난 육(肉)을 의미하며 양과신(兩髁胂)이라고도 한다.

腰

유(臾)라고도 하며, 등쪽 열두째갈비뼈 아래부터 엉덩뼈(ilium)까지의 부위를 의미한다. 요(腰)는 사타구니의 위에 있고 옆구리의 아래에 있으며, 몸 전체의 굴신을 담당한다. 《설문(說文)》에 "臾, 身中也."이라고 하였다. 족태양경(足太陽經)은 독맥(督脈)과 함께 "挾脊抵腰中", 족소음락맥(足少陰絡脈)는 "外貫腰脊"이라고 하였다. 요(腰)는 신(腎)의 부(府)가 된다. 《영추·자절진사(靈樞·刺節眞邪)》에 "腰脊者, 身之大關節也."라고 하였다.

命門

1) 정명(睛明), 즉 눈을 의미한다.
2) 우신(右腎)을 의미한다.
3) 둘째허리뼈 아래 명문혈(命門穴)을 의미한다. 족소음경별(足少陰經別)은 "當十四椎, 出屬帶脈"이라고 하였다.

腰脽

수(脽), 둔(臀), 고(尻)라고도 하며, 꼬리뼈를 의미한다. 요수계(腰脽系)는 요부(腰部)와 둔고부(臀尻部)의 총칭이다. 《소문·맥해편(素問·脈解篇)》 왕주(王注)에 "脽, 臀肉也."라고 하였다.

髁

과(骻), 과(胯), 관(髖), 과골(髁骨), 관골(髖骨), 곤(髖), 요골(腰骨), 분골(盆骨), 비골(髀骨)이라고도 하며, 넙다리뼈를 의미한다. 요과계(腰髁系)는 요부(腰部)와 관골부(髖骨部)를 가리키는 총칭이다.

髂

1) 엉덩이를 의미한다.
2) 등을 의미한다.
3) 척추뼈와 꼬리뼈를 의미한다. 허리 이하 꼬리뼈 이상의 부위를 저(骶)라 하는데, 피하(皮下)의 뼈를 저골(骶骨) 또는 용골(髜骨), 척지골(脊骶骨)이라고도 칭한다.

尻

척골진처(脊骨盡處)라고도 하며, 엉치뼈와 꼬리뼈가 있는 부위를 지칭한다. 《설문(說文)》段注에 "尻, 今俗云溝子是也. 月隼, 今俗云屁股是也. 析言是二, 統言是一."이라고 하였다. 저미골(骶尾骨)은 고골(尻骨)로 불리기도 한다. 족태양경별(足太陽經別)은 "下尻五寸", 족소양경근(足少陽經筋)은 "後者結于尻"라고 하였다.

髎

1) 교(窌)라고도 하며, 대부분 수혈(腧穴)을 지칭하는 말이다. 이때의 교(髎)는 여백, 구멍의 의미이다.
2) 요저(腰骶)의 료(髎)는 팔료혈(八髎穴)이 존재하는 부위를 의미한다. 즉 엉치뼈(sacrum) 위의 양측에 각각 4개의 구멍이 있는데 상(上), 차(次), 중(中), 하료(下髎) 등 사료혈(四髎穴)이며, 좌우(左右) 합하여 팔료혈(八髎穴)이 된다.
3) 상료혈(上髎穴) 부위를 의미한다. 《소문·골공론(素問·骨空論)》에 "八髎在腰尻分間.", "腰髁第一空."이라고 하였다.

腰尻交

요고부(腰尻部)를 의미한다. 요부(腰部)와 고부(尻部)는 서로 연관되어 접하는 부위다.

尻上橫骨

꼬리뼈 상연(上緣)으로, 체표에서 누르면 가로 방향으로 뼈와 관절융기가 붙어있는 것처럼 만져지고 허리와 척추에 이어진 것 같기에 고상횡골(尻上橫骨)이라 부르게 되었다. 오늘날의 꼬리뼈 상연(上緣)과 천장관절 주위를 말한다.

尻骨空

《소문·골공론(素問·骨空論)》에 "尻骨空, 在髀骨之後相去四寸."이라 하였고, 왕주(王注)에 "是謂尻骨八髎穴也."라고 하였다.

尾閭

저단(骶端), 궁골(窮骨), 궐골(橛骨), 미춘(尾椿), 미골(尾骨), 미골첨(尾骨尖)이라고도 하며, 엉치뼈와 꼬리뼈 하단(下端) 부위를 의미한다. 꼬리뼈 마지막 마디의 뾰족한 부분을 말하기도 한다.

尻骨下空

척골하공(脊骨下空)이라고도 하며, 미려(尾閭) 아래의 공연처(空軟處)에 위치한 장강혈(長强穴)을 의미한다.

臀

수(脽)라고도 하며, 엉덩이를 의미한다. 허리 이하 넙다리 이상 부분, 즉 과골(髁骨) 뒷 부분에 부착된 근육은 풍부하게 융기(隆起)되어 있기에 둔(臀)이라 하였다. 대둔근(大臀筋)이 존재하는 부위는 속칭 비고(屁股)라 한다. 족태양경(足太陽經)은 "貫臀", 족태양경근(足太陽經筋)은 "上結于臀", 독맥(督脈)은 "別繞臀"이라고 하였다.

6. 상지부 명칭(上肢部 名稱)

肩

팔과 체간부(體幹部)가 연결된 부위, 즉 상지(上肢)와 구간(軀幹)이 서로 접하는 곳을 말한다. 견(肩)의 윗면과 견박(肩膊)의 위를 견상(肩上)이라 한다. 수양명경(手陽明經)은 "上肩", 수소양경(手少陽經)은 "循臑外上肩", 수태양경(手太陽經)은 "交肩上", 족소음경(足少陰經)은 "至肩上", 수소양경근(手少陽經筋)은 "上肩走頸"이라고 하였다.

肩峰

어깨(肩關節部)의 최고점, 즉 어깨뼈봉우리(acromion)를 의미한다. 견봉(肩峰)의 피하(皮下)에 있는 뼈를 어깨뼈라고 한다.

肩解

1) 견관절부(肩關節部)의 총칭(總稱)으로, 상지(上肢)와 구간(軀幹)이 서로 연접하여 형성된 관절을 의미한다.
2) 견박(肩膊) 외상방(外上方), 즉 견관절(肩關節)과 어깨뼈가시가 함께 존재하는 부위를 말한다. 이 부위에 견정혈(肩井穴)과 병풍혈(秉風穴)이 위치한다. 수태양경(手太陽經)은 "出肩解", 수태양경별(手太陽經別)은 "別于肩解"라고 하였다.

肩上横骨

견중고골(肩中高骨)이라고도 하며, 어깨뼈봉우리에서 안쪽 가로방향으로 향하는 고골(高骨), 즉 빗장뼈 봉우리끝이다.

兩叉骨

견상기골(肩上歧骨)이라고도 하며, 견봉돌기와 빗장뼈 봉우리끝이 접하는 곳인 봉우리빗장관절의 위쪽 면을 말한다. 어깨 위 체표부위(體表部位)에서 앞뒤로 튀어나온 두 개의 높이 융기(隆起)된 뼈 부위를 만질 수 있는데, 이를 양차(兩叉)라 하였다. 거골혈(巨骨穴)이 양차골(兩叉骨) 사이에 있다.

髃骨

우(髃)는 옹(顒)이라고도 하며, 어깨뼈봉우리를 말한다. 위팔을 외전할 때 견봉(肩峰)에 나타나는 요함처(凹陷部)가 있는데 그 앞쪽의 요함(凹陷)은 견전우(肩前髃) 또는 견우(肩髃)라 하고 그 피하(皮下)에 위치한 뼈 이름이다. 견봉(肩峰)과 위팔뼈큰결절(greater tubercle of humerus) 사이 부위에 해당한다. 팔을 내렸을 때 만져지는 고골(高骨)이 위팔뼈큰결절이다. 수양명경(手陽明經)은 "出髃骨之前廉", 수양명락맥(手陽明絡脈)은 "上乘肩髃", 수태양락맥(手太陽絡脈)은 "絡肩髃", 수태음경근(手太陰經筋)은 "結肩前髃", 수양명경근(手陽明經筋)은 "結于髃", 족태양경근(足太陽經筋)은 "結于肩髃"라고 하였다.

肩髎

견교(肩窌)라고도 하며, 윗팔을 외전(外轉)했을 때 나타나는 견부(肩部) 요함처(凹陷處) 중 후면(後面)에 위치한 것을 의미한다. 실제로는 어깨뼈의 일부분이다.

兩髆骨空

《소문·골공론(素問·骨空論)》에 "兩髆骨空, 在髆中之陽."이라 하였다. 《유경(類經)》注에 "髆, 肩膊也, 中之陽, 肩中之上嵎. 卽手陽明肩髃穴之次."라고 하였다. 왕주(王注)에 "近肩髃穴, 經無名."이라고 하였다.

臂膊

견박(肩膊), 박(膊), 각박(胳膊)이라고도 하며, 상지(上肢)의 총칭(總稱)으로 어깨부터 팔까지를 의미한다. 위팔 부위를 상박(上膊)이라 하고, 앞팔 부위를 하박(下膊)이라 한다. 일설(一說)에 위팔의 외측면(外側面)을 박(膊)이라고 하였다.

臑

1) 비복(臂腹)이라고도 하며, 위팔의 내측면(內側面), 즉 겨드랑이와 옆구리에 닿는 부분을 의미한다.
2) 어깨부터 팔꿈치에 이르는 부위, 즉 위팔을 의미한다. 그러므로 노(臑)와 박(膊)은 나눌 수 없지만, 노내(臑內), 노외(臑外)로는 나뉜다. 수삼음경(手三陰經)은 노내(臑內)를 하행(下行)하여 순환하고, 수삼양경(手三陽經)은 노외(臑外)를 상행(上行)하여 순환한다.

膊骨

노골(臑骨), 굉골(肱骨), 상완골(上腕骨)이라고도 하며, 위팔뼈(humerus)를 의미한다.

肘

비절(臂節)이라고도 하며, 위팔와 앞팔 사이의 관절부(關節部)인 주관절(肘關節)이다. 노(臑)의 아래쪽 끝, 즉 위팔과 앞팔사이의 관절(關節)로 굴신(屈伸)을 주관한다. 팔꿈치의 손바닥쪽면(앞면)을 주중(肘中)이라고 하며 수태음(手太음), 수궐음경(厥陰經)은 "入肘中", 수소음경(手少陰經)은 "下肘內", 수양명경(手陽明經)은 "入肘外廉", 수태양경(手太陽經)은 "出肘內側", 수소양경(手少陽經)은 "上貫肘"라고 하였다. 수삼음삼양경근(手三陰三陽經筋)은 모두 주내외(肘內外)에 결(結)한다.

肘骨

주대골(肘大骨)이라고도 하며, 팔꿈치를 구성하는 뼈를 의미한다. 주외대골(肘外大骨)은 위팔 가쪽의 팔꿈치와 가까운 대골(大骨), 즉 위팔뼈 먼 쪽 끝의 외측면(外側面)이고, 주내대골(肘內大骨)은 위팔 안쪽의 팔꿈치와 가까운 대골(大骨), 즉 위팔뼈 먼 쪽 끝의 내측면(內側面)이다. 이 둘을 총칭(總稱)하여 주대골(肘大骨)이라고 한다.

肘內銳骨

위팔뼈의 안쪽위관절융기를 말한다. 주관절(肘關節) 내측(內側)에 튀어나온 뼈로 비교적 예리(銳利)하므로 주내예골(肘內銳骨)이라고 하였다. 수태음경근(手太陰經筋)은 "結于肘內銳骨之後"라고 하였다.

肘外高骨

위팔뼈의 가쪽위관절융기를 말한다. 주관절(肘關節) 외측에 튀어나온 고골(高骨)이다.

肘尖

팔꿈치 뒤쪽의 높이 솟은 첨부(尖部)로 자뼈(尺骨, ulna)의 팔꿈치머리융기(olecranon)이다. 뼈의 이름은 주첨골(肘尖骨)이다. 경외기혈(經外奇穴) 주첨혈(肘尖穴)이 위치한다.

肘內兩筋

주관절(肘關節) 안쪽의 후상방(後上方)에 위치한 근(筋)으로, 팔꿈치를 구부려 힘을 줄 때 만질 수 있다. 위팔두갈래근의 원측단(遠側端)의 근건(筋腱)과 위팔세갈래근의 원측단(遠側端) 내측연(內側緣)에 해당한다.

肘約紋

주중횡문(肘中橫紋), 주횡문(肘橫紋)이라고도 하며, 팔꿈치 내측(內側)의 피부에 생기는 가로 방향의 주름이다.

肘外輔骨

팔꿈치 가쪽 고골(高骨)의 아래에서 보조(輔助)해주는 뼈로, 자뼈 몸쪽 끝의 외측면(外側面)이다.

臂

1) 상지(上肢)의 총칭이며, 고구경(古灸經)에 있는 비태음(臂泰陰) 및 비양명(臂陽明)의 비(臂)와 같은 의미이다.
2) 하비(下臂) 또는 전비(前臂)라고도 하고, 팔꿈치 이하와 손목 이상의 부분을 의미한다. 수삼음(手三陰)은 비내(臂內)를 순행하는데 앞팔의 앞쪽면에 해당하고, 수삼양(手三陽)은 비외(臂外)를 순행므로 앞팔의 뒤쪽면에 해당한다.

臂外兩骨

앞팔의 자뼈와 노뼈를 의미한다. 앞팔의 외측면(外側面)에서 만져지는 두개의 긴 뼈로 손목에 바로 도달하기에, 비외양골(臂外兩骨)이라 하였다. 앞팔의 내측에서 만져지는 두 뼈는 비내양골(臂內兩骨)이라 하는데 마찬가지로 자뼈와 노뼈이다. 보통 팔을 들어 올리거나 반듯이 누웠을 때 엄지손가락이 위를 향하면 비내(臂內)의 상(上), 하골(下骨)로 나뉘는데, 상(上)은 노뼈를 의미하고 하(下)는 자뼈를 의미한다. 예를 들어 수태음경(手太陰經)은 "循臂內上骨下廉"이라 하였다. 비골(臂骨)은 또한 정보(正輔)로도 나누어서 정(正)은 노뼈, 보(輔)는 자뼈가 된다. 수소음경(手少陰經)은 "出臂外兩骨之間"이라고 하였다.

尺膚

앞팔 내측의 팔꿈치에서부터 손목 사이의 피부를 의미하며, 절진(切診)하는 체표 부위이다. 손바닥이 포함되는 경우도 존재한다. 《영추·논질진척(靈樞·論疾診尺)》과 《소문·통평허실론(素問·通評虛實論)》 등에 언급되어 있다.

臂骨空

자뼈와 노뼈 사이의 공간을 의미한다. 《소문·골공론(素問·骨空論)》에 "臂骨空在臂陽, 去踝四寸兩骨空之間."이라고 하였다. 왕주(王注)에서 "在支溝上向身寸之一寸, 是謂通間."이라고 하였다. "去踝"는 수예골(手踝骨)에서 위로 향한다는 뜻이다. 수과(手踝)로부터 4촌 떨어진 곳이 삼양락혈(三陽絡穴)이다.

手踝骨

완하과(腕下踝), 수태골(手兌骨), 태골(兌骨), 수과자골(手踝子骨)이라고도 하며, 자뼈머리(head of ulna)를 의미한다. 앞팔뼈 하단(下端) 자쪽 뒷면에 높이 솟은 뼈가 있는데, 돌기(突起)의 모양과 소재(所在) 부위(部位)가 발의 내외과(內外踝)와 서로 유사하므로 과자(踝字)를 사용하여 수과골(手踝骨)이라고 하였다. 수태음경(手太陰經)은 "出踝中"이라고 하였다.

掌後高骨

노뼈 먼쪽 끝 줄기 모양의 돌기 끝단을 의미한다. 팔뼈 먼쪽의 노쪽에서 손바닥의 뒤에 튀어나온 고골(高骨)이기에 장후고골(掌後高骨)이라고 한다. 고골(高骨)의 안 쪽에는 촌구맥(寸口脈)이 있어 노동맥이 이곳에서 체표 밖으로 드러나므로 만져서 온 몸의 모든 질환(疾患)을 진단할 수 있다. 맥(脈)의 대회처(大會處)이며 수태음경(手太陰經)에 속한다.

掌後銳骨

완전기골(腕前起骨)이라고도 한다. 앞팔부위 손바닥측면의 자쪽과 손바닥이 서로 만나는 곳으로 뼈가 돌출되어 있고 비교적 예리한 뼈가 있으니 이를 장후예골(掌後銳骨)이라 하며, 피부 아래에 콩알뼈가 있다. 수소음경(手少陰經)은 "抵掌後銳骨之端"이라고 하였다.

手銳掌

손목 부위의 손바닥쪽면의 노쪽에 높이 융기(隆起)한 예골(銳骨)이 있는 부위, 즉 큰마름뼈(trapezium)의 손바닥쪽 모퉁이 부위이다. 이 예골(銳骨) 주위는 손바닥이 산개(散開)하여 있기에 수예장(手銳掌)이라고 한다. 수태음락맥(手太陰絡脈)의 병은 수예장(手銳掌)에 발열이 나타난다.

腕

손목관절을 말한다. 앞팔뼈가 끝나는 곳, 앞팔과 손 사이의 관절 부위이다. 수삼음맥(手三陰脈)은 손목 안, 즉 손바닥쪽 면을 지나고 수삼양경(手三陽脈)은 손목의 등쪽 면을 지난다. 수삼음삼양(手三陰三陽)의 근(筋)은 손목에서 결(結)한다.

腕後兩筋

완상양근(腕上兩筋), 장후양근(掌後兩筋)이라고도 한다. 주먹을 쥘 때 손목 손바닥쪽 면에서 볼 수 있는 두 힘줄이다. 즉 긴손바닥근(palmaris longus m.)과 노쪽손목굽힘근힘줄(flexor carpi radialis t.)이다. 수궐음경맥(手厥陰經脈)과 락맥(絡脈)이 이 두 근육의 사이로 지나간다.

腕上分間

위팔노근힘줄(brachioradialis t.)과 긴엄지벌림근힘줄(abductor pollicis longus t.)의 사이를 의미한다. 완후고골(腕後高骨), 즉 장후고골(掌後高骨)의 위에 위치한 완상분육(腕上分肉)의 사이에 위치하며 열결혈(列缺穴)이 있는 곳이다. 수태음락맥(手太陰絡脈)은 "起于腕上分間"이라고 하였다.

腕橫紋

완상횡문(腕上橫紋)이라고도 하며, 손목 부위의 앞쪽면 피부에 위치한 가로 방향의 주름살을 의미한다. 비교적 잘 드러나는 것이 위아래로 두 개가 있고 손바닥에 가까운 것이 가장 현저하며 경락을 따라 혈을 취할 때 중요한 표시가 된다.

手

1) 손목의 아래로 손바닥과 손가락으로 이루어진 것을 의미한다.
2) 상지(上肢)를 의미한다. 수삼음(手三陰), 수삼양경(手三陽經)의 수(手)가 그 예이다.

掌

1) 수장(手掌)이라고도 하며, 손목 아래와 손가락 사이의 앞쪽면을 의미한다.
2) 손목과 손가락 사이의 모든 부위를 의미한다. 피부 아래에는 손허리뼈가 있다. 손바닥면은 수삼음경(手三陰經)이 지나가는 곳이다.

掌內橫紋

손바닥 내 피부 주름살은 2-3개의 큰 주름과 무수한 작은 주름으로 이루어져 있다. 장내횡문(掌內橫紋)은 손바닥 안에 있는 가로 방향의 큰 주름을 의미하며, 혈을 취하는데 중요한 기준이 된다.

掌中

장심(掌心), 장내(掌內)라고도 하며, 손바닥의 가운데 부위이다. 수궐음경(手厥陰經)은 "入掌中", 그 분지(分支)는 "別掌中", 수태음락맥(手太陰絡脈)은 "直入掌中", 수소음경맥(手少陰經脈)은 "入掌內後廉"이라고 하였다.

魚

수어(手魚), 대어(大魚)라고도 하며, 손바닥 안쪽 엄지손가락 쪽 본절(本節) 뒤에 기육(肌肉)이 융기(隆起)한 부분을 의미한다. 이 부분의 모양이 마치 물고기의 배와 같아 어(魚)라고 명명하였다. 새끼손가락의 본절(本節) 뒤에도 기육(肌肉)이 융기한 부분이 있는데, 이 부분은 소어(小魚)로 불리우며 엄지손가락 쪽 보다는 작다. 대어(大漁) 가쪽의 손바닥과 손등이 만나는 곳에 적색과 백색의 피부가 서로 접(接)한 곳을 적백육제(赤白肉際)라고 하며 특히 수어(手魚)가 위치한 곳의 적백육제(赤白肉際)를 어제(魚際)라고 한다. 수태음경맥(手太陰經脈)은 "上魚, 循魚際", 수태음락맥(手太陰絡脈)은 "散入于魚際", 수태음경근(手太陰經筋)은 "結于魚後"라고 하였다. 어제혈(魚際穴)은 어제(魚際) 부위의 중앙에 있다.

手表

수배(手背)라고도 하며, 손등이다. 수소양경맥(手少陽經脈)은 "循手表腕"이라고 하였다.

岐骨

1) 두 뼈가 결합하여 각(角)을 이루는 곳을 의미한다.
2) 양쪽 일곱째갈비뼈가 복장뼈와 합쳐진 부위, 즉 복장뼈자루와 칼돌기 사이를 의미한다.
3) 첫째와 둘째손허리뼈의 몸쪽 끝이 서로 연접(連接)하고 두 뼈가 이루는 각(角)을 손(手)의 기골(岐骨)이라고 한다.

虎口

1) 첫째손가락과 둘째손가락의 본절(本節) 사이에 연접(連接)한 손바닥의 테두리, 즉 손샅 부위를 의미한다.
2) 첫째와 둘째손허리뼈 사이의 근육에 위치한 합곡혈(合谷穴)을 의미한다.

本節

손가락과 손바닥이 서로 연접(連接)한 곳의 관절, 즉 손허리손가락관절을 의미한다.

指

수지(手指)라고도 하며, 손가락을 말한다. 수지(手指)는 다섯 개로 나눠진다. 엄지손가락은 대지(大指), 무지(拇指)라고도 한다. 대지차지(大指次指)는 둘째손가락이며 식지(食指), 시지(示指), 염지(鹽指)라고도 한다. 중지(中指)는 가운데에 위치한 셋째손가락이고 장지(將指)라고도 한다. 소지차지(小指次指)는 넷째손가락로 무명지(無名指), 혹은 환지(環指)라고도 한다. 소지(小指)는 다섯째 손가락이다.

指節

손가락관절을 의미한다. 엄지는 두 개의 마디로 이루어져 있으므로 하나의 지절(指節)만 있다. 나머지 네 손가락은 모두 세 개의 마디로 이루어져 있으므로 두 개의 지절(指節)이 있다.

爪

지갑(指甲), 조갑(爪甲)이라고도 하며 손톱을 의미한다. 근부(根部)는 방형(方形)이고 양측(兩側)은 각(角)을 이루므로 조갑각(爪甲角)이라고 하며 혈을 취하는데 중요한 기준이 된다. 《素問·繆刺論》에 "刺手大指次指爪甲上, 去端如韭葉."이라고 하였다.

指端

손가락의 말단(末端), 즉 수지(手指)의 지첨부(指尖部)를 가리킨다. 경외기혈(經外奇穴)인 십선혈(十宣穴)이 있는 곳이다.

7. 하지부 명칭(下肢部 名稱)

機

대전자(大轉子) 주위(周圍)를 의미한다. 《소문·골공론(素問·骨空論)》에 "俠髖爲機."라고 하였고, 《유경(類經)》 주(注)에 "髖, 尻也, 卽脽臀也. 一曰兩股間也. 機, 樞機也. 俠臀之外, 卽楗骨上運動之機, 故曰俠髖爲機, 當環跳穴處是也."라고 하였다.

楗

1) 넙다리뼈를 말한다. 《소문·골공론(素問·骨空論)》에 "輔骨上橫骨下爲楗."이라고 하였다. 《유경(類經)》 주(注)에 "輔骨, 膝輔骨; 橫骨, 前陰橫骨; 楗, 股骨也."라고 하였다.
2) 엉덩뼈(ilium, 髂骨) 또는 궁둥뼈(ischium, 坐骨)를 의미한다.

髀

1) 넙다리 가쪽을 의미한다.
2) 넙다리뼈를 의미한다.
3) 무릎 위에서 엉덩이뼈에 이르는 부위를 의미한다.
4) 넙다리 위부터 서혜부 아래까지를 의미한다. 족양명경별(足陽明經別)과 족태음경별(足太陰經別)은 “上至髀”, 족양명경근(足陽明經筋)과 족태음경근(足太陰經筋)은 “結于髀”, 족소음경별(足少陰經別)은 “繞髀”, 족소양경근(足少陽經筋)은 “上走髀”라고 하였다.

髀骨

1) 고비(股髀) 혹은 비고(髀股)라고도 하며, 무릎 위의 큰 뼈, 즉 넙다리뼈를 의미한다.
2) 엉덩이뼈를 의미한다.

髀樞

고관절, 즉 대퇴골의 윗부분과 엉덩이뼈가 만나는 곳으로 관절이 움직이는 기능을 하는 부위이다. 오늘날의 넙다리뼈 가쪽 대전자(大轉子)가 있는 부위를 말한다. 족태양경(足太陽經)은 “過髀樞”라고 하였다.

髀厭

1) 환도혈(環跳穴)을 의미한다. 《소문·기혈론(素問·氣穴論)》에 “髀厭分中二穴.”이라 하였고, 왕주(王注)에 “謂環跳穴也, 在髀樞後, 足少陽太陽二脈之會.”라고 하였다. 《유경(類經)》注에 “髀厭分中, 謂髀樞骨分縫中, 卽足少陽環跳穴也.”라고 하였다. 족소양경(足少陽經)은 “繞毛際, 橫入髀厭中”, 직행(直行)하는 것은 “下合髀厭中”이라고 하였다.
2) 비추(髀樞)라는 설(說)도 있다.

髀關

대퇴부의 외상방(外上方)으로 서혜부(鼠蹊部), 즉 복부와 넙다리가 만나는 경계의 아래쪽으로, 넙다리네갈래근 몸쪽 끝을 의미한다. 어복고(魚腹股)의 가쪽이고 복토혈(伏兎穴)의 위쪽이다. 비관혈(髀關穴)이 이 부위에 위치한다. 족양명경(足陽明經)의 지맥(支脈)은 “以下髀關, 抵伏兎”라고 하였다.

髀陽

비(髀)의 외측, 즉 넙다리 가쪽면인 대퇴외면(大腿外面)을 의미한다. 족소양경(足少陽經)은 “以下循髀陽”이라 하였다.

股

1) 대퇴(大腿)라고도 하며, 무릎뼈(膝髕)의 위부터 복부(腹部) 및 허리와 엉덩이 부위 아래까지의 하지부(下肢部), 즉 넙다리 아래와 무릎 위까지를 의미한다. 《설문(說文)》에 "髀也."라고 하였다.
2) 넙다리 안쪽을 의미한다.
3) 대퇴(大腿)와 소퇴(小腿)를 모두 포괄한 하지(下肢)를 총칭(總稱)한다. 넙다리뼈는 전신(全身)을 떠받치는 중요한 관건(關鍵)이므로 건골(楗骨)이라고도 한다. 족삼음경(足三陰經)은 하지 안쪽을 따라 상행(上行)하고 족양명경(足陽明經)은 하지 앞쪽을 따라 하행(下行)한다. 족태양경(足太陽經)은 하지 뒤쪽을 따라로 하행(下行)하고 족소양경(足少陽經)은 하지 가쪽을 따라 하행(下行)한다.

陰股

고음(股陰)이라고도 하며, 넙다리 안쪽면을 의미한다. 족태음경(足太陰經)은 넙다리 앞안쪽으로 행(行)하고, 족소음경(足少陰經)은 넙다리 뒤안쪽으로 행(行)하고, 족궐음경(足厥陰經)은 고음(股陰)의 가운데를 돌고, 음교맥(陰蹻脈)은 음고(陰股)를 돌아 음(陰)으로 들어간다. 족삼음경근(足三陰經筋)은 모두 음고(陰股)를 따라 돈다.

魚腹股

1) 넙다리 안쪽면의 아랫부분에 융기한 근육을 의미한다. 넙다리 안쪽면아랫부분의 근육이 융기한 모양이 마치 어복(魚腹)과 같아 붙인 이름이다.
2) 넙다리를 총칭(總稱)한다.

陰股衝上約紋

서혜부의 횡문(橫紋)을 의미한다. 음고(陰股)의 윗부분과 소복(少腹)이 서로 접하는 곳의 피부 주름살이다.

臀橫紋

둔부(臀部) 아랫부분의 주름이다. 승부혈(承扶穴)이 그 중간에 위치한다.

伏兎

넙다리 앞쪽에 융기(隆起)한 근육, 즉 넙다리네갈래근의 근육 힘살이 풍만하게 융기한 곳을 의미한다. 넙다리 앞쪽에 근육이 융기한 부분의 모양이 마치 토끼의 엎드린 등처럼 보이기에 명명하였다. 복토혈(伏兎穴)이 그 중앙의 최고점에 위치한다. 족양명경맥(足陽明經脈)은 "抵伏兎", 족양명경근(足陽明經筋)은 "上循伏兎", 족소양경근(足少陽經筋)은 "前者結于伏兎之上"이라고 하였다.

膝

무릎을 의미한다. 넙다리와 정강이가 서로 접하는 곳의 관절로 대·소퇴(大·小腿)가 연결된 부위이다. 슬(膝)은 근(筋)의 부(府)이다. 대·소퇴(大·小腿)는 모두 근(筋)이 슬(膝)에 부착되어 있다. 지금의 넙다리뼈 하단(下端)과 정강이뼈 상단(上端)이 형성하는 관절을 슬관절(膝關節)이라고 한다. 족양명경근(足陽明經筋)과 족태양경근(足太陽經筋)은 "結于膝", 족소양경근(足少陽經筋)은 "結于膝外廉"이라고 하였다.

膝解

해관(骸關)이라고도 하며, 무릎관절을 의미한다. 《소문·골공론(素問·骨空論)》에 "膝解爲骸關."이라고 하였다. 왕주(王注)에 "膝外爲骸關."이라 하였다. 《유경(類經)》注에 "脛骨之上, 膝之節解也, 是爲骸關."이라 하였다. 《소문·골공론(素問·骨空論)》에 "膕上爲關."이라 하였다. 장개빈주(張介賓注)에 "膕上骨節動處, 卽所謂骸關也."라고 하였다.

骸厭

무릎관절의 내강(內腔)을 의미한다. 정강이뼈의 위, 무릎관절 안쪽의 뼈봉합 사이를 厭이라 한다. 《설문(說文)》에 "骸, 脛骨也."라고 하였다.

髕

빈(臏), 빈골(臏骨), 슬개골(膝盖骨), 호슬골(護膝骨)이라고도 하며, 무릎뼈를 의미한다. 무릎관절 위를 덮고있는 원형의 움직이는 평평하고 두꺼운 뼈이다. 빈골(髕骨)은 체내에서 가장 큰 종자골(籽骨)이며, 무릎관절의 표면에서 유리(遊離)되어 넙다리네갈래근 먼쪽 끝의 건(腱)안에 존재하며 무릎관절을 구성하는 뼈 중 하나이다. 족양명경(足陽明經)은 "下膝髕中"이라고 하였다.

連骸

무릎 안쪽과 바깥쪽에 뼈가 튀어나온 부위를 말한다. 《소문·골공론(素問·骨空論)》에 "俠膝之骨爲連骸."라고 하였다. 《유경(類經)》 주(注)에 "膝上兩側, 皆有俠膝高骨與骸骨相爲連接, 故曰連骸."라고 하였다.

犢鼻

슬안(膝眼)이라고도 하며, 정강뼈 안쪽·가쪽관절융기와 무릎뼈인대의 사이에 생긴 요함처(凹陷處)이다. 무릎뼈아래 무릎뼈인대 양측의 요함처(凹陷處)에 있으며 모양이 마치 소의 양쪽 콧구멍과 같아 붙인 이름이다. 족양명경(足陽明經)의 독비혈(犢鼻穴)은 외슬안(外膝眼)이다.

膕

슬만(膝彎), 슬괵와(膝膕窩), 괵와(膕窩)라고도 하며, 무릎 관절의 등쪽면, 즉 무릎 뒤의 구부러진 곳을 말한다. 또한 장딴지 위 무릎 가운데의 구부러지는 곳이며, 위중혈(委中穴)이 괵(膕)의 중앙부(中央部)에 있다. 족태양경(足太陽經)의 지맥(支脈)은 "入膕中", "合膕中", 족태양경별(足太陽經別)은 "別入于膕中", 족태양경근(足太陽經筋)은 "結于膕", "上膕中內廉, 與膕中幷", 족소음신경(足少陰腎經)은 "出膕內廉", 족소음경별(足少陰經別)은 "至膕中", 족궐음경(足厥陰經)은 "上膕內廉", 衝脈은 "入膕中"이라고 하였다.

膕橫紋

슬약문(膝約紋), 괵약문(膕約紋)이라고도 하며, 슬괵와(膝膕窩)의 가운데에 가로로 지나가는 주름살을 말한다. 위중혈(委中穴)이 중앙에 있다.

膝輔骨

넙다리뼈와 정강뼈의 안쪽·가쪽관절융기의 연결 지점을 말한다. 《소문·골공론(素問·骨空論)》에 "輔骨上, 橫骨下爲楗."이라 하였다. 왕주(王注)에 "由是則謂膝輔骨上, 腰髖骨下爲楗."이라고 하였다. 슬보골(膝輔骨)은 무릎 주위에서 보조(輔助)하는 뼈이며 내외보골(內外輔骨)로 나누기도 한다. 족양명경근(足陽明經筋)은 "結于外輔骨, 合少陽", 足太陰經筋은 "結膝內輔骨", 족소음경근(足少陰經筋)은 "與太陽之筋合, 而上結于內輔骨之下", 足少陽經脈은 "出膝外廉, 下外輔骨之前", 족소양경근(足少陽經筋)은 "結于膝外廉, 其支者, 別起外輔骨", 足厥陰經筋은 "結內輔骨之下"라고 하였다. 이것으로써 무릎의 내외보골(內外輔骨)은 무릎 양측에 높이 솟아있는 뼈를 말하는 것임을 알 수 있다.

脛骨

행골(骱骨), 행골(胻骨), 한골(骭骨), 교골(骹骨), 성골(成骨)이라고도 하며, 정강뼈를 의미한다. 《소문·자요통론(素問·刺腰痛論)》에 "刺少陽成骨之端出血, 成骨在膝外廉之骨獨起者."라고 하였다. 왕주(王注)에 "成骨, 謂膝外近下, 骱骨上端, 兩起骨相幷間, 陷容指者也. 骱骨所成柱膝髀骨, 故謂之成骨也."라고 하였다. 《유경(類經)》 주(注)에 "膝外側之高骨獨起者, 乃骱骨之上端, 所以成立身, 故曰成骨."이라고 하였다. 이로써 성골(成骨)이 경골(脛骨)임을 알 수 있다. 행골(骱骨)은 《설문(說文)》에 "脛端也."라고 하였다. 계주(桂注)에 "脛端也者, 謂股下脛上也."라고 하였다. 정강뼈 상단(上端)의 무릎에 가까운 곳을 행(骱)이라고 하므로 행(骱)은 경(脛)을 총괄하지 못하지만 경(脛)은 행(骱)을 총괄한다고 볼 수 있지만 원문에서는 일반적으로 나누지 않았다. 정강뼈 중 발에 가까운 부위를 교골(骹骨)이라 하므로, 교(骹)는 가늘다라는 뜻을 내포하고 있다. 그러므로 교골(骹骨)은 정강뼈의 먼 쪽 끝의 가는 부위이다.

輔骨

1) 우(骭)라고도 하며, 종아리뼈(fibula)를 의미한다. 정강이의 보골(輔骨)은 종아리뼈를 가리키는 것이다.
2) '骨丁骨', 즉 무릎 아래정강뼈에 붙어 있는 작은 뼈로 종아리뼈머리의 앞쪽 면을 말한다. 족소양경(足少陽經)은 "下行外輔骨之前"이라한 것에서 종아리 가쪽 보골(輔骨)이 바로 이것이다. 일설(一說)에는 행골(骱骨)이라고도 한다.

骱骨

1) 염경골(臁脛骨)이라고도 하며, 정강뼈(tibia)와 종아리뼈(fibula)를 통칭하여 말한다. 무릎 아래부터 발목 위까지의 다리뼈이며, 두개의 뼈로 구성되는데 하나는 성골(成骨) 또는 한골(骭骨)이라 하고 그 모양은 거칠고 다른 하나는 보골(輔骨)로 그 모양은 가늘고 노당골(勞堂骨)이라고 한다.
2) 정강뼈 또는 종아리뼈를 의미한다.

骱骨空

《소문·골공론(素問·骨空論)》에 "骱骨空在輔骨之上端."이라 하였다. 《유경(類經)》에 "骱骨之上爲輔骨, 輔骨之上端, 卽足陽明犢鼻之次."라고 하였다.

巨虛上下廉

《영추·본수(靈樞·本輸)》에 "下陵, 膝下三寸, 骱骨外三里也, 爲合. 復下三里三寸, 爲巨虛上廉, 復下上廉三寸, 爲巨虛下廉也. 大腸屬上, 小腸屬下, 足陽明胃脈也."라고 하였다.

腨

단(踹), 천장(腨腸), 소퇴두자(小腿肚子), 박(膊), 계(腎)라고도 하며, 장딴지를 말한다. 《설문(說文)》에 "腓腸也."라고 하였다. 오금 아래 정강이 뒤의 융기(隆起)한 기육(肌肉)이 있는 부분이 마치 장(腸)이 안에 있는 듯하기에 천장(腨腸)이라고 한다. 비(腓)는 비(肥)이다. 비장(腓腸)은 비노(腓臑)라고도 하니 지금의 장딴지근이다. 족태양경맥(足太陽經脈)은 "下貫踹內", 족태양경근(足太陽經筋)은 "結于腨外", 足少陰脛脈은 "以上踹內"라고 하였다.

大筋

근건(跟腱)이라고도 하며, 장딴지근건(발꿈치힘줄)을 말한다. 장딴지 아래로 발뒤꿈치와 이어진 근(筋)으로 그 형태가 굵직하므로 대근(大筋)이라고 하였다.

絶骨

1) 종아리뼈 하단(下端) 가쪽면의 근육(筋肉)이 부착된 곳을 말한다. 정강이 가쪽 아래 방향에서 가쪽복사를 따라 위를 향해 똑바로 서있는 긴 뼈면을 만질 수 있는데, 그 끝 부분에 이르면 근육으로 휘감겨여있기에 이 부위를 절골(絶骨)이라고 하였다. 사람마다 다르니 대략 긴 사람은 가쪽복사에서 위로 4촌에 위치한 양보혈(陽輔穴) 부근이고, 비교적 짧은 사람은 가쪽복사에서 위로 3촌에 위치한 현종혈(懸鍾穴) 부근이다. 《소문·자요통론(素問·刺腰痛論)》에 "刺同陰之脈, 在外踝上絶骨之端三痏."라고 하였다. 왕주(王注)에 "絶骨之端, 如前同身寸之三分陽輔穴也."라고 하였다. 족소양경(足少陽脛)은 "直下抵絶骨之端"이라고 하였다.
2) 현종혈(懸鍾穴)의 다른 이름이다.

踠

발목관절을 의미한다. 정강이 아래쪽 끝부분의 관절로 발과 이어져 굴신(屈伸)이 되는 것을 원(踠)이라고 한다.

踝

정강이 아래와 발 위가 서로 접한 곳에 형성된 관절부위를 의미한다. 《설문(說文)》에 "足踝也."라고 하였다. 단주(段注)에 "人足左右骨隆然圓者也, 在外者謂之外踝, 在內者謂之內踝."라고 하였다. 과(踝)의 좌우(左右)에 융기(隆起)된 고골(高骨)을 내외과(內外踝), 또는 각고괴(脚孤拐)라 한다. 즉 정강뼈 아래쪽 끝은 내과(內踝)요, 종아리뼈 아래쪽 끝은 외과(外踝)이다. 내과(內踝)의 좌우(左右)에는 족삼음경맥(足三陰經脈)이 지나고 외과(外踝)의 좌우(左右)에는 족삼양경맥(足三陽經脈)이 지난다.

足

1) 정강이 아래에서 하지(下肢)의 말단에 연결되어 땅에 접촉하는 부위인 발을 의미한다. 《설문(說文)》에 "人之足也, 在体下, 從口止."라고 하였다. 단주(段注)에 "口猶人也, 擧口以包足以上者也."라고 하였다.
2) 각(脚)이라고도 하며, 하지(下肢)를 총칭(總稱)한다. 족삼음·삼양경(足三陰·三陽經)의 족(足)이 그 예이다.

跗

부(胕), 부(趺), 족배(足背), 족부(足跗), 부면(跗面), 면부(面胕), 족면(足面), 각면(脚面), 각배(脚背)라고도 하며, 발등을 말한다. 족삼양경맥(足三陽經脈)과 족궐음경맥(足厥陰經脈)이 지나가는 곳이다.

跗上

1) 족양명경(足陽明經) 중 발등동맥이 뛰는 것을 촉지할 수 있는 곳으로 족배동맥(足背動脈), 부양맥(趺陽脈)이라 부르기도 한다. 충양혈(衝陽穴)을 의미한다.
2) 발등을 의미한다.

跗屬

속(屬)이라고도 하며, 발꿈치뼈융기 위쪽 가장자리로 발꿈치힘줄이 부착된 곳을 의미한다. 발등 바깥쪽의 복사뼈와 가까운 부위이다. 정강이 아래와 발바닥 사이를 부속부(跗屬部)라고 하고, 이 부분의 뼈를 부속골(跗屬骨), 부골(跗骨), 혹은 부골(趺骨)이라 한다.《영추·역순비수(靈樞·逆順肥瘦)》에 "夫衝脈者, … 下至內踝之後屬而別, … 伏行出跗屬, 下循跗, 入大指間."이라고 하였다. 고대에도 근골(跟骨)이라는 명칭이 있었으며, 발꿈치뼈를 제외한 나머지를 부골(跗骨)이라 하였다. 오늘날 부골(跗骨)이라 부르는 것은 발꿈치뼈와 목말뼈, 발배뼈, 입방뼈와 첫째, 둘째, 셋째 쐐기뼈를 포괄한 명칭이다.

蹠

척(跖), 각장(脚掌)이라고도 하며, 발바닥을 의미한다.《설문(說文)》에 "足下也."라고 하였다. 안에 족골(足骨)이 있는데 이를 척골(跖骨), 부골(跗骨), 부골(趺骨)이라고도 한다. 척골(跖骨)은 다섯이며 위로는 부속(跗屬)에 접(接)하고 아래로 지골(趾骨)에 이어져 있다. 발바닥의 중심을 족심(足心)이라고 하고 각장심(脚掌心), 또는 각심(脚心)이라고도 한다. 지금은 발바닥을 척면(蹠面), 척면(蹠面)의 중심을 족심(足心)이라고 하며 그 안의 뼈를 척골(蹠骨)이라고 한다. 족소음경(足少陰經)은 "斜入足心", 충맥(衝脈)은 "入足下", 족소음경근(足少陰經筋)은 "入足心"이라고 하였다.

然骨

발배뼈의 안쪽 가장자리를 말한다. 안쪽복사의 앞아래 방향에 융기(隆起)한 큰 뼈로 부골(跗骨) 중 하나이다. 연곡혈(然谷穴)이 그 아래에 있다.

京骨

발 가쪽 가장자리의 중간에 융기(隆起)된 뼈를 말하며, 다섯째발허리뼈거친면의 가쪽 가장자리에 해당한다. 경골혈(京骨穴)이 그 뒤에 있다.

覈骨

핵골(核骨)이라고도 하며, 발등 안쪽 아래에 위치한 첫째발허리발가락관절의 안쪽 가장자리를 의미한다. 첫째발허리발가락관절의 안쪽에 융기(隆起)된 뼈로 반원(半圓) 모양이므로 이렇게 명명하였다. 공손혈(公孫穴)이 그 뒤에 있다.

束骨

다섯째발허리발가락관절의 가쪽 가장자리를 의미한다. 다섯째발허리발가락관절의 융기(隆起)된 부분이다. 속골혈(束骨穴)이 그 뒤에 있다.

三毛

총모(叢毛), 취모(聚毛)라고도 하며, 엄지발톱 뒤의 비교적 긴 털을 의미한다. 대돈혈(大敦穴)이 있는 곳이다.

跟

근(根)이라고도 하며, 발의 뒷부분, 즉 발꿈치를 의미한다. 발이 땅에 닿을 때 몸 전체를 감당하는 모습이 근본(根本)의 모습이기에 근(跟)이라 명명하였다. 《설문(說文)》에 "本作跟, 足踵也."라고 하였다. 발꿈치 피부(皮膚) 아래 뼈를 근골(跟骨)이라 한다. 족소음경(足少陰經)은 "別入跟中", 족태양경근(足太陽經筋)은 "上循跟", 음양교맥(陰陽蹻脈)은 모두 "起于跟中"이라고 하였다.

踵

족근(足跟)이라고도 하며, 땅에 닿는 발의 아랫부분을 의미한다. 종(踵)은 종(鍾)이라고 하는데, 종(鍾)은 모인다는 의미이다. 몸이 모이는 곳이므로 종(踵)이라고 한다. 족태양경근(足太陽經筋)은 "結于踵, 上循跟.", 족소음경근(足少陰經筋)은 "結于踵"이라고 하였다. 종(踵)은 단(踹)이라고도 한다.

趾

발가락을 의미한다. 원문(原文)에서는 대부분 지(指)라고 썼다. 발끝에는 다섯발가락이 있고 척(跖)과 연결되어 있다. 안에 발가락뼈가 있고 위로 척골(蹠骨)과 연결되어 있다. 발가락 위에는 발톱이 있다. 발에 엄지발가락(大趾), 둘째발가락(二趾), 셋째발가락(三趾, 中趾), 넷째발가락(四趾), 새끼발가락(小趾)이 있다. '足三指' 는 제 둘째, 셋째, 넷째발가락을 가리켜 말한 것이다. 족양명경근(足陽明經筋)은 "足三指"에서 시작된다.

II 침구가부론

1. 난강부(蘭江賦)[1)]

침구 취혈 처방중에는 담(擔, 병을 고쳐주는 법)과 절(截, 병의 근원을 끊어버리는 법)이 있다. 이 난강부를 잘 외워두면 어느 것을 알고 있는 것보다 유용하게 쓰일 것이다. 장차 이 법을 쓰려면 다음과 같은 예에서 보듯이 먼저 경맥의 유주를 잘 가리고 그 다음 취혈을 생각해야 된다. 흉부의 병은 내관혈(內關穴)에서 치료되고, 배꼽아래부위는 공손혈(公孫穴)이 큰 도움이 된다[2)].

머리는 반드시 열결혈(列缺穴)에 맡겨두고, 가래와 걸쭉한 침으로 목이 막히거나, 목이 건조하거나, 풍으로 입을 꼭 다물고 열지 못하는데는 조해혈(照海穴)에 자침하거나 삼릉침으로 사혈하면 즉각 편안해 진다. 상한(傷寒)으로 병을 얻어 병이 아직 깊지 않고 아울러 두통이 올 경우 외관혈(外關穴)을 사(瀉)하면 자연히 편안해지며, 눈에 생기는 여러 병으로 고생을 할 때에는 두임읍혈(頭臨泣穴)에 자침한다[3)].

후계혈(後谿穴)은 독맥에서 생기는 병을 전담하는데, 간질과 미쳐 날뛰는 병은 후계혈(後谿穴)의 자침으로 가벼워진다. 신맥혈(申脈穴)은 능히 한(寒)과 열(熱)을 제거할 수 있으며, 만성두통, 편두통, 두정통(頭頂痛) 및 심장이 놀란 것을 다스린다. 귀에 소리가 나고, 코피를 자주 흘리며, 가슴속이 무엇인가 그득한데는 금침(金鍼)으로 신맥혈(申脈穴)을 자침하면 치료효과가 좋다. 단, 몸이 가렵고 마비가 오며 허약한 증

1) 난강부(蘭江賦)는 명(明)나라 양계주(楊繼洲) 선생의 저서(著書)인 침구대성(鍼灸大成)에 있는 비방(秘方)이다. 난강(蘭江)이란 중국의 남쪽 호남(湖南)에 있는 강(江)인 예수(澧水)의 별명으로 이 이름을 딴 것이다.

2) 擔截之中數幾何 有擔有截起沈痾 我今詠此蘭江賦 何用三車五幅歌
先將此法爲定例 流注之中分次第 胸中之病內關擔 臍下公孫用法攔

3) 頭部須還尋列缺 痰涎壅塞及咽乾 噤口咽風鍼照海 三稜出血刻時安
傷寒在表幷頭痛 外關瀉動自然安 眼目之症諸疾苦 更須臨泣用鍼擔

에는 보(補)하고, 통증이 아주 심할 때는 사(瀉)해야 한다[4].

상한(傷寒), 즉 추위로 병이 된 것을 고치는데 있어서 삼음경(三陰經)에 병이 있으면 양경(陽經)을 자침한다. 땀이 나지 않으면 합곡혈(合谷穴)을 보(補)하고 부류혈(復溜穴)을 사(瀉)하는 자침을 하면 좋은 효과가 있으며, 혹시 땀이 많이 흐르고 쉽게 그치지 않은 데는 합곡혈(合谷穴)을 보(補)하면 좋은 효과가 있다. 상한 4일이 되면 태음경(太陰經)을 자세히 살피고 가려서 공손혈(公孫穴)과 조해혈(照海穴)을 함께 자침하고[5], 다시 내관혈(內關穴)을 쓰면 절법(絶法)이 된다. 상한 7일이 되면, 기문혈(期門穴)을 자침하면 묘하게 효과가 있다. 단, 상한을 치료할때는 모두 사법(瀉法)을 써야하며, 이것은 황제 내경의 소문에 분명히 밝혀져 있다. 또한 (經氣의) 유주시간을 따져서 모든 조화를 가려 늘 수(水), 화(火), 토(土), 금(金)을 고르게 하는 것이 중요하다. 수(水)가 부족하면 마땅히 폐(金)를 보(補)해야 하고, 수(水)가 지나치게 넘쳐 오르면 토(土)를 보(補)하여야 편안해진다[6].

봄과 여름에는 정혈(井穴), 형혈(滎穴)을 얕게 자침하고, 가을과 겨울에는 경혈(經穴)과 합혈(合穴)을 깊게 자침해야 한다. 하늘과 땅에는 네 계절이 있고, 이와 똑같이 사람의 몸에는 천(天), 지(地), 인(人)의 삼재(三才)가 있음을 늘 가슴속에 새겨야 한다. 천부(天部), 지부(地部), 인부(人部)를 차례로 자침하여 거듭 각 부를 조절하는 것이 일반적인 방법이다. 양(陽)이 허(虛)하고 음(陰)이 실(實)해도 병이 되고, 양(陽)이 실(實)하고 음(陰)이 허(虛)해도 모두 병이 된다[7].

이런 것들은 모두 병이 생긴 경맥을 찾아서 치료하고, 병의 근원을 막아야 하는데, 남(南: 火, 心)을 사(瀉)하고, 북(北: 水, 腎)을 보(補)하는 것을 역시 분명히 하여야 한다. 경락의 유주시간과 유주방향등을 자세히 알아야 하고, 훌륭한 스승에게 배우지 않고 혼자 공부하는 것은 헛수고이며, 훌륭한 스승을 만날 수 없으면 오묘한 진

4) 後谿專治督脈病 癲狂此穴治還輕 中脈能除寒與熱 頭風偏正及心驚
耳鳴鼻衄胸中滿 好把金鍼此穴尋 但遇痒麻虛卽補 如逢疼痛瀉而迎

5) 更有傷寒眞妙訣 三陰須要刺陽經 無汗更將合谷補 復溜穴瀉好施鍼
倘若汗多流不絶 合谷收補效如神 四日太陰宜細辨 公孫照海一同行

6) 再用內關施絶法 七日期門妙用鍼 但治傷寒階用瀉 要知素問坦然明
流注之中分造化 常將水火土金平 水素虧兮宜補肺 水之泛濫土能平

7) 春夏井滎刺宜淺 秋冬經合更宜深 天地四時同此類 三才常用記心胸
天地人部次第入 仍調各部一般句 夫弱婦强赤有剋 婦弱夫强赤有刑

리를 터득할 수 없고, 혼자서 제멋대로 경전을 해석하고 그릇된 지식을 얻게 됨을 알아야 한다. 환자의 호흡과 기혈의 흐름을 잘 다듬고 진정시켜주며, 침을 잡고 수십 차 치고 밀며, 염전, 제삽하면서 침을 흔들고 아래위로 올렸다가 넣었다가 하는 수기법을 쓰면 기혈이 저절로 잘 유통하게 되어 병이 자연히 없어진다[8].

2. 마단양천성십이혈치잡병가(馬丹陽天星十二穴治雜病歌)[9]

삼리혈(三里穴)과 내정혈(內庭穴), 곡지혈(曲池穴)과 합곡혈(合谷穴), 위중혈(委中穴)과 승산혈(承山穴), 태충혈(太衝穴)과 곤륜혈(崑崙穴), 환도혈(環跳穴)과 양릉천혈(陽陵泉穴), 통리혈(通里穴)과 열결혈(列缺穴)이 합해져 담법(擔法)이 되고 절법(截法)이 되니[10], 360혈이 앞의 12결에서 벗어나지 않는다. 병을 치료하는데 신령함이 어지럽게 눈이 날리는 것과 같고, 북두가 진기를 내리는 것 같고 금으로 된 자물쇠로 잠긴 것을 열고 뚫는 것 같으니, 지인(至人)에게 전수하되 비인(匪人)에게는 쓸데없이 말하지 말

8) 皆在本經擔與截 瀉南補北赤須明 經絡明時知造化 不得師傳枉費心
不遇至人應莫度 天寶豈可付非人 按定氣血病人呼 撞搓數十把鍼扶 戰退搖起向上使 氣自流行病自無

9) 본가(本歌)는 마단양(馬丹陽)이 편선(編撰)한 것이다. 마단양(馬丹陽)은 송대(宋代) 부풍인(扶風人)으로 원래 이름은 성의(成義), 자(字)는 의보(宜甫)였으나, 후에 이름을 옥(鈺), 자(字)는 원보(元寶)라 하였다. 금대(金代) 정원년(貞元年)에 과거에 급제하여 벼슬에 나아갔으며, 대정년(大定年)에 이르러 왕가(王嘉)로부터 도(道)를 배워 또한 침구(鍼灸)에 정통(精通)하였다. 이 노래는 임상 경험에 근거하여 구성되었고, 그 제자에 전해져 처음으로 원(元)나라 왕국서(王國瑞)의 ≪편작신응침구옥룡경(扁鵲神應鍼灸玉龍經)≫에 기재되어 제목을 천성십일혈가(天星十一穴歌)라 하였다. 후에 설진인(薛眞人)이 널리 전하여서 ≪침구대전(鍼灸大全)≫에 태충혈(太衝穴)을 가해 기재(記載)하여 십이혈가(十二穴歌)가 되었다. 그런 까닭에 ≪침구취영(鍼灸聚英)≫에 기재되었을 때는 "薛眞人天星十二穴歌"라 불렀으니 곧 이 노래를 말함이다. 본가(本歌)는 주로 12개 상용혈(常用穴)의 주치공용(主治功用), 취혈방법(取穴方法)에 대해 논술(論述)하였다. 소위 천성(天星)은 호침(毫鍼)의 다른 이름이니 ≪영추·구침론(靈樞·九鍼論)≫에 "칠(七)은 성(星)을 법(法)한 것이다"라고 하였다. "칠(七)은 성(星)이다. 성(星)은 인(人)의 칠규(七竅)이니 사(邪)가 경(經)에 침범하여 비통(痺痛)이 되니 경락(經絡)에 머무른 것이다. 그러므로 침을 만드는 데에는 끝 부분이 모기나 등에의 입과 같이 하고, 고요하게 서서히 자입(刺入)하고 은밀(隱微)하게 오래 머물게 하면, 정기(正氣)가 견고(堅固)해지고 사기(邪氣)가 모두 빠져나가게 한다."

10) 三里內庭穴 曲池合谷按 委中配承山 太衝崑崙穴 環跳與陽陵 通里幷列缺 合擔用法擔 合截用法截

라[11].

족삼리혈(足三里穴)은 슬안(膝眼, 犢鼻) 아래 3촌, 양근 사이에 위치하는데, 심복창(心腹脹)을통하게 하고, 위중한(胃中寒), 장명(腸鳴)과 설사(泄瀉), 퇴종(腿腫), 슬행산(膝肵痠), 상한(傷寒)으로 인하여 수척하고 허손된 것, 기고(氣蠱) 등을 치료하며, 30세가 넘으면 침구로써 눈 병변도 치료하니 취혈은 마땅히 세심히 해야 하며, 자침은 8푼, 뜸은 3장이 적절하다[12].

내정혈(內庭穴)은 둘째 발가락 외측에 있으며 족양명(위경)에 속한다. 사지 궐냉증, 가만히 있기를 좋아하며 소리 듣는 것을 싫어하는 병, 두드러기, 인후통, 하품, 치아 통증, 학질, 식욕부진을 치료하는데 침 치료 후 쉽게 나을 수 있다[13].

곡지혈(曲池穴)은 두 손을 껴안아서 취혈하고 팔꿈치를 구부려서 뼈의 가장자리에서 찾으며 팔꿈치 통증을 잘 치료한다[14].

편풍(偏風)으로 손을 움직일 수 없거나, 활을 당기지 못하거나, 근이 이완되어 머리를 빗지 못하거나, 인후가 막혀서 죽으려고 하거나, 쉬지 않고 발열이 있거나, 편신풍(偏身風), 옴, 나병에 자침하면 낫는다[15].

합곡혈(合谷穴)은 호구(虎口)인 양 손가락의 뼈 사이에 있다. 두통과 함께 얼굴이 붓거나, 학질로 열(熱)한 이후에 다시 한(寒)하거나, 충치, 코피, 입을 다물고 말하지 않는 증상에는 5푼을 자침하면 편안해 진다[16].

위중혈(委中穴)은 다리 오금을 굽혔을 때의 횡문중앙에 있다. 요통으로 허리를 펴지 못하거나 등뼈가 아래로 땅기고, 저리고 아파 근육을 펼 수 없고, 풍비(風痺)로 회복이 되지 않고, 무릎과 머리를 굽히고 펼 수 없을 때 자침하면 편안해진다[17].

승산혈(承山穴)은 어복(魚腹)이라고도 하며 장딴지 근육 사이에 있으며, 허리통증

11) 三百六十穴 不出十二訣 治病如神靈 渾如湯潑雪 北斗降眞機 金鎖敎開徹 至人可傳授 匪人莫浪說

12) 三里膝眼下三寸兩筋間 能通心腹脹 善治胃中寒腸鳴幷泄瀉 腿腫膝肵痠
傷寒羸瘦損 氣蠱及諸般 年過三旬後 鍼灸眼變寬 取穴當審的 八分三壯安

13) 內庭次趾外 本屬足陽明 能治四肢厥 喜靜惡聞聲 癮疹咽喉痛 數欠及牙疼 瘧疾不思食 鍼後便惺惺

14) 曲池拱手取 屈肘骨邊求 善治肘中痛

15) 偏風手不收 挽弓開不得 筋緩莫梳頭 喉閉促欲死 發熱更無休 偏身風癬癩 鍼着卽時瘳

16) 合谷在虎口 兩指岐骨間 頭疼幷面腫 瘧疾熱還寒 齒齲鼻衄血 口噤不開言 鍼入五分深 今人卽便安

17) 委中曲瞅里 橫紋脈中央 腰痛不能擧 沈沈引脊梁 痠疼筋莫展 風痹復無常 膝頭難伸屈 鍼入卽安康

을 잘 치료한다. 치질로 배변이 곤란하거나 각기(脚氣), 관슬종(關膝腫), 뒹굴정도로 아프고 저림, 곽란으로 근육이 뒤틀릴 때 승산혈(承山穴)을 자침하면 편안해진다[18].

태충혈(太衝穴)은 엄지발가락 본절 후 2촌에 있으며, 맥이 뛰는 곳이니 생사를 알 수가 있다. 능히 경간풍(驚癎風), 인후와 심장이 함께 부은 것, 양다리로 걷지 못하는 것, 칠산(七疝)과 음낭 한쪽이 부어 처지는 것(偏墮腫), 눈이 구름처럼 흐려진 것을 치료할 수 있고, 또한 요통도 치료하니 자침하면 효과가 있다[19].

곤륜혈(崑崙穴)은 가쪽복사의 근골(跟骨) 위 가장자리에서 찾을 수 있다. 근육 뒤틀림, 허리와 꼬리뼈의 통증, 갑작스런 천식과 흉만, 보행하기가 어렵고 한번 움직이면 신음할 때에 편안함을 구하고자 한다면 이 혈에 자침하라[20].

환도혈(環跳穴)은 비추(髀樞)에 있으며, 옆으로 누워 다리를 구부리고 취혈한다. 허리가 끊어질듯하여 능히 돌리지 못하거나, 냉풍(冷風)에 습비(濕痺)를 겸하거나, 넓적다리와 사타구니에서 장딴지에 이르기까지 아프거나, 몸을 돌리며 깊은 한숨을 내쉴 때, 침과 뜸으로 치료하면 병이 사라진다[21].

양릉천혈(陽陵泉穴)은 무릎 아래, 정강이뼈의 바깥쪽으로 1촌에 있다. 슬종(膝腫), 마비(麻痺), 냉비증(冷痺症), 편풍(偏風), 발을 들어 능히 일어서지 못하고, 앉아있고 누워있는 것이 쇠약한 노인과 같으면 6푼 자침하면 큰 효과가 있되 그 묘함이 여러 가지일 것이다[22].

통리혈(通里穴)은 완골(腕骨) 뒤쪽 1촌에 있다. 말하고자 하나 소리가 나오지 않고, 오뇌(懊惱)와 정충(怔忡)이 있고, 실(實)하면 사지(四肢)가 무겁고 뺨이 붉어지고, 허(虛)하면 능히 먹지 못하고 갑자기 말문이 막혀 얼굴이 모양새가 없으면 호침으로 미미하게 자침하면 곧 효과가 있게 된다[23].

---

18) 承山名魚腹 腨脹分肉間 善治腰疼痛 痔疾大便難 脚氣關膝腫 輾轉戰疼痠 霍亂及轉筋 穴中刺便安

19) 太衝足大趾 節後二寸 動脈知生死 能醫驚癎風 咽喉幷心脹 兩足不能行
偏風七疝偏墮腫 眼目似雲朦 亦能療腰痛 鍼下有神功.

20) 崑崙足外踝 跟骨上邊尋 轉筋腰尻痛 暴喘滿衝心 擧步行不得 一動卽呻吟 若欲求安樂 須於此穴鍼

21) 環跳在髀樞 側臥屈足取 折腰莫能顧 冷風幷濕痺 腿胯連腨痛 轉側重欷歔 若人鍼灸後 頃刻病消除

22) 陽陵居膝下 外臁一寸中 膝腫幷麻木 冷痺及偏風 擧足不能起 坐臥似衰翁 鍼入六分止 神功妙不同

23) 通里腕側後 去腕一寸中 欲言聲不出 懊惱及怔忡 實則四肢重 頭顋面頰紅 虛則不能食 暴瘖面無容 毫鍼微微刺 方信有神功

열결혈(列缺穴)은 팔목 위에서 양손을 교차하여 두 번째 손가락이 닿는 부위이다. 편두통, 편신풍마비(遍身風麻痺), 가래가 자주 위쪽을 막는 증상, 입을 다물고 열지 못하는 것을 잘 치료하니, 만약 보사(補瀉)에 능하게 되면 침을 놓으면 곧 낫게 된다[24].

3. 백증부(百症賦)[25]

모든 증후(百症)에 수혈(兪穴)을 사용할 때 거듭하여서 주의하여야 한다. 신회혈(顖會穴)과 옥침혈(玉枕穴)을 연결하여 금침(金鍼)으로 두풍(頭風)을 치료한다. 현로혈(懸顱穴), 함염혈(頷厭穴) 가운데 자침하면 편두통이 그치고, 강간혈(强間穴), 풍륭혈(豊隆穴)은 두통을 이겨내기 어려운 것을 치료한다[26].

원래 안면부종은 수구혈(水溝穴), 전정혈(前頂穴)에 의지해야 하고, 이롱기폐(耳聾氣閉)는 모두 청회혈(聽會穴), 예풍혈(翳風穴)에 의지한다. 얼굴에 마치 벌레가 기어다니는 것 같으면 영향혈(迎香穴)을 취혈한다. 귀에 매미가 우는 듯한 시끄러운 소리가 들리면 청회혈(聽會穴)로 다스린다[27].

목현(目眩)에는 지정혈(支正穴), 비양혈(飛揚穴)을 취하고 목황(目黃)에는 양강혈(陽綱穴), 담수혈(膽兪穴)을 취한다. 익상편에는 소택혈(少澤穴), 간수혈(肝兪穴)을 공격하고, 눈물이 흐르면 임읍혈(臨泣穴), 두유혈(頭維穴)이 있는 곳을 취한다. 눈 안이 흐릿하여

24) 列缺腕側上 次指手交叉 善療偏頭痛 遍身風痺麻 痰涎頻壅上 口噤不開牙 若能明補瀉 應手則如拿

25) 본부(本賦)는 ≪침구취영(鍼灸聚英)≫에 처음 기재(記載)되었다. 이 책의 안어(按語)에 말하기를 "百症 不知誰氏所作"라고 말하였다. 본부(本賦)는 침구(鍼灸)로 백병(百病)을 치료하는 법칙과 배혈규율(配穴規律)이 실려있어 "百症賦"라 칭(稱)하였다. 본부(本賦)는 두면(頭面), 신구(身軀), 사지(四肢) 및 전신성 질병으로 하여금 위에서 아래까지 순서대로 편집, 배열하여 96개증(證)의 주치혈위(主治穴位)를 열거(列擧)하였는데 그 중에 두면(頭面) 오관(五官)이 28증(證), 인후경항(咽喉頸項)이 6증(證), 견배요퇴(肩背腰腿)가 6증(證), 부인과(婦人科)가 7증(證), 소아과(小兒科)가 하나, 제풍상한(諸風傷寒)이 5증(證) 및 기타 43증(證)이 있다. 각 증(證)을치료하기위해선택한 수혈(兪穴) 또한 오수혈(五輸穴)에 치중하였는데, 44혈(穴)이 있고 수모극혈(兪募郄穴) 25개,공용혈(共用穴) 156개가 있다. 아울러 많은 배혈(配穴) 방법을 열거(列擧)하였고 임상 치료에 대해 중요하게 참고할만한 가치가 있다.

26) 百症兪穴 再三用心 顖會連于玉枕 頭風療以金鍼 懸顱頷厭之中 偏頭痛止 强間豊隆之際 頭痛難禁

27) 原夫面腫虛浮 須仗水溝前頂 耳聾氣閉 全憑聽會翳風 面上蟲行有驗 迎香可取 耳中蟬噪有聲 聽會堪攻

모호하면 찬죽혈(攢竹穴)과 삼간혈(三間穴)을 사용하고[28],

눈이 잘 보이지 않으면 급히 양노혈(養老穴)과 천주혈(天柱穴)을 취한다. 야맹증(雀目)과 간기(肝氣)가 보이면 정명혈(睛明穴)과 행간혈(行間穴)을 취하여 가볍게 밀듯이 자침하고 뒷목이 뻣뻣한 증상이 있는 상한(傷寒)이면 온류혈(溫溜穴), 기문혈(期門穴)이 위주가 된다. 염천혈(廉泉穴), 중봉혈(中衝穴)은 혀 아래가 붓고 아플 때 취하며[29], 천부혈(天府穴), 합곡혈(合谷穴)은 코피가 나는 것을 없앤다. 이문혈(耳門穴), 사죽공혈(絲竹空穴)은 충치로 잠시 아픈 것을 치료하고, 협거혈(頰車穴), 지창혈(地倉穴)은 구안와사를 치료한다. 인후통에는 액문혈(液門穴), 어제혈(魚際穴)로 치료하고[30], 근육이 뒤틀릴 때에는 금문혈(金門穴), 구허혈(丘墟穴)로 치료한다. 양곡혈(陽谷穴), 협계혈(俠谿穴)은 함종구금(頷腫口噤)을 같이 치료하고, 소상혈(少商穴), 곡택혈(曲澤穴)은 혈허(血虛)로 인한 갈증을 같이 치료한다. 통천혈(通天穴)은 코로 냄새를 맡지 못하는 괴로움을 없애고, 부류혈(復溜穴)은 혀와 입이 마르는 슬픔을 없앤다[31].

아문혈(啞門穴), 관충혈(關衝穴)은 혀가 풀려 말을 못하는 것을 치료하고, 천정혈(天鼎穴), 간사혈(間使穴)은 소리가 나오지 않아 말을 제대로 하지 못해 느려지는 것을 치료한다. 태충혈(太衝穴)을 사(瀉)하면 입술이 삐뚤어진 것을 빨리 낫게 하고, 승장혈(承漿穴)을 사(瀉)하면 치통이 즉시 사라진다. 뒷목이 뻣뻣하고 바람을 싫어할 때는 속골혈(束骨穴)과 천주혈(天柱穴)을 취하고, 열병(熱病)에 땀이 나지 않을 때는 대도혈(大都穴)과 경거혈(經渠穴)을 취한다[32].

마치 양 팔이 마비된 것 같으면 소해혈(少海穴)과 바로 옆의 삼리혈(三里穴)을 취하고, 반신불수에는 양릉천혈(陽陵泉穴)과 멀리 곡지혈(曲池穴)을 함께 취한다. 건리혈(建里穴), 내관혈(內關穴)은 가슴이 답답한 것을 쓸어 주고, 청궁혈(聽宮穴), 비수혈(脾

---

28) 目眩兮 支正飛揚 目黃兮 陽綱膽兪 攀睛攻少澤肝兪之所 漏出刺臨泣頭維之處 目中漠漠 卽尋攢竹三間

29) 目覺𥌒𥌒 急取養老天柱 觀其雀目肝氣 睛明行間細推 審他項强傷寒 溫溜期門而主之 廉泉中衝 舌下腫疼堪取

30) 天府合谷 鼻中衄血宜追 耳門絲竹空 住牙疼于頃刻 頰車地倉穴 定口喎于片時 喉痛兮 液門魚際去療

31) 轉筋兮 金門丘墟來醫 陽谷俠溪 頷腫口噤幷治 少商曲澤 血虛口渴同施 通天去鼻內無聞之苦 復溜祛舌乾口燥之悲

32) 啞門關衝 舌緩不語而要緊 天鼎間使 失音囁嚅而休遲 太衝瀉脣喎以速愈 承漿瀉牙疼而卽移 項强多惡風 束骨相連于天柱 熱病汗不出, 大都更接于經渠.

兪穴)은 심하(心下)의 답답한 느낌을 없앤다[33].

오랫동안 협늑동통(脇肋疼痛)이 있었으면 기호혈(氣戶穴)과 화개혈(華蓋穴)을 취하면 좋고, 뱃속에 장명(腸鳴)이 있으면 하완혈(下脘穴), 함곡혈(陷谷穴)을 취하여 치료한다. 흉협지만(胸脇支滿)은 장문혈(章門穴), 불용혈(不容穴)을 자세히 살펴본다. 흉격(胸膈)이 아프고 음축난금(飮蓄難禁)하면 단중혈(膻中穴), 거궐혈(巨闕穴)을 자침한다[34].

가슴이 그득하고 더욱이 음식을 잘 삼키지 못하면 중부혈(中府穴), 의사혈(意舍穴)이 내려가게 해주고, 흉격(胸膈)에 어혈이 있으면 신수혈(腎兪穴), 거료혈(巨髎穴)을 취한다. 가슴이 그득하고 뒷목이 뻣뻣할 때는 신장혈(神藏穴), 선기혈(璇璣穴)을 취하고, 등에서 허리까지 아프면 백환수혈(白環兪穴), 위중혈(委中穴)을 취한다[35].

척강(脊强)에는 수도혈(水道穴), 근축혈(筋縮穴)을 취하고 눈꺼풀이 떨리는 증상에는 관료혈(顴髎穴), 내영혈(大迎穴)을 취한다. 치병(痓病)에는 노식혈(顱息穴)이 아니면 낫지 않고, 신생아 파상풍에는 반드시 연곡혈(然谷穴)을 취해야 쉽게 낫는다. 겨드랑이가 부을 때 위양혈(委陽穴)과 천지혈(天池穴)에 자침하면 빨리 흩어지고, 다리가 아플 때 후계혈(後谿穴)과 환도혈(環跳穴)에 자침하면 즉시 통증이 가벼워진다[36].

꿈에 가위눌려 안녕치 못하면 여태혈(厲兌穴), 은백혈(隱白穴)로 하여금 서로 협조하게 하고, 발광하여 달아나면 상완혈(上脘穴)과 신문혈(神門穴)을 같이 사용하고, 경계정충(驚悸怔忡)에는 양교혈(陽交穴), 해계혈(解谿穴)을 취하는 데 실수가 없도록 하며, 각궁반장(角弓反張)하고 슬피 울 때는 천충혈(天衝穴), 대횡혈(大橫穴)을 자침하되 세심하게 하고[37], 전질(癲疾)에는 신주혈(身柱穴)과 본신혈(本神穴)로 치료하는데, 열이 날 때는 소충혈(少衝穴), 곡지혈(曲池穴)을 놓아 윤택하게 한다. 유행성발열

---

33) 且如兩臂頑麻 少海就傍于三里 半身不遂 陽陵遠達于曲池 建里內關 掃盡胸中之苦悶 聽宮脾兪 祛殘心下之悲凄

34) 久知脇肋疼痛 氣戶華蓋有靈 腹內腸鳴 下脘陷谷能平 胸脇支滿何療 章門不容細尋 膈疼飮蓄難禁 膻中巨闕便鍼

35) 胸滿更加噎塞 中府意舍所行 胸膈停留瘀血 腎兪巨髎宜征 胸滿項强 神藏璇璣已試 背連腰痛 白環委中曾經

36) 脊强兮 水道筋縮 目瞤兮 顴髎大迎 痓病 非顱息而不愈, 臍風 須然谷而易醒 委陽天池 腋腫鍼而速散 後谿環跳 腿疼刺而卽輕

37) 夢魘不寧 厲兌相諧于隱白 發狂奔走 上脘同起于神門 驚悸怔忡 取陽交解谿勿誤 反張悲哭 仗天衝大橫須精

질병(歲熱時行病)에는 도도혈(陶道穴)을 놓고 다시 폐수혈(肺兪穴)을 놓아야 이치에 맞고, 풍간(風癎)이 자주 발생하면 신도혈(神道穴)과 심수혈(心兪穴)로 안녕하게 한다[38].

습한(濕寒)과 습열(濕熱)은 하료혈(下髎穴)로 평정시키고, 궐한(厥寒)과 궐열(厥熱)은 용천혈(湧泉穴)로 고요하게 한다. 한률(寒慄)과 오한(惡寒)에는 이간혈(二間穴)로 소통시키고 음극혈(陰郄穴)을 은밀히 하며, 번심(煩心)과 구토(嘔吐)에는 유문혈(幽門穴)을 열고 옥당혈(玉堂穴)을 밝게 하라. 행간혈(行間穴), 용천혈(湧泉穴)은 소갈증(消渴證) 중 신갈(腎渴)을 주로 치료한다[39].

음릉천혈(陰陵泉穴), 수분혈(水分穴)은 배꼽부위에 가득한 수종을 없애고, 노채(결핵)에는 백호혈(魄戶穴)과 고황혈(膏肓穴)의 길을 따라 자침하고, 사기(邪氣)에 적중하여 곽란(霍亂)이 발생하면 음곡혈(陰谷穴)과 삼리혈(三里穴)에서 찾는다. 황달을 치료함에는 후계혈(後溪穴)과 노궁혈(勞宮穴)을 함께 취한다[40].

말이 권태롭고 눕기를 좋아할 때는 통리혈(通里穴)과 대종혈(大鍾穴)이 낫게 하고, 기침소리가 끊이지 않고 계속될 때는 폐수혈(肺兪穴)과 천돌혈(天突穴)을 같이 자침하고, 소변이 붉고 잘 나오지 않으면 태단혈(兌端穴)을 취하고 태양경을 오직 사해야만 한다. 장강혈(長强穴)과 승산혈(承山穴)을 자침하면 장풍(腸風)과 신하혈(新下血, 대장 출혈)을 치료함에 아주 좋고, 삼음교혈(三陰交穴)과 기해혈(氣海穴)을 자침하면 백탁(白濁)과 오래된 유정(遺精)을 다스림에 아주 좋다[41].

황수혈(肓兪穴), 횡골혈(橫骨穴) 등은 오림(五淋)의 오래된 적(積)을 사(瀉)하게 하고, 음극혈(陰郄穴), 후계혈(後溪穴)은 도한(盜汗)이 자주 나는 것을 치료하고, 비허(脾虛)하여 음식이 소화되지 않는 것은 비수혈(脾兪穴), 방광수혈(膀胱兪穴)로서 치료하고, 위냉(胃冷)하여 음식이 소화되기 힘든 것은 혼문혈(魂門穴), 위수혈(胃兪穴)로서 치료한다[42].

---

38) 癲疾 必身柱本神之令 發熱 仗少衝曲池之津 歲熱時行 陶道復求肺兪理 風癎常發 神道還須心兪寧

39) 濕寒濕熱下髎定 厥寒厥熱湧泉清 寒慄惡寒 二間疏通陰郄暗
煩心嘔吐 幽門開徹玉堂明 行間湧泉 主消渴之腎渴

40) 陰陵水分 去水腫之臍盈 癆瘵傳尸 趨魄戶膏肓之路 中邪霍亂 尋陰谷三里之程 治疸消黃 諧後谿勞宮而看

41) 倦言嗜臥 往通里大鍾而明 咳嗽連聲 肺兪須迎天突穴
小便赤澁 兌端獨瀉太陽經 刺長强于承山 善主腸風新下血 鍼三陰于氣海 專司白濁久遺精.

42) 且如肓兪橫骨 瀉五淋之久積 陰郄後溪 治盜汗之多出 脾虛谷以不消 脾兪膀胱兪覓 胃冷食而難化 魂門胃兪堪責

비치(鼻痔)는 반드시 은교혈(齦交穴)을 취하고, 영기(癭氣)는 부백혈(浮白穴)을 구하고, 대돈혈(大敦穴), 조해혈(照海穴)은 한산(寒疝)의 병을 고치는데 좋고, 오리혈(五里穴), 비노혈(臂臑穴)은 역창(癧瘡)이 생긴 것을 능히 치료하고, 지음혈(至陰穴), 미예혈(尾翳穴)은 양질(痒疾)을 치료하며, 견우혈(肩髃穴), 양계혈(陽溪穴)은 은풍(癮風)에 열(熱)이 극심한 것을 해소시킨다[43].

또한 논(論)을 살펴보건데, 부인의 월경이상은 지기혈(地機穴), 혈해혈(血海穴)이 있으면 스스로 치유되고, 여자의 소기(少氣), 누혈(漏血)은 교신혈(交信穴), 합곡혈(合陽穴)이 없으면 치료가 불가능하고, 대하(帶下)와 출산후 출혈에는 충문혈(衝門穴), 기충혈(氣衝穴)을 마땅히 살펴야 하고, 월경 주기가 한계를 벗어날 때는 천추혈(天樞穴), 수천혈(水泉穴)을 잘 사용함으로써 치료할 수 있다[44].

견정혈(肩井穴)은 유옹(乳癰)에 효과가 있고, 상구혈(商丘穴)은 치류(痔瘤)에 특별한 효과가 있다. 탈항(脫肛)에는 백회혈(百會穴)과 옥예혈(屋翳穴)을 취하고, 임신을 하지 못하면 음교혈(陰交穴)과 석관혈(石關穴)을 찾고, 중완혈(中脘穴)은 적리(積痢)를 치료하며, 외구혈(外丘穴)은 대장을 수렴시킨다. 한학(寒瘧)에는 상양혈(商陽穴)과 태계혈(太溪穴)이 효능이 있고, 현벽(痃癖)에는 충문혈(衝門穴)과 혈해혈(血海穴)이 강력한 효과가 있다[45].

무릇 의사가 사람의 생명을 다룸에, 뜻있는 의사가 아니면 할 수가 없다. 침의 이치는 깊고 미묘하나 모름지기 지인(至人)만이 지도하고 가르칠 수 있다. 먼저 그 병의 근원을 연구하고, 그 후에야 경혈의 도를 취하여야 하는데, 손에 공력을 들여서 침을 사용함으로써 효력을 얻을 수 있는 것이다[46].

무릇 현묘한 이치의 현묘함을 아는 것은 묘중(妙中)이 묘(妙)에 도달하는 것이 그 시작이다. 이편에서 다 하지 못하고 그 중요한 것들만 대략 제시하였다[47].

---

43) 鼻痔必取齦交 癭氣須求浮白 大敦照海 患寒疝而善蠲
五里臂臑 生癧瘡而能治 至陰屋翳 療痒疾之疼多 肩髃陽溪 消癮風之熱極

44) 抑又論婦人經事改常 自有地機血海 女子少氣漏血 不無交信合陽
帶下産崩 衝門氣衝宜審 月潮違限 天樞水泉細詳

45) 肩井乳癰而極效 商丘痔瘤而最良 脫肛趨百會尾翳之所 無子搜陰交石關之鄉
中脘主乎積痢 外丘收乎大腸 寒瘧兮 商陽太溪驗 痃癖兮 衝門血海强

46) 夫醫乃人之司命 非志士而莫爲 鍼乃理之淵微 須至人之指敎 先究其病源 後攻其穴道 隨手見功 應鍼取效

47) 方知玄理之玄, 始達妙中之妙. 此篇不盡, 略擧其要.

4. 석홍부(席弘賦)[48)]

무릇 침술을 행하려는 자는 모름지기 혈(穴)을 찾아야하고 영수보사(迎隨補瀉)법을 반드시 밝혀야하니, 흉배좌우(胸背左右)가 서로 같지 아니하며, 호흡에도 음양이 있고 남녀가 구별됨이 있다. 기병(氣病)에는 단중혈(膻中穴)과 태연혈(太淵穴)을 취하는데 응(應)하지 않을 시에는 열결혈(列缺穴)을 사(瀉)한다. 열결혈(列缺穴)은 편두통과 두정통에 효과가 있고, 거듭 태연혈(太淵)穴을 사(瀉)하면 응(應)하지 않음이 없다[49)].

기(氣)가 통하지 않아 발생한 이롱(耳聾)에는 청회혈(聽會穴)을 취하고, 영향혈(迎香穴)을 사(瀉)하면 그 효과가 신묘하다. 천돌혈(天突穴)은 후풍(喉風)을 다스리고 허천(虛喘)에는 삼리혈(三里穴)을 찾아야 함을 누가 알겠는가. 손에서 등과 척추까지 이어지는 통증을 참기 어려울 때는 합곡혈(合谷穴)에 침을 놓는데, 이 때 태충혈(太衝穴)을 필요로 한다. 양 손이 뜻대로 되지 않을 때는 곡지혈(曲池穴)을 취하며, 합곡혈(合谷穴)에 침을 놓을 때는 마땅히 자세히 살펴야한다[50)].

심통(心痛)과 수전증에는 소해혈(少海穴)을 취하며, 만약 반드시 뿌리를 없애고자 하면 음시혈(陰市穴)을 구한다[51)].

상한병(傷寒病)을 앓는 중에 양 귀가 들리지 않는 자는 금문혈(金門穴)과 청회혈(聽會穴)을 빠르게 자침한다. 오반주통(五般肘痛)에는 척택혈(尺澤穴)과 태연혈(太淵穴)을 사용하면 침을 놓은 후에 효과를 볼 수 있다. 팔과 다리의 삼리혈(三里穴: 足三里穴, 手

---

48) 석홍부(席弘賦)는 명대(明代) 침구학자(鍼灸學者)인 석홍(席弘)이 지은 것이다. 석홍부(席弘賦)는 ≪침구대전(鍼灸大全)≫에 처음 실렸으며 나중엔 ≪침구취영(鍼灸聚英)≫, ≪침구대성(鍼灸大成)≫등 침구서적(鍼灸書籍)에 기재되었다. 작자(作者)는 직접 체험의 과정을 거쳤으며 변증취혈(辨證取穴)과 침구보사(鍼灸補瀉)의 경험을 중점적으로 소개하였는데 그 내용이 풍부하다. 동시에 일정정도 이전 치료경험(治療經驗)을 총결(總結)하였으며 원명(元明)시기 침자수법(鍼刺手法)의 특징을 반영하였다. 아울러 배혈수법(配穴手法)과 경외기혈(經外奇穴)의 운용(運用)에 있어 모두 작자가 홀로 심득(心得)한 바가 있다. 50여종 병증(病症)의 취혈(取穴)경험(經驗)과 보사수법(補瀉手法)이 함께 제시되었으며 60여개의 상용혈(常用穴)을 사용하였다.

49) 凡欲行鍼須審穴 要明補瀉迎隨訣 胸背左右不相同 呼吸陰陽男女別
氣刺兩乳求太淵 未應之時瀉列缺 列缺頭痛及偏正 重瀉太淵無不應

50) 耳聾氣痞聽會鍼 迎香穴瀉功如神 誰知天突治喉風 虛喘須尋三里中
手連肩背痛難忍 合谷鍼時要太衝 曲池兩手不如意 合谷下鍼宜仔細

51) 心痛手顫少海間, 若要除根覓陰市

三里穴)은 음식이 쌓여 氣가 뭉친 증상(食癖氣塊()이 있을 때 취혈한다. 구미혈(鳩尾穴)은 오반간(五般癎)을 치료할 수 있는데, 만약 아래의 용천혈(湧泉穴)을 취혈하면 사람을 회생시킬 수 있다[52].

위장 속에 식적(食積)이 있을 때에는 선기혈(璇璣穴)과 삼리혈(三里穴)을 자침하는데 그 효과를 사람들이 알지 못한다. 음릉천혈(陰陵泉穴)은 심흉(心胸)이 그득한 것을 치료할 수 있고, 승산혈(承山穴)은 음식 생각이 나게 한다. 대저혈(大杼穴)은 장강혈(長强穴)과 함께 소장기통(小腸氣痛)에 자침한다. 위중혈(委中穴)은 허리 사이의 통증을 전문적으로 치료하고, 다리와 무릎에 부종이 있을 때에는 지음혈(至陰穴)에 자침한다[53].

기체요통(氣滯腰痛)으로 설 수 없을 때는 횡골혈(橫骨穴), 대도혈(大都穴)로 급히 구한다. 기해혈(氣海穴)은 오림(五淋)을 전문적으로 치료할 수 있고, 다시 호흡에 따라서 삼리혈(三里穴)에 자침한다[54].

기문혈(期門穴)은 상한(傷寒)으로 인한 질환에서 6일이 경과해도 땀이 나지 않는 것을 다스리니, 유근(乳根)과 이륵(二肋)사이를 향하게 자침한다. 또한 부인의 난산을 다스린다. 귀 안에 매미소리가 들리고 허리가 끊어질 듯한 것은 무릎 아래에 삼리혈(三里穴)이 있으니 능히 5회 정도를 보사(補瀉)할 수 있다면 좋으나 남들에게 쉽다고 말할 수는 없다[55].

정명혈(睛明穴)은 눈 질환을 다스리는데 효과가 없을 때는 합곡혈(合谷穴), 광명혈(光明穴)을 배합하면 쉽게 치료된다. 인중혈(人中穴)은 전간(癲癎)을 치료하는 효과가 가장 좋으니 십삼귀혈(十三鬼穴)까지 사용할 필요가 없다. 수종병(水腫病)은 수분혈(水分穴)과 기해혈(氣海穴)을 배합하여 피부 속으로 자침하면 침을 따라 수기(水氣)가 스스로 사라진다. 냉효(冷嗽)는 먼저 마땅히 합곡혈(合谷穴)을 보(補)하고, 이후에 삼

52) 但患傷寒兩耳聾 金門聽會疾如風 五般肘痛尋尺澤 太淵鍼後却收功
手足上下鍼三里 食癖氣塊憑此取 鳩尾能治五般癎 若下涌泉人不死

53) 胃中有積刺璇璣 三里功多人不知 陰陵泉治心胸滿 鍼到承山飮食思
大杼若連長强尋 小腸氣痛卽行鍼 委中專治腰間痛 脚膝腫時尋至陰

54) 氣滯腰痛不能立 橫骨大都宜救急 氣海專能治五淋 更鍼三里隨呼吸

55) 期門穴主傷寒患 六日過經猶未汗 但向乳根二肋間 又治婦人生産難
耳內蟬鳴腰欲折 膝下明存三里穴 若能補瀉五會間 且莫向人容易設

음교혈(三陰交穴)을 사(瀉)함도 역시 필요하다[56].

치아가 붓고 아프며 인후통이 있을 때는 이간혈(二間穴), 양계혈(陽谿穴)을 놓으면 신속하게 사라진다. 또한 삼간혈(三間穴), 신수혈(腎兪穴)이 신묘하여 견배통(肩背痛), 풍로(風勞)를 잘 치료한다. 만약 견정혈(肩井穴)을 놓을 시는 삼리혈(三里穴)을 배합하여야 하는데, 그렇지 않으면 기(氣)가 조화되지 않는다. 무릎 사이의 통증에는 양릉천혈(陽陵泉穴)이 최고이니 침을 놓으면 동통이 사라진다[57].

위중혈(委中穴)은 요통, 다리의 경련에 쓰니, 경락(방광경)을 취하면 혈(血)이 스스로 조절된다. 다리 통증, 무릎 부종에는 삼리혈(三里穴), 현종혈(懸鍾穴), 이릉혈(二陵穴), 삼음교혈(三陰交穴)을 놓고, 다시 태충(太衝)을 향하여 기(氣)를 끌어당기면 발가락의 마목(麻木)이 가볍게 없어진다. 전근(轉筋), 목현(目眩)은 승산혈(承山穴), 곤륜혈(崑崙穴)에 자침하면 즉시 사라진다. 복통은 공손혈(公孫穴)이 신묘하니 내관혈(內關穴)과 상응하면 반드시 낫는다[58].

냉풍(冷風), 냉비(冷痺)는 빨리 낫기 어려우나 환도혈(環跳穴), 요수혈(腰兪穴)을 자침하면 사라진다[59].

풍부혈(風府穴)과 풍지혈(風池穴)을 자침하면 모든 상한(傷寒)의 병이 한번에 사라진다. 음양(陰陽) 2일에 풍부혈(風府穴)을 자침하는데 구토가 있으면 곧 상완혈(上脘穴)을 자침하면 치료가 된다. 부인의 심통(心痛)에는 심수혈(心兪穴)이 뛰어나고, 남성의 현벽(痃癖)에는 삼리혈(三里穴)이 뛰어나다. 소변을 참지 못할 때는 관원혈(關元穴)이 좋고 대변이 막혔을 때는 대돈혈(大敦穴)에 뜸을 뜬다[60].

관골퇴동(髖骨腿疼)에는 삼리혈(三里穴)을 사(瀉)하고 부류혈(復溜穴)은 기체(氣滯)로 곧바로 허리가 떨어져 나갈 것 같은 동통을 치료한다. 이제까지 풍부혈(風府穴)은

56) 睛明治眼未效時 合谷光明安可缺 人中治癲功最高 十三鬼穴不須饒
水腫水分兼氣海 皮內隨鍼氣自消 冷嗽先宜補合谷 却須鍼瀉三陰交

57) 牙齒腫痛幷咽痺 二間陽溪疾怎逃 更有三間腎兪妙 善除肩背消風勞|若鍼肩井須三里 不刺之時氣未調 最是陽陵泉一穴 膝間疼痛用鍼燒

58) 委中腰痛脚攣急 取得其經血自調 脚痛膝腫鍼三里懸鍾二陵三陰交 更向太衝須引氣
指頭麻木自輕飄 轉筋目眩鍼魚腹承山昆侖立便消 肚疼須是公孫妙 內關相應必然瘳

59) 冷風冷痺疾難愈 環跳腰兪鍼與燒

60) 風府風池尋得到 傷寒百病一時消 陰陽二日尋風府 嘔吐還順上脘療
婦人心痛心兪穴 男子痃癖三里高 小便不禁關元好 大便閉澁大敦燒

자침하기 가장 어려운 혈(穴)로 알려져 있으니 도리어 여유를 가지고 깊이를 헤아려야 한다. 만약 방광의 기(氣)가 흩어지지 않았다면 다시 삼리혈(三里穴)을 자침하는 것이 마땅하다. 칠산(七疝), 소복통(小腹痛)이면 조해혈(照海穴), 음교혈(陰交穴), 곡천혈(曲泉穴)에 자침한다[61].

또한 효과가 없으면 기해혈(氣海穴)과 관원혈(關元穴)을 함께 사(瀉)하는데 효과가 신묘하다. 소장기촬통(小腸氣撮痛)이 제부(臍部)까지 이어지면 속히 음교혈(陰交穴)을 사(瀉)하는데 지체함이 없어야 하고 오랜 시간 용천혈(湧泉穴)을 침자하여 기(氣)를 취하는 것은 이 중에서 현묘한 방법이니 아는 사람이 많지 않다. 소아에게 탈항 증상이 자주 생기면 먼저 백회혈(百會穴)에 뜸을 뜨고 다음에 구미혈(鳩尾穴)에 뜸을 뜬다[62].

상한(傷寒)으로 인한 어깨와 등의 통증을 오래 앓았으면 단지 중저혈(中渚穴)만 자침해도 좋나[63].

어깨와 등의 통증이 배꼽부위까지 이어져 그치지 않으면 수삼리혈(手三里穴)을 자침하는데, 자침시 마중감(麻重感)이 생기면 곧 사(瀉)하며, 득기(得氣)가 된 후에는 유침할 필요가 없다. 허리에서 사타구니에 이어지는 동통(疼痛)이 급하고 반드시 클 것이니 곧 삼리혈(三里穴)로 심한 동통(疼痛)을 치료한다. 자침시 일사(一瀉) 삼보(三補)하는 것은 단지 기(氣)가 위로 거슬러올라 인후가 막혀서 통하지 않을 때 효과가 있는 것이고[64],

이러한 증상이 없을 때는 기해혈(氣海穴)에 뜸을 뜨고 삼리혈(三里穴)을 사(瀉)하면 단번에 일어나 바로 쾌차한다. 보(補)는 동방(卯方)으로부터 남방(南方)을 향하여서 침을 염선하고, 사(瀉)함에 동방(卯方)으로부터 북방(北方)을 향하여서 염전한다. 말로써 수고롭게 하면 안 되고 침을 다룸에 사(瀉)할 때는 숨을 들이마시게 해야 하

61) 髖骨腿疼三里瀉 復溜氣滯便離腰 從來風府最難鍼 却用工夫度淺深
倘若膀胱氣未散 更宜三里穴中尋 若是七疝小腹痛 照海陰交曲泉鍼

62) 又不應時求氣海 關元同瀉效如神 小腸氣撮痛連臍 速瀉陰交莫在遲
良久涌泉鍼取氣 此中玄妙少人知 小兒脫肛患多時 先灸百會次鳩尾

63) 久患傷寒肩背痛 但鍼中渚得其宜

64) 肩上痛連臍不休 手中三里便須求 下鍼麻重卽須瀉 得氣之後不用留
腰連胯痛急必大 便于三里功甚隘 下鍼一瀉三補之 氣上攻噎只管在

며, 만약 보(補)한다면 숨을 내뱉게 하여 스스로 조절해야 한다. 좌우로 침을 돌리는 것으로 자오(子午)를 찾아야 하니, 침을 당겨 행기(行氣)시킨다면 자연히 멀어진다[65].

자침시 보사(補瀉)를 분명히 밝히고 다시 본(本)과 표(標)를 찾아서 탐구해야 하며, 인후(咽喉)에 가장 우선 할 혈(穴)은 백회혈(百會穴), 태충혈(太衝穴), 조해혈(照海穴) 및 음교혈(陰交穴)이다. 배우는 자는 마음에 새겨서 자세히 읽고 음미해야 하니 자리에 깔고 항시 탐구하면 병을 치료하는 데 있어서 명성이 가장 높아진다[66].

5. 승옥가(勝玉歌)[67]

승옥가에 적힌 것은 한구절도 헛된 소리가 없으며, 이것이야말로 양씨 가문에 전해지는 비방이다. 침을 놓고 뜸을 뜨는 것은 법도에 있는 말을 따르고, 영수보사(迎隨補瀉)는 손으로 비비는 법도에 따라야 한다. 머리가 아프고, 눈이 어찔어찔한 것은 백회혈(百會穴)이 묘혈이고, 심장과 비장에 통증이 있을 때는 상완혈(上脘穴)을 먼저 취한다. 오간(五癎, 소아간질)을 치료하는 데는 후계혈(後谿穴), 구미혈(鳩尾穴), 신문혈(神門穴)을 취하면 쉽게 치유가 된다[68].

임맥의 구미혈(鳩尾穴)은 뜸을 못 뜨고, 침은 3푼이라 하였으나, 우리 가문에서는 뜸을 7장 떠도 된다고 전해져 온다. 비골(髀骨) 부위가 아픈 데는 견정혈(肩井穴)이 요긴하고, 귀가 막혀 소리가 들리지 않는 것은 청회혈(聽會穴)이 효과가 있다. 1촌반을 자침한 후 머물지 않음이 마땅하고, 경서에 이르기를 뜸을 뜨지 말라 하였으나, 가전에

65) 噎不在時氣海灸 定瀉一時立便瘥 補自卯南轉鍼高 瀉從卯北莫辭勞
逼鍼瀉氣便須吸 若補隨呼氣自調 左右撚鍼尋子午 抽鍼行氣自迢迢

66) 用鍼補瀉分明說 更用搜窮本與標 咽喉最急先百會太衝照海及陰交
學者潛心宜熟讀 席弦治病最名高

67) 승옥가(勝玉歌)는 침구대성(鍼灸大成)의 편저자(編著者)인 명(明)나라 양계주(楊繼洲) 선생이 자신의 집에서 대대로 가전하는 비방(秘方)과 취혈배합법(取穴配合法)을 한데 모으고, 또 자신의 임상 경험에서 얻은 것을 기록한 것으로서 옥룡가(玉龍歌)보다 월등한 비방(秘方)이라는 뜻으로 승옥가(勝玉歌)라 이름붙였다.

68) 勝玉歌兮不虛言 此是楊家眞秘傳 或鍼或灸依法語 補瀉迎隨隨手撚
頭痛眼暈百會好 心疼脾痛上脘先 後谿鳩尾及神門 治療五癎立便痊

이르기를 뜸을 7장 뜨라고 하였다. 위가 냉(冷)한데는 하완혈(下脘穴)로 물리침이 제일 좋고, 눈이 아플 때는 반드시 청냉연혈(清冷淵穴)을 찾아서 쓰도록 하라[69].

곽란(霍亂)으로 심장이 아프고 가래 같은 침을 토하는데는 거궐혈(巨闕穴)에 뜸을 뜨면 편안해진다. 비장이 아프고, 등이 아플때는 중저혈(中渚穴)을 사(瀉)하고, 만성 두통과 눈이 아픈 것은 상성혈(上星穴)이 전담한다. 머리가 아프고 갑작스레 뒷목이 뻣뻣해지면 승장혈(承漿穴)을 보(補)하고, 치아와 볼이 아픈 것은 대영혈(大迎穴)로 요긴하게 치유된다. 무릎이 부어오르는 병은 행간혈(行間穴)로 치료가 되고, 근(筋)이 땡기고 뒤틀리는것는 척택혈(尺澤穴)이 능히 치유한다[70].

만약 걸음 걷기가 심히 어려운 사람을 치료할 때는 중봉혈(中封穴)과 태충혈(太衝穴)에 침 놓으면 십시리 치유된디. 다리와 등이 아프면 상구헐(商丘穴)에 사심하고, 나력(瘰癧)에는 천정혈(天井穴)과 가까이 있는 소해혈(少海穴)이 으뜸이다. 근(筋)이 아프고, 박혀 결리는데는 지구혈(支溝穴)을 취하고, 턱이 붓고 목이 꽉 잠기는데는 먼저 소상혈(少商穴)을 취하라. 비장과 심장이 급히 아플 때는 공손혈(公孫穴)을 찾아쓰고, 다리가 풍(風)으로 못쓰게 된 것을 고치는 데는 위중혈(委中穴)이 제일이다[71].

중풍으로 인하여 입에서 거품을 토하는 것은 인중혈(人中穴)과 협거혈(頰車穴)을 사(瀉)하면 물리칠 수 있다. 오학(五瘧)으로 몹시 춥다가 몹시 열이 오르는 것은 간사혈(間使穴)과 대저혈(大杼穴)을 취혈하는 것이 묘법이다. 해가 갈수록 허로해지고 겁이 많아지는 사람과 배꼽 옆이 그득하고 결리는 것은 장문혈(章門穴)로 고쳐라. 트림이 나며 신물이 나고 음식이 내려가지 않을 때는 단중혈(膻中穴)에 뜸을 7장 떠서 명치의 열을 없애주면 된다[72].

눈 속이 붉고 아프며 눈을 감기가 힘든 것은 사죽공혈(絲竹空穴)과 찬죽혈(攢竹穴)로 고쳐진다. 만약 가래를 토하고 기침을 하는 것은 폐수혈(肺兪穴)에 뜸을 뜨면 물

---

69) 鳩尾穴禁灸鍼三分 家傳灸七壯 髀疼要鍼肩井穴 耳閉聽會莫遲延
鍼一寸半不宜停 經言禁灸家傳灸七壯 胃冷下脘却爲良 眼痛須覓淸冷淵

70) 霍亂心疼吐痰涎 巨闕着艾便安然 脾疼背痛中渚瀉 頭風眼痛上星專
頭項强急承漿補 牙腮疼緊大迎痓 行間可治膝腫病 尺澤能醫筋拘攣

71) 若人行步苦艱難 中封太衝鍼便痓 脚背痛時商丘刺 瘰癧少海天井邊
筋疼閉結支溝穴 頷腫喉閉少商前 脾心痛急尋公孫 委中驅療脚風纏

72) 瀉却人中及頰車 治療中風口吐沫 五瘧寒多熱更多 間使大杼眞妙穴
經年或變勞怯者 痞滿臍傍章門決 噎氣呑酸食不投 膻中七壯除膈熱

리칠 수 있다. 어린이가 목이 막히는 것은 다시 천돌혈(天突穴)과 근축혈(筋縮穴)을 취혈하면 자연히 다스려진다. 두 손이 저리고 아파서 물건을 집어 올리기도 어려운 데는 곡지혈(曲池穴), 합곡혈(合谷穴), 견우혈(肩髃穴)을 함께 취하라[73].

팔이 아프고 등이 아픈 데는 수삼리혈(手三里穴)에 침을 놓고, 두풍(頭風, 만성두통)이나 머리가 아픈 데는 풍지혈(風池穴)에 뜸을 떠라. 뱃속에서 꾸르륵 소리가 나며 설사를 할 때는 배꼽 2촌 양옆 천추혈(天樞穴)에 뜸을 떠라. 기(氣)로 인해 생기는 여러 가지 병증을 치료하려면 기해혈(氣海穴)에 침을 놓고 뜸을 뜨는 것도 마땅하다. 소장기통(小腸氣痛)에는 귀래혈(歸來穴)로 고치고, 허리가 아픈 데는 중공혈(中空穴)이 가장 좋다[74].

중공혈(中空穴)은 신수혈(腎兪穴)의 수직 아래 3촌에서 또 양 옆으로 3촌 되는 곳이다. 뜸을 14장 뜨고 밖을 향해 1촌반 침을 놓는데, 이 혈은 즉 방광경의 중료혈(中髎穴)이다. 넓적다리를 돌리면 저리고 아파서 걷기조차 어려운 데는 사람을 알고 난 후에 묘혈(妙穴)로 다스려야 하는데 환도혈(環跳穴), 풍시혈(風市穴) 및 음시혈(陰市穴)에 금침(金鍼)을 써서 사(瀉)하면 병이 스스로 물러간다[75].

음시혈(陰市穴)은 비록 뜸을 뜨지 말라 하였으나, 집안에서 전해지기로는 역시 뜸을 7장 뜨라고 하였다. 열창(熱瘡)이 정강이 속에 해마다 생기거든 혈해혈(血海穴)을 찾아서 다스리면 나을 것이다. 장딴지가 붓지는 않으나 양쪽 무릎이 둥글게 부어오를 때는 슬안혈(膝眼穴), 족삼리혈(足三里穴)에 뜸이 마땅하다. 두 다리가 뒤틀리고 쥐가 날 때는 승산혈(承山穴)에 자침하고, 각기병(脚氣病)을 치료하는 데는 부류혈(復溜穴)을 씀을 의심치 말아야 한다[76].

발목과 발 뒤꿈치 뼈가 아플 때는 곤륜혈(崑崙穴)에 뜸을 뜨고, 다시 현종혈(懸鍾穴)과 구허혈(丘墟穴)에 뜸을 뜨면 낫게 된다[77].

---

73) 目內紅痛苦皺眉 絲竹攢竹亦堪醫 若是痰涎幷咳嗽 治却須當灸肺兪
更有天突與筋縮 小兒喉閉自然疎 兩手酸痛難執物 曲池合谷共肩髃

74) 臂疼背痛鍼三里 頭風頭痛灸風池 腸鳴大便時泄瀉 臍旁兩寸灸天樞
諸般氣症從何治 氣海鍼之灸亦宜 小腸氣痛歸來治 腰痛中空穴最奇

75) 中空穴終腎兪穴量下 三寸各開三寸是穴 九十四壯向外鍼一寸半 此卽膀胱經之中髎也
腿股轉痠難移步 妙穴說與後人知 環跳風市及陰市 瀉却金鍼病自除

76) 陰市雖云禁灸 家傳亦灸七壯 熱瘡臁內年年發 血海尋來可治之
兩膝無腨腫如斗 膝眼三里艾當施 兩股轉筋承山刺 脚氣復溜不須疑

77) 踝跟骨痛灸崑崙 更有絶骨共丘墟

6. 영광부(靈光賦)[78]

황제(黃帝)와 기백(岐伯)의 침, 뜸의 비결은 다른 경서(經書)에도 분명하게 설명되어있으니 삼음삼양과 12경맥이며, 12경맥은 두가닥이 있고 기경팔맥(八脈)과는 구분된다. 영광전(靈光典)의 주해는 지극히 깊고 그윽한데, 편두통과 정두동(正頭疼)은 열결혈(列缺穴)을 사(瀉)하면 빠른 효과가 있으며, 정명혈(睛明穴)은 안노육반(眼胬肉攀, 결막에 생긴 군살이 각막을 덮은 것)를 치료하고, 기가 막혀서 귀가 먹은 데는 청회혈(聽會穴)이 신효하다[79].

두 코에서 코피가 흐르는 데는 화료혈(禾髎穴)에 자침하고, 코가 막혀 냄새를 못맡는 데는 영향혈(迎香穴)로 치료하며, 기가 상충하여 가슴이 탁 막히는 것은 족삼리혈(足三里穴)로 치료하고, 숨을 헐떡이고 가래가 나오면 천돌혈(天突穴)로 다스린다. 심장부위가 아프고 손이 떨리는 데는 소해혈(少海穴)이요, 심장 아래부위가 차가운 것은 소택혈(少澤穴)이 없애주며, 양쪽 다리가 당기고 뒤틀리며 경련이 일어나는 것은 음시혈(陰市穴)이요, 다섯 종류의 요통은 위중혈(委中穴)에 자침하면 편안해진다[80].

비장(脾臟)이 움직이지 않을 때는 구허혈(丘墟穴)을 사(瀉)하고, 몸이 붓는 것은 부류혈(復溜穴)로 다스리고, 풍사(風邪)로 인하여 (다리가) 아픈 것은 독비혈(犢鼻穴)로 다스리고, 장딴지와 다리의 통증은 곤륜혈(崑崙穴)로 치료하면 낫는다. 발 뒤꿈치가 아픈 것은 복삼혈(僕參穴)로 치료하고, 근육이 뒤틀리는 증상과 오랜 치질을 고치는 데는 승산혈(承山穴)이요, 발 바닥이 아픈 것은 용천혈(湧泉穴)로 치료하는데, 천금요방(千金要方)에 이르기를 이 법은 함부로 전하지 말라 하였다[81].

용천혈(湧泉穴)은 많은 부인의 병을 고쳐주며, 남성의 기생충병과 여성의 임신과 관련된 양병(陽病)을 고쳐준다. 백회혈(百會穴)과 구미혈(鳩尾穴)은 이질을 다스리고, 대변과 소변에 관련된 병은 대장수혈(大腸兪穴), 소장수혈(小腸兪穴)로 다스린다. 기

78) 영광부(靈光賦)는 명(明)나라 서봉(徐鳳)의 저서인 침구대전(鍼灸大全)이라는 책에 실려 있는 비방(秘方)이다.

79) 黃帝岐伯鍼灸訣 依他經裏分明說 三陰三陽十二經 經有兩經分八脈
靈光典註極幽深 偏正頭疼瀉列缺 睛明治眼胬肉攀 耳聾氣閉聽會間

80) 兩鼻衄鍼禾髎 鼻室不聞迎香間 治氣上衝 足三里 天突宛中治喘痰
心疼手顫鍼少海 少澤應除心下寒 兩足拘攣覓陰市 五般腰痛委中安

81) 脾兪不動瀉丘墟 復溜治腫如神醫 犢鼻治療風邪疼 住腨脚痛崑崙愈
後跟痛在僕參求 承山筋轉幷久痔 足掌下去尋湧泉 此法千金莫妄傳

해혈(氣海穴)과 혈해혈(血海穴)은 오림(五淋)을 고쳐 주고, 배가 딴딴한 것은 중완혈(中脘穴), 하완혈(下脘穴)로 치료하며, 추위로 병을 얻어 병이 오래된 것은 기문혈(期門穴)로 치료하고, 양쪽 유방부위가 찌르는 것 같이 아픈 것은 태연혈(太淵穴)로 치료한다[82].

음낭 한 쪽이 부어 처지는 것에는 양쪽 대돈혈(大敦穴)을 취혈하고, 사전병(邪癲病)은 수구혈(水溝穴)과 간사혈(間使穴)로 치료하며, 피를 토하며 숨이 차는 데는 척택혈(尺澤穴)을 보(補)하라. 입가에 침이 계속 흐르는 것은 지창혈(地倉穴)로 치료하라. 몸이 피로하고 권태로운 것은 노궁혈(勞宮穴)에 자침하고, 온몸이 부어오르는 것은 수분혈(水分穴)에 뜸을 뜨면 안정되며, 다섯 손가락을 펴지 못하는 데는 중저혈(中渚穴)을 취혈하고, 치아가 아플 때는 협거혈(頰車穴)에 뜸을 뜨면 낫는다[83].

음교혈(陰交穴), 양교혈(陽交穴)은 양쪽 복사뼈 주위에 있는데, 각기병(脚氣病)에는 먼저 이 네 혈을 찾아 취혈하여야 한다. 또한 음릉천혈(陰陵泉穴)과 양릉천혈(陽陵泉穴)이 주된 치료혈이 되며, 음교혈(陰交穴)과 양교혈(陽交穴)과 더불어 족삼리혈(足三里穴)을 사용한다. 이런 모든 혈이 일반적으로 각기(脚氣)를 다스리며, 요통(腰痛)에도 현묘한 효과가 있으므로 취하여 이용하는 것이 옳다. 고황혈(膏肓穴)로 모든 병(百病)을 다스리기 위해서는 뜸을 사용하는데, 그러면 반드시 낫게 된다[84].

하나의 혈(穴)에 침을 놓거나 뜸을 뜨면 여러 병을 고칠 수 있으니, 공부하는 자는 더욱 자세히 공부해야 하며, 유주법을 스승에게 명확히 배워 터득해야 한다. 머리와 눈의 병은 팔과 다리에 자침하여야 한다. 침을 놓을 때는 호흡에 따라 보사(補瀉)를 꼭 하여야 하고, 사시(四時) 및 오행(五行)에 따라 혈(穴)을 알맞게 골라 써야한다. 사람의 몸에는 조화가 있음을 터득하면, 옛것을 따르는 이 노래는 고기를 잡는 통발과 토끼를 잡는 올가미 같은 것이다[85].

---

82) 此穴多治婦人疾 男蠱女孕陽病痓 百會鳩尾治痢疾 大小腸兪大小便
氣海血海療五淋 中脘下脘治腹堅 傷寒過經期門愈 氣刺兩乳求太淵

83) 大敦二穴主偏墜 水溝間使治邪癲 吐血定喘補尺澤 地倉能止兩流涎
勞宮醫得身勞倦 水腫水分灸卽安 五指不伸中渚取 頰車可灸牙齒愈

84) 陰蹻陽蹻兩踝邊 脚氣四穴先尋取 陰陽能泉亦主之 陰蹻陽蹻與三里
諸穴一般治脚氣 在腰玄機宜正取 膏肓豈止治百病 灸則玄功病須愈

85) 鍼灸一穴數病除 學者尤宜加仔細 悟得明師流注法 頭目有病鍼四肢
鍼有補瀉明呼吸 穴應五行順四時 悟得人身中造化 此歌依舊是筌蹄

7. 옥룡가(玉龍歌)[86)]

중풍으로 말을 못하는 것은 고치기 가장 어려우나, 발제와 정수리의 경혈(曲鬢, 顖會)이 중요함을 알아야 한다. 백회혈(百會穴)을 쓸 때는 보사(補瀉)를 잘해야 하니, 치료 즉시 깨어나면 위급한 재앙을 면하게 될 것이다. 맑은 콧물이 흐르는 것을 비연(鼻淵)이라 하는데, 먼저 사(瀉)한 다음에 보(補)하면 나을 수 있다. 만약 머리가 아프고 얼굴이 아픈 것이 겸하였을 때는 상성혈(上星穴) 안쪽을 치우치지 않게 자침한다[87)].

머리가 아프고, 토하며 눈이 어둡고 안화(眼花)가 나타날 때, 신정혈(神庭穴)을 취혈하면 틀림없이 낫는다. 어린 아이의 잦은 경기는 어떻게 고칠까? 인당혈(印堂穴)에 침을 놓고 다시 쑥으로 뜸을 뜨면 된다. 목이 뻣뻣하고 아파서 뒤돌아보기 힘든 것과 치아가 아픈 것을 모두 한 가지로 보고, 먼저 승장혈(承漿穴)에 보사(補瀉)를 분명히 히여 침을 놓고, 그 다음에 풍부혈(風府穴)에 침을 놓으면 즉시 편안해 진다[88)].

편두통은 아주 고치기 힘든데, 사죽공혈(絲竹空穴)에 침을 놓으면 역시 낫는다. 사죽공혈(絲竹空穴)에서 피하(皮下)로 솔곡혈(率谷穴)까지 투자(透刺)하는데, 이것은 침 하나로 두 가지 혈을 뚫는 것으로서, 세간에는 드문 일이다. 편두통에는 일반적으로 두 가지가 있으니, 담음(痰飮)이 있고 없음을 자세히 살펴서, 만약 담음이 있으면 풍지혈(風池穴)에 자침하고, 혹 담음이 없으면 합곡혈(合谷穴)에 침을 놓으면 된다.[89)]

구안와사는 치료하기 쉬운 것이니, 지창혈(地倉穴)이 묘혈이며 협거혈(頰車穴) 또한 그러하다. 왼쪽 구안와사는 오른쪽을 사(瀉)하여 바로잡고, 오른쪽 구안와사는 왼쪽을 사(瀉)하여 비뚤어짐이 없게 한다. 냄새를 맡지 못하는 것은 어떻게 고칠 것

86) 옥룡가(玉龍歌)는 1601년 명(明)나라 양계주(楊繼洲) 선생의 저서(著書)인 침구대성(鍼灸大成)에 나오는 것인데 선생의 주(註)가 있다 본래 120혈(穴)이었으나 책이 망가지고 흩어져서 현재 93혈(穴)만 전하여지고 있을 뿐이다.

87) 中風不語最難醫 髮際頂門穴要知 使向百會明補瀉 卽時甦醒免災危
鼻流淸涕名鼻淵 先瀉後補疾可痊 若時頭風並面痛 上星穴內刺無偏

88) 頭風嘔吐眼昏化 穴取神庭時不差 孩子慢驚何可治 印堂刺入艾還加
頭項强痛難回顧 牙痛並作一般看 先向承漿明補瀉 後鍼豐富卽時安

89) 偏正頭風痛難醫 絲竹空鍼亦可施 沿皮向後透率谷 一鍼兩穴世間稀
偏正頭風有兩般 有無痰飮細推觀 若然痰飮風池刺 倘無痰飮合谷安

인가? 양측 영향혈(迎香穴)이 올바른 치료방법이니, 먼저 보(補)하고 다음에 사(瀉)하면 효과가 분명할것이며 침을 뽑지 않았어도 먼저 기(氣)가 통하게 된다[90].

귀가 안들리고 기가 막혀 말할 수 없이 아플 때는 예풍혈(翳風穴)이 이 병을 고치는 혈(穴)임을 알아야 한다. 역시 이 혈(穴)은 목의 나력(瘰癧)도 치료하니, 침을 놓고 사(瀉)하며 움직이면 즉시 낫게 된다. 귀가 먹어 소리를 못 듣는 것, 아프고 가렵고 매미 소리가 나서 정신이 없는 것, 벌겋게 붓고 창(瘡)이 생겼을 때는 반드시 사(瀉)하되, 마땅히 청회혈(聽會穴)부터 자침해야한다[91].

우연히 말문이 막혀 말하기 힘든 데는 뒷목 두 근육 사이에 있는 아문혈(瘂門穴)에 침을 놓는데, 침을 얕게 놓되 깊게 자침하지 말아야 하니, 언어와 발음이 예전과 같이 편안해지게 된다. 양쪽 눈썹 사이가 아파서 고통을 참기 어려울 때는, 피부를 따라 찬죽혈(攢竹穴)에 침을 놓아도 무방하며, 역시 눈이 어두워지는 것도 치료가 되는데, 다시 두유혈(頭維穴)에 자침하면 즉시 편안해 진다[92].

두 눈동자가 붉게 붓고 아파서 참기 어려우며, 해를 쳐다 볼 수도 없고 속이 타는데, 단지 정명혈(睛明穴)과 사죽공혈(絲竹空穴)에다 침을 놓고, 태양혈(太陽穴)에 점자출혈(點刺出血)하면 저절로 병세가 꺽이게 된다. 등과 척추가 뻣뻣하고 아프면 인중혈(人中穴)을 사(瀉)하는데, 허리가 아프며 염좌가 생겼을 때도 좋다. 또한 위중(委中)이라는 한 혈(穴)이 있으니, 허리의 모든 병을 고칠 수 있는 좋은 혈(穴)이다[93].

신허(腎虛)로 허리가 아파서 참기 힘든 것은 치료하여 아픔을 멎게 하는 것이 심히 어려우니, 만약 양쪽 신수혈(腎兪穴)이 위치한 곳을 알고, 뜸을 자주 뜨면 몸이 스스로 편안해 진다. 환도혈(環跳穴)은 능히 넓적다리 부위의 풍(風)을 다스리는데, 양쪽 거료혈(居髎穴)이 참으로 효력이 있다. 위중혈(委中穴)에서 독혈(毒血)을 모두 뽑아 버려야 하는데, 의원의 신성한 공으로 낫게 됨을 알아야 한다[94].

---

90) 口眼喎斜最可嗟 地倉妙穴連頰車 左喎瀉右依師正 右喎瀉左莫令斜
不聞香臭從何治 迎香兩穴正堪攻 先補後瀉分明效 一鍼未出氣先通

91) 耳聾氣閉痛難言 須知翳風穴始痊 亦治項上生瘰癧 下鍼瀉動卽安然
耳聾之症不聞聲 痛癢蟬鳴不快淸 紅腫生瘡須用瀉 宜從聽會用鍼行

92) 偶爾失瘖言語難 瘂門項上兩筋間 若知淺鍼莫深刺 言語音和照舊安
眉間疼痛苦難當 攢竹沿皮刺不妨 若是眼昏皆可治 更鍼頭維卽安康

93) 兩睛紅腫痛難熬 怕日羞明心自焦 只刺睛明魚尾穴 太陽出血自然消
脊背强痛瀉人中 腰痠閃挫亦可攻 更有委中之一穴 腰間諸疾任君攻

94) 腎弱腰痛不可當 施爲行止甚乖常 若知腎兪二穴處 艾火頻加禮自康
環跳能治腿股風 居髎二穴認眞攻 委中毒血更出盡 愈見醫科神聖攻

무릎과 다리에 힘이 없어 서있기 힘든 것은 그 원인이 풍습(風濕)으로 인해 상처입은 것으로, 풍시혈(風市穴), 음시혈(陰市穴)에 뜸을 뜰 수 있음을 알아야 하니, 걸음걸이가 점점 편안해 질 것이다. 관골혈(髖骨穴)은 능히 두 다리의 통증을 다스릴 수 있는데, 무릎이 벌겋게 부어 걷지 못하면, 반드시 슬안혈(膝眼穴)과 슬관혈(膝關穴)에 자침한다, 그러면 치료효과가 바로 나타나며 다시 병이 되지 않는다[95].

한습(寒濕)으로 인한 각기병(脚氣病)을 참을 수가 없는 것에는 먼저 삼리혈(三里穴)에 침을 놓은 다음 삼음교혈(三陰交穴)에 침을 놓고, 다시금 현종혈(懸鐘穴)에 침을 놓으면, 붓고 아픔이 바로 사라짐을 경험할 수 있을 것이다. 초혜풍(草鞋風)으로 다리와 발이 벌겋게 붓고 아픈 데는 먼저 양쪽 곤륜혈(崑崙穴)에 자침한 후, 신맥혈(申脈穴)과 태계혈(太谿穴)에 다시 취혈하는 것이 그 병을 낫게 하는 묘결(妙訣)인 것이다[96].

발등이 부어 오르는데는 구허혈(丘墟穴)을 쓰는데 침을 비스듬히 자침하여 출혈시키면 즉시 가벼워진다. 해계혈(解谿穴)과 상구혈(商丘穴)을 다시 취혈하되, 보사(補瀉)를 구별하여 침을 놓을 줄 알아야 한다. 병이 전가되어 걷기조차 힘든 경우에는 양쪽 태충혈(太衝穴)이 자랑할만한 효과가 있으며, 다시 삼리혈(三里穴)과 중봉혈(中封穴)에 침을 놓으면 손으로 긁는 것과 같이 쉽게 병이 사라질 것이다[97].

무릎이 벌겋게 부어 오르는 학슬풍(鶴膝風)에는 양쪽 양릉천혈(陽陵泉穴)이 역시 취혈할 만한 곳이며, 음릉천혈(陰陵泉穴)로 투침(透鍼)하는 것도 역시 효과를 거둘 것이니, 벌겋게 부은 것이 전부 사라져 색다른 효력을 보게 된다. 팔이 온통 힘이 없고 통증을 참기 어려우며, 물건을 쥐기가 힘들고 몸을 움직이기가 편치 않을 때에는 완어(腕魚)에 자침하는 것이 비록 효과는 보겠지만, 보사(補瀉)를 등한시 하는 일은 없어야 할 것이다[98].

두 팔이 급작스럽게 아프고 기(氣)가 가슴으로 상충할 때는 견정혈(肩井穴)이 분명

---

95) 膝腿無力身立難 原因風濕致傷殘 倘知二市穴能灸 步履悠然漸自安
髖骨能醫兩腿痛 膝頭紅腫不能行 必鍼膝眼膝關穴 功效須臾病不生

96) 寒濕脚氣不可熬 三鍼三里及陰交 再將懸鍾穴兼刺 腫痛頓時立見消
腫紅腿足草鞋風 須把崑崙二穴攻 申脈太谿如再刺 神醫妙訣起疲疾

97) 脚背腫起丘墟穴 斜鍼出血卽時輕 解谿再與商丘識 補瀉行鍼要辨明
行步艱難疾轉加 太衝二穴效堪誇 更鍼三里中封穴 去病如同用手抓

98) 膝蓋紅腫鶴膝風 陽陵二穴亦堪攻 陰陵鍼透尤收效 紅腫全消見異功
腕中無力痛艱難 握物難移體不安 腕魚一鍼雖見效 莫將補瀉等間看

한 효과가 있다. 이 혈(穴)은 원래 진기(眞氣)가 모이는 곳으로 보(補)를 많이 하고 사(瀉)를 적게 하면 응당히 적중할 것이다. 두 팔꿈치의 경련이 근골까지 뻗힐 때는 움직이기가 힘들고 자세가 흐트러지게 되는데, 이때에는 곡지혈(曲池穴)을 사(瀉)하고 움직이게 하며, 척택혈(尺澤穴)을 같이 쓰면 성인의 가르침을 이어받았다 할 수 있을 것이다[99].

어깨 끝이 벌겋게 부어 아프고 움직이기 힘드는 것은 한습(寒濕)이 서로 싸워 기혈(氣血)에까지 미친 것으로, 만약 견우혈(肩髃穴)에 보사(補瀉)를 분명히 가려서 뜸을 많이 뜨면 저절로 편안해질 것이다. 손이 오그라들고 잘 펴지지 않을 때는 척택혈(尺澤穴)이 지금까지 요혈임이 인정되어 왔다. 얼굴과 머리에 여러 병증이 생길 때는 합곡혈(合谷穴)에 자침하면 신통한 효과가 있다[100].

뱃속에 기(氣)가 덩어리져 참기 힘든 통증이 올 때 자침할 혈은 내관혈(內關穴)이며, 이는 팔법(八法) 중 음유혈(陰維穴)인데 뱃속의 병을 고쳐 오래도록 편하게 해준다. 뱃속이 아픈 것은 늘 있는 병이지만, 대릉혈(大陵穴), 외관혈(外關穴)을 소상히 알아두어야 한다. 만약 옆구리에 담이 결리는 것이 겹쳤다면, 지구혈(支溝穴)이 치료 효과가 있는 기묘한 곳이다[101].

비한(脾寒)으로 생긴 병은 무엇보다도 가련한 병인데, 한(寒)하고 열(熱)함이 서로 들끓어 오르는 듯 하니, 양측 간사혈(間使穴)에 침을 놓고 사(瀉)하며 움직이게 하여 열(熱)은 사(瀉)하고 한(寒)을 보(補)한다면 나을 것이다. 아홉 가지 심통(心痛)이나 위통(胃痛)은 상완혈(上脘穴)에 깊숙히 침을 놓으며, 만약 비장(脾臟)까지 병이 있을 때는 중완혈(中脘穴)을 보(補)하는데, 두 번만 자침하면 재앙을 신효하게 막을 수 있을 것이다[102].

손이 벌겋게 붓고 팔까지 아픈 것은 액문혈(液門穴)에 깊이 자침함이 마땅하며, 다

---

99) 急痛兩臂氣攻胸 肩井分明穴可效 此穴原來眞氣聚 補多瀉少應其中
兩肘拘攣筋骨連 艱難動作欠安然 只將曲池鍼瀉動 尺澤兼行見聖傳

100) 肩端紅腫痛難當 寒濕相爭氣血狂 若向肩髃明補瀉 諸君多灸自安康
筋急不開手難伸 尺澤從來要認眞 頭面從有諸樣症 一鍼合谷效通神

101) 腹中氣塊痛難當 穴法宜向內關防 八法有名陰維穴 腹中之疾永保康
腹中疼痛亦常有 大陵外關可端詳 若是脇痛並閉結 支溝奇妙效非常

102) 脾寒之症最加憐 有寒有熱兩相煎 間使二穴鍼瀉動 熱瀉寒補病俱痊
九種心痛及胃疼 上脘穴內用鍼行 若還脾敗中脘補 兩鍼神效免災侵

시 더 자침할 한 혈(穴)은 중저혈(中渚穴)이니 중저혈(中渚穴)을 많이 사(瀉)하면 병은 저절로 가벼워진다. 중풍증세가 가볍지 않을 때는 양쪽 중충혈(中衝穴)이면 편안 해지게 되는데, 먼저 보(補)하고 나중에 사(瀉)하며 반응이 없을 때는 다시 인중혈(人中穴)에 침을 놓으면 더욱 더 가벼워질 것이다[103].

학질병이 도는 것은 막을 수 없는 어려운 일이다. 혈을 쓰는 법을 알기는 아주 쉬운 일이므로, 만약 후계혈(後谿穴)을 찾았으면 뜸을 많이 떠야 즉시 가벼워질 것이다. 정신이 온전치 않은 병은 가까이하기 어려운 병으로, 위아래 사람을 구분 못하고 욕질을 하는데, 신문혈(神門穴)만이 유독히 이 병을 고칠 수 있으니 손을 돌려 뼈를 펼쳐야 이 혈을 취할 수 있다[104].

매일 허번(虛煩)이 생겨 얼굴이 빨개지고 잘 놀라고 가슴이 두근거려 참기가 힘든 데는 모름지기 통리혈(通里穴)을 취하는데, 금침(金鍼)을 한번 놓으면 몸이 편안해질 것이다. 풍(風)으로 어지럽고 눈이 짓무르는 것은 아주 딱한 병으로, 눈물이 쏟아져내려 말도 못하게 되는데, 대골공혈(大骨空穴), 소골공혈(小骨空穴)이 이 병을 고치는 묘혈이니 뜸을 많이 뜨면 낫게 될 것이다[105].

부인의 유방이 붓고 아픈 것이 풀리지 않는 것, 피를 토하는 것, 풍병으로 가래가 아교처럼 끈끈한 것은 소택혈(少澤穴)에 보사(補瀉)를 분명히 하여 쓴다면, 기(氣)가 능히 조화되어 신기한 효과가 나타날 것이다. 온 몸이 열(熱)이 나고 아픈 것은 허(虛)한 것으로, 잘 때 땀이 나고 차차 쇠약해 지는데, 반드시 등 뒤에 있는 백로혈(百勞穴)과 추골(椎骨, 大椎穴)에 금침(金鍼)을 한 번 놓으면 병이 모두 없어질 것이다[106].

갑자기 기침이 나고 등과 허리가 아플 때에는 신주혈(身柱穴)에 뜸을 뜨면 가벼워진다. 지양혈(至陽穴)도 역시 황달병을 고치는 혈(穴)인데 먼저 보(補)하고 나중에 사(瀉)하면 분명하게 효과가 있다. 신장병(腎臟病)으로 허리가 허(虛)하고 소변을 자주

103) 手臂紅腫連腕疼 液門穴內用鍼明 更刺一穴名中渚 多瀉中渚疾白輕
中風之症勢非輕 中衝二穴可安寧 先補後瀉如無應 再刺人中立便輕

104) 行時瘧疾最難禁 穴法由來易審明 若把後谿穴尋得 多如艾火卽時輕
癡呆之症不堪親 不識尊卑枉罵人 神門獨治癡賣病 轉手骨開得穴眞

105) 連日虛煩面赤粧 心中驚悸亦難當 若須尋得通里穴 一用金鍼體便康
風眩目爛最堪憐 淚出汪汪不可言 大小骨空皆妙穴 多加艾火質應癲

106) 婦人乳吹痛難消 吐血風痰稠似膠 少澤穴內明補瀉 應時神效氣能調
滿身發熱痛爲虛 盜汗淋漓漸損軀 須將百勞椎骨穴 金鍼一刺疾俱除

보며 밤에 잠을 못자고 신경을 쓰는 데는, 금문혈(金門穴)에 금침(金鍼)을 놓으면 도움이 될 것이고, 신수혈(腎兪穴)에 뜸을 뜨면 효과가 있을 것이다[107].

아홉가지 치루(痔瘻)로 고생하는 사람이 많이 있는데, 반드시 승산혈(承山穴)을 자침하면 효험이 크며, 다시 장강(長强) 한 혈(穴)을 더 취혈하라. 신음하고 크게 아픈 것에도 효험이 크다. 풍(風)에 상한 것이 풀리지 않고 기침이 잦은 것을 오래도록 고치지 않으면 노병(癆病)이 되는데, 기침에는 모름지기 폐수혈(肺兪穴)에 침을 놓고, 가래가 많을 때는 풍륭혈(豊隆穴)을 쓴다[108].

양쪽 고황혈(膏肓穴)이 이 병을 고치는데 더 좋지만, 이 혈은 원래 찾기가 힘들다. 침을 놓지 말고 뜸을 많이 떠야 하며, 21장을 떠도 역시 무방하다. 담한(膽寒)으로 인해 무서워하며 놀라는 병이 오는데, 잘 때 정액이 흘러나오고 소변이 희고 탁하며 참기가 힘들고, 꿈에 귀신을 자주 보는 사람에게는 심수혈(心兪穴)을 취혈하며 일반적으로 백환수혈(白環兪穴)에 자침한다[109].

간병(肝病)으로 혈(血)이 적고 눈이 가물거리는 데는 마땅히 간수혈(肝兪穴)에 보법(補法)을 쓰면 힘이 생긴다. 다시 삼리혈(三里穴)을 자주 사(瀉)해주면 다시 눈이 밝아지고 혈(血)이 늘어나 전과 다름없이 된다. 비장병(脾臟病)을 앓는 사람도 흔히 있는데, 나중에는 위번(胃翻)으로 음식 먹기가 어려워진다. 황달이 생기면 역시 완골혈(腕骨穴)을 찾아 쓰고, 중완혈(中脘穴)에 금침(金鍼)을 쓰면 반드시 회복될 것이다[110].

상한병에 땀이 안나면 부류혈(復溜穴)을 사(瀉)하고, 땀이 많이 나면 마땅히 합곡혈(合谷穴)을 취한다. 만약 육맥(六脈)이 모두 미세하면 금침(金鍼)으로 한번 보(補)하면 다시 맥(脈)이 되돌아 온다. 대변이 단단하게 막혀 잘 나오지 않는 데는 발에 있는 조해혈(照海穴)을 취하고, 다시 지구혈(支溝穴)에 사법(瀉法)을 쓰면 매우 큰 치료 효

107) 忽然咳嗽腰背痛 身柱由來灸便輕 至陽亦治疸黃病 先補後瀉效分明
腎敗腰虛小便頻 夜間起止苦勞神 命門若得金鍼助 腎兪艾灸起遭逆

108) 九般痔漏最傷人 必刺承山效若神 更有長强一穴是 呻吟大痛穴爲眞
傷風不解嗽頻頻 久不醫時癆便成 咳嗽須鍼肺兪穴 痰多宜向豊隆尋

109) 膏肓二穴治病强 此穴原來難度量 斯應禁鍼多著艾 二十一壯亦無妨
膽寒由是怕心驚 遺精白濁實難禁 夜夢鬼交心兪治 白環兪穴一般鍼

110) 肝家血少目昏花 宜補肝兪力便加 更把三里頻瀉動 還光益血自無差
脾家之症有多般 致成胃翻胃食難 黃疸亦須尋腕骨 金鍼必定奪中脘

과가 있는 묘혈임을 알게 된다[111].

아랫배가 그득하고 기(氣)가 심장으로 상충하면 양쪽 내정혈(內庭穴)에다가 먼저 침을 놓는다. 두 발에 수기(水氣)가 있으면 임읍혈(臨泣穴)을 사(瀉)하는데, 수기(水氣)가 없게 되면 병이 침입하지 못하게 된다. 일곱 종류의 산기(疝氣)에는 대돈혈(大敦穴)을 취하는데, 대돈혈(大敦穴)은 발가락의 옆 사이에 있다. 모든 경맥이 모두 삼모처(三毛處)에 있지만, 스승을 잘못 만나면 만산으로부터 떨어져있는 것과 같다[112].

노궁혈(勞宮穴)은 손바닥 가운데에서 찾아라. 손에 부스럼이 가득 생겨 심장(心臟)까지 미칠 때는 심장(心臟)과 가슴의 병은 대릉혈(大陵穴)을 사(瀉)해주고, 기(氣)가 가슴과 배를 치받을 때는 일반 침법을 쓴다. 가장 견디기 힘든 병은 숨을 헐떡이는 것이니, 밤에 잠을 못자고 숨이 더 가빠지는데 천돌혈(天突穴)이 묘혈이니 마땅히 찾아 쓰고, 단중혈(膻中穴)에 뜸을 많이 뜨면 편안해 진다[113].

구미혈(鳩尾穴)은 홀로 다섯 종류의 간실을 다스리는데 이 혈을 보름지기 자세히 살펴야 한다. 만약 뜸을 뜨면 마땅히 일곱장을 뜨는데, 많이 뜨면 사람이 상하고 침 역시 놓기 어렵다. 분돈(奔豚)으로 산기(疝氣)가 자주 있으며, 기가 위로 치받쳐 심(心)을 상하게 하여 죽을 것 같이 되었을 때는 관원혈(關元穴)과 대돈혈(大敦穴)에 같이 침을 놓아야 한다. 이 법을 친히 전해 주니, 진실임을 알아야 한다[114].

수병(水病)은 참으로 참기가 어려운 병이니, 배가 그득하고 부어오르며 사그러들지 않는데, 먼저 수분혈(水分穴)과 아울러 수도혈(水道穴)에 뜸을 뜨고 나서 다음에 삼리혈(三里穴)과 삼음교혈(三陰交穴)에 침을 놓도록 한다. 부인이 붉고 흰 대하(帶下)가 많이 흐르는 것은, 다만 허패(虛敗)로 인해 음화(陰火)가 동(動)한 것이므로, 중극혈(中極穴)에 보법(補法)을 많이 쓰고 사법(瀉法)은 적게 쓰는데 뜸을 뜨게 되면 깨끗

111) 傷寒無汗瀉復溜 汗多宜將合谷收 若然六脈皆微細 金鍼一補脈還浮
大便閉結不能通 照海分明在足中 更把支溝來瀉動 方知妙穴有神功

112) 小腹脹滿氣攻心 內庭二穴要先鍼 兩足有水臨泣瀉 無水能令病不侵
七般疝氣取大敦 穴法由來趾側間 諸經俱載三毛處 不遇師傳隔萬山

113) 勞宮穴在掌中尋 滿手生瘡痛徹心 心胸之病大陵瀉 氣攻胸腹一般鍼
哮喘之症最難當 夜間不睡氣遑遑 天突妙穴宜尋得 膻中著艾便安康

114) 鳩尾獨治五般癎 此穴須當仔細觀 若然着艾宜灸七壯 多則傷人鍼亦難
奔豚疝氣發甚頻 氣上攻心似死人 關元兼刺大敦穴 此法親傳始得眞

이 없어질 것이다[115].

오래된 설사병은 이것저것 가리지 말고, 양쪽 천추혈(天樞穴)에 침을 놓으면 바로 그치게 된다. 이것은 오장(五臟)과 비(脾)가 허(虛)한 병이므로, 뜸을 많이 뜨면 병이 다시는 생기지 않는다. 입에서 냄새나는 것은 정말 혐오스러운데, 노심(勞心), 다정(多情)으로 괴로움이 생긴 것이므로 대릉혈(大陵穴)과 인중혈(人中穴)에 사법(瀉法)을 써서 마음이 청량해지면 기(氣)가 자연히 안정된다[116].

8. 옥룡부(玉龍賦)[117]

방대한 양의 지식을 간추려 정리하여 요점을 만들고 책으로 정리하여 번거로움을 줄여 마침내 옥룡(玉龍)이라 부르는 부(賦)를 완성하였으니, 진실로 금침(金鍼)으로 편안함을 구할 수 있다[118].

무릇 갑자기 발생한 중풍에는 정문(頂門, 顖會穴), 백회혈(百會穴)을 쓴다. 각기(脚氣)가 이어서 생기면 족삼리혈(足三里穴), 절골혈(絶骨穴), 삼음교혈(三陰交穴)을 쓴다. 두풍(頭風, 만성두통)과 콧물이 흐르는 증상에는 상성혈(上星穴)을 사용할 수 있고, 귀

115) 水病之疾最難熬 腹滿虛脹不肯消 先灸水分並水道 後鍼三里三陰交
婦人赤白帶下多 只因虛敗動陰火 中極補多宜瀉少 灼艾還須費張羅

116) 久瀉之症別無他 天樞二穴刺休差 此是五臟脾虛疾 多添艾火病不加
口臭之疾最可憎 勞心只爲苦多情 大陵穴內人中瀉 心得淸涼氣自平

117) 옥룡부(玉龍賦)는 옥룡가(玉龍歌)의 정요(精要)한 부분을 묶은 것이다. 옥룡가(玉龍歌)는 송대(宋代)의 양씨(楊氏)가 간추려 만든 것이다. 원(元)나라 왕국서(王國端)의 ≪편작신응침구옥룡경(扁鵲神應鍼灸玉龍經)≫에 이 옥룡가(玉龍歌)가 실려 있는데 편작(扁鵲)이 준 것으로 가탁(假託)하고 있다. 옥룡부(玉龍賦)는 102개의 혈위(穴位)와 84가지 증(症)의 치료경험을 소개하고 있는데 그 중에는 두면(頭面) 오관(五官)과 견배(肩背)의 질환 21증(症), 흉복(胸腹)과 사지(四肢)의 질환 21증(症), 부인(婦人)과 소아(小兒) 4증(症), 내상(內傷) 외감(外感) 21증(症), 치(痔) 산(疝) 대소변(大小便) 질환 17증(症)이 있다. 치료에 있어서 혈자리를 선택하고 처방을 위해 배혈(配穴)함이 정미로와 대부분 한 증(症)에 1~3혈을 쓰며 배혈(配穴)에 있어서도 표리경(表裏經)의 순경배혈법(循經配穴法)을 사용하고 오수혈(五腧穴), 팔맥교회혈(八脈交會穴), 수모혈(兪募穴)을 중용(重用)하는데 치료효과가 탁월하며 실용적으로 많이 쓰이는 혈(穴)이다. 이러한 점들이 취혈을 지도하는데 중요한 의의를 가지며 후인(後人)에게 많은 도움이 된다.

118) 夫參博以爲要 輯簡而舍煩 總玉龍以成賦 信金鍼以獲安

가 먹고 뺨이 붓는 증상에는 청회혈(聽會穴)만이 효과가 좋다[119].

찬죽혈(攢竹穴), 두유혈(頭維穴)은 눈의 통증과 두통을 다스리고, 유근혈(乳根穴)과 수부혈(兪府穴)은 기수(氣嗽)와 담효(痰哮)를 치료한다. 풍시혈(風市穴), 음시혈(陰市穴)은 다리에 힘이 없는 증상을 고치고, 양릉천혈(陽陵泉穴), 음릉천혈(陰陵泉穴)은 무릎이 부어 참기 어려운 것을 없앤다[120].

이백혈(二白穴)은 치루(痔漏)를 고치고 간사혈(間使穴)은 학질(瘧疾)을 치료하며 大敦穴은 산기(疝氣)를 없애고 고황혈(膏肓穴)은 허로(虛勞)를 보(補)한다. 천정혈(天井穴)은 나력(瘰癧)과 은진(癮疹)을 치료하고 신문혈(神門穴)은 치매로 웃다가 울다가 하는 증상을 치료한다[121].

풍담(風痰)으로 인한 해수(咳嗽)에는 태연혈(太淵穴), 열결혈(列缺穴)을 자침해야 한다. 여위고 허약하며 숨이 가쁘게 기침을 하면 선기혈(璇璣穴), 기해혈(氣海穴)을 마땅히 알아야하고, 기문혈(期門穴), 대돈혈(大敦穴)은 능히 굳건한 현벽(痃癖)과 산기(疝氣)를 치료할 수 있고 노궁혈(勞宮穴), 대릉혈(大陵穴)은 심(心)이 답답한 것과 창이(瘡痍,부스럼)을 치료할 수 있다[122].

심계허번(心悸虛煩)에는 삼리혈(三里穴)을 자침하고 시역(時疫)으로 인한 해학(痎瘧, 유행성 학질)에는 후계혈(後谿穴)을 찾아라. 절골혈(絶骨穴), 삼리혈(三里穴), 삼음교혈(三陰交穴)은 각기병(脚氣病)에 마땅하고 정명혈(睛明穴), 태양혈(太陽穴), 어미혈(魚尾穴)은 눈의 병증에 사용한다[123].

노인(老人)이 소변을 자주 보는 것은 명문혈(命門穴), 신수혈(腎兪穴)에 쑥뜸을 뜨고, 부녀자의 유종(乳腫, 유방에 종기가 생기는 것)에는 소택혈(少澤穴), 태양혈(太陽穴)을 가히 쓸 수 있다. 신주혈(身柱穴)은 기침을 그치게 하고 능히 척추의 통증을 제거할 수 있다. 지양혈(至陽穴)은 황달을 물리치고 정신적 피로를 잘 치료한다[124].

장강혈(長强穴), 승산혈(承山穴)에 뜸을 뜨면 치질에 가장 좋고, 풍륭혈(豊隆穴), 폐수혈(肺兪穴)은 담수(痰嗽, 가래가 많은 기침)에 기묘한 효과가 있다. 풍문혈(風門穴)은 한사(寒邪)에 손상되어 생긴 기침을 주로 치료하고, 천추혈(天樞穴)은 비설(脾泄)의 위급

119) 原夫卒暴中風 頂門百會 脚氣連延 里絶三交 頭風鼻淵 上星可用 耳聾腮腫 聽會偏高

120) 攢竹頭維 治目疼頭痛 乳根兪府 療氣嗽痰哮 風市陰市 驅腿脚之乏力 陰陵陽陵 除膝腫之難熬

121) 二白 醫痔漏 間使 剿瘧疾 大敦 去疝氣 膏肓 補虛勞 天井 治瘰癧癮疹 神門 治呆癡笑咷

122) 咳嗽風痰 太淵列缺宜刺 尫羸喘促 璇璣氣海當知 期門大敦 能治堅痃疝氣 勞宮大陵 可療心悶瘡痍

123) 心悸虛煩 刺三里 時疫痎瘧 尋後谿 絶骨三里陰交 脚氣宜此 睛明太陽魚尾 目症凭玆

124) 老者便多命門兼腎兪而着艾 婦人乳腫少澤與太陽之可推 身柱蠲嗽能除膂痛 至陽却疸善治神疲

한 증상을 치료한다[125].

풍지혈(風池穴), 절골혈(絶骨穴)은 몸이 굽은 것을 치료하고, 인중혈(人中穴), 곡지혈(曲池穴)은 위축되고 굽은 것을 가히 치료할 수 있다. 기문혈(期門穴)은 상한(傷寒)이 풀리지 않고 다른 경락으로 전변되지 않은 것을 치료한다. 구미혈(鳩尾穴)은 전간(癲癎)이 이미 발생한 것을 치료하는데, 삼가 함부로 시술하지 말아라[126].

음교혈(陰交穴), 수분혈(水分穴), 삼리혈(三里穴)은 고창(蠱脹)에 쓴다. 상구혈(商丘穴), 해계혈(解谿穴), 구허혈(丘墟穴)은 다리 통증을 능히 몰아낼 수 있다. 척택혈(尺澤穴)은 근(筋)이 당겨 사용하지 못하는 것을 다스린다. 완골혈(腕骨穴)은 손목을 움직이기 어려운 것을 치료한다[127].

어깨와 척추의 통증에는 오추혈(五樞穴)과 배봉혈(背縫穴)을 겸(兼)하고, 팔꿈치가 오그라들며 아픈 것에는 곡지혈(曲池穴)에 척택혈(尺澤穴)을 합한다. 풍습(風濕)이 양 어깨에 뭉쳐진 데는 견우혈(肩髃穴)로 가히 치료할 수 있고, 삼초(三焦)에 열(熱)이 성(盛)하였을 때는 관충혈(關衝穴)이 마땅하다[128].

팔이 붉게 부은 것은 중저혈(中渚穴), 액문혈(液門穴)을 쓰는데, 변별이 중요하다. 비허(脾虛)로 생긴 황달에는 완골혈(腕骨穴), 중완혈(中脘穴)을 사용하는 것을 어찌 의심하겠는가? 상한(傷寒)에 땀이 없을 경우는 부류혈(復溜穴)을 마땅히 사(瀉)해야하고, 땀이 있는 경우는 합곡혈(合谷穴)을 마땅히 따라야 한다[129].

음식으로 인해 그득하여 기(氣)가 거꾸로 오르는 것을 조절하고자 하면 삼리혈(三里穴)이 가히 좋고, 육맥(六脈)의 숨겨진 것을 일으키고자 하면 부류혈(復溜穴)이 신묘하다. 조해혈(照海穴)과 지구혈(支溝穴)은 변비를 통하게 하고, 내정혈(內庭穴)과 임읍혈(臨泣穴)은 아랫배가 부어오른 증상을 다스린다[130].

천돌혈(天突穴)과 단중혈(膻中穴)은 숨이 차고 기침하는 것을 치료하고 지창혈(地倉穴), 협거혈(頰車穴)은 구안와사를 치료한다. 영향혈(迎香穴)은 코막힘을 뚫는데 최고

125) 長强承山 灸痔最妙 豊隆肺俞 痰嗽稱奇 風門 主傷冒寒邪之嗽, 天樞 理感患脾泄之危

126) 風池絶骨 而療乎傴僂 人中曲池 可治其痿傴 期門 刺傷寒未解經不再傳 鳩尾 鍼癲癎已發愼其妄施

127) 陰交水分三里 蠱脹宜刺 商丘解谿丘墟 脚痛堪追 尺澤 理筋急之不用 腕骨 療手腕之難移

128) 肩脊痛兮 五樞兼于背縫 攣疼兮 尺澤合于曲池 風濕搏于兩肩 肩髃可療 熱盛乎三焦 關衝最宜

129) 手臂紅腫 中渚液門要辨 脾虛黃疸 腕骨中脘何疑 傷寒無汗 攻復溜宜瀉 傷寒有汗 取合谷當隨

130) 欲調飽滿之氣逆 三里可勝 要起六脉之沈匿 復溜稱神 照海支溝 通大便之秘 內庭臨泣 理小腹之䐜

이고, 견정혈(肩井穴)로 팔의 통증을 치료하는 것은 손에 잡는 것처럼 쉽다[131].

이간혈(二間穴)은 치아의 통증을 치료하고, 중괴혈(中魁穴)로 위가 뒤집히는 것을 다스리면 바로 낫는다. 백로혈(百勞穴)은 허한(虛汗)을 멈추게 하고 통리혈(通里穴)로 심경(心驚)을 치료하면 바로 낫는다[132].

대골공혈(大骨空穴)과 소골공혈(小骨空穴)은 안란(眼爛)을 치료하고 능히 냉루(冷淚)를 그치게 하며, 좌우 태양혈(太陽穴)은 목동(目疼)을 치료하고 혈예(血翳)를 잘 제거한다. 심수혈(心兪穴), 신수혈(腎兪穴)은 허리와 신(腎)이 허핍(虛乏)하여 생기는 자면서 정액이 흘러나오는 증상을 치료한다. 인중혈(人中穴), 위중혈(委中穴)은 허리와 척추의 통증과 삔 증상을 제어하기 어려운 것을 제거한다[133].

태계혈(太溪穴), 곤륜혈(崑崙穴), 신맥혈(申脈穴)은 나리가 부어 잘 걷지 못하는 것을 치료한다. 용천혈(湧泉穴), 관원혈(關元穴), 풍륭혈(豊隆穴)은 결핵을 잘 치료하는 예이다. 인당혈(印堂穴)은 경축(驚搐)을 치료한다. 신정혈(神庭穴)은 두풍(頭風)을 다스린다. 대릉혈(大陵穴), 인중혈(人中穴)을 여러 번 사(瀉)하면 구기(口氣)가 모두 없어진다[134].

대맥혈(帶脈穴), 관원혈(關元穴)에 뜸을 많이 뜨면 신(腎)에 병이 든 것을 치료할 수 있다. 다리가 무겁고 아프면 관골혈(髖骨穴), 슬관혈(膝關穴), 슬안혈(膝眼穴)에 자침하라. 걷는 것이 어려우면 삼리혈(三里穴), 중봉혈(中封穴), 태충혈(太衝穴)에 자침하라. 내관혈(內關穴)과 조해혈(照海穴)을 취하면 복부 질환의 덩어리가 있는 증상을 치료할 수 있다[135].

코 안에서 내영향혈(內迎香穴)을 자극하면 눈에서 열이 나면서 붉어지는 것을 없앨 수 있다. 배가 아프고 비결(秘結)된 경우에는 대릉혈(大陵穴), 외관혈(外關穴), 지구혈(支溝穴)을 사용한다. 대퇴부의 풍습통(風濕痛)에는 거료혈(巨髎穴), 환도혈(環跳穴),

131) 天突膻中 醫喘嗽 地倉頰車 療口喎 迎香 攻鼻窒爲最 肩井 除臂痛如拿

132) 二間 治牙疼 中魁 理翻胃而即愈 百勞 止虛汗 通里 療心驚而即瘥

133) 大小骨空 治眼爛能止冷漏 左右太陽 醫目疼善除血翳
心兪腎兪 治腰腎虛乏之夢遺 人中委中 除腰脊痛閃之難制

134) 太溪崑崙申脈 最療足腫之迍 湧泉關元豊隆 爲治尸勞之例.
印堂 治其驚搐 神庭 理乎頭風 大陵人中 頻瀉口氣全除

135) 帶脈關元 多灸腎敗堪攻 腿脚重疼 鍼髖骨膝關膝眼
行步艱楚 刺三里中封太衝 取內關于照海 醫腹疾之塊

위중혈(委中穴)을 사용한다. 상완혈(上脘穴)과 중완혈(中脘穴)은 아홉 종류의 심통(心痛)을 치료한다[136).

적대하(赤帶下)와 백대하(白帶下)는 중극혈(中極穴)의 다름을 구해야 한다. 또 만약 심허(心虛)하고 열(熱)이 울체되었을 때는 보사(補瀉)를 명확히 하여 소충혈(少衝穴)을 사용한다. 눈이 침침하고 혈(血)이 넘치는 경우에는 간수혈(肝兪穴)을 사용하되, 허실(虛實)을 구분하여 치료한다. 마음으로 전하는 현묘한 요점을 마땅히 여기며, 수기법의 빠름과 느림을 연구해야 한다[137).

혹 좌섬동통(挫閃疼痛)의 병소가 일정하지 않은 경우에는 어떤 혈(穴)을 정하여 제거할 수 있는지 헤아리기 어렵다. 여러 내용을 모아서 본 후, 외우고 읽기 쉽게 하였으니, 부디 고명한 이가 보고 비웃지 말기를 바란다[138).

9. 잡병십일혈가(雜病十一穴歌)[139)

찬죽혈(攢竹穴)과 사죽공혈(絲竹空穴)은 두통을 치료하는 주요혈인데, 편두통, 정두통 어느 것에나 자침함이 마땅하고, 다시 대도혈(大都穴)을 강자극으로 사(瀉)하면 두통이 사라진다. 먼저 곡지혈(曲池穴)과 합곡혈(合谷穴)을 사(瀉)하고, 풍지혈(風池穴)을 3푼 깊이로 자침하면 두통은 영원히 사라지고 다시는 찾아오지 못한다. 이에 의거하여 자침한다면 반응이 나타나지 않을 수 없으며, 이 처방대로 가르쳐 준 수기법을 따르면 환자가 편안해진다[140).

두통, 만성두통 및 치통에는 합곡혈(合谷穴)과 삼간혈(三間穴)을 찾아 자침하며, 눈

136) 搐迎香于鼻內 消眼熱之紅 肚痛秘結 大陵合外關于支溝
腿風濕痛 居髎兼環跳于委中 上脘中脘 治九種之心痛

137) 赤帶白帶 求中極之異同 又若心虛熱壅 少衝明于濟奪
目昏血溢 肝兪辨其實虛 當心傳之玄要 窮手法之疾徐

138) 或値挫閃疼痛之不定 此爲難擬定穴之可祛 輯管見以便誦讀 幸高明而無哂諸

139) 이 글은 명(明)나라의 침구명가(鍼灸名家)인 고무(高武)선생이 쓴 글이다. 이 노래의 내용은 잡병(雜病)에 쓰이는 치료처방을 열한수의 노래로 엮은 것이다.

140) 攢竹絲空主頭疼 偏正皆宜向此鍼 更去大都徐瀉動 風池鍼刺三分深
曲池合谷先鍼瀉 永與除痾病不侵 依此下鍼無不應 管教隨手便安寧

이 아프면 대도혈(大都穴)을 자침하고, 태연혈(太淵穴)을 되도록 깊숙히 자침한다. 치통에는 3푼 깊이로 자침하라. 치통은 앞 처방을 따라 손가락 위를 치료하고, 다시 대도혈(大都穴)을 치료하는 데 좌측이 아프면 우측으로, 우측이 아프면 좌측으로 교차하여 자침하여야 한다[141].

귀가 먹어 잘 들리지 않을 때는 청회혈(聽會穴)과 청궁혈(聽宮穴)을 7푼 깊이로 찔러 사(瀉)하고, 또 이문혈(耳門穴)에도 3푼(三分) 깊이로 자침하여 사(瀉)하며, 다시 청궁혈(聽宮穴)에 뜸 일곱장을 뜨고, 대장경(大腸經)의 곡지혈(曲池穴), 합곡혈(合谷穴)을 7푼 깊이로 찔러 사법(瀉法)을 써야 하니, 의원이 모두 이런 이치를 밝게 알아서 침을 놓으면 놓을 때마다 쉽게 그 효력이 나타날 것이다[142].

어깨, 등과 아울러 어깨와 팔이 아플 때는 곡지혈(曲池穴) 합곡혈(合谷穴)을 7푼 깊이로 자침하고, 낫지 않으면 척택혈(尺澤穴)을 더하여 1촌 깊이로 자침하며, 다음으로 삼산혈(三間穴)을 다시 취혈하라. 심경(心經)의 소부혈(少府穴), 풍부혈(風府穴)을 각기 7푼 깊이로 자침하는데, 혈(穴) 속의 깊고 얕음을 법에 따라서 쓰게 되면 질병이 가벼워진다[143].

인후에서 배꼽에 이르기까지 상복부에 생기는 여러 가지 위급한 병, 즉 심장이 아프며 가슴이 결림, 상한으로 인한 구토, 트림, 가슴 답답함, 침을 흘리는 증상에는 열결혈(列缺穴)을 3푼 깊이로 자침하고, 풍지혈(風池穴)을 3푼 깊이로 자침하여 사(瀉)하며, 두 손가락의 삼간혈(三間穴)과 더불어 수삼리혈(手三里穴), 중충혈(中衝穴)에 5푼 깊이로 돌리며 자침하라[144].

땀이 나지 않을 때는 완골혈(腕骨穴)에 5푼(五分)깊이로 자침하여 사(瀉)하는 것이 중요함을 알아야하고, 어제혈(魚際穴), 경거혈(經渠穴)과 아울러 통리혈(通里穴)을 1푼 깊이로 자침하여 사(瀉)하면 땀방울이 조금씩 흐르게 된다. 둘째 손가락의 삼간

141) 頭風頭痛與牙疼 合谷三間兩穴尋 更向大都鍼眼痛 太淵穴內用鍼行
牙疼三分鍼呂細 齒疼依前指上明 更推大都左之右 交互相迎仔細迎

142) 聽會兼之與聽宮 七分鍼瀉耳中聾 耳門又瀉三分許 更加七壯灸聽宮
大腸經內將鍼瀉 曲池合谷七分中 醫者若能明此理 鍼下之時便見功

143) 肩背幷和肩膊疼 曲池合谷七分深 未愈尺澤加一寸 更於三間次第行
各入七分於穴內 少風二府刺心經 穴內淺深依法用 當時蠲疾兩之經

144) 咽喉以下至於臍 胃脘之中百病危 心氣痛時胸結硬 傷寒嘔噦悶涎隨
列缺下鍼三分許 三分鍼瀉到風池 二指三間幷三里 中沖還刺五分依

혈(三間穴)과 수삼리혈(手三里穴)의 엄지손가락 쪽을 각각 5푼씩 자침하면 땀이 온 몸에 두루 통해서 나오는데 이 처방을 밝게 아는 사람이 바로 훌륭한 의사라 할 수 있다[145].

팔과 다리에 힘이 없으면서, 풍사(風邪)로 인해 눈이 꺼칠꺼칠하여 뜨기가 어려우며, 모든 병이 공격해오고, 정신이 혼미하고 권태로우며 말을 하기조차 어려울때는 풍지혈(風池穴)과 합곡혈(合谷穴)을 자침하여 통하게 하고, 그 후에 두 손에 있는 삼간혈(三間穴)을 사(瀉)하며, 삼리혈(三里穴)과 태충혈(太衝穴)에 각각 5푼을 자침하며 영수보사법(迎隨補瀉法)을 쓰면 신기한 공을 얻을 수 있을 것이다[146].

중풍으로 반신불수가 되어 몸을 못 쓸 때는 풍지혈(風池穴)과 손가락 사이의 팔사혈(八邪穴), 발가락 사이의 팔풍혈(八風穴)을 각각 5푼 깊이로 자침하여 사(瀉)하고, 다시 뜸 7장을 뜨면 몸이 편안해진다. 병을 보아가며 삼리혈(三里穴), 삼음교혈(三陰交穴)에 1촌 3푼을 자침하여 행기(行氣)한 다음 사(瀉)하고, 각 혈(穴)에 37장씩 뜸을 뜨면 탄탄(癱瘓, 중풍으로 몸을 못 쓰게 되는 병증)은 즉시 편안해 진다[147].

팔꿈치가 아파서 침을 놓을 때는 곡지혈(曲池穴)에 자침하고, 경거혈(經渠穴) 및 합곡혈(合谷穴)을 같이 쓰는데, 이 두 혈(穴)은 5푼 깊이로 자침하여야 한다. 학질(瘧疾)로 온 몸을 동여 맨 것 같아 움직이기 어려울 때는 삼간혈(三間穴)을 5푼 깊이로 자침하는 것을 잊지 말며, 또 기통(氣痛)과 한열(寒熱)이 교차 될 때는 간사혈(間使穴)에 침을 놓는 것을 망설이지 말아야 한다[148].

넓적다리, 서혜부, 허리가 아프고 속이 결리는 증에는 관골혈(髖骨穴)을 7푼 깊이로 자침하고, 다시 풍시혈(風市穴)과 족삼리혈(足三里穴)을 1촌 3푼을 자침하여 동일하게 보사(補瀉)한다. 또 삼음교혈(三陰交穴)을 1촌 자침하여 사(瀉)하고, 거듭 행간혈(行間穴)을 5푼 자침하는데 호흡에 따라 강함과 약함, 나아감과 물러남을 행한다

145) 汗出難來刺腕骨 五分鍼瀉要君知 魚際經渠并通里 一分鍼瀉汗淋漓
二指三間及三里 大指各刺五分宜 汗至如若通遍體 有人明此是良醫

146) 四肢無力中邪風 眼澁難開百病攻 精神昏倦多不語 風池合谷用鍼通
兩手三間隨後瀉 三里兼之與太沖 各入五分於穴內 迎隨得法有神功

147) 風池手足指諸間 右瘓偏風左曰癱 各刺五分隨後瀉 更灸七壯便身安
三里陰交行氣瀉 一寸三分量病看 每穴又加三七壯 自然癱瘓卽時安

148) 肘痛將鍼刺曲池 經渠合谷共相宜 五分鍼刺於二穴 瘧病纏身便得難
未愈更加三間刺 五分深刺莫憂疑 又兼氣痛憎寒熱 間使行鍼莫用遲

면, 수기법에 따라 병이 제거된다[149].

팔꿈치, 무릎이 아플때에는 곡지혈(曲池穴)을 1촌 자침하는 것이 우선이며, 좌측이 아프면 우측을, 우측이 아프면 좌측에 침을 놓는데, 3푼을 자침하여 사(瀉)하면 신기한 효과가 있을 것이다. 무릎이 아플 때는 독비혈(犢鼻穴), 족삼리혈(足三里穴), 삼음교혈(三陰交穴)에 3촌 깊이로 자침하고 일곱 번 숨 내쉴 동안 유침해야 하는데, 단 자세히 이런 이치를 찾아서 병을 치료한다면 그 효과와 공이 쉽게 이루어 질 것이다[150].

10. 장상군천성비결가(長桑君天星秘訣歌)[151]

하늘의 별 같은 비결은 아는 사람이 적기에 이 비결을 선후로 나누어 전하고자 한다. 만약 위속에 먹은 음식이 내려가지 않으면 먼저 선기혈(璇璣穴)을 취혈하고 후에 삼리혈(三里穴)을 취혈하라. 비장(脾臟)의 병으로 혈기가 부족하면 먼저 합곡혈(合谷穴)에 자침한 다음, 삼음교혈(三陰交穴)을 자침함을 잊지 말아야 한다. 귀신에 씌운 듯한 증이 있으면 먼저 간사혈(間使穴)을 취혈하고, 팔이 경련을 일으키고 마비가 오면 견우혈(肩髃穴)을 취하라[152].

만약 다리 근육이 뒤틀리고 안화(眼花)가 보이면 먼저 승산혈(承山穴)에 자침한 다음 내과혈(內踝穴)에 자침하라. 각기(脚氣)로 다리가 아프고 저리면 우선 견정혈(肩井穴)을 취혈하고 다음에 족삼리혈(足三里穴), 양릉천혈(陽陵泉穴)을 취혈하라. 아랫배에서 배꼽까지 연결되어 아플 때에는 먼저 음릉천혈(陰陵泉穴)을 자침한 뒤 용천혈(湧泉穴)을 자침하라. 귀울림과 허리 통증에는 먼저 지오회혈(地五會穴)을 자침하고,

---

149) 腿胯腰疼痞氣攻 髖骨穴內七分窮更鍼風市兼三里 一寸三分補瀉同
又去陰交瀉一寸 行間仍刺五分中剛柔進退隨呼吸 去疾除疴撚指工

150) 肘膝疼時刺曲池 進鍼一寸是相宜 左病鍼右右鍼左 依此三分瀉氣奇
膝痛三寸鍼犢鼻 三里陰交要七次 但能仔細尋其理 劫病之功在片時

151) 사기(史記)의 편작전(扁鵲傳)에 편작(扁鵲)은 하북성(河北省)에서 장상군(長桑君)이라는 유명한 의사에게 의술을 배웠다고 기록되었다. 이것은 장상군(長桑君)의 천성(天星)같은 비결(秘訣)을 노래로 엮은 것이다.

152) 天星秘訣少人知 此法專分前後施 若是胃中停宿食 後尋三里起璇璣
脾病血氣先合谷 後刺三陰交莫遲 如中鬼邪先間使 手臂攣痺取肩髃

다음에 이문혈(耳門穴)과 삼리혈(三里穴)을 깊이 자침하라[153].

소장기통(小腸氣痛)이 있으면 먼저 장강혈(長强穴)을 자침한 뒤 대돈혈(大敦穴)을 자침하되, 너무 서둘지는 말라. 발이 늘어져 걷기조차 힘들면 먼저 현종혈(懸鍾穴)을 자침하고 다음에 조구혈(條口穴)과 충양혈(衝陽穴)을 자침하라. 치통, 두통과 더불어 목까지 아플 때에는 먼저 이간혈(二間穴)을 자침한 뒤 삼리혈(三里穴)을 자침하라. 흉격이 그득하며 결릴 때는 먼저 삼음교혈(三陰交穴)을 자침하고 승산혈(承山穴)에 자침하면 음식 먹기를 좋아하게 된다[154].

복부에 부종이 있어 팽팽하면 먼저 수분혈(水分穴)을 자침한 뒤 건리혈(建里穴)을 사(瀉)하라. 상한병으로 경을 지나도 땀이 나지 않으면, 선후(先後)를 살펴서 기문혈(期門穴)과 통리혈(通里穴)을 자침하여라. 한학(寒瘧)으로 얼굴이 붓고 장명(腸鳴)이 있을 때는 먼저 합곡혈(合谷穴)을 자침한 뒤 내정혈(內庭穴)을 자침하라. 찬 바람으로 습비(濕痺)가 생기면 침을 어디에 놓을까? 먼저 환도혈(環跳穴)을 자침하고 다음에 양릉천혈(陽陵泉穴)을 자침한다[155].

손가락이 아프고 급히 경련이 나타나면 소상혈(少商穴)이 좋다. 이는 장상군의 진실된 비결이니, 의사들은 소홀히 여기거나 가볍게 여기지 말라[156].

153) 脚若轉筋幷眼花 先鍼勝算次內踝 脚氣痠疼肩井先 次尋三里陽陵泉
如是小腹連臍痛 先刺陰陵後湧泉 耳鳴腰痛先五會 次鍼耳門三里內

154) 小腸氣痛先長强 後刺大敦不要忙 足緩難行先折骨 次尋條口及衝陽
牙疼頭痛兼喉痺 先刺二間後三里 胸膈痞滿先陰交 鍼到勝算飮食喜

155) 肚腹浮腫脹膨膨 先鍼水分瀉建里 傷寒過經不出汗 期門桶里先後看
寒瘧面腫及腸鳴 先取合谷後內定 冷風濕痺鍼何處 先取還都次陽陵

156) 止痛攣及少商好 依法施之無不靈 此是桑君眞口訣 時醫莫作等閑輕

11. 주후가(肘後歌)[157]

머리와 얼굴에 생기는 병은 지음혈(至陰穴)에 자침하고, 넓적다리와 종아리에 병이 있으면 풍부혈(風府穴)을 취하라. 심흉부에 병이 있으면 소부혈(少府穴)을 사(瀉)하고 배꼽과 복부에 병이 있으면 곡천혈(曲泉穴)을 자침하라. 어깨와 등에 생기는 모든 병은 중저혈(中渚穴)에 침을 놓고, 허리와 무릎이 뻣뻣하고 아프면 교신혈(交信穴)을 취하라. 옆구리에 담이 들고, 다리가 아프면 또 후계혈(後谿穴)을 치료하면 묘하며, 다리와 무릎이 부어오르면 태충혈(太衝穴)을 사(瀉)하라[158].

음핵(陰核)이 나와 승대(升大)만 하게 커진 것을 다스리는데는 백회혈(百會穴)이 진실로 묘혈이 된다. 머리 정수리가 아파 눈도 뜨기 어려운 데는 발바닥의 용천혈(湧泉穴)에 자침하면 편안해진다. 무릎이 학의 다리같이 부어올라 걷기조차 어려울 때는 척택혈(尺澤穴)으로 다스리면 발복뼈가 아픈 것이 가라 앉는다. 다시 곡지혈(曲池穴)을 더 다스리면 더욱 묘하니, 병의 뿌리나 근원을 조정해 주기 때문이다[159].

그 병이 완전히 고쳐지고 편안해지려면 풍부혈(風府穴)을 더 자침하면 된다. 손과 팔이 마비되고 뒤틀리는 것은 척택혈(尺澤穴)을 깊이 자침하면 씻는 듯이 사라진다. 허리와 등이 풍(風)으로 갑작스럽게 병이 생길 때는 곡지혈(曲池穴)을 1촌 5푼 자침하면 가라앉는다. 다섯 종류의 치질은 모두 혈(血)에 열(熱)이 있어 생기는 것이니, 반드시 다리에 있는 승산혈(承山穴)로 다스리면 효과가 뛰어나다[160].

심한 천식으로 잠을 이루지 못할 때에는 풍륭혈(豊隆穴)에 3촌 깊이로 자침하면 된다. 꿈에 귀신을 보아 땀을 흘리고 미친 말을 하는데는 간사혈(間使穴)에 침을 놓으면 잠잠해 진다. 한증(寒證)으로 골수(骨髓)마저 한랭(寒冷)한 것을 다스리려면, 영도

157) 이 주후가(肘後歌)는 명(明)나라 고무(高武) 선생이 찬(撰)한 침구취영(鍼灸聚英)에 실려있다. 주후가(肘後歌)라는 뜻은 이 비방(秘方)을 도포소매속의 팔꿈치 뒤에 넣고 다니며 긴요하게 쓰라는 뜻에서 붙여진 이름이다.

158) 頭面之疾鍼至陰 腿脚有疾風府尋 心胸有病少府瀉 臍腹有病曲泉鍼
肩背諸疾中渚下 腰膝强痛交信憑 脇肋腿又後谿妙 股膝腫起瀉太衝

159) 陰核發來如升大 百會妙穴眞可駭 頂心頭痛眼不開 湧泉下鍼足安泰
鶴膝腫勞難移步 尺澤能黍根骨疼 更有一穴曲池妙 根尋源流可調停

160) 其患若要便安愈 加以風府可用鍼 更有手臂拘攣急 尺澤刺深去不仁
腰背若患攣急風 曲池一寸五分攻 五痔原因熱血作 承山須下病無踪

혈(靈道穴)이 묘혈임을 분명히 기억하라. 학질(瘧疾)에 걸려 한열(寒熱)이 오는 것은 진실로 두려운 것이니, 모름지기 허실(虛實)을 잘 가려서 다스려야 한다[161].

학질(瘧疾)은 간사혈(間使穴)에서 지구혈(支溝穴)로 투자(透刺)하고, 대추혈(大椎穴)에 뜸 일곱장을 뜨면 잘 낫는다. 그래도 낫지 않고 연일 쉬지 않고 발생하면, 금문혈(金門穴)을 7푼 깊이로 자침한다. 학질(瘧疾)이 3일에 한번씩 발생하여, 처음엔 춥고 나중에 열이 나며, 다른 증상이 없을 때는, 한(寒)이 심하고 열(熱)이 약한 것은 부류혈(復溜穴)로 다스리고, 열(熱)이 심하고 한(寒)이 약한 것은 간사혈(間使穴)로 다스린다[162].

혹 상한(傷寒)으로 병을 얻어 열이 내리지 않고, 입을 꼭 다물고 목이 꽉 막혀 약을 쓰기 어려우며, 목이 경직되고 뒤틀어지며 눈동자가 움직이지 않는 데는 열결혈(列缺穴)에 금침(金鍼)을 놓으면 구할 수 있다. 상한(傷寒)으로 팔다리가 얼음장 같이 차고, 맥기(脈氣)를 전혀 찾을 길이 없이 가늘고 가라앉아 있을 때는 신기하고 절묘한 혈(穴)이 2개 있는데, 부류혈(復溜穴)과 골(骨)이 있는 부위로 5푼 거리에 있는 교신혈(交信穴)이다[163].

팔다리가 축 늘어지고 맥기(脈氣)가 부(浮)하게 나타날 때, 반드시 음양(陰陽)을 잘 살펴 되돌아오게 하여야 한다. 한(寒)하면 필히 절골(絶骨, 懸鍾穴)을 보하고, 열(熱)하면 필히 현종혈(懸鍾穴)을 사(瀉)하여야 근심이 없어진다. 만약 맥(脈)이 부홍(浮洪)하면 당연히 사(瀉)해서 풀어야 하고, 맥이 침세(沈細)하면 보(補)해서 제자리로 돌려야 한다. 백합상한(百合傷寒)은 고치기가 매우 어려운 것으로, 잘 진찰하여 침을 놓으면 신기하게 나을 수 있는 묘법이 있다[164].

입을 꼭 다물면서 눈을 감고 약도 넘기지 못할 경우는 합곡혈(合谷穴) 자침이 기이한 치료효과가 있다. 호혹상한(狐惑傷寒)으로 입속에 모두 부스럼이 생긴 것은 반드

161) 哮喘發來寢不得 豊隆刺入三寸深 狂言盜汗如見鬼 惺惺間使便下鍼
骨寒髓冷火來燒 靈道妙血分明記 瘧疾寒熱眞可畏 須知虛實可用意

162) 間使宜透支溝中 大椎七壯合聖治 連日頻頻發不休 金門刺深七分是
瘧疾三日得一發 先寒後熱無他證 寒多熱少取復溜 熱多寒少用間使

163) 或患傷寒熱未收 俄館風壅藥難投 項强反張目直視 金鍼用意列缺求
傷寒四肢厥逆冷 脈氣無時仔細尋 神奇妙穴眞有二 伏留半寸順骨行

164) 四肢回還脈氣浮 須曉陰陽倒換求 寒則須補絶骨是 熱則絶骨瀉無憂
脈若浮洪當瀉解 沈細之時補便瘳 百合傷寒最難醫 妙法神鍼用意推

시 황련서각탕(黃連犀角湯)을 복용해야 한다. 회충이 장부(臟腑)에 있어 살이 빠질때는 반드시 지창혈(地倉穴)을 자침하면 신묘하게 낫는다. 상한(傷寒)으로 배가 아프고 회충이 많아, 회충을 토해내고 오매(烏梅)를 먹여도 고치기 어려운 것은[165] 9~10일 후면 반드시 죽는데, 중완혈(中脘穴)에 침을 놓아 위기(胃氣)를 통하게 하면 곧 회복된다. 상한(傷寒)으로 기(氣)가 그득하고 가슴이 결리며, 두 눈이 잘 안보이고 누런 땀을 흘리며 통하지 않는 데는 용천혈(湧泉穴)에 3푼을 자침하면 묘하게도 바로 땀이 흐르고 전신에 기(氣)가 통하게 된다. 상한(傷寒)으로 옆구리에 적(積)이 있어 결리고 아픈 데는, 마땅히 기문혈(期門穴)을 취혈하면 효과가 매우 좋다[166].

당연히 땀이 나야하는데 땀이 나지 않으면 합곡혈(合谷穴)을 사(瀉)하고, 저절로 땀이 나면서 몸이 누렇게 되면 부류혈(復溜穴)을 취혈하라. 비호혈(飛虎穴, 支溝穴)만으로도 옆구리가 결리는 것을 통하게 하는데, 풍(風)을 물리치고 기(氣)를 끌어당겨 몸을 편안하게 해준다. 가볍게 또는 심하게 경련(痙攣)을 일으키는 병일때, 입을 꽉 다물고 눈을 감으며 얼굴이 붉게 되는 것은 열(熱)한 혈(血)이 심폐(心肺) 등의 장부(臟腑)에 흘러 들어간 것이니, 이때는 반드시 금침(金鍼)으로 소상혈(少商穴)을 자침하여 사혈(瀉血)시킨다[167].

어떤 원인이든 중초가 그득하면 어떻게 없애는가? 음포혈(陰包穴)을 자침하면 특별한 효과를 얻게 될것이다. 어른 아이들을 막론하고 이와 같이 치료하면 반드시 환자가 몸을 들어 편히 일어남을 가르치니, 타박상과 파상풍으로 손상된 것은 먼저 아픈 곳에 침을 놓아 다스리며, 나중에 승산혈(承山穴)을 다스리면 치료효과가 나타나는데, 부항의 무궁한 뜻이 여기에 머물고 있다고 할 수 있다[168].

허리와 다리가 아픈 것이 10년 동안 지속된 것은 침으로 쉽게 풀리지 않으니, 대도혈(大都穴)로 기(氣)를 끌어당겨 근본을 찾는다. 약을 복용하는 것은 금전만 낭비

---

165) 口噤眼合藥不下 合谷一鍼效甚奇 狐惑傷寒滿口瘡 須下黃連犀角湯
蟲在臟腑食肌肉 須要神鍼刺地倉 傷寒腹痛蟲尋食 吐蚘烏梅可難攻

166) 十日九日必定死 中脘回還胃氣痛 傷寒痞氣結胸中 兩目昏黃汗不通
湧泉妙穴三分許 速使周身汗自通 傷寒痞結脇積痛 宜用期門見深功

167) 當汗不汗合谷瀉 自汗發黃伏留憑 飛虎一穴通痞氣 祛風引氣使安寧
剛柔二痓最乖張 口噤眼合面紅粧 熱血流入心肺腑 須要金鍼刺昭詳

168) 中滿如何去得根 陰包如刺效如神 不論老幼依法用 須敎患者便擡身
打撲傷損破傷風 先於痛處下鍼攻 後向承山立作效 甄罐留下意無窮

하게 된다. 종아리와 무릎이 아픈 것이 오랫동안 낫지 않을 때는 안쪽 복사뼈와 바깥쪽 복사뼈 가장자리의 혈을 찾아 쓰는데, 곤륜혈(崑崙穴)과 태계혈(太谿穴)을 취하면 놓은 즉시 풀어지고 치유된다[169].

풍으로 인한 저림증상과 냉증은 어떻게 치료할까? 대저혈(大杼穴)과 곡천혈(曲泉穴)이 진실로 묘하다. 두발과 양쪽 옆구리가 뻐듯하면서 펴기가 어려우면 지구혈(支溝穴)에 뜸을 뜨거나 7푼 깊이로 자침하면 낫는다. 허리에 힘이 없는 것은 어떻게 없애는가? 위중혈(委中穴)을 다스리면 신통하게도 즉시 효험을 보게 된다[170].

12. 통현지요부(通玄指要賦)[171]

반드시 병을 치료하고자 하는데는 침을 사용하는 것 만한 것이 없다. 신기(神機)의 묘함을 운용하면 의사는 침구의학이론의 심오함을 열 수가 있다. 밖으로는 폄침(砭鍼)을 사용하여 사기(邪氣)를 제거하고 정기(正氣)를 도와주는데, 가운데 수화(水火)를 머금고 있으니, 양(陽)을 회복시켜 음(陰)을 넘어가게 하는 것이 좋다[172].

원래 락(絡)과 별지(別支)는 다르며, 경(經)은 서로 얽혀있다. 예를 들어 구(溝)·지(池)·계(溪)·곡(谷)으로 이름 짓는 차이가 있고, 산(山)·해(海)·구(丘)·능(陵)으로 이름 짓는 차이가 있다. 즉 경맥(經脈)을 헤아리기는 어려우나 항목과 강기를 세우

---

169) 腰腿疼痛十年春 應鍼不了便惺惺 大都引氣探根本 服藥尋方枉費金
脚膝經年痛不休 內外踝邊用意求 穴號崑崙幷呂細 應時消散卽時瘳

170) 風痺痿厥如何治 大杼曲泉眞是妙 兩足兩脇滿難伸 飛虎神灸七分到 腰軟如何去得根 神妙委中立見效

171) 본부(本賦) 역시 표유부(標幽賦)를 지은 두한경(竇漢卿)이 지은 것이다. 본부(本賦)는 경락계통(經絡系統)의 취혈규율(取穴規律)과 변증론치(辨證論治)의 치료경험(治療經驗)을 중점적으로 소개하였다. 특히 50여종의 질병(疾病)에 대한 침구치료(鍼灸治療)와 취혈경험(取穴經驗), 공용(共用)하는 수혈(腧穴) 43개, 주관절(肘關節)과 슬관절(膝關節) 이하의 정형수경합(井滎兪經合)의 응용 및 임상에 현저한 효과가 있는 상용혈(常用穴)을 총괄(總結)하였다. 경락(經絡), 병(病)의 증후(證候), 경혈(經穴)의 주치형성(主治形成)에는 유기적 연계가 있음을 들어 순경취혈(循經取穴), 변증론치(辨證論治)를 임상응용(臨床運用)의 법칙으로 삼았다. 본부(本賦)는 침구이론(鍼灸理論)에 있어서는 지도로 삼고 임상실천(臨床實踐)에 있어서는 기초로 삼았다. 또 침구(鍼灸)의 심오한 이치를 깊게 제출(提出)하였는데 그 요령(要領)을 지출(指出)하는데 가부(歌賦)의 형식을 빌어 편사(編寫)하였다. 그러므로 "通玄指要賦"라 칭한다.

172) 必欲治病 莫如用鍼 巧運神機之妙 工開聖理之深 外取砭鍼 能蠲邪而扶正 中含水火 善回陽而倒陰

면 계통이 있다. 이치가 많아서 어려운데 보사(補瀉)를 사용하면 어떠한 공로가 있는가?[173)]

지름길의 방법을 밝히니, 영수보사(迎隨補瀉)만 사용해도 지름길을 얻을 수 있다[174)].

또한 걷기가 어려운 경우에는 태충혈(太衝穴)이 가장 효과가 있다. 인중혈(人中穴)은 척추가 딱딱하면서 아픈 것을 제거하고, 신문혈(神門穴)은 심(心)으로 인한 치매를 낫게 한다. 풍(風)에 손상되어 뒷목이 뻣뻣하게 되면 먼저 풍부혈(風府穴)로 구하고, 머리가 어지럽고 눈이 어지러운 것은 풍지혈(風池穴)에서 찾는 것이 중요하다[175)].

귀가 막힌 것은 모름지기 청회혈(聽會穴)로 치료할 수 있고, 눈의 통증은 합곡혈(合谷穴)로 밀어낸다. 가슴이 결리고 몸이 노랗게 된 것에는 용천혈(湧泉穴)을 취하면 곧 낫고, 정신이 혼란하며 눈이 붉은 것은 찬죽혈(攢竹穴)을 사(瀉)하면 편하게 된다. 다만 양 팔꿈치에 경련이 나타나면 곡지혈(曲池穴)로 깨끗하게 할 수 있다[176)].

팔다리가 늘어지는 것은 조해혈(照海穴)로 제거하며, 치통은 태계혈(太谿穴)로 치료한다. 뒷목이 뻣뻣한 것은 승장혈(承漿穴)로 가히 도울 수 있다. 태백혈(太白穴)은 기충(氣衝)으로 선통(宣通)되고 음릉천혈(陰陵泉穴)은 수도(水道)로 개통(開通)된다[177)].

배가 팽창한 것은 내정혈(內庭穴)을 취하면 편안하게 멈추고, 근육이 뒤틀리며 통증이 승산혈(承山穴)을 사(瀉)하면 빠르다. 대개 다리와 팔의 통증은 곤륜혈(崑崙穴)이 낫게하고, 넓적다리와 무릎의 통증은 음시혈(陰市穴)이 치료할 수 있다[178)].

간질발작과 전광(癲狂)은 후계혈(後谿穴)로 낫게하고, 학질로 발생한 한열(寒熱)은 간사혈(間使穴)에 의지한다. 기문혈(期門穴)은 흉구혈팽(胸溝血彭)을 없애서 낫게 하고, 노궁혈(勞宮穴)은 위장이 뒤집히며 심장이 아픈 것을 물러가게 하니 어찌 의심

---

173) 原夫絡別支殊 經交錯綜 或溝池溪谷以岐異 或山海丘陵而隙共
斯流派以難揆 在條綱而有統 理繁而昧 縱補瀉以何功?

174) 法捷而明, 曰迎隨而得用

175) 且如行步難移 太衝最奇 人中除脊膂之強痛 神門去心性之呆痴
風傷項急 始求於風府 頭暈目眩 要覓于風池

176) 耳閉須聽會而治也 眼痛則合谷以推之 胸結身黃 取湧泉而卽可
腦昏目赤 瀉攢竹以便宜 但見兩肘之拘攣 仗曲池而平掃

177) 四肢之懈惰 憑照海以消除 牙齒痛 呂細堪治 頭項強 承漿可保 太白宣通于氣衝 陰陵開通于水道

178) 腹膨而脹 奪內庭兮休遲 筋轉而疼 瀉承山而在早 大抵脚腕痛 崑崙解愈 股膝疼 陰市能醫

하겠는가?[179]

상고하건데, 무릇 대돈혈(大敦穴)은 칠산(七疝)으로 음낭 한 쪽이 부어 처지는 것을 없애는데, 왕공(王公, 王燾)이 이것을 말한 것이다. 삼리혈(三里穴)은 오로(五勞)의 리수(羸瘦)를 없애는데, 화타(華佗)가 이것을 말하였다. 진실로 완골혈(腕骨穴)이 황달증을 없애고, 연골혈(然骨穴)은 신(腎)을 사(瀉)함을 알고, 행간혈(行間穴)은 무릎이 붓는 것과 눈의 질환을 치료한다. 척택혈(尺澤穴)은 팔꿈치 통증, 근육 긴장을 없앤다[180].

눈이 흐리고 보이지 않으면 이간혈(二間穴)을 마땅히 취한다. 코가 막히고 냄새를 맡지 못하면, 영향혈(迎香穴)을 가히 쓸 수 있다. 견정혈(肩井穴)은 양 팔을 움직이기 어려운 것을 없앤다. 사죽공혈(絲竹空穴)은 두통이 심해 참기 어려운 것을 치료한다. 기침을 하며 한담(寒痰)이 있으면 열결혈(列缺穴)로 치료한다[181].

치멸(眵𧏙), 냉루(冷淚)는 임읍혈(臨泣穴)로 특히 바로잡는다. 관골혈(髖骨穴)은 장차 넓적다리의 통증을 없애고, 신수혈(腎兪穴)은 허리통증을 잡으니, 사(瀉)하면 낫는다[182].

진월인(秦越人)이 시궐(尸厥)을 유회혈(維會穴)로 치료하는데 손을 쓰면 소생함을 보였다. 서문백(徐文伯)이 음교혈(陰交穴)에 자침하여 태아를 유산시켰으니, 침에 반응하면 떨어진다. 성인이 마비와 통증을 관찰하여 허(虛)와 실(實)을 나누니, 실(實)하면 스스로 밖에서 들어오고, 허(虛)하면 스스로 안에서 나간다[183].

그러므로 모혈(母穴)을 다스리면 부족한 것을 도울 수 있고, 자혈(子穴)을 사(瀉)하면 남는 것을 덜 수가 있다. 십이정경과 십오락맥을 보면 하나 하나가 명백히 변별되니, 예를 들어 440가지의 질병을 모두 치료할 수 있다. 그러므로 요절하는 사람이 없고 백성의 수명이 오르니 기미(幾微)를 반드시 판단하면 예전의 현묘한 책을 밝힐 수 있다[184].

---

179) 癇發癲狂兮 憑後谿而療理 瘧生寒熱兮 仗間使以扶持 期門罷胸满血膨而可已 勞宮退胃翻心痛亦何疑

180) 稽夫大敦去七疝之偏墮 王公謂此 三里却五勞之羸瘦 華佗言斯
固知腕骨祛黃 然骨瀉腎 行間治膝腫目疾 尺澤去肘疼筋緊

181) 目昏不見 二間宜取 鼻窒無聞 迎香可引 肩井除兩臂難任 絲竹療頭疼不忍 咳嗽寒痰 列缺堪治

182) 眵𧏙冷淚 臨泣尤准 髖骨將腿痛以祛殘 腎兪把腰疼而瀉盡

183) 以見越人治尸厥于維會 隨手而蘇 文伯瀉死胎于陰交 應鍼而隕
聖人于是察麻與痛 分實與虛 實則自外而入也 虛則自內而出歟

184) 故濟母而裨其不足 奪子而平其有餘 觀二十七之經絡 一一明辨
据四百四十疾症 件件皆除 故得夭枉都無 躋斯民于壽域 幾微已判 彰往古之玄書

또한 심장과 가슴에 병이 있으면 손바닥 뒤의 대릉혈(大陵穴)을 취하고 어깨와 등의 질환은 팔꿈치 앞쪽의 삼리혈(三里穴)을 취하라. 냉비신패(冷痺腎敗)에는 족양명경의 토혈(土穴)을 취하고 배꼽까지 이르는 복통에는 음곡혈(陰谷穴)을 사(瀉)해라[185].

척간심후(脊間心後)는 중저혈(中渚穴)에 자침하면 낫는다. 옆구리 아래 갈비뼈 주변은 양릉천혈(陽陵泉穴)을 자침하면 그친다. 머리와 뒷목의 통증은 후계혈(後谿穴)을 치료하면 편안해진다. 허리와 등의 통증은 위중혈(委中穴)에 자침하면 낫는다[186].

무릇 침을 쓰는 사람이 이 이치에 진실로 밝다면 사(邪)를 없애는 공을 거두는 것은 수기법에 달려 있다[187].

13. 표유부(標幽賦)[188]

병을 치료하는 데 있어 오묘하게 사용하는 것이 침이다. 하늘에서 일년의 기후변화를 살피고 마음에서 형기(形氣)를 정한다. 봄, 여름과 마른 사람은 얕게 자침하고, 가을, 겨울과 살찐 사람은 깊게 자침한다[189].

경락과 음양을 연구하지 않고 많은 사람에게 자침하는 것은 금해야 한다. 즉 장부의 허실을 논하고 모름지기 경혈을 취해야 한다. 경기(經氣)는 중초(中焦)에서 일어나는

185) 抑又聞心胸病 求掌後之大陵 肩背患 責肘前之三里 冷痺腎敗 取足陽明之土 連臍腹痛 瀉足少陰之水

186) 脊間心後者 鍼中渚而立痊 脇下肋邊者 刺陽陵而即止 頭項痛 擬後谿以安然 腰背疼 在委中而已矣

187) 夫用鍼之士 于此理苟能明焉 收祛邪之功 而在乎捻指

188) 본부(本賦)는 금원(金元時代)의 저명한 침구의가(鍼灸醫家)인 두한경(竇漢卿)이 지은 것으로≪침구지남(鍼灸指南)≫의 제1권에 실려있으며, 또한 단행본으로 유전(流傳)된 것도 있다. 이른바 "표유부(標幽賦)"는 곧 침구(鍼灸) 이론과 실천(實踐)하는 중에 효과가 유심(幽深)하 고 오묘(奧妙)한 것들을 가부(歌賦)의 체재(體裁)를 이용하여 분명히 표시해 냄으로써 기억과 송독(誦讀)을 편리하게 한 것이다. 본부(本賦)의 수요점은 저자가 체득한 것으로 천인상응(天人相應)의 사상으로써 침구(鍼灸)와 경락(經絡), 장부(臟腑), 기혈(氣血)의 관계를 종합적으로 논술하였고, 경기(經氣)의 유주(流注)와 경맥(經脈)의 기혈다소(氣血多少)와 아울러 자침시의 득기(得氣), 수법(手法), 취혈(取穴), 치료, 자침 주의사항과 금기 등의 유관한 내용을 이야기하여 침구 이론울 종합적으로 논술하였으니 "침경(鍼經)"의 정미(精微)한 뜻을 중점적으로 천발(闡發)한 가부(歌賦)라 하겠다.

189) 拯救之法 妙用者鍼 察歲時于天道 定形氣于豫心 春夏 瘦而刺淺 秋冬 肥而刺深

데 물이 처음 아래로 떨어질 때 태음에서 시작돼 궐음에 이르러 바야흐로 끝나니, 운문혈(雲門穴)에서 출발하여 기문혈(期門穴)에서 마친다[190].

정경(正經)은 십이경(十二經)이며 별락(別絡)은 삼백여 가지이며, 정면, 측면, 전면, 후면을 흐른다. 온 몸의 기혈(氣血)은 육백여개의 혈(穴)에서 모인다. 수족삼양경(手足三陽經)에서 수삼양은 손에서 머리로, 족삼양은 머리에서 발로 주행하고, 수족삼음(手足三陰)에서 족삼음은 발에서 복부로, 수삼음은 가슴에서 손으로 주행한다[191].

요약하건데 영수(迎隨)를 인식하고 모름지기 역순(逆順)을 밝혀야 한다. 무릇 음양기혈(陰陽 氣血)의 많고 적음이 가장 중요하니, 궐음(厥陰)과 태양(太陽)은 기(氣)가 적고 혈(血)이 많고, 태음(太陰)과 소음(少陰)은 혈이 적고 기가 많으며, 또 기가 많고 혈이 적은 것은 소양(少陽)이고, 기와 혈이 모두 많은 것은 양명(陽明)이다[192].

먼저 기혈의 많고 적음을 상세히 하고, 그 다음에는 침에 대한 반응을 살핀다. 가벼우며 매끄럽고 느슨하면 아직 오지 않는 것이고, 무거우며 껄끄럽고 팽팽하면 이미 도달한 것이다[193].

기가 이르렀으면 한열(寒熱)을 헤아려 유침(留針)과 서질(徐疾)을 결정하고, 기가 도달하지 않으면 허실(虛實)에 근거하여 기를 살펴라. 기가 빨리 오면 효과가 빠르고, 기가 더디게 오면 치료가 되지 않는다[194].

무릇 구침(九鍼)의 방법 중 호침(毫鍼)이 가장 가늘고, 칠성(七星)과 상응하니 모든 혈의 치료를 관장한다. 본래 모양은 금(金)이니, 사기(邪氣)를 내보내고 정기(正氣)를 부양시키는 기능이 있다. 침의 길고 짧음은 물과 같아서, 막힌 것을 뚫는 기능이 있다[195].

---

190) 不窮經絡陰陽 多逢刺禁 旣論臟腑虛實 須向經尋
原夫起自中焦 水初下漏 太陰爲始 至厥陰而方終 穴出雲門 抵期門而最後

191) 正經十二別絡 走三百餘支 正側仰伏 氣血有六百餘候
手足三陽 手走頭而頭走足 手足三陰 足走腹而胸走手

192) 要識迎隨 須明逆順 况夫陰陽氣血多少爲最 厥陰太陽 少氣多血
太陰少陰 少血多氣 而又氣多血少者 少陽之分 氣盛血多者 陽明之位

193) 先詳多少之宜 次察應至之氣 輕滑慢而未來 沈澁緊而已至

194) 旣至也 量寒熱而留疾 未至也 据虛實而候氣
氣之至也 如魚呑鉤餌之沈浮 氣未至也 如閑處幽堂之深邃 氣速至而速效氣遲至而不治.

195) 觀夫九鍼之法 毫鍼最微 七星上(→相)應 衆穴主持 本形金也 有蠲邪扶正之道 長短水也 有決凝開滯之機

침을 바르게 자침하는 것은 목(木)의 형상과 같으니, 기울여 자침하기도 하고 바르게 자침하기도 한다. 구장(口藏, 자침 시 침을 입 안에 넣어 따뜻하게 하는 것)은 화(火)에 견줄 수 있는데, 양(陽)을 불어넣어 허약함을 보충한다. 발침 후 경혈을 문질러 막는 것은 토(土)를 형상화 한 것이니, 실제로 오행(五行)에 상응함을 알 수 있다[196].

오장(五臟)의 한열을 고르게 할 수 있고, 육부(六腑)의 허실을 조화시킬 수 있다. 당기고 연축되며 막힌 것은 팔사혈(八邪穴)이 없애주며, 한열과 비통(痹痛)은 사관혈(四關穴)을 열어(자침하여) 고칠 수 있다[197].

자침할 때에는 본신(本神)을 모이게 한 후 자침한다. 이미 자침하였거든 본신을 안정하게 한 후 기가 따르게 한다. 신(神)이 모이지 않았으면 자침하지 말고, 신이 이미 안정된 이후에 시행하라. 다리의 치료혈을 정할 때는 기혈을 주의하여 취하고[198], 손의 치료혈을 정할 때는 수목(水木)이 근본임을 인식하라. 천지인 삼재(天地人 三才)는 동천혈(涌泉穴), 선기혈(璇璣穴), 백회혈(百會穴)이다. 상중하 삼부(上中下 三部)는 대포혈(大包穴), 천추혈(天樞穴), 지기혈(地機穴)이다. 양교맥(陽蹻脈), 양유맥(陽維脈), 독맥(督脈), 대맥(帶脈)은 어깨, 등, 허리, 다리의 표병(表病)을 위주로 치료한다[199].

음교맥(陰蹻脈), 음유맥(陰維脈), 임맥(任脈), 충맥(衝脈)은 가슴, 배, 옆구리의 리병(裏病)을 없앤다. 이릉(二陵; 陰陵泉穴, 陽陵泉穴), 이교(二蹻; 陰蹻脈, 陽蹻脈) 이교(二交; 三陰交穴, 陽交穴)는 이어진 듯 오대(五大)를 교차하고, 양간(兩間; 二間穴, 三間穴), 양상(兩商; 少商穴, 商陽穴), 양정(兩井; 天井穴, 肩井穴)은 서로 의지하면서 두 팔에 나뉘어진다[200].

무릇 취혈의 법은 반드시 분촌(分寸)을 밝혀야 하며, 먼저 자의(自意)를 살피고, 나중에 분육(分肉)을 관찰하는 것이다. 혹 구부린 자세에서 취혈하기도 하고, 혹 반듯하고 곧은 자세에서 안정된다[201].

---

196) 定刺象木 或斜或正 口藏比火 進陽補羸 循機捫塞以象土 實應五行而可知 然是三寸六分 包含妙理

197) 雖細楨于毫髮 同貫多岐 可平五臟之寒熱 能調六腑之虛實
拘攣閉塞 遣八邪而去矣 寒熱痺痛 開四關而已之

198) 凡刺者 使本神朝而後入 既刺也 使本神定而氣隨 神不朝而勿刺 神已定而可施 定脚處 取氣血爲主意

199) 下手處認水火是根基 天地人三才也 湧泉同璇璣百會 上中下三部也
大包與天樞地機陽蹻陽維幷督帶 主肩背腰腿在表之病

200) 陰蹻陰維任衝脈 去心腹脇肋在裏之疑 二陵二蹻二交似續而交五大 兩間兩商兩井相依而別兩支

201) 大抵取穴之法 必明分寸 先審自意 次觀肉分 或伸屈而得之 或平直而安定

바깥쪽 근골 측면에 있는 혈은 움푹 파인 곳이 진실된 곳이며, 안쪽의 빈틈과 오금 사이의 혈은 동맥이 상응하는 곳이다. 다섯 혈을 취하고 하나의 혈을 사용하는 것이 반드시 바르고, 세 개의 경(經)을 취하여 하나의 경을 사용하는 것이 가히 옳은 것이다[202].

머리와 어깨 부위는 상세히 나누어야 하고, 독맥(督脈)과 임맥(任脈)은 쉽게 정할 수 있다. 표(標)와 본(本)을 명확히 밝혀 깊이 자침할 것과 얕게 자침할 것을 논하고, 정지된 통증과 이동하는 통증은 상교(相交), 상관(相貫)하는 경맥을 취한다[203].

어찌 장부의 병을 듣지 않고 문(門), 해(海), 수(兪), 모혈(募穴)의 오묘함을 구하고, 경락(經絡)이 막혔는데 원(原), 별(別), 교(交), 회(會)의 법을 구하겠는가? 사근(四根)과 삼결(三結)을 거듭 궁리하고, 표본에 의거하여 자침하면 낫지 않는 것이 없으며, 오로지 팔법(八法)과 오문(五門)을 사용하고, 주객을 구분하면, 침이 효과가 없을 수 없다[204].

팔맥(八脈)의 시작과 끝은 팔회혈(八會穴)과 이어지니, 본래의 기강인 것이다. 십이경락(十二經絡)의 십이원혈(十二原穴)이 가장 중요하다. 하루에 66혈을 취하는 방법을 쓰면 신기한 효험을 볼 수 있고, 한 시간에 십이경(十二經)의 원혈(原穴)을 취하는 방법은 처음부터 중요하고 오묘함을 알 수 있다[205].

원래 무릇 보사(補瀉)의 법은 호흡이 아니라 손가락에 있다. 교경무자법(交經繆刺法)은 왼쪽에 병이 있으면 오른쪽에서 취혈하는 것이며, 락맥을 사(瀉)할 때는 침을 멀리 놓는데, 머리에 병이 있으면 다리위에 자침한다[206].

거자(巨刺)와 무자(繆刺)는 각기 다르나, 미침(微鍼)과 자침의 공교함에 있어서는 서로 통한다. 부분을 살펴 경락의 허실을 알며, 부침(浮沈)을 보고 장부의 한온(寒溫)

202) 在陽部筋骨之側 陷下爲眞 在陰分郄膕之間 動脈相應 取五穴用一穴而必端 取三經用一經而可正

203) 頭部與肩部詳分 督脈與任脈易定 明標與本 論刺沈刺淺之徑 住痛移疼 取相交相貫之經

204) 豈不聞臟腑病 而求門海兪募之微 經絡滯 而求原別交會之道
更窮四根三結 依標本而刺無不痊 但用八法五門 分主客而鍼無不效

205) 八脈始終連八會 本是紀綱 十二經絡十二原 是爲樞要
一日取六十六穴之法 方見幽微 一時取一十二經之原 始知要妙

206) 原夫補瀉之法 非呼吸而在手指 速效之功 要交正而識本經
交經繆刺 左有病而右畔取 瀉絡遠鍼 頭有病而脚上鍼

을 구별하라. 또한 무릇 먼저 침에 광택을 내어 손상됨이 없게 하고[207], 다음으로 입에 넣어 침을 따뜻하게 한다. 눈은 밖을 보지 말고 손은 범을 잡은 것처럼 하며 마음은 근심이 없으며 귀인을 기다리듯 한다. 왼 손에 힘을 주어 여러 번 누르면 기가 흩어지고, 오른손을 가볍게 하여 천천히 자침하면 통증이 없다[208].

뱃속이 비거나, 두렵거나, 일어서거나, 옆으로 누우면 침훈(鍼暈)이 잘 생기나, 배와 눈을 가라앉혀 편히 눕거나 앉으면 혼란스러움이 없다[209].

십간(十干)과 십변(十變)을 헤아려서 공혈(孔穴)의 개합(開闔)을 안다. 오행, 오장을 논해 일시의 왕성함과 쇠함을 살핀다. 침 놓는 모양은 쇠뇌와 같이 응하여 발한다. 삼음교혈(三陰交穴)과 양별(陽別; 陽池穴)은 혈훈(血暈)을 멈추게 하고, 음교(陰蹻)와 양유(陽維)는 태의(胎衣)를 내린다[210].

비궐(痺厥, 팔다리가 차고 마비되는 것)과 편고(偏枯, 반신불수)는 영수(迎隨)로 하여금 경락을 접속하게 한다. 붕루(崩漏)와 대하(帶下)는 온보(溫補)하여서 기혈을 돌아오게 한다. 조용히 오래 유침하고, 침을 멈추어 기다린다. 반드시 본받을 것은 조해혈(照海穴)로 목구멍이 막힌 것을 치료하는 것이고[211], 명백한 것은 대종혈(大鐘穴)을 이용하여 심(心)으로 인한 치매를 치료하는 것이다. 무릇 통증은 실(實)하니 사(瀉)하고, 가렵고 마비된 것은 허(虛)하니 보(補)한다. 몸이 무겁고 관절이 아플 때는 수혈(兪穴)을 취한다. 가슴이 답답하고 그득한 것은 정혈(井穴)이 주로 치료한다. 심이 창만하고 인후통이 있는 것은 태충혈(太衝穴)에 침을 놓으면 반드시 없어진다[212].

비(脾)가 차고 위(胃)에 통증이 있으면 공손혈(公孫穴)을 사하면 나아서 일어난다. 가슴이 그득하고 배가 아플 때는 내관혈(內關穴)에 자침하고 옆구리와 갈비뼈의 통

207) 巨刺與繆刺各異 微鍼與妙刺相通 觀部分而知經絡之虛實
視沈浮而辯臟腑之寒溫 且大先令鍼耀 而慮鍼損

208) 次藏口內 而欲鍼溫 目無外視 手如握虎 心無內慕 如待貴人
左手重而多按 欲令氣散 右手輕而徐入 不痛之因

209) 空心恐怯, 直立側而多暈 背目沈掐 坐臥平而沒昏

210) 推于十干十變 知孔穴之開闔 論其五行 五臟, 察日時之旺衰
伏如橫弩 應若發機 陰交陽別而定血暈 陰蹻陽維而下胎衣

211) 痺厥偏枯 迎隨俾經絡接續 漏崩帶下 溫補使氣血依歸 靜以久留 停鍼待之 必准者 取照海治喉中之閉塞

212) 端的處 用大鐘治心內之呆痴 大抵疼痛實瀉 痒痲虛補
體重節痛而兪居 心下痞滿而井主心脹咽痛 鍼太衝而必除

증에는 지구혈(支溝穴)을 취한다. 근육에 경련이 생기고 뼈가 아플 때에는 혼문혈(魂門穴)을 보하고 몸에 열이 나고, 피로해서 기침이 생기면 백호혈(白虎穴)을 사한다. 두풍(頭風)과 두통은 신맥혈(申脈穴)과 금문혈(金門穴)에 자침한다[213].

눈이 가렵고 눈이 아플 때는 광명혈(光明穴)과 지오회혈(地五會穴)을 사한다. 음극혈(陰郄穴)을 사하면 잘 때 나는 땀이 그치고 소아의 골증(骨蒸)을 치료한다. 편력혈(偏歷穴)을 자침하면 소변을 잘 보게 하고 어른의 수고(水蠱)를 다스린다. 중풍은 환도혈(環跳穴)을 자침함이 마땅하고, 허손(虛損)은 천추혈(天樞穴)을 취함이 마땅하다[214].

묘시(卯時)이후~오시(午時)이전은 太陰(달)이 생(生)하니, 빨리 온법(溫法)을 쓴다. 오시(午時)~유시(酉時)에는 달이 사라지니, 빨리 냉법(冷法)을 쓴다. 순(循, 자침 후 손으로 위아래를 만져 기혈이 왕래하도록 하는 것), 문(捫, 발침 후 혈을 문지르고 닫아서 氣가 새어나가지 않도록 하는 것), 탄노(彈努, 손으로 가볍게 튕기어 虛를 補하는 것)하고, 유침하며 숨을 들이마시게 하고, 보모(補母)하되 오래 견지한다. 손톱으로 누르고 침을 위로 끌어올리고 숨을 내쉬며 사자(瀉子)하고, 빨리 발침하는데 짧게 숨을 내쉰다[215].

침을 흔들며 후퇴하고(위로 들어올림), 손을 거두어 자침을 멈추며, 영법(迎法,경락 흐름의 역방향으로 자침)을 쓰며, 그 자(子)를 사하고 우측으로 돌려 량(凉)을 사한다. 침을 안으로 밀어 넣고 돌리며, 수법(隨法, 경락 흐름 방향으로 자침)을 쓰고, 그 모(母)를 구제(補)하니, 왼쪽으로 돌려 보하여 따뜻하게 한다[216].

크고 위험한 질환에서 색(色)과 맥(脈)이 부합하지 않으면 자침하여서는 안된다. 추위가 심할 때, 더위가 심할 때, 바람이 많이 불 때, 비가 많이 올 때, 많이 배고플 때, 많이 배부를 때, 술에 많이 취했을 때, 많이 피로할 때는 절대 자침해선 안된다. 보름에는 보하지 말고 그믐에는 사하지 말며, 상현과 하현일 때는 사해선 안되며 초하루엔 보해서는 안된다[217].

그 마음을 안정되게 하고 그 법을 궁구하면 쑥뜸으로 피부를 상함이 없고, 그 이

213) 脾冷胃疼 瀉公孫而立愈 胸滿腹痛刺內關 脇疼肋痛鍼氣虎
筋攣骨痛而補魂門 體熱勞嗽而瀉魄戶 頭風頭痛 刺申脈與金門

214) 眼痒眼疼 瀉光明與地五 瀉陰郄止盜汗 治小兒骨蒸
刺偏歷利小便 醫大人水蠱 中風環跳而宜刺 虛損天樞而可取

215) 由是午前卯後 太陰生而疾溫 離左酉南 月朔死而速冷 循捫彈努 留吸母而堅長 爪下伸提 疾呼子而噓短

216) 動退空歇 迎奪右而瀉凉 推內進搓 隨濟左而補暖

217) 愼之 大患危疾 色脈不順而莫鍼 寒熱風陰 飢飽醉勞而切忌 望不補晦不瀉 弦不奪而朔不濟

치를 바로잡고 그 근원을 구한다면 투침(投鍼)하여 본 자리를 잃는 것을 면할 수 있다. 뜸을 피해야 할 곳은 사지를 더하여 49곳이 있으며, 자침을 금해야 할 곳은 6수(六腧)를 제외하고 22곳이다[218].

또 고황제가 병이 있어 낫지 않는다는 소리를 듣고 이씨(李氏)가 거궐혈(巨闕穴)에 자침하니 그 후에 나았다. 태자(太子)가 갑자기 의식을 잃고 쓰러져 궐(厥)하니, 진월인(秦越人)이 유회혈(維會穴; 神闕穴)을 자침하니 회복되었다[219].

견권(甄權)이 어깨 통증에 견정혈(肩井穴)과 곡지혈(曲池穴)을 자침하니 다시 활을 쏠 수 있게 되었다. 화타(華陀)가 앉은뱅이에게 현종혈(懸鍾穴)과 환도혈(環跳穴)을 자침하니 바로 걷게 되었다. 추부(秋夫)가 요수혈(腰兪穴)을 자침하니 귀신 들어 병이 되는 것을 면할 수 있었다. 왕찬(王纂)이 교회혈(交兪穴[交會穴])을 자침하니 도깨비가 바로 나가버렸다[220].

간수혈(肝兪穴)과 명문혈(命門穴)을 취하니 봉사가 털의 끝도 볼 수 있었고, 소양(少陽)과 교별(交別)을 자침하니 귀머거리가 여름철 모기의 소리를 듣게 되었다[221].

옛 성현의 의도가 점점 퇴락하였다. 혹은 뜻을 알지 못하여 기혈을 흩뜨리고 혹은 그 능력을 잘못 써서 금기(禁忌)를 범하였다[222].

어리석고 지혜가 얕으니 현묘한 말을 새기기 어렵고, 지극한 도는 깊고도 깊으니 그 이치를 얻은 이가 몇이나 되겠는가? 마침 이 글을 서술하였으니, 감히 명달한 자에게는 보이지 못하고, 동몽(童蒙)들이 마음을 열기를 바랄 뿐이다[223].

---

218) 精其心而窮其法 無灸艾而壞其皮 正其理而求其原 免投鍼而失其位
避灸處而加四肢 四十有九 禁刺處而除六腧 二十有二.

219) 抑又聞高皇抱疾未瘥 李氏刺巨闕而後蘇 太子暴死爲厥 越人鍼維會而復醒

220) 肩井曲池 甄權刺臂痛而復射 懸鍾還都 華佗刺躄足而立行
秋夫鍼腰俞 而鬼免沈疴 王纂鍼交俞 而妖精立出

221) 取肝俞與命門 使瞽士視秋毫之末 刺少陽與交別 俾聾夫聽夏蚋之聲

222) 嗟夫 去聖愈遠 此道漸墜 或不得意而散氣血 或愆其能而犯禁忌

223) 愚庸智淺 難契于玄言 至道淵深 得之者有幾 偶述斯言 不敢示明達者焉 庶幾乎童蒙之心啓

14. 행침지요가(行鍼指要歌)[224)]

혹 풍병(風病)에 자침하려면, 먼저 풍부혈(風府穴)과 백회혈(百會穴)에 자침한다. 혹 수(水)로 인한 모든 질병에 자침하려면, 배꼽 윗쪽으로 가까이 있는 수분혈(水分穴)과 배꼽주위에 있는 혈을 자침하여야 한다. 혹 응결된 병에 자침하려면, 대장(大腸)을 설(泄)하는 수혈(水穴)에 자침하여야 한다. 혹 피로한 증상에 자침하려면, 반드시 고황혈(膏肓穴)과 백로혈(百勞穴)을 자침하여야 한다[225)].

혹 허(虛)한 것을 자침하려고 하면, 기해혈(氣海穴), 관원혈(關元穴), 위중혈(委中穴)을 자침하면 좋다. 혹 기(氣)로 인한 병에 자침하려면, 단중혈(膻中穴) 1혈을 분명히 기억하고 있어야 한다. 혹 기침에 자침하려면 폐수혈(肺兪穴), 풍문혈(風門穴)에 반드시 뜸을 떠야 한다. 혹 담(痰)에 의하여 발생된 병에는 먼저 중완혈(中脘穴), 삼리혈(三里穴)을 자침하여야 낫는다[226)].

혹 자주 토하는 병에 자침하려면, 중완혈, 기해혈, 단중혈을 보(補)한다. 번위(翻胃)로 음식을 토하는 것을 고치는 일반적인 치료법으로 침이 묘함을 알고 있는 사람이 별로 없다[227)].

15. 행침총요가(行鍼總要歌)[228)]

황제의 금침(金鍼) 방법은 최고로 뛰어난데, 키가 크고 작음, 살이 찌거나 여윔에 따라 모두 다르게 자침한다. 다만 장차 손에 자침할 때 가로 무늬가 손마다 다르

224) 행침지요가(行鍼指要歌)는 침구대성(鍼灸大成)에 등재되어 있는 것으로서 변증론적으로 처방된 것이며, 주용혈(主用穴)과 배용혈(配用穴)을 정하여 취혈토록 하였다.

225) 或鍼風 先向風府百會中 或鍼水 水分俠臍上邊取 或鍼結 鍼着大腸泄水穴 或鍼勞 須向膏肓及百勞

226) 或鍼虛 氣海丹田委中奇 或鍼氣 膻中一穴分明記 或鍼嗽 肺兪風門須用灸 或鍼痰 先鍼中脘三里間

227) 或鍼吐 中脘氣海膻中補 翻胃吐食一般醫 鍼中有妙少人知

228) 행침총요가(行鍼總要歌)는 명(明)나라 고무(高武)선생이 선(撰)한 침구취영(鍼灸聚英)에 실려 있는 것이다. 이 노래의 내용은 자침수기법(刺鍼手技法)을 설명한 것이며, 고인(古人)들의 비방법(秘方法)과 후세 침구가(鍼灸家)들이 해야할 방향을 가르쳐 주고 있다.

니, 분촌(分寸)을 찾고 구하여 조심해서 써야 한다. 신체의 심흉부가 혹 짧은 것도 있고, 혹 긴 것도 있으니, 돌아오는 무늬를 보고 취혈하는 데 이치가 있으므로 의사들은 이 이치를 잘 알아 자세하게 가릴 줄 알아야 한다[229].

취혈하고 침을 놓을 때는 반드시 여위고 살찜이나 키가 크고 작음을 고려해야 한다. 살찐 사람은 3푼 반을 자침하고 여윈 사람은 반드시 2푼을 자침함이 마땅하다. 살이 찌지도 않고 여위지 않은 것도 다 같지 않으니, 이와 같은 사람은 특별히 속을 잘 살펴서 단지 2, 3푼 이내로 자침해야 실수하지 않는다[230].

몹시 배가 고프거나 몹시 배부를 때와 심하게 바람이 불고, 비가 많이 오는 날도 마땅히 금기사항을 피할 줄 알아야 한다. 몹시 배고픈 사람은 영기(榮氣)가 손상되고, 몹시 배부른 사람은 부(腑)가 손상되니, 다시 그 사람의 정신상태를 살펴서 피할 것은 알아야 한다. 자침의 묘한 법이 세간에서 자꾸 없어지는데 대부분의 의사들이 이법을 알지 못하고 있다. 사람 몸의 마디마디에 모두 혈(穴)이 있는데, 단 근(筋)과 골(骨)을 열고 자침해야 한다[231].

근육과 뼈가 있는 곳은 그 곁에 자침하고, 뼈와 근육이 없는 곳은 모름지기 투자(透刺)해야 한다. 침을 놓을 때는 반드시 자세히 병을 진찰하여 필히 침을 넣고 뺄 때와 (자침한 구멍을) 닫거나 열 때를 분명히 하라. 오장(五臟)에 병사(病邪)가 침입하는 것은 조기에 막아야 하며, 육맥(六脈)으로 쳐들어오는 것은 물결에 날려 보내라. (자침 시 기가 오는 것은) 마치 까마귀가 모이는 형상과 같아야 하니, 의사는 고요하고 정성스럽게 기(氣)를 일으켜야 한다[232].

먼저 보(補)하는 것은 진양(眞陽)과 원기(元氣)를 충족시키기 위함이고, 다음에 사(瀉)하는 것은 남은 형기(邪氣)때문이니, 아홉 번 숨 쉴 동안만 사한다. 정수리 한가운데 있는 백회혈(百會穴)은 그 이름을 삼양혈(三陽穴), 오회혈(五會穴), 천만혈(天滿穴)이라고도 하는데 전정혈(前頂穴)에서 위로 1.5촌에서 취혈해야하고, 이 혈은 능히

---

229) 黃帝金鍼法最奇 短長肥瘦在臨時 但將他手橫紋處 分寸尋求審用之 身體心胸或是短 身體心胸或是長 求穴看紋還有理 醫工此理要推詳

230) 定穴行鍼須細認 瘦肥短小豈同群 肥人鍼入三分半 瘦體須當用二分 不肥不瘦不相同 如此知人但看中 只在二三分內取 用之無失且收功

231) 大饑大飽宜避忌 大風大雨亦須容 饑傷榮氣飽傷腑 更看人神俱避之 妙鍼之法世間稀 多少醫工不得知 寸寸人身皆是穴 但開筋骨莫狐疑

232) 有筋有骨傍鍼去 無骨無筋須透之 見病行鍼須仔細 必明升降闔開時 邪入五臟須早遏 崇侵六脈浪飜飛 烏烏稷稷空中墮 靜意冥冥起發機

백 가지 병을 다스릴 수 있고, 중풍(中風)을 다스린다[233].

뜸을 뜨고 난 후에 두 눈이 충혈이 되고 몸이 편치 않을 때는 출혈시켜 통하게 해야 하는데, 정천수(井泉水)로 원침혈을 씻어내며, 자침은 뜸을 뜨는 효능과 같지 않다. 전정혈은 백회혈 1.5촌 앞에 있는데 견권이라는 사람은 1촌 앞에 있다고 주장하고 있다. 이 혈은 삼릉침으로 자침해 출혈시켜주면 만성두통이 치유되는데, 소금과 향유를 섞어 침자리에 문질러 바르면 병의 근원까지 자연히 치유된다[234].

신회혈(顖會穴)은 전정혈 1.5촌 앞에 있는데 여덟 살 아래의 아이들은 침을 찔러서는 안되며, 숨구멍이 아물지 않으면 뜸도 감당하기 어렵다. 상성혈(上星穴)은 신회혈 1촌 앞에 있으며 신정혈(神庭穴)은 상성혈 앞의 발제(髮際)에서 찾아야 한다. 모든 풍병(風病)에는 신정혈에 뜸을 뜨는 것이 가장 묘하며, 상성혈과 신정혈에 뜸을 뜨되 침은 놓지 말아야 한다[235].

인당혈(印堂穴)은 두 눈썹 안쪽 끝에 있는 찬죽혈(攢竹穴)의 중간에 있고 소료혈(素髎穴)은 면정혈(面正穴)이라고도 하는데 코 끝에 있다. 이 두 혈은 맥(脈)이 뛰는 곳에 정해진 곳이니 뜸을 뜨지 말아야 하며, 만약에 이 혈에 뜸을 뜨면 코가 아프거나, 코를 골게 된다. 수구혈(水溝穴)은 코 밑에 있는데 인중혈(人中穴)이라고도 하며 태단혈(兌端穴)은 입을 벌렸을 때 입술 위쪽 가운데 있다. 은교혈(齦交穴)은 두 잇몸의 중간에서 취혈하고 승장혈(承漿穴)은 아랫 입술이 굽어지는 주름안에 있다[236].

승장혈에 뜸을 뜨려면 쑥 봉을 반 푼정도 작게 하여야 되는데 만약 크게 뜨면 양명맥(陽明脈)이 크게 일지 못한다. 염천혈(廉泉穴)은 후두융기 위에 둔덕진 곳에 있는데 일명 설본혈(舌本穴)이라고도 하며 겹쳐진 부분에 있다. 주신경혈가(周身經穴歌)는 경혈을 외워두는 빠른 방법이니 훗날에 그 명성이 아홉 개 주에 널리 퍼질 것이다[237].

---

233) 先補眞陽元氣足 次瀉餘邪九度噓 同身逐穴歌中取 捷法昭然徑不迷
百會三陽頂之中 五會天滿名相同 前頂之上寸五取 百病能祛理中風

234) 灸後火躁衝雙目 四畔刺血令宜通 幷泉要洗原鍼穴 鍼刺無如灸有功
前頂寸五三陽前 甄權曾云一寸言 稜鍼出血頭風愈 鹽油揩根病自痊

235) 顖會頂前寸五深 八歲兒童不可鍼 顖門未合那堪灸 二者須當記在心
上星會前一寸斟 神庭星前髮際尋 諸風灸庭爲最妙 庭星宜灸不宜鍼

236) 印堂血並兩眉攢 素髎面正鼻柱端 動脈之中定禁灸 若燃此穴鼻鼾瘻
水溝鼻下名人中 兌端張口上唇宮 齦交二齗中間取 承漿下脣宛內踪

237) 炷艾分半懸漿灸 大則陽明脈不隆 廉泉宛上定結喉 一名舌本立重樓
周身捷法須當記 他日聲名播九州

16. 사총혈가(四總穴歌)[238]

복부 질환에는 삼리혈(三里穴)에 놓고, 허리와 등의 질환에는 위중혈(委中穴)에서 구하고, 머리 질환은 열결혈(列缺穴)에서 찾고 얼굴과 입의 질환에는 합곡혈(合谷穴)을 사용한다[239].

두복삼리유(肚腹三里留)

두복(肚腹)은 복강부분을 의미하며 위장 등 소화계통에서 야기된 질환을 포괄하는데 예를 들면 위(胃)가 수납(受納)하지 못하고 비(脾)가 운화(運化)하지 못하여 일어나는 식소납태(食少納呆), 식후복창(食後腹脹), 대변설사(大便泄瀉) 혹은 변비(便秘) 등과 상중하 삼초(三焦)부위의 허실한열(虛實寒熱)의 모든 증상을 포괄하여 족삼리혈(足三里穴)에 보사(補瀉)하여 치료한다. 족삼리혈은 위경(胃經)의 합혈(合穴)로 건비화위(健脾和胃)하고 익보혈(益補血)하며, 경락을 소통시키며, 기기(氣機)를 펼치고, 강역지통(降逆止痛)하는 등의 효능을 가지고 있다. 그래서 복부 질환에 현저한 치료효과가 있으며 또한 사대보혈(四大補穴)의 하나로 전신강장(全身强長) 시키는 중요 혈 중의 하나이다.

요배위중구(腰背委中求)

요배(腰背)는 족태양방광경(足太陽膀胱經)이 순행하는 곳으로 요배질환(腰背疾患)은 방광경에 영향을 준다. 방광은 신(腎)과 표리(表裏)가 되고 경맥 또한 신에 연락되고 요(腰)는 신의 부(府)이므로 신허(腎虛)로 일어나는 요배통(腰背痛) 또한 방광경을 소통시켜 치료할 수 있다. 위중혈(委中穴)은 방광경의 합혈(合穴)로 또한 혈극(血郄)이라 하는데 서근활락(舒筋活絡)하고 소풍지통(消風止痛)하고 기혈을 조화시키고 청열해독

---

238) 본문(本文)은 4개 특효혈의 주치 범위를 종검적으로 소개한 것으로 ≪침구대전(鍼灸大全)≫에 실려 있으며 명대(明代) 주권(株權)이 ≪건곤생의(乾坤生意)≫ 중에 창안한 것으로 알려져 있다. 이후에 침구전문서인 ≪침구취영(鍼灸聚英)≫, ≪침구대성(鍼灸大成)≫ 등에 기록되었다. 4개의 특효혈은 치료범위가 아주 광범위하여 구면(口面), 두항(頭項), 두복(肚腹), 요배(腰背) 등에서 발현되는 다양한 병증에 대해 허실한열(虛實寒熱) 등을 가리지 않고, 이 4개 요혈(要穴)로 벼리를 삼아 이 부위를 통하여 질환을 분별 치료하므로 사총혈가(四總穴歌)라 칭하였다.

239) 肚腹三里留 腰背委中求 頭項尋列缺 面口合谷收

(淸熱解毒)하고 강신장근골(降神壯筋骨) 등의 작용을 가지고 있다. 그래서 요배질환에 현저한 작용을 가지고 있다. 실증(實證)에는 사법(瀉法)을 사용하여 점자출혈(點刺出血)시켜 열(熱)을 사하고 맺힌 것을 풀어주는 효과가 탁월하며, 허증(虛證)에는 보법(補法)을 사용하여 강요장신(强腰長腎)하고 원기(元氣)를 북돋아 주는데 뜸을 사용하여 치료해도 좋다.

두항심열결(頭項尋列缺)

두항부(頭項部)는 수족삼양경(手足三陽經)이 순행하는 곳이다. 단지 수태음폐경(手太陰肺經)의 열결(列缺)만을 취하여 두항 경질환(傾疾患)을 치료하는데 이는 표리취혈법이다. 폐(肺)와 대장(大腸)은 서로 표리가 되고 열결혈은 폐경의 락혈(絡穴)로 폐와 대장의 표리음양(表裏陰陽)의 기(氣)를 함께 소통(疏通)시킨다. 이는 폐와 대장의 경맥이 상하 모두 소통되는 것을 말한다.

열결혈을 자침하는 것은 음에게 양을 이끌어내는 방법이다. 그밖에 폐는 일신의 피부와 털을 주지하고 주리(腠理)의 열고 닫음을 담당하여 풍한(風寒)이 표(表)를 상(傷)하여 안으로 폐에 합하면 오한발열(惡寒發熱), 두항강통(頭項强痛) 등의 증상이 일어나는데 선폐해표(宣肺解表)함에 열결혈을 취하여 풍한을 소산(消散)시킨다.

외감풍한(外感風寒)으로 인한 많은 질환에는 열결혈을 상용혈(常用穴)로 쓴다. 임상상 풍한이 표를 상하거나 폐기부족(肺氣不足)으로 인한 병변은 항상 폐경의 락혈에서 명확한 반응이 나타나는데 경기(經氣)가 실하면 붓거나 융기되는 현상이 나타나고 경기가 허하면 하함(下陷)되는 현상이 나타난다.

이는 열결혈 부근은 폐와 대장의 민감한 부위임을 설명한 것이다. 장기간의 경험을 통해 역대 의가들은 열결혈이 외감두항동통(外感頭項疼痛)에 현저한 치료효과가 있음을 알게 되었다.

면구합곡수(面口合谷收)

두부(面部)와 구(口)는 수양명대장경(手陽明大腸經)이 순행하는 곳이다. 그 락맥(絡脈) 또한 협(頰), 치(齒), 이(耳)를 순행하고 경근(經筋) 또한 면구부(面口部)를 순행한다. 이 때문에 두면(頭面), 오궁(五宮), 순치(脣齒) 등의 질병은 대장경혈(大腸經穴)로 치료한다. 합곡혈(合谷穴)은 대장경의 원혈(原穴)로 해표퇴열(解表退熱)하고 경락을 소통시키고 기혈을 원활케 하고 이기지통(理氣止痛)하고 청열사화(淸熱瀉火)하고 강력한 진통작용을 가지고 있다. 그러므로 안면(顔面), 구치(口齒)와 오궁의 모든 통증에 비교적 이상적인 효과를 가지고 있어 상용혈로 쓰인다.

17. 잡병혈법가(雜病穴法歌)[240]

잡병(雜病)은 증상에 따라 잡혈(雜穴)을 선택하고 이와 함께 원혈(原穴), 합혈(合穴)과 팔법(八法)을 겸해서 사용한다. 경(經), 락(絡), 원(原), 회(會)를 따로 구별하여 상세히 논하고, 장부(臟腑)의 경혈을 뽑는 것은 처음에는 삼가라. 상한 1일에는 풍부혈(風府穴)을 쓰고, 음양경을 구분하여 차례로 취혈하라[241].

한토하법(汗吐下法)은 달리 방법이 있는 것이 아니라, 합곡혈(合谷穴), 내관혈(內關穴), 음교혈(陰交穴)이 그 수단이다. 일체 풍, 한, 습사로 인한 두통과 발열에는 외관혈(外關穴)에 먼저 자침하고, 두(頭), 면(面), 이(耳), 목(目), 구(口), 비(鼻)의 병은 곡지혈(曲池穴)과 합곡혈(合谷穴)이 위주가 된다. 편두통, 정두통에서 왼쪽 병은 오른쪽에, 오른쪽 병은 왼쪽에 자침하는데, 열결혈(列缺穴), 태연혈(太淵穴)은 보하지 않는다[242].

두통, 눈이 어지러운 것, 뒷목이 뻣뻣한 것에는 신맥혈(申脈穴), 금문혈(金門穴)과 수삼리혈(手三里穴)이 최고이다. 눈이 빨간 데에는 영향혈(迎香穴)을 출혈시키고, 임읍혈(臨泣穴), 태충혈(太衝穴), 합곡혈은 서로 짝이 된다. 귀가 먹은 것에는 임읍혈과

240) 잡병혈법가(雜病穴法歌)는 명대(明代) 의학입문(醫學入門)에 처음으로 실렸다. 본가(本歌)는 주요 한열허실(寒熱虛實) 세류(諸類)의 잡증(雜證)을 서술하고 있기에 "雜病穴法歌"라고 하였다. 본가(本歌)는 변증취혈(辨證取穴)에 대하여 주요하게 서술하고 있고, 침자(鍼刺)의 심천(深淺)과 수법(手法)의 응용(應用)에 대하여서도 다루고 있다. 본가(本歌)는 모두 65혈을 제시하고 있으며, 그 중 주슬이하(肘膝以下)이 특정혈(特定穴)이 41혈이고, 두면부(頭面部) 8혈, 구간부(軀幹部) 8혈, 기타 8혈, 경외기혈 2혈 등이다. 중복하여 많이 언급된 혈위는 족삼리(足三里), 내관(內關), 태충(太衝), 양릉천(陽陵泉), 합곡(合谷)이다.

241) 雜病隨症選雜穴 仍兼原合與八法 經絡原會別論詳 臟腑俞募當謹始
根結標本理玄微 四關三部識其處 傷寒一日刺風府 陰陽分經次第取

242) 汗吐下法非有他 合谷內關陰交杵 一切風寒暑濕邪 頭疼發熱外關起
頭面耳目口鼻病 曲池合谷爲之主 偏正頭疼左右針 列缺太淵不用補

더불어 금문혈, 합곡혈이 좋다. 코막힘, 비치(鼻痔, 코에 군살이 생긴 병증), 콧물이 흐르는 것은 합곡혈과 태충혈을 취한다[243].

이를 악물고 입이 비뚤어지며, 콧물이 많이 흐르는 데는 지창혈(地倉穴)과 협거혈(頰車穴)을 치료하고, 입과 혀에 생긴 부스럼은 혀 아래 구멍에 삼릉침으로 출혈을 시키는데, 과하게 출혈시키지는 말라. 혀가 갈라져서 피가 나면 내관혈을 찾고, 태충혈과 음교혈은 상부로 달린다. 혀 위에 태가 생기는 것에는 합곡혈이 마땅하고, 수삼리혈은 설풍무(舌風舞, 혀를 날름거리는 것)을 다스린다[244].

풍치와 얼굴이 붓는 것에는 협거혈이 신기하고, 합곡혈과 임읍혈은 수없이 사(瀉)하라. 이릉혈(二陵穴; 陰陵泉穴, 陽陵泉穴), 이교혈(二蹻穴; 申脈穴, 照海穴), 이교혈(二交穴; 三陰交穴, 陰交穴)은 머리, 뒷목, 손, 발을 서로 연결하고, 양정혈(兩井穴; 肩井穴, 天井穴), 양상혈(兩商穴; 少商穴, 商陽穴)과 이간혈(二間穴), 삼간혈(三間穴)은 손의 풍(風)을 다스린다. 손가락에서 어깨까지 서로 당기며 아픈 데에는 합곡혈과 태충혈이 능히 구한다[245].

수삼리혈은 어깨에서 배꼽까지 연결된 증상을 다스리고, 척추 사이와 심장 뒤의 질환은 중저혈(中渚穴)이 걸맞다. 냉수(冷嗽)는 다만 합곡혈을 보하고, 삼음교혈은 사하면 즉시 그친다. 곽란(霍亂)에는 중완혈(中脘穴)에 깊이 자침할 수 있고, 삼리혈(三里穴)과 내정혈(內庭穴)은 사할 수 있다. 심통(心痛), 번위(翻胃)는 노궁혈(勞宮穴)을 자침하는데, 차가운 것은 손가락의 소택혈(少澤穴)을 자침한다[246].

심장의 통증과 손이 떨리는 증상은 소해혈(少海穴)이 구하니, 만약에 근원을 제거할 시에는 음시혈(陰市穴)을 써라. 태연혈과 열결혈은 서로 연계하면 능히 양쪽 유방을 찌르는 듯한 기통(氣痛)을 물리친다. 옆구리의 통증에는 양릉천혈이요, 복부의 통증에는 공손혈(公孫穴)과 내관혈이라. 학질(瘧疾)은 《소문(素問)》에 의거하여 부

243) 頭風目眩項捩強 申脈金門手三里 赤眼迎香出血奇 臨泣太衝合谷侶
耳聾臨泣與金門 合谷針後聽人語 鼻塞鼻痔及鼻淵 合谷太衝隨手取

244) 口噤喎斜流涎多 地倉頰車仍可舉 口舌生瘡舌下竅 三棱刺血非粗鹵
舌裂出血尋內關 太衝陰交走上部 舌上生胎合谷當 手三里治舌風舞

245) 牙風面腫頰車神 合谷臨泣瀉不數 二陵二蹻與二交 頭項手足互相與
兩井兩商二三間 手上諸風得其所 手指連肩相引疼 合谷太衝能救苦

246) 手三里治肩連臍 脊間心後稱中渚 冷嗽只宜補合谷 三陰交瀉即時住
霍亂中脘可入深 三里內庭瀉幾許 心痛翻胃刺勞宮 寒者少澤細手指

분별로 각 경락을 취하는데, 위씨(危氏)는 손가락과 혀에서 붉은 자색이 나타나는 것을 찌른다고 하였다[247].

이질에는 합곡혈과 삼리혈이 마땅하니, 심한 자는 모름지기 중려수혈(中膂兪穴)을 겸하는 것이 좋다. 심흉(心胸)이 그득한 것은 음릉천혈에 자침하고, 승산혈(承山穴)에 또다시 자침하면 음식이 맛있어진다. 설사와 복부의 모든 질환에는 삼리혈과 내정혈의 공로를 비할 바가 없으니, 수종(水腫)에는 수분혈(水分穴)과 더불어 부류혈(復溜穴)이고, 창만(脹滿)에는 중완혈과 삼리혈이다[248].

허리 통증에는 환도혈(環跳穴)과 위중혈(委中穴)이 신기하며, 만약 등의 통증까지 연결되면 곤륜혈(崑崙穴)이 좋다. 허리에서 다리까지 이어져 아픈 것은 완골혈(腕骨穴)로 올라가고 삼리혈로 내려가되, 절하는 것처럼 행한다. 허리에서 다리까지 이어지는 통증은 환도혈, 행간혈(行間穴), 풍시혈(風市穴)로 다스린다. 다리와 무릎의 모든 통증은 행간혈이 탐내는 것이며, 삼리혈, 신맥혈, 금문혈은 과분하다[249].

다리에 쥐가 나서 근육이 뒤틀리며 눈에 꽃이 피는 것 같은 것은 연곡혈(然谷穴)과 승산혈이 예부터의 법이다. 양 발을 움직이기 어려운 것은 먼저 현종혈(懸鍾穴)에 자침하고 조구혈(條口穴)을 후에 자침하면 능히 걸을 수 있다. 양 발이 시큰거리며 마비된 것에는 태계혈(太溪穴)을 보하고, 복삼혈(僕參穴), 내정혈(內庭穴)은 발꿈치가 크게 아플 때 쓴다. 양 다리에서 겨드랑이까지 연결되어 아픈 것은 감당하기 어려우니, 환도혈과 양릉천혈(陽陵泉穴)이 방아의 절구니라[250].

냉풍습비(冷風濕痺)에는 환도혈에 자침하고, 양릉혈과 삼리혈에는 침 끝을 달궈서 행한다. 칠산(七疝)에는 대돈혈(大敦穴)과 태충혈을 쓰고, 오림(五淋)에는 혈해혈(血海穴)을 쓰니, 남녀 모두에게 좋다. 허(虛)하여 생긴 변비에는 지구혈(支溝穴)을 보하고, 삼리혈을 사하는 것이 효과가 있다. 열비(熱秘)와 기비(氣秘)는 먼저 장강혈(長强

---

247) 心痛手戰少海求 若要除根陰市睹 太淵列缺穴相連 能祛氣痛刺兩乳
脅痛只須陽陵泉 腹痛公孫內關爾 瘧疾素問分各經 危氏刺指舌紅紫

248) 痢疾合谷三里宜 甚者必須兼中膂 心胸痞滿陰陵泉 針到承山飮食美
泄瀉肚腹諸般疾 三里內庭功無比 水腫水分與複溜 脹滿中脘三里揣

249) 腰痛環跳委中神 若連背痛崑崙武 腰連腿疼腕骨升 三里降下隨拜跪
腰連腳痛怎生醫 環跳行間與風市 腳膝諸痛羨行間 三里申脈金門侈

250) 腳若轉筋眼發花 然谷承山法自古 兩足難移先懸鍾 條口後針能步履
兩足酸麻補太溪 僕參內庭盤跟楚 腳連脅腋痛難當 環跳陽陵泉內杵

穴)을 쓰고, 대돈혈과 양릉혈로 조절한다[251].

소변이 통하지 않을 때에는 음릉천혈을 쓰고, 삼리혈을 사하면 물이 흐르는 것처럼 소변이 나온다. 내상(內傷)으로 인한 식적(食積)에는 삼리혈에 자침하고, 선기혈(璇璣穴) 또한 상응하니, 쌓인 덩어리가 없어지게 된다. 비병(脾病)의 기혈 증상에는 먼저 합곡혈을 자침하고, 후에 침을 달궈 삼음혈에 자침한다. 모든 내상 질병에는 내관혈을 쓰니, 담화(痰火)로 인해 쌓인 덩어리와 번조(煩潮)를 푼다[252].

피를 토하는 증상에는 척택혈(尺澤穴)의 효능과 비할 바가 없으며, 코피가 나는 것은 상성혈(上星穴)과 더불어 화료혈(禾髎穴)을 쓴다. 천식에는 열결혈과 삼리혈에 자침하고, 구역질과 딸꾹질에는 음교혈이 더하지 않게 하리라. 노궁혈은 다섯가지 전간(癲癇)을 능히 다스리니, 다시 용천혈(湧泉穴)을 자침하는 것은 질병을 메고 가는 것과 같다. 신문혈(神門穴)은 온전히 치매(痴呆)를 다스리고, 인중혈(人中穴)과 간사혈(間使穴)은 전요(癲妖, 괴이한 광증)을 다스린다[253].

시궐(尸厥, 의식이 없는 상태)은 백회혈(百會穴) 1혈만으로도 아름다우며, 다시 은백혈(隱白穴)에 자침하면 빛나는 효과가 있다. 부인의 월경을 통하게 하는 데에는 합곡혈을 사하고, 삼리혈과 지음혈(至陰穴)은 임신을 재촉한다. 태아가 사산된 경우 급히 삼음교혈을 치료하며, 포의(胞衣)에는 조해혈과 내관혈을 찾으라. 소아의 경궐(驚厥)에는 소상혈을 자침하고, 인중혈, 용천혈을 사하나, 깊이 자침하지 말라[254].

종기가 발생한 초기에는 혈(穴)을 살피는데, 다만 양경(陽經)에 자침하고, 음경(陰經)에는 자침하지 마라. 상한(傷寒)은 팔과 다리로 나뉘어 유주하니, 태충혈과 내정혈에 깊고 얕게 자침한다. 이상의 전제를 숙지하고, 손은 사람을 살리는 데 중요함을 알고 나면, 가히 금침(金鍼)의 법도를 얻게 된다. 또 참된 비결 한 마디가 있으니, 상보하사(上補下瀉)는 천금의 가치가 있다[255].

---

251) 冷風濕痹針環跳 陽陵三里燒針尾 七疝大敦與太衝 五淋血海通男婦
大便虛秘補支溝 瀉足三里效可擬 熱秘氣秘先長強 大敦陽陵堪調護

252) 小便不通陰陵泉 三里瀉下溺如注 內傷食積針三里 璇玑相應塊亦消
脾病氣血先合谷 後刺三陰針用燒 一切內傷內關穴 痰火積塊退煩潮

253) 吐血尺澤功無比 衄血上星與禾髎 喘急列缺足三里 嘔噎陰交不可饒
勞宮能治五般癇 更刺湧泉疾若挑 神門專治心痴呆 人中間使祛癲妖

254) 尸厥百會一穴美 更針隱白效昭昭 婦人通經瀉合谷 三里至陰催孕妊
死胎陰交不可緩 胞衣照海內關尋 小兒驚風少商穴 人中湧泉瀉莫深

255) 癰疽初起審其穴 只刺陽經不刺陰 傷寒流注分手足 太衝內庭可浮沈
熟此筌蹄手要活 得後方可度金針 又有一言真秘訣 上補下瀉值千金

색인

參考文獻

楊甲三 主編. 針灸學. 人民衛生出版社. 1988.

李瑞 主編. 圖表解 經絡腧穴學. 中國醫藥科技出版社. 2013.

楊維傑 著. 針灸經穴學. 一中社. 1992.

孫震寰, 高立山, 高峰 編著. 針灸心悟. 學苑出版社. 2015.

施土生 編著. 針灸歌賦校釋. 山西科學教育出版社. 1987.

李相龍. 經穴學. 청흥. 2007.

崔容泰, 李秀鎬 共著. 精解鍼灸學. 杏林書院. 1974.

林鍾國 著. 鍼灸治療學. 集文堂. 1983.

全國韓醫科大學 鍼灸經穴學教室 編著. 鍼灸學(上). 集文堂. 1993.

康鎖彬 著. 經典針灸學. 一中社. 2000.

裵秉哲 譯. 今釋黃帝內經素問. 成輔社. 2005.

裵秉哲 譯. 今釋黃帝內經靈樞. 成輔社. 2005.

孫朝宗, 孫震 編著. 奇經八脈考. 人民衛生出版社. 2013.

南京中醫學院 校釋. 難經校釋. 人民衛生出版社. 2009.